第 4 版
第 3 卷

Dermatology

皮肤病学（简装版）

原著主编　Jean L. Bolognia　Julie V. Schaffer　Lorenzo Cerroni

原著编委　Jeffrey P. Callen　Edward W. Cowen　George J. Hruza

　　　　　Joseph L. Jorizzo　Harvey Lui　Luis Requena

　　　　　Thomas Schwarz　Antonio Torrelo

主　　译　朱学骏　王宝玺　孙建方　项蕾红

副 主 译　（按姓氏笔画排序）

　　　　　于　波　于建斌　王　刚　孙　青　李　明　李　航

　　　　　张福仁　陆前进　郑　捷　晋红中　徐金华　高兴华

　　　　　陶　娟　常建民　蒋　献　鲁　严　赖　维

北京大学医学出版社

PIFUBINGXUE（JIANZHUANGBAN）（DI 4 BAN）
图书在版编目（CIP）数据

皮肤病学（简装版）（第 4 版）/（美）博洛尼亚
（Bolognia）原著；朱学骏等主译 .—北京：北京大学
医学出版社，2019.11（2025.1 重印）
书名原文：Dermatology
ISBN 978-7-5659-2059-2

Ⅰ.①皮… Ⅱ.①博…②朱… Ⅲ.①皮肤病学
Ⅳ.① R75

中国版本图书馆 CIP 数据核字（2019）第 203371 号

北京市版权局著作权合同登记号：图字：01-2019-4859
ELSEVIER
Elsevier（Singapore）Pte Ltd.
3 Killiney Road，#08-01 Winsland House I，Singapore 239519
Tel:（65）6349-0200；Fax:（65）6733-1817

皮肤病学（简装版）（第 4 版）

主　　译：朱学骏　王宝玺　孙建方　项蕾红
出版发行：北京大学医学出版社
地　　址：（100191）北京市海淀区学院路 38 号　北京大学医学部院内
电　　话：发行部 010-82802230；图书邮购 010-82802495
网　　址：http://www.pumpress.com.cn
E-mail：booksale@bjmu.edu.cn
印　　刷：北京金康利印刷有限公司
经　　销：新华书店
责任编辑：王智敏　袁帅军　责任校对：靳新强　责任印制：李　啸
开　　本：710 mm×1000 mm　1/16　印张：193.25　字数：6100 千字
版　　次：2019 年 11 月第 1 版　2025 年 1 月第 3 次印刷
书　　号：ISBN 978-7-5659-2059-2
定　　价：990.00 元
版权所有，违者必究
（凡属质量问题请与本社发行部联系退换）

目 录

第 5 卷

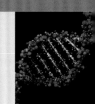

第68章　毛发和甲的生物学

Etienne Wang、*David de Berker*、*Angela M. Christiano*

要点

- 毛囊皮脂腺单位和甲附属器来源于哺乳动物上皮，形成已知的最硬的两种上皮结构。
- 毛囊是哺乳动物体内唯一能永久再生的器官，甲是唯一能够不间断生长的器官。
- 毛发和甲具有许多重要功能，包括保护、感知、社会交往（传递社会心理信号）等。
- 毛干和甲板大部分由已死亡的、终分化的角质形成细胞［毛细胞（trichocytes）、甲细胞（onychocytes）］构成。充足的角蛋白中间丝是它们具有高度韧性的物质基础。
- 毛发生长周期包括生长（生长期）、退化（退行期）、休息（休止期），及毛干脱落（外生期/脱落期）。
- 毛囊是一个免疫豁免器官，也是上皮和黑素干细胞的主要储存器官；而甲单位内的免疫豁免和干细胞亦逐渐被认识。
- 甲由甲母质产生的完全角质化的甲板和其他特化的上皮组织如甲床和甲襞构成。

附属器形态发育的起源

　　哺乳动物的皮肤附属器通过相对保守的进化机制发展而来，在这一过程中上皮细胞及相关蛋白质通过修饰重构形成毛发、羽毛、甲、腺体、牙齿等功能结构。这些结构均起源于胚胎时期的相邻组织层［外胚层（表皮）和其下的中胚层（真皮）］的相互作用（图68.1）。比如，毛囊首先由表皮产生"毛芽"，此后在与真皮层相互作用的信号传递的指导下，逐渐形成与皮脂腺和顶泌汗腺相关的复杂圆柱状结构（见图2.4）。不同附属器结构发生发展的关系可由外胚层发育不全中观察到的毛发、甲、汗腺、牙齿等缺陷相佐证（见第63章）。

　　附属器发生的基本起源是由20世纪70年代一系列经典组织重组实验证实的，奠定了这一领域的研究基础[1-2]。这些实验揭示了皮肤间充质释放诱导所有皮肤附属器生发的起始"信息"（0期）。间充质本身

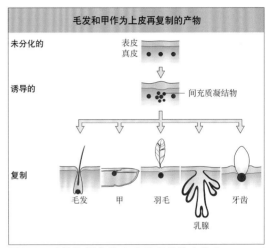

图68.1　毛发和甲作为上皮再复制的产物（Reproduced with permission from Chuong C-M. Morphogenesis of epithelial appendages；variations on top of a common theme and implications in regeneration. In：Chuong C-M（ed）. Molecular Basis of Epithelial Appendage Morphogenesis. Austin：R.G. Landes Company，1998：3-13.）

不发生形态变化，而通过诱导信号使得上方的表皮层增厚并形成基板（1期）（图68.2）。具体发展为何种附属器是由表皮决定的。经典的 β - 连环蛋白相关的WNT(wingless -type intergration site，无翼型整合位点）信号通路参与了皮肤内的信号传递，并认为是先于其他附属器生发的活化和调节因子[3]。

毛发的生物学

毛囊的形态发生

　　WNT 信号通路在毛囊（hair follicle）发育中起着关键作用。在小鼠实验中，过表达 WNT 抑制剂Dickkopf 同源框（DKK1）阻断 WNT 信号通路，能够阻止毛囊形成[3]；而在表皮中过表达 β - 连环蛋白（作用于 WNT 下游；见图55.7）促进基板的转化[4]。编码 WNT 信号通路激活子的 *WNT10A* 发生沉默突变后，会造成严重的人类外胚叶发育不全，表现为牙-甲-皮肤发育不良和 Schöpf-Schulz-Passarge 综合征（见第63

图 68.2 鼠类毛囊发育的关键上皮–间充质相互作用。未分化的上皮细胞释放一种未知的起始信号，影响 WNT 通路，导致 β-连环蛋白在浅表真皮中积聚。真皮细胞回应形态发生源的分泌物，如 WNTs、外异蛋白（EDA）、成纤维细胞生长因子（FGFs）等，形成特定的表皮基板。基板产生抑制周围上皮细胞的 Dickkopf 同源框（Dickkopf homolog 1，DKK1）和骨形态发生蛋白（bone morphogenic protein，BMP）使之局限化。基板随后成熟形成初级毛芽，并释放血小板源性生长因子（platelet-derived growth factor-A，PDGF-A）、音猬因子（sonic-Hedgehog，SHH）和 FGF-20 促进真皮细胞的凝结。来自真皮凝结物释放的信号，包括 WNTs、SHH 和肝细胞生长因子（HGF）；使初级毛芽开始向下生长，形成突，它们包裹凝结物并加强界面的相互作用。随后交叉对话激活宿主的形态发生，使球状突分化形成由角质形成细胞构成的同心层，并最终形成毛囊（Adapted from Millar SE. Molecular mechanisms regulating hair follicle development. J Invest Dermatol. 2002；118：216-25.）

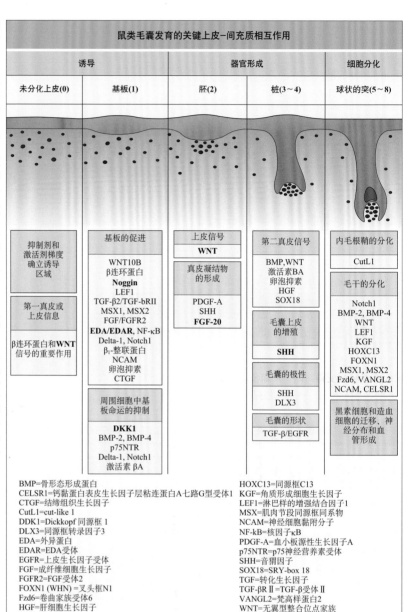

鼠类毛囊发育的关键上皮–间充质相互作用

	诱导		器官形成		细胞分化
	未分化上皮(0)	基板(1)	胚(2)	桩(3～4)	球状的突(5～8)

| 抑制剂和激活剂梯度确立诱导区域 | 基板的促进 WNT10B β连环蛋白 **Noggin** LEF1 TGF-β2/TGF-bRII MSX1, MSX2 FGF/FGFR2 **EDA/EDAR**, NF-κB Delta-1, Notch1 β₁-整联蛋白 NCAM 卵泡抑素 CTGF | 上皮信号 **WNT** 真皮凝结物的形成 PDGF-A SHH **FGF-20** | 第二真皮信号 BMP,WNT 激活素BA 卵泡抑素 HGF SOX18 | 内毛根鞘的分化 CutL1 毛干的分化 Notch1 BMP-2, BMP-4 WNT LEF1 KGF HOXC13 FOXN1 MSX1, MSX2 Fzd6, VANGL2 NCAM, CELSR1 |

第一真皮或上皮信息 β连环蛋白和**WNT**信号的重要作用

周围细胞中基板命运的抑制 **DKK1** BMP-2, BMP-4 p75NTR Delta-1, Notch1 激活素βA

毛囊上皮的增殖 **SHH**

毛囊的极性 SHH DLX3

毛囊的形状 TGF-β/EGFR

黑素细胞和造血细胞的迁移、神经分布和血管形成

BMP=骨形态形成蛋白
CELSR1=钙黏蛋白表皮生长因子层粘连蛋白A七路G型受体1
CTGF=结缔组织生长因子
CutL1=cut-like 1
DDK1=Dickkopf 同源框 1
DLX3=同源框转录因子3
EDA=外异蛋白
EDAR=EDA受体
EGFR=上皮生长因子受体
FGF=成纤维细胞生长因子
FGFR2=FGF受体2
FOXN1 (WHN) =叉头框N1
Fzd6=卷曲家族受体6
HGF=肝细胞生长因子

HOXC13=同源框C13
KGF=角质形成细胞生长因子
LEF1=淋巴样的增强结合因子1
MSX=肌肉节段同源框同系物
NCAM=神经细胞黏附分子
NF-kB=核因子κB
PDGF-A=血小板源性生长因子A
p75NTR=p75神经营养素受体
SHH=音猬因子
SOX18=SRY-box 18
TGF=转化生长因子
TGF-βRⅡ=TGF-β受体Ⅱ
VANGL2=梵高样蛋白2
WNT=无翼型整合位点家族

章）。*WNT10A* 突变导致的皮肤特异表现包括毛发稀疏、甲营养不良、掌跖角化病伴小汗腺汗管纤维腺瘤及大汗腺汗腺囊肿[5]；此外，*WNT10A* 的基因多态性与毛发形状、牙齿形态及角质层厚度相关[6-7]。APCDD1（adenomatosis polyposis coli down-regulated 1，结肠息肉腺瘤病下调蛋白1）蛋白通过与 β-连环蛋白上游的低密度脂蛋白受体相关蛋白（lipoprotein receptor-related proteins，

LRP）和 WNT 结合，抑制 WNT/β-连环蛋白信号的传导。导致这一通路失调的 *APCDD1* 突变将导致以毛干微小化为特征的毛发减少症（见图 55.7）[8]。

在正常小鼠的毛囊发育中，起始信号后，基板中的 WNT 和 β-连环蛋白即被激活，促使外异蛋白受体基因（*Edar*）的转录，介导核因子-κB（nuclear factor-κB，NF-κB）信号传导[9]。EDAR 在原始毛

囊基板中的表达也抑制了来自周围表皮的抑制性信号，从而改善了基板中 WNT/β-连环蛋白的表达。涉及表皮内 WNT 和 DKK 竞争梯度的一种反应扩散机制（Turing 模型），认为是调控毛囊空间定位，建立毛囊间规律间隔的重要机制[10-11]。

在确定基板命运后，间充质和上皮细胞之间的相互信号传递通过分泌型小分子之间的复杂相互作用继续促进毛囊的形态发生（见图 68.2）。基板分泌的成纤维细胞生长因子（FGF）-20 促进真皮凝结物的形成[12]。随后另一个真皮信号释放，促进表皮增殖及毛乳头延伸，形成毛发胚芽的上皮细胞柱（2 期），接着是毛发突（3～4 期）和球状的突（5～8 期）（见图 68.2）[13]。WNT 和 EDAR 信号控制音猬因子（SHH）的表达，从而控制毛发向下生长[14]。真皮凝结物内真皮细胞上的初级纤毛协同 SHH 发出信号。在缺乏 SHH 或有异常纤毛的小鼠中，真皮凝结物形成，但上皮细胞的增殖和下移受到了影响[15-16]。半桥粒整合素在毛发发育过程中也起作用，有毛胚芽但缺乏 β_1 或 β_4 整合素的小鼠在毛发发育过程中不能重建基底膜，并向下进入真皮[17-18]。

在正常毛囊发育过程中，间充质凝结物逐渐被表皮细胞吞噬而变得封闭，从而演化成毛乳头。虽然上皮的生长最初是向下的，但通过对毛乳头释放的 WNT 和骨形态发生蛋白（BMP）信号产生应答，而启动了向上分化程序。这就产生了毛干的同心层和内毛根鞘。上皮细胞的命运取决于母质细胞相对于毛乳头的位置[19]。这一信号在母质中的早期效应因子是同源框转录因子 3（distal-less hemeobox 3，DLX3），直接调节毛干和内毛根鞘毛发角蛋白基因的表达[20]。DLX3 的一个主要移码突变会导致毛发-牙齿-骨骼综合征，表现为毛发营养不良、牙釉质发育不全及颅骨和颌骨增厚的外胚层发育不全[21]。

动物模型增加了我们对毛发生物学的理解，同时易化了我们对毛囊结构和功能必要基因的识别[22]。这些基因的突变会导致一系列人类疾病，包括非综合征性毛发异常、外胚层发育不全和伴有皮肤外表现的综合征（参见表 69.8 和第 63 章）。近期各种祖细胞的转录谱细化了各个毛囊间的标志物和信号标记，有助于我们更好地认识毛发的形态发生[23]。

复杂的神经网络与毛囊的形态发生同时发育。神经纤维首先到达皮肤并位于假定有毛囊的部位，平行于致密的血管网络分布（图 68.3）。发育的毛囊在第 5 期时开始受神经支配，神经纤维包绕毛囊峡部和隆突

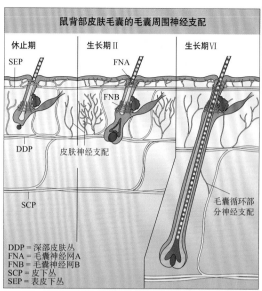

区域[24]。毛囊上皮释放的神经营养因子调节神经支配，这些神经可以进一步作用于毛囊干细胞龛（stem cell niche）[25]。与之类似，上皮细胞释放的促进血管生成的信号蛋白，如血管内皮生长因子（VEGF）等，调节毛囊周围血管网的发育[26]。

毛囊类型

哺乳动物个体可以产生基本结构相似的不同类型毛发。小鼠背侧皮肤的毛囊发育呈现为三个连续波段：①大的、直的、初级守卫（primary guard）或 tylotrich 发，它包含两个皮脂腺，在胚胎第 14.5 天形成，构成毛发总量的 1%～3%；②在胚胎第 16.5 天形成的次级直角样发（secondary awl and auchene hair），直发覆盖 30% 皮肤，角样发包含 1 个弯曲，仅占 0.1%；③第三极锯齿状毛发（tertiary zigzag hair），包含数个弯曲，覆盖约 70% 的皮肤，形成于胚胎第 18.5 天。至此，小鼠外皮除了触须和尾毛这些特殊分化的毛发外，已包含了四种不同的毛发[27]。EDAR 对于初级毛囊的基板发育是必需的，而次级毛囊的诱导则是由毛乳头表达的包含 Noggin 和 SRY 框 18（SRY-box 18，SOX18）的信号通路调控[28-30]。

在人类，少汗性外胚叶发育不良（hypohidrotic ectodermal dysplasia，HED）的头发、汗腺和牙齿发

图 68.3 **鼠背部皮肤毛囊的毛囊周围神经支配**（Adapted from Paus R，Peters EM，Eichmüller S，Botchkarev VA. Neural mechanisms of hair growth control. J Invest Dermatol Symp Proc. 1997；2：61-8.）

育异常是由于编码 EDAR/NF-κB 信号通路相关组分的基因突变导致的，包括 EDAR、其配体胞外黏蛋白 A 及其下游效应器 EDAR 相关死亡结构域[31]。此外，EDAR 基因的非同义突变的单核苷酸多态性（single nucleotide polymorphism，SNP）与亚洲人群头发厚度的增加有关[32]。毛干的深部位移在瑞典 EDAR 突变所致的常染色体显性 HED 患者身上得到了确认[33]。一些临床观察强调了 EDAR/NF-κB 信号通路在人类皮肤附属器发育中的重要性。人类 SOX18 的突变不仅造成毛发稀疏，还会导致淋巴水肿和毛细血管扩张[34]。

小鼠背侧毛发具有沿体轴由首向尾的极性分布，这有助于形成光滑的皮毛。在毛芽发育过程中，毛囊中的 SHH 和神经细胞黏附分子（neural cell adhesion molecule，NCAM）呈现由保守的平面细胞极性（planar cell polarity，PCP）通路建立的不对称分布模式[35]。PCP 蛋白梵高样蛋白 2（Van Gogh-like 2，VANGL2）和钙黏蛋白表皮生长因子层粘连蛋白 A 七路 G 型受体 1（cadherin epidermal growth factor laminin A seven-pass G-type receptor 1，CELSRI）响应定向指令并对于皮肤内毛囊的正确极化十分必要[35-36]。Vangl2 或卷曲家族受体 6（frizzled family receptor，Fzd6）的突变会影响毛囊的早期大体定位，导致毛芽早期垂直生长。随着时间的推移，毛囊通过竞争模式重新定位，在老鼠背上产生特征性的发旋[37]。在 Fzd6−/− 小鼠发生神经元迁移相关的 Astrotactin 2（Astn2）基因的突变时，将导致背部毛发 180 度重新定向，形成由尾向首的极性分布[38]。哺乳动物的发旋很常见，如在人类枕部头皮、马和奶牛双眼间、狗的上胸部等[37]。

生理条件下，人类毛囊的形态发生仅发生一次。胎毛、毳毛和终毛（表 68.1）均具有相同的基本结构。第一层"外套"是由细长的、色素不均的胎毛构成的，在胚胎第 7～9 个月时自前向后脱落。第二层细、短、无色素的胎毛在除头皮以外的所有皮肤生长，于出生后 3～4 个月脱落；有色素的头发的长度和直径不一，在出生后也逐渐由前向后脱落。此后，毛发的生长呈现不同步的"镶嵌"样生长，而不是波段式生长。在青春期前的儿童，头皮、睫毛和眉毛的毛发已经是终毛，而颜面、躯干和四肢的毛发还是毳毛。青春期时，某些部位的毳毛在雄激素的影响下变成终毛。而矛盾的是，在雄激素性秃发中观察到暴露在同一雄激素水平的头发，会从终毛逐渐微小化形成毳毛样毛发。

先天性全身性多毛症（congenital generalized hypertrichosism，Ambras 综合征）的特征是在毛发构型中断，在通常生长毫毛毛囊的部位生长终毛[39]。在小鼠和人类身上，一种下调毛鼻咽综合征 I 基因（trichorhinophalangeal syndrome 1 gene，TRPS1）表达的位置效应是这种多毛症表型的基础[40]。此外，一个墨西哥家族的 X 连锁先天性全身多毛症发现与 FGF13 基因表达的降低有关[41]。

在大多数哺乳动物中，毛发的生长模式取决于不同的身体部位。皮肤的外胚层和毛发发育是非神经的，且是相对一致的，但是其间充质有不同的起源，这可能是这种定位差异的原因。背侧真皮来源于体节的生皮肌节，腹侧真皮起源于胚体壁，颅面真皮起源于神经嵴[42-43]。各部位的真皮祖细胞由不同的信号通路所决定。小鼠表现出皮肤厚度、毛发颜色和类型的分布差异。小鼠出生后皮肤类型的识别在胚胎 12.5 天之前就已经确定了，其 T-box 15（TBX15）转录因子在背侧皮肤中出现，以界定背腹边界[44]。

在人类，雄激素对于毛囊的作用也与身体部位有关。前额头皮中的毛囊通常是雄激素依赖性的；而枕部头皮的毛囊对于激素不敏感，因而不易发生雄激素性脱发。当枕部头皮的毛囊移植到前额时，通常能保留供区的毛发色素特性、雄激素敏感性和生长速率[45]。然而，在其他情况下，例如头发移植至眉毛区域后，移植的毛发逐渐适应并获得受区的特征。移植后的毛发特征受供区影响更大还是受区影响更大还没有确切定论。

出生后毛囊发育

尽管毛囊的形成一般发生在出生前，但成年哺乳动物的皮肤仍然保留了毛囊形态发生的能力。成年小鼠和兔子的皮肤在创伤后，出现了 WNT 信号依赖的毛囊再生[46]，这是由浸润的 γδ-T 细胞和创口成纤维细胞分泌的 FGF-9 介导的[47]。因此可以合理推断可能会有某种干预手段能引发人类头皮上毛囊的再生。将人类完整的毛囊头成功植入横断的小鼠胡须毛囊，证实了跨物种端球形成和毛发生长是存在的[48]。在人体，通过免疫豁免的保护，包绕毛乳头的同种异体真皮鞘组织移植可以诱导受移植区域新的毛囊形成[49]。此外，培养人和大鼠的牙齿间充质乳头细胞已被证明能够诱导截断的毛囊生成毛发纤维，强调了不同附属器之间保持着相同的诱导信号[50]。

啮齿类动物的毛乳头细胞比人类的同类细胞展示出更强的诱导分化潜力。啮齿类动物的毛乳头细胞可以在无毛表皮上重新诱导分化产生新的毛囊，它们还能够引发羊膜甚至成人角膜上皮转向分化为含有毛囊

表 68.1 毛发学名词（TRICHOLOGY TERMS）

毛囊生长周期［hair follicle（HF）cycle］	充分发育的毛囊通过生长、退化和休止期进行自发的节律性转化；这一周期为毛囊自身（通过现在仍是谜一样的"毛发周期钟"）所调控，也受大量系统性/毛囊外因素所调控
生长期（anagen）	毛囊周期的生长阶段
退行期（catagen）	通过大量角质形成细胞的凋亡，使毛囊下 2/3 退化
休止期（telogen）	毛囊周期的休息期
外生期（exogen）	活化毛干脱落（在啮齿动物的生长期，在人类最可能是休止期向生长期转化的时期）
空囊期（kenogen）	没有杵状发的休止期毛囊
毛球（hair bulb）	毛囊最下部
毛母质（hair matrix）	最终分化产生毛干快速增殖的角质形成细胞
杵状发/纤维（club hair/fiber）	充分角质化的毛干近端末梢，在后退行期和休止期形成；刷状外观；是休止期毛囊的特征
毫毛（毛囊）［vellus hair（follicle）］	非常短、无色、通常无髓；缺乏立毛肌；纤细的毫毛毛囊能伴有特别大的皮脂腺（面部）；历经完整的毛发生长周期，但较终毛周期短
终毛（terminal hair）	大、通常是有色素和髓质的毛发
胎毛（lanugo hair）	胎儿体表纤细的毛发；在子宫内或出生几周后脱落
触须（vibrissae）	具有独特解剖学和生物学特征的特殊感知毛囊；见于啮齿类等非人类哺乳动物的上唇/吻区域；有最大和最密神经支配的毛囊；有特别的窦状血供；最早发育的毛囊
tylotrich 毛囊（tylotrich HF）	散布于躯干皮肤的大的感知毛囊；在啮齿类等非人类哺乳动物中特别明显；特别大而长的毛干，与两个皮脂腺和一个受神经支配的上皮 Merkel 细胞复合体（Pinkus' Haarscheibe）相关是其典型特征；是第二型发育的毛囊
非 tylotrich 毛发（non-tylotrich pelage hair）	占非人类哺乳动物所有毛囊中的大多数；最后发育
脱发（effluvium）	毛干过度脱落的过程
秃发（alopecia）	异常毛发脱落的结果
妇女多毛症（hirsutism）	女性雄激素依赖区域过度的毫毛-终毛转换
微型化（miniaturization）	毛发的终毛-毫毛转换，如雄性激素源性脱发头皮上的毛发；微型化的毛囊与真正的毫毛不同，仍伴有立毛肌
毛囊漏斗部（infundibulum of follicle）	从毛囊表皮交界处延伸到皮脂腺开口的区域；与毛囊间表皮的角化相似
毛囊峡部（isthmus of follicle）	从皮脂腺开口到立毛肌插入部位之间的区域，表现出毛鞘角化
立毛肌（arrector pili muscle）	在隆突部水平插入；使毛发立起来（"鸡皮疙瘩"）
隆突部（bulge）	位于立毛肌插入水平、外毛根鞘的节段；毛囊上皮干细胞的主要位置
次级毛芽（secondary hair germ）	另一个上皮干细胞的部位，黑素干细胞的位置；位于休止期毛囊的杵状发和真皮乳头之间
真皮鞘（dermal sheath）	与毛囊基底层紧密相连，并与毛囊真皮乳头相连续的特殊的间质毛囊
毛囊真皮乳头（follicular dermal papilla，DP）	具有诱导和形态发生特性的洋葱状、紧密包裹的、特化的成纤维细胞群；毛发生长周期依赖的成纤维细胞转运发生在真皮鞘和 DP 之间；DP 的容量决定了毛球的大小和毛干的直径
内毛根鞘（inner root sheath，IRS）	包裹并支配毛干；角化
外毛根鞘（outer root sheath，ORS）	远端并入表皮，近端并入毛球；提供滑动面、营养、调控分子和干细胞
毛囊色素单位（follicle pigmentary unit）	黑素生成毛囊黑素细胞位于 DP 的上方或上 1/3 区域；在前皮质母质中转运优黑素小体或褐黑素小体到分化的毛囊角质形成细胞；在每个退行期大部分凋亡，并在生长期由毛母质中的黑素干细胞（还可能来自于非黑素源性 ORS 的黑素细胞）再生

Courtesy, John P Sundberg, DVM, PhD.

的完整表皮[51-52]。在标准单层培养中，人类毛乳头细胞迅速丧失其诱导特性，限制了这些细胞在毛发再生领域的应用。然而，在三维球状培养基中生长的毛乳头细胞则能保持其在无毛皮肤中诱导毛发生长的能力，这表明细胞间的相互作用对维持毛乳头的特性至关重要[53]。

成熟毛囊：周期和凋亡

一旦胚胎期及出生初后形成了成熟毛囊，它将进入周期生长，并持续终生。毛发周期包括以下阶段：活跃生长（生长期）、退化（退行期）、休息（休止期）（图 68.4A）。正如前面提到的那样，小鼠的毛囊周期

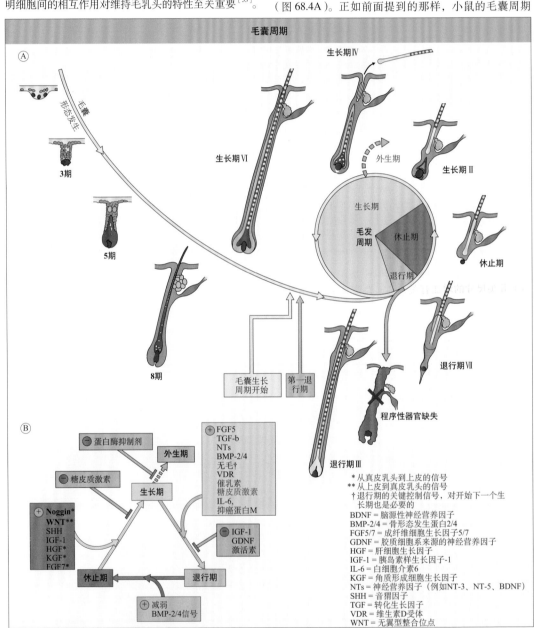

图 68.4 **毛囊周期**。A. 毛囊生长发育模型。尽管啮齿动物的外生期和生长期是偶连的，但在人类外生期的时间并不典型，杵状发多在休止期向生长期转化的过程中脱落。B. 毛发的调控

是沿前后轴的同步波段式，而人类毛囊周期是镶嵌式的。毛囊的周期性是一种自主现象，即使当其与皮肤分离、在培养基中生长时仍然存在[54]。毛囊隆突下的部分在其生长和退行时会经历明显的形态学改变；相反，毛囊上部区域中的皮脂腺、峡部、漏斗部和毛发管则是永久存在的。

周期的过程使毛囊成为一种动态结构，这让动物能够通过季节性的毛皮更替实现伪装和隔温（表68.2），并且根据身体部位改变毛发长度。毛皮的更替涉及两个过程：①外生——毛发掉落时（休止）出现的信号和结构改变；②启动新的毛发纤维生长[55]。"空囊期（kenogen）"指一种丧失了杵状纤维但尚未转变为生长期的休止期毛囊，代表了毛发周期中"真正的"休止期，此时毛囊的代谢活性最低。

生长期

生长期是毛发纤维产生的活跃时期，其持续时间受物种、身体部位等多种因素的影响（表68.3）。生长期分为六个亚阶段，即生长期Ⅰ～Ⅵ（anagen Ⅰ～Ⅵ）；在小鼠中持续 1～3 周，而在人类头皮上可以长达数年[56-57]，这也是人类的头发可以很长的原因。在小鼠皮肤中观察到的生长期的起始（anagen Ⅰ）与毛乳头尺寸的增加有关，这主要是来自于周围真皮鞘的细胞流入。毛囊底部的真皮鞘细胞在毛囊下部去除后还有助于毛乳头再生[58-59]。生长期起始时的细胞

表 68.2　毛发和甲的功能
毛干的功能特性
• 社会和性的交流
• 装饰
• 对化学和物理性损伤起保护作用
• 防护昆虫
• 提供感知"触角"
• 绝缘以抵抗热量丢失、过热、干燥
• 通过毛干外向运动清除皮肤表面的寄生虫、灰尘、碎屑和鳞屑
• 有助于皮脂、顶泌汗液和外激素的分泌
• 清除和排泄：黑化的毛干用于沉积和排出不需要的分子
• 毛干髓质作为将紫外线转化为热量的纤维光学装置（北极熊）
毛囊皮脂腺单位的功能特性
• 有色毛干的产生、向外生长、控制和固定处
• 重要的干细胞，如角质形成细胞和黑素细胞干细胞的储存库
• 储存朗格汉斯细胞
• 高度灵敏的触觉器官，感知毛干运动
• 产生皮脂、顶泌汗液和外激素
甲的功能特性
• 社会和性的交流（颜色、形状、长度）以及美观
• 保护肢体的远端指（趾）免受机械、化学和物理性的外伤
• 有助于指尖的触觉分辨和精细的运动能力
• 搔抓和洗刷的能力
• 退化了的天然武器
• 有助于足的生物机械学，对足的运动功能是必要的

Courtesy, John P Sundberg, DVM, PhD.

表 68.3　人类毛囊的基本信息	
总数量	约 5 000 000（大部分为毫毛）
头皮毛囊数量	约 100 000 金发：＋20% 红发：－20%
终毛＋毫毛的平均密度（头皮）*	终毛＋毫毛： 1135/cm² （新生儿） 615/cm²（20～30 岁） 485/cm²（30～50 岁） 435/cm²（70～80 岁） 非洲裔美国人、亚洲人：密度更低 仅终毛：约 250/cm² 秃发的头皮（45～70 岁）：330/cm² 最高密度：面颊＋前额
毛发胚胎学	发育进度以固定的间隔沿着从头到尾的方向进行，首先出现在眉、上唇和下巴区域（第 9 周） 第 16 周，在这些区域形成毛干 以散在毛囊的连续波段的形式形成毛囊
终末头皮毛发的生长周期分配	生长期：85%～90% 休止期：10%～15% 退行期：＜1%

表 68.3　人类毛囊的基本信息（续表）

毛发生长周期各阶段的持续时间	生长期：2～6 年 退行期：2～3 个月　　}周头皮终毛 休止期：3 个月
	生长期的长短有本质的不同： 　　终末胡须：4～14 周 　　手臂终毛：6～12 周 　　腿部终毛：19～26 周 　　毫毛：6～12 周 通过拔出休止期毛干（脱毛）诱导不成熟的生长期毛发的生长 雌激素延长生长期 甲状腺素促进生长，皮质激素延缓生长期的启动
生命周期数量	10～20
生理情况下毛发脱落速度（头皮）	100～200/ 天，随个体和季节变化
毛干产生速度（头皮）	约 0.35 mm/ 天，1 cm/ 月 剪发和剃须并不影响毛发产生 雌激素降低毛发生长速度 雄激素在雄激素依赖部位增加毛发生长速度和毛发直径（如胡须）
毛干直径和长度	毫毛：< 0.03 mm；1～2 mm 终毛：> 0.06 mm；1～50 cm 平均直径： 亚洲人毛发（圆形的）：120 微米 高加索人（椭圆形的）：50～90 微米
毛干结构	毛小皮（外侧）、皮质、髓质（中央） 毛小皮维持毛发纤维的完整性 皮质含有大量毛发角蛋白和角蛋白相关蛋白 毛发纤维强度取决于二硫键 髓质由具有大量细胞间空气间隙的疏松连接的毛细胞所构成；使其绝缘（动物）
毛干色素	黑发：真黑素占优势 金色/红发：棕黑素占优势 黑素小体在毛发皮质中比表皮中大
毛发变灰（白发）	通常在 30～40 岁从颞部开始，扩散至顶部和枕部；到 50 岁时，50% 的人有至少 50% 的灰色头发
毛发类型	阴毛：水平的（90% 的女性，20% 的男性）、逐渐变尖的（10% 的女性，50% 的男性） 散布的胸毛：通常只在男性生长，从青春期后直到 60 岁 腋毛：在阴毛开始生长后大约 2 年后出现，在亚洲人中较高加索人稀疏；在老年人中常缺乏 发旋：在 95% 的个体中出现单个的顺时针方向的顶部的卷曲

* Datafrom Giacometti L. The anatomy of the human scalp. Chapter VI in：Montagna W（ed）. Advances in Biology of Skin，Vol VI：Aging. Oxford：Pergamon Press，1965：97-120

流入伴随着 ECM 物质的增加。这使得毛乳头的大小加倍[60]，其宽度与毛囊产生的毛干厚度成正比。毛球内的轴对称度决定了最终毛发结构的曲率[61]。

毛乳头向周围的母质细胞释放信号，它们相对于毛乳头的位置决定了它们的命运。例如中央的细胞成为髓质[19]。当母质细胞开始分化时，它们形成了不同毛囊谱系（lineages）的前体细胞。在向上迁移的过程中，这些细胞经历特定的分化程序，表达确定的一组角蛋白，形成从髓质到各同心层的 7 个毛囊上皮谱系（图 68.5 和图 68.6）。与之相反的是，构成毛囊上皮的最外层的外毛根鞘（outer root sheath，ORS）并非来源于向上生长的母质细胞，而是直接由隆突部延伸而来（见下文）[62]。生长中的毛囊最终在生长期Ⅵ（anagen Ⅵ）定位于皮下脂肪。在小鼠中，皮肤脂肪细胞释放血小板源性生长因子（platelet-derived growth factor-A，PDGF-A），作用于毛乳头以支持生长期[63]。

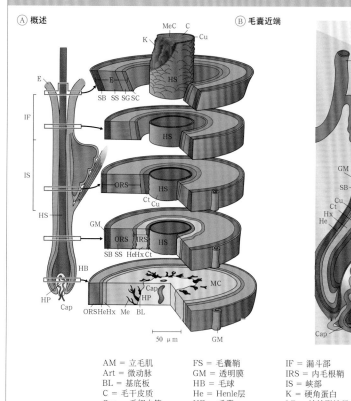

生长期Ⅳ的人类终末毛囊

Ⓐ 概述　　　　　　　　　　Ⓑ 毛囊近端

AM = 立毛肌	FS = 毛囊鞘	IF = 漏斗部	NF = 神经纤维
Art = 微动脉	GM = 透明膜	IRS = 内毛根鞘	ORS = 外毛根鞘
BL = 基底板	HB = 毛球	IS = 峡部	SB = 基底层
C = 毛干皮质	He = Henle层	K = 硬角蛋白	SC = 角质层
Cap = 毛细血管	HF = 毛囊	LE = 披针形神经末梢	SG = 颗粒层
Ct = 鞘小皮,IRS	HP = 毛乳头	MC = 毛母质细胞	SGl = 皮脂腺
Cu = 毛小皮,毛干	HS = 毛干	Me = 黑素细胞	SS = 棘层
E = 表皮	Hx = Huxley层	MeC = 髓细胞	

图 68.5　生长期Ⅳ的人类终末毛囊

在啮齿类动物和兔子中，拔出休止期毛发可以加速下一阶段生长期的开始，这也以一种可控的方式应用于哺乳动物毛发周期的研究。拔除毛发的创伤使毛囊释放趋化因子C-C基序配体2（C-C motif ligand 2，CCL2），这使得巨噬细胞聚集并分泌肿瘤坏死因子（tumor necrosis factor，TNF），促使局部毛囊进入生长期[64]。其他微环境的改变和毛囊间的"群体感应（quorum-sensing）"也可能在毛发周期的调控中起作用。

退行期

在生长期末，毛囊进入退行性改变的阶段，分为八个亚阶段（catagen Ⅰ～Ⅷ）[65]。不论毛囊的位置和类型，退行期在人类持续大约2周[57]。退行期的起始以毛发头体积减少近50%为特征，这是由于细胞外母质丧失及细胞迁移向周围真皮鞘所致的，真皮鞘作为一

个储存库，为随后的生长期补充毛乳头[66]。毛球的黑素细胞也下调黑素的生成。随后，毛球母质细胞内有丝分裂活动停止，剩余的毛干基部的毛发前体细胞分化形成"杵状纤维"。

这种杵状纤维向上迁移至毛囊，一个称为毛根鞘囊的毛芽囊在其底部形成。这种杵状纤维缺乏色素沉淀，只由皮质层和角质层细胞构成。包绕在其基底周围的毛根鞘角蛋白的电子致密无核层具有一个特征性的"刷"状结构，它向外突出，分布在周围的ORS细胞间[67]。这些毛根鞘角蛋白和周围组织之间的丰富的桥粒物理性地将这种杵状纤维锚定在了毛根鞘囊中，直至接收到释放信号[68]。

当杵状纤维上移至毛囊时，最初在皮下脂肪中的真皮毛乳头与杵状纤维被一个有基底膜（玻璃膜，the

glassy membrane）包围的上皮链（epithelial strand）分离开来[69]。上皮链中的细胞凋亡产生了一种"凋亡力"，将毛乳头上移到真皮内杵状纤维的正下方，留下一个拖尾的真皮鞘，称为纤维带（streamer）或中柱（stele）[55]。由巨噬样细胞产生的 FGF-5 促进人类毛囊的退变[70]，FGF5 突变会导致以异常长睫毛为特征的家族性长睫症（trichomegaly）[71]。巨噬细胞也参与了退行期细胞碎片的清除[72-73]。

无毛基因（hairless gene，HR）的失能突变可导致无毛症伴丘疹病变（atrichia with popular lesions，APL）[74-75]。这是一种罕见的常染色体隐性疾病，其特征是幼年时期毛发完全脱失，并随后出现爆发的丘疹皮损。无毛因子（hairless）是一种对上皮细胞凋亡必要的转录因子，它将真皮乳头向上迁移至杵状纤维下方，并使次级毛芽定位，从而激活下一个生长期。因此，患有 APL 的个体出生时有毛发，但毛发脱落后不会再生长。若 HR 上游的开放阅读框发生激活突变，则会导致另一种毛发稀疏——Marie Unna 少毛症[76]。无毛蛋白与维生素 D 受体（vitamin D receptor，VDR）相互作用，维生素 D 受体对毛发周期具有不依赖配体调控功能[77]。患有因 VDR 基因缺陷所致的遗传性维生素 D 抵抗型佝偻病的患者的脱发不能通过补充维生素 D 纠正[78]。

休止期

休止期在毛乳头到达永久毛囊的基底部时开始。休止期的持续时间在小鼠可短至 2 天，而在人类头皮可达 3 个月之久。毛芽在退行期向休止期转化时由毛囊隆突部衍生而来，位于隆突下方，使之与毛乳头分隔开来[79]。在毛囊形态发生的同时，上皮细胞与间充质细胞的相互作用激活新的生长期。生长期进程概括了毛囊发育的中期和晚期，促进毛囊形态发生的许多因子（例如 WNT、SHH、noggin）也在休止期向生长期转化的过程中起重要作用（图 68.4B）。角蛋白 6 阳性的内层隆突细胞释放的抑制信号（例如 FGF-18、BMP-6）使得隆突部在休止期是相对静止的，传统称之为"静息"相[80]。毛囊在休止期的休眠可能是一种节能调适，以维持干细胞为下一个生长期做好准备[81]。

毛囊周围的宏观环境也参与调节周期转换[82]。皮下脂肪中的 BMPs 使得毛囊维持在"顽固（refractory）"休止期，这种抑制信号的终止使得毛囊进入"功能（competent）"休止期，毛芽（生化上与隆突部不同）响应生长期启动信号，并能够进入新的生长期[79, 83]。

毛囊中微小 RNA（microRNA，如 microRNA-31）水平的波动和宏观环境的变化也可以沉默某些基因的表达，促进休止期到生长期的转换[84]。次级毛发活化后，毛芽细胞开始通过向上迁移参与毛囊母质和同心层的形成，而隆突部细胞通过向下迁移产生 ORS[85]。在生长期更长的毛囊中，母质的增殖能力不足以维持生长。"干细胞迁移理论（stem cell trafficking theory）"认为隆突部的前体细胞不断迁移至 ORS，防止了生长期毛芽母质的耗竭[86]。

外生期

进入退行期的刺激，及此后杵状发的形成，通常发生在人类头发脱落前的几个月[87]。小鼠皮毛毛囊中毛发的脱落与生长期疏松偶连[88]，而大鼠胡须毛囊中杵状纤维的释放是一个可预测的事件。大鼠的杵状纤维会规律地保持到下一个生长期并在退行期开始前脱落[89]。而人类的杵状纤维通常不能维持到随后生长期，而是在休止期向生长期转化的过程中即脱落。"外生期"一词在 1998 年的文献首次出现，指杵状纤维的脱落（teloptosis），以及前文提及的信号和毛囊结构的变化[55]。外生期认为是一种主动的蛋白水解过程，而不是仅由新生纤维产生的机械力作用所致的原杵状发的被动脱落。在杵状发的程序性脱落之前，就已经观察到其与周围上皮细胞间的黏附逐渐减少[89]。

毛发纤维的结构

毛囊基部的母质细胞响应毛乳头释放的信号，在生长期增殖和分化，形成毛囊的各层。构成毛发纤维的三个中心谱系-髓质、皮质和毛小皮，实现了生长期毛囊产生初级毛发的功能。围绕毛发纤维的是构成内毛根鞘（inner root sheath，IRS）的三个同心层：鞘小皮、赫胥黎层（Huxley's layer）和亨勒层（Henle's layer）。IRS 在生长期经历了一个复杂的分化过程，亨勒层在其形成后迅速分化。毛囊的鞘小皮进一步分化，接着是赫胥黎层；这三层细胞在终末分化过程中都经历了桥粒的重塑[90]。IRS 在毛发纤维周围形成一个机械支撑管，其在峡部水平被蛋白水解酶降解，这使得毛干可以进入毛管并穿出皮肤表面。在生长期 IRS 表达的乙酰肝素酶作用于硫酸肝素蛋白聚糖，并通过影响生长因子的隔离和扩散控制 IRS 的分化[92]。

第七个同心层来源于与毛发纤维同源的母质，IRS 是由单层细胞构成的同伴层。在生长期，同伴层认为是 IRS 和 ORS 之间的"滑移面",促进毛发的定向生长。它通过从赫胥黎的层延伸到亨勒层的"Flugelzellen"结构附着到 IRS 上,并进一步通过众多的桥粒连接到同伴层[93-94]。同伴层内侧的由反向中间丝构成的"桶",这为内毛根鞘提供了支持,保护它免受膨胀的外毛根鞘的压缩力[95]。

毛发角蛋白

迄今已知的 54 种功能性角蛋白基因(见表 56.2)编码了 28 种 I 型和 26 种 II 型角蛋白,它们形成的异二聚体对包含两型角蛋白中的各一种[96]。其中,有 11 种 I 型毛发角蛋白,命名为 KRT31 ~ KRT40;有 6 种 II 型毛发角蛋白,命名为 KRT81 ~ KRT86(见第 56 章);其余的都是上皮角蛋白[97-98]。与上皮角蛋白相比,毛发角蛋白在头部和尾部亚基中含有更多的硫,这使得它们能够通过二硫键形成紧密的交联[99]。

毛囊的同心层表达不同的毛发和上皮角蛋白,毛发角蛋白主要存在于皮质和毛小皮中(见图 56.6)[100]。常染色体显性的念珠状发,表现为特征性的易断的"串珠状"毛发和毛囊过度角化,这是由以下几种 II 型毛发角蛋白在螺旋终端和起始基序的突变导致的:KRT 81、KRT86 和(少数情况下)KRT83[101-102]。这些角蛋白在毛发皮质内高表达,也是其发育的关键。编码 KRT85 和 KRT74(见下文)的基因突变是常染

色体隐性的单纯性毛发和甲的外胚层发育不全的基础。KRT85 主要在毛囊母质中表达,这解释了在这类患者表现为全秃的原因[103]。

一些上皮角蛋白表现出毛囊特异性(见图 68.6)。I 型角蛋白 KRT25、KRT27、KRT28 和 II 型角蛋白 KRT71 均在 IRS(鞘小皮、赫胥黎层、亨勒层)中表达。此外,KRT74 仅存在于赫胥黎层,而 KRT 72 和 KRT73 则存在于 IRS 的鞘小皮中[99, 104]。编码 KRT71 和 KRT74 的基因的突变可引起常染色体显性遗传的羊毛状发,伴有(KRT74)或不伴有相关的少毛症[105-106],同时,编码 KRT25 的基因中发生纯合错义突变时,会造成常染色体隐性的羊毛状发[107]。

同伴层仅含有上皮角蛋白 KRT75 一种 II 型角蛋白,它也表达于毛干髓质和舌头的蕈状乳头中。须部假性毛囊炎和松动生长期毛发综合征(pseudofolliculitis barbae and loose anagen hair syndrome)可能与一些患者的 KRT75 缺陷有关[97, 99];KRT75 的多态性还与牙釉质硬度相关,可能增加龋齿的风险,这也凸显了牙齿和头发在结构上的关联[108]。尽管 ORS 表达多种角蛋白,包括 KRT5/KRT14、KRT6a/KRT16 和 KRT6b/KRT 17(见图 68.6),患有因外层角蛋白对突变所致的先天性厚甲症的患者很少会发生扭曲发(pili torti)等的毛发异常(主要是 KRT17 缺陷)[109]。

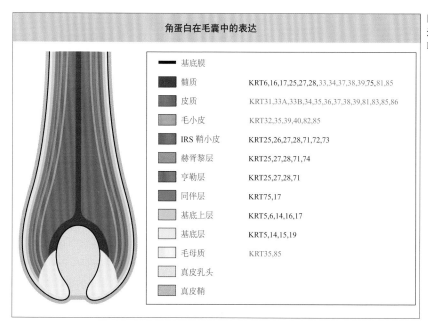

图 68.6 毛囊中角蛋白的表达。 其中红字为毛发角蛋白。KRT,角蛋白。

角蛋白在毛囊中的表达

▬ 基底膜	
髓质	KRT6,16,17,25,27,28,33,34,37,38,39,75,81,85
皮质	KRT31,33A,33B,34,35,36,37,38,39,81,83,85,86
毛小皮	KRT32,35,39,40,82,85
IRS 鞘小皮	KRT25,26,27,28,71,72,73
赫胥黎层	KRT25,27,28,71,74
亨勒层	KRT25,27,28,71
同伴层	KRT75,17
基底上层	KRT5,6,14,16,17
基底层	KRT5,14,15,19
毛母质	KRT35,85
真皮乳头	
真皮鞘	

毛囊的桥粒

桥粒是一种在不同组织中将相邻细胞连接在一起特殊的黏接结构，在上皮细胞和心肌细胞中格外重要[110-111]。每一个桥粒都与相互连接细胞的中间丝细胞骨架相连，具有弹性并能抵抗机械应力（见第56章）。桥粒芯蛋白（Dsg1～4）和桥粒芯胶蛋白（Dscl1～3）是桥粒特异性的钙黏蛋白，它们以斑珠蛋白、斑菲素蛋白（Pkp1～3）、桥粒斑蛋白作为连接蛋白与中间丝相连（见图56.8）[112]。编码桥粒组分的基因突变可能导致以下疾病：①头发——羊毛状发，脆发，和（或）毛发稀疏；②皮肤——掌跖角化病，脆性／起疱；以及③心脏——心肌病。这会导致多系统疾病，如Naxos病、Carvajal综合征和外胚叶发育不良／皮肤脆性综合征（见图56.8和第58章）。

毛囊中存在所有四种桥粒芯蛋白，具有分化特异性的表达模式[113-114]。Dsg4是唯一的在包括富含毛发角蛋白的角化区的毛干皮质中高表达的桥粒钙黏蛋白。Dsg4也存在于前皮质区、毛小皮下部、IRS鞘小皮上部和毛囊间表皮（颗粒层和角质层）中[115]。在分化的毛细胞中调节Dsg4和毛发角蛋白表达的转录因子包括：淋巴增强因子结合因子1（lymphoid enhancer-binding factor1，LEF1）、同源框C13（homedobox C13，HOXC13）和叉头框N1（forkhead boxN1，FOXN1）[116]。Dsg4是毛囊中角质形成细胞黏附的关键介质，它协调从增殖到分化的转变[115]。*DSG4*基因的突变可导致常染色体隐性遗传的局部毛发稀疏和念珠状发[117-118]，其发病机制涉及突变蛋白在内质网（endoplasmicreticulum，ER）中堆积所引起的应激反应[119]。

尽管在小鼠，当Dsg3被破坏时会出现毛发脱落和脱发[120-121]，但人类的Dsg3破坏并没有导致相似类型毛发的改变。然而，*DSC3*的纯合突变已发现是伴有复发性皮肤"水疱"的少毛症的基础[122]。此外，存在于IRS中的角膜连锁蛋白（corneodesmosin）在角质层中起修饰桥粒的作用，编码该蛋白的*CDSN*基因突变可导致常染色体显性遗传的头皮单纯性少毛症（hypotrichosis simplex）[123]。*CDSN*突变还可引起常染色体隐性炎性剥脱性皮肤综合征（inflammatory peeling skin syndrome），反映出角膜连锁蛋白的蛋白水解在脱皮中的作用[124]。

毛囊干细胞

成人的干细胞在自稳和创面修复的过程中有自我更新和组织再生的能力。考虑到毛囊周期性再生的动态重塑，人们长期以来一直假定毛囊包含一个或多个干细胞龛（见第2章）。20世纪90年代的研究表明，毛囊的隆突区域（因啮齿类动物该区域明显隆起而命名）存在着更新缓慢、保留标记的细胞（即具有干细胞特性）[62]。

尽管小鼠的隆突结构在出生后3周内不明显，但在鼠类毛囊形态发生早期可以通过SOX9标记物发现更新缓慢的隆突细胞[125]。成年小鼠皮肤中，隆突干细胞在生长期表达独特的标志物，包括SOX9、S100A4、CD34、TCF3（transcriptionfactor 3，转录因子3）、LHX2（LIM同源框）、NFATc1（nuclear factor of activated T cells calcineurin-dependent1，钙调神经依赖的活化T细胞核因子1）、LGR5（leucine-rich repeat-containing G-protein-coupled receptor 5，富含亮氨酸重复序列的G蛋白偶联受体5）和角蛋白15[126-129]。隆突干细胞和造血干细胞有共同的基因表达模式[130]。隆突的分子结构在小鼠和人类是不相同的，因为人类的毛囊干细胞龛在形态发生上是不独立的。然而，基于激光捕获显微切割技术和微阵列的分析发现，人类具有克隆潜能的隆突细胞特异表达CD200，而不是小鼠隆突细胞表达的CD34（见表2.2）[131]。

当小鼠毛囊细胞经历休止期时，次级毛芽在隆突下方形成，正好位于毛乳头之上。在之前生长期时从干细胞龛中迁移至这个毛芽的隆突细胞仍然保持了可以回归并恢复干细胞特性的能力[80]。一些生物标记物同时表达于次级毛芽和隆突中，包括角蛋白15、LHX2、TCF3和（低水平的）SOX9[79]，而其他的标记物仅在前者高表达（例如P-钙黏素、LEF1）[79]。创伤后，隆突和毛芽细胞均可产生毛囊间表皮[132]；然而这在稳态条件下不会发生。维持小鼠毛囊皮脂腺和毛囊间表皮的细胞群包括峡部中央的LGR6阳性群[133]和峡部下方的富含亮氨酸重复序列和免疫球蛋白样结构域1（leucine-rich repeats and immunoglobulin-like domains 1，LRIG1）的Blimp-1阳性细胞群[134-135]。在毛囊漏斗部还存在一种干细胞抗原1（stem cell antigen-1，SCA1）阳性的细胞群，它们对维持皮肤稳态有一定作用[136]。

毛乳头和真皮鞘毛囊内的间充质干细胞龛。在稳态条件下，毛乳头细胞在形态发生过程中形成初始凝结后很少分裂，但它们的基因表达在整个发育过程和毛发周期中是动态的。如果从它们的生态位中移出，毛乳头细胞有能力分化成成骨源性、肌源性和脂肪源性的细胞系[137-139]。毛乳头细胞在体外和体外实验中均能表现出了造血活性，它们能够在辐照小鼠体内重建整个造血系统[140]。除了转分化能力外，毛乳头细胞的主要功能与他们的诱导潜能有关。离体培养的人类皮肤毛囊细胞能够刺激一定范围内的上皮细胞形成毛囊，包括前体干细胞[52, 141-143]。培养的人毛乳头细胞诱导毛发再生的潜能为新的治疗方法提供了基础[53]。

毛囊和免疫系统

毛囊是一个免疫豁免的部位。免疫豁免部位是指在体内的这个部位，异种组织移植物能够免于免疫排斥并存活更长的时间[144]。其他免疫豁免部位包括眼的前房、睾丸、大脑和胎盘。毛囊的免疫豁免状态强调了它在进化上的重要性。毛发在不同物种中的功能包括维持温度稳态和应对环境变化、毒素、感染源的保护作用（见表68.2）。

1971年，经典的"Billingham实验"[145]为毛囊的免疫保护提供了初步的证据，来自黑豚鼠的皮肤被移植到免疫相容品系的白豚鼠身上。移植的皮肤变成了白色，表现出了与预期一致的对外来表皮黑素细胞的免疫排异反应。然而，移植物内有色毛发的生长则表明外源毛囊中的黑素细胞得以存活。将接触过敏原苦酰氯涂抹在生长期早期的小鼠皮肤上与涂抹在休止期小鼠皮肤相比，造成的过敏反应减弱了[146]，表明毛囊的免疫系统在生长期受到了抑制。在表68.4中总结了保护毛囊免受免疫反应的人类生长期毛球的特征。

直到最近才发现，毛囊的免疫豁免局限在生长期的母质区域。然而，已有证据表明隆突区域的免疫豁免能持续整个周期[147]。由于隆突部是毛囊的干细胞龛，这个区域持久的免疫豁免对于毛囊的存活是必要的。自身免疫的攻击将导致毛囊隆突部的干细胞丧失，最终导致不可恢复的瘢痕性秃发[148]。

两种机制可能可以解释针对毛发的免疫反应：①针对毛囊免疫系统的主要攻击；或②打破毛囊免疫豁免后导致的免疫系统发出的继发攻击[144, 149-151]。由于毛发母质的免疫豁免主要局限在生长期[151]，推测存在一种在生长期较为活跃的黑素细胞自身抗原可以引发针对毛囊的免疫应答，导致斑秃的发生。实际上，抗黑素细胞相关抗原的抗体已经在一些斑秃患者体内找到了[152-153]。

毛囊免疫豁免的崩溃与HF主要组织相容性复合物（major histocompatibility complex，MHC）Ⅰ类分子表

表68.4 毛囊免疫豁免的相关机制

免疫逃逸机制	相关分子的功能
下调MHC Ⅰ类分子、MICA和β_2-微球蛋白的表达	是将自身抗原提呈给免疫系统所需的
下调MHC Ⅱ类分子的表达	抗原提呈细胞的功能所需
上调IL-10、转化生长因子-β1（TGF-β1）、α-促黑素（α-MSH）的表达	免疫抑制作用
增加Fas-配体（FasL）的产生	诱导活化的T细胞凋亡；对维持眼、大脑和胎儿的免疫豁免至关重要
NK细胞和CD8[+]细胞毒性T细胞上的异二聚体CD94/NKG2C和NKG2D受体，以及NKG2D配体UL16结合蛋白3（ULBP3）低表达	这些受体与配体结合以激活NK细胞和CD8[+]细胞毒性T细胞；NKG2D已经被证实与斑秃的毛囊免疫攻击有关
NK细胞高表达杀伤细胞免疫球蛋白样受体（KIRs）和异二聚体CD94/NKG2A受体	这些受体抑制NK细胞
增加吲哚胺2,3-双加氧酶（IDO）-1的产生	抑制淋巴细胞增殖
增加IK细胞因子的产生	抑制干扰素-γ诱导的MHC Ⅱ类抗原的表达
毛囊周围缺乏淋巴管	募集免疫细胞

IL，白细胞介素；MHC，主要组织相容性复合体；MICA，MHC Ⅰ类多肽相关序列A；NK，自然杀伤细胞

达的上调有关，这使得自身抗原进入免疫系统[154]。在斑秃影响的毛囊中，Ⅰ类MHC多肽相关序列A（MHC class I polypeptide-related sequence，MICA）的表达增加。CD8[+]T细胞和自然杀伤（natural killer，NK）细胞在受累毛囊聚集，并增加了NKG2D激活受体的数量，但抑制受体，如KIR3DL1（killer cell immunoglobulin-like receptor three domains long cytoplasmic tail 1，杀伤细胞免疫球蛋白样受体三结构域长胞质尾部1）和异源二聚体CD94/NKG2A的表达下调[144, 151, 155]。UL16结合蛋白3（UL16 binding protein 3，ULBP3），是NKG2D的配体，在斑秃影响的毛囊的真皮鞘和乳头中表达上调[155]。这些观察结果表明斑秃患者的毛囊丧失了免疫豁免，并在其最外层中表达危险信号。斑秃的发病机制还涉及某些免疫抑制分子表达的下调，包括转化生长因子（TGF）-β1、α-促黑素（MSH）、吲哚胺2,3-双加氧酶（IDO）-1和抑制干扰素γ（IFN-γ）功能的IK细胞因子[144, 147, 149, 151]。MHC Ⅱ类抗原在HF

母质和真皮鞘中通常不存在，IFN-Y 通过诱导 MHC II 类抗原的表达起到促进免疫应答并导致毛囊破坏的关键作用。

斑秃患者的全基因组关联研究（GWAS）揭示了一些参与免疫调节的基因，特别是与调节性 T 细胞功能相关的，如细胞毒性 T 淋巴细胞相关蛋白 4（cytotoxic T lymphocyte-associated protein 4, CTLA-4）、白介素（ILs）-2 和 -21、IL-2 受体 A（CD25）、ULBPs 和 Eos（Ikaros 转录因子），还有一些在毛囊中表达的基因（例如 Syntaxin 17、per-oxiredoxin 5）[155-156]。这些研究提供了潜在治疗靶点的线索。例如，Janus 激酶（JAK）通路涉及斑秃中与很多细胞因子的信号传递，JAK 抑制剂治疗斑秃已经证明能产生显著的毛发再生[157-158]。

甲生物学

如同它的种系发生的祖先（爪、蹄）一样，甲保护着远端手指（足趾），并且在运动和感觉功能中也起到了很大的作用（见表 68.2）。甲生物学的两个最重要的方面就是甲是如何生长以及甲从哪里生长。甲的组成和临床特征以及周围组织的特点是另外要关注的重点，它们的变化有时是因为内脏疾病或环境暴露的影响。对甲单位解剖和发育的理解，可以帮助医生评估、诊断以及治疗甲病。但是，目前在分子水平对甲的发育和生长的了解仍然有限，这方面资料的缺乏是因为很难人工培养甲的生发组织、生长中的甲和（或）甲基质角质形成细胞。目前一些工具可以帮助我们更好地了解甲生物学的分子机制，比如因为鼠爪和人甲的相似性而建立的鼠模型，人甲单位的显微切割以及与甲类似的体外系统。

甲单位解剖

对甲解剖的掌握有利于理解其生物学和甲疾患（图 68.7）[161-162]。甲板是由紧密连接的角质形成细胞构成的坚硬、半透明、轻度隆起的板样结构，含有较硬的毛发样角质，角质细胞富硫、高半胱氨酸、高甘氨酸。甲单位的真皮位于甲板和骨面之间，是纤维胶原形成的网状结构，缺乏皮下组织和皮脂腺，因此，这个部位的感染容易播散到骨质，导致远端指/趾骨的骨髓炎。

甲板有三个边缘被甲襞（nail fold）所包绕，即一个近端甲襞，两个侧端甲襞。近端甲襞是覆盖在甲近端上面的双层皮肤结构，保护甲免受外界创伤、化学品以及感染的威胁。近端甲襞的背侧和皮肤相连续，腹侧和甲母质相连续。甲小皮（上皮）是一层角化的上皮结构，在近端甲襞的游离缘和甲板紧密连接，形成"封印"阻挡外界的损伤。甲小皮的损伤会使得甲襞易于产生炎症，同时，炎症也会影响上皮的成熟和甲小皮的形成。甲襞的炎症同时还会影响下方的甲母质，从而影响甲板的生成，临床上出现甲横向隆嵴。近端甲襞在甲结构的形成中也有重要的作用，使甲板以一种较薄的结构倾斜长出。

指甲的纵行生长也受到侧端甲襞的影响，侧端甲襞从两侧对甲的生长进行限制，形成了横向隆起的外观。甲床的侧缘沿着远端指骨形成较深的沟槽，再反折以后形成侧端甲襞，这些沟槽帮助甲板固定在软组织上，并且在甲侧缘形成类似于近端甲襞的"封印"。

甲襞将近端甲母质和甲床覆盖固定，在拇指最容易观察到的甲半月是甲母质和甲床之间的连接处。由于近端甲襞的遮盖，从第二到第五指，甲半月逐渐不明显。趾甲的甲半月几乎都被近端甲襞和厚厚的甲板（特别是踇趾）所遮盖，这可能是对甲母质的一种保护[161-162]。

甲板由甲母质产生，覆盖在甲床之上。甲床从甲半月的远端延伸至甲皮带，甲皮带是一条细的由粉色到白色的横向条带（见图 68.7）。甲床的纵行嵴状模式和甲板的纵嵴增加了甲板和甲床的连接面，使得它们之间的连接力加强，并使得甲的游离缘可以作为一种杠杆性的工具，而不会引起疼痛和甲板分离。组织学上，甲板和甲床都没有颗粒层，在病理情况下会出现颗粒层，如甲床病变引起甲下角化过度时。

甲和其下的骨质连接紧密，骨形成蛋白（BMP）可能在两者的形成中都有作用，当炎症性疾病如银屑病影响远端指（趾）骨或指（趾）间关节时，也常常会影响甲母质（以及甲板）。先天性远端指（趾）骨部分缺损的患者经常会伴有甲的改变（例如先天性示指甲发育不良）也说明了两者之间的关系[163]。在新生儿期，远端指尖部分切除后仍然可以再生，这需要有残存甲单位并且表达 BMP-4 和肌段同源盒 1（MSX-1）转录抑制因子[164]。新生儿期后，由于创伤或硬皮病产生的骨质溶解引起的指尖缺损都不会出现再生，并且随后也会出现指甲的变化。

在成年大鼠的研究中显示，近端甲母质表达 Lgr6 的甲干细胞可以产生 Wnt 依赖性的甲芽基形成，而这正是指尖再生的关键[165-166]。在鼠指尖再生时还需要神经相关性施旺细胞前体去分化并且分泌生长

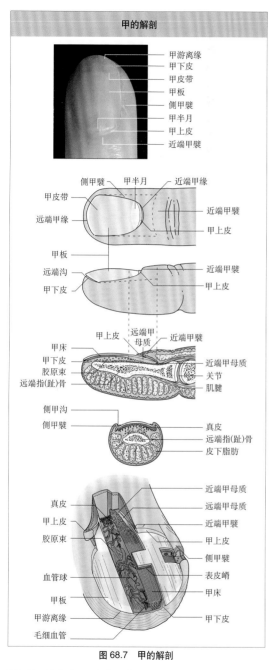

甲的解剖

甲游离缘
甲下皮
甲皮带
甲板
侧甲襞
甲半月
甲上皮
近端甲襞

侧甲襞　甲半月　近端甲缘
甲皮带
远端甲缘
甲板
远端沟
甲下皮
甲上皮
近端甲襞
远端甲母质
近端甲襞

甲上皮　远端甲　近端甲襞
甲床
甲下皮
胶原束　　　　近端甲母质
远端指（趾）骨　关节
　　　　　　肌腱

侧甲沟
侧甲襞
真皮
远端指（趾）骨
皮下脂肪

近端甲母质
真皮　　　远端甲母质
甲上皮　　近端甲襞
胶原束
侧甲襞
血管球　　表皮嵴
甲板　　　甲床
甲游离缘
毛细血管　甲下皮

图 68.7　甲的解剖

因子如制瘤素 M 和血小板分化生长因子 A，这些能够促进芽基生长[167]。将来这些可能用于手指外伤的治疗。

指的血供包括两根背侧和两根腹侧的血管，这些

动脉没有内弹力板，形状弯曲，这也使得它们可以经受指间关节的弯曲等活动。这些血管网有密切联系，特别是通过在近端甲襞和指腹处的血管丛。这使得指部有多个血供，当有外伤或腹侧持续受压时也能有持续的血供。指腹血管丛位于远端指骨腹侧隆突和远端指间关节环间所形成的裂隙内[168]。

寒冷的环境会导致小动脉的收缩，血管球处的动静脉连接（Sucquet-Hoyer 管）保证了远端指（趾）的血供。血管球是囊状卵圆形结构，包含平滑肌细胞，当暴露于寒冷环境时会扩张。血管球体主要位于甲下，所以甲下是由血管球细胞增生产生的血管球瘤的最常见部位[169]（第 114 章）。

在近端甲襞，毛细血管形成"发夹"样结构，呈较细的输出泮和较粗的弯曲输入泮。甲床的血供与之类似。甲襞进行皮肤镜（毛细血管镜）检查可以帮助评估肢端微血管状态。近端甲襞和甲床上毛细血管的模式在自身免疫性结缔组织病（AI-CTD）和伴有血栓的患者会有明显的改变。红斑狼疮患者的近端甲襞可见到扩张弯曲的毛细血管，但密度尚正常，硬皮病和皮肌炎可见到出血、毛细血管密度减低和扩张的毛细血管袢。血栓引起的肢端坏死（如心内膜炎）会出现甲床渗血，临床上表现为裂片形出血。这些也可见于外伤、自身免疫性结缔组织病、银屑病中，可以出现真皮毛细血管增多，甲完整性破坏，甲板和甲床之间的剪切力。

神经和血管的模式类似，有两个背侧和两个腹侧支，分布互相重叠[162]。指尖感觉丰富，有痛觉（I 型纤维）、触觉（Meissner 和 Pacinian 小体）和温度觉。微小创伤和筋膜水肿都会使得这些神经功能损伤。

甲胚胎学

胚胎 8 周的时候就可以观察到甲的原始细胞，在远端指背侧呈横向的嵴（图 68.8；见第 2 章）。接下来的 4 周，嵴更加靠近近端，并位于近端甲襞下。16 周时甲单位的结构形成，5 个月时甲板覆盖甲床。

对遗传性甲疾患的研究显示了调节甲单位形成的过程，常染色体隐性遗传的先天性无甲症是由于编码 RSPO4 的基因失去功能，这个基因在 WNT 信号通路中发挥作用[170]。小鼠的研究显示 RSPO4 基因在胚胎期指（趾）的间叶中表达，并影响甲上皮的形成。

甲膝综合征是另一种帮助我们理解甲的发生的遗传性甲疾患。这是一种常染色体显性遗传病，表现为三角形甲半月，甲板缺如或发育不全，最常累及拇指

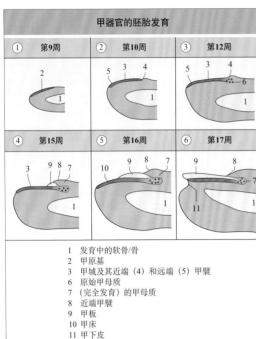

甲器官的胚胎发育		
① 第9周	② 第10周	③ 第12周
④ 第15周	⑤ 第16周	⑥ 第17周

1 发育中的软骨/骨
2 甲原基
3 甲域及其近端（4）和远端（5）甲襞
6 原始甲母质
7 （完全发育）的甲母质
8 近端甲襞
9 甲板
10 甲床
11 甲下皮

图 68.8　甲器官的胚胎发育

指甲，一般尺侧影响较大。皮肤外表现有膝部的发育不全、髂骨角、肾病和青光眼。甲膝综合征是由编码 LIM 同源转录因子 1β（LMX1β）的基因突变产生，这个基因影响背腹侧肢端的形成。Clouston 综合征是编码接合素 30 的缝隙连接 β6 基因（GJB6）的突变引起的外胚层发育不良性疾病，表现为甲板增厚、甲分离、少毛和掌跖角化（见第 63 章）[173]。这些遗传性甲疾患表明在甲、其他附属器结构和器官的形态发生过程中，细胞和组织间交流的重要性。在不同的组织中这些系统使用相同的信号。一些其他的遗传性疾病通过影响结构成分如角蛋白或基底膜成分来影响甲的形成。

甲母质

"甲母质"是一个功能和解剖结构，虽然目前对甲母质的定义有共识，但是对它的精确功能仍有不同意见，这也导致对它准确解剖位置的困惑。

甲母质解剖

当切开近端甲襞并翻开甲板后，可以很容易地看到甲母质的解剖边界（图 68.9）。我们可以看到近端苍白色的甲母质和远端粉红色的甲床。透过甲板可以看

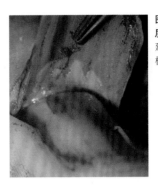

图 68.9　纵行黑甲行甲母质活检。注意指甲中的色素延伸到甲板的近端（翻开甲板可见）和甲母质

到它们之间的弧形连接，近端呈新月形（甲半月）。甲母质的侧端被侧端甲襞覆盖，由于这部分甲母质在外科手术时容易残留，使得术后产生分开的针状甲。在近端，甲母质延伸到近端甲襞之下，在此处甲襞反折以保护近端指甲（图 68.7）。与表皮的角质形成细胞相比，甲母质处的角质形成细胞更大，增生活跃度更高。

甲母质功能

最近 50 年来，解剖学家和临床医生都在研究甲母质和甲板之间的关系（图 68.10）。Lewis[174] 应用银染的纵向甲单位组织学切片描述了 3 层结构，认为由甲单位的不同上皮产生：①腹侧近端甲襞（甲板上层）；②经典甲母质，如上所述（甲板中层）；③甲床（甲板下层）。这就使得人们认为甲母质有三个区域：背侧、腹侧和中间层。松鼠猴的甲类似于人类，在松鼠猴中使用在体放射学显示，即使不是全部，至少大部分甲板是由经典的甲母质形成[175]。在这些实验中，系统注射氚标记胸腺嘧啶核苷后在不同时间点切除甲单位，显示胸腺嘧啶核苷通过甲母质到达甲板。注射放射标记的甘氨酸到人志愿者的甲单位，然后行甲单位活检，也显示传统甲母质是产生甲板的主要部分[176]。

在 20 世纪 90 年代早期，Johnson 和他的同事[177]发现从甲半月的远端边界到甲床末端，跗趾甲板的厚度增加了 20%。他们由此推测甲床也形成了部分甲板。撕脱跗趾甲板后行组织学检查确认了这种增厚，但是从近端到远端，甲板细胞并未增多，这说明甲板增厚是由甲远端–近端之间的压力产生，而不是其下的甲床产生[178]。穿鞋走路时对跗趾游离缘产生的重复的微小损伤可以产生这种影响[179]。

使用增生细胞核抗原或 Ki67 进行免疫组化染色发现甲床增生活性很低，但是甲母质活性很高，这也支持甲板主要是由甲母质产生[179]。这种解剖和功能的

甲板起源学说		
甲板的起源	**证据**	**示意图、出处**
甲母质的三部分形成相应的甲板的三部分，甲板以三层结构为特征： 背侧部分 = 近端甲襞 → 甲板上部 中间部分 = 经典甲母质 → 甲板中间部分 腹侧部分 = 甲床 → 甲板下部	光学显微镜和人类甲的银染	Lewis (1954)
经典甲母质细胞是整个甲板的来源	松鼠猴中的体内放射自显影术（用氚标记的脱氧胸腺嘧啶苷）	Zaias和Alvarez (1969)
经典甲母质细胞几乎产生整个甲板。仅仅很少的未充分确定分布的甲床细胞参与形成甲板	人类志愿者的体内放射自显影术（用放射标记的甘氨酸）	Norton (1971)
调查外伤后大趾甲拔除后甲板的再生显示：当甲在甲床上生长时，约20%甲板厚度增加，提示甲床有助于甲板的生长	人类志愿者甲生长时甲板厚度的变化	Johnson等(1991,1993)
约80%的甲板由甲母质近端半段细胞生成，而1%或更少的甲板由甲床生成。在银屑病中，甲床的贡献可增至超过25%	具有抗增殖细胞核抗原和Ki-67抗原的抗体的正常人类甲的免疫化标记	健康的甲 银屑病患者的甲 de Berker和Angus (1996); de Berker等（1996）
起源的位置和它们对甲板的贡献		
■ 甲襞里的近端甲母质（背侧甲母质） ■ 甲母质的远端半段 ■ 甲床 □ 甲母质的近端半段 □ 甲母质		

图 68.10 **甲板起源学说**（Adapted form Dawber RPR，de Berker DAR，Baran R. Science of the nail apparatus. In：Baran R，Dawber RPR，de Berker DAR，et al（eds）. Diseases of the Nails and their Management. Oxford：Blackwell Science，2001；1-47.）

联系解释了在疾病分别累及甲母质和甲床时产生的不同临床表现（见表71.1）。这也可以解释在外科手术或甲活检时如果伤及甲母质会产生永久畸形，但是仅伤及甲床时不产生畸形。由于甲母质的近端产生约80%

以上的甲板，相较于远端甲母质，在这个部位的手术或活检更容易产生畸形。甲上皮细胞在成熟和分化的过程中沿着倾斜的轴线向上及远端移动，所以甲母质的近端产生甲板的背侧，远端产生甲板的腹侧。甲母质近端的异常会形成点状凹陷和纵嵴/分裂，而远端的异常会引起真性白甲。有趣的是，在斑秃中会出现甲的点状凹陷，提示其发病机制有相关性。

甲干细胞

在甲母质的基底层中的持续标记细胞是主要的甲干细胞[180]，虽然一些实验方法显示了不同的结果[181]。在标记的方法中，近端甲母质的基底细胞比远端甲母质和甲床的细胞标记时间更持久[165]。使用毛囊干细胞标记（如角蛋白15）进行谱系追踪发现近端甲襞环状分布的细胞中有干细胞[182]。就像毛囊一样，甲单位中可能有多于一群的干细胞，每一群都有自己的细胞动力和功能。

甲单位黑素细胞

黑素细胞存在于甲母质中，在甲床中缺如。甲床中与甲襞和甲母质不相连续的色素沉着可能不是由黑素细胞产生的[183]，转移性黑色素瘤以及与甲母质和甲襞相连的无色素性黑色素瘤除外。黑素细胞主要位于远端甲母质的基底层和基底层上方，这反映了被认为是调控黑素细胞和角质形成细胞相关的黏附分子（如 α_2、α_3 和 β_1 整合素）的特定的表达模式[184]。

黑素在甲板中呈带状分布，表现为纵行黑甲，根据病因不同，其数量、密度、宽度也有不同（见第71章）。深肤色人群中常见因甲母质黑素细胞活跃引起的纵行黑甲，有时伤及甲母质的创伤或炎症也会引起。而浅肤色人群的甲母质黑素细胞常处于静止阶段，这种患者如果出现纵行黑甲，尤其是成人出现的孤立带状黑甲，往往需要进行甲母质的活检以除外黑素瘤可能（见第149章）。不充分的活检标本（如太小，不典型部位）会引起延误诊断和预后不佳[185]。

甲免疫系统

甲单位，特别是甲母质有免疫豁免，MHC Ⅰ类和 Ⅱ类抗原以及抗原提呈细胞减少。和毛囊类似，甲单位的干细胞具有免疫豁免以防止在环境暴露时产生免疫损伤。虽然免疫豁免可以阻止对环境过敏原的过度反应，但也会增加对人类乳头瘤病毒的易感性以及潜在的致癌性，可能引起甲下鳞状细胞癌[186]。和毛发扁平苔藓类似，甲扁平苔藓使得甲的免疫豁免消失[148]。

甲角蛋白

甲器官中有多种类型的角蛋白（图68.11），甲板干重的80%都是它们。甲板和甲母质含有"硬"的毛发型角蛋白和大量对角蛋白进行连接的含硫氨基酸。这就降低了水相关性角蛋白，并且相比于"软的"上皮角蛋白，对化学损伤的抵抗力更强[187]。另外，近端甲襞腹侧面的角蛋白15可能就是角质形成细胞干细胞的标志[182]。

甲单位中角蛋白的表达解释了一些由角蛋白缺陷引起的遗传性皮肤病[188-189]。先天性厚甲（PC）是一种由编码角蛋白6a、6b、16或17突变引起的常染色体显性遗传疾病（见第58、71章）。这些角蛋白在甲床、毛囊、皮脂腺和掌跖、创面（如溃疡边缘）、高

度增生的表皮中表达。先天性厚甲临床特点为甲板增厚、致密的甲下过度角化、疼痛性掌跖角皮病、毛囊角栓以及口腔白色角化和囊肿（如多发性脂囊瘤）。角蛋白85基因突变引起的毛发-甲外胚叶发育不良的临床特点是脆甲和脱发，在这些患者中，角蛋白85缺乏两个半胱氨酸残基，从而因为角蛋白间氨基酸连接消失使得甲完整性受损。

甲床不表达角蛋白1和10[189]，而在表皮中这两种蛋白是上皮的最终分化。有假说认为甲板抑制了甲床的进一步分化。实际上，如果将甲板去除，3至4周后甲床即产生角质层。

其他的甲板成分

不仅是角蛋白，甲板的结构蛋白富硫（较多半胱氨酸）或甘氨酸和酪氨酸（见图68.11）。甲板中其他的分子或成分包括水（一般10%～15%，表皮中是15%～25%）、脂质（主要是胆固醇）和矿物质（如铁、锌、钙）。甲板的渗透性较强，相比于表皮角质层，水分的穿透力达到1000倍以上，所以指甲可以快速脱水和水化，含水量少时指甲较脆，当含水量大于30%时指甲变软和不透明。虽然甲板中含钙，但是不影响甲的硬度。同样，甲板上的白色斑点（儿童中常见）与钙无关，而是反映了甲细胞在融合过程中小的紊乱，通常与创伤有关。

指甲也包含一些代谢和外源物质暴露（如药物、环境污染）的标志物。甲板中的生物标志物包括糖尿病患者中的糖基化角蛋白[190]，囊性纤维化中的高钠[191]，高脂血症中的脂质含量升高[192]。当有环境污染暴露（砷、铊以及其他重金属）时在指甲中也可以检测到[193-194]。药物也可以在甲板中检测到，这取决于它们的结合形式和脂溶性。监测趾甲中的尼古丁可以用来追踪烟雾暴露[195]，在剪下的指甲中可以检测到一系列的毒品，可以是甲板远端游离缘的近期直接接触，也可以是数月前系统暴露后的甲板吸收[196]。对新生儿，可以应用指甲分析来检测胎儿的宫内暴露[197]。

甲生长

甲板生长（表68.5）主要是沿着纵轴测量（使用游标卡尺）定点到远端的距离或监测通过甲半月的时间，通过对一定时间的剪下指甲质量的测量也可以推测生长速度[198]。当系统疾病或局部创伤影响甲的生长时，会在甲母质近端出现一条甲横沟，并逐渐向外生长，这可以帮助评估甲母质受损伤的时间，这种

角蛋白和非角蛋白蛋白在甲器官中的分布

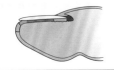

解剖区域	角蛋白（重要例子）		非角蛋白蛋白
	软角蛋白	硬角蛋白	
甲板	KRT14, KRT16, KRT17 KRT5, KRT6	KRT31-KRT34 KRT81-KRT84	超高硫蛋白 高硫蛋白 高甘氨酸/酪氨酸蛋白 毛透明蛋白
近端甲母质	KRT10, KRT14, KRT15, KRT16, KRT17 KRT1, KRT5, KRT6	KRT31, KRT34 KRT81, KRT85, KRT86	肌动蛋白，外皮蛋白，中间丝相关蛋白*，毛透明蛋白*，Ⅱ型纤溶酶原激活物抑制剂，层粘连蛋白
远端甲母质	KRT10, KRT14, KRT20 KRT1, KRT5	KRT31	
甲床	KRT14, KRT16, KRT17 KRT5, KRT6, KRT7		毛透明蛋白，中间丝相关蛋白，Ⅱ型纤溶酶原激活物抑制剂
甲下皮	KRT10, KRT14 KRT1, KRT5		层粘连蛋白
尖	KRT16, KRT17 KRT6		
胚胎甲单位	KRT19		*在猴子甲中检测到

图68.11　角蛋白和非角蛋白蛋白在甲器官中的分布（Adapted from Dawber RPR, de Berker DAR, Baran R. Science of the nail apparatus. In: Baran R, Dawber RPR, de Berker DAR, et al（eds）. Diseases of the Nails and their Management. Oxford: Blackwell Science, 2001; 1-47.）

表 68.5	人类甲器官——基本数据
甲厚度	趾甲通常比指甲厚 趾甲：女性为 1.4 mm，男性为 1.65 mm 指甲：女性为 0.5 mm，男性为 0.6 mm
生长速度	指甲通常比趾甲长得快 指甲：2 ～ 3 mm/ 月 趾甲：1 mm/ 月 甲的完全替换需要 6 个月（指甲）至 18（趾甲）个月
甲板	紧密填充的角化细胞（甲细胞），排列成层状（伊红弱＋，银染揭示有 3 个水平层）；最大的甲在第一趾（约覆盖了足趾的 50%）；指甲的纵轴长于横轴，而趾甲常表现为大的横轴
甲母质	位于远端指趾骨中部上方的增厚的上皮；角质化，没有颗粒层，并产生甲板主体；有大量主要位于基底层上的黑素细胞（非洲裔美国人中可达 300/mm²）
甲床	由突然角化的 2 ～ 5 层细胞构成的薄上皮，没有颗粒层；黑素细胞稀少或没有
近端甲襞	有颗粒层的上皮；背侧部分与指趾的背侧皮肤相连，含有皮脂腺，但缺乏毛囊皮脂腺单位；密集的神经分布；腹侧部分较薄，与甲母质上皮连续
甲下皮	相当于掌跖皮肤的上皮，包含颗粒层和增厚的角质层；甲下皮的真皮-表皮连接处与正常皮肤中相似
甲色素沉着	带状色素沉着（纵黑甲）在亚洲人或非洲裔美国人中常见（非洲裔美国人中，75% 的在 20 岁时可见，50 岁时为 100%）；高加索人中罕见

Courtesy, John P Sundberg, DVM, PhD

现象临床上称为 Beau 线，最早由巴黎的心内科医生 Justin Beau 在恢复期的伤寒患者中描述[199]。

多种生理情况、病理异常和药物暴露可以影响甲的生长（表 68.6）。甲板生长速度下降可以是由甲板增厚引起，甲板增厚时指甲不仅向远端纵向生长，还向上垂直生长，如甲弯曲和黄甲综合征[200]（见第 71 章），这两种疾病都有近端甲襞回缩以调节指甲早期的形态。在这些患者中，指甲不仅有纵行生长，还向其他不同方向生长。

表 68.6	影响甲生长的因素	
因素 / 条件	减少生长	加速生长
年龄	老年	青年
时间	晚上	白天
季节	冬天	夏天
解剖学部位	脚趾、拇指、小指	手指、中指
生理状态		怀孕
皮肤外疾病	发热 营养状况差 去神经支配，肢体制动 感染（腮腺炎，结核）	甲状腺功能亢进 动静脉分流
皮肤疾病	甲癣	银屑病 毛发红糠疹
药物	左旋多巴 甲氨蝶呤 硫唑嘌呤 阿维 A 酯 / 阿维 A 酸	伊曲康唑 阿维 A 酯 / 阿维 A 酸（银屑病患者）

（王上上 赵 俊 胡瑞铭译 徐金华校 朱 敏 杨勤萍审）

参考文献

1. Dhouailly D, Sengel P. [Morphogenesis of feather and hair, studied by means of heterospecific associations of dermis and epidermis between chicken and mice]. C R Acad Sci Hebd Seances Acad Sci D 1972;275:479–82.
2. Kollar EJ. The induction of hair follicles by embryonic dermal papillae. J Invest Dermatol 1970;55:374–8.
3. Andl T, Reddy ST, Gaddapara T, Millar SE. WNT signals are required for the initiation of hair follicle development. Dev Cell 2002;2:643–53.
4. Zhang Y, Andl T, Yang SH, et al. Activation of beta-catenin signaling programs embryonic epidermis to hair follicle fate. Development 2008;135:2161–72.
5. Adaimy L, Chouery E, Megarbane H, et al. Mutation in WNT10A is associated with an autosomal recessive ectodermal dysplasia: the odonto-onycho-dermal dysplasia. Am J Hum Genet 2007;81:821–8.
6. Kimura R, Watanabe C, Kawaguchi A, et al. Common polymorphisms in WNT10A affect tooth morphology as well as hair shape. Hum Mol Genet 2015;24:2673–80.
7. Cuellar-Partida G, Springelkamp H, Lucas SE, et al. WNT10A exonic variant increases the risk of keratoconus by decreasing corneal thickness. Hum Mol Genet 2015;24:5060–8.
8. Shimomura Y, Agalliu D, Vonica A, et al. APCDD1 is a novel Wnt inhibitor mutated in hereditary hypotrichosis simplex. Nature 2010;464:1043–7.
9. Zhang Y, Tomann P, Andl T, et al. Reciprocal requirements for EDA/EDAR/NF-kappaB and Wnt/beta-catenin signaling pathways in hair follicle induction. Dev Cell 2009;17:49–61.
10. Bazzi H, Fantauzzo KA, Richardson GD, et al. The Wnt inhibitor, Dickkopf 4, is induced by canonical Wnt signaling during ectodermal appendage morphogenesis. Dev Biol 2007;305:498–507.
11. Sick S, Reinker S, Timmer J, Schlake T. WNT and DKK determine hair follicle spacing through a reaction-diffusion mechanism. Science 2006;314: 1447–50.
12. Huh SH, Närhi K, Lindfors PH, et al. Fgf20 governs formation of primary and secondary dermal condensations in developing hair follicles. Genes Dev 2013;27:450–8.
13. Hardy MH. The secret life of the hair follicle. Trends Genet 1992;8:55–61.
14. Pummila M, Fliniaux I, Jaatinen R, et al. Ectodysplasin has a dual role in ectodermal organogenesis: inhibition of Bmp activity and induction of Shh expression. Development 2007;134:117–25.
15. St-Jacques B, Dassule HR, Karavanova I, et al. Sonic hedgehog signaling is essential for hair development. Curr Biol 1998;8:1058–68.
16. Croyle MJ, Lehman JM, O'Connor AK, et al. Role

of epidermal primary cilia in the homeostasis of skin and hair follicles. Development 2011;138: 1675–85.
17. Dowling J, Yu QC, Fuchs E. Beta4 integrin is required for hemidesmosome formation, cell adhesion and cell survival. J Cell Biol 1996;134:559–72.
18. Raghavan S, Bauer C, Mundschau G, et al. Conditional ablation of beta1 integrin in skin. Severe defects in epidermal proliferation, basement membrane formation, and hair follicle invagination. J Cell Biol 2000;150:1149–60.
19. Legue E, Nicolas JF. Hair follicle renewal: organization of stem cells in the matrix and the role of stereotyped lineages and behaviors. Development 2005;132:4143–54.
20. Hwang J, Mehrani T, Millar SE, Morasso MI. Dlx3 is a crucial regulator of hair follicle differentiation and cycling. Development 2008;135:3149–59.
21. Price JA, Bowden DW, Wright JT, et al. Identification of a mutation in DLX3 associated with tricho-dento-osseous (TDO) syndrome. Hum Mol Genet 1998;7:563–9.
22. Sundberg JP, Peters EM, Paus R. Analysis of hair follicles in mutant laboratory mice. J Investig Dermatol Symp Proc 2005;10:264–70.
23. Sennett R, Wang Z, Rezza A, et al. An integrated transcriptome atlas of embryonic hair follicle progenitors, their niche, and the developing skin. Dev Cell 2015;34:577–91.
24. Peters EM, Botchkarev VA, Müller-Röver S, et al. Developmental timing of hair follicle and dorsal skin innervation in mice. J Comp Neurol 2002;448:28–52.
25. Brownell I, Guevara E, Bai CB, et al. Nerve-derived sonic hedgehog defines a niche for hair follicle stem cells capable of becoming epidermal stem cells. Cell Stem Cell 2011;8:552–65.
26. Mattioli M, Barboni B, Turriani M, et al. Follicle activation involves vascular endothelial growth factor production and increased blood vessel extension. Biol Reprod 2001;65:1014–19.
27. Duverger O, Morasso MI. Epidermal patterning and induction of different hair types during mouse embryonic development. Birth Defects Res C Embryo Today 2009;87:263–72.
28. Laurikkala J, Pispa J, Jung HS, et al. Regulation of hair follicle development by the TNF signal ectodysplasin and its receptor Edar. Development 2002;129:2541–53.
29. Pennisi D, Gardner J, Chambers D, et al. Mutations in Sox18 underlie cardiovascular and hair follicle defects in ragged mice. Nat Genet 2000;24:434–7.
30. Botchkarev VA, Botchkareva NV, Sharov AA, et al. Modulation of BMP signaling by noggin is required for induction of the secondary (nontylotrich) hair follicles. J Invest Dermatol 2002;118:3–10.
31. Shimomura Y, Wajid M, Weiser J, et al. Identification of mutations in the EDA and EDAR genes in Pakistani families with hypohidrotic ectodermal dysplasia. Clin Genet 2009;75:582–4.
32. Fujimoto A, Kimura R, Ohashi J, et al. A scan for genetic determinants of human hair morphology: EDAR is associated with Asian hair thickness. Hum Mol Genet 2008;17:835–43.
33. Stecksen-Blicks C, Falk Kieri C, Hägg D, Schmitt-Egenolf M. Hair shaft structures in EDAR induced ectodermal dysplasia. BMC Med Genet 2015;16:79.
34. Irrthum A, Devriendt K, Chitayat D, et al. Mutations in the transcription factor gene SOX18 underlie recessive and dominant forms of hypotrichosis-lymphedema-telangiectasia. Am J Hum Genet 2003;72:1470–8.
35. Devenport D, Fuchs E. Planar polarization in embryonic epidermis orchestrates global asymmetric morphogenesis of hair follicles. Nat Cell Biol 2008;10:1257–68.
36. Ravni A, Qu Y, Goffinet AM, Tissir F. Planar cell polarity cadherin Celsr1 regulates skin hair patterning in the mouse. J Invest Dermatol 2009;129:2507–9.
37. Guo N, Hawkins C, Nathans J. Frizzled6 controls hair patterning in mice. Proc Natl Acad Sci USA 2004;101:9277–81.
38. Chang H, Cahill H, Smallwood PM, et al. Identification of astrotactin2 as a genetic modifier that regulates the global orientation of mammalian hair follicles. PLoS Genet 2015;11:e1005532.
39. Baumeister FA, Egger J, Schildhauer MT, Stengel-Rutkowski S. Ambras syndrome: delineation of a unique hypertrichosis universalis congenita and association with a balanced pericentric inversion (8) (p11.2; q22). Clin Genet 1993;44:121–8.
40. Fantauzzo KA, Tadin-Strapps M, You Y, et al. A position effect on TRPS1 is associated with Ambras syndrome in humans and the Koala phenotype in mice. Hum Mol Genet 2008;17:3539–51.
41. DeStefano GM, Fantauzzo KA, Petukhova L, et al. Position effect on FGF13 associated with X-linked congenital generalized hypertrichosis. Proc Natl Acad Sci USA 2013;110:7790–5.
42. Mauger A. [The role of somitic mesoderm in the development of dorsal plumage in chick embryos. I. Origin, regulative capacity and determination of the plumage-forming mesoderm]. J Embryol Exp Morphol 1972;28:313–41.
43. Dhouailly D, Olivera-Martinez I, Fliniaux I, et al. Skin field formation: morphogenetic events. Int J Dev Biol 2004;48:85–91.
44. Candille SI, Van Raamsdonk CD, Chen C, et al. Dorsoventral patterning of the mouse coat by Tbx15. PLoS Biol 2004;2:E3.
45. Dinh HV, Sinclair RD, Martinick J. Donor site dominance in action: transplanted hairs retain their original pigmentation long term. Dermatol Surg 2008;34:1108–11.
46. Ito M, Yang Z, Andl T, et al. Wnt-dependent de novo hair follicle regeneration in adult mouse skin after wounding. Nature 2007;447:316–20.
47. Gay D, Kwon O, Zhang Z, et al. Fgf9 from dermal gammadelta T cells induces hair follicle neogenesis after wounding. Nat Med 2013;19:916–23.
48. Jahoda CA, Oliver RF, Reynolds AJ, et al. Trans-species hair growth induction by human hair follicle dermal papillae. Exp Dermatol 2001;10:229–37.
49. Reynolds AJ, Lawrence C, Cserhalmi-Friedman PB, et al. Trans-gender induction of hair follicles. Nature 1999;402:33–4.
50. Reynolds AJ, Jahoda CA. Cultured human and rat tooth papilla cells induce hair follicle regeneration and fiber growth. Differentiation 2004;72:566–75.
51. Ferraris C, Chevalier G, Favier B, et al. Adult corneal epithelium basal cells possess the capacity to activate epidermal, pilosebaceous and sweat gland genetic programs in response to embryonic dermal stimuli. Development 2000;127:5487–95.
52. Fliniaux I, Viallet JP, Dhouailly D, Jahoda CA. Transformation of amnion epithelium into skin and hair follicles. Differentiation 2004;72:558–65.
53. Higgins CA, Chen JC, Cerise JE, et al. Microenvironmental reprogramming by three-dimensional culture enables dermal papilla cells to induce de novo human hair-follicle growth. Proc Natl Acad Sci USA 2013;110:19679–88.
54. Philpott MP, Westgate GE, Kealey T. An in vitro model for the study of human hair growth. Ann N Y Acad Sci 1991;642:148–64, discussion 164–6.
55. Stenn K, Parimoo S, Prouty S. Growth of the hair follicle: A cycling and regenerating biological system. In: Chuong CM, editor. Molecular Basis of Epithelial Appendage Morphogenesis. Austin TX: RG Landes; 1998. p. 111–30.
56. Chase HB, Rauch R, Smith VW. Critical stages of hair development and pigmentation in the mouse. Physiol Zool 1951;24:1–8.
57. Kligman AM. The human hair cycle. J Invest Dermatol 1959;33:307–16.
58. Oliver RF. Histological studies of whisker regeneration in the hooded rat. J Embryol Exp Morphol 1966;16:231–44.
59. Jahoda CA, Horne KA, Mauger A, et al. Cellular and extracellular involvement in the regeneration of the rat lower vibrissa follicle. Development 1992;114:887–97.
60. Tobin DJ, Gunin MMA, Paus R. Plasticity and cytokinetic dynamics of the hair follicle mesenchyme: implications for hair growth control. J Invest Dermatol 2003;120:895–904.
61. Thibaut S, Gaillard O, Bouhanna P, et al. Human hair shape is programmed from the bulb. Br J Dermatol 2005;152:632–8.
62. Cotsarelis G, Sun TT, Lavker RM. Label-retaining cells reside in the bulge area of pilosebaceous unit: implications for follicular stem cells, hair cycle, and skin carcinogenesis. Cell 1990;61:1329–37.
63. Festa E, Fretz J, Berry R, et al. Adipocyte lineage cells contribute to the skin stem cell niche to drive hair cycling. Cell 2011;146:761–71.
64. Chen CC, Wang L, Plikus MV, et al. Organ-level quorum sensing directs regeneration in hair stem cell populations. Cell 2015;161:277–90.
65. Muller-Rover S, Handjiski B, van der Veen C, et al. A comprehensive guide for the accurate classification of murine hair follicles in distinct hair cycle stages. J Invest Dermatol 2001;117:3–15.
66. Rahmani W, Abbasi S, Hagner A, et al. Hair follicle dermal stem cells regenerate the dermal sheath, repopulate the dermal papilla, and modulate hair type. Dev Cell 2014;31:543–58.
67. Pinkus H, Iwasaki T, Mishima Y. Outer root sheath keratinization in anagen and catagen of the mammalian hair follicle. A seventh distinct type of keratinization in the hair follicle: trichilemmal keratinization. J Anat 1981;133:19–35.
68. Higgins CA, Westgate GE, Jahoda CA. From telogen to exogen: mechanisms underlying formation and subsequent loss of the hair club fiber. J Invest Dermatol 2009;129:2100–8.
69. Parakkal PF. Morphogenesis of the hair follicle during catagen. Z Zellforsch Mikrosk Anat 1970;107: 174–86.
70. Suzuki S, Kato T, Takimoto H, et al. Localization of rat FGF-5 protein in skin macrophage-like cells and FGF-5S protein in hair follicle: possible involvement of two Fgf-5 gene products in hair growth cycle regulation. J Invest Dermatol 1998;111:963–72.
71. Higgins CA, Petukhova L, Harel S, et al. FGF5 is a crucial regulator of hair length in humans. Proc Natl Acad Sci USA 2014;111:10648–53.
72. Parakkal PF. Role of macrophages in collagen resorption during hair growth cycle. J Ultrastruct Res 1969;29:210–17.
73. Eichmuller S, van der Veen C, Moll I, et al. Clusters of perifollicular macrophages in normal murine skin: physiological degeneration of selected hair follicles by programmed organ deletion. J Histochem Cytochem 1998;46:361–70.
74. Ahmad W, Faiyaz ul Haque M, Brancolini V, et al. Alopecia universalis associated with a mutation in the human hairless gene. Science 1998;279:720–4.
75. Cichon S, Anker M, Vogt IR, et al. Cloning, genomic organization, alternative transcripts and mutational analysis of the gene responsible for autosomal recessive universal congenital alopecia. Hum Mol Genet 1998;7:1671–9.
76. Wen Y, Liu Y, Xu Y, et al. Loss-of-function mutations of an inhibitory upstream ORF in the human hairless transcript cause Marie Unna hereditary hypotrichosis. Nat Genet 2009;41:228–33.
77. Demay MB. The hair cycle and Vitamin D receptor. Arch Biochem Biophys 2012;523:19–21.
78. Malloy PJ, Feldman D. The role of vitamin D receptor mutations in the development of alopecia. Mol Cell Endocrinol 2011;347:90–6.
79. Greco V, Chen T, Rendl M, et al. A two-step mechanism for stem cell activation during hair regeneration. Cell Stem Cell 2009;4:155–69.
80. Hsu YC, Pasolli HA, Fuchs E. Dynamics between stem cells, niche, and progeny in the hair follicle. Cell 2011;144:92–105.
81. Geyfman M, Plikus MV, Treffeisen E, et al. Resting no more: re-defining telogen, the maintenance stage of the hair growth cycle. Biol Rev Camb Philos Soc 2015;90:1179–96.
82. Plikus MV, Chuong TM. Macroenvironmental regulation of hair cycling and collective regenerative behavior. Cold Spring Harb Perspect Med 2014;4:a015198.
83. Plikus MV, Mayer J, de la Cruz D, et al. Cyclic dermal BMP signalling regulates stem cell activation during hair regeneration. Nature 2008;451:340–4.
84. Mardaryev AN, Ahmed MI, Vlahov NV, et al. Micro-RNA-31 controls hair cycle-associated changes in gene expression programs of the skin and hair follicle. FASEB J 2010;24:3869–81.
85. Panteleyev AA, Jahoda CA, Christiano AM. Hair follicle predetermination. J Cell Sci 2001;114:3419–31.
86. Oshima H, Rochat A, Kedzia C, et al. Morphogenesis and renewal of hair follicles from adult multipotent stem cells. Cell 2001;104:233–45.
87. Randall VA, Ebling FJ. Seasonal changes in human hair growth. Br J Dermatol 1991;124:146–51.
88. Milner Y, Sudnik J, Filippi M, et al. Exogen, shedding phase of the hair growth cycle: characterization of a mouse model. J Invest Dermatol 2002;119:639–44.
89. Higgins CA, Richardson GD, Westgate GE, Jahoda CA. Exogen involves gradual release of the hair club fibre in the vibrissa follicle model. Exp Dermatol 2009;18:793–5.
90. Donetti E, Boschini E, Cerini A, et al. Desmocollin 1 expression and desmosomal remodeling during terminal differentiation of human anagen hair follicle: an electron microscopic study. Exp Dermatol 2004;13:289–97.
91. Blount M, Goff S, Slusarewicz P. In vitro degradation of the inner root sheath in human hair follicles lacking sebaceous glands. Br J Dermatol 2008;158:22–30.
92. Malgouries S, Donovan M, Thibaut S, Bernard BA.

Heparanase 1: a key participant of inner root sheath differentiation program and hair follicle homeostasis. Exp Dermatol 2008;17:1017–23.
93. Clemmensen OJ, Hainau B, Hansted B. The ultrastructure of the transition zone between specialized cells ("Flugelzellen") of Huxley's layer of the inner root sheath and cells of the outer root sheath of the human hair follicle. Am J Dermatopathol 1991;13:264–70.
94. Langbein L, Praetzel S, Rogers MA, et al. A novel epithelial keratin, hK6irs1, is expressed differentially in all layers of the inner root sheath, including specialized huxley cells (Flugelzellen) of the human hair follicle. J Invest Dermatol 2002;118:789–99.
95. Alibardi L, Bernd N. Immunolocalization of junctional proteins in human hairs indicates that the membrane complex stabilizes the inner root sheath while desmosomes contact the companion layer through specific keratins. Acta Histochem 2013;115:519–26.
96. Toivola DM, Boor P, Alam C, Strnad P. Keratins in health and disease. Curr Opin Cell Biol 2015;32:73–81.
97. Schweizer J, Langbein L, Rogers MA, Winter H. Hair follicle-specific keratins and their diseases. Exp Cell Res 2007;313:2010–20.
98. Langbein L, Rogers MA, Winter H, et al. The catalog of human hair keratins. I. Expression of the nine type I members in the hair follicle. J Biol Chem 1999;274:19874–84.
99. Rogers MA, Langbein L, Praetzel-Wunder S, et al. Human hair keratin-associated proteins (KAPs). Int Rev Cytol 2006;251:209–63.
100. Moll R, Divo M, Langbein L. The human keratins: biology and pathology. Histochem Cell Biol 2008;129:705–33.
101. van Steensel MA, Steijlen PM, Bladergroen RS, et al. A missense mutation in the type II hair keratin hHb3 is associated with monilethrix. J Med Genet 2005;42:e19.
102. Smith F. The molecular genetics of keratin disorders. Am J Clin Dermatol 2003;4:347–64.
103. Shimomura Y, Wajid M, Kurban M, et al. Mutations in the keratin 85 (KRT85/hHb5) gene underlie pure hair and nail ectodermal dysplasia. J Invest Dermatol 2010;130:892–5.
104. Langbein L, Rogers MA, Praetzel-Wunder S, et al. K25 (K25irs1), K26 (K25irs2), K27 (K25irs3), and K28 (K25irs4) represent the type I inner root sheath keratins of the human hair follicle. J Invest Dermatol 2006;126:2377–86.
105. Shimomura Y, Wajid M, Petukhova L, et al. Autosomal-dominant woolly hair resulting from disruption of keratin 74 (KRT74), a potential determinant of human hair texture. Am J Hum Genet 2010;86:632–8.
106. Fujimoto A, Farooq M, Fujikawa H, et al. A missense mutation within the helix initiation motif of the keratin K71 gene underlies autosomal dominant woolly hair/hypotrichosis. J Invest Dermatol 2012;132:2342–9.
107. Ansar M, Raza SI, Lee K, et al. A homozygous missense variant in type I keratin KRT25 causes autosomal recessive woolly hair. J Med Genet 2015;52:676–80.
108. Duverger O, Ohara T, Shaffer JR, et al. Hair keratin mutations in tooth enamel increase dental decay risk. J Clin Invest 2014;124:5219–24.
109. Langbein L, Schweizer J. Keratins of the human hair follicle. Int Rev Cytol 2005;243:1–78.
110. Garrod D, Chidgey M. Desmosome structure, composition and function. Biochim Biophys Acta 2008;1778:572–87.
111. Holthöfer B, Windoffer R, Troyanovsky S, et al. Structure and function of desmosomes. Int Rev Cytol 2007;264:65–163.
112. Green KJ, Simpson CL. Desmosomes: new perspectives on a classic. J Invest Dermatol 2007;127:2499–515.
113. Wu H, Stanley JR, Cotsarelis G. Desmoglein isotype expression in the hair follicle and its cysts correlates with type of keratinization and degree of differentiation. J Invest Dermatol 2003;120:1052–7.
114. Bazzi H, Getz A, Mahoney MG, et al. Desmoglein 4 is expressed in highly differentiated keratinocytes and trichocytes in human epidermis and hair follicle. Differentiation 2006;74:129–40.
115. Kljuic A, Bazzi H, Sundberg JP, et al. Desmoglein 4 in hair follicle differentiation and epidermal adhesion: evidence from inherited hypotrichosis and acquired pemphigus vulgaris. Cell 2003;113:249–60.
116. Bazzi H, Demehri S, Potter CS, et al. Desmoglein 4 is regulated by transcription factors implicated in hair shaft differentiation. Differentiation 2009;78:292–300.
117. Schaffer JV, Bazzi H, Vitebsky A, et al. Mutations in the desmoglein 4 gene underlie localized autosomal recessive hypotrichosis with monilethrix hairs and congenital scalp erosions. J Invest Dermatol 2006;126:1286–91.
118. Zlotogorski A, Marek D, Horev L, et al. An autosomal recessive form of monilethrix is caused by mutations in DSG4: clinical overlap with localized autosomal recessive hypotrichosis. J Invest Dermatol 2006;126:1292–6.
119. Kato M, Shimizu A, Yokoyama Y, et al. An autosomal recessive mutation of DSG4 causes monilethrix through the ER stress response. J Invest Dermatol 2015;135:1253–60.
120. Koch PJ, Mahoney MG, Ishikawa H, et al. Targeted disruption of the pemphigus vulgaris antigen (desmoglein 3) gene in mice causes loss of keratinocyte cell adhesion with a phenotype similar to pemphigus vulgaris. J Cell Biol 1997;137:1091–102.
121. Amagai M, Tsunoda K, Suzuki H, et al. Use of autoantigen-knockout mice in developing an active autoimmune disease model for pemphigus. J Clin Invest 2000;105:625–31.
122. Ayub M, Basit S, Jelani M, et al. A homozygous nonsense mutation in the human desmocollin-3 (DSC3) gene underlies hereditary hypotrichosis and recurrent skin vesicles. Am J Hum Genet 2009;85:515–20.
123. Levy-Nissenbaum E, Betz RC, Frydman M, et al. Hypotrichosis simplex of the scalp is associated with nonsense mutations in CDSN encoding corneodesmosin. Nat Genet 2003;34:151–3.
124. Oji V, Eckl KM, Aufenvenne K, et al. Loss of corneodesmosin leads to severe skin barrier defect, pruritus, and atopy: unraveling the peeling skin disease. Am J Hum Genet 2010;87:274–81.
125. Nowak JA, Polak L, Pasolli HA, Fuchs E. Hair follicle stem cells are specified and function in early skin morphogenesis. Cell Stem Cell 2008;3:33–43.
126. Nguyen H, Rendl M, Fuchs E. Tcf3 governs stem cell features and represses cell fate determination in skin. Cell 2006;127:171–83.
127. Rhee H, Polak L, Fuchs E. Lhx2 maintains stem cell character in hair follicles. Science 2006;312:1946–9.
128. Horsley V, Aliprantis AO, Polak L, et al. NFATc1 balances quiescence and proliferation of skin stem cells. Cell 2008;132:299–310.
129. Jaks V, Barker N, Kasper M, et al. Lgr5 marks cycling, yet long-lived, hair follicle stem cells. Nat Genet 2008;40:1291–9.
130. Morris RJ, Liu Y, Marles L, et al. Capturing and profiling adult hair follicle stem cells. Nat Biotechnol 2004;22:411–17.
131. Ohyama M, Terunuma A, Tock CL, et al. Characterization and isolation of stem cell-enriched human hair follicle bulge cells. J Clin Invest 2006;116:249–60.
132. Ito M, Liu Y, Yang Z, et al. Stem cells in the hair follicle bulge contribute to wound repair but not to homeostasis of the epidermis. Nat Med 2005;11:1351–4.
133. Snippert HJ, Haegebarth A, Kasper M, et al. Lgr6 marks stem cells in the hair follicle that generate all cell lineages of the skin. Science 2010;327:1385–9.
134. Jensen KB, Collins CA, Nascimento E, et al. Lrig1 expression defines a distinct multipotent stem cell population in mammalian epidermis. Cell Stem Cell 2009;4:427–39.
135. Horsley V, O'Carroll D, Tooze R, et al. Blimp1 defines a progenitor population that governs cellular input to the sebaceous gland. Cell 2006;126:597–609.
136. Jensen UB, Yan X, Triel C, et al. A distinct population of clonogenic and multipotent murine follicular keratinocytes residing in the upper isthmus. J Cell Sci 2008;121:609–17.
137. Rufaut NW, Goldthorpe NT, Wildermoth JE, Wallace OA. Myogenic differentiation of dermal papilla cells from bovine skin. J Cell Physiol 2006;209:959–66.
138. Richardson GD, Arnott EC, Whitehouse CJ, et al. Cultured cells from the adult human hair follicle dermis can be directed toward adipogenic and osteogenic differentiation. J Invest Dermatol 2005;124:1090–1.
139. Jahoda CA, Whitehouse J, Reynolds AJ, Hole N. Hair follicle dermal cells differentiate into adipogenic and osteogenic lineages. Exp Dermatol 2003;12:849–59.
140. Lako M, Armstrong L, Cairns PM, et al. Hair follicle dermal cells repopulate the mouse haematopoietic system. J Cell Sci 2002;115:3967–74.
141. Ferraris C, Chaloin-Dufau C, Dhouailly D. Transdifferentiation of embryonic and postnatal rabbit corneal epithelial cells. Differentiation 1994;57:89–96.
142. Reynolds AJ, Jahoda CA. Cultured dermal papilla cells induce follicle formation and hair growth by transdifferentiation of an adult epidermis. Development 1992;115:587–93.
143. Pearton DJ, Yang Y, Dhouailly D. Transdifferentiation of corneal epithelium into epidermis occurs by means of a multistep process triggered by dermal developmental signals. Proc Natl Acad Sci USA 2005;102:3714–19.
144. Gilhar A. Collapse of immune privilege in alopecia areata: coincidental or substantial? J Invest Dermatol 2010;130:2535–7.
145. Billingham RE. Transplantation immunity evoked by skin homografts and expressed in intact skin. Adv Biol Skin 1971;11:183–98.
146. Hoffman U, Tokura Y, Nishijima T, et al. Hair cycle-dependent changes in skin immune functions: anagen-associated depression of sensitization for contact hypersensitivity in mice. J Invest Dermatol 1996;106:598–604.
147. Meyer KC, Klatte JE, Dinh HV, et al. Evidence that the bulge region is a site of relative immune privilege in human hair follicles. Br J Dermatol 2008;159:1077–85.
148. Harries MJ, Meyer K, Chaudhry I, et al. Lichen planopilaris is characterized by immune privilege collapse of the hair follicle's epithelial stem cell niche. J Pathol 2013;231:236–47.
149. Kang H, Wu WY, Lo BK, et al. Hair follicles from alopecia areata patients exhibit alterations in immune privilege-associated gene expression in advance of hair loss. J Invest Dermatol 2010;130:2677–80.
150. Paus R, Bertolini M. The role of hair follicle immune privilege collapse in alopecia areata: status and perspectives. J Investig Dermatol Symp Proc 2013;16:S25–7.
151. Ito T. Hair follicle is a target of stress hormone and autoimmune reactions. J Dermatol Sci 2010;60:67–73.
152. Gilhar A, Kalish RS. Alopecia areata: a tissue specific autoimmune disease of the hair follicle. Autoimmun Rev 2006;5:64–9.
153. Gilhar A, Landau M, Assy B, et al. Melanocyte-associated T cell epitopes can function as autoantigens for transfer of alopecia areata to human scalp explants on Prkdc(scid) mice. J Invest Dermatol 2001;117:1357–62.
154. Paus R, Slominski A, Czarnetzki BM. Is alopecia areata an autoimmune-response against melanogenesis-related proteins, exposed by abnormal MHC class I expression in the anagen hair bulb? Yale J Biol Med 1993;66:541–54.
155. Petukhova L, Duvic M, Hordinsky M, et al. Genome-wide association study in alopecia areata implicates both innate and adaptive immunity. Nature 2010;466:113–17.
156. Betz RC, Petukhova L, Ripke S, et al. Genome-wide meta-analysis in alopecia areata resolves HLA associations and reveals two new susceptibility loci. Nat Commun 2015;6:5966.
157. Xing L, Dai Z, Jabbari A, et al. Alopecia areata is driven by cytotoxic T lymphocytes and is reversed by JAK inhibition. Nat Med 2014;20:1043–9.
158. Jabbari A, Dai Z, Xing L, et al. Reversal of alopecia areata following treatment with the JAK1/2 inhibitor baricitinib. EBioMedicine 2015;2:351–5.
159. Baran R, de Berker DAR, Holzberg M, Thomas L, editors. Baran and Dawber's Diseases of the Nails and their Management. 4th ed. Oxford: Wiley-Blackwell; 2012.
160. Scher R, Daniel C, editors. Nails: Diagnosis, Therapy, Surgery. 3rd ed. Philadelphia: WB Saunders; 2005.
161. Zook EG. Anatomy and physiology of the perionychium. Hand Clin 2002;18:553–9, v.
162. Haneke E. Surgical anatomy of the nail apparatus. Dermatol Clin 2006;24:291–6.
163. Miura T, Nakamura R. Congenital onychodysplasia of the index fingers. J Hand Surg Am 1990;15:793–7.
164. Allan CH, Fleckman P, Fernandes RJ, et al. Tissue response and Msx1 expression after human fetal digit tip amputation in vitro. Wound Repair Regen 2006;14:398–404.
165. Takeo M, Chou WC, Sun Q, et al. Wnt activation in nail epithelium couples nail growth to digit regeneration. Nature 2013;499:228–32.
166. Lehoczky JA, Tabin CJ. Lgr6 marks nail stem cells and is required for digit tip regeneration. Proc Natl Acad Sci USA 2015;112:13249–54.
167. Johnston AP, Yuzwa SA, Carr MJ, et al. Dedifferentiated Schwann Cell Precursors Secreting Paracrine Factors Are Required for Regeneration of the Mammalian Digit Tip. Cell Stem Cell 2016;19:433–48.
168. Hasegawa K, Pereira BP, Pho RW. The microvasculature of the nail bed, nail matrix, and nail fold of a normal human fingertip. J Hand Surg Am 2001;26:283–90.
169. Wolfram-Gabel R, Sick H. Vascular networks of the

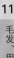

periphery of the fingernail. J Hand Surg [Br] 1995;20:488–92.

170. Blaydon DC, Ishii Y, O'Toole EA, et al. The gene encoding R-spondin 4 (RSPO4), a secreted protein implicated in Wnt signaling, is mutated in inherited anonychia. Nat Genet 2006;38:1245–7.

171. Dunston JA, Hamlington JD, Zaveri J, et al. The human LMX1B gene: transcription unit, promoter, and pathogenic mutations. Genomics 2004;84:565–76.

172. Sweeney E, Fryer A, Mountford R, et al. Nail patella syndrome: a review of the phenotype aided by developmental biology. J Med Genet 2003;40:153–62.

173. Smith FJ, Morley SM, McLean WH. A novel connexin 30 mutation in Clouston syndrome. J Invest Dermatol 2002;118:530–2.

174. Lewis BL. Microscopic studies of fetal and mature nail and surrounding soft tissue. AMA Arch Derm Syphilol 1954;70:733–47.

175. Zaias N, Alvarez J. The formation of the primate nail plate. An autoradiographic study in squirrel monkey. J Invest Dermatol 1968;51:120–36.

176. Norton LA. Incorporation of thymidine-methyl-H3 and glycine-2-H3 in the nail matrix and bed of humans. J Invest Dermatol 1971;56:61–8.

177. Johnson M, Comaish JS, Shuster S. Nail is produced by the normal nail bed: a controversy resolved. Br J Dermatol 1991;125:27–9.

178. De Berker D, Mawhinney B, Sviland L. Quantification of regional matrix nail production. Br J Dermatol 1996;134:1083–6.

179. de Berker D, Angus B. Proliferative compartments in the normal nail unit. Br J Dermatol 1996;135:555–9.

180. Nakamura M, Ishikawa O. The localization of label-retaining cells in mouse nails. J Invest Dermatol 2008;128:728–30.

181. Saito M, Ohyama M, Amagai M. Exploring the biology of the nail: An intriguing but less-investigated skin appendage. J Dermatol Sci 2015;79:187–93.

182. Leung Y, Kandyba E, Chen YB, et al. Bifunctional ectodermal stem cells around the nail display dual fate homeostasis and adaptive wounding response toward nail regeneration. Proc Natl Acad Sci USA 2014;111:15114–19.

183. Perrin C, Michiels JF, Pisani A, Ortonne JP. Anatomic distribution of melanocytes in normal nail unit: an immunohistochemical investigation. Am J Dermatopathol 1997;19:462–7.

184. Tosti A, Cameli N, Piraccini BM, et al. Characterization of nail matrix melanocytes with anti-PEP1, anti-PEP8, TMH-1, and HMB-45 antibodies. J Am Acad Dermatol 1994;31:193–6.

185. Tan KB, Moncrieff M, Thompson JF, et al. Subungual melanoma: a study of 124 cases highlighting features of early lesions, potential pitfalls in diagnosis, and guidelines for histologic reporting. Am J Surg Pathol 2007;31:1902–12.

186. Ito T, Ito N, Saathoff M, et al. Immunology of the human nail apparatus: the nail matrix is a site of relative immune privilege. J Invest Dermatol 2005;125:1139–48.

187. Gniadecka M, Faurskov Nielsen O, Christensen DH, Wulf HC. Structure of water, proteins, and lipids in intact human skin, hair, and nail. J Invest Dermatol 1998;110:393–8.

188. Perrin C, Langbein L, Schweizer J. Expression of hair keratins in the adult nail unit: an immunohistochemical analysis of the onychogenesis in the proximal nail fold, matrix and nail bed. Br J Dermatol 2004;151:362–71.

189. De Berker D, Wojnarowska F, Sviland L, et al. Keratin expression in the normal nail unit: markers of regional differentiation. Br J Dermatol 2000;142:89–96.

190. Sueki H, Nozaki I, Fujisawa R, et al. Glycosylated proteins of skin, nail and hair: application as an index for long-term control of diabetes mellitus. J Dermatol 1989;16:103–10.

191. Roomans GM, Afzelius BA, Kollberg H, Forslind B. Electrolytes in nails analysed by X-ray microanalysis in electron microscopy. Considerations on a new method for the diagnosis of cystic fibrosis. Acta Paediatr Scand 1978;67:89–94.

192. Salamon T, Lazović-Tepavac O, Nikulin A, et al. Sudan-IV-positive material of the nail plate related to plasma triglycerides. Dermatologica 1988;176:52–4.

193. Hussein Were F, Njue W, Murungi J, Wanjau R. Use of human nails as bio-indicators of heavy metals environmental exposure among school age children in Kenya. Sci Total Environ 2008;393:376–84.

194. Sengupta MK, Mukherjee A, Hossain MA, et al. Groundwater arsenic contamination in the Ganga-Padma-Meghna-Brahmaputra plain of India and Bangladesh. Arch Environ Health 2003;58:701–2.

195. Al-Delaimy WK, Willett WC. Measurement of tobacco smoke exposure: comparison of toenail nicotine biomarkers and self-reports. Cancer Epidemiol Biomarkers Prev 2008;17:1255–61.

196. Cingolani M, Scavella S, Mencarelli R, et al. Simultaneous detection and quantitation of morphine, 6-acetylmorphine, and cocaine in toenails: comparison with hair analysis. J Anal Toxicol 2004;28:128–31.

197. Mari F, Politi L, Bertol E. Nails of newborns in monitoring drug exposure during pregnancy. Forensic Sci Int 2008;179:176–80.

198. Bean WB. Nail growth: 30 years of observation. Arch Intern Med 1974;134:497–502.

199. Weismann K. J.H.S. Beau and his descriptions of transverse depressions on nails. Br J Dermatol 1977;97:571–2.

200. Moffitt DL, de Berker DA. Yellow nail syndrome: the nail that grows half as fast grows twice as thick. Clin Exp Dermatol 2000;25:21–3.

第69章　脱发

Leonard C. Sperling，Rodney D. Sinclair，Laila El Shabrawi-Caelen

引言

本章首先综述了主要的非瘢痕性脱发（非永久性脱发），接着讨论瘢痕性脱发，并综述了结构性的毛干异常。第 68 章对毛囊的结构和功能以及毛发周期的调控进行了综述。表 69.1 概括评价了脱发时重要的组织学信息，而图 69.1 和 69.2 描绘了可以与临床检查相结合的临床评价和诊断试验。依据鉴别诊断的需要决定是否进行活检、毛发分析和血液检查。

雄激素性脱发

同义名：■ 男性型和女性型秃发（male pattern and female pattern hair loss，MPHL 和 FPHL）■ 普通秃顶（common balding）■ 遗传性秃顶或脱发（hereditary balding or thinning）

要点

■ 遗传基因决定头皮毛囊对成人雄激素水平的敏感性。
■ 冠状区、前额、头顶部毛发对称"模式"的微小化。
■ 抗雄激素药物治疗有效。

引言

雄激素性脱发（androgenetic alopecia，AGA）是头皮终毛特征性地转化为微小化的毫毛，而导致的一种雄激素依赖性的、遗传性的身体特征。发病率和严重程度随年龄增长而上升，70 岁以前，有 80% 的高加索男性和 50% 的高加索女性会表现出雄激素性脱发的症状[1-2]。

发病机制

MPHL 在同卵双胞胎中表现出的高度一致性提示该病有较强的遗传倾向。这种遗传是多基因的，涉及许多遗传位点，包括编码雄激素受体（MPHL；见第 157 章）、雄激素受体-β（FPHL）和将睾酮转化为雌二醇的芳香化酶（FPHL）[3-5]。雄激素在基因独立的个体中引发和发展 MPHL 是明确的，抑制雄激素的生

表 69.1　脱发的临床评估。化疗引起的脱发通常是直接的诊断

临床病史应着眼于明确诊断，检测相关的诱发因素，识别合并的疾病，并获得与治疗有关的建议。

建立诊断和检测诱发因素

- 确定患者头发脱落是否增加（暗示有休止期脱发）或伴随可见秃顶的头发密度减少或两者皆有；后者提示模式化的脱发
- 如果头发脱落增加，是"从根源脱落"的头发？（提示休止期脱发）还是头发附近断裂？（提示急性斑秃，生长期脱发）还是末端附近断裂？（提示毛干异常如发结节病（trichorrhexis nodosa）
- 如果脱发增加，且从发根脱落，病程小于 3 个月提示急性休止期脱发，而 > 6 个月提示慢性休止期脱发；无明显诱因的反复的急性休止期脱发是女性型脱发的常见前驱症状
- 对于急性休止期脱发患者，应寻找发病前 2～3 个月出现的高热、手术或严重疾病等诱因，而对于慢性休止期脱发患者，需考虑甲状腺功能减退或亢进、药物、慢性疾病、暴露（例如：铊）及少数弥漫性斑秃
- 如果可见秃头，判断是先天性还是后天的，然后判断是片状（提示斑秃、头癣、毛发扁平苔藓）、弥漫性（提示急性或产后休止期脱发、生长期脱发、弥漫性斑秃），还是模式性（提示雄激素性脱发、前额纤维化脱发、中央离心性瘢痕性脱发）
- 确定是否有任何相关症状，如疼痛、灼烧感、瘙痒或头皮屑，如：毛发癣可能伴随休止期脱发或女性脱发过度脱落；局部疼痛可提示脓疱；广泛性疼痛和瘙痒可伴有瘢痕性脱发；对于拔毛癖患者，可能会有变化的或爬行的感觉；头皮屑可能是脂溢性皮炎、银屑病或头癣的特征
- 一个阳性的家族史可能指向常见的疾病，如斑秃或雄激素性脱发或罕见的毛干异常

识别相关共患病

- 斑秃患者伴随器官特异性自身免疫性疾病
- 患有雄激素性脱发的妇女的高雄激素血症（如多毛症、痤疮、月经不调）和代谢综合征
- 男性雄激素性脱发患者的缺血性心脏病或前列腺癌的病史或家族史

获得与建议治疗有关的信息

- 回顾既往治疗，包括持续时间和是否正确使用
- 确定治疗预期（例如停止进展、防止复发、头发再生）
- 确定对重复或长期治疗的承诺

物合成和作用，尽管可以阻止 MPHL 的进展，但只能部分逆转毛发的微小化。MPHL 的其他相关基因包括编码组蛋白去乙酰化酶（histone deacetylases，HDAC）

图 69.1 脱发的临床诊断。雄激素性脱发又称为女性型或男性型脱发

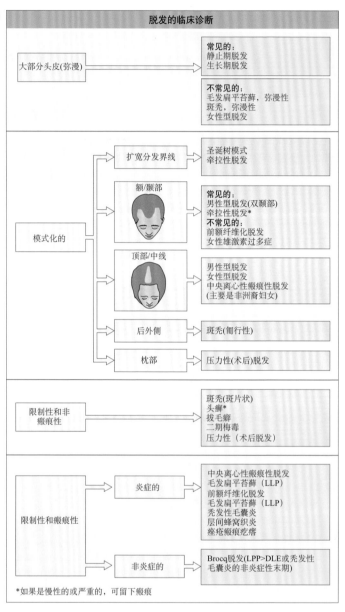

脱发的临床诊断

| 大部分头皮(弥漫) | → | **常见的:**
静止期脱发
生长期脱发 |
| | → | **不常见的:**
毛发扁平苔藓,弥漫性
斑秃,弥漫性
女性型脱发 |

模式化的
- 扩宽分发界线 → 圣诞树模式
牵拉性脱发
- 额/颞部 → **常见的:**
男性型脱发(双颞部)
牵拉性脱发*
不常见的:
前额纤维化脱发
女性雄激素过多症
- 顶部/中线 → 男性型脱发
女性型脱发
中央离心性瘢痕性脱发
(主要是非洲裔妇女)
- 后外侧 → 斑秃(匍行性)
- 枕部 → 压力性(术后)脱发

限制性和非瘢痕性 → 斑秃(斑片状)
头癣*
拔毛癣
二期梅毒
压力性(术后脱发)

限制性和瘢痕性
- 炎症的 → 中央离心性瘢痕性脱发
毛发扁平苔藓(LLP)
前额纤维化脱发
毛发扁平苔藓(LLP)
秃发性毛囊炎
层间蜂窝织炎
痤疮瘢痕疙瘩
- 非炎症的 → Brocq脱发(LPP>DLE或秃发性
毛囊炎的非炎症性末期)

*如果是慢性的或严重的,可留下瘢痕

4 和 9, 及 WNT 分子 WNT10A 的基因[6]。WNT 信号通路在毛囊发育中起关键作用(见第 68 章)。

在男性, AGA 的表达主要与雄性激素双氢睾酮(dihydrotestosterone, DHT)有关。睾酮通过 5α-还原酶转化为 DHT, 其中有三种同工酶(Ⅰ、Ⅱ、Ⅲ型);后者由单独的基因编码, 在各种组织中的表达和活性不同。例如, Ⅰ型 5α-还原酶主要存在于皮脂腺和肝, 而Ⅱ型 5α-还原酶主要存在于头皮、胡须、胸部毛囊, 以及肝和前列腺(图 69.3)。Ⅲ型 5α-还原酶遍布表皮和真皮, 但其具体功能尚待阐明。值得注意的是, Ⅱ型 5α-还原酶的基因缺失阻碍了男性 AGA 的发展。

研究人员已经将雄激素代谢酶定位在毛囊的不同区域(图 69.4)。在 AGA 男性头皮活检标本中, 与非

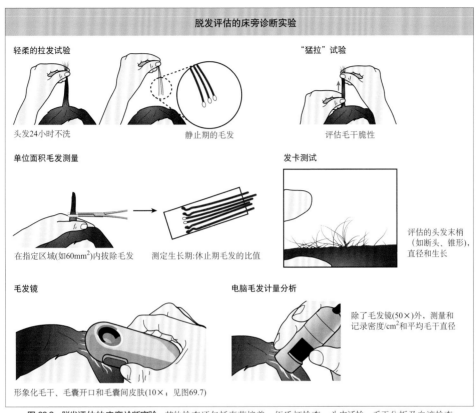

脱发评估的床旁诊断实验

轻柔的拉发试验

头发24小时不洗

静止期的毛发

"猛拉"试验

评估毛干脆性

单位面积毛发测量

在指定区域(如60mm²)内拔除毛发

测定生长期:休止期毛发的比值

发卡测试

评估的头发末梢
(如断头、锥形)、
直径和生长

毛发镜

形象化毛干、毛囊开口和毛囊间皮肤(10×；见图69.7)

电脑毛发计量分析

除了毛发镜(50×)外，测量和
记录密度/cm²和平均毛干直径

图69.2 脱发评估的床旁诊断实验。其他检查还包括真菌培养、伍氏灯检查、头皮活检、毛干分析及血液检查

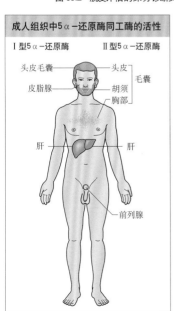

成人组织中5α-还原酶同工酶的活性

Ⅰ型5α-还原酶   Ⅱ型5α-还原酶

头皮毛囊——头皮
皮脂腺——胡须
胸部
毛囊

肝——肝

前列腺

图69.3 成人组织中5α-还原酶同工酶的活性。Ⅲ型5α-还原酶被发现贯穿表皮和真皮，但其功能尚不明确

秃顶区域头皮相比，5α-还原酶的活性和DHT水平增加[7]。DHT与微小化的毛囊和毛干的外观有关，皮肤和血液中DHT水平的降低与微小化的逆转有关。

在女性中，有一种类似的雄激素相关的病理生理学假说[3]。在青春期后不久出现秃顶的妇女，经常有男性和女性家族成员的脱发家族史。在围绝经期和绝经期出现脱发的妇女中，脱发可能是由于遗传易感性以及毛囊水平的雄激素代谢改变和全身激素变化所致[8]。

AGA很少在青春期前儿童（6～10岁）发生[9]。患病的男孩和女孩表现出FPHL模式的脱发而没有双颞区的毛发减少，并且他们有很强的AGA家族史（至少父母中的一方患病）。尚未发现睾酮水平异常或性早熟的证据。

利用男性患者的头皮活检的基因表达阵列分析，编码前列腺素D2合成酶的基因在秃发头皮的表达较有头发的区域表达增高[10]；前列腺素D2合成酶将前列腺素H2（PGH2）转化成PGD2。在秃发的头皮中也发现PGD2水平升高，而在人类毛囊的外植体中，PGD2

图 69.4　正常毛囊中雄激素代谢酶的定位（Co-urtesy，Maria K Hordinsky，MD.）

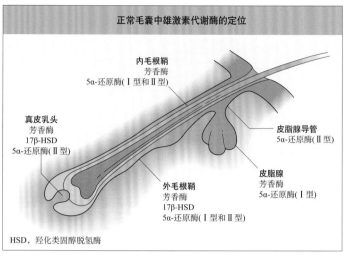

正常毛囊中雄激素代谢酶的定位

内毛根鞘
芳香酶
5α-还原酶（Ⅰ型和Ⅱ型）

真皮乳头
芳香酶
17β-HSD
5α-还原酶（Ⅱ型）

皮脂腺导管
5α-还原酶（Ⅱ型）

外毛根鞘
芳香酶
17β-HSD
5α-还原酶（Ⅰ型和Ⅱ型）

皮脂腺
芳香酶
5α-还原酶（Ⅰ型）

HSD，羟化类固醇脱氢酶

表现出抑制毛发生长。PGD2 对毛发生长的抑制需要通过与其受体的相互作用，这提高了它作为潜在治疗靶点的可能。

临床特征

　　MPHL 具有对称性和渐进性，并伴有特定模式的变异。Hamilton[11] 和 Norwood[12] 首先根据额顶部和额部的衰退以及顶部变薄的特征对男性 AGA 的模式进行了分类（见图 157.2）。偶尔"男性型"脱发会出现在女性身上，可以看到额颞部和顶部变薄，她们也可以用 Hamilton 或 Norwood 系统进行分类。

　　然而，FPHL 最常见的模式是弥漫性中央变薄，同时保留额部发际线，这可以通过 Ludwig 分级标准[13]（见图 157.3）来评估。通常存在前额的脱发加重，形成一个"圣诞树"样[14]。通过 Sinclair 量表，测量中央部分宽度也可以用来分级 FPHL 的严重程度（图 69.5）[15]，并且可以与枕部的宽度（图 69.6）进行比较。在图 69.7 中示出了毛发镜的发现。脱发增多的病史可能先于中央变薄的临床表现，但这不是 FPHL 特有的（见下文）。

病理学

　　头皮毛发以簇状（毛囊单位）存在，由三到五个产生毛干的毛囊和单个立毛肌组成。随着毛囊小型化，头皮毛发稀疏区内的毛囊单位一个接一个地开始只产生一个或两个终毛。一旦一个毛囊单位内所有的毛囊均出现微小化，即表现为秃发。表 69.2 和图 69.9 描述和展示了 MPHL 和 FPHL 的组织病理学表现，并与正常的毛囊进行了比较（图 69.8）。

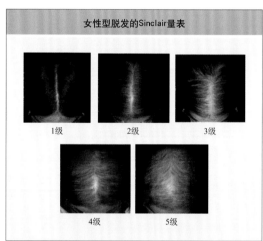

女性型脱发的Sinclair量表

1级　　2级　　3级

4级　　5级

图 69.5　**女性型脱发的 Sinclair 量表**。1 级，正常；2 级，加宽中分线；3 级，加宽分界线及长在其边界毛发半透明带；4 级，沿分界线前方发展秃发区域；5 级，晚期脱发

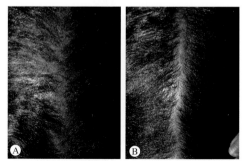

图 69.6　**女性雄激素性脱发**。顶部（A）和枕部（B）分发线的比较

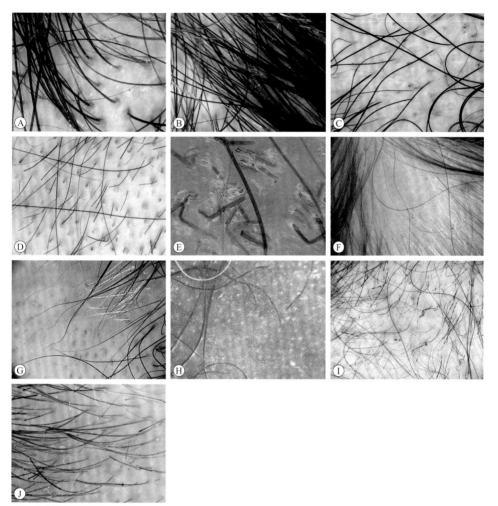

图 69.7　毛发镜检查。A. 雄激素性脱发（AGA）：毛干直径的多样性影响 > 20% 的毛发。围绕毛干的棕色晕圈（毛周征）是一个敏感的线索。B. 休止期脱发：毛发直径相等（与 AGA 不同）。C. 斑秃（AA）：黄点、惊叹号样毛发和营养不良毛发是斑秃的特征性表现；黄点的颜色可以从黄色到黄粉色不等。注意一些毳毛样的毛发。D. 拔毛癣：不同长度的毛干、破坏的毛发和黑点。E. 头癣：逗号样发是诊断的线索。锯齿状毛发也可以看到。F. 颞部三角型脱发：毳毛样、脱色素的毛干，但没有像斑秃一样的黄点和营养不良发。G. 盘状红斑狼疮（DLE）：毛囊性红点是特征性的表现，在组织病理学上与扩张的血管、渗出的红细胞和角蛋白栓相对应。H. 毛发扁平苔藓：因瘢痕化的纤维条索和毛囊周围纤维化的黑素脱失所致的离散白点。DLE 的纤维化是弥漫性的。I. 念珠状发：破坏的毛干加上串珠状外观的毛发的存在支持临床诊断。套叠性脆发症（*Trichorrhexis invaginata*，竹节样发）在一位 Netherton 综合征患者中的表现：毛干断裂和结节肿胀（E-G，Courtesy，Antonella Tosti，MD.）

鉴别诊断

　　MPHL 的诊断是直接的，除非它巧合地与其他非瘢痕性毛发疾病同时发生，如斑秃或休止期脱发。FPHL 的初步识别可能与伴随的休止期脱发一致。女性早发或严重型的脱发提示病理性高雄激素血症的可能性，并应进行适当的实验室筛选检查（总睾酮和游离睾酮、脱氢表雄酮硫酸盐和 17 羟基-孕酮）（见第 70 章）。

治疗

男性型脱发

　　米诺地尔外用制剂（2% 溶液，5% 溶液，5% 泡沫）和口服非那雄胺已被美国食品及药物管理局（FDA）批准用于治疗男性 AGA 患者。米诺地尔认为是一种生

表69.2 不同类型秃发的组织学特点。沙眼的特征是毛囊漏斗内有褶皱或扭曲的毛干

男性和女性型秃发（雄激素性秃发）（见图69.9）

- 毛囊总数正常且无明显的炎症
- 毳毛数目和比例增加
- 大量纤维"束"
- 毛发休止期计数轻度增加
- 未受累的头皮（如枕部）表现正常

休止期脱发

- 头发总数正常
- 终（大）毛囊正常
- 休止期毛发计数增加至＞20%（＞15%有提示意义）；休止期毛发计数很少超过50%；＞80%与休止期脱发不符
- 不存在感染和瘢痕

拔毛癖

- 毛囊大小正常
- 毛发（包括终毛和毳毛）总数正常
- 不完整的、破坏的毛囊解剖结构
- 终末退行期和（或）休止期毛发数目增加
- 毛发软化和色素管型
- 没有明显炎症

斑秃（见图69.9）

早期、进展期病变（"急性"和"亚急性"）[60]

- 头发总数正常
- 毛球周围单个核细胞浸润（有时伴有嗜酸性粒细胞），主要累及终末生长期和退行期毛球
- 偶有炎症细胞通过胞吐作用进入毛球上皮
- 毛发基质退行性改变
- 终末退行期和休止期毛发数目增加
- 微小化的头发数目增加
- 毛发软化和毛干显著变窄

长期、稳定期病变（"慢性"）[60]

- 大部头发处于退行期或休止期
- 有大量微小化的、"被阻滞"的、快速循环的头发，也称微细发
- 在有生长期或休止期样毛球的微细发周围，存在轻度毛球周围单个核细胞浸润

手术后（压力诱导性）脱发

- 早期包括真皮层和脂肪浅层的血管血栓和炎症
- 严重时表皮和小汗管坏死
- 伴随脱发，大部分或所有终毛毛囊同步转化为退行期/终末期（不伴有毛发微小化）
- 色素管型、塌陷毛根鞘内的色素失禁，及毛发软化（但没有扭曲的毛囊解剖形态）

银屑病样脱发

- 银屑病样表皮改变可以存在或不存在
- 退行期/休止期毛发显著增加，与毛发微小化有关
- 偶有微小化的毛囊表现出毛球周围慢性炎症；浆细胞很少或缺乏
- 皮脂腺数量显著减少

TNF-α抑制剂诱发的银屑病样脱发

- 银屑病样皮炎通常存在
- 退行期/休止期毛发和微小化毛发增加，与斑秃类似
- 一些毛球周围及浅层血管周围炎症反应存在，伴随几个嗜酸性粒细胞及浆细胞浸润

中央离心性瘢痕性秃发

- 内毛根鞘不成熟剥离
- 靠近真皮近端发干呈离心性上皮萎缩（变薄）
- 受累毛囊同心性层状纤维增生（洋葱皮样纤维化）
- 不同密度的毛囊周围淋巴细胞性炎症，最初发生于上峡部和下漏斗部水平
- 偶可发生漏斗部的融合（多毛）
- 在严重皮损中，毛囊上皮全部破坏，伴残余毛干碎片和肉芽肿性炎症
- 在脓疱性皮损中（"脱发性毛囊炎"），毛囊内和毛囊周围大量中性粒细胞和淋巴细胞浸润

表 69.2　不同类型秃发的组织学特点. 沙眼的特征是毛囊漏斗内有褶皱或扭曲的毛干 (续表)		

毛发扁平苔藓 [69, 72, 91, 133-136] (见图 69.9)

- 单核细胞带状浸润，使毛囊上皮和真皮界面模糊；界面处空泡状改变及受累漏斗部内颗粒层增厚为典型表现
- 有时可发现胶样小体（Colloid 小体或 Civatte 小体），此为界面改变的一部分
- 毛囊上部（峡部和漏斗部）炎症最严重
- 偶可观察到表皮的扁平苔藓改变
- 久之，毛囊周围纤维化变得明显，且毛囊中淋巴细胞浸润似在"消退"
- 常在上皮和基质间发现假性裂隙，裂隙内（Max-Joseph 间隙）有上皮"漂浮"
- 邻近毛囊上皮的成簇的球状免疫荧光（常为 IgM）为典型特征

红斑狼疮的盘状皮损 [60, 70, 133, 136]

- 表皮和毛囊上皮空泡状界面改变，表皮可不受累
- 毛囊界面的改变常呈空泡状而非苔藓样（炎症较少）
- 小汗腺和立毛肌有时表现为慢性炎症（常包含浆细胞）
- 皮肤黏蛋白常增加
- 在表皮-真皮和（或）毛囊上皮与真皮交界处 1 gG 和 C3（IgM 和 lgA 少见）颗粒状沉积是典型表现

瘢痕疙瘩性痤疮

- 毛囊周围的慢性炎症（淋巴细胞性和浆细胞性），在峡部和漏斗下部水平最为明显
- 层状纤维化，在峡部最为明显
- 皮脂腺缺如
- 严重者毛囊全部被破坏

头皮穿通性蜂窝织炎

- 累及真皮下半部并向下延伸至皮下脂肪的中等密度的、毛囊周围的淋巴细胞性炎症
- 大量完整的似未受损的毛囊伴完整的皮脂腺，被急性或慢性的炎症围绕（疾病早期）
- 退行期 / 休止期毛发比例增加
- 最初以淋巴细胞浸润为主，但最终中性粒细胞数量更多，特别是在长期的波动性皮损中
- 疾病进展时浸润伴血管增生，真皮深层和皮下脂肪开始呈肉芽肿的组织学表现
- 最终，慢性脓肿形成被覆表皮来源的鳞状上皮内衬，并形成真性窦道
- 当炎症消退，真皮和浅层脂肪发生致密纤维化，毛囊消失

"终末期"瘢痕性秃发 [60]

- 头发总数减少，特别是终毛
- 毛囊缺失区域皮脂腺缺如
- 残存的"裸"毛干被轻微的肉芽肿性炎症围绕
- 毛囊带（柱）缺乏覆盖的毛囊
- 结缔组织柱代替原有毛囊的位置

牵引性秃发 (终末期)

- 终毛总数明显减少
- 结缔组织柱代替一些毛囊，留下明显的"空白区域"
- 残留毛囊伴随的皮脂腺仍然完整，且仍存留于失去毛发生上皮的毛囊单位中
- 无明显毛囊周围炎症
- 典型的终末期牵引性秃发病例很少见残余的"裸"毛干，这一现象的重要性仍不清楚

物反应调节剂，1 毫升每天应用于患处两次。已知最常见的不良反应是轻度头皮干燥和刺激，以及少见的过敏性接触性皮炎。米诺地尔诱导的毛发生长通常与开始治疗后约 4 ～ 6 周出现的休止期毛发脱落和脱发症状的反常加重有关。这会随着治疗的继续获得解决。

口服非那雄胺（每日 1 mg），是一种 II 型 5 α - 还原酶抑制剂（图 69.10），治疗男性秃顶是有效的[16]。它可以停止 90% 患者的脱发，65% 接受非那雄胺治疗的患者出现了部分毛发再生。持续使用该产品是维持再生所必需的，这同样适用于外用米诺地尔；停药将导致脱发的恢复。

潜在的非那雄胺副作用包括可逆的性欲丧失、射精量减少和勃起功能障碍，这在约 2% 的男性中发生。有报道提示长期的性功能障碍（非那雄胺后综合征），但其发病率尚不清楚。尽管每天服用非那雄胺 5 mg 治疗良性前列腺增生症的老年男性患者的前列腺癌的总体发病率有所降低，但应告知这种较高剂量的非那雄胺与诊断高级别前列腺癌的风险增加有关[17]。尚不清楚后者是否由于加强的筛查所致的过度诊断，或者是否预测了升高的转移风险和较高的死亡率[18]。关于非那雄胺（1 mg/ 天）降低血清前列腺特异性抗原（PSA）浓度的作用，建议将测得的 PSA 浓度上调

图 69.8　毛囊不同层面（从底部至顶部）的垂直和水平切面。毛球：毛球包围真皮乳头，由基质细胞和混合有色素的黑素细胞构成；有核毛干由以下部分环绕：①早期内根鞘（IRS）；②苍白的外根鞘（ORS）和③与真皮乳头相连的真皮纤维鞘。毛球上区：毛干有核，被（由内向外的）：①毛小皮——单层重叠的柱状细胞；② IRS 的赫胥黎层——3～4 层含有透明角质颗粒的立方形细胞；③ IRS 的亨勒层-单层柱状细胞；④苍白的 ORS。峡下部：IRS 完全角化，毛干不再有核，ORS 浅粉红色，类似表皮。峡部：在峡部前，角化的 IRS 发生突然分解，并由 ORS 的外毛根鞘角化替代。漏斗部：上皮达到成熟，与表皮一致并相连（Courtesy, Catherine M Stefanato, MD, FRCPath.）

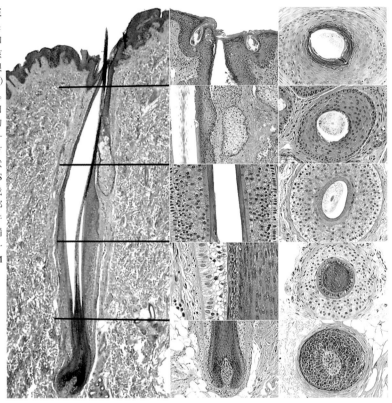

40% ～ 50%，用于前列腺癌的筛查[19]。

　　外科毛发替代，特别是植发和头皮缩减，是治疗男性雄激素性脱发的替代方法（见第 157 章）。可能的疗法如口服 PGD2 受体拮抗剂 setipiprant 还需等待进一步研究。

女性型脱发

　　在美国，局部外用米诺地尔（2% 溶液，5% 泡沫）批准用于 FPHL 的管理。有一个低到中等水平的证据支持它的有效性[20]。FPHL 可在高雄激素血症的情况下发展，妇女可受益于口服避孕药（抑制卵巢雄激素产生）、螺内酯（图 69.11），或者适当的非那雄胺治疗[21-23]。如果口服非那雄胺或螺内酯用于育龄期的妇女，应适当使用避孕措施（考虑到男性胎儿女性化的风险），而口服避孕药是合理的选择。虽然非那雄胺（每天 1 mg）在绝经后妇女中似乎无效[24]，但是当以更高的日剂量 2.5 mg 和 5 mg 给药时，它能改善 FPHL[25-26]。然而，支持非那雄胺用于 FPHL 治疗的证据等级最近判定为低级[20]。

　　度他雄胺是 I 型和 II 型 5α 还原酶抑制剂的组合。

0.5 mg/ 天的剂量能够导致血清和头皮 DHT 水平比 5 mg/ 天非那雄胺有更大程度的降低。这表明度他雄胺可能是一种更有效的治疗方法。有病例报告，该药的致畸性和生物半衰期的延长，阻止了在育龄妇女的应用[27-28]。也可以向重度 FPHL 妇女提供毛发移植术治疗。

休止期脱发

要点

■ 健康状态下，病理性或正常生理性改变，所致正常休止期毛发脱落增加。

■ 在一些女性可观察到无明显诱因的慢性脱发。

■ 病史、体格检查及对脱落或拔下头发的显微镜检，决定是否需作实验室检查。

引言

　　在正常头皮中，约有 100 000 个毛囊，其中 90% 处于生长期，其余 10% 处于休止期（见表 68.3）。休止期通常持续三个月。每天，约 50 ～ 200 根毛发经

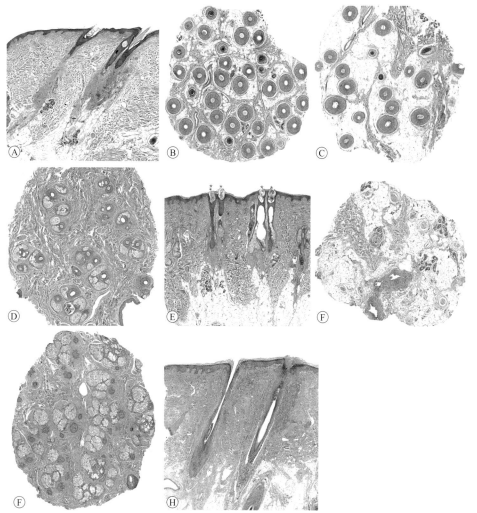

图 69.9 雄激素性脱发、斑秃和毛发扁平苔藓的组织学特征。A. 雄激素性脱发伴有特征性的毛囊微小化（垂直切面）。**B.** 正常头皮（水平切面）。**C.** 雄激素性脱发的毛囊大小改变（水平切面；与 B 相比）。**D.** 雄激素性脱发在峡部水平有微小化的毳毛样毛囊，无明显炎症（水平切面）。**E.** 斑秃的微小化、毳毛样毛囊，其中一个有毛囊周围淋巴细胞浸润（垂直切面）。诊断的一个线索是毛囊漏斗部的扩大，对应毛发镜下的黄点征（星号）[132]。**F.** 斑秃具有典型的球周端淋巴细胞浸润（水平切面）。**G.** 斑秃在峡部水平，仅表现为休止期毛囊（水平切面）。**H.** 毛发扁平苔藓。局灶性毛发顶端颗粒层增生及致密淋巴细胞浸润。注意毛囊和毛鞘之间的 Max-Joseph 间隙

历外生期（exogen）并脱落（见图 68.4）。每天只有 500 ～ 1000 个毛囊处于过渡的退行期。决定生长期结束和退行期 / 休止期开始的生物钟是一个复杂的现象，其分子基础刚开始被了解（见第 68 章）。

在生长期，每个人的毛发在变成休止期毛发脱落之前都会生长数月到数年。头皮毛发的生长期更长，因此比身体其他部位的毛发长的更长。与哺乳动物蜕皮不同的是，人类毛囊周期是不同步的，每个毛囊的脱落与周围毛囊的脱落是相互独立的。因此，头发始终保持相当均匀的密度。许多代谢改变，如妊娠、营养不良和其他应激均能够调节毛囊内的生物钟，并且有可能使异常多的毛发同时进入休止期。当这种情况发生时，这种脱发称为休止期脱发（telogen effluvium）。

发病机制

取决于休止期脱发的诱因，休止期脱发的病程可

表 69.3 休止期脱发的原因。相关药物的完整列表见参考文献 32

- 新生儿脱发（生理性）
- 产后（生理性）
- 慢性休止期脱发[29]（无诱因或疾病）
- 发热后（特别是高热，如疟疾）
- 严重感染
- 严重慢性疾病（如艾滋病[137]、系统性红斑狼疮）
- 严重而长期的精神压力
- 手术后（指大型外科手术）
- 甲状腺功能减退或其他内分泌疾病（如甲状旁腺功能亢进）
- 节食或低蛋白饮食；饥饿 / 营养不良
- 药物：
  - 停用口服避孕药
  - 维甲酸类（阿维 A 酸、异维 A 酸）
  - 抗凝剂（特别是肝素）
  - 抗甲状腺药物（丙硫氧嘧啶、甲巯咪唑）
  - 抗惊厥药物（苯妥英钠、丙戊酸、卡马西平）
  - 干扰素 - α -2b
  - 重金属
  - β 受体阻滞剂（如普萘洛尔）

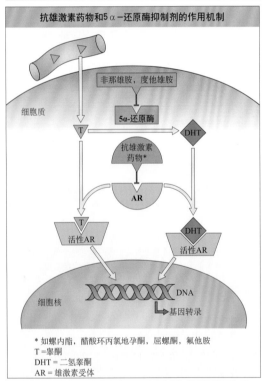

抗雄激素药物和 5α - 还原酶抑制剂的作用机制

| 非那雄胺，度他雄胺 |
| 5α-还原酶 |
| 抗雄激素药物* |
| 细胞质 |
| 活性AR |
| 细胞核 |
| DNA |
| 基因转录 |

* 如螺内酯，醋酸环丙氯地孕酮，屈螺酮，氟他胺
T = 睾酮
DHT = 二氢睾酮
AR = 雄激素受体

图 69.10 抗雄激素药物和 5α - 还原酶抑制剂的作用机制

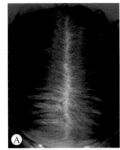 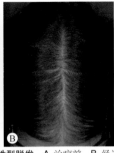

图 69.11 一个 10 岁女孩的女性型脱发。A. 治疗前。B. 经过口服螺内酯和外用米诺地尔治疗 5 年后明显改善

以不同。休止期脱发是最常见的由药物所致或与系统性疾病及生理状态改变有关的脱发形式。表 69.3 列出了休止期脱发的原因。然而，已发现相当数量的妇女存在无明显诱因的持续性休止期脱发[29]。这种慢性休止期脱发主要影响 30 至 60 岁之间的妇女，是一种排他性诊断。毛发周期动力学的计算机模型提示休止期脱发是由于生长期持续时间的减少，而不是生长期本身的缩短[30]。

如果有一个明确的诱因事件，脱发大约开始于该事件发生的三个月后，这个时间段是一个毛囊经历整个休止期并最终脱落所需的时间。在"纯粹的"休止期脱发中，没有炎症反应的临床或组织学证据。

除抗肿瘤药物外，大多数与药物相关的脱发是休止期脱发。虽然许多药物与脱发有关，但只有少数是导致休止期脱发的常见原因（见表 21.19）。最突出的罪魁祸首是维甲酸类药物（阿维 A 和异维甲酸）[31]、抗惊厥药、抗甲状腺药物、抗凝药、锂和干扰素。与脱发相关更完整的药物清单可从文献获知[32]。

临床特征

头发的稀疏涉及整个头皮，也可能发生在身体其他毛发区域（如阴毛和腋毛）。在温和的拉发试验中，每拉一下有两个或更多休止期毛发脱落即为阳性（见图 69.12）。钳发试验中[33]（毛发镜）将出现一种生长期和休止期混合的毛发，其中休止期的比例超过 20%（见图 69.2）。尽管休止期毛发占 15% ～ 20% 时即提示存在异常脱落，但 > 20% 才能够诊断。在活动的休止期脱发中，60 秒定时头发计数通常有超过 100 根头发（平均正常值为 10 根头发）[34]。这种方法是在洗发前将头发在对比色的布上向前梳理 60 秒钟，可以用来随访休止期脱发的进展和终点。一个为帮助患者描述他们每天脱发数量的尝试，已经提出了描述不同数量头发的视觉量表（图 69.13）[35]。表 69.2 中列出了休止期脱发的组织病理学表现。

脱落的头发可完全再生。女性慢性休止期脱发的预后相对较好，因为尽管脱发可能持续数年，但并不

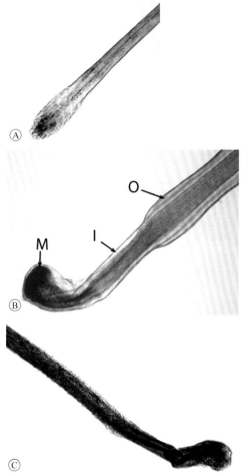

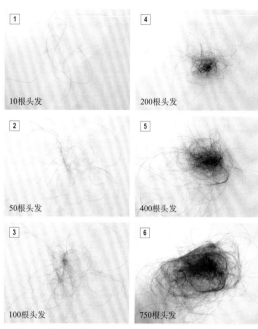

1	4
10根头发	200根头发
2	5
50根头发	400根头发
3	6
100根头发	750根头发

图 69.13 脱发视觉量表。患者选择在日常洗头时收集的与日常脱发数量最相关的照片。1～4 级被认为是正常的，而 5 和 6 级反映脱发增多（Adapted with permission from ref 35.）

图 69.12 生长期和休止期毛发的显微镜下特征。A. 休止期毛干毛球呈棒状。B. 附带根鞘的生长期毛干，表现为色素沉着的、扭曲的毛球。M，基质；I，内毛根鞘；O，外毛根鞘。C. 疏松生长期毛发有皱褶的毛小皮（C，Courtesy，Julie V Schaffer，MD.）

会导致秃头[36]。对于伴系统性疾病的休止期脱发，诱因消除后预后很好。

当病因不清时，对患有休止期脱发患者的评估包括甲状腺和生化全套、红细胞沉降率、血细胞比容和铁蛋白（反映全身铁储备）。根据文献推荐，铁蛋白水平至少应为 40 ng/dl，但异常值的意义尚不明确[37]。在持续性休止期脱发的病例中，如那些病程超过 6 个月的患者，头皮活检提供的水平切面有助于排除早期 AGA；通过峡部水平的终毛与毳毛比可以鉴别[38]。然而，仍然有两种疾病共存的可能。毛发镜表现展示在图 69.7B 中。

斑秃

要点

- 非瘢痕性秃发，最常表现为圆形秃发区域。
- T 细胞相关的器官特异性自身免疫病。
- 可导致头发全部脱落（全秃）或头皮及躯体毛发完全脱落（普秃）。

引言

Celsus 使用希腊单词 *alopekia* 来描述这种类型的头发脱落，其意义为狐疥癣，Sauvages 创造了 "斑秃（alopecia areata）" 这一说法。斑秃是一种非瘢痕性秃发，据推测是一种头发特异性自身免疫疾病，遗传因素与该疾病的易感性和严重性有关。同卵双生子研究发现其有 55% 的一致性，提示遗传因素和环境因素在这一疾病中都很重要。

在斑秃的急性进展期，可见生长期毛囊的毛球区域周围或内部有淋巴细胞浸润。即使有炎性浸润的存在，毛囊仍保持产生毛发的能力，

斑秃的慢性复发性及其对人体外表的深刻影响，使疾病对许多患者带来痛苦和改变生活[39]。

流行病学

斑秃在美国的人群发病率约为 0.1% ~ 0.2%[40]。人一生中发生斑秃的风险估计约为 1.7%。总体来说，有 1/5 斑秃患者报告其家庭成员也患有斑秃。

发病机制

关于斑秃的发病机制，存在多种假说。从病毒感染等环境侵害到对 T 细胞介导的自身免疫反应的遗传易感性[41-42]。后者可能是由于免疫系统对毛囊的自发性攻击或因毛囊的免疫豁免被破坏而导致免疫系统的继发性攻击（详见第 68 章）。当然，最有可能的是几个因素的相互作用，取决于特定的患者或亚型，一个因素可能扮演更重要的角色。

关于遗传易感性，全基因组关联研究确定了几个参与免疫调节的位点，包括调节性 T 细胞[43]。这些基因包括编码 HLA 等位基因、白细胞介素（interleukin, IL）-2 和 -21、IL-2 受体 A 和细胞毒性 T 淋巴细胞相关蛋白 4（cytotoxic T-lymphocyte associated protein 4, CTLA-4；表 69.4）[44]。其他相关基因指向氧化应激和破坏自噬 / 凋亡的作用。

支持 T 细胞介导的自身免疫过程的证据包括：观察到 CD8[+] T 细胞是出现首先出现在斑秃毛囊内的淋巴细胞。在小鼠模型中，通过转移 CD8[+] T 细胞在移植的人类皮肤内诱导脱发是可能的，但如果 T 细胞耗尽，则不会发生[45-46]。产生干扰素（interferon, IFN）-γ 的细胞毒性 CD8[+] NKG2D[+] T 细胞认为在发病机制中起关键作用（详见第 68 章）。干扰素 γ 和 γ - 链细胞因子（IL-2、IL-7、IL-15、IL-21）通过 JAK（Janus 激酶）/STAT 途径参与下游信号传导（见图 128.10）。这些发现代表了细胞因子靶向治疗的基本原理，并且 JAK 抑制剂托法替布（tofacitinib）[47] 和鲁索替布（ruxolitinib）[48] 分别在独立的非对照临床研究中证明能促进毛发的再生。

正如前面提到的，毛囊免疫豁免的崩溃在斑秃的发病机制中起作用[49-50]。正常情况下，生长期毛囊低表达 MHC I 类分子（以此来最小化自身抗原的呈递），上调 TGF-β 1 和 α -MSH 等免疫抑制分子，并且通过表达 NKG2D 配体 UL16 结合蛋白 3 而避免激活自然杀伤（natural killer, NK）细胞。由于毛发基质免疫豁免主要限于生长期，因此假定一种在生长期活跃的黑素细胞自身抗原，与针对毛囊免疫应答的起始相关。

临床特征

斑秃（alopecia areata）常表现为圆形或卵圆形非瘢痕性毛发脱失斑（图 69.14A）。常可看见短的"惊叹号样"头发（远端较近端更宽），特别在秃发区域的边缘（图 69.14B）。其他的表现包括全秃（整个头发全部脱落）、普秃（头皮和全身毛发全部脱落；图 69.14C）、匍行性脱发（沿颞部和枕部头皮边缘条带状脱发；图 69.14D）和仅包括胡须区域的毛发脱落（图 69.14E）。一种网状变型以复发的斑片为特征，患者在一个区域发生脱发，而同时在另一部位出现头发自发再生。罕见的弥漫型斑秃表现为头发广泛的稀疏或主要累及头顶。无色素的头发开始较少，最终一些弥漫型脱发的患者可注意到头发迅速变灰。随着头发再生，这些头发最初可能是灰色或白色，但在数周或数月后通常能观察到色素恢复[51]。

除毛囊外，指甲也可能被累及。最常见的异常为甲凹点，其他改变包括甲粗糙（因纵嵴过多而导致砂纸样粗糙；见图 69.14F）、甲易碎、甲分离、匙状甲，以及罕见的甲缺如等[52]（见第 71 章）。

伴随疾病列在表 69.4 中。斑秃的组织病理学特点（图 69.9）在表 69.2 中已有描述。毛发镜下表现已展示在图 69.7C 中。

表 69.4　斑秃：伴随疾病和相关基因
伴随疾病
• 过敏性疾病（过敏性鼻炎、特应性皮炎、哮喘）；在某些研究中 > 40%
• 自身免疫性甲状腺病（如桥本甲状腺炎）、白癜风。炎性肠病
• 自身免疫性多内分泌腺病综合征 1 型［常染色体隐性遗传；因自身免疫调节基因（*AIRE*）突变所致；高达 30% 的患者合并斑秃］
• 斑秃患者亲属中 1 型糖尿病发病率增加
HLA 相关
• HLA-DQB1*0301（DQ7），HLA-DQB1*03（DQ3），及 HLA-DRB1*1104（DR11）；HLA-DQB1*03 可能是所有类型斑秃的 HLA 敏感标记，而 HLA 等位基因 DRB1*0401（DR4）和 HLA-DQB1*0301（DQ7）被认为是严重的持久性全秃普秃的标记
其他全基因组相关基因[138]
• Treg 细胞功能：*CTLA4*、*IL-2/IL-21*、*IL2RA*、*Eos*、*LLRC32/GARP*
• 表达于毛囊内的：*PRDX5*、*STX17*、*BCL2L11*（*BIM*）
• *ULBP* 基因簇——编码 NK 细胞受体活化配体 NKG2D
PRDX5 编码一种抗氧化酶，*STX17* 与马的灰毛表型相关。*CTLA, 4* 细胞毒性 T 淋巴细胞相关抗原 4 基因；*IL2RA*，白介素 2 受体 α 亚基因；*ULBP*，UL16- 结合蛋白因

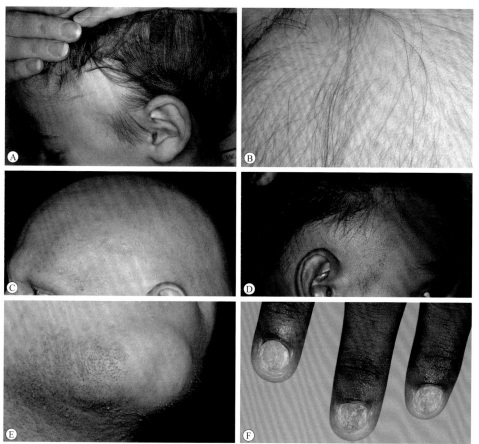

图 69.14　**斑秃**。A. 一个儿童的圆形脱发斑。B. 有多个以远端较近端粗为特征的惊叹号样发的弥漫型。C. 一位普秃患者的全部头发、眉毛、睫毛均脱落。D. 沿颞部和枕部头皮边缘条带状脱发的匍行性斑秃。E. 仅有胡须累及的斑秃。F. 斑秃患者的粗糙甲（B,F，Courtesy, Julie V Schaffer, MD.）

鉴别诊断

斑秃需要与头癣、拔毛癣、颞部三角形秃发、牵引性秃发、二期梅毒和生长期头发松动综合征鉴别，其他还包括压力相关性脱发、皮肤发育不全和"耗竭性"瘢痕性秃发等。其弥漫型开始易与休止期脱发和雄激素性秃发混淆。通常，病史和临床检查（包括毛发镜）足以鉴别这些疾病，但进行头皮活检对于较难鉴别的病例是有意义的。

治疗

因其病程难以预料且可能自行好转，治疗的研究常难以展开。尽管如此，已建立了指南来帮助研究[53]。

斑秃的治疗方法非常多样（表 69.5），这些治疗手段可以组合使用。斑片状斑秃的治疗可包括外用[54]或皮

表 69.5　**斑秃治疗方案选择**。最新资料表明，局部外用 JAK/STAT 抑制剂应答率低。循证医学证据：（1）前瞻性对照研究；（2）回顾性研究或大样本研究；（3）小样本研究或个例报道　　**Rx**
局部和皮损内激素治疗（1）
局部刺激剂（地蒽酚、他扎罗汀、壬二酸）（2）
局部外用米诺地尔（1）
局部免疫治疗（方正酸二丁酯、二苯莎莫酮）（1）
系统激素治疗，冲击疗法＊（尤其在快速进展期）（2）
系统 JAK/STAT 通路抑制剂：托法替布（2），鲁索替布（3）
局部或口服光敏剂光疗（PUVA）（2）
准分子激光（3）
系统激素治疗，慢性（2）
系统环孢素治疗（3）
＊ 口服泼尼松 300 mg（儿童 5 mg/kg）一月一次，至少三个疗程

损内注射[55]皮质类固醇、外用米诺地尔（2%或5%）、外用地蒽酚（每日使用0.5%～1%乳膏；见第129章），以及联合治疗。皮损内注射皮质类固醇的浓度常采用2.5～5 mg/ml曲安奈德[55a]，每4～8周注射一次。应注射至真皮中部，以靶向治疗受累的微小化毛囊。

对泛发者（全秃或普秃）尚缺乏可靠而安全的治疗方法，尽管自发恢复是可能的（尽管很少），甚至在长期疾病中也是如此。大约80%的患者会对大剂量系统性皮质类固醇治疗产生反应，如每月肌内注射曲安奈德40 mg，或每天口服泼尼松龙或地塞米松，6～8周后逐渐减少；然而约50%患者会因剂量减少或停止治疗而复发[56]。长期口服皮质类固醇维持治疗不认为是合理的，非激素制剂如硫唑嘌呤和甲氨蝶呤疗效是不可靠的。

局部免疫治疗（二苯莎莫酮或方正酸二丁酯）用于弥漫型病变，并未获得FDA批准。有兴趣使用局部免疫治疗的临床医师应仔细回顾已发表的指导步骤[52]（表69.6）。PUVA、局部塑料薄膜封包强效皮质类固醇和系统性靶向免疫调节剂（"生物制剂"）都已有成功的尝试。最近，报道了口服JAK/STAT通路抑制剂（如托法替布[47]、鲁索替布[48]）的确切疗效，但停药后复发仍是一个问题。值得注意的是，患有匍行性斑秃的患者比其他患有同等程度脱发的患者对治疗更加抵抗。

皮损内注射皮质类固醇治疗眉毛通常很有效，即使在大面积的病例中也是如此。当睫毛脱落时，眼镜的佩戴可以起到分散美容的作用。所有患者都应指导获得由美国国家斑秃基金会（NationalAlopeciaAreataFoundation；www.naaf.orgforextensive.cal）提供的关于支持小组、假发、化妆品和最新研究的信息。

拔毛癖

要点

- 自发拔掉或破坏头发
- 常伴有精神压力或性格障碍
- 毛囊解剖结构不全或扭曲为组织学标志

引言

"拔毛癖"（trichotillomania）这一单词来源于希腊文，*thrix* 表示头发，*tiller* 表示拔出，*mania* 表示疯狂。拔毛癖患者通常女性较男性多，儿童较成人多。该病常初发于儿童早期到青春期，其发病率尚不明确

发病机制

拔毛癖已列入美国精神病学协会诊断分类系统DMS-5"强迫行为和相关疾病"（表69.7）[57]。然而，许多慢性拔其头发的患者并不符合DSM-5有关拔毛癖的全部诊断标准。

拔毛癖患者是一个非常异质性的群体，从具有轻微的习惯者，到患有冲动控制障碍、人格障碍、智力障碍或精神病的患者（见第7章）[58]。DSM-5诊断标准推荐将拔毛癖与其他能更好解释拔毛行为的心理疾病区分开来，如躯体变形障碍。通常，发生于婴儿期和儿童早期（男孩＞女孩）的拔发行为不予治疗亦可消失。

表69.6 斑秃的局部免疫治疗

二苯莎莫酮（diphencyprone, DPCP）或方正酸二丁酯（squaric acid dibutyl ester, SADBE）治疗程序 *

- 2%浓度溶于丙酮中，应用于头皮一侧4 cm×4 cm区域致敏
- 1周后（若最初反应强烈则2周后），0.001%浓度用于头皮同侧的受累区域
- 每周DPCP或SADBE均用于头皮的同侧
  - 根据上一周反应的严重程度以确定浓度，目标是在应用后24～36小时维持低度的可耐受程度的红斑、脱屑和瘙痒
  - 浓度可按照下列逐步增加：0.001%、0.01%、0.025%、0.05%、0.1%、0.25%、0.5%、1%、2%
- 头发一旦长出，则治疗对侧
- 最初的反应常在12周后可见，若24周治疗无效则停止
- 治疗的频率可随着头发完全再生的出现而降低

其他信息

- 丙酮溶液应使用木棒一头的大量棉花来涂抹[†]
- 按照以下方法：
  - 致敏剂在头皮上保留48小时，然后洗掉
  - 患者在6小时内应避免接触头皮
  - 头皮应避光以免DPCP降解
- SADBE必须冷藏
- 不良反应包括淋巴结病、严重或广泛的湿疹样反应，以及炎症后色素改变（特别是深色素皮肤的患者）

禁忌证

- 孕妇（虽然致畸性还未明确）
- 恶性肿瘤或恶液质

* 均未获得FDA批准。
[†] 建议由医护人员操作

表69.7 DSM-5拔毛癖（拔发疾病）的诊断标准。这是DSM-5疾病312.39（F63.3）

A. 反复拔出头发而导致明显的脱发
B. 反复尝试减少或停止拔发
C. 拔发引发临床显著的职业、社会或其他功能性领域的痛苦和（或）障碍
D. 拔发或脱发不能归因于其他身体疾病（如皮肤疾病）
E. 拔发不能被其他心理障碍的症状更好地解释（例如身体畸形障碍中试图改善认知到的缺陷或容貌的瑕疵）

临床特征

拔毛癖患者最常拔掉头发，导致头皮斑片状秃发或全秃（图69.15A）。一些患者可能拔掉其他毛发覆盖部位的毛发，如眉毛和睫毛，脸部、肢端或阴部毛发。秃发区通常奇形怪状，边界不规则，以及包含长短不同的头发（图69.15B）。拔发可导致发干折断，且发干折断的末端感觉"粗糙"。在严重病例中，枕部的头发往往也不能幸免。临床诊断的支持依据是划出"头发生长窗口"，重复（每周）在受累头皮剃去一小块区域，该区域头发显示正常致密的再生。

拔毛癖的组织病理学改变列在表69.2中。当发现不全或扭曲的毛囊解剖结构，可疑的拔发行为即可确诊。

鉴别诊断包括头癣、斑秃和念珠状发，这可以通过病史、体格检查、毛发镜检查、KOH检查、真菌培养和头皮活检排除。毛发镜揭示几乎所有患者存在不规则破坏的头发（图69.7D）。裂发（末端裂开）、V-征（两根等长的破坏的毛发从单个毛囊中伸出）及黑点也可看到[59]。其他不那么固定的发现还有卷曲发、火焰发（近端毛干的残留物）和郁金香发（郁金香状的较深的末端）。惊叹号样发，斑秃的典型表现，很少被观察到。在这种情况下，组织病理学可以帮助确定这两种疾病是否共存。

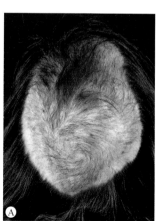

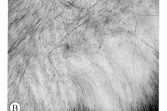

图69.15 **拔毛癖**。A.边界尖锐且头发长度不同的大面积脱发。B.除头发长短不一外，还有断裂的头发、结痂的皮损和一些脓疱

治疗

任何大型对照研究都未确立有效的特定治疗方法。催眠、行为矫正疗法、洞见取向的精神疗法和药物治疗都被考虑在内，但成功率低。考虑药物疗法时，推荐的第一线药物是氯米帕明。选择性5-羟色胺再摄取抑制剂（SSRIs）也已经尝试过，但没有取得令人信服的成功。

其他非瘢痕性秃发

压力诱导性秃发

这一形式的脱发常发生于经历全身麻醉、长时间外科手术的患者，患者的一部分头皮与手术床长时间接触。

手术后秃发的典型表现是受压最强部位孤立、类圆形的脱发斑，常发生于上枕部。通常头发可完全再生，但也有报道一些严重病例发生永久性脱发（如瘢痕性秃发）。手术后秃发的组织学特点随皮损演变而改变（见表69.2）[60]。新生儿的类似情况是头晕环，表现为自发性枕部脱发带，这被认为是由于分娩期间来自母体宫颈的压力所致[61]。

颞部三角形秃发

也称为先天性三角形秃发，颞部三角形秃发可在出生即发生或在10岁以前发生[62]。颞部区域以外或在成年后发生的很少见。柳叶刀形状的皮损有几厘米宽，可为单侧或双侧，是定向的，使得"柳叶刀"尖端指向上方和后方（图69.16）。皮损区没有头发，但毛发镜下和组织学上可见一些非常细小的毳毛（见图69.7F）。秃发斑一旦出现，将持续终身。

脂肿性秃发（脂肿性头皮）

Coskey最早用"脂肿性秃发（lipedematous alopecia）"

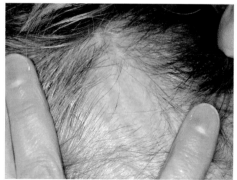

图69.16 颞部三角型脱发。"柳叶刀"的顶端指向上方（Courtesy, Jean L Bolognia. ）

这一名词来描述这一以厚的质地柔软的头皮和脱发为特征的原因不明的疾病[63]。这一疾病主要发生在深肤色女性中，在一些患者可以与中央顶部脱发共存，提示它与中央离心性瘢痕性脱发可能有关联。其原发性病理改变为皮下脂肪层的扩张，而导致头皮增厚约两倍。如果出现明显的脱发，组织病理学改变不仅包括脂肪层的增厚，还包括毛囊被纤维条索取代，而没有明显的炎症[64]。手术可能适用于小的、边界清楚地脱发斑[65]。

在一些情况下，患者很少或不出现脱发，这些病例称为脂肿性头皮较脂肿性秃发更为合适。

头皮银屑病和 TNF-α 抑制剂诱导的银屑病样秃发

在银屑病背景下发生的秃发比预期的更加普遍。通常，脱发是局限性（75%），而不是弥漫性的（25%）[66]。一个特异的发现是，成簇的脱发伴随厚厚的银屑病斑块从头皮上脱落。后者可与抗银屑病治疗一致[66]。只有很少的头皮银屑病会导致瘢痕性脱发[67]。

最近，观察到接受 TNF-α 抑制剂，特别是英夫利昔单抗和阿达莫单抗[68]，治疗的住院患者（有或无银屑病病史）出现了银屑病样头皮脱发。在随访病例中，瘢痕性秃发可能接着发生。组织学上的表现可以不同（表 69.2）。

先天性秃发伴丘疹

对这一罕见病进行讨论是因为其遗传背景已明确[69]。患病个体在出生后不久长出的最初毛发脱落后，全身毛发几乎难以再生。此后，患者皮肤上出现毛囊囊肿和粟丘疹样皮损。这一表型与两个不同基因的突变有关：位于染色体 8p21 上的无毛基因和位于染色体 12q12～q14 上的维生素 D 受体基因。其他基因缺陷已经明确的，伴随脱发的遗传疾病在表 69.8 中列出。

表 69.8　伴稀毛症和（或）毛干异常的遗传性疾病。 在角化、大疱性表皮松解和外胚层发育不良的患者中也可以观察到毛发和（或）指甲的异常（见表 32.1）

疾病	遗传模式	基因或基因产物	基因代号
精氨酸琥珀酸尿症 *	AR	精氨酸琥珀酸裂解酶	*ASL*
伴有丘疹性病变的粥样硬化（见正文）	AR	无毛（锌指转录因子）	*HR*
Björnstad 综合征（见正文）	AR	BCS1-样（线粒体膜蛋白）	*BCS1L*
软骨-毛发发育不良（第 60 章）	AR	线粒体 RNA 的 RNA 组分——处理核糖核酸内切酶	*RMRP*
伴卷发的巨型轴索神经病	AR	巨轴突蛋白	*GAN*
少汗性外胚层发育不良（第 63 章）	X 连锁	外异蛋白 A	*EDA1*
	AD	外异蛋白无汗受体基因或 EDAR-相关死亡域基因	*EDAR* 或 *EDARADD*
稀毛症，Mari 型	AR	脂肪酶 H	*LIPH*
稀毛症，Mari Unna 型	AD	*HR*（无毛）基因的 5' 上游开放阅读框	*HR*
单纯性稀毛症	AD	腺瘤病息肉病下调 1 基因	*APCDD1*
	AD	小核苷酸 RNP 多肽 E	*SNRPE*
	AD	核糖体蛋白 L21	*RPL21*
头皮单纯性稀毛症	AD	角膜锁链蛋白	*CDSN*
稀毛症合并幼年性黄斑营养不良	AR	钙黏蛋白 3（P 钙黏蛋白）	*CDH3*
稀毛症合并复发性皮肤"囊泡"	AR	桥粒胶蛋白 3	*DSC3*
棘状秃发性毛囊角化症（第 38 章）	XR	膜结合转录因子肽酶，位点 2	*MBTPS2*
角化病、鱼鳞病和耳聋（第 57 章）	AD	联接蛋白 26	*GJB2*
Laron 综合征（垂体性侏儒症 II）	AR	生长激素受体	*GHR*
局限性常染色体隐性稀毛症	AR	桥粒芯蛋白 4	*DSG4*
Menkes 病（见正文 & 第 51 章）†	XR	Cu^{2+}-转运 P 型 ATP 酶 7A	*ATP7A*
念珠状发（见正文）	AD	角蛋白 81	*KRT81*
	AD	角蛋白 83	*KRT83*
	AD	角蛋白 86	*KRT86*
	AR	桥粒芯蛋白 4	*DSG4*

表 69.8　伴稀毛症和（或）毛干异常的遗传性疾病。在角化、大疱性表皮松解和外胚层发育不良的患者中也可以观察到毛发和（或）指甲的异常（见表 32.1）（续表）

疾病	遗传模式	基因或基因产物	基因代号
Netherton 综合征（第 57 章）	AD	丝氨酸蛋白酶抑制剂 LEKTI	SPINK5
单纯毛发指甲外胚层发育不良（第 63 章）	AD	角蛋白 85，KRTHB5 基因	KRT85
	AD	角蛋白 74	KRT74
	AR	同源框 C13	HOXC13
T 细胞免疫缺陷及先天性脱发（第 60 章）	AR	叉头盒 N1（翼状螺旋无修饰）	FOXN1
毛发缺硫性失养症（trichothiodystrophy，TTD；见正文和第 57 和 87 章）	AR	XPB；TFIIH 亚基，DNA 解旋酶（核苷酸切除修复和作为基础转录因子的作用）	ERCC3
	AR	XPD；TFIIH 亚基，DNA 解旋酶（核苷酸切除修复和作为基础转录因子的作用）	ERCC2
	AR	总 TFIIH，多肽 5（TTDA；核苷酸切除修复和作为基础转录因子的作用）	GTF2H5
	AR	M- 相特异性 PLK1 相互作用蛋白，无名指蛋白 113A，普通转录因子 IIE 亚基 2（TTD-4、5、6，非光敏）	MPLKIP、RNF113A、GTF2E2
维生素 D 依赖性佝偻病伴脱发	AR	维生素 D 受体	VDR
羊毛状发（见正文）	AR	角蛋白 25	KRT25
	AD	角蛋白 74	KRT74
羊毛状发伴稀毛症	AD	角蛋白 71	KRT71
羊毛状发 + / − 稀毛症	AR	溶血磷脂酸受体 6	LPAR6
	AR	脂肪酶 H	LIPH
Naxos 病的羊毛状发（第 58 章）	AR	斑珠蛋白	JUP
		桥粒黏蛋白 2	DSC2
Carvajal 综合征的羊毛状发（第 58 章）	AR > AD	桥粒斑蛋白	DSP
脆性皮肤 / 羊毛状发综合征（第 32 章）	AR	桥粒斑蛋白	DSP

* 扭曲发在其他尿素循环障碍的患者也可观察到，例如瓜氨酸血症。
† 枕角综合征的等位基因。
AD，常染色体显性；AR，常染色体隐性；ERCC，切除修复交叉互补；RNP，核糖核蛋白；TFIIH，转录因子 IIH；XP，着色性干皮病；XR，X 连锁隐性

瘢痕性秃发

引言

瘢痕性秃发（cicatricial alopecia）和瘢痕性秃发（scarring alopecia）代表同一意思。"cicatricial" 或 "scarring" 表示毛囊上皮被结缔组织所取代。广义的瘢痕性秃发可能包括了所有毛囊永久丧失的秃发形式。在许多病例中，假定毛囊干细胞区域的永久性损伤已经发生。反之，非瘢痕性秃发有可能逆转。一些毛发疾病表现出双相型特征，在疾病早期可见非瘢痕性秃发[70]，而在晚期出现明显的永久性脱发[70]。例如雄激素性秃发、斑秃和牵引性秃发，这些疾病活动数年或数十年后，将发生毛囊的永久性消失。

在原发性瘢痕性秃发，炎症反应的靶点大约在毛囊；而在继发性瘢痕性秃发，毛发在疾病的进程中仅是 "无辜的旁观者"。继发性瘢痕性秃发包括深度烧伤、放射性皮炎、皮肤恶性肿瘤、皮肤结节病、硬斑病、类脂质渐进性坏死，以及某些慢性感染，例如皮肤结核。不同类型的继发性瘢痕性秃发会具有基础疾病的特征性临床和典型的组织学特征。

头皮组织活检不仅可以帮助确立诊断，而且有利于评估炎症和干细胞区域损害的程度。头皮活检标本直径至少应有 4 mm 且应达到脂肪层。理想状况的标本应取得两个：垂直切面和水平切面。通过 HoVert 技术，一个 4 mm 环钻活检通过横切皮肤表面下约 1 mm 创造出一个表皮盘（用于垂直切面）和一个较低的部分（用于水平切面）[71]。

原发性瘢痕性秃发的分类既混乱又矛盾[72-73]。这类疾病大部分在临床和组织学特征上有所重叠，模糊了不同疾病间的区别。2001 年，北美毛发研究协会研

讨会提出了一个临时分类（表69.9），以易化将来的讨论和研究[73]。这一方案将本病整体分为"淋巴细胞性""中性粒细胞性"，以及"淋巴细胞和中性粒细胞混合性"三大类[70, 73-76]。

即使是支持这种基于组织学发现的分类方案的人也发现，这一方案并不能取得可靠的临床病理的一致性[75]。为简单起见，原发性炎症性瘢痕性秃发可分为以下六类[60, 72]。包括：

- 中央离心性瘢痕性秃发
- 毛发扁平苔藓
- 皮肤型红斑狼疮的盘状损害
- 瘢痕疙瘩性痤疮（毛囊炎性瘢痕疙瘩、项部瘢痕疙瘩性痤疮）
- 穿通性蜂窝织炎（脓肿性穿掘性毛囊周围炎）
- 瘢痕性秃发，未分类

传统术语如假性斑秃、Brocq假性斑秃和脱发性毛囊炎的定义都不准确，不同作者和医师使用这些术语的方法不同。几乎所有这些传统术语都可合并入前面列出的六个大类中。但是，为阐述明确，本节仍将讨论一部分这些传统术语（以及一些新的术语如"簇状毛囊炎"）。本节还将讨论终末期牵引性脱发，因为它具有许多瘢痕性脱发的特征。

表69.9 原发性瘢痕性秃发的建议分类。 改编自参考文献73

第一组：淋巴细胞性

- 红斑狼疮的盘状损害（见第41章）
- 毛发扁平苔藓（LPP；见第11章）
  - 经典LPP
  - 前额纤维化性秃发
  - Graham Little综合征
- 经典假性斑秃（笔者更倾向于使用Brocq秃发）
- 中央离心性瘢痕性秃发
- 黏蛋白性秃发（见第46章）
- 脱发性小棘毛囊角化病（见第38章）
- 移植物抗宿主病

第二组：中性粒细胞性

- 秃发性毛囊炎
- 穿掘性蜂窝织炎

第三组：混合性

- 瘢痕疙瘩性痤疮（见第38章）
- 坏死性痤疮
- 糜烂性脓疱病皮肤病（见第87章）

第四组：非特异性

- 瘢痕性天疱疮
- 白消安所致秃发

中央离心性瘢痕性脱发

同义名： ■ 热梳秃发（hot comb alopecia）■ 毛囊变性综合征（follicular degeneration syndrome）■ 中央头皮假性斑秃（pseudopelade of the central scalp）■ 颅顶及中央头皮脱发性毛囊炎（重度炎症型）["Folliculitis decalvans" of the central scalp and vertex (for the highly inflammatory form)]

要点

- 以冠状区或头顶为中心的慢性进行性、对称性瘢痕秃发。
- 最常见于非洲裔黑人妇女。
- 早期和轻症患者治疗效果较好；通过恰当的治疗即使是重症患者也能显著改善。

引言

许多年以来，中央离心性瘢痕性秃发（central centrifugal cicatricial alopecia，CCCA）被赋予了多种名称，这是由于本病是一种以不同程度和类型的炎症为特征的疾病谱，导致临床表现不同[72, 77-80]。所有CCCA的变体都具有以下特征：

- 慢性进展性疾病，在数年或数十年后最终自发性"耗竭"。
- 病变主要以冠状区或头顶部为中心。
- 该病以大致对称的方式扩展，本病在围绕中央秃发区的不同宽度的周围区域的活动性最强。
- 在活动的周围区域可发现临床或组织学上的炎症反应。

流行病学

在任何人群包括相当数量的黑人患者中，CCCA是最常见的瘢痕性秃发的类型。在非洲裔美国人中，CCCA的病例数比其他所有类型的瘢痕性秃发的总和还多。大部分CCCA的黑人患者为女性[79-80]。尽管CCCA在男性中不那么常见，但也并不罕见[81]。

发病机制

腐蚀性的护发产品和（或）发型所致的牵引（例如辫子和编织）可能加重疾病或加速其进展[72, 82-83]，但并不能充分解释其发病机制。事实上，很多患CCCA的非洲裔美国女性在使用或曾经使用过化学直发膏来做发型，而很少有男性使用除发蜡以外的其他产品。患者即使停止进行化学处理或拉直发型（若有的话），病变仍然会进展。

现有的假设是由于解剖结构的异常，即内毛根鞘（inner root sheath，IRS）的不成熟剥离，使患者容易发生毛囊损害[72. 79-80]。IRS 的不成熟剥离可在相对正常的毛囊中观察到，提示这代表疾病的早期阶段。这一改变偶尔在具有显著炎症和退行性变的毛囊中也可看见。然而，作为疾病早期的表现，IRS 不成熟剥离在 CCCA 中可能是特征性的，并可能使受影响的毛囊易于发生损害或炎症。

临床特征

头皮冠状区或头顶是病变起始并最严重的部位，逐渐以离心性模式扩展（图 69.17）。症状可以轻微或不出现。大部分患者仅发现受累区域轻微的阵发性瘙痒或压痛。少数孤立的头发，一部分表现为多毛（成簇的"婴儿玩偶发"或毛刷），可能成散出现在脱光的中央区域。长期或严重的病变可导致整个头顶冠状区的脱发。

脓疱和结痂可出现在少数疾病快速进展或合并细菌重叠感染（"脱发性毛囊炎"）的患者身上[84-85]。CCCA 的脓疱很可能是细菌重叠感染和（或）患者对变性的毛囊成分发生免疫反应的一种临床表现[72]。然而，一些作者认为"脱发性毛囊炎"是原发性金黄色葡萄球菌感染[85]。大多是病例中，应用 2～3 周的抗生素或系统性皮质类固醇治疗可暂时消除 CCCA 的化脓症状。

病理学

活检阳性率最高的地方在病变周围，特别是秃发边缘，但在显微水平，即使距临床受累区域几厘米处的貌似"正常"的头皮也可出现病变。在大部分病例，需要在不同水平进行横切以明确诊断。受累毛囊会出

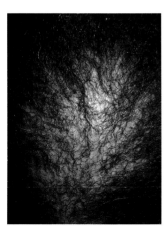

图 69.17　一例非洲裔美国女性的中央离心性瘢痕性秃发。秃发以冠状区和（或）头顶部最为突出

现如表 69.2 中列出的部分或全部组织病理学特征。

鉴别诊断

所有能导致累及冠状区进行性秃发的疾病都与 CCCA 相似。这些疾病包括男性型和女性型秃发、毛发扁平苔藓，甚至一些不常见的疾病如盘状红斑狼疮。其他需要鉴别的还有头癣（脓癣）和头皮的真性细菌感染。主张"秃发性毛囊炎"是一个独立的疾病的人可以将它加入表中。

治疗

对于相对非炎症性病变，口服长效四环素类药物（如多西环素、米诺环素）加外用强效皮质类固醇（如氯倍他索、醋酸氟轻松）联合应用通常足以终止疾病的进展。慢性病例通常需要延长治疗至数年。对于重度炎症性病变（"秃发性毛囊炎"），以利福平和克林霉素（均为 300 mg，每天两次）联合应用 10 周的起始治疗在一项非盲法非对照的研究中提示是非常有效的[85]。其后应该继续维持治疗（如口服多西环素加外用氯倍他索）。在一项小型的病例系列和病例报道中，提出了一组多样化的补充疗法，包括 Nd：YAG 激光、光化学疗法和 TNF-α 抑制剂[86-89]。

毛发扁平苔藓和前额纤维化性秃发

> **要点**
> - 有几种不同类型的炎症性、瘢痕性秃发。
> - 导致 Brocq 秃发（终末期瘢痕性秃发）最常见的原因。
> - 前额纤维化性秃发是独特的临床亚型。
> - 治疗可能非常困难。

引言

毛发扁平苔藓（lichen planopilaris，LPP）影响女性较男性更多，且高加索人较深肤色人种更易发病。不足 30% 患者出现无毛皮肤和黏膜的扁平苔藓损害或扁平苔藓的特征性指甲改变（见第 11 章）[90]。同扁平苔藓一样，LPP 的病因学尚不明确，但推测其与扁平苔藓的病因相关。

临床特征

LPP 脱发的临床过程可能很隐匿或呈暴发式，且模式多变。患有无痛头皮病变的患者可能无症状，但瘙痒和压痛常常存在。最常见表现为几个散在的局部脱发灶，伴毛囊周围红斑、毛囊棘和瘢痕形成（图 69.18）。一种提示中央离心性瘢痕性秃发或 Brocq 秃发

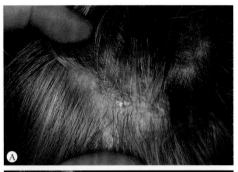

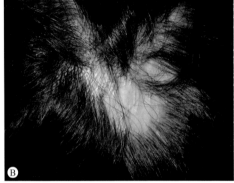

图 69.18　毛发扁平苔藓。A. 毛囊周围红斑伴鳞屑。B.. 后阶段表现为瘢痕伴毛囊开口缺失，但红斑明显减少（A，Courtesy, Jean L Bolognia，MD.）

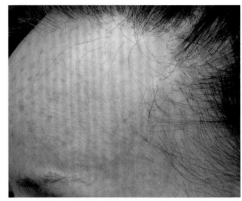

图 69.19　前额纤维化性脱发。沿额颞发际线的进行性脱发。注意眉毛的脱落以及孤立存在于前额的"孤独"发

病理学

　　LPP 的组织学特点列在表 69.2，并在图 69.9 阐明；毛发镜特征见图 69.7。

治疗

　　LPP 治疗困难。推荐的治疗方案包括口服抗疟药（如羟氯喹）和皮质类固醇（外用、皮损内注射和口服）[76，96-97]。有盐酸吡格列酮（PPAR-γ 激动剂）治疗成功的报道[98]。多个个例或非对照研究报道，口服环孢素、吗替麦考酚酯、维甲酸或每周小剂量甲氨蝶呤对一些患者可能有效。后者应小心使用，因为它们自身可导致某种程度的秃发和潜在的严重不良反应。非那雄胺和度他雄胺[99-102] 已报道可以改善或稳定前额纤维化性秃发。尽管一些患者可能自发缓解，许多其他患者病程可持续数年。

盘状红斑狼疮

同义名： ■ 红斑狼疮的瘢痕性秃发（scarring alopecia of lupus erythematosus）■ 慢性皮肤型红斑狼疮（chronic cutaneous lupus erythematosus）

要点

- 盘状红斑狼疮的皮损主要发生在面部、耳部和头皮。
- 可见多种头皮受累的临床类型。
- 组织病理学发现与毛发扁平苔藓类似。

引言

　　盘状（discoid）红斑狼疮（lupus erythematosus，LE）的病变可以是 LE 的唯一表现，或者它们可以与其他形

的脱发类型也可出现[91-92]。LPP 的诊断不能仅依靠临床表现。

　　一种名为"前额纤维化性秃发"的疾病最初报道发生在几例澳大利亚绝经期后的高加索女性[93]。尽管大部分患者为老年女性（这个病例系列中平均年龄 67 岁），这种独特的脱发模式已经在绝经前女性，包括非洲裔美国人[94]和高加索人中观察到过。罕见有男性患病。可能与环境因素和化妆品及防晒霜的残留有关。

　　临床上，沿前发际线和眉毛发生进行性脱发（图 69.19）。然而，由于包括枕部在内的整个头皮边缘均可受累，"边缘性纤维性脱发"可能是一个更准确的名称。组织病理学特征与 LPP 相似[95]。额部纤维化性脱发只是 LPP 脱发的临床模式之一，但这些患者其他部位通常没有扁平苔藓皮损，且苔藓样炎症不侵犯毛囊间表皮。

　　Graham Little 综合征可能与 LPP 有关。这种罕见病的特点是头皮斑片状瘢痕性秃发、腋窝和耻骨区非瘢痕性毛发脱落，以及躯干和肢端成群的与小棘苔藓或毛周角化病相似的棘状毛囊性丘疹（见第 11 章）[76]。

式的皮肤型红斑狼疮（如狼疮性脂膜炎）一起发生或发生于系统性红斑狼疮的情况下。盘状 LE（DLE）通常发生于成人，更多在女性。虽然 DLE 可在系统性 LE 患者中存在，但大多数患者没有系统性病变。仅有皮肤病变的患者中，约 50% 有头皮损害，局限于头皮的盘状红斑狼疮患者几乎不会发展为系统性 LE[103]。

临床特征

DLE 的诊断需要组织学确认，不能仅凭头皮皮损的临床表现。它们可以与其他部位的经典盘状损害类似（见第 41 章），伴有红斑、表皮萎缩和扩张、栓塞的毛囊口，以及脱发。中央色素减退及外周色素沉着常见于深肤色的患者（图 69.20）。但是，临床炎症分布和严重程度在患者间有差异，头皮皮损可类似斑秃、毛发扁平苔藓、线状硬斑病、中央离心性瘢痕性秃发或者 Brocq 秃发[60]。尽管瘙痒和触痛常见，但也可以无症状。

病理学

组织病理改变列于表 69.2，毛发镜表现在图 69.7。

治疗

盘状损害通常对口服抗疟药（如羟基氯喹）和皮质类固醇（外用、皮损内注射、口服）治疗有效（见第 41 章）[76]。如果早期开始治疗，多数毛发可再生。各种个例和非对照研究报道，口服药物包括吗替麦考酚酯[104]、维甲酸类、沙利度胺、硫唑嘌呤、每周低剂量甲氨蝶呤、环孢素，及 TNF-α 抑制剂可能有效。一个外用 R- 沙丁胺醇的对照研究和一个脉冲染料激光的开放性研究，也观察到了临床改善[105]。

瘢痕疙瘩性痤疮

同义名： ■ 项部瘢痕性痤疮（acne keloidalis nuchae）
■ 瘢痕疙瘩性毛囊炎（folliculitis keloidalis）

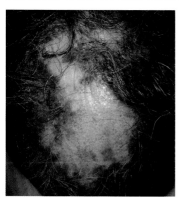

图 69.20 盘状红斑狼疮。 有明显红斑合并脱发的区域。中央色素减退伴周围色素沉着

要点

■ 主要见于黑人男性，但也可发生于女性和白种人。
■ 瘢痕性秃发的一种主要形式。
■ 经常与中央离心性瘢痕性秃发同时发生。

引言

瘢痕疙瘩性痤疮（acne keloidalis）主要发生于年轻黑人男性，偶发于年轻黑人女性[60, 72, 106]。黑人发病率至少比白人高 10 倍，在黑人中几乎占所有皮肤疾病的 0.5%[107]。但这种疾病也可发生于白人男性，罕见于白人女性。

发病机制

尽管瘢痕疙瘩性痤疮的确切诱因尚不明确，剪发所致的"机械性毛囊炎"可能起到一定作用[108]。由类似于须部假性毛囊炎"内生"的毛发导致损害的观念，已证明是不成立的[106]。瘢痕疙瘩性痤疮常发现与中央离心性瘢痕性秃发（central cent- rifugal cicatricial alopecia，CCCA）相关，提示二者发病机制相同或相关[60]。偶尔，瘢痕疙瘩性痤疮的丘疹皮损和毛发缺失扩展至头皮顶部，产生临床上与 CCCA 的"重叠"。在活检标本中，针对细菌的特殊染色显示细菌相当少，提示细菌的过度生长在发病机制中并不重要。

临床和病理特征

瘢痕疙瘩性痤疮初发为平滑、坚实小丘疹，偶有枕部头皮、后颈部脓疱（见第 38 章）。少数患者的皮损在头顶和冠状区更加多发，所以最好使用术语瘢痕疙瘩性痤疮，而不加修饰语"项部"。随着时间的推移，丘疹消退，在丘疹皮损区域留下小的秃发带。许多患者的丘疹融合并形成坚实、无毛发、瘢痕样隆起的斑块（因此称为瘢痕疙瘩），斑块可以疼痛至毁容。组织病理学特征见表 69.2。后期患者可出现脓肿和窦道排脓现象。

治疗

在早期（丘疹期）开始治疗是最容易和最有效的。根据作者的经验，长期外用强效皮质类固醇激素如氯倍他索，结合口服长效抗生素如多西环素的治疗方案，能有效地阻止疾病的进展[60]。也可作激光脱毛[109]。巨大瘢痕性皮损的治疗需要毛球水平以下的外科切除[110-111]。

头皮穿掘性蜂窝织炎

同义名： ■ 头部脓肿性穿掘性毛囊周围炎（perif- olliculitis capitis abscedens et suffodiens）

要点

- "毛囊闭锁四联征"的一部分。
- 早期损害不累及毛囊。
- 炎症位置深（皮下脂肪和真皮深层）。

引言

穿掘性蜂窝织炎（dissecting cellulitis）是一种不常见，但有特征性，且常为消耗性疾病。它包括化脓性汗腺炎和聚合性痤疮（见第 38 章），组成毛囊闭锁三联征（follicularocclusion tetrad），或包含藏毛窦，成四联征的一部分。然而，常见孤立的头皮病变。穿掘性蜂窝织炎好发于年轻成年男性，特别是黑人，但也可发生于（尽管少见）高加索人和女性[60]。主要发病机制是毛囊角化过度而非感染，但可以发生细菌的重叠感染。

临床和组织病理学特征

皮损初始为多发、坚实的头皮结节，常位于头顶中部和后部以及上枕部。结节迅速进展为互相交通、质地柔软、起伏的卵圆形和线状隆起，最后排出脓性物质（图 69.21）。几乎没有疼痛，患者常因毛发脱落和恶臭的分泌物而就诊。毛发镜下，可以看到黄色的无结构区域、黄点和营养不良的毛干。

组织病理学表现列在表 69.2 中。

鉴别诊断

在极少情况下，头癣的表现可类似于穿掘性蜂窝织炎。其他瘢痕性秃发的重度炎症类型（特别是"秃发性毛囊炎"）有时可能与穿掘性蜂窝织炎混淆。

治疗

一些病例报告显示异维 A 酸（每天 0.5 ~ 1.5 mg/kg 用至临床消退后 4 个月）可能是该病的有效疗法[112-113]，

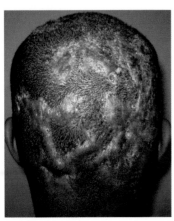

图 69.21 非洲裔美国男性的头皮穿掘性蜂窝织炎。脱发的区域形状各异，从卵圆形到线状。相互连接的质地柔软的起伏的结节，伴随从窦道和瘢痕中排出的脓性分泌物（Courtesy, Joseph English, MD.）

尽管常有复发。遗憾的是，异维 A 酸并不总是有效。TNF-α 抑制剂曾成功应用[114-115]，但是其数据还没有经过精确地研究。其他治疗选择包括：皮损内注射皮质类固醇、口服抗生素、口服大剂量硫酸锌（135 ~ 220 mg TID）、激光脱毛、光化学疗法、放射性治疗，以及包括切开引流和切除后移植的外科干预[113]。

瘢痕性秃发，未分类型

相比于为遇到的每一个令人困惑的临床和组织表现，创造一个新的名字"炎症性瘢痕性秃发"或"耗竭性瘢痕性秃发"的诊断更可取。

"耗竭性"或者"终末期"瘢痕性秃发

对于进行性脱发的患者，诊断"耗竭"或"终末期"瘢痕性秃发需要进一步的活检标本[60]。尽管患者的疾病可能正处于消退期，但"终末期"疾病的组织特征常常是来自陈旧的、不活跃的皮损标本。其组织病理学改变见表 69.2。

Brocq 秃发

根据笔者观点，术语"Brocq 假性斑秃"是许多困惑的根源，应予以废除[116-117]。不同研究的诊断性特征不一致、推荐的诊断标准缺少特异性以及其他因素，使得该术语的不确定性大于确切性。Brocq 秃发不是一种独立的疾病，而是终末期瘢痕性秃发的一种临床模式[60]。这种模式也见于毛发扁平苔藓、盘状红斑狼疮和其他形式的瘢痕性秃发[72, 91-92]。如果其他类型的瘢痕性秃发可以确诊，则不能使用"Brocq 秃发"的术语。

Brocq 秃发并不常见，通常影响成年高加索人，患者会发现离散的、无症状的头皮脱发区。部分患者疾病进展缓慢，但有些患者病情可迅速恶化，疾病活动期后即进入"体眠"期。Brocq 秃发导致头皮形状不规则、广泛成簇分布的秃发斑（图 69.22）[118]。单纯累及冠状区或头顶的患者实际上可能是"耗竭"性中央离心性瘢痕性秃发（CCCA）的范例。

大多数 Brocq 秃发的病例，典型的病理改变为"耗竭"性瘢痕性秃发的表现。

"秃发性毛囊炎"

不同作者使用"秃发性毛囊炎"的方法不同，因此每次使用时必须重新定义。通常，它用于瘢痕性秃发的重度炎症形式，以炎症性、毛囊性丘疹和脓疱为主要临床表现。脓液和结痂的损害经常（但不总是）有金黄色葡萄球菌生长。一些作者认为头皮原发性葡萄球菌感染是秃发性毛囊炎的病因[85]。

许多患者，特别是非洲裔的美国患者，如果选

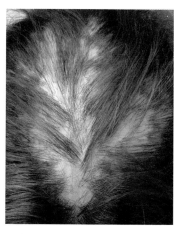

图 69.22 Brocq 秃发。沿中线分布的瘢痕性秃发的形状不规则区域（Courtesy, Kalman Watsky, MD.）

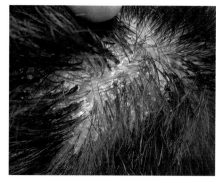

图 69.23 "簇状毛囊炎"。注意在瘢痕区域多根毛发从单一毛囊开口处长出（多毛）（Courtesy, Damon McClain, MD.）

择合适的"早期"皮损做组织病理检查，则可确定是CCCA[72]。但是，"秃发性毛囊炎"的临床表现也可见于最终证明是头癣或毛发扁平苔藓的患者。

组织病理上，脱发性毛囊炎表现为毛囊上部的致密的毛囊周围炎，伴有部分或完全的上皮破坏。通常，急性和慢性炎症都会存在，但是病理显示以淋巴细胞、中性粒细胞或肉芽肿性炎症为主。混合的成分中常见浆细胞，但这种现象是头皮慢性炎症性疾病中常见且非特异性的表现。

轻症病例可用局部克林霉素和抗菌香波治疗，但重症疾病的治疗更为复杂，可能需要口服四环素维持治疗。在一系列患者中，口服利福平和克林霉素的联合治疗可观察到长期缓解[85]。

"簇状毛囊炎"

毛发疾病的"簇生"模式在几种形式的瘢痕性秃发中是常见的。它不是一种特异性疾病，而是几种不同疾病的终末期（图 69.23）。笔者认为，该诊断术语应予以废除[72]。

簇生是由于受损的毛囊漏斗部上皮愈合时伴有巨大的、共同的漏斗形成所致。纤维化区带将受损的毛囊分隔为独立成簇。这种现象也称为多毛（polytrichia）。虽然簇生在 CCCA 中相当常见，但是在其他多种疾病中也偶尔能看到，包括瘢痕疙瘩性痤疮、穿掘性蜂窝织炎、天疱疮、热灼伤和炎症性头癣。

牵引性秃发（终末期）

牵引性秃发（traction alopecia）是脱发的双相类型。最初，脱发是暂时的，头发可再生，这种情况的表现就像一种非瘢痕性秃发。但是如果过度的牵引持续数年，脱发最终变成永久性的（终末期或"耗竭

性"）。在牵引和开始发生永久性脱发之间可能有 10 年或更久的迟滞期。牵引性脱发的患者通常为非洲裔美国女性，主诉在三四十岁时，有数年的持续性双颞或额部的脱发病史（图 69.24）。偶尔，在脱发区域也发生毛囊炎。患者可能否认自幼开始扎紧辫子，但常有过其他形式的创伤性头发造型史（如"卷发夹"）。最近，牵拉是否是唯一的或主要的诱发因素已经被质疑[119]。

急性期、可逆的牵引性秃发和永久性、持续性、"耗竭性"牵引性秃发的组织学表现完全不同。急性形式的表现类似于轻度的拔毛癖[60, 120]。终末期疾病，最常发生于年轻非洲裔美国女性，其特征列在表 69.2 中。

毛干异常

引言

毛干由 3 个主要区域构成：髓质、皮质和毛小皮（见第 68 章）。上皮和毛发细胞（毛发）角蛋白已经被定位到 2 个角蛋白基因簇——位于 17q12 ～ q21 的酸

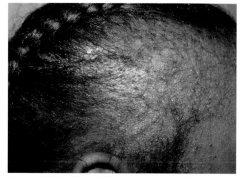

图 69.24 牵引性秃发。好发于非洲裔美国女性的额颞部区域，是由于创伤性美发方式引起的

性角蛋白簇（Ⅰ型）和位于12q11～q13的碱性角蛋白基因簇（Ⅱ型），也因此遗传性毛发异常的遗传学研究主要集中在这些区域。表69.8中列出的疾病通常存在角蛋白基因的潜在突变，例如念珠状发。

本章将把毛发结构性异常（图69.25）分为两大类——与毛发脆性增加相关的以及与毛发脆性增加不相关的。使用常规光学显微镜分析毛干异常时，最佳的检查是分析毛干近端1～2英寸区域。还可以在透射扫描电镜下进行毛干研究，还有氨基酸分析可以用来检测低硫水平。

毛发结构性异常伴毛发脆性增加

"泡沫状发"

这种特征性的毛干异常多见于年轻女性，呈局部

区域不平整的脆性发。受累毛发比正常毛发更直、更硬。在光镜下，可见毛干含有大的、不规则间隔分布的"泡沫"，扩张并压扁毛发皮质（见图69.25F）。毛发的断裂发生于泡沫较大处。

创伤性头发护理技术如由于吹风机故障导致的热损伤[121]或潮湿毛发上的热熨斗[122]会导致这个问题。一旦剪去受损的头发，适当的发型处理可使症状完全消退。

念珠状发

同义名： ■ 串珠状发（beaded hair）

念珠状发（monilethrix）是一个希腊文和拉丁文衍

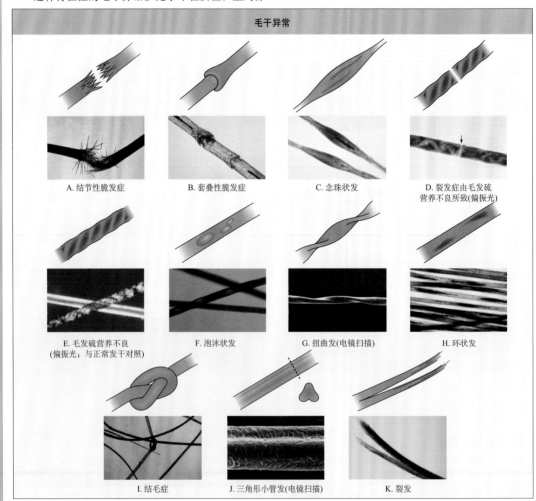

毛干异常

A. 结节性脆发症

B. 套叠性脆发症

C. 念珠状发

D. 裂发症由毛发硫营养不良所致(偏振光)

E. 毛发硫营养不良(偏振光；与正常发干对照)

F. 泡沫状发

G. 扭曲发(电镜扫描)

H. 环状发

I. 结毛症

J. 三角形小管发(电镜扫描)

K. 裂发

图69.25 **毛干异常**。EM，电子显微镜（A，B，Courtesy，Maria K Hordinsky，MD；F，Courtesty，Jean L Bolognia，MD.）

生出来的术语，意思是"项链状发"。本病为常染色体显性遗传，伴有不同程度的表达。念珠状发已经定位在位于 12q11 ~ q13 的上皮角蛋白基因簇上，并已发现在毛发皮质特异性角蛋白基因 *KRT86*（最常见）和 *KRT81*（见第 68 章）的点突变。此外，编码 KRT83 的基因和常染色体隐性遗传型念珠状发患者的桥粒芯糖蛋白 4[123] 也被发现存在突变。

受累患者的毛发在出生时外观正常，但在出生后最初的几个月内这些毛发纤维被短、脆、易碎的毛发代替（图 69.26）。通常，头皮是唯一受累区域，但在更泛发的病例中可见到眉毛、睫毛和甲受累（反甲最常见）。常能观察到毛囊周围红斑和毛囊角化过度。毛干有正常厚度的均匀椭圆形结节和间断的异常缩窄（见图 69.25C）。

扭曲发

扭曲发（pili torti）以扁平的毛干和沿自身长轴扭曲的毛干为特征（见图 69.25G）。这种扭曲是典型性的狭窄的、3 ~ 10 个扭曲成组出现的扭曲，使毛发纤维看起来闪烁发光。经典的扭曲发是一种与外胚层异常（毛周角化、甲营养不良、牙齿畸形）相关的临床综合征的部分表现。出生时毛发可稀疏或异常，或者出生时正常，在婴儿期被易碎的脆性头发代替。体毛也可缺如或稀疏。光镜检查显示扁平毛发的成簇扭曲。

Björnstad 综合征，是由于 *BCS1L* 基因突变所致的常染色体隐性遗传病，扭曲发与感觉神经性听力缺失相关[124]，因此，患有扭曲发的儿童应该做听力缺失的早期测试。其他以扭曲发为特征的遗传疾病包括 Menkes 病（见下文）、Bazex-Dupré-Christol 综合征（见第 99 章）、稀毛症伴青少年黄斑营养不良（由于 P- 钙黏蛋白突变）、Laron 综合征（原发性生长激素不敏

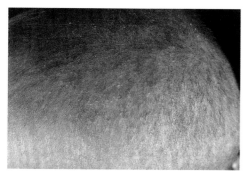

图 69.26　念珠状发。由于脆发断裂所致稀毛症。注意毛囊周围小丘疹和鳞屑

感）、外胚层发育不良、线粒体疾病和尿素循环缺陷（如瓜氨酸血症、精氨基琥珀酸尿症）。更多细节，见：www.ncbi.nlm.nih.gov/omim 和参考文献 125。

扭曲发尚无治疗方法，但可在青春期改善。虽然表现为斑片状脱发的迟发型扭曲发于青春期后出现，但是儿童期即可出现眉毛和睫毛纤维断裂。获得性扭曲发样发干扭曲被报道与神经性厌食以及口服维甲酸治疗有关。

Menkes 病（毛乳头营养不良或 Menkes 钢铁样发）是一种 X 连锁隐性遗传的铜代谢紊乱，受累男性表现出扭曲发、严重精神运动迟滞、生长缺陷、癫痫和其他神经系统的异常[126]。其他表现包括特征性的矮胖脸伴"丘比特弓"形上唇、面团样皮肤和弥漫性皮肤色素减退。Menkes 病中结节性脆发症也可累及发干，是毛发易碎的又一原因。多数患者在童年死亡。疾病特征由铜代谢障碍直接或间接引起，系编码铜转运ATP 酶的基因 *ATP7A* 突变所致。临床上，毛发密度稀疏、色素缺失、无光泽，外观及质地似钢丝绒。可疑病例的评估应包括毛发数量检查及血清铜和血浆铜蓝蛋白的测定。若 Menkes 病患者的母亲、姐妹和姨妈出现扭曲发条纹和（或）色素减退，则可识别出杂合子女性携带者。

套叠性脆发症

套叠性脆发症（trichorrhexis invaginata），也称为竹节样发，常见于 Netherton 综合征的患者，伴发迂回线状鱼鳞病。该病由 *SPINK5* 基因的病理性突变导致，其编码名为 LEKT1 的丝氨酸蛋白酶抑制物（见第 57 章）

受累患者常有特征性表现。头发异常通常因婴儿期出现短、稀疏、极脆的毛发而变得明显。由于皮质角化缺陷导致远端毛干套叠（"球"）入近端毛干（"槽"），组成毛发断裂点（见图 69.25B）。毛发折断使远端毛干留下一个高尔夫球座形末端。在成人，头发有改善倾向，但眉毛和体毛的竹节样缺陷可能持续存在。

结节性脆发症（trichorrhexis nodosa）

这是所有毛发结构性异常中最为常见的，其特点为光镜检查下毛干折断处个别皮质细胞和其碎片向外展开，像两把刷子的末端互相插入（图 69.25A）。目前推测这种异常是由毛干毛小皮细胞损伤，继而损伤正常情况下连接细胞的细胞间胶质所致。结节性脆发症可能是先天性或获得性的异常。可见于患有精神迟滞和精氨基琥珀酸尿症或瓜氨酸血症的毛发-肝-肠道综合征的儿童。目前已证实有三种类型的获得性结

节性脆发症：①近端（proximal）结节性脆发症，常见于简单的直发处理数年的患者；②远端（distal）结节性脆发症，系由于获得性、累积性毛小皮损伤所致；和③局限性（circumscribed）结节性脆发症，可发生于头皮和嘴唇上下的胡须。

毛发硫营养不良

毛发硫营养不良（trichothiodystrophy）是一种以毛发硫营养缺乏为特征的常染色体隐性遗传病。Price及其同事创造了此术语，并且很早就认识到毛发硫营养不良是神经外胚层综合征的一个标志。毛发纤维的显微镜检查揭示了横向断裂（裂发症）、毛小皮改变及偏振光下的明暗交替条带（图69.25D、E）。临床表现差异大，可以从单纯的毛发异常到一个大症候群（见第57章）。几个首字母缩略词被用来表示不同的临床表型。PIBIDS指代的表型包括：P（光敏）、I（鱼鳞病）、B（脆发）、I（智力障碍伴低智商）、D（生育能力下降）和S（身材矮小）。一些患者也可出现痉挛状态、震颤、共济失调、甲营养不良、龋齿、白内障、骨缺损和免疫缺陷[128]。几乎一半的毛发硫营养不良患者有光敏感（见第87章）。

毛发硫营养不良是由几种功能相关的基因缺陷导致的，包括TFIIH/XPD-XPB复合体（见第86章和表69.8）。目前认为转录因子IIH具有双重功能——转录和DNA修复[129]。

诊断毛发硫营养不良时，毛发硫含量降低合并下列任何一项表现有提示作用：裂发症、偏振光检查发现明暗交替条带、扫描电镜发现毛小皮缺失或严重受损[127, 130]。还可以进行基因检测。

毛发结构性异常不伴毛发脆性增加

获得性进行性毛发扭结

此术语包括几种以获得性头发卷曲为特征的疾病。最常见的一种类型是年轻男性出现额颞部或头顶部卷曲、鬈缩、无光泽的头发，随后进展为受累区域的雄激素性秃发。局限型和弥漫型的获得性毛发扭结（acquired progressive kinking of the hair）而不伴有毛发稀疏者已有报道。

生长期毛发松动综合征

生长期毛发松动综合征（loose anagen hair syndrome）的典型表现是年轻女孩，头发为相当短的金黄色发，通常无需理发，且有弥漫或斑片状秃发而不伴毛发脆性增加。男孩或深色头发儿童也可受累。生长期毛发能够轻易地被从头皮拔下且毫无疼痛，显微镜可见

皱褶的近端毛小皮（见图69.12C）、根鞘缺失以及弯曲的基质。

通过光镜和电镜的观察，结构的异常似乎破坏了内毛根鞘的支持和锚定作用，这可能造成毛干与生长期毛囊间的疏松连接[131]。在一些患者中，KRT75的缺陷可能起到一定作用（见第68章）。家族性病例也有报道。

目前认为本病随着年龄增长会有所改善。鉴别诊断包括休止期脱发、斑秃、拔毛癖和短生长期毛发综合征。后者主要见于儿童，以持续较多的休止期终毛数量和较小的毛发长度最大值为特征[131a]。

环纹发

环纹发（pili annulati）也称环状发（ringedhair），此病特点为用反射光观察时发干有明暗条带。明带与毛发内周期性出现的成簇的异常空气腔发生的光散射有关。此病可散发或表现为常染色体显性遗传。显微镜检毛发基底可见充满空气的暗区（见图69.25H）。

叉状发

叉状发（pili bifurcati）毛发纤维异常的特点为沿发干的多个不规则出现的毛发纤维分叉，形成独立的分支，此后再融合。每个分支有独立的毛小皮。这是一种罕见病。

多生毛

术语多生毛（pili multigemini）与同一毛囊长出多根毛干有关。每个毛发纤维有其自身的内毛根鞘，但所有纤维被一个共同的外毛根鞘包绕。多生毛常见于须部，通常伴随毛囊周围红斑。鉴别诊断包括毛囊多毳角栓病（trichostasis spinulosa）和复合毛囊。

玻璃丝发（蓬松发）

玻璃丝发（蓬松发）[spun-glasshair（uncombablehair）]也称为三角形小管发（pili trianguli et canaliculi），指一种罕见的毛发异常，由不同方向生长的扁平毛发表面反射的光线使得头发呈"玻璃丝"外观。头发呈特征性的僵硬且难于梳理。据推测是内毛根鞘角化异常导致了毛干的不规则形态，表现为三角形横断面和扫描电镜下容易观察到的纵沟（见图69.25J）。最近，纯合子和复合杂合子突变被确认存在于三个编码毛干形成相关蛋白的基因中——肽精氨酸转亚胺基酶3（PADI3）、谷氨酰胺转移酶3（TMG3）和毛透明蛋白（TCHH）[131b]。

羊毛状发

人的头发有时可呈现羊毛状外观。羊毛状发（woolly hair）的出现可以是先天性的，也可以是常染色体显

性或隐性遗传的。它也可能与一些遗传性综合征有关（见下文和表 69.8）。一些患者主诉局限性羊毛状发斑（羊毛状发痣）（图 69.27）。显微镜检显示椭圆形横断面、轴扭曲、及偶尔出现的结节性脆发症。

在 Naxos 病和 Carvajal 综合征中，羊毛状发被发现与心肌病变及弥漫或线性的掌跖角化症（palmopl-antarkeratoderma，PPK）显著有关。有报道在一个显性负调控斑珠蛋白突变的家族中，观察到羊毛状发、线性 PPK 和致死性心肌病三联征。羊毛状发偶见于 Noonan 综合征和心-面-皮肤综合征患者。其他已报道的与羊毛状发有关的疾病包括眉部瘢痕性红斑、毛周角化病、鱼鳞病、皮肤骨瘤、牙齿异常、甲营养不良和婴儿顽固性腹泻。扭结发（并非真正的羊毛状发）是巨型轴索神经病和毛发-牙齿-骨综合征的一个特征。

头皮外区域的秃发

虽然头皮脱发是本章的主要关注点，但秃发可以在任何毛发部位发生。例如，在斑秃中，眉毛、睫毛甚至所有体毛都可受累。偶尔，生长期脱发可同时累及体毛和头皮。此外，红斑内有秃发可作为诊断毛囊性（秃发性）黏蛋白病的线索。也有病因不明的"模式型"秃发，可以影响前外侧胫骨和大腿部位，这在男性最明显。眉毛外侧三分之一的少毛症可作为甲状腺功能减退的线索。

（赵　俊译　杨勤萍审校）

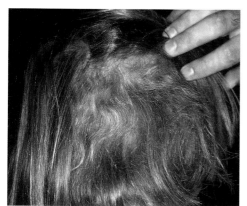

图 69.27　羊毛状发痣。头皮毛发呈波浪状、羊毛状外观的局限区域

参考文献

1. Severi G, Sinclair R, Hopper JL, et al. Androgenetic alopecia in men aged 40–69 years: prevalence and risk factors. Br J Dermatol 2003;149:1207–13.
2. Gan DC, Sinclair RD. Prevalence of male and female pattern hair loss in Maryborough. J Investig Dermatol Symp Proc 2005;10:184–9.
3. Yip L, Zaloumis S, Irwin D, et al. Gene-wide association study between the aromatase gene (CYP19A1) and female pattern hair loss. Br J Dermatol 2009;161:289–94.
4. Yazdabadi A, Magee J, Harrison S, Sinclair R. The Ludwig pattern of androgenetic alopecia is due to a hierarchy of androgen sensitivity within follicular units that leads to selective miniaturization and a reduction in the number of terminal hairs per follicular unit. Br J Dermatol 2008;159:1300–2.
5. Yip L, Zaloumis S, Irwin D, et al. Association analysis of oestrogen receptor beta gene (ESR2) polymorphisms with female pattern hair loss. Br J Dermatol 2012;166:1131–4.
6. Heilmann-Heimbach S, Hochfeld LM, Paus R, Nöthen MM. Hunting the genes in male-pattern alopecia: how important are they, how close are we and what will they tell us? Exp Dermatol 2016;25:251–7.
7. Sawaya ME, Price VH. Different levels of 5alpha-reductase type I and II, aromatase, and androgen receptor in hair follicles of women and men with androgenetic alopecia. J Invest Dermatol 1997;109:296–300.
8. Knochenhauer E, Azziz R. Ovarian hormones and adrenal androgens during a woman's life span. J Am Acad Dermatol 2001;45(3 Suppl.):S105–15.
9. Tosti A, Iorizzo M, Piraccini BM. Androgenetic alopecia in children: report of 20 cases. Br J Dermatol 2005;152:556–9.
10. Garza LA, Liu Y, Yang Z, et al. Prostaglandin D2 inhibits hair growth and is elevated in bald scalp of men with androgenetic alopecia. Sci Transl Med 2012;4:126ra34.
11. Hamilton J. Patterned loss of hair in man; types and incidence. Ann N Y Acad Sci 1951;53:708–14.
12. Norwood OT. Male pattern baldness: classification and incidence. South Med J 1975;68:1359–65.

13. Ludwig E. Classification of the types of androgenic alopecia (common baldness) arising in the female sex. Br J Dermatol 1977;97:249–56.
14. Olsen EA, Messenger AG, Shapiro J, et al. Evaluation and treatment of male and female pattern hair loss. J Am Acad Dermatol 2005;52:301–11.
15. Messenger AG, Sinclair R. Follicular miniaturization in female pattern hair loss: clinicopathological correlations. Br J Dermatol 2006;155:926–30.
16. Whiting DA, Olsen EA, Savin R, et al. Efficacy and tolerability of finasteride 1 mg in men aged 41 to 60 years with male pattern hair loss. Eur J Dermatol 2003;13:150–60.
17. Klein EA, Tangen CM, Goodman PJ, et al. Assessing benefit and risk in the prevention of prostate cancer: the prostate cancer prevention trial revisited. J Clin Oncol 2005;23:7460–6.
18. Lucia MS, Epstein JI, Goodman PJ, et al. Finasteride and high-grade prostate cancer in the Prostate Cancer Prevention Trial. J Natl Cancer Inst 2007;99:1375–83.
19. D'Amico AV, Roehrborn CG. Effect of 1 mg/day finasteride on concentrations of serum prostate-specific antigen in men with androgenetic alopecia; a randomised controlled trial. Lancet Oncol 2007;8:21–5.
20. van Zuuren EJ, Fedorowicz Z. Interventions for female pattern hair loss. JAMA Dermatol 2017;153:329–30.
21. Trueb RM. Finasteride treatment of patterned hair loss in normoandrogenic postmenopausal women. Dermatology 2004;209:202–7.
22. Sinclair R, Wewerinke M, Jolley D. Treatment of female pattern hair loss with oral antiandrogens. Br J Dermatol 2005;152:466–73.
23. Iorizzo M, Vincenzi C, Voudouris S, et al. Finasteride treatment of female pattern hair loss. Arch Dermatol 2006;142:298–302.
24. Price VH, Roberts JL, Hordinsky M, et al. Lack of efficacy of finasteride in postmenopausal women with androgenetic alopecia. J Am Acad Dermatol 2000;43:768–76.
25. Iorizzo M, Vincenzi C, Voudouris S, et al. Finasteride treatment of female pattern hair loss. Arch Dermatol 2006;142:298–302.

26. Trüeb RM, Swiss Trichology Study Group. Finasteride treatment of patterned hair loss in normoandrogenic postmenopausal women. Dermatology 2004;209:202–7.
27. Olszewska M, Rudnicka L. Effective treatment of female androgenic alopecia with dutasteride. J Drugs Dermatol 2005;4:637–40.
28. Sinclair R, Wewerinke M, Jolley D. Treatment of female pattern hair loss with oral antiandrogens. Br J Dermatol 2005;152:466–73.
29. Whiting DA. Chronic telogen effluvium: increased scalp hair shedding in middle-aged women. J Am Acad Dermatol 1996;35:899–906.
30. Gilmore S, Sinclair R. Chronic telogen effluvium is due to a reduction in the variance of anagen duration. Australas J Dermatol 2010;51:163–7.
31. Berth-Jones J, Shuttleworth D, Hutchinson P. A study of etretinate alopecia. Br J Dermatol 1990;122:751–5.
32. Litt JZ, Shear N. Litt's drug eruption and reaction manual. 23rd ed. Boca Raton: CRC Press; 2017.
33. Sperling L. Evaluation of hair loss. Curr Probl Dermatol 1996;8:97–136.
34. Wasko CA, Mackley CL, Sperling LC, et al. Standardizing the 60 second hair count. Arch Dermatol 2008;144:759–62.
35. Sinclair R. Hair shedding in women: how much is too much? Br J Dermatol 2015;173:846–8.
36. Sinclair R. Chronic telogen effluvium: a study of 5 patients over 7 years. J Am Acad Dermatol 2005;52(2 Suppl. 1):12–16.
37. Sinclair R. There is no clear association between low serum ferritin and chronic diffuse telogen hair loss. Br J Dermatol 2002;147:982–4.
38. Tosti A, Piraccini BM. Diagnosis and Treatment of Hair Disorders. An Evidence Based Atlas. London: Taylor & Francis; 2007. p. 59.
39. Tosti A, Bellavista S, Iorizzo M. Alopecia areata: a long term follow-up study of 191 patients. J Am Acad Dermatol 2006;55:438–41.
40. Safavi K. Prevalence of alopecia areata in the First National Health and Nutrition Examination Survey [Letter]. Arch Dermatol 1992;128:702.

41. McElwee KJ, Gilhar A, Tobin DJ, et al. What causes alopecia areata? Exp Dermatol 2013;22:609–26.
42. Wang E, McElwee KJ. Etiopathogenesis of alopecia areata: Why do our patients get it? Dermatol Ther 2011;24:337–47.
43. Betz RC, Petukhova L, Ripke S, et al. Genome-wide meta-analysis in alopecia areata resolves HLA associations and reveals two new susceptibility loci. Nat Commun 2015;6:5966.
44. Petukhova L, Duvic M, Hordinsky M, et al. Genome-wide association study in alopecia areata implicates both innate and adaptive immunity. Nature 2010;466:113–17.
45. McElwee KJ, Spiers EM, Oliver RF. In vivo depletion of CD8+ T cells restores hair growth in the DEBR model for alopecia areata. Br J Dermatol 1996;135:211–17.
46. Gilhar A, Ullmann Y, Berkutzki T, et al. Autoimmune hair loss (alopecia areata) transferred by T lymphocytes to human scalp explants on SCID mice. J Clin Invest 1998;101:62–7.
47. Crispin MK, Ko JM, Craiglow BG, et al. Safety and efficacy of the JAK inhibitor tofacitinib citrate in patients with alopecia areata. JCI Insight 2016;1:e89776.
48. Mackay-Wiggan J, Jabbari A, Nguyen N, et al. Oral ruxolitinib induces hair regrowth in patients with moderate-to-severe alopecia areata. JCI Insight 2016;1:e89790.
49. Paus R, Slominski A, Czarnetzki BM. Is alopecia areata an autoimmune-response against melanogenesis-related proteins, exposed by abnormal MHC class I expression in the anagen hair bulb? Yale J Biol Med 1993;66:541–54.
50. Gilhar A, Kam Y, Assy B, Kalish RS. Alopecia areata induced in *C3H/HeJ* mice by interferon-gamma: evidence for loss of immune privilege. J Invest Dermatol 2005;124:288–9.
51. Wade MS, Sinclair RD. Persistent depigmented regrowth after alopecia areata. J Am Acad Dermatol 2002;46:619–20.
52. Madani S, Shapiro J. Alopecia areata update. J Am Acad Dermatol 2000;42:549–66.
53. Olsen E, Hordinsky M, McDonald-Hull S, et al. Alopecia areata investigational assessment guidelines. National Alopecia Areata Foundation. J Am Acad Dermatol 1999;40:242–6.
54. Tosti A, Iorizzo M, Botta GL, Milani M. Efficacy and safety of a new clobetasol propionate 0.05% foam in alopecia areata: a randomized, double-blind placebo-controlled trial. J Eur Acad Dermatol Venereol 2006;20:1243–7.
55. Chang KH, Rojhirunsakool S, Goldberg LJ. Treatment of severe alopecia areata with intralesional steroid injections. J Drugs Dermatol 2009;8:909–12.
55a. Chu TW, AlJasser M, Alharbi A, et al. Benefit of different concentrations of intralesional triamcinolone acetonide in alopecia areata: an intrasubject pilot study. J Am Acad Dermatol 2015;73:338–40.
56. Kurosawa M, Nakagawa S, Mizuashi M, et al. A comparison of the efficacy, relapse rate and side effects among three modalities of systemic corticosteroid therapy for alopecia areata. Dermatology 2006;212:361–5.
57. American Psychiatric Association. Diagnostic and Statistical Manual of Mental Disorders. 5th ed. Arlington, VA: American Psychiatric Association; 2013.
58. Duke DC, Keely ML, Geffken GR, Storch EA. Trichotillomania: a current review. Clin Psychol Rev 2010;30:181–93.
59. Rakowska A, Slowinska M, Olszewska M, Rudnicka L. New trichoscopy findings in trichotillomania: flame hairs, V-sign, hook hairs, hair powder, tulip hairs. Acta Derm Venereol 2014;94:303–6.
60. Sperling LC, Cowper SE, Knopp ES. An atlas of hair pathology with clinical correlations. 2nd ed. London: Informa Healthcare; 2012.
61. Tanzi EL, Hornung RL, Silverberg NB. Halo scalp ring: a case series and review of the literature. Arch Pediatr Adolesc Med 2002;156:188–90.
62. Trakimas C, Sperling L, Skelton HI, et al. Clinical and histologic findings in temporal triangular alopecia. J Am Acad Dermatol 1994;31:205–9.
63. Fair KP, Knoell KA, Patterson JW, et al. Lipedematous alopecia: a clinicopathologic, histologic and ultrastructural study. J Cutan Pathol 2000;27:49–53.
64. González-Guerra E, Haro R, Angulo J, et al. Lipedematous alopecia: an uncommon clinicopathologic variant of nonscarring but permanent alopecia. Int J Dermatol 2008;47:605–9.
65. Yip L, Mason G, Pohl M, Sinclair R. Successful surgical management of lipoedematous alopecia. Australas J Dermatol 2008;49:52–4.
66. Runne U, Kroneisen-Wiersma P. Psoriatic alopecia: acute and chronic hair loss in 47 patients with scalp psoriasis. Dermatology 1992;185:82–7.
67. Wright AL, Messenger AG. Scarring alopecia in psoriasis. Acta Derm Venereol 1990;70:156–9.
68. El Shabrawi-Caelen L, La Placa M, Vincenzi C, et al. Adalimumab-induced psoriasis of the scalp with diffuse alopecia: a severe potentially irreversible cutaneous side effect of TNF-alpha blockers. Inflamm Bowel Dis 2010;16:182–3.
69. Zlotogorski A, Hochberg Z, Mirmirani P, et al. Clinical and pathologic correlations in genetically distinct forms of atrichia. Arch Dermatol 2003;139:1591–6.
70. Templeton S, Solomon A. Scarring alopecia: a classification based on microscopic criteria. J Cutan Pathol 1994;21:97–109.
71. Nguyen JV, Hudacek K, Whitten JA, et al. The HoVert technique: a novel method for the sectioning of alopecia biopsies. J Cutan Pathol 2011;38:401–6.
72. Sperling L, Solomon A, Whiting D. A new look at scarring alopecia. Arch Dermatol 2000;136:235–42.
73. Olsen EA, Bergfeld WF, Cotsarelis G, et al. Summary of North American Hair Research Society (NAHRS)-sponsored workshop on cicatricial alopecia, duke university medical center, February 10 and 11, 2001. J Am Acad Dermatol 2003;48:103–10.
74. Solomon A. The transversely sectioned scalp biopsy specimen: the technique and an algorithm for its use in the diagnosis of alopecia. Adv Dermatol 1994;9:127–57.
75. Mirmirani P, Willey A, Headington JT, et al. Primary cicatricial alopecia: histopathologic findings do not distinguish clinical variants. J Am Acad Dermatol 2005;52:637–43.
76. Ross EK, Tan E, Shapiro J. Update on primary cicatricial alopecias. J Am Acad Dermatol 2005;53:1–37.
77. Ogunleye TA, McMichael A, Olsen EA. Central centrifugal cicatricial alopecia: what has been achieved, current clues for future research. Dermatol Clin 2014;32:173–81.
78. LoPresti P, Papa C, Kligman A. Hot comb alopecia. Arch Dermatol 1968;98:234–8.
79. Sperling L, Sau P. The follicular degeneration syndrome in black patients: "hot comb alopecia" revisited and revised. Arch Dermatol 1992;128:68–74.
80. Sperling L, Skelton H, Smith K, et al. The follicular degeneration syndrome in men. Arch Dermatol 1994;130:763–9.
81. Shah SK, Alexis AF. Central centrifugal cicatricial alopecia: retrospective chart review. J Cutan Med Surg 2010;14:212–22.
82. Callender VD, Onwudiwe O. Prevalence and etiology of central centrifugal cicatricial alopecia. Arch Dermatol 2011;147:972–4.
83. Kyei A, Bergfeld WF, Piliang M, Summers P. Medical and environmental risk factors for the development of central centrifugal cicatricial alopecia: a population study. Arch Dermatol 2011;147:909–14.
84. Brooke RC, Griffiths CE. Folliculitis decalvans. Clin Exp Dermatol 2001;26:120–2.
85. Powell J, Dawber R, Gatter K. Folliculitis decalvans including tufted folliculitis: clinical, histological and therapeutic findings. Br J Dermatol 1999;140:328–33.
86. Meesters AA, Van der Veen JP, Wolkerstorfer A. Long-term remission of folliculitis decalvans after treatment with the long-pulsed Nd:YAG laser. J Dermatolog Treat 2014;25:167–8.
87. Kreutzer K, Effendy I. Therapy-resistant folliculitis decalvans and lichen planopilaris successfully treated with adalimumab. J Dtsch Dermatol Ges 2014;12:74–6.
88. Mihaljevic N, von den Driesch P. Successful use of infliximab in a patient with recalcitrant folliculitis decalvans. J Dtsch Dermatol Ges 2012;10:589–90.
89. Castaño-Suárez E, Romero-Maté A, Arias-Palomo D, Borbujo J. Photodynamic therapy for the treatment of folliculitis decalvans. Photodermatol Photoimmunol Photomed 2012;28:102–4.
90. Tang L, Sundberg JP, Lui H, Shapiro J. Old wine in new bottles: reviving old therapies for alopecia areata using rodent models. J Investig Dermatol Symp Proc 2003;8:212–16.
91. Amato L, Mei S, Massi D, et al. Cicatricial alopecia; a dermatopathologic and immunopathologic study of 33 patients (pseudopelade of Brocq is not a specific clinico-pathologic entity). Int J Dermatol 2002;41:8–15.
92. Silvers DN, Katz BE, Young AW. Pseudopelade of Brocq is lichen planopilaris: report of four cases that support this nosology. Cutis 1993;51:99–105.
93. Kossard S, Lee M-S, Wilkinson B. Postmenopausal frontal fibrosing alopecia: a frontal variant of lichen planopilaris. J Am Acad Dermatol 1997;36:59–66.
94. Miteva M, Whiting D, Harries M, et al. Frontal fibrosing alopecia in black patients. Br J Dermatol 2012;167:208–10.
95. Poblet E, Jiménez F, Pascual A, Piqué E. Frontal fibrosing alopecia versus lichen planopilaris: a clinicopathological study. Int J Dermatol 2006;45:375–80.
96. Chiang C, Sah D, Cho BK, et al. Hydroxychloroquine and lichen planopilaris: efficacy and introduction of Lichen Planopilaris Activity Index scoring system. J Am Acad Dermatol 2010;62:387–92.
97. Sperling LC, Nguyen J. Treatment of lichen planopilaris: some progress, but a long way to go. J Amer Acad Dermatol. 2010;62:398–401.
98. Mirmirani P, Karnik P. Lichen planopilaris treated with a peroxisome proliferator-activated receptor gamma agonist. Arch Dermatol 2009;145:1363–6.
99. Vañó-Galván S, Molina-Ruiz AM, Serrano-Falcón C, et al. Frontal fibrosing alopecia: a multicenter review of 355 patients. J Am Acad Dermatol 2014;70:670–8.
100. Banka N, Mubki T, Bunagan MJ, et al. Frontal fibrosing alopecia: a retrospective clinical review of 62 patients with treatment outcome and long-term follow-up. Int J Dermatol 2014;53:1324–30.
101. Rácz E, Gho C, Moorman PW, et al. Treatment of frontal fibrosing alopecia and lichen planopilaris: a systematic review. J Eur Acad Dermatol Venereol 2013;27:1461–70.
102. Harries MJ, Messenger A. Treatment of frontal fibrosing alopecia and lichen planopilaris. J Eur Acad Dermatol Venereol 2014;28:1404–5.
103. Callen JP. Systemic lupus erythematosus in patients with chronic cutaneous (discoid) lupus erythematosus. Clinical and laboratory findings in seventeen patients. J Am Acad Dermatol 1985;12:278–88.
104. Sadlier M, Kirby B, Lally A. Mycophenolate mofetil and hydroxychloroquine: an effective treatment for recalcitrant cutaneous lupus erythematosus. J Am Acad Dermatol 2012;66:160–1, author reply 161–2.
105. Winkelmann RR, Kim GK, Del Rosso JQ. Treatment of cutaneous lupus erythematosus: review and assessment of treatment benefits based on Oxford Centre for Evidence-based Medicine criteria. J Clin Aesthet Dermatol. 2013;6:27–38.
106. Sperling L, Homoky C, Pratt L, Sau P. Acne keloidalis is a form of primary, scarring alopecia. Arch Dermatol 2000;136:479–84.
107. Halder RM, Grimes PE, McLaurin CI, et al. Incidence of common dermatoses in a predominantly black dermatologic practice. Cutis 1983;32(388):390.
108. Shapero J, Shapero H. Acne keloidalis nuchae is scar and keloid formation secondary to mechanically induced folliculitis. J Cutan Med Surg 2011;15:238–40.
109. Esmat SM, Abdel Hay RM, Abu Zeid OM, Hosni HN. The efficacy of laser-assisted hair removal in the treatment of acne keloidalis nuchae; a pilot study. Eur J Dermatol 2012;22:645–50.
110. Beckett N, Lawson C, Cohen G. Electrosurgical excision of acne keloidalis nuchae with secondary intention healing. J Clin Aesthet Dermatol 2011;4:36–9.
111. Etzkorn JR, Chitwood K, Cohen G. Tumor stage acne keloidalis nuchae treated with surgical excision and secondary intention healing. J Drugs Dermatol 2012;11:540–1.
112. Scerri L, Williams HC, Allen BR. Dissecting cellulitis of the scalp: response to isotretinoin. Br J Dermatol 1996;134:1105–8.
113. Scheinfeld N. Dissecting cellulitis (Perifolliculitis Capitis Abscedens et Suffodiens): a comprehensive review focusing on new treatments and findings of the last decade with commentary comparing the therapies and causes of dissecting cellulitis to hidradenitis suppurativa. Dermatol Online J 2014;20:22692.
114. Sukhatme SV, Lenzy YM, Gottlieb AB. Refractory dissecting cellulitis of the scalp treated with adalimumab. J Drugs Dermatol 2008;7:981–3.
115. Wollina U, Gemmeke A, Koch A. Dissecting cellulitis of the scalp responding to intravenous tumor necrosis factor-alpha antagonist. J Clin Aesthet Dermatol. 2012;5:36–9.
116. Brocq L, Lenglet E, Ayrignac J. Recherches sur l'alopecie atrophiante, variete pseudopelade. Ann Dermatol Syphilol 1905;6:1–32, 97–127, 209–37.
117. Ronchese F. Pseudopelade. Arch Dermatol 1960;82:336–43.
118. Dawber R. What is pseudopelade? Clin Exp Dermatol

1992;17:305–6.

119. Goldberg LJ. Cicatricial marginal alopecia: is it all traction? Br J Dermatol 2009;160:62–8.

120. Sperling L, Lupton G. The histopathology of non-scarring alopecia. J Cutan Pathol 1995;22: 97–114.

121. Detwiler S, Carson J, Woosley J, et al. Bubble hair. J Am Acad Dermatol 1994;30:54–60.

122. Savitha A, Sacchidanand S, Revathy T. Bubble hair and other acquired hair shaft anomalies due to hot ironing on wet hair. Int J Trichology. 2011;3:118–20.

123. Farooq M, Ito M, Naito M, Shimomura Y. A case of monilethrix caused by novel compound heterozygous mutations in the desmoglein 4 (DSG4) gene. Br J Dermatol 2011;165:425–31.

124. Hinson JT, Fantin VR, Schönberger J, et al. Missense mutations in the BCS1L gene as a cause of the Bjornstad syndrome. N Engl J Med 2007;356:809–19.

125. Mirmirani P, Samimi SS, Mostow E. Pili torti: clinical findings, associated disorders, and new insights into mechanisms of hair twisting. Cutis 2009;84:143–7.

126. Tumer Z, Moller LB. Menkes disease. Eur J Hum Genet 2010;18:511–18.

127. Sperling LC, DiGiovanni JJ. "Curly" wood and tiger tails: an explanation for light and dark banding with

128. Faghri S, Tamura D, Kraemer KH, Digiovanni JJ. Trichothiodystrophy: a systematic review of 112 published cases characterizes a wide spectrum of clinical manifestations. J Med Genet 2008;45:609–21.

129. Hashimoto S, Egly JM. Trichothiodystrophy view from the molecular basis of DNA repair/transcription factor TFIIH. Hum Mol Genet 2009;18:R224–30.

130. Itin PH, Sarasin A, Pittelkow MR. Trichothiodystrophy: update on the sulfur-deficient brittle hair syndromes. J Am Acad Dermatol 2001;44:891–920.

131. Mirmirani P, Uno H, Price VH. Abnormal inner root sheath of the hair follicle in the loose anagen hair syndrome: an ultrastructural study. J Am Acad Dermatol 2011;64:129–34.

131a. Martin JM, Montesinos E, Sanchez S, et al. Clinical, microscopic and ultrastructural findings in a case of short anagen syndrome. Pediatr Dermatol 2017;34: e221–2.

131b. Ü Basmanav FB, Cau L, Tafazzoli A, et al. Mutations in three genes encoding proteins involved in hair shaft formation cause uncombable hair syndrome. Am J Hum Genet 2016;99:1292–304.

132. Müller CS, El Shabrawi-Caelen L. "Follicular swiss

polarization in trichothiodystrophy. Arch Dermatol 2003;139:1189–92.

cheese pattern" – another clue to alopecia areata. J Cutan Pathol 2011;38:185–9.

133. Annessi G, Lombardo G, Gobello T, Puddu P. A clinicopathologic study of scarring alopecia due to lichen planus: comparison with scarring alopecia in discoid lupus erythematosus and pseudopelade. Am J Dermatopathol 1999;21:324–31.

134. Mehregan DA, Van Hale HM, Muller SA. Lichen planopilaris: clinical and pathologic study of forty-five patients. J Am Acad Dermatol 1992;27:935–42.

135. Waldorf DS. Lichen planopilaris. Histopathologic study of disease. Progression to scarring alopecia. Arch Dermatol 1966;93:684–91.

136. Whiting DA. Cicatricial alopecia: clinico-pathological findings and treatment. Clin Dermatol 2001;19:211–25.

137. Smith K, Skelton H, DeRusso D, et al. Clinical and histopathologic features of hair loss in patients with HIV-1 infection. J Am Acad Dermatol 1996;34:63–8.

138. Petukhova L, Duvic M, Hordinsky M, et al. Genome-wide association study in alopecia areata implicates both innate and adaptive immunity. Nature 2010;466:113–17.

第70章　毛增多症和多毛症

Francisco M. Camacho

要点

- 毛增多症指发生在身体任何部位的毛发过度生长，而多毛症指女孩和女人在雄激素依赖部位的毛发过度生长。
- 毛增多症可以为全身性或局限性，病因可从皮肤遗传病到错构瘤、再到反复外伤。
- 多毛症与激素因素有关，尤其是循环雄激素水平增高和毛囊对雄激素敏感性增强。
- 女性主要的雄激素来源是肾上腺和卵巢；当患者有多毛症时，必须排除这些器官的功能紊乱。
- 根据多毛症的原因，其治疗方法包括使用抗雄激素药物、糖皮质激素降胰岛素药物和（或）避孕剂，联合局部药物治疗和物理治疗（如激光脱毛）。

毛增多症

引言

毛增多症（hypertrichosis）指身体任何部位毛发过度增长。这个术语常与多毛症相混淆，多毛症仅指女性由于高雄激素血症或者终末器官对雄激素的敏感性增高，所致的终毛在雄激素依赖部位（如"男性模式"）的过度生长[1-3]。毛增多症可以根据分布（全身或局部）、发病年龄（先天性或从出生渐变或获得性），及毛发类型（毳毛、毫毛、终毛）来分类。

临床特征

泛发性毛增多症

泛发性毛增多症（generalized hypertrichosis）指皮肤表面大面积出现毳毛、过量毫毛或者终毛，包括获得性的终毛转化为毳毛（图70.1）[4]。毳毛是未着色的、无髓的纤细毛发，覆盖婴儿体表，能长到数厘米长；它通常在宫内或在出生后数周自然脱落，在躯体被毫毛取代，在头皮被终毛取代。发病年龄可以从婴儿期到青春期到成人期。

先天性泛发型毛发增多症

许多独特但罕见的遗传综合征与先天性泛发型毛增多症（congenital generalized hypertrichosis）有关（表70.1）。虽然这些疾病大多数有皮肤外表现，如牙龈增生或面部畸形，但有些主要表现为毛发增多症，包括泛发型毛发增多症。然而，后者有时认为是体质如此，例如单纯性过于茂密的正常头发，这可能是家族性的。与先天性泛发型毛增多症相关的遗传异常导致多种蛋白质功能障碍，从已知参与毛囊发育的蛋白质到膜转运蛋白（见表70.1）。

婴儿先天性泛发型毛增多症还需要考虑宫内暴露于药物（如米诺地尔）的可能性。鉴别诊断还包括遗传性疾病，其毛增多症可累及多个部位，且出现较早（表70.2）。

青春前期毛增多症

青春前期毛增多症（prepubertal hypertrichosis）在其他方面均健康的婴儿和儿童相对常见，大多发生于地中海和南亚裔。色素性毛发广泛、弥漫性分布，在儿童期变得更明显。面部（特别是前额、颞部、耳前区域）、四肢近端和背部受累；后者的毛发分布像"倒置的冷杉树"。浓密的眉毛和低的前额发际线也是其特征。

青春前期毛增多症的面部分布模式可与家族性多毛症重叠（见下文），可有多毛家族史。患有青春前期毛增多症少女患者的一个亚群可观测到总睾酮和游离睾酮水平轻度升高，而其他的患者雄激素水平正常[5]。这些发现提示毛增多症的这一临床模式有多种病因，包括雄激素过及体质性的毛发生长倾向。

获得性泛发型毛增多症

获得性泛发型毛增多症（acquired generalized hypertrichosis）最常与药物摄入有关（表70.3）。药物诱发的毛增多症特点为中等粗细的终毛缓慢生长。这些发现在前额、颞部、四肢屈侧和躯干部位最为典型。药物相关的毛增多症通常是可逆的，其分布与药物诱发的多毛症不同。

获得性泛发型毛增多症可为一系列系统病变的一个症状或结果，包括中枢神经系统疾病（如创伤性脑损伤）、幼年型甲状腺功能减退、幼年型皮肌炎、肢端肥大症（尤其是面下部）、营养不良（包括神经性厌食症）、POEMS 综合征和进行性 HIV 感染。

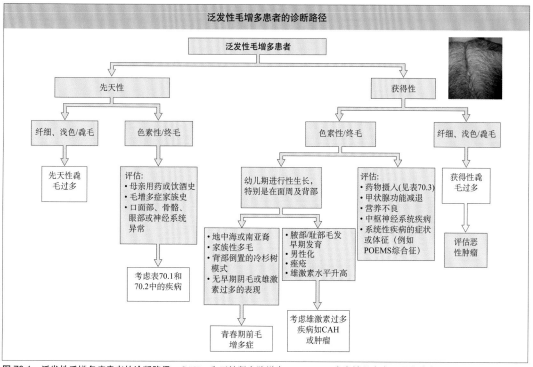

图 70.1　泛发性毛增多症患者的诊断路径。CAH，先天性肾上腺增生；POEMS，多发神经病变、器官肿大、内分泌疾病、单克隆免疫球蛋白、皮损。照片是泛发性毛增多症的一个例子，一些作者认为这只是单纯的家族性过度生长的正常毛发。

获得性毳毛增多症

　　获得性毳毛增多症（acquired hypertrichosis lanuginosa）通常认为是一种副肿瘤现象，因为它常伴发一些内脏恶性肿瘤，最常见的是肺癌、结肠癌和乳腺癌。偶尔，获得性毳毛过多可能出现在肿瘤诊断之前。此外，它也可伴发其他副肿瘤性皮病，如黑棘皮病、掌跖角化症、Leser Trélat 征和获得性鱼鳞病（见第 53 章）。毳毛在短期内遍及全身，即使病情较轻时亦可累及面部，导致"猿面"外观。毳毛甚至可能出现于雄激素性脱发的区域。

局限性毛增多症

　　多数局限性毛增多症（localized hypertrichosis）表现为通常无终毛生长部位的毳毛转换为终毛。局限性毛增多症可发展为错构瘤的一部分，或成为独立的先天性损害，或系统性疾病（遗传性或先天性）的一项表现，或作为皮肤创伤或炎症的结果。

先天性局限性毛增多症

　　这类包含有错构瘤，包括那些有迟发性临床表现的，及以特殊解剖部位的毛增多症为特征的先天性异常（图 70.2，表 70.4 和表 70.5）。

先天性黑素细胞痣和丛状神经纤维瘤

　　先天性黑素细胞痣（congenital melanocytic nevi）常与毛增多症相关。毛发生长增多在出生时即可注意到，但常在婴儿期和幼儿期更加显著。毛增多症见于小、中、大型的先天型黑素细胞痣（见第 112 章）。特别浓密的终毛生长可伴随头皮痣。丛状神经纤维瘤（plexiform neurofibromas）也可伴发色素沉着和毛增多症。

Becker 黑变病（痣）

　　这是一种特征表现为边界不规则色素沉着斑的错构瘤，通常发生于躯干两侧上半部分（前或后）。患者有的伴有毛增多症，有的则没有。色素增加通常发生于 10 岁前，而典型的毛增多症发生于 10～20 岁（图70.3）。Becker 黑变病（痣）[Becker melanosis(nevus)]最常发生于男孩或成年男性，在少数病例以常染色体显性遗传方式遗传。

　　偶尔，四肢不对称和受累部位的增生或发育不良[特别是妇女同侧的乳房发育不良，或少见的波兰异常（Polandanomaly）]可以出现。罕有伴发泌尿生殖道异常（SNUB 综合征：多乳头、尿路病变、Becker 黑变

疾病	遗传（位点；基因基础）	其他主要特征
表 70.1　以先天性泛发性毛增多症为特征的遗传性疾病		
毛发增加为主要特征		
先天性毳毛性毛增多症	AD	• 胎毛不被正常毛发取代并继续生长 • 纤细、成羽状、银灰-金黄色毳毛可能长至 10 cm • 可形成"狗面"或"猴面"样外观 • 累及整个体表（除了手掌、足掌、指骨远端背侧、包皮），但毛发可在 1 岁内脱落 • 偶伴有牙异常，罕有其他并发症（如外耳畸形、青光眼、幽门狭窄、光线恐惧症、ID）
泛发性毛增多症	AD	• 粗长毛发主要位于背部、四肢近端及面前部、颞部和耳前区域 * • 婴儿期增加倾向持续存在 • 一些作者认为这只是单纯的家族性过度生长的正常毛发
Ambras 综合征（先天性泛发性毛增多症，Ambras 型；HTC1）[45-47]	AD（8q22 ~ q24 断裂点；位置效应下调 *TRPS1* 的表达）	• 纤细、丝状、浅色长发覆盖全身，主要位于面部、耳部、肩部 • 均匀分布于面部，包括鼻部 • 终身存在 • 较少面部毁容、牙异常、副乳
伴有皮肤外特征的泛发性毛增多症		
X 连锁多毛症（先天性泛发性毛增多症；HTC2）[48]	XLD（Xq27.1；回文介导的染色体间插入突变；位置效应下调 *FGF13* 的表达）	• 卷曲的、短的、深色发主要分布于面部和身体上部 • 前倾的鼻孔、下颌前突、偶有牙齿异常、耳聋 • 女性患者可有沿 Blaschko 线分布的痣样毛增多症
先天性泛发性毛增多症伴或不伴牙龈增生（HTC3）[47,49]	AD 或 AR［17q24.2 ~ q24.3 微缺失突变或微重复突变（AD）；位置效应下调 *SOX9* 的表达；也有 *ABCA5* 突变（AR）］	• 面部四周、背中部、四肢黑色终毛 • 牙龈增生、粗面、ID、癫痫
Cantú 综合征（毛增多症性骨软骨发育不良）	AD（12p21.1；*ABCC9* 突变）	• 粗面、骨软骨发育不良、出生时巨大儿、心脏扩大症
Zimmermann-Laband 综合征 1 和 2	1：AD（1q32.2，*KCNH1* 突变） 2：AD（8p21.3，*ATP6V1B2* 突变）	• 牙龈增生、粗面、甲和远端指骨发育不良、关节伸展过度、巨脾、ID
Coffin Siris 综合征 1 ~ 5**	1：AD（6q25.3；*ARID1B* 突变） 2：AD（1p36.11；*ARID1A* 突变） 3：AD（22q11.23；*SMARCB1* 突变） 4：AD（19p13.2；*SMARCA4* 突变） 5：AD（17q21.2；*SMARCE1* 突变）	• 零星头发、粗面、第五指甲和趾甲发育不良、GD、ID
Schinzel-Giedion 中面部收缩综合征	AD（18q12.3；*SETBP1* 突变）	• 面中部血管性色素斑、面中部收缩、甲过度凸出、远端指骨和皮纹发育不良、GU 异常、GD、ID
Gorlin-Chaudry-Moss 综合征	AR vs XLD	• 颅面骨发育不全伴面中部发育迟滞、发育不良的远端指骨、眼及牙异常、生殖器发育不良、GD
内收拇指综合征	AR	• 关节挛缩、颅缝早闭、肌病
Barber-Say 综合征	AD（2q37.3；*TWIST2* 突变）	• 皮肤松弛、睑外翻、巨口、粗面、乳头发育不良、GD
先天性黑矇，视锥-视杆型，伴先天性毛增多症‡	AR	• 畏光，由于视网膜发育不良所致的视损害
CAHMR 综合征‡	AR	• 白内障、毛增多症、精神发育迟滞

* 这种分布模式也见于青春期前毛增多症（见正文）。
** 突变基因的蛋白产物是 SWI/SNF 复合物的亚单位。
‡ 单个家系被报道。
ABC，ATP 结合盒转运体；AD，常染色体显性遗传；AR，常染色体隐性遗传；ARID，富含 AT 的相互作用域；ATP6V1B2，ATP 酶 H＋转运 V1 亚基 B2；FGF，成纤维细胞生长因子；GD，生长迟滞；GU，泌尿生殖道；HTC，毛增多症；ID，精神发育迟滞；KCN，钾电压门控通道；SMARC，SWI/SNF 相关、基质相关、肌动蛋白依赖的染色质调节子；TRPS1，转录抑制因子 GATA 结合 1/ 毛-鼻-指骨综合征 1 蛋白；TWIST，扭转家族 BHLH 转录因子 2；XLD，X 连锁显性遗传

表 70.2　与局域的毛增多症相关的遗传疾病和先天性综合征。在染色体异常的儿童中也观察到不同程度的毛增多症（主要是面部或全身性的），如 1q、3q、4p 或 17q 的部分三体。*NIPBL*、*SMC1A*、*SMC3* 和 *RAD21* 编码内聚蛋白复合物的组分。*RAD21* 和 *EP300* 分别编码组蛋白乙酰转移酶和组蛋白去乙酰化酶。

疾病	多毛部位	其他主要特征
畸形的综合征		
Cornelia de Lange 综合征 1～5	● 前额、面侧部、肩部、背部 ● 前发际线低、连眉、睫毛粗长症	● 特征面容、上肢异常、小头畸形、GD、ID、"咆哮哭泣" ● AD（1、3、4）：*NIPBL* > *SMC3*，*RAD21* 突变 ● XLD（2、5）：*SMC1A*，*HDAC8* 突变
Rubinstein-Taybi 综合征 1 和 2	● 面侧部、肩部、背部 ● 粗眉、睫毛粗长症	● 面中部血管性色斑、瘢痕、毛母质瘤 ● 拇指／趾宽大、尖鼻、颚弓高耸、侏儒、ID ● AD；*CREBBP* 突变（或缺失）> *EP300* 突变
伴原发皮肤特征的疾病		
卟啉病	● 光曝露部位 ● 好发于 PCT、HEP、VP 的面侧部 ● CEP 见于面部、躯干和四肢	● 见第 49 章
脂肪营养障碍综合征（如 Berardinelli-Seip 综合征，矮妖精貌综合征）	● 面、颈、四肢 ● 发际线低	● 见第 101 章
变异性红角皮病	● 躯干和四肢	● 见第 57 章
营养不良性大疱表皮松解症 *	● 原发疱区域	● 见第 32 章
Siemens 大疱性鱼鳞病 *	● 四肢	● 见第 57 章
代谢性疾病		
黏多糖病 [†]	● 躯干、四肢	● 见第 48 章
先天性甲状腺功能低下	● 背部、四肢	● 见第 46 章
线粒体疾病		
Leigh 综合征由于 *SURF1* 突变	● 前额、四肢	● 进行性神经退行性变
MELAS 综合征	● 下肢	● 线粒体脑病、乳酸酸中毒、卒中样癫痫
宫内暴露 [‡]		
胎儿乙内酰脲综合征	● 面部、背部、四肢	● 齿龈发育不良、粗面、甲及远端指骨发育不良、GD
胎儿酒精综合征	● 面部、背部、四肢	● 面中部发育不良、GD、CNS 异常
硬斑病或硬皮病样疾病		
MONA（多中心性骨质溶解、结节病和关节挛缩，既往称为 Winchester 综合征）	● 皮肤增厚区域多毛与色素沉着重叠	● 牙龈发育不良、腕骨／跗骨骨质溶解、骨质疏松症、粗面、GD ● AR；基质金属蛋白酶 -2 基因突变
H 综合征 [§] [50-52]	● 躯干下部和下肢（与色素沉着和硬结区域相关） ● 硬结区的组织学特征包括真皮和皮下多克隆的血管周围淋巴组织细胞浸润伴大量浆细胞	● 感音神经性听力丧失、身材矮小、心房异常、肝脾肿大、阴囊肿块、高促性腺激素性腺功能减退、抗体阴性的胰岛素依赖性糖尿病、面部毛细血管扩张 ● AR；*SLC29A3* 突变（编码定位于溶酶体和线粒体的核苷转移子 hENT3）
皮肤僵硬综合征	● 可变的	● 见第 43 章
线状肢骨纹状肥大 [¶]	● 重叠累及皮肤及骨	● 骨质增生（"烛蜡"外貌）与硬皮病重叠 ● 孤立病例由于 *LEMD3* 突变

* 毛增多症是不常见的特征。

[†] 毛增多症也见于其他溶酶体贮积病，如 Krabbe 病和 GM1- 神经节苷脂贮积病，以及唾液酸尿症。

[‡] 也见于米诺地尔和二氮嗪。

[§] 与色素性毛增多症伴胰岛素依赖型糖尿病（PHID）综合征、窦组织细胞增生伴大块淋巴结病（SHML）和 Faisalabad 组织细胞增生症是等位的。

[¶] 毛增多症不伴肢骨纹状肥大时，亦被描述重叠带状硬皮病。

AD，常染色体显性遗传；AR，常染色体隐性遗传；CEP，先天性红细胞生成性卟啉病；GD，生长迟滞；HEP，肝细胞生成性卟啉病；ID，精神发育迟滞；PCT，迟发性皮肤型卟啉病；VP，混合型卟啉；XLD，X 连锁显性遗传

表70.3 药物所致毛增多症。黑体为最常见的药物

抗生素

- 链霉素

抗炎药

- 苯噁洛芬
- 糖皮质激素

血管扩张剂

- 二氮嗪
- 前列腺素 E1
- 米诺地尔

利尿剂

- 乙酰唑胺

抗惊厥药物

- 苯妥英

免疫抑制剂

- 环孢素
- 吗替麦考酚酯

补骨脂素

- 三甲氧补骨脂
- 八甲氧补骨脂素

防腐剂

- 六氯苯

螯合剂

- 青霉胺

其他

- 干扰素 - α
- EGFR 抑制剂（如克西妥昔单抗、
- 非诺特罗 帕尼单抗、埃罗替尼、吉非替尼）

EGFR，表皮生长因子受体

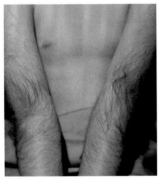

图 70.2 肘毛增多症。一个孩子双肘的多发终毛

表70.4 累及特定解剖部位的遗传性毛增多症。局部多毛症作为脊柱闭合不全的征象在第 64 章中讨论

表现	遗传	起病	其他特征
肘毛增多症（毛肘综合征，图 70.2）	AD	出生至幼儿期	• 侏儒 *
毛掌跖	AD	出生	
外耳毛增多症	AD†	儿童或青少年	• 主要影响男性
眉毛增多症	?	青年	
睫毛粗长症	AR	儿童	
鼻尖毛增多症	?	青年	• 主要影响男性
颈前毛增多症（图 70.5）	AD‡	出生至幼儿期	• 感觉运动神经元病 * • 精神发育迟滞 * • 外翻踇趾 *
症颈后毛增多症	AD	出生	• 脊柱后侧凸
多乳头，包括毛发型§[53]	AD¶	青年	• 尿道异常 *

* 偶发症状。
† 最近对印度男性的队列研究显示不是 Y 连锁，先天性耳郭毛增多症可见于糖尿病母亲的子女及 XYY 综合征的个体。
‡ 一个血缘家族可能是 AR 遗传。
§ 发簇沿乳房线分布。
¶ 大约 10% 的病例为家族性。
AD，常染色体显性；AR，常染色体隐性

"米其林轮胎宝宝"为题报道（见表 97.6）。近来，见于半颌面部发育不良症（表现为由于单侧颌面巨大，牙龈增生和牙发育不良所致的面部不对称）的毛增多症常并发 Becker 黑变病（痣）或平滑肌错构瘤。

其他错构瘤和婴儿期肿瘤

毛增多症可与下列皮损重叠出现：斑块型蓝痣、婴儿纤维错构瘤、真皮树突细胞错构瘤、外分泌腺血管瘤性错构瘤和丛状血管瘤。

痣样毛增多症

痣样毛增多症（nevoid hypertrichosis）是一种不寻常的以局部区域的终毛生长为特征的先天性改变。总体而言，原发性痣样毛增多症没有皮肤以外的并发症，受累区域内色素正常，无潜在的错构瘤（图 70.4）。表70.4 罗列了可能是家族性局限性毛增多症的特定部位。有一个原发性多发性局限性毛增多症的家系报道[7]。在 X 连锁毛增多症的女性携带者中观察到，痣样毛增多症沿 Blaschko 线分布（见表 70.1）。

继发性痣样毛增多症可能与脂肪营养障碍、半侧肥大、脊柱侧凸及基础脉管系统异常有关。痣样毛增多症还可与表皮痣或痣样色素减退并发。

脊柱闭合不全和发领圈征

闭合不全（dysraphism）定义为皱褶或抬升形成的

病）[6]。由于它们的良性特征，不推荐外科手术切除 Becker 黑变病（痣）。可以通过各种技术进行脱毛，但试图通过激光治疗减少色素常不成功。

平滑肌错构瘤，和 Becker 黑变病（痣）出现在一个病谱中，可表现为局限性毛增多症性的斑块伴不同程度色素增加（见第 117 章）。偶尔可表现为以广泛的毛增多症和皮肤折叠为特征的泛发性形式，曾经以

表 70.5 眉毛和睫毛的毛增多症

连眉（"一字眉"）

- 独立性状
- Waardenburg 综合征（见第 66 章）
- Cornelia de Lange 综合征（见表 70.2）
- Zimmerman-Laband 综合征（见表 70.1）
- 先天性黑矇症、视锥-视杆型伴毛增多症（见表 70.1）
- 黏多糖贮积症（见第 48 章）

遗传性和（或）先天性睫毛粗长症

- 由于 *FGF5* 突变所致的睫毛粗长症（AR）
- Olive-McFarlane 综合征 *
- Cornelia de Lange 和 Rubinstein-Taybi 综合征（见表 70.2）
- 先天性毳毛毛增多症和 Ambras 综合征（见表 70.1）
- Cantú、Coffin-Siris 和 Barber-Say 综合征（见表 70.1）
- 先天性黑矇症、视锥-视杆型伴毛增多症（见表 70.1）
- Hermansky-Pudlak 综合征（见第 66 章）
- Kabuki 和浮港综合征 †
- 胎儿酒精综合征（见表 70.2）

获得性睫毛粗长症

- HIV 感染
- 系统性用药：环孢素、EGFR 抑制剂（西妥昔单抗、吉非替尼）、托吡酯、他克莫司、干扰素-α
- 眼科用药：拉坦前列素、比马前列素
- 甲状腺功能减退
- 卟啉病
- 皮肌炎、系统性红斑狼疮
- 营养不良、神经性厌食症
- 黑热病

双行睫（两列睫毛）

- 淋巴水肿-双行睫综合征 ‡
- Setleis 综合征（双上睫毛或下睫毛缺乏；见第 64 章）

---

* 常染色体隐性遗传疾病（AR），特征表现为头皮毛发稀疏、精神发育迟滞（MR）、侏儒和视网膜色素变性。
† 常染色体显性遗传病（AD），特征表现为特定面容、生长发育迟滞，前者可有 MR。
‡ 由于 *FOXC2* 突变导致的 AD（见第 104 章）
EGFR，表皮生长因子受体

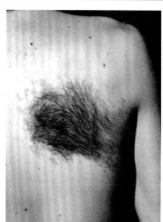

图 70.3 一个年轻男性中背部的 Becker 黑变病（痣）。除了色素沉着外，此处还有明显的多毛症。多毛症程度不同（见第 112 章）。如图所示的患者，临床鉴别诊断包括先天性黑素细胞痣，特别是当存在潜在的平滑肌错构瘤时

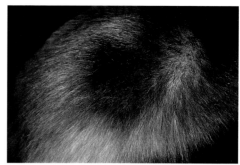

图 70.4 一个年轻男孩头皮部位的痣样毛增多症（毛痣）。没有潜在的黑素细胞痣或色素沉着（Courtesy，Jean L Bolognia，MD.）

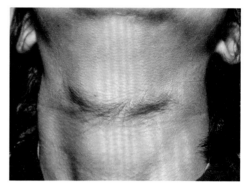

图 70.5 颈前毛增多症（Courtesy，Harvey Lui，MD.）

变化，形成于躯体中线，是两侧部分联合的结果。在脊柱闭合不全，神经管闭合异常会导致脊柱和（或）脊髓缺陷（见第 64 章）。标志隐藏脊椎缺陷的皮损常位于背侧中线。半人半羊的农牧神尾（faun tail）是隐性脊柱裂或脊髓裂（脊髓纵裂）最常见的征象，典型部位在腰骶部。另外，头皮上的毛增多症圈，即发领圈征，包围膜发育不全皮肤或头皮异位神经组织，反映中线皮损的起源为神经管缺陷。

遗传和获得性系统疾病中的局限性毛增多症

局限性毛增多症的表现是多种遗传性皮肤病的主要或次要诊断性特征（表 70.2）。例如，阳光曝露部位的毛增多症是卟啉病的症状之一，特别是迟发型皮肤卟啉病（图 70.6）和肝红细胞生成性卟啉病（hepatoerythropoietic porphyria）。同样，Cornelia de Lange 综合征的低前发际线和连眉（"一字眉"）是该病的重要诊断性特征。局限性毛增多症也可能见于获得性系统疾病，如青少年皮肌炎的骶下多毛症或与胫前黏液水肿、Rosai-Dorfman 病硬结、反射性交感发育不良受累区域重叠的毛增多症。

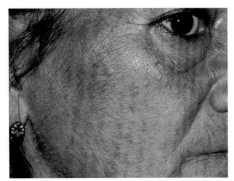

图 70.6 一例由于迟发型皮肤卟啉病所致的女性面部毛增多症（Courtesy, Luis Requena, MD.）

获得性局限性毛增多症

反复外伤、摩擦、刺激或炎症后，皮肤受累区域的毛发可能变长或变粗（如背袋工人背部的多毛、使用石膏固定后骨折肢体的多毛、负重者颈后的多毛，图 70.7）[8]。慢性摩擦或搔抓也可导致局限性多毛症。暂时性的局限性毛增多症在疫苗注射部位、水痘瘢痕和疣切除或激光脱毛部位可以观察到[9]。此外，毛增多症可以与狼疮脂膜炎后的脂肪营养不良部位及银屑病和硬斑病治疗后的皮损上重叠出现。

局限性毛增多症报道在 PUVA 治疗后出现。强效局部糖皮质激素、他克莫司及含有汞或碘的霜剂也可发生局限性毛增多症，蒽林重复刺激的部位也是如此。前列腺素 F-2α 类似物（如拉坦前列素、比马前列素），治疗青光眼的外用制剂，曾记录可以诱导睫毛增长和棕色虹膜色素沉着。FDA 已经批准 0.03% 比马前列素溶液用于促进睫毛生长，但拉坦前列素也已超适应证地用于此目的（图 70.8）[10]。

治疗

目前可获得的对毛增多症的治疗仅限于使用霜剂、

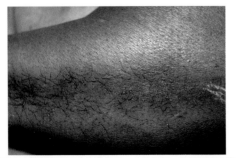

图 70.7 获得性局限性毛增多症。毛增多症、色素沉着及摩擦部位的表皮增生

电解（见第 140 章）和激光脱毛。各式各样的激光系统可用于脱去多余的毛发，如 Nd：YAG、半导体和翠绿宝石激光，这是对用强脉冲非相干光源（见第 137 章）脱毛的补充。在各种脱毛霜中，含硫酸钡的霜剂显得特别有效，尽管它们比含巯基乙酸钙的霜剂更易导致局部刺激。剃毛和其他物理方法（如拔毛、蜡纸脱毛、螺线脱毛、蜜蜡脱毛）也可使用[11]。

多毛症

引言

"多毛症（hirsutism）"定义为妇女在雄激素依赖的部位出现过度的终毛生长，如男性分布模式。相反，毛增多症代表身体任何部位的毛发（胎毛、毳毛或终毛）数量的增多。多毛症反映了循环血雄激素水平增高（主要来源于卵巢或肾上腺）或终末器官对雄激素的反应性增高[12-15]。在男性青春期，第二性征发育时，终毛出现于面部（小胡子、胡须）、胸部、背部、胳膊、大腿、阴部和下腹区域，及臀部。如果这种毛发生长模式出现于女性，即可诊断多毛症（见图 70.15）。

流行病学

多毛症定义为 Ferriman 评分或 Gallwey 评分（见下文）大于 8 分，在整个人群中约 5% 的育龄期妇女受累。在一项对北美女性的研究中，35% 在腹白线有终毛，17% 在乳晕区域，16% 在腰骶部，10% 在上耻骨三角处[13-14]。

分类

为了临床和治疗目的，多毛症可依据病因分为以下几类[13-14, 16-17]。

临床特征

体质性（皮肤型）多毛症 [constitutional (dermatologic) hirsutism]

多毛症可能伴有皮脂溢出、痤疮和雄激素性脱发——这些皮肤表现是雄激素作用于靶组织的结果。

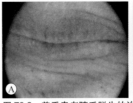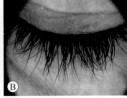

图 70.8 普秃患者睫毛脱失的治疗。A. 治疗前。B. 连续局部使用 0.005% 拉坦前列素眼药水 6 个月后，眼睫毛再生

1982 年，Orfanos[18] 创造了 "SAHA 综合征"（皮脂溢出、痤疮、多毛症和脱发）这个术语，用于描述 "皮肤型雄激素化综合征"。尽管在多囊卵巢综合征（PCOS）和其他雄激素过多症患者中可能出现相同的临床表现

症候群，但独立的 SAHA 没有实质性激素异常、没有无排卵的月经周期，也没有多囊卵巢的超声学证据。四种主要皮肤病型多毛症的特征——家族性、肾上腺性、卵巢性和高泌乳素血症——在表 70.6 列出[18]。

表 70.6 多毛症类型的分。 肝病患者可能有性激素结合球蛋白（SHBG）降低，及下游游离睾酮升高，这可能会使多毛症的其他原因恶化。卵巢和外周组织中（脂肪组织、肝）也存在雄激素（如 △ -4- 雄烯二酮＞睾酮）向雌激素的转化。理论上，这种转化的减少会导致循环雄激素的增加

类型	循环激素水平	临床发现 / 备注
体质性（皮肤性）——正常或略微升高的循环睾酮水平		
家族性	正常值 *	通常面部有耳前植发线延长（图 70.9）
肾上腺源性（肾上腺 SAHA 综合征；持续性肾上腺功能初现综合征）	DHEA-S 轻度升高	可能感到 "压力" 的瘦小年轻女性；主要为中央型多毛症（颈前→耻骨上区；图 70.10）；严重的脂溢、结节性痤疮、FPHL（Ludwig Ⅰ～Ⅱ级，偶有 MPHL）；月经稀发
卵巢源性（卵巢 SAHA 综合征；卵巢雄激素过度释放综合征）	游离睾酮轻度升高（DHEA-S 正常）	年轻女性；肥胖倾向；轻度面部和乳房外侧多毛症；严重的脂溢、丘疹性痤疮、FPHL（Ludwig Ⅰ级）；月经正常或月经频发
高泌乳素血症（伴高泌乳素血症的 SAHA 综合征）	催乳素轻度升高	中央型和外侧型多毛症；有时有脂溢、痤疮、FPHL（Ludwig Ⅰ级）；月经稀发；偶有溢乳
内分泌器官为基础的		
肾上腺源性多毛症		见正文
先天性肾上腺增生（如 21- 羟化酶缺陷）	↑ 17- 羟孕酮；↑ DHEA-S；↑↑ ACTH；正常游离睾酮；正常皮质醇	
皮质功能亢进（库欣综合征）原发性结节性增生、腺瘤、腺癌	↑ 皮质醇；正常～↑ 17- 羟孕酮；↓ ACTH（腺瘤或腺癌）；↑～↑↑↑ DHEA-S（尤其是肾上腺肿瘤）；↑～↑↑ 游离睾酮	肾上腺癌的表现更加迅速
卵巢源性多毛症		见正文
多囊卵巢综合征（PCOS）	↓ FSH；↑ LH；LH/FSH ＞ 3；正常 DHEA-S；正常～↑ 游离睾酮；↓ SHBG；↑ 雌激素；胰岛素抵抗；血脂异常	评估循环 FSH 和 LH 水平的最佳时间是停经后 3～5 天
卵巢滤泡膜细胞增生症	正常 LH、FSH；正常 DHEA-S；↑↑ 雌激素；睾酮较 PCOS 更高	
卵巢肿瘤	正常 DHEA-S；↑↑～↑↑↑ 游离睾酮	
垂体性多毛症		见正文
库欣病	↑ ACTH 导致 ↑ DHEA-S 和皮质醇	
泌乳素分泌型垂体腺瘤	↑ 泌乳素	
精神心理药物†	↑ 泌乳素	
异位激素生成		
ACTH（例如，小细胞肺癌、类癌）	↑～↑↑ ACTH	由恶性疾病所致时，表现更加迅速
HCG（绒毛膜癌）	↑～↑↑ β-HCG	
药物（医源性）		
促蛋白合成甾类	血、尿或头发中的母体药物或代谢物升高	

* 多毛症可能是由于终末器官敏感性增加。
† 阻断多巴胺介导的对催乳素分泌的抑制。
DHEA-S，脱氢表雄酮硫酸盐；FPHL，女性型脱发（Ludwig 分级系统，见第 157 章）；HCG，人绒毛膜促性腺激素；MPHL，男性型脱发；SAHA，脂溢、痤疮、多毛症、脱发

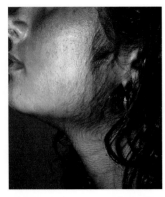

图70.9 家族性多毛症。耳前植发线及面下部和颈部终毛伸长

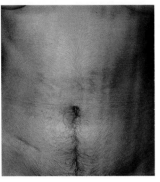

图70.10 一位患有肾上腺 SAHA（脂溢、痤疮、多毛症和脱发）综合征的女性的中央型多毛症（下腹部3分）

SAHA 综合征的第五种形式表现为卵巢 SAHA 和 HAIR-AN 综合征的重叠[19]；后者以高雄激素血症（hype-randrogenemia，HA）、胰岛素抵抗（insulin resistance，IR）和黑棘皮病（acanthosis nigricans，AN）为特征[20]。生物化学角度来看，这些患者与卵巢 SAHA 综合征具有相同的雄激素情况，但同时存在升高的血清胰岛素水平。

肾上腺多毛症

在任何年龄出现明显中心性多毛症（如前颈部至耻骨区域上方）合并女性型脱发（female pattern hair loss，FPHL）或男性型脱发（male pattern hair loss，MPHL）、男性化征象和体型消瘦的患者，均应考虑肾上腺多毛症[13-15]。

非肿瘤性肾上腺多毛症——肾上腺增生症

先天性肾上腺增生症（congenital adrenal hyperplasia，CAH）是由于在肾上腺皮质激素合成过程中涉及的一种酶的先天性缺陷（图70.11）所致的。这导致一种不能被垂体识别的中间产物堆积，使得负反馈抑制作用消失并出现很高水平的 ACTH。

所有 CAH 病例中95%是因为21-羟化酶缺陷。典型 CAH 的耗盐型出现在生命最初的2周，表现为脱水和电解质紊乱（由于皮质醇缺乏）。受累的女性新

图70.11 糖皮质激素和雄激素的合成。先天性肾上腺增生最常见的病因是21-羟化酶缺陷。这导致17-羟孕酮蓄积

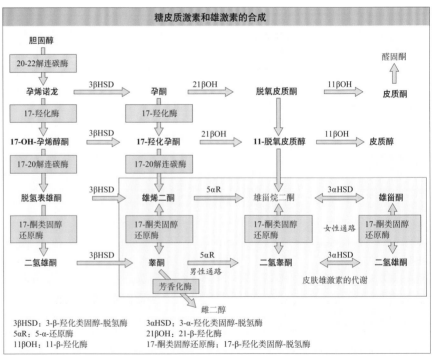

糖皮质激素和雄激素的合成

胆固醇 → 20-22解连碳酶 → 孕烯诺龙

3βHSD → 孕酮 → 21βOH → 脱氧皮质酮 → 11βOH → 醛固酮、皮质酮

17-羟化酶 → 17-羟化酶

17-OH-孕烯醇酮 3βHSD → 17-羟化孕酮 21βOH → 11-脱氧皮质醇 11βOH → 皮质醇

17-20解连碳酶 → 17-20解连碳酶

脱氢表雄酮 3βHSD → 雄烯二酮 5αR → 雄甾烷二酮 3αHSD → 雄甾酮

17-酮类固醇还原酶 → 17-酮类固醇还原酶（女性通路） → 17-酮类固醇还原酶 → 17-酮类固醇还原酶

二氢雄酮 3βHSD → 睾酮 5αR → 二氢睾酮 3αHSD → 二氢雄酮

男性通路

芳香化酶 → 雌二醇

皮肤雄激素的代谢

3βHSD：3-β-羟化类固醇-脱氢酶
5αR：5-α-还原酶
11βOH：11-β-羟化酶

3αHSD：3-α-羟化类固醇-脱氢酶
21βOH：21-β-羟化酶
17-酮类固醇还原酶：17-β-羟化类固醇-脱氢酶

生儿可能被发现有典型的外生殖器两性畸形，而男性新生儿可能仅表现为轻度的生殖器、屈侧部位和掌跖皱襞的色素沉着。这些患者，以及症状不严重的典型 CAH 个体，在儿童期早期即表现出早熟的腋毛和耻部毛发生长（早熟阴毛出现），很快继发伴有痤疮和特征性秃发的多毛症。男性化，可被视为更高程度的女性性征消失，经常出现（表 70.7）。女性乳房发育缺失、男性大阴茎小睾丸和无精子发生是伴随症状。

迟发性 CAH（非经典的 CAH、减弱的 CAH）是由于部分酶（例如 21- 羟化酶）缺陷，仅在青春期或此后皮质激素的生理需求升高时才表现出临床症状。男性化也是一个临床特征，但有 40% 的患者仅仅表现为多毛症。

隐匿性 CAH 是 CAH 的一种形式，指 CAH 患者的家族成员中有与之相同的生化改变，但没有临床症状。

皮质醇增多症（Cushing 综合征）

Cushing 综合征（Cushing syndrome）可伴随血浆高水平 ACTH（垂体产生过多或"异位 ACTH 综合征"）或几乎完全缺乏 ACTH（肾上腺原发性结节性增生、肾上腺腺瘤或肾上腺癌）。所有患者均有血浆皮质醇升高，这是大多数临床表现的原因：向心性肥胖伴"满月脸"和"水牛背"、高血压、糖耐量异常、紫纹和瘀斑。肾上腺增生患者（通常由于垂体腺瘤分泌的 ACTH 的过度刺激）或肾上腺腺瘤患者出现典型的隐匿起病的综合征，但肾上腺癌或恶性肿瘤所致的异位 ACIH 产生的临床表现进展更快。如果有雄激素的大量产生，这并不是肾上腺腺瘤的常规，除了 Cushing 综合征的典型表现外，还将出现男性化症状伴多毛症。

肿瘤性肾上腺多毛症

男性化肾上腺腺瘤或腺癌可能是严重多毛症的原因。痤疮、雄激素性脱发、闭经和溢脂与其他 Cushing 综合征的特征体征同时发生。

卵巢多毛症

如患者表现为主要为侧部的（如颈部和胸部）大于 2 级的多毛症、女性型脱发（Ludwig Ⅰ～Ⅱ级）、

表 70.7　女性性征消失和男性化的区别

女性性征消失	男性化
● 痤疮	● 多毛症
● 女性型脱发	● 男性型脱发
● 月经改变（如月经稀发）	● 闭经
● 乳房萎缩和去女性轮廓	● 肌肉量增加
● 阴道皱襞减少	● 阴蒂肥大
● 不育	● 声音变粗

痤疮、溢脂、肥胖和明显的月经紊乱，即可推测诊断是卵巢源性多毛症，这也分为肿瘤源性或非肿瘤源性。

非肿瘤性卵巢多毛症

多囊卵巢综合征（PCOS）

这种常见的综合征由 Stein 和 Leventhal 在 1953 年首次报道，累及多达 8% 的育龄期妇女。本病以 3 种主要表现为特征（Rotterdam 标准）：①寡或无排卵性周期；②高雄激素的临床或生物学表征；及③多囊卵巢的超声证据（图 70.12）。生化上，可见 FSH（卵泡刺激素）降低和黄体生成素升高，同时血清雌激素、睾酮升高。偶尔，血清泌乳素水平也升高，在一些病例中，肾上腺源性多毛症可能需要排除。

在一次正常的月经初潮之后，患者出现持续性的月经稀发或闭经，常伴发不育。70% 患者伴有痤疮，90% 患者有多毛症。这种多毛症通常是侧面的，例如乳房、面颈侧面和腹中部（图 70.13）。至少 50% 患者表现为肥胖，部分出现与胰岛素抵抗有关的黑棘皮病。患者还可以有膨胀纹和软疣[21]，但没有生殖器男性化体征。这些患者有珍珠状灰色表面的巨大卵巢、囊壁增厚、卵泡膜内层囊泡增生，但无颗粒层活跃的迹象。

患多囊卵巢综合征的女性出现胰岛素抵抗[22]、血脂异常、高血压和肥胖的概率更高，这些"代谢综合征"的表现增加了动脉粥样硬化心血管疾病的风险。因此根据风险评估结果，应该筛查并随访患者的这些情况，以及非酒精性脂肪性肝炎、睡眠呼吸暂停、子宫内膜癌的情况（见图 70.12）[23-24]。尽管肥胖、胰岛素抵抗和高雄激素血症是 PCOS 互相关联的部分[24]，但是必须重视胰岛素抵抗在非肥胖的 PCOS 患者中也很常见[25]。

PCOS 有时是家族性的，但很明显是一种异质性疾病。尝试确定其遗传基础，发现了几个参与胰岛素抵抗和雄激素产生的基因是可能的候选基因，包括编码细胞色素（CYP）17、CYP11A1、胰岛素受体亚基 1 的基因[24]。

卵巢卵泡膜细胞增殖症

本病与多囊卵巢综合征相似，但雄激素分泌量更高，特别是睾酮。患者表现男性化体征、多毛症（图 70.14），甚至是雄激素性脱发。血清 LH 和 FSH 水平正常，但雌激素水平大大升高。

肿瘤性的卵巢多毛症

如果老年（特别是绝经后）女性出现与男性化程度轻度相关的多毛症，应考虑卵巢肿瘤的可能。卵巢

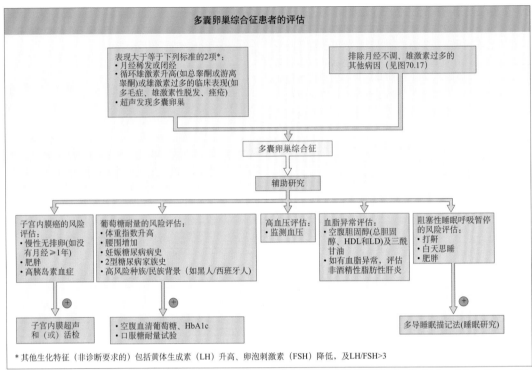

多囊卵巢综合征患者的评估

表现大于等于下列标准的2项*：
- 月经稀发或闭经
- 循环雄激素升高(如总睾酮或游离睾酮)或雄激素过多的临床表现(如多毛症、雄激素性脱发、痤疮)
- 超声发现多囊卵巢

排除月经不调、雄激素过多的其他病因（见图70.17）

多囊卵巢综合征

辅助研究

子宫内膜癌的风险评估：
- 慢性无排卵(如没有月经≥1年)
- 肥胖
- 高胰岛素血症

葡萄糖耐量的风险评估：
- 体重指数升高
- 腰围增加
- 妊娠糖尿病病史
- 2型糖尿病家族史
- 高风险种族/民族背景（如黑人/西班牙人）

高血压评估：
- 监测血压

血脂异常评估：
- 空腹胆固醇(总胆固醇、HDL和LD)及三酰甘油
- 如有血脂异常，评估非酒精性脂肪性肝炎

阻塞性睡眠呼吸暂停的风险评估：
- 打鼾
- 白天思睡
- 肥胖

子宫内膜超声和（或）活检

空腹血清葡萄糖、HbA1c
口服糖耐量试验

多导睡眠描记法(睡眠研究)

* 其他生化特征（非诊断要求的）包括黄体生成素（LH）升高、卵泡刺激素（FSH）降低，及LH/FSH>3

图 70.12　多囊卵巢综合征患者的评估。Hb，血红蛋白；HDL，高密度脂蛋白；LDL，低密度脂蛋白（Adapted from Ehrman DA. Polycystic ovary syndrome. N Engl J Med. 2005；352：1223-36.）

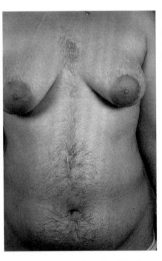

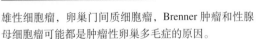

图 70.13　一位年轻多囊卵巢综合征患者的多毛症。侧面和中央部均存在

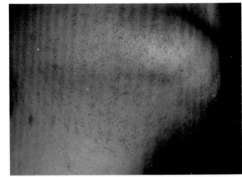

图 70.14　由卵巢卵泡膜细胞增殖症所致的面部多毛症（4 分）（Courtesy，Robert Hartman，MD.）

雄性细胞瘤，卵巢门间质细胞瘤，Brenner 肿瘤和性腺母细胞瘤可能都是肿瘤性卵巢多毛症的原因。

垂体性多毛症

这种类型的多毛症是由于垂体前叶激素分泌，特别是 ACTH（见上文 Cushing 综合征）和泌乳素。高泌乳素血症的病因很多，但垂体腺瘤和药物是主要原因。临床特征为"闭经溢乳综合征"和不育。通常，小于50 岁的女性，表现为 FPHL、痤疮、溢脂和多毛（中心性和侧面性均有，前者稍多）。患者有男性化体征，且有 30% ～ 80% 的患者出现溢乳。闭经出现于 70% 的患者，相反，15% ～ 25% 的闭经（没有怀孕）女性有高泌乳素血症。生化研究显示血清泌乳素水平升高。

医源性多毛症

这种类型的多毛症倾向于局限于面部、背部的外侧面。促蛋白合成类固醇（如达那唑）和口服非甾体孕激素避孕药均被报道导致多毛症。一旦促蛋白合成类固醇停用，不会出现相关的实验室异常，多毛症也可改善或消失。

异位激素多毛症

患者出现中心性或侧面多毛取决于肿瘤产生的激素。

诊断

评估女性多毛症患者的第一步是查明致病性雄激素的来源，如肾上腺皮质或卵巢。肾上腺雄激素的标记物是 DHEA-S，卵巢产生雄激素的标记物是 Δ-4- 雄烯二酮。二氢睾酮（DHT）是导致雄激素性脱发和多毛症的雄激素，是头皮、胡须部位和胸部毛囊中的睾酮在 2 型 5α- 还原酶的作用下产生的（见第 69 章）。相对的，皮脂腺中 1 型 5α- 还原酶产生 DHT 参与痤疮的发病机制[15]。

应注意到，总体上，如有突然出现并迅速加重的多毛症，首先应怀疑卵巢、肾上腺或垂体肿瘤。当多毛症局限于乳晕和面颈侧面，雄激素通常是卵巢源性的；而如果局限于中心性，分布从耻骨三角到上腹部区域，从胸骨柄到颈部和颊部，通常是肾上腺源性的。当毛发仅位于面部侧面和背部时，多为医源性的多毛症。随着时间的推移，分布可以发展到中心和侧面都受累（见图 70.13）。

当 Ferriman 和 Gallway 评分为 9 ～ 14 分，反映功能性多毛症，评分大于 15 分为器质性多毛症（图 70.15）。Abraham 多毛症分类也被用于评估严重程度（表 70.8）[16, 26]。主诉为多毛症的患者的初始评估和鉴别诊断可能罗列在图 70.16 和 70.17 及表 70.6 中。除了与特定诊断相关的临床体征的查体（如肢端肥大或 Cushing 综合征、男性化或去女性化、高血压或溢乳的特征）外，应进行生化检查。筛查包括总睾酮和游离睾酮、DHEA-S 及泌乳素，性激素结合球蛋白（SHBG）、Δ-4- 雄烯二酮和 3α- 葡萄糖醛酸苷二氢雄酮（DTH 的一种代谢产物）可作为补充试验。根据这些检查结果，实验室评估可进一步拓展[14]。如发现实质性的异常，通常要请教内分泌或妇科专家。

治疗

当诊断临床表现轻微、无生化异常的患者诊断为

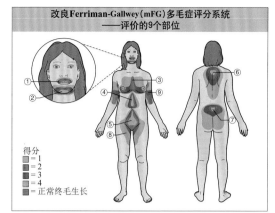

图 70.15 改良 Ferriman-Gallwey(mFG) 多毛症评分系统——评价的 9 个部位。Ferriman 和 Gallwey 评分是根据如图所示的 9 个身体区域的分值之和得出的；9 ～ 14 分代表功能性多毛症，而 > 15 分则被认为是器质性多毛症。表 70.8 列出了 Abraham 分类方案，该分类方案也基于综合评分

表 70.8 Abraham 多毛症分类。根据 Ferriman 和 Gallwey 评分（见图 70.15）

评分	分类
< 8	正常
8 月 16 日	稀疏的
17 ～ 25	中度
> 25	严重

多毛症时，适合用局部治疗和物理治疗[14, 27-29]（见下文）。对更加严重或弥漫的多毛症和雄激素过多症，一些系统治疗是可利用的（表 70.9）。

系统治疗

肾上腺 SAHA 综合征（持续性肾上腺功能初现综合征）

肾上腺抑制可通过糖皮质激素实现。可使用地塞米松初始剂量每晚 0.5 mg 连续使用 3 个月，然后隔日晚 0.5 mg 或每晚 0.25 mg 连续 3 个月。泼尼松每晚 7.5 mg 连用 2 个月，然后减至每晚 5 mg 连用 2 个月，然后减至每晚 2.5 mg 共治疗 6 个月也是一个可选的方案。地夫可特初始计量 30 mg 治疗 1 个月后，减为 6 mg 每天维持治疗 2 年，也可使用。

抗雄激素疗法包括螺内酯、醋酸环丙孕酮、屈螺酮和氟他胺，以及 5α- 还原酶抑制剂（见图 69.10）。螺内酯是醛固酮的拮抗剂，也有抗雄激素活性，潜在的副作用包括月经不规则、性欲减弱、乳房增大、高钾血症、头痛、胃肠道症状和胎儿女性化（见第 36

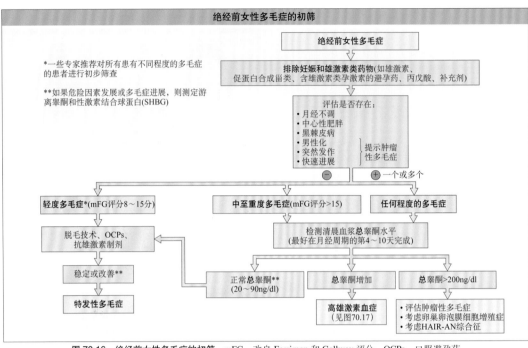

绝经前女性多毛症的初筛

绝经前女性多毛症

*一些专家推荐对所有患有不同程度的多毛症的患者进行初步筛查

**如果危险因素发展或多毛症进展，则测定游离睾酮和性激素结合球蛋白(SHBG)

排除妊娠和雄激素类药物(如雄激素、促蛋白合成甾类、含雄激素类孕激素的避孕药、丙戊酸、补充剂)

评估是否存在：
• 月经不调
• 中心性肥胖
• 黑棘皮病
• 男性化
• 突然发作
• 快速进展
提示肿瘤性多毛症

⊖　⊕ 一个或多个

轻度多毛症*(mFG评分8～15分)　中至重度多毛症(mFG评分>15)　任何程度的多毛症

脱毛技术、OCPs、抗雄激素制剂

稳定或改善**

特发性多毛症

检测清晨血浆总睾酮水平(最好在月经周期的第4～10天完成)

正常总睾酮**(20～90ng/dl)　总睾酮增加　总睾酮>200ng/dl

高雄激素血症(见图70.17)

• 评估肿瘤性多毛症
• 考虑卵巢卵泡膜细胞增殖症
• 考虑HAIR-AN综合征

图 70.16　绝经前女性多毛症的初筛。mFG，改良 Ferriman 和 Gallway 评分；OCPs，口服避孕药

章)[30]。醋酸环丙孕酮通过干扰 DH 与雄激素受体的结合，及其孕激素活性抑制 FSH 和 LH 的分泌起作用。由于螺内酯和醋酸环丙孕酮均可导致男性胎儿女性化和月经周期改变，推荐联合使用乙炔基雌二醇。孕酮的副作用包括性欲丧失、心境不稳、疲劳、乳腺痛、高血压、体重增加和静脉血栓形成。孕酮禁用于肝病患者。

氟他胺是一种纯粹的非甾体类抗雄激素药物（怀孕分级 D 级），用于治疗前列腺癌。副作用包括干皮病和可能十分严重的中毒性肝炎；推荐监测肝功能[31]。这是目前可获得的对于肾上腺 SAHA 和正常卵巢女性的多毛症最有效的抗雄激素药物；可予低剂量 62.5～125 mg每天的处方[32-33]。但是，氟他胺也可能导致男性胎儿女性化，所以必须使用避孕药。

屈螺酮是一种 17-α-螺内酯与促黄体素的衍生物，有抗雄激素、抗醛甾酮样活性[34-35]。3 mg/d 治疗 21天联合 30 μg 乙炔基雌二醇目前被认为是一种治疗选择，特别是因为屈螺酮不导致体重增加。

非那雄胺（怀孕分级 X 级）通过抑制 2 型 5α-还原酶来拮抗睾酮到 DHT 的转化起效（见图69.10）。72名持续性肾上腺功能初现综合征患者使用非那雄胺2.5 mg/d 治疗 2 年，观察到 93% 患者面部多毛减轻，

73% 体毛过多减轻，而无明显副作用[27]（图70.18）。

卵巢 SAHA 综合征（卵巢雄激素过度释放综合征）

卵巢抑制包括使用含有雌激素、乙炔基雌二醇和雄激素活性最小的孕酮（如肟炔诺酮）的避孕药。乙炔基雌二醇刺激 SHBG 产生（因此降低游离睾酮），并减少卵巢雄激素产生。醋酸环丙孕酮（见上文）和乙炔基雌二醇可以序贯模式使用到 6 个月[35]。在治疗多毛症方面，醋酸环丙孕酮表现为优于乙炔基雌二醇/去氧孕烯或屈螺酮[35]。但是，包含孕酮如屈螺酮的复合口服避孕药片与升高的静脉血栓形成和肺栓塞风险有关。

促性腺激素释放激素（GnRH）激动剂如醋酸亮丙瑞林每 28 天肌注 3.75 mg，连续 6 个月通过减少 LH和 FSH 水平抑制垂体和性腺的功能。接下来，卵巢激素、雄烯二酮、睾酮和游离睾酮水平也会减少，特别是 PCOS 患者。这种治疗昂贵，通常用于严重的卵巢性雄激素过多症或 HAIR-AN 综合征[14]。最近，曲普瑞林（另一种 GRH 激动剂）被用于治疗卵巢 SAHA，取得了极好的效果。它对多毛症的疗效，用 Ferriman及 Galway 评分评价，结果与醋酸环丙孕酮或氟他胺相似。曲普瑞林可能导致血脂水平升高[36]。

二甲双胍在治疗 PCOS 症候群的多毛症方面可能

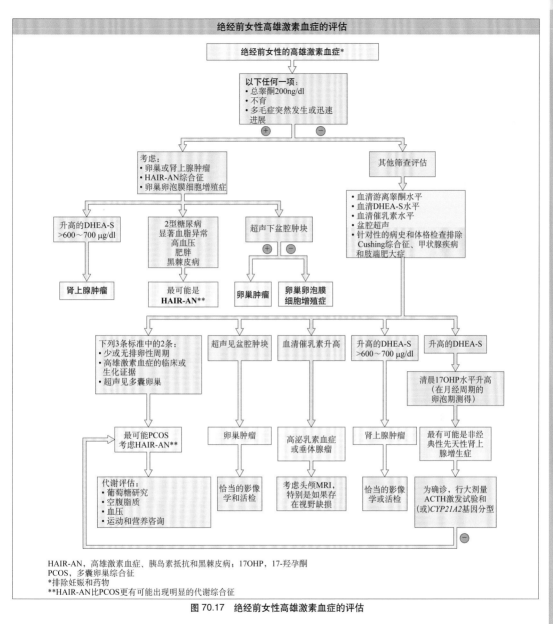

图 70.17　绝经前女性高雄激素血症的评估

比抗雄激素更有效，但是由于其胃肠道副作用通常用作二线治疗[35]。双胍类药物增加外周葡萄糖摄取并减少肠道葡萄糖吸收。二甲双胍 850 ～ 1700 mg/d 的剂量被认为是卵巢性多毛症合并胰岛素抵抗及 HAIR-AN 综合征的最佳治疗[37-38]。噻唑烷二酮（例如罗格列酮、吡格列酮）通过增加膜葡萄糖摄取和减少葡萄糖生成来抑制糖异生。基于 Ferriman 及 Gallway 评分的显著降低，噻唑烷二酮类被认为是治疗 PCOS 患者多毛症的有效疗法[14, 35]。

抗雄激素制剂如氟他胺，联合口服避孕药，也可用于治疗卵巢性 SAHA 症候群中的多毛症（见上文）[14]。

SAHA 合并高泌乳素血症

患者应由具有内分泌经验的妇产科医师或内分泌医师治疗。但是，当主要临床表现为皮肤病时，可用

表 70.9　多毛症和高雄激素血症的治疗——全身用药和临床方案

全身用药

- 口服避孕药（OCPs）——通常含有乙炔雌二醇加一种低生雄性性征性或抗雄激素性的孕酮的组合；避免使用含有雄激素性孕酮左炔诺孕酮和甲基炔诺酮的 OCPs，并且不要给吸烟或有高凝状态和血栓风险的女性使用 OCPs
  - 抗雄激素性孕酮，如屈螺酮、醋酸环丙孕酮 **
  - 低雄激素性孕酮：如诺孕酯、去氧孕烯
- 抗雄激素制剂——由于男性胎儿女性化的风险，需要同时使用可靠的避孕方法
  - 螺内酯：100 ～ 200 mg/ 天（通常以分次剂量给药，每天 2 次）
  - 醋酸环丙孕酮：50 ～ 100 mg/ 天（在月经周期的第 5 ～ 15 天给药）**
  - 氟他胺：62.5 ～ 125 mg 每天
  - 屈螺酮：21 天周期中，3 mg/ 天
  - 5α - 还原酶抑制剂：例如非那雄胺 2.5 mg 每天
- 促性腺激素释放激素（GnRH）激动剂——有严重雌激素缺乏的风险
- 胰岛素增敏剂——二甲双胍>噻唑烷二酮类
- 糖皮质激素——小剂量氢化可的松（儿童）、泼尼松或地塞米松（青少年和成人）

临床方案及推荐治疗†

绝经前女性	第一线：OCP	严重或难治性：非那雄胺、氟他胺或
	第二线：OCP ＋螺内酯或醋酸环丙孕酮 **	GnRH 激动剂；如为绝经前可加一种
		OCP
绝经后女性	第一线：螺内酯或醋酸环丙孕酮 **	
非经典型先天性肾上腺增生症（NC-CAH）	第一线：OCP± 螺内酯或醋酸环丙孕酮 **	
	第二线或寻求促排卵：糖皮质激素	

** CPA 在美国不可获得。

† 建议在开始治疗后，加药或换药之前等待 6 ～ 9 个月

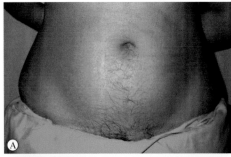

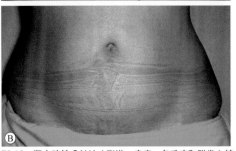

图 70.18　肾上腺性 SAHA（脂溢、痤疮、多毛症和脱发）综合征。非那雄胺（2.5 mg 每天）治疗 1 年前（A）、后（B）

溴隐亭 2.5 ～ 7.5 mg/d。卡麦角林，另一种可以抑制垂体泌乳素产生的多巴胺受体激动剂，也可被用于高

泌乳素血症性多毛症的治疗，其优点是每周只需服药 1 次[39]。

医源性多毛症

致病药物必须停用，需要使用局部治疗或物理疗法。

局部治疗

局部外用依氟鸟氨酸（15% 霜剂）抑制鸟氨酸脱羧酶，一种参与鸟氨酸转化为多胺的酶；后者在细胞增殖和分化中起作用。每日使用 2 次局部依氟鸟氨酸已经在双盲研究中证明安全有效[14, 34, 40]。一种浓度为 1% ～ 3% 的含有螺内酯和它的代谢物坎利酮的外用泡沫剂，在治疗 SAHA 相关的多毛症方面已取得了较理想的疗效。

化学和物理疗法

这类治疗中有许多可选择的方案，各有优缺点[11, 13-14]。毛发漂白是一个常用方法，可用 6% ～ 12% 的过氧化氢或 20% 氨溶液。脱毛是指通过剃须或用 2% ～ 4% 巯基乙酸钙局部化学溶解以去除毛干的可见部分的方法。需要劝解剃须等方法会促进更粗的毛发生长的误解来增加依从性。脱毛法的目的是去除整个毛干，趋向于有更持久的效果。多余的毛发可以通过镊子、蜡、

螺线或蜜蜡等脱去多余的毛发。电离（见第 140 章）、激光和光源性脱毛，至少在假设上是"永久"脱毛的方法。翠绿宝石、Nd：YAG 和二极管可达到此目的（见第 137 章）[41-42]。最后，减重能改善一些高雄激素妇女的多毛症[43-44]。

外科治疗

在卵巢和肾上腺肿瘤的病例中，外科干预是必要的。外科手术也是一些垂体肿瘤的可选治疗方法。

（赵　俊译　盛友渔校　杨勤萍审）

参考文献

1. Camacho FM. Hypertrichosis. In: Camacho FM, Montagna W, editors. Trichology. Diseases of the pilosebaceus follicle. Madrid: Aula Médica; 1997. p. 243–63.
2. Olsen E. Hypertrichosis. In: Olsen E, editor. Disorders of the hair growth. Diagnosis and treatment. New York: McGraw-Hill; 1994. p. 315–36.
3. Camacho FM. Hypertrichosis. In: Blume-Peytavi U, Tosti A, Whiting DA, Trüeb R, editors. Hair growth and disorders. Berlin: Springer-Verlag Ed; 2008. p. 333–56.
4. Camacho FM. Hypertrichosis. In: Camacho FM, Tosti A, Randall VA, Price VH, editors. Montagna. Trichology. Diseases of pilosebaceous follicle. Madrid: Aula Médica Ed; 2014. p. 431–73.
5. Gryngarten M, Bedecarrás P, Ayuso S, et al. Clinical assessment and serum hormonal profile in prepubertal hypertrichosis. Horm Res 2000;54:20–5.
6. Garcia-Hernández MJ, Camacho FM. Nevo de Becker. Diagnóstico diferencial y asociaciones. Piel 1998;13:513–17.
7. García-Hernández MJ, Ortega-Resinas M, Camacho FM. Primary multifocal localized hypertrichosis. Eur J Dermatol 2001;11:35–7.
8. Camacho FM. Acquired circumscribed hypertrichosis in the 'costaleros' who bear the 'pasos' in the Holy Week of Sevilla. Arch Dermatol 1995;131:361–3.
9. Desai S, Mahmoud BH, Bhatia AC, Hamzavi IH. Paradoxical hypertrichosis after laser therapy: a review. Dermatol Surg 2010;36:291–8.
10. Coronel-Pérez IM, Rodríguez-Rey EM, Camacho FM. Latanoprost in the treatment of eyelashes alopecia in alopecia areata universalis. J Eur Acad Dermatol Venereol 2010;24:481–5.
11. Ramos-e-Silva M, Ribeiro MC, Carneiro LV. Hair removal. Clin Dermatol 2001;19:437–44.
12. Camacho FM. Hirsutism. In: Camacho FM, Montagna W, editors. Trichology. Diseases of the pilosebaceus follicle. Madrid: Aula Médica; 1997. p. 265–98.
13. Camacho FM. Hirsutism. In: Blume-Peytavi U, Tosti A, Whiting DA, Trüeb R, editors. Hair growth and disorders. Berlin: Springer-Verlag; 2008. p. 357–77.
14. Camacho FM. Hirsutism. In: Camacho FM, Tosti A, Randall VA, Price VH, editors. Montagna. Trichology. Diseases of pilosebaceous follicle. Madrid: Aula Médica Ed; 2014. p. 478–514.
15. Randall VA. Androgens. The main regulator of human hair growth. In: Camacho FM, Randall VA, Price VH, editors. Hair and its disorders. Biology, pathology and management. London: Martin Dunitz; 2000. p. 70–82.
16. Camacho FM. Constitutional hirsutism. The SAHA syndrome. In: Camacho FM, Randall VA, Price VH, editors. Hair and its disorders. Biology, pathology and management. London: Martin Dunitz; 2000. p. 359–67.
17. Camacho FM. SAHA syndrome. In: Camacho FM, Montagna W, editors. Trichology. Diseases of the pilosebaceus follicle. Madrid: Aula Médica; 1997. p. 673–90.
18. Orfanos CE. Antiandrogenos en dermatologia. Arch Arg Dermat 1982;32:52–5.

19. Orfanos CE, Adler YD, Zouboulis CC. The SAHA syndrome. Horm Res 2000;54:251–8.
20. Camacho FM, Muñoz MA. HAIRAN syndrome. In: Van Neste D, Randall V, editors. Hair research for the next millennium. Amsterdam: Elsevier; 1996. p. 289–92.
21. Talaei A, Adgi Z, Mohamadi Kelishadi M. Idiopathic hirsutism and insulin resistance. Int J Endocrinol 2013;2013:593197.
22. Landay M, Huang A, Azziz R. Degree of hyperinsulinemia, independent of androgen levels, is an important determinant of the severity of hirsutism in PCOS. Fertil Steril 2009;92:643–7.
23. Rosenfield RL. What every physician should know about polycystic ovary syndrome. Dermatol Ther 2008;21:354–61.
24. Housman E, Reynolds RV. Polycystic ovary syndrome: a review for dermatologists. Part I. Diagnosis and manifestations. J Am Acad Dermatol 2014;71:847–56.
25. Panchaprateep R, Asawanonda P. Insulin-like growth factor-1: roles in androgenetic alopecia. Exp Dermatol 2014;23:216–18.
26. Ferriman D, Gallwey JD. Clinical assessment of body hair growth in women. J Clin Endocrinol Metab 1961;21:1440–7.
27. Camacho FM. Drug treatment of hirsutism. In: Camacho FM, Randall VA, Price VH, editors. Hair and its disorders. Biology, pathology and management. London: Martin Dunitz; 2000. p. 369–81.
28. Falsetti L, Gambera A, Platto C, Legrenzi L. Management of hirsutism. Am J Clin Dermatol 2000;1:89–99.
29. Blume-Peytavi U, Gieler U, Hoffmann R, et al. Unwanted facial hair: affects, effects, and solutions. Dermatology 2007;215:139–46.
30. Spritzer PM, Lisboa KO, Mattiello S, Lhullier F. Spironolactone as a single agent for long-term therapy of hirsute patients. Clin Endocrinol (Oxf) 2000;52:587–94.
31. Castelo-Branco C, Moyano D, Gomez O, et al. Long-term safety and tolerability of flutamide for the treatment of hirsutism. Fertil Steril 2009;91:1183–8.
32. Falsetti L, Gambera A, Legrenzi L. Comparison of finasteride versus flutamide in the treatment of hirsutism. Eur J Endocrinol 1999;141:361–7.
33. Muderris II, Bayram F, Guven M. Treatment of Hirsutism with lowest-dose flutamide (62.5 mg/day). Gynecol Endocrinol 2000;14:38–41.
34. Shah D, Patel S. Treatment of hirsutism. Gynecol Endocrinol 2009;25:205–7.
35. Buzney E, Sheu J, Buzney C, Reynolds RV. Polycystic ovary syndrome: a review for dermatologists. Part II. Treatment. J Am Acad Dermatol 2014;71:859–73.
36. Pazos F, Escobar-Morreale HF, Balsa J, et al. Prospective randomized study comparing the long-acting gonadotropin-releasing hormone agonist triptorelin, flutamide, and cyproterone acetate, used in combination with an oral contraceptive, in the treatment of hirsutism. Fertil Steril 2000;71:122–8.
37. Barbiero RL, Gargiulo AR. Metformin for the treatment of polycystic ovary syndrome. Minerva Ginecol 2004;56:63–79.

38. Lashen H. The role of metformin in the management of polycystic ovary syndrome. Ther Adv Endocrinol Metab 2010;1:117–28.
39. Colao A, Lombardi G, Annunziato L. Cabergoline. Expert Opin Pharmacother 2000;1:555–74.
40. Hamzavi I, Tan E, Shapiro J, Lui H. A randomized bilateral vehicle-controlled study of eflornithine cream combined with laser treatment versus laser treatment alone for facial hirsutism in women. J Am Acad Dermatol 2007;57:54–9.
41. Lapidoth M, Dierickx C, Lanigan S, et al. Best practice options for hair removal in patients with unwanted facial hair using combination therapy with laser: guidelines drawn up by an expert working group. Dermatology 2010;221:34–42.
42. Wanitphakdeedecha R, Alster TS. Physical means of treating unwanted hair. Dermatol Ther 2008;21:392–401.
43. Pasquali R, Fabbri R, Venturoli S, et al. Effect of weight loss and anti-androgenic therapy on sex-hormone blood levels and insulin resistance in obese patients with polycystic ovary syndrome. Am J Obstet Gynecol 1986;154:139–44.
44. Lowenstein EJ. Diagnosis and management of the dermatologic manifestation of the polycystic ovary syndrome. Dermatol Ther 2006;19:210–23.
45. Ramot Y, Zlotogorski A. Recent discoveries in genetic hair disorders. In: Camacho FM, Tosti A, Randall VA, Price VH, editors. Montagna. Trichology. Diseases of pilosebaceous follicle. Madrid: Aula Médica Ed; 2014. p. 420–7.
46. Fantauzzo KA, Tadin-Strapps M, You Y, et al. A position effect on TRPS1 is associated with Ambras syndrome in humans and the Koala phenotype in mice. Hum Mol Genet 2008;17:3539–51.
47. Fantauzzo KA, Kurban M, Levy B, Christiano AM. Trps1 and its target gene Sox9 regulate epithelial proliferation in the developing hair follicle and are associated with hypertrichosis. PLoS Genet 2012;8:e1003002.
48. DeStefano GM, Fantauzzo KA, Petukhova L, et al. Position effect on FGF13 associated with X-linked congenital generalized hypertrichosis. Proc Natl Acad Sci USA 2013;110:7790–5.
49. DeStefano GM, Kurban M, Anyane-Yeboa K, et al. Mutations in the cholesterol transporter gene ABCA5 are associated with excessive hair overgrowth. PLoS Genet 2014;10:e1004333.
50. Molho-Pessach V, Ramot Y, Camille F, et al. H syndrome: the first 79 patients. J Am Acad Dermatol 2014;70:80–8.
51. Molho-Pessach V, Lerer I, Abeliovich D, et al. The H syndrome is caused by mutations in the nucleoside transporter hENT3. Am J Hum Genet 2008;83:529–34.
52. Kang N, Jun AH, Bhutia YD, et al. Human equilibrative nucleoside transporter-3 (hENT3) spectrum disorders mutations impair nucleoside transport, protein localization, and stability. J Biol Chem 2010;285:28343–52.
53. Camacho FM, González-Cámpora R. Polythelia pilosa. A particular form of accessory mammary tissue. Dermatology 1998;196:295–8.

第71章　甲疾病

Antonella Tosti、Bianca Maria Piraccini

解剖

> **要点**
> - 甲母质→生成甲板
>   近端母质→背侧甲板
>   远端母质（甲半月）→腹侧甲板
> - 近端甲襞→保护甲母质
> - 甲床及甲下皮→甲板附着及远端分离
> - 甲生长速度：指甲，3 mm/月；趾甲，1 mm/月

甲板（nail plate）是由甲母质（nail matrix）生发上皮产生的完全角化结构。其生长从近端甲襞（proximal nail fold）发生，附着并紧贴甲床（nail bed）逐渐向远端生长（图 71.1）。当甲板接近指端，甲板即脱离其下组织，形成甲下皮。甲板近端及缘缘由甲襞包绕，近端甲襞包含两层上皮细胞：其背侧为指背侧皮肤的远端延续；其腹侧为甲母质的延续。

甲板由甲母质产生，由角化的上皮组成，不形成颗粒层。甲母质角化沿着斜轴发生，表现为细胞在成熟及分化过程中向上方和远端移动[1]。因此，近端甲母质生成甲板的背侧部分，远端甲母质生成甲板的腹侧部分（见图 149.2）。甲母质远端部分通过透明甲板可见，即白色向远侧凸起的半月形，称为甲半月。甲母质内含有黑素细胞，通常处于休眠状态，但可以活化，合成黑素，并向周围的角质形成细胞传递，含有黑素的角质形成细胞向远端迁移形成甲板色素沉着（黑甲）。

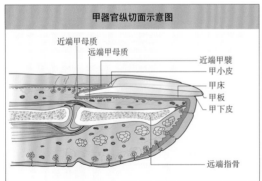

图 71.1　甲器官纵切面示意图。更多细节见图 149.1 及 149.2。

图中标注：
- 近端甲母质
- 远端甲母质
- 近端甲襞
- 甲小皮
- 甲床
- 甲板
- 甲下皮
- 远端指骨
- 甲器官纵切面示意图

从胚胎发育的第 15 周开始直至死亡，甲板的生成是持续的。正常情况下，手指甲的生长速度为每月 3 mm，足趾甲为每月 1 mm，甲的生长速度受年龄、系统性疾病及药物等多种因素的影响。

甲体征

各种甲疾病的临床体征与甲器官的受累解剖部位有关：甲母质受损可引起甲板改变，甲下皮或甲床功能异常则引起甲板分离或翘起（表 71.1）。甲沟炎表现为甲襞的炎症，可引起继发性甲母质损害。甲板可发生大范围的结构改变，包括增厚、裂隙、萎缩以及变色（图 71.2）。

甲体征可以概括为三类：
- 甲母质功能异常引起的体征。
- 甲床疾病引起的体征。
- 甲板内色素沉着引起的体征。

甲母质功能异常引起的体征

Beau 线

> **要点**
> - 甲板的横向凹陷，中央部分更加明显。
> - 常为外伤引起。
> - 多指受累提示系统性病因。

表 71.1　甲表现与甲损害解剖位置的关系

受累部位	临床表现
近端甲母质	Beau 线 点状凹陷 纵嵴 纵裂 甲粗糙脆裂
远端甲母质	真白甲
近端+远端甲母质	甲脱落 反甲 甲板变薄 甲肥厚（甲板肥大或增厚）
甲床	甲剥离 甲下角化过度 明显白甲 裂片形出血

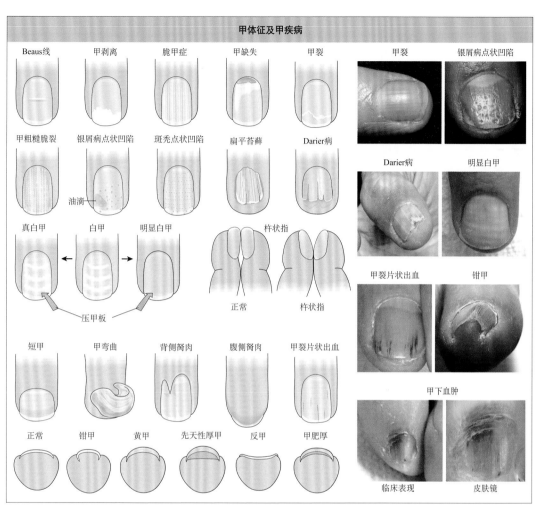

甲体征及甲疾病

| Beaus线 | 甲剥离 | 脆甲症 | 甲缺失 | 甲裂 | 甲裂 | 银屑病点状凹陷 |

| 甲粗糙脆裂 | 银屑病点状凹陷 | 斑秃点状凹陷 | 扁平苔藓 | Darier病 | Darier病 | 明显白甲 |

油滴

| 真白甲 | 白甲 | 明显白甲 | 杵状指 | 甲裂片状出血 | 钳甲 |

压甲板

正常　　杵状指

| 短甲 | 甲弯曲 | 背侧胬肉 | 腹侧胬肉 | 甲裂片状出血 | 甲下血肿 |

| 正常 | 钳甲 | 黄甲 | 先天性厚甲 | 反甲 | 甲肥厚 | 临床表现 | 皮肤镜 |

图 71.2　甲体征及甲疾病。在明显白甲中（如低白蛋白血症及可能存在的继发性水肿引起的 Muehrcke 线），横向白线因压迫消失，而在真白甲中（如角化不全引起的米斯线）不会消失。特里甲（Terry's nail）及对半甲（half-and-half nail）也属于明显白甲。甲下血肿皮肤镜表现为小的红色纵向裂片形出血以及近端甲襞及甲板下因血液聚集导致的紫黑色色素沉着（Photographs, Courtesy, Jean L. Bolognia, MD; Kalman Watsky, MD; and authors.）

最早在 1846 年由 Beau 描述，此种甲板表面的横向凹陷源自近端甲母质的有丝分裂暂时性受阻。凹陷的深度提示甲母质的受损程度，凹陷的纵向宽度提示受损持续的时间。Beau 线随着甲板生长向远端迁移，多条线提示重复受损（图 71.3）。多数情况下，Beau 线因机械损伤（如修剪指甲、剔甲癣）或近端甲襞的皮肤疾病（如湿疹、慢性甲沟炎）引起。所有甲在同一水平的 Beau 线提示系统性病因（如严重或发热性疾病、细胞毒性药物、红皮病）。

甲缺失（甲脱落）

要点

■ 甲板近端分离往往为外伤性。

■ 多指相似的受累提示系统性病因。

术语"甲缺失"（onychomadesis）指由于严重的损害导致甲母质活性完全终止，从而引起甲板与近端甲襞分离。甲缺失表现为近端甲板被一沟槽取代。甲缺失的病因包括引起 Beau 线的原因（见上文）[2]，其发

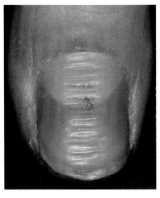

图 71.3　Beau 线。过度修甲导致近端甲母质反复性外伤引起多发横向凹陷，凹陷在甲板中央处更加明显

生提示先前患手足口病（图 71.4）、猩红热或川崎病，水平桔棕色甲亦见于后者。甲缺失亦见于寻常型天疱疮或者 Stevens-Johnson 综合征中。

甲凹点

甲凹点（pitting）指甲板表面的点状凹陷，轮廓可不规则（见图 71.2）。由于近端甲母质异常角化的聚集造成背侧甲板内角化不全细胞聚集。在近端甲板，此种细胞聚集表现为不透明脱屑。随着时间推移，角化不全细胞脱落导致凹点，这些凹点随着甲生长向远端迁移。

产生甲凹点的疾病包括银屑病、斑秃及湿疹。图 71.2 示凹点的不同形式。

脆甲症

脆甲症（onychorrhexis）表现为甲板纵嵴及裂隙（见图 71.2）。嵴的深度与受累程度有关，可为部分或整个甲板。脆甲症常见甲板变薄，提示甲母质受损。引起脆甲症的常见疾病包括扁平苔藓、血供受损、外伤以及肿瘤压迫甲母质。鉴别诊断包括常见的年龄相关性甲板纵嵴。

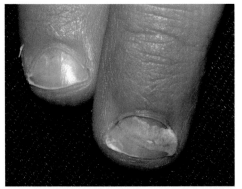

图 71.4　科萨奇病毒 A6 感染引起手足口病后发生的手指甲脱落（Courtesy, Julie V Schaffer, MD.）

甲粗糙脆裂（二十甲营养不良，砂纸样甲）

要点

- 甲粗糙。
- 伴变薄、反甲、甲小皮角化过度。
- 导致甲粗糙脆裂疾病包括斑秃（常见）、扁平苔藓（不常见）、银屑病（较少）及湿疹（罕见）。

甲粗糙脆裂（trachyonychia）是一种表现为甲板表面弥漫均一粗糙的甲异常（见图 71.5）[3]。大部分患者表现为受累甲不透明、无光泽和粗糙，甲板表面有规则平行分布的细小浅表条纹形成纵嵴（砂纸样甲），另外有一种少见变异型，称光亮甲粗糙脆裂，表现为多发平行的纵行线状排列的小点状凹陷。甲粗糙脆裂是一种因炎症性疾病（见上文）导致近端甲母质轻度弥漫性破坏引起的症状。

真白甲

要点

- 点状、线状或弥漫性白色不透明变色。
- 点状及线状白甲通常因远端甲母质外伤引起。
- 需与甲床因水肿继发发白及因白色浅表型甲真菌病引起的脆性假性白甲鉴别。

甲板表面正常，但因甲板腹侧出现角化不全细胞，导致甲板失去透明度，呈白色。真白甲（true leukonychia）是由于疾病干扰远端甲母质角化导致，表现为三种形态学类型：

- 点状白甲：甲板出现小的不透明的白点，随甲生长向远端移动，有时在到达甲远端之前消失。由创伤导致，常见于儿童手指甲。
- 线状白甲：甲板出现一条或多条横向不透明白色平行线，随着甲生长向远端移动。常见于女

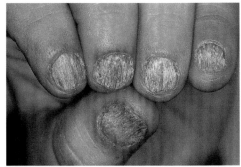

图 71.5　甲粗糙脆裂（二十甲营养不良）。甲呈纵向分布的砂纸样

性手指甲，继发于修甲引起的甲母质创伤。线状白甲还常见于大足趾，由鞋导致的创伤所致。这也是米斯线（Mees' line）的典型表现，白色横向条带（白横贯带）见于砷和铊中毒[4]。

- **弥漫白甲（瓷甲，全白甲）**：甲板完全或几乎完全呈不透明白色（见图71.6）。弥漫性真白甲少见，可能因 *PLCD1*（编码磷酸肌醇特异性磷酸酶C δ1亚基，表达于甲母质的磷酸肌醇代谢关键酶）或 *GJA1*（编码接合素43）基因突变导致。*GJA1* 基因突变的患者亦伴角皮症及少毛症。Bart-Pumphrey综合征因 *GJB2*（编码接合素26；见第58章）基因突变，患者除有白甲外，还伴有耳聋、指节垫及掌跖角化。

反甲（匙状甲）

甲板变薄、变平，远端及侧缘向上翻起，导致甲板呈凹面匙状（见图71.2）。反甲（koilonychia）在1～4岁儿童的第2～4足趾甲出现属于生理性的，可最终自行恢复。成人反甲少见，常发生于严重缺铁[5]或系统性淀粉样变患者，亦见于接触刺激物或去污剂导致甲板损伤的手工劳动者。

甲床疾病导致的甲体征

甲剥离

远端甲板与甲床分离，因空气进入甲下空间，常表现为白色。如果存在外源性色素，甲板可呈黄色（真菌或渗出）至黑绿色（绿脓菌素）。除了外伤，最常见引起甲剥离（onycholysis）的甲床疾病是银屑病和甲真菌病（见图71.7）。药物引起的光线性甲剥离通

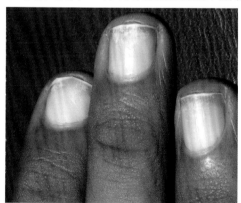

图71.6 真白甲——弥漫型。甲板完全或几乎完全呈不透明白色。可能因 *PLCD1*、*GJA1*（亦伴有角皮症及少毛症）或 *GJB2*（亦伴有耳聋、指节垫及掌跖角化）基因突变导致，后两个基因分别编码接合素43及接合素26（Courtesy, Julie V Schaffer, MD.）

常累及多甲，亦可伴有甲下出血[6]。

甲下角化过度

由于甲下鳞屑堆积导致甲板增厚，甲下角化过度（subungual hyperkeratosis）因甲床及甲下皮角化细胞过度增生形成，常见于炎症性疾病，如银屑病、接触性皮炎以及远端甲下型甲真菌病。

明显白甲

> **要点**
> - 白色改变可因压迫消退。
> - 甲板保持透明。
> - 常由药物（化疗药物）或系统性疾病（例如低白蛋白血症）所致。

甲因甲床颜色异常而表现为白色，其常见原因为甲床水肿。明显白甲（apparent leukonychia）不随甲的生长向远端移动，其白色改变因压迫而消退（见图71.2）。其三种主要类型可参考"系统性疾病"部分。

裂片形出血

裂片形出血（splinter hemorrhages）表现为甲远端部分棕红色至紫黑色细纵线（见图71.2）。甲下出血的形状是由于甲床毛细血管的纵行方向。皮肤镜下可更加清晰观察到出血呈深红色至褐色伴周边颜色消退。

裂片形出血最常见的病因是外伤，其次是银屑病、甲真菌病，偶见于药物引起。近端裂片形出血少见，提示可能患系统性疾病，包括心内膜炎（感染性或消耗性）、血管炎（包括脓毒性血管炎）、旋毛虫病以及抗心磷脂抗体综合征。

近30%结节性硬化症患者有"红色彗星"，即甲下有短的红色纵行条纹，其远端增宽[7]，部分呈爆破样，此现象被认为为毛细血管扩张伴淤血。

色素沉积导致的甲体征

> **要点**
> - 外源性→凸出的近端边缘
> - 内源性→凹陷的近端边缘（远端凸出）
> - 甲下沉积→甲床变色伴透明甲板

甲色素沉积的原因包括：①外源色素染色；②甲板下或甲床表皮内的色素；③甲板内色素沉积。外源色素染色导致甲色素沉积的典型表现与近端甲襞形状一致，常见的例子是吸烟者尼古丁导致的甲板棕黄色色素沉积，或理发师染发剂导致的甲板变黑。甲下色素

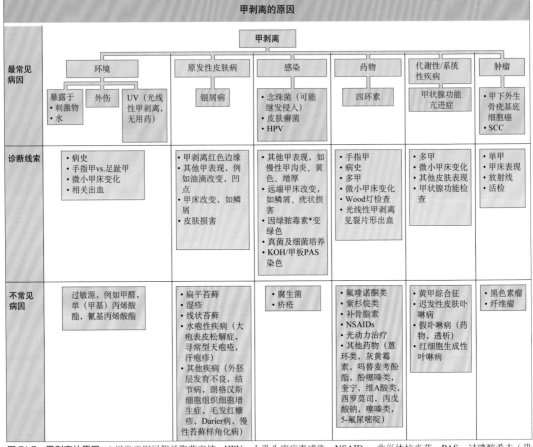

图 71.7　甲剥离的原因。* 继发于铜绿假单胞菌定植。HPV，人乳头瘤病毒感染；NSAIDs，非甾体抗炎药；PAS，过碘酸希夫（染色）；SCC，鳞状细胞癌

沉积常见于假单胞菌定植，其产生的绿脓菌素导致甲绿色色素沉积。皮肤癣菌常引起黄白色甲下色素。偶可发生重金属或药物（如米诺环素）沉积于甲床真皮。黑甲是因为甲母质产生的黑素进入甲板内导致甲板呈棕黑色（见下文）。

纵向黑甲

要点

■ 纵向棕黑色带。

■ 常见于深肤色人。

■ 单条带可能是黑素细胞活跃或增生（痣或黑色素瘤）的症状。

■ 多条带提示生理性、外伤性 / 剔甲癖、药物或系统性疾病所致。

纵向黑甲（longitudinal melanonychia）由于甲母质黑素细胞单纯活跃产生黑素导致，亦可因黑子、痣或者黑色素瘤中黑素细胞增生所致[8]。临床上，黑甲表现为从甲襞延伸到甲远端边缘的一条或多条纵行色素带（见图 71.8）。黑甲的颜色可不同，由浅棕色至褐色，颜色可均一或不均一，宽度从数毫米至整个甲宽度。多条色带常由于黑素细胞活跃所致（见表 71.2）。图 71.9 概括了纵向黑甲患者诊断方法。

目前已制定关于良恶性甲黑素细胞性皮损的皮肤镜标准[9]，但是甲皮肤镜不是总是可行的，评价甲色素沉积也并不完全可靠[10]。比如，如果甲完全变黑或甲板变厚，色色素线及边缘模糊，皮肤镜不能起作用；并且皮肤镜评估可能得出错误结论，因不规则线时常可见，尤其是外伤后，可见于良性色素沉积。在一项

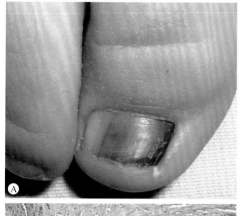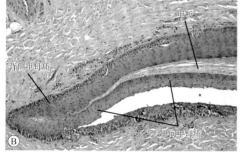

表 71.2　纵向黑甲的原因

黑素细胞激活	人种
	外伤
	● 修甲
	● 咬甲 / 剔甲癣
	● 摩擦，主要见于足趾甲
	药物
	● 肿瘤化疗药物
	● 齐多夫定
	● 补骨脂素
	辐射
	妊娠
	Laugier-Hunziker 综合征
	Peutz-Jeghers 综合征
	Addison 病
	HIV 感染
	炎症后
	● 扁平苔藓
	● 脓疱型银屑病
	● 甲真菌病（红色毛癣菌及柱霉属）
非黑素细胞肿瘤	Bowen 病
	甲乳头状瘤
	甲母质瘤（onychomatricoma）
黑素细胞增生 / 肿瘤	甲母质雀斑样痣
	甲母质痣
	甲母质黑色素瘤

图 71.8　甲母质先天性黑素细胞痣导致的纵向黑甲。 A. 色素累及近 75% 甲板，颜色从浅棕色至黑色。B. 活检标本显示基底层及甲母质上皮下部内黑素细胞巢。裂隙（*）为人工制片所致

研究中，仅术中皮肤镜可提供甲黑色素瘤诊断的可靠线索[11]。组织病理仍是评估甲色素沉着的临床依据金标准。纵向黑甲活检步骤的详细介绍见第 149 章。

绿甲综合征

　　因铜绿假单胞菌产生的绿脓毒素及脓毒素，导致甲变为黄绿色至黑绿色（见第 74 章）。这种变色常见于甲剥离而出现甲下空间，或少数出现于甲板外侧缘。易感因素包括长时间暴露于水中、使用去污剂及香皂、甲外伤以及其他导致甲剥离或甲沟炎的因素。毫无疑问，此种疾病多见于理发师、洗碗工、面包师以及医务人员。

　　使用数滴次氯酸钠溶液（或按 1 : 4 稀释的氯漂液）可以清除甲表面的铜绿假单胞菌；每天浸入此种溶液中 5 分钟，20 ～ 30 天左右可清除甲下空间的铜绿假单胞菌。同时应处理潜在的甲疾病，如果发生甲剥离，需修剪已分离的甲板。

先天性及遗传性甲疾病

　　先天性及遗传性甲疾病包括多种出生时或婴儿期出现的甲异常。在 Darier 病中可能延迟发病；在某些病例中，甲异常是诊断遗传性综合征的重要特征，例如因编码 R-spondin4（*RSPO4*）基因变异导致的先天性甲缺失，PLACK 综合征中皮肤脱屑、白甲、指节垫以及肢端角化病。

先天性大脚趾甲排列不齐

　　先天性大脚趾甲排列不齐（congenital malalignment of the great toenails）可能由于连接甲母质及远端趾骨骨膜的韧带异常所致，大脚趾甲板相对于远端趾骨纵轴向外侧偏移，导致甲母质破坏、Beau 线及甲缺失（见图 71.10），甲板通常增厚及形成横向过度曲面。先天性大脚趾甲排列不齐通常双侧，是引起青少年趾甲向内生长的最常见原因。

先天性拇趾侧襞肥厚

　　肥厚性甲侧襞常见于出生时，甲侧襞的内部软组织过度生长，形成肥厚的边缘部分覆盖甲板，这种异常生长可能导致甲侧偏和（或）甲嵌入伴有急性炎症及疼痛。此病通常累及双侧，可在数年后自行恢复[12]。

球拍状拇指（短甲）

　　球拍形拇指（racquet thumb）是一种由于远端指骨

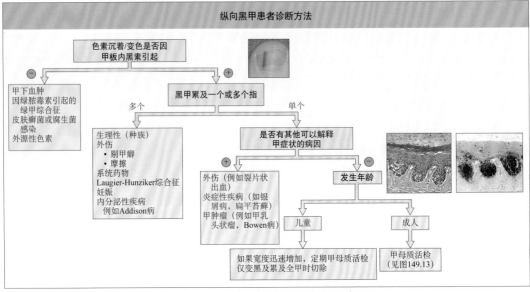

纵向黑甲患者诊断方法

图 71.9　纵向黑甲患者诊断方法。更多病因见表 71.2

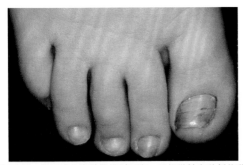

图 71.10　**先天性大脚趾甲排列不齐**。甲板纵轴向外侧偏移，注意 Beau 线及第一趾甲侧面向内生长

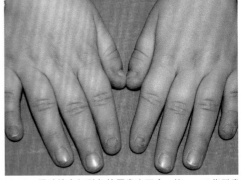

图 71.11　**甲髌综合征引起的甲发育不全**。第一、二指甲发育不全，此种甲不同程度的受累具有特征性

缩短导致的常见先天性畸形。通常是常染色体显性遗传。指甲短且异常增宽（见图 71.2）。球拍形甲通常是一种独立的表现，影像学检查可以证实短的远端指骨。

甲髌综合征（甲-骨发育不良，Fong 病）

甲髌综合征（nail-patella syndrome）是一种常染色体显性遗传疾病，与 *LMX1B* 基因突变有关，该基因编码调节胶原合成的转录因子。此种疾病最常累及拇指，也累及其他手指，但程度较轻（见图 71.11）。甲缺失或发育不全，并且萎缩现象在指的桡侧更加明显，三角形半月板常见。甲改变一般伴随骨异常，包括髌骨缺如或发育不全，桡骨头发育不良以及髂嵴外生骨疣（"角"）。在儿童，骨盆 X 线发现髂骨角可确诊。

40% 患者可发生肾病，其中高达 8% 的患者出现肾功能不全。

大疱性表皮松解症

甲异常见于所有类型的大疱性表皮松解症（epidermolysis bullosa，EB），甲累及亦作为评估大疱性表皮松解症严重程度评分的一个指标[13]。反复发作的外伤性水疱导致甲剥离，伴随因甲床瘢痕形成导致的甲缩短及增厚；累及甲母质导致甲变薄、萎缩以及翼肉。甲发育不全或甲缺失，伴甲周颗粒状组织是交界型 EB、泛发型 EB 以及喉-甲-皮肤综合征的典型表现。

外胚层发育不良

甲异常是很多外胚层发育不良（ectodermal dysplasias）综合征的重要体征，亦伴发毛发、牙齿和（或）外分泌腺异常（见第 63 章）。甲常表现为变短及增厚伴甲剥离，通常所有指甲及趾甲均受累。

先天性厚甲

先天性厚甲（pachyonychia congenita，PC）患者通常根据变异的角蛋白基因（KRT）进行分类。*KRT6a*、*KRT6b*、*KRT16*、*KRT17* 显性基因负性突变分别引起 PC-K6a、PC-K6b、PC-K16 以及 PC-K17。*KRT6c* 基因突变可引起孤立性掌跖角化病及 PC（见第 58 章）。

甲异常在 PC-K6a 及 PC-K16 中常见，并且一般比较明显，但是受累的甲数目可不同，在某些 PC-K16 特异性基因突变的患者中，指甲可不受累。特征性的表现为严重的甲床过度角化导致甲增厚伴横向曲率增加（见图 71.2 及 58.11）。受累甲极度硬化，难以修剪，其伴发表现包括多汗、口腔白斑角化症、毛囊性角化过度症、声音嘶哑以及掌跖角化病伴行走疼痛。多发性毛囊皮脂腺囊肿在 PC-K17 中常见。

Darier 病（毛囊角化病）

要点

- 红色及白色纵向条纹。
- 远端边缘 V 形凹痕（切口）。
- 甲床上皮内巨细胞。

Darier 病的甲异常常见并且具有诊断意义。甲板有多条红色及白色纵向条纹（见图 71.12），亦可见甲板游离缘楔形甲下角化过度及裂隙（见图 71.2），裂隙与白色和红色条带共同发生。Hailey-Hailey 病可以发生相似的甲异常。

单发红色纵带（纵向红甲）伴远端甲下角化过度不足以诊断甲 Darier 病，因为单发条带可因甲下良性肿瘤引起（如甲乳头瘤、血管球瘤），或者 Bowen 病引起，但不常见[14]。

皮肤病导致的甲改变

多种皮肤病伴发甲异常，常可辅助确立正确的诊断。

银屑病

要点

- 多甲受累。
- 有诊断意义的体征（仅手指甲）：不规则点状凹陷、"油滴"征（鲑鱼斑）、甲剥离伴红色边缘。
- 对于足趾甲，银屑病在临床上通常不能与甲真菌病区分。
- 常伴银屑病性关节病。
- Koebner 现象使甲症状加重。

高达 50% 的银屑病患者出现甲异常，亦可以是该病的唯一表现。甲银屑病通常伴发银屑病性关节炎及附着点炎[15]。银屑病甲具有诊断意义的临床表现包括不规则甲点状凹陷、甲床"油滴"征以及甲剥离伴红色边缘，这些体征常见于同一患者，并且仅局限于手指甲。银屑病性点状凹陷大而深，不规则散在分布于甲板内（见图 71.2），可覆盖有白色易剥离的鳞屑。"油滴"征（鲑鱼斑）表现为透过甲板可见的橙黄色不规则区域（见图 71.13）。甲剥离包绕以红色边缘也是甲银屑病的典型表现。银屑病患者通常还伴有不具有诊断意义的甲异常，这些甲异常亦常见于其他疾病，包括裂片形出血、甲下角化过度、甲板增厚及甲碎裂

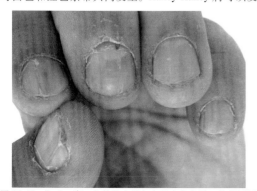

图 71.12 Darier 病。 交替纵向的红色及白色条纹，伴楔形甲下角化过度、远端边缘 V 形切口以及裂隙

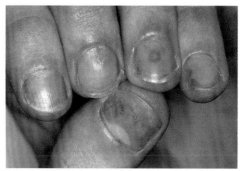

图 71.13 甲银屑病。 甲表现为"油滴"改变（鲑鱼斑）及甲剥离伴红斑边缘

及甲沟炎。

需与甲银屑病鉴别的疾病列于表 71.3 中。

治疗

局部治疗对甲银屑病几乎无效，日光照射常使病情加重，治疗手段在表 71.4 中总结。

连续性肢端皮炎（Hallopeau 肢端皮炎，Repens 皮炎）

大多数患者仅单个指受累，甲受累具有特征性，表现为急性疼痛性炎症伴甲周及甲板下脓疱反复发作（图 71.14），其他表现包括甲剥离及甲床及甲周皮肤脱屑[16]。在多数病例中，甲的连续性肢端皮炎不伴发寻常型银屑病的皮肤斑块，偶可出现病变向近端扩展或远端指骨的肢端骨溶解。

连续性肢端皮炎的鉴别诊断在表 71.5 中列出。需要注意的是，掌跖角化病或泛发性脓疱型银屑病患者可能会发生伴有脓疱形成的多甲急性炎症。

治疗

- 外用维生素 D₃ 类似物（卡泊三醇、骨化三醇）或联合卡泊三醇和二丙酸倍他米松。远端甲床

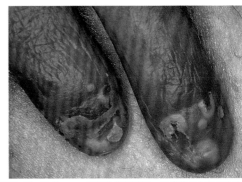

图 71.14　Hallopeau 连续性肢端皮炎。甲床及甲远端反复发作的脓疱

表 71.5　Hallopeau 连续性肢端皮炎的鉴别诊断	
● **急性接触性皮炎** 　– 皮损常表现为水疱而不是脓疱，伴手掌和（或）足跖受累 ● **细菌或病毒性甲沟炎** 　– 反复发作不是细菌感染的特征；HSV 感染可见复发，但是甲在发作间期完全愈合	● **非皮肤癣菌性霉菌导致甲真菌病** 　– 可能伴随甲周或甲下炎症及脓性渗出，足趾甲最常受累，并且甲伴有真菌感染的表现（例如甲剥离、甲下角化过度、甲板橘黄色变色）；需进行 KOH 及真菌培养检查鉴别

表 71.3　甲银屑病的鉴别诊断	
● **甲真菌病** 　– 不依靠甲屑的真菌学及组织学检查，足趾甲银屑病与甲真菌病不易鉴别 ● **特发性或外伤性甲剥离** 　– 甲剥离区尤红斑包绕，尤甲下角化过度 　– 皮肤镜下有线状近端边缘（甲真菌病中此边缘参差不齐伴尖刺）	● **斑秃** 　– 点状凹陷小，呈几何图形分布（见图 71.2） ● **副肿瘤性肢端角化症（Bazex 综合征）** 　– 银屑病样皮疹特征性分布于肢端，累及鼻和耳

表 71.4　甲银屑病的治疗阶梯　℞	
● 避免外伤（3）	
● 外用维生素 D₃ 类似物：卡泊三醇 – 甲床银屑病（2）	
● 外用 0.1% 他扎罗汀凝胶 – 甲床银屑病（2）	
● 外用卡泊三醇及二丙酸倍他米松软膏 – 甲床银屑病（2）	
● 皮损内注射皮质激素（如 2.5～5 mg/ml 曲安奈德盐溶液）– 甲床银屑病（1）	
● 阿维 A（每日 0.2～0.3 mg/kg）– 甲母质及甲床银屑病（1）	
● 甲氨蝶呤 – 适用于其他临床表现（2）	
● 环孢素 – 适用于其他临床表现（2）	
● 靶向免疫调节剂，如 TNF-α 抑制剂 – 适用于有其他临床表现（1）	
循证支持的关键：（1）前瞻性对照试验；（2）回顾性研究或大样本病例；（3）小样本病例或个例病例报告	

疾病最宜使用溶液或乳液制剂治疗。

- 第 1～4 指近端（甲母质）或甲侧襞（甲床疾病）内注射皮质激素。
- 系统用药（严重病例）：阿维 A（每日 0.3 mg/kg，4～6 个月），甲氨蝶呤（15 mg/ 周，6～12 个月），靶向免疫调节剂（"生物制剂"）。

（赵　颖译　朱　敏校　徐金华审）

脓疱性角化不全

脓疱性角化不全（parakeratosis pustulosa）仅见于儿童，常局限于一指，最常累及拇指或示指。甲改变，尤其是远端甲剥离和甲下角化过度，通常伴有指尖银屑病样改变。该病常自行消退，但在部分儿童可发展为银屑病。

治疗

治疗包括局部使用糖皮质激素和（或）卡泊三醇。

扁平苔藓

甲异常出现于大约 10% 的扁平苔藓（lichen planus）

患者（见图 11.15）。然而，甲扁平苔藓最常见于无皮肤、头皮或黏膜受累的患者。具有诊断意义的临床表现包括甲变薄、纵脊和纵向裂隙以及背侧翼状胬肉（由于瘢痕形成）（图 71.15）[17]。同时出现甲裂隙和甲萎缩可能导致形似"天使翅膀"（angel's wings）样的畸形。

通常数枚甲受累。脆甲和甲变薄的出现提示甲母质受累，需要立即治疗以避免形成瘢痕。背侧翼状胬肉的形成源于甲母质破坏和甲板消失所致的近端甲襞与甲床的粘连。甲床扁平苔藓表现为非特异性的甲改变如剥离、增厚和变黄。

当甲改变独立出现时，很难建立诊断，需要组织活检。甲扁平苔藓的鉴别诊断归纳于表 71.6。

治疗

可能需要系统糖皮质激素治疗以免形成翼状胬肉。病灶内注射激素（醋酸曲安西龙 2.5 ～ 5 mg/ml，生理盐水稀释）可在累及少数甲时使用[18]。

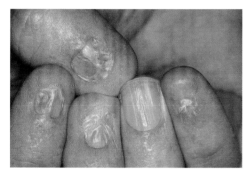

图 71.15　甲扁平苔藓。注意甲变薄、萎缩和背侧的胬肉。示指呈"天使翅膀"样畸形

表 71.6　甲扁平苔藓的鉴别诊断	
• **系统性淀粉样变** － 甲菲薄和开裂伴碎片状出血；病理学检查显示甲母质和甲床真皮内淀粉样物质沉积 • **线状苔藓** － 苔藓样甲病变限于单个或两个指（趾），常仅限于甲板一侧 • **先天性角化不良** － 苔藓样甲板改变伴有口腔黏膜白斑和网状色素沉着 • **移植物抗宿主病** － 类似甲改变，但同时具有特殊的临床病史和其他皮肤表现	• **大疱性疾病所致的甲胬肉** － 病史不同，常伴有皮肤和（或）黏膜损害 • **指（趾）端缺血所致的甲胬肉** － 典型表现为指（趾）冰冷，有雷诺现象的病史 • **其他类型** － 银屑病、甲真菌病、黄甲综合征

甲粗糙脆裂（二十甲营养不良，砂纸甲）

甲粗糙脆裂（trachyonychia）主要源于过多纵嵴形成导致甲板粗糙[3]。通常数甲受累，在部分患者可能出现二十甲营养不良（twenty-nail dystrophy）。甲粗糙脆裂或是特发性的，或与炎症性皮肤病相关，尤其是斑秃（12% 儿童和 3% 成人严重斑秃患者）。

甲变薄，不透明，无光泽，给人印象似被砂纸纵向打磨过，也就是垂直条纹（见图 71.5）。角质层常角化过度。甲粗糙脆裂几乎无症状，患者或患者父母抱怨的内容主要是甲松脆和美观受损。除斑秃外，几种扰乱甲母质角化过程的严重炎症性疾病，包括扁平苔藓、湿疹和银屑病偶尔也可导致甲粗糙脆裂。需要甲活检来明确引起甲粗糙脆裂的潜在炎症性疾病。然而，这通常并不推荐，因为该病呈良性病程，绝大多数患者自行缓解。

当治疗患有斑秃和银屑病患者的毛发和皮肤病灶时，系统糖皮质激素和系统维A酸可分别改善患者伴有的甲粗糙脆裂。近期报道提示 Janus 激酶抑制剂 tofacitinib 可以在 5 ～ 15 mg/ 天的剂量范围内改善该病。

斑秃

甲异常可见于大约 20% 成人和 50% 儿童斑秃（alopecia areata）患者。甲斑秃的特征性体征包括几何形的点状凹陷和甲粗糙脆裂。点状凹陷小而浅，以几何图形模式规则分布（网格样；见图 71.2）。见于斑秃的其他甲异常包括点状白甲、甲半月红斑和甲缺失。甲粗糙脆裂更常见于儿童，最常见于全秃或普秃的男性患者。

湿疹（皮炎）

手湿疹（eczema）常伴有甲改变。在急性湿疹中，近端甲襞和甲下皮出现水疱和红斑。甲母质破坏引发不规则的点状凹陷和 Beau 线；严重者可出现甲缺失。慢性湿疹常局限于甲下皮，导致甲下角化过度、甲剥离和甲下皮裂隙。慢性湿疹累及近端甲襞，可以导致慢性甲沟炎。在特应性皮炎患者中，甲板常呈轻度浅表的异常改变，如不规则点状凹陷和 Beau 线。控制皮肤疾病将逐渐改善甲异常。

系统性疾病中的甲损害

甲异常已在许多系统性疾病中被报道，但大多数异常是非特异性的。本章我们将只讨论那些对系统疾病诊断有价值的甲改变。

杵状指（表-玻璃甲，希波克拉底指，鼓槌指）

由希波克拉底在公元前 1 世纪首先描述，杵状指（clubbing）可以是先天性的或是获得性的。获得性杵状指不常见，其中 80% 的患者与肺部疾病有关。

杵状指由指近端软组织膨大所致，形成球形外观。甲板扩大且过度弯曲，近端甲襞和甲板间形成的夹角增宽至超出 180°（Lovibond 征；见图 71.2）。在肥大性骨关节病中，杵状指与肢端肥大和痛性假性炎症性关节病有关。伴有杵状指的系统疾病归纳于表 71.7。

黄甲综合征

黄甲综合征（yellow nail syndrome）最初由 Samman

表 71.7　杵状甲相关的系统病变		
先天性 / 遗传性		
心血管病变	先天性心脏病（常为发绀型） 肺动静脉畸形（常患遗传性出血性毛细血管扩张症）	
支气管肺部疾病	囊性纤维化	
其他	骨膜增生性厚皮病（原发性肥厚性骨关节病；见第 98 章）	
获得性		
支气管肺部疾病	肿瘤（原发或转移癌，胸膜肿瘤） 慢性感染（肺脓肿，结核） 支气管扩张 肺纤维化 结节病	
心血管疾病	动脉瘤或透析瘘管（不对称杵状变） 充血性心力衰竭 细菌性心内膜炎	
胃肠道疾病	炎性肠病 肿瘤 感染，如阿米巴病或蛔虫病 肝脏变如慢性活动性肝炎，肝硬化	
感染	HIV 感染 动脉移植物败血症（杵状指限于灌注肢体）	
内分泌疾病	甲状腺疾病（多为甲状腺功能亢进）* 继发性甲状旁腺功能亢进	
其他	POEMS 综合征 滥用泻药 偏瘫（半侧） 外伤，中央神经损伤（非指或趾）	

* 常出现甲状腺性杵状指（杵状指伴指 / 趾肿胀和骨膜反应）患者，伴有自身免疫性甲状腺疾病。

（Photograph courtesy, Dr D Timaná and Dr J Valverde, Hospital Docente de Trujillo.）

和 White 在 1964 年描述。此病少见，病因尚不清楚。线性甲生长停滞或显著减缓。甲增厚，横向和纵向过度卷曲，伴有角质层消失。甲的色泽从淡黄色至深黄绿色不等（图 71.16）。甲剥离和甲板脱落常见。多数患者二十甲全部受累。

特征性的甲异常与淋巴水肿和呼吸道疾病有关，包括慢性支气管炎、支气管扩张、鼻窦炎和胸腔积液。但是黄甲综合征的诊断只需要典型的甲改变。

治疗

并不是所有的患者都治疗有效，且需治疗数月[19]。

* 维生素 E 1200 IU/ 天。
* 伊曲康唑（每日两次，每次 200 mg 持续一周，每月一次）或氟康唑（150 mg/ 天持续一周，每月一次）冲击治疗。

明显白甲

在明显白甲（apparent leukonychia）中，白甲受压后褪色，而甲透明度维持不变。依据甲变色的方式，三种不同类型的明显白甲可鉴别。

* Muehrcke 甲 由 Muehrcke 于 1956 年在低蛋白血症（肾病综合征）的患者中描述。该病在接受联合化疗的患者中十分常见。甲上出现多条横向白带，与甲半月平行（图 71.17）。
* 对半甲（half-and-half nails）由 Bean 于 1963 年首先提出，对半甲见于高达 25% 的血液透析的慢性肾病患者。明显白甲累及近端的半个甲。对半甲也可见于正常人。
* Terry 甲 由 Terry 于 1954 年描述，作为常见的肝硬化体征，它可见于高达 80% 的患者。白甲累及除甲远端 1～2 mm 条带外的整个甲。Terry 甲亦多见于正常人。

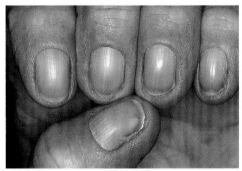

图 71.16　黄甲综合征。注意甲横向及纵向过度弯曲，甲上皮缺失伴有异常黄色沉着

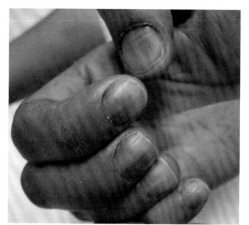

图 71.17　一例正在接受化疗患者的 Muehrcke 甲。多条平行的横向白色甲带，受压后消退（显性白甲）。注意合并黑甲

自身免疫性结缔组织病

近端甲襞的毛细血管异常多见于三种主要的自身免疫性结缔组织病[20]。甲角质层粗糙、出血和坏死常见于皮肌炎和系统性硬皮病，这些疾病的毛细血管镜检查显示毛细血管密度降低且其中无血管区与扩张的毛细血管袢交替出现。在系统性红斑狼疮的患者中，毛细血管镜检显示出正常的毛细血管密度，伴有扩张扭曲的毛细血管。腹侧翼状胬肉（甲反向胬肉）的特征是远端甲板与甲床粘连，导致修甲时疼痛。腹侧胬肉是系统性硬皮病的特征体征，形成与外周灌注受损有关。在系统性硬皮病中，缺血改变和骨质重吸收可以导致甲喙样改变，可见甲板沿缩短的指尖弯曲（见图 43.5）。

HIV 感染

甲真菌感染在 HIV 患者中常见，可见于高达 25% 的感染患者。皮肤癣菌是最常见的致病原，但也常分离出念珠菌属和霉菌[21]。尽管大量的甲病变被报道与艾滋病相关[22]，但仅少数临床类型可被认为是该病典型特征。

- 红色毛癣菌所致的**近端甲下甲真菌病**这类甲真菌病的变异型被认为是免疫缺陷人群和包括实体器官移植受体和未接受治疗的 HIV 患者在内的这类高危人群的标志。近端甲板由于腹侧存在真菌出现不透明的白色（见第 77 章）。
- **念珠菌性甲真菌病**。念珠菌属不侵犯免疫正常人群的甲板，真性念珠菌性甲真菌病的诊断意味着免疫缺陷，包括 HIV 感染或慢性黏膜皮肤念珠菌病。
- **纵向黑甲**。通常累及数甲，常与皮肤色素沉着

相伴。
- HPV 所致的鳞状细胞癌（squamous cell carcinoma, SCC）对 HIV 患者长期存在的甲周疣应提高警惕，需怀疑为 SCC 并行组织病理学检查。在这类皮损中最常检测到 HPV16 型。

药物所致的甲异常

药物所致的甲病变通常累及数个或全部甲（表 71.8）。最常见的发病机制是中毒[23]。

- 由于细胞毒特性，肿瘤化疗药物是引起甲改变的最常见的原因（见第 21 章）。这些改变包括 Beau 线、甲脱失、甲脆弱、甲剥离、甲沟炎和血管并发症，后者包括甲下出血、血肿和缺血。疼痛性甲剥离合并有甲下出血，有时伴有脓肿形成，这是紫杉烷类药物最典型特征（例如紫杉醇和多西紫杉醇）。化疗药物也可以诱发

表 71.8　药物诱发的甲病变

甲病变	致病药物
Beau 线和脱甲病	化疗药物
真性白甲	化疗药物
甲变薄和变脆	化疗药物，维甲酸
甲剥离 / 光-甲剥离（见图 71.7）	化疗药物，特别是紫杉醇类药物 四环素类 补骨脂 NSAIDs
显性白甲（如 Muehrcke 甲）	化疗药物
黑甲	化疗药物 补骨脂 齐多夫定
色素异常（无黑色素）	米诺环素 抗疟药 金 银
甲沟炎和甲周化脓性肉芽肿	维甲酸类 抗逆转录病毒药物（如因地那韦、依法韦仑、拉米夫定） 表皮生长因子受体抑制剂（如西妥昔单抗、吉非替尼、埃罗替尼、帕尼单抗） 甲氨蝶呤 卡培他滨 丝裂霉素
缺血性改变	β 受体阻滞剂 博来霉素
裂片状出血	丝氨酸激酶抑制剂和 VEGF 抑制剂
VEGF，血管内皮细胞生长因子	

纵向或横向的多带黑甲，弥漫的甲色素沉着和Muehrcke甲（见图71.17）。

- 甲沟炎伴化脓性肉芽肿是表皮生长因子受体（epidermal growth factor receptor，EGFR）抑制剂的副作用。甲改变出现于开始治疗后的1～3个月，中断治疗后消失。
- 口服维甲酸常导致甲改变，尤其是甲脆性增加、甲沟炎和甲周化脓性肉芽肿。
- 抗逆转录病毒药物可以导致甲色素沉着、甲沟炎和化脓性肉芽肿（图71.18）。
- 虽不常见，但光-甲剥离是四环素类、紫杉醇类、补骨脂类药物以及光动力治疗的特征性副作用（图71.7）。
- 孕期摄入部分药物（例如抗凝剂、抗癫痫药物）可能损伤指（趾）发育，导致先天性甲发育不良。

感染

急性甲沟炎

要点

- 疼痛性瘭疽。
- 单纯疱疹病毒所致者反复发作。
- 病毒和细菌培养是必需的。

感染指（趾）肿胀、发红和疼痛。挤压甲襞可产生脓性分泌物。急性甲沟炎（acute paronychia）最常见的致病原为细菌，尤其是金黄色葡萄球菌或化脓性链球菌，在甲受到轻度创伤后出现。反复发作的急性甲沟炎需怀疑单纯疱疹病毒感染。Tzanck涂片连同PCR检测、直接免疫荧光检测或病毒培养可以明确诊断。

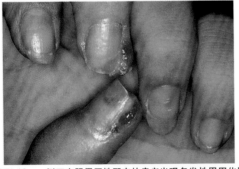

图71.18 一例正在服用因地那韦的患者出现多发性甲周化脓性肉芽肿

治疗

脓肿引流，后续使用系统性抗生素（依据培养结果），或当单纯疱疹病毒感染时系统使用抗病毒药物。

疣

甲周疣（warts）常见于咬甲癖者，常多发并累及数枚甲（见第79章）。疣表现为角化性丘疹，当局限于近端甲襞时，常产生甲周角化过度，从而与角化过度的表皮相似。对临床不典型的皮疹，皮肤镜有助于诊断[25]。甲床疣导致甲板上移伴甲剥离和甲下角化过度。鳞状细胞癌可出现在疣中或形似疣；因此，可疑皮损必须进一步评估。

治疗

治疗方案归纳于表71.9。

甲真菌病（甲癣）

见第77章。

环境相关性甲病变

脆甲（甲变脆，甲分裂）

脆甲（brittle fingernails）很常见，多见于女性。甲变脆源于甲板脱水，这是环境因素诸如频繁洗手所致的结果。在甲分裂中存在分层剥脱，其远端甲板水平状分裂成多层（见图71.2）。其他脆甲的体征包括甲分裂、变软和变脆。

治疗

- 避免暴露于水和化学制剂。

表71.9 甲周疣的阶梯治疗	Rx

- 角质溶解剂（2）
- 冷冻治疗（2）
- 局部使用斑蝥素（2）
- 局部使用咪喹莫特（2）
- 局灶注射念珠菌属、毛癣菌或腮腺炎病毒皮肤试验抗原（1）
- 局部免疫治疗 *（2）
- 局灶注射博来霉素（2）
- 激光：二氧化碳激光，YAG铒激光，脉冲染料激光（2）
- 光动力治疗（2）
- 剥脱性二氧化碳点阵激光，继而PDT治疗 *（2）

* 使用甲基化5-氨基酮戊酸和红光。
† 更多细节，见表129.11。
循证医学证据关键点：（1）前瞻性对照试验；（2）回顾性研究或大样本病例研究；（3）小样本病例研究或个体病例报道。PDT，光动力治疗

- 生物素（2.5～5 mg/天）。
- 局部润肤霜和保湿剂，例如12%乳酸，10%尿素。

慢性甲沟炎

慢性甲沟炎（chronic paronychia）通常累及成年女性手指。尽管发病机制仍存在争论，但越来越多的证据显示该病代表了对刺激物或变应原的接触反应[26]。职业性慢性甲沟炎常见于餐饮行业者。慢性甲沟炎的临床特征为近端甲襞的炎症，表现为红斑、水肿和甲上皮的缺失。单个或数个指甲受累，特别是优势手的拇指、示指或中指。甲母质的破坏导致甲板表面病变如Beau线。慢性甲沟炎通常呈现较长的病程，与反复自限性的急性加重阶段相互叠加。常见念珠菌属和铜绿假单胞菌的继发感染。

治疗

- 避免暴露于水和化学制剂。
- 局部使用糖皮质激素和咪唑类药物，而非系统抗真菌药物。
- 局部使用抗菌剂（如4%百里酚溶于95%乙醇中）。

特发性甲剥离

特发性甲剥离（idiopathic onycholysis）常累及指甲，是由于反复水渍浸泡和暴露于刺激物所致。受累甲从甲床脱离，由于甲下空间存在空气常表现为白色。甲下空间继发菌落形成可以导致变色，例如铜绿假单胞菌出现绿甲。特征改变为甲下角化过度的缺失。

治疗

- 避免暴露于水和化学制剂。
- 剪除脱离的甲板，局部使用抗菌剂。

创伤相关的甲病变

机械损伤或化学暴露可引发甲损伤。这些因素可以是意外的，自身所致的或美容所致（例如修甲、足疗；表71.10）。

剔甲癖

要点

- 甲上皮缺失和近端甲襞炎症。
- 甲板表面异常，如中线处横嵴。
- 黑甲。
- 出血和结痂。

表71.10 与修甲或修足相关的甲改变

甲病变	病因
Beau 线	甲角质层移除导致的甲母质损伤
真性白甲（横向）	甲角质层移除导致的甲母质损伤
甲变脆（脆甲症，甲脱离）	甲漆溶解剂；电钻
甲变脆（浅表肉芽肿）	长期涂甲油
远端甲剥离（"过山车式"）	机械损伤（用于清理甲板游离缘的甲工具）
广泛甲剥离	机械损伤（作为杠杆使用的人工甲）
广泛甲剥离	化学制剂（丙烯酸甲）
色素异常（黄/橘黄）	甲彩釉
急性甲沟炎	尖锐工具所致的甲周切口
慢性甲沟炎	接触致敏原
甲周化脓性肉芽肿	持续剥除甲上皮
甲周疣	甲周创伤
	甲角质层机械损伤

自身所致的甲病变常见，但是因为甲体征的多样性以及难以获得真实的临床病史，使此病常被误诊。

- **咬甲癖**可以累及甲板和（或）近端甲襞；外伤通常导致甲母质损害伴有继发的甲板病变，包括表面不规整和纵向黑甲。
- **习惯性抽搐畸形**累及拇指，由于精神习惯，患者食指摩擦和向后推移拇指中部的甲角质层。拇指甲板中线处出现多条Beau线，形似搓板（图71.19A）。Heller中央管状甲营养不良（median canaliform dystrophy of Heller）被认为是一种独立的类型，表现为中央纵裂伴有倒置冷杉树模式（图71.19B）；它可能由外伤引发[27]。
- 与精神疾病相关的甲损害。临床表现多样，可见甲板损伤、出血、甲周结痂和糜烂（图71.20）。工具（剪刀、钳子等）常用于损伤甲。

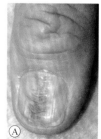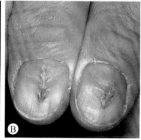

图71.19 习惯性抽搐畸形（A）和Heller中央管状甲营养不良（B）。A.拇指甲板中线处出现多条Beau线，形似搓板。B.中央纵裂伴倒置冷杉树模式。两者都可见外源性色素沉积

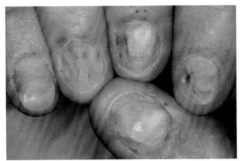

图 71.20　一例抑郁症患者的剥甲癖。患者的四枚指甲甲板已经毁损或者缺失。甲床和近端甲襞的血痂有助于诊断

治疗

- 局部外用不适味道的制剂和绷带。
- 血清素再吸收抑制剂（氟西汀、帕罗西汀、舍曲林）。

甲下血肿

急性血肿（hematomas）发生在足以破坏甲下血管的严重外伤后，甲板下血液汇集。典型的急性血肿常伴有疼痛，甲母质受压可能导致继发性甲板营养不良。建议行指（趾）X 线检查除外骨折。反复的轻微创伤或出血体质者可出现小的无症状的甲下出血，并与腹侧甲板融合。

甲下血肿随甲生长向远端迁移，可通过向后轻微推移甲上皮来识别。甲下血肿的颜色从紫红色至黑色。皮肤镜可用于鉴别甲下血肿和黑色素沉着[28]。

治疗

急性血肿需要甲板穿孔以引流血液。

创伤性趾甲病变

创伤性趾甲病变（traumatic toenail abnormalities）最常见于穿高跟尖头鞋的女性，但也见于运动员。它们通常是对称性的。

- 拇趾创伤性甲剥离是最常见的临床表现。甲剥离可发生于远端，由不合脚的鞋挤压远端甲引起甲脱落；或者发生于甲侧面，由第二趾重叠于第一趾之上所致。剪取脱落的甲板显示正常的甲床。鉴别诊断包括甲真菌病，但是这里甲剥离与甲下角化过度相关。皮肤镜显示脱落甲的近端边缘呈锯齿状[29]。
- 拇趾的横向白甲起源于鞋子对未修剪的、既长且大的脚趾甲造成的反复轻微外伤。真性白甲的多重条带随趾甲生长向远端移动。

- 摩擦性黑甲累及女性第四和（或）第五趾甲。由于鞋子和相邻趾摩擦造成甲母质黑色素细胞活化。可以是多条黑带。
- 反甲（retronychia）是由于外伤后，甲埋入近端甲襞所致，并可能出现近端甲襞的炎症反应。

钩甲

钩甲（onychogryphosis）常见于老年人，且大多仅累及趾甲，常常是拇趾受累。由于不对称生长，受累甲表现为一个典型的 Ram 角形状。甲板肥厚、坚硬并呈棕黄色。常见多条横向条纹。甲板坚硬及自身的忽略可能导致巨大畸形。

钳形甲（喇叭形甲）

钳形甲（pincer nails）常见于趾甲，可能为先天遗传性或是后天获得；后者最常由不合足的鞋子引起。甲板表现为过度的横向弯曲，尤其是远侧部分（见图 71.2）。这导致了远端甲床受挤压（捏）并可能由此产生严重疼痛。应行 X 线检查排除甲下外生骨疣。

治疗

侧方化学或手术切除甲母质是治疗钳形甲的选择（见第 149 章）。

嵌甲

外侧嵌甲（onychocryptosis）常影响患有先天性大趾甲排列不齐的年轻人的拇趾。促发因素包括不恰当地或过度地修剪和外伤。另外，多汗引发背外侧缘分裂。甲板呈骨片状侵入外侧甲襞上皮引起痛性炎症。随后慢性炎症导致肉芽组织形成，最终发展为上皮化。

远侧包埋是甲撕脱的一个常见并发症。甲板的生长被甲下皮阻止，形成远端缘。远侧包埋可以发生在婴幼儿，但自发缓解。反甲（retronychia）是指近端甲板嵌入式长入近端甲襞，表现为一到三个甲板在最上侧的甲板下错位排列[30]。可伴有近端甲周化脓性肉芽肿。

治疗

- 通过患者教育预防。
- 移除包埋的骨片状甲板。
- 用棉花或牙线向上牵拉侧甲板。
- 局部使用抗生素和糖皮质激素来缩小肉芽组织，或通过刮除来移除。
- 化学药物（苯酚、三氯乙酸），激光或切除手术来移除外侧甲母质，推荐于严重患者。

• 反甲的患者，有必要手术割裂甲板和其下甲板。

甲肿瘤

甲手术在第 149 章展开讨论。

良性肿瘤和增殖

化脓性肉芽肿（葡萄状菌肿）

化脓性肉芽肿（pyogenic granuloma）常出现在甲附属器以内，表现为甲周或甲下损害，常发生于穿通性外伤后。其他常见甲化脓性肉芽肿的病因包括嵌甲、系统性药物（例如维甲酸类药物、EGFR 抑制剂）、外周神经损伤以及持久步行所致的摩擦性甲剥离[31]。肿瘤表现为出血性、易脆、柔软的红色小结节（见图 71.18）。发生在甲下时，可出现甲剥离。鉴别诊断包括无黑素性黑色素瘤，治疗为手术切除。

纤维瘤 / 纤维角化瘤

孤立的甲周和甲下纤维瘤（fibromas）在人群中并不少见。50% 结节性硬化的患者出现多发皮损（Koenen 瘤）。甲周纤维瘤表现为起源于近端甲襞的粉红色或肤色的梭形丘疹（见第 61 章）。纤维瘤可能压迫甲母质，产生甲板纵沟。甲下纤维瘤在甲板下生长，造成纵向的红甲或甲剥离。纤维角化瘤（fibrokeratoma）以角化过度的尖端为特征，周围可能被领圈状隆起的皮肤包绕。

甲下外生骨疣

甲下外生骨疣（subungual exostosis）最早由 Dupuytren 在 1847 年描述，是最常见的与甲病变相关的良性骨增生。甲下外生骨疣常因外伤促发，常见于年轻患者的大脚趾。外生骨疣产生一个坚硬的、质脆的甲下结节，使甲板上抬（图 71.21A）。结节可能溃疡或过度角化。通过 X 线可确诊（图 71.21B）[32]，手术治疗。

黏液样囊肿（黏液囊肿）

黏液囊肿（myxoid cyst）是一种常见的疾病，好发于中年女性（见第 110 章）。典型皮疹位于指甲的近端甲襞，表现为小且柔软的肤色结节，常自发排出黏稠的胶冻状液体。挤压甲母质导致甲板凹陷和形成沟槽（图 71.22）。偶尔，囊肿位于甲下。这些囊肿与远端指（趾）间关节通过管道连通，常与远端关节的骨关节炎相关[33]。

治疗

治疗黏液囊肿的方案包括硬化、冷冻以及局灶注射糖皮质激素。必须注意的是，化脓性关节炎是手术可能出现的并发症，它会使表皮的细菌侵入其下的滑膜腔内。所有的治疗方案都有较高的复发率。黏液囊肿的根治性治疗需要手术切除包括连通囊肿至关节的蒂部连接处。

血管球瘤

血管球瘤（glomus tumor）起源于甲床真皮的神经肌肉动脉血管球细胞。此病伴有严重疼痛并向近端放射，常因物理（如挤压）或温度刺激（特别是寒冷）而加重。典型者主观症状超出临床体征表现。临床上肿瘤不可见，或表现为蓝红色甲床斑疹，通过透明的甲板可以观察（见第 149 章）。MRI 可以帮助诊断（见第 114 章）。

甲母质瘤

由 Baran 和 Kint 于 1992 年首先描述，甲母质瘤（onychomatricoma）是一种少见的肿瘤，它造成甲板局部或弥漫的增厚，伴由多个含有指状突起肿瘤的纵向空洞所形成的穿孔（图 71.23）。受累甲增厚，呈黄白色，伴横向过度弯曲和多处开裂出血。远端甲的典型正面观可见到增厚的游离缘上多处孔洞。偶尔，甲母质瘤可发展为纵向黑甲。

病理学上，肿瘤特征性地表现为多个纤维上皮突延伸入增厚的甲板中。肿瘤上皮与正常甲母质相同，

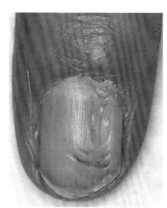

图 71.22　黏液囊肿。纵行的甲沟源于囊肿对甲母质的压迫

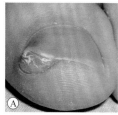
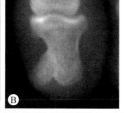

图 71.21　甲下外生骨疣。A. 肤色的甲下结节将甲板抬起。B. 趾的放射线检查显示甲下骨性增生

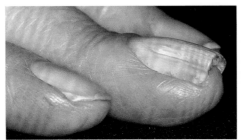

图 71.23　甲母质瘤。甲增厚，过度弯曲伴纵向黄色条纹。指（趾）缘显示数个空洞

有角化，但无颗粒层。对单个剪下的甲行组织病理学检查足以确诊[34]。

甲乳头状瘤

要点

- 累及单一指甲。
- 单条纵向红甲。
- 远端游离缘分裂。

甲乳头状瘤（onychopapilloma）是一类生长于甲板下方的良性肿瘤，具有细长的丝状形态。它起自远端甲母质/近端甲床，向远端甲游离缘延伸。小肿瘤产生细长的纵向红甲，而大肿瘤引起其上的甲板变薄伴远端开裂和甲下团块（图 71.24）。较为少见的是肿瘤表现为纵向白甲、黑甲或出现碎裂片状出血。皮肤镜可鉴别细长红带的源头（甲半月）和末端（远端游离缘），同样也可鉴别裂片状出血和远端甲下肿瘤。剪断的指甲显示甲板下方局部不对称的角化增厚，这归因于丝状肿瘤的位置[35]。

甲母质黑素细胞痣

甲母质黑素细胞痣是纵向黑甲的一个不常见原因，

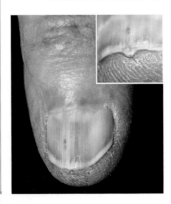

图 71.24　甲乳头状瘤。纵向红甲和白甲，伴局灶出血和一处远端微小的凹痕。鉴别甲下肿瘤的最佳方法是正面观察甲远端游离缘（插图）

尤其是与黑素细胞活化相比较（见表 71.2）。它们常在儿童期发展，常累及手指，特别是拇指[36-37]。颜色、宽度和色素分布可以变化多样，常可观察到随时间消退或加深。甲周组织同样可能色素沉着，有时称为假性 Hutchinson 征。发病年龄是诊断最重要的线索。组织学上常见交界痣（见图 71.8B）。

治疗

甲母质痣的合理治疗仍存在争议。图 71.9 列举了纵向黑甲的治疗方案，包括儿童患者。

恶性肿瘤

甲的恶性肿瘤总结如下。这类恶性肿瘤的进一步细节和相关治疗见第 108 和 113 章。

Bowen 病（原位鳞状细胞癌）

甲 Bowen 病不常见，最常见于中年男性。左手指甲最常受累[38]。临床上很难与疣鉴别。受累指（趾）表现为甲周或甲下疣状皮损，伴甲剥离和（或）纵向黑甲（图 71.25）。致病因素包括 HPV 病毒感染和长期 X 线暴露。

角化棘皮瘤

甲角化棘皮瘤（keratoacanthoma）非常罕见，常累及单个指（趾）。表现为甲下痛性的角化性结节，数周内生长迅速。深部侵袭伴骨破坏常见，可通过 X 线检查明确骨质溶解。常有外伤史。与皮肤角化棘皮瘤相反，甲角化棘皮瘤不会自行消退[39]。

鳞状细胞癌

鳞状细胞癌（squamous cell carcinoma，SCC）是最常见的甲附属器的恶性肿瘤。常累及中年男性手指。大量研究证实 HPV 病毒是肿瘤发展的致病因素，尤其是 HPV-16。临床上可见缓慢生长的甲周或甲下疣状包块，可自行溃疡和出血；肿瘤可致甲剥离或甲板毁损。甲周肿胀和炎症反应同样常见。与其他部位的皮

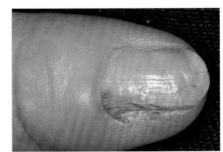

图 71.25　Bowen 病。甲板侧方缺失。甲床角化过度，伴鳞屑和上皮裂隙

肤 SCC 相比，甲板 SCC 更快出现侵袭，但罕见转移。少于 20% 的患者出现骨侵袭，通过 X 线检测出的骨质吸收大多源于肿瘤压迫，而非真正的骨侵袭[40]。

疣状癌（穿掘性癌，穿掘性上皮瘤）

疣状癌（verrucous carcinoma）是一种罕见，低度恶性的 SCC 亚型，临床特征为局部侵袭性表现，但转移率很低。很少累及甲附属器。临床上，肿瘤表现为迅速生长的疣状结节，通常破坏甲。骨吸收常见。

黑色素瘤

甲黑色素瘤（melanoma）罕见，占所有黑色素瘤的 0.7% ~ 3.5%。最常累及中年患者的拇指，患者常有外伤史。诊断通常延误，且 25% 的患者为无黑素性黑色素瘤。流行病学显示 5 年生存率只有 15%[41]。从临床角度看，甲黑色素瘤可能有以下表现：

- 纵向黑甲。当成年人出现单条甲带，且不能用其他理由解释时需警惕黑色素瘤可能（见图 71.9）。色素带为棕褐色或黑色，边缘模糊，宽度超出 3 ~ 4 mm。已提出 ABCDEF "原则"来帮助诊断[42]：A）年龄（Age）- 发病高峰在 50 ~ 70 岁，适用于非洲、亚洲和本土美国人（深肤色种族），占高达三分之一的黑色素瘤患者；B）黑色（Black）或棕色（Brown），宽度超出 3 mm；C）甲改变（Change）或治疗后无好转；D）指（趾）（Digit）最常受累（手指或拇指）；E）色素延伸（Extension）至甲襞近端或侧端（Hutchinson 征）；F）不典型痣或黑素瘤的家族史或个人史。除 F 外，这些原则代表了经过验证的临床标准。

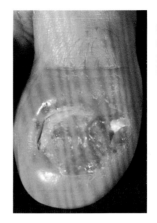

图 71.26　无色素性黑色素瘤。注意广泛的甲毁损和溃疡，近端甲襞肿胀。肿瘤可形似肉芽组织（Courtesy, Lorenzo Cerroni，MD.）

- 甲母质破坏所致的甲板病变。
- 甲下色素性皮损，可出现溃疡，并伴有甲剥离和（或）甲破坏。
- 一个无黑素性结节，常迅速溃疡和出血，形化脓性肉芽肿（图 71.26）。
- Hutchinson 征：由肿瘤放射性播散所致的甲周组织色素沉着。

皮肤镜下，典型的甲黑色素瘤所致的纵向黑甲表现为非均一的色素沉着带，边界模糊，不同颜色的线条不平行的混乱分布。然而，单靠皮肤镜不足以建立可靠的诊断，特别是当厚甲或黑色条带出现时（见上文，纵向黑甲）。更甚者，部分甲黑色素瘤的线条有时亦为规则分布。因此，需要结合病史、临床表现和皮肤镜结果[10]。

（朱沁媛译　朱　敏校　徐金华审）

参考文献

1. Zaias N. The Nail in Health and Diseases. 2nd ed. Connecticut: Appleton & Lange; 1990.
2. Hardin J, Haber RM. Onychomadesis: literature review. Br J Dermatol 2015;172:592–6.
3. Gordon KA, Vega JM, Tosti A. Trachyonychia: a comprehensive review. Indian J Dermatol Venereol Leprol 2011;77:640–5.
4. Daniel CR 3rd, Piraccini BM, Tosti A. The nail and hair in forensic science. J Am Acad Dermatol 2004;50: 258–61.
5. Taguchi Y, Takashima S, Tanaka K. Koilonychia in a patient with subacute iron-deficiency anemia. Intern Med 2013;52:2379.
6. Chandran NS, Aw DC. Drug-induced photo-onycholysis: an often-neglected phenomenon. Intern Med J 2013;43:1349–50.
7. Aldrich CS, Hong CH, Groves L, et al. Acral lesions in tuberous sclerosis complex: insights into pathogenesis. J Am Acad Dermatol 2010;63:244–51.
8. Di Chiacchio N, Ruben BS, Loureiro WR. Longitudinal melanonychias. Clin Dermatol 2013;31:594–601.
9. Braun RP, Baran R, Le Gal FA, et al. Diagnosis and management of nail pigmentations. J Am Acad Dermatol 2007;56:835–47.

10. Di Chiacchio ND, Farias DC, Piraccini BM, et al. Consensus on melanonychia nail plate dermoscopy. An Bras Dermatol 2013;88:309–13.
11. Di Chiacchio N, Hirata SH, Enokihara MY, et al. Dermatologists' accuracy in early diagnosis of melanoma of the nail matrix. Arch Dermatol 2010;146:382–7.
12. Piraccini BM, Parente GL, Varotti E, et al. Congenital hypertrophy of the lateral nail folds of the hallux: clinical features and follow-up of seven cases. Pediatr Dermatol 2000;17:348–51.
13. Tosti A, de Farias DC, Murrell DF. Nail involvement in epidermolysis bullosa. Dermatol Clin 2010;28:153–7.
14. Jellinek NJ. Longitudinal erythronychia: suggestions for evaluation and management. J Am Acad Dermatol 2011;64:167.e1–11.
15. Langenbruch A, Radtke MA, Krensel M, et al. Nail involvement as a predictor of concomitant psoriatic arthritis in patients with psoriasis. Br J Dermatol 2014;171:1123–8.
16. Piraccini BM, Tosti A, Iorizzo M, et al. Pustular psoriasis of the nails: treatment and long term follow-up of 46 patients. Br J Dermatol 2001;144:1000–5.
17. Tosti A, Peluso AM, Fanti PA, et al. Nail lichen planus:

clinical and pathologic study of twenty-four patients. J Am Acad Dermatol 1993;28:724–30.
18. Piraccini BM, Saccani E, Starace M, et al. Nail lichen planus: response to treatment and long term follow-up. Eur J Dermatol 2010;20:489–96.
19. Piraccini BM, Urciuoli B, Starace M, et al. Yellow nail syndrome: clinical experience in a series of 21 patients. J Dtsch Dermatol Ges 2014;12:131–7.
20. Hasegawa M. Dermoscopy findings of nail fold capillaries in connective tissue diseases. J Dermatol 2011;38:66–70.
21. Gupta AK, Taborda P, Taborda V, et al. Epidemiology and prevalence of onychomycosis in HIV-positive individuals. Int J Dermatol 2000;39:746–53.
22. Daniel CR 3rd, Norton LA, Scher RK. The spectrum of nail disease in patients with human immunodeficiency virus infection. J Am Acad Dermatol 1992;27:93–7.
23. Piraccini BM, Alessandrini A. Drug-related nail disease. Clin Dermatol 2013;31:618–26.
24. Durdu M, Ruocco V. Clinical and cytologic features of antibiotic-resistant acute paronychia. J Am Acad Dermatol 2014;70:120–6.e1.
25. Lencastre A, Lamas A, Sá D, Tosti A. Onychoscopy. Clin Dermatol 2013;31:587–93.

26. Tosti A, Piraccini BM. Paronychia. In: Amin S, Lahti A, Maibach HI, editors. Contact Urticaria Syndrome. Boca Raton: CRC Press; 1997. p. 267–78.

27. Griego RD, Orengo IF, Scher RK. Median nail dystrophy and habit tic deformity: are they different forms of the same disorder? Int J Dermatol 1995;34:799–800.

28. Oztas MO. Clinical and dermoscopic progression of subungual hematomas. Int Surg 2010;95:239–41.

29. Piraccini BM, Balestri R, Starace M, Rech G. Nail digital dermoscopy (onychoscopy) in the diagnosis of onychomycosis. J Eur Acad Dermatol Venereol 2013;27:509–13.

30. de Berker DA, Richert B, Duhard E, et al. Retronychia: proximal ingrowing of the nail plate. J Am Acad Dermatol 2008;58:978–83.

31. Piraccini BM, Bellavista S, Misciali C, et al. Periungual and subungual pyogenic granuloma. Br J Dermatol 2010;163:941–53.

32. Damron TA. CORR Insights®: Subungual exostosis of the toes: a systematicreview. Clin Orthop Relat Res 2014;472:1260–1.

33. de Berker D, Goettman S, Baran R. Subungual myxoid cysts: clinical manifestations and response to therapy. J Am Acad Dermatol 2002;46:394–8.

34. Miteva M, de Farias DC, Zaiac M, et al. Nail clipping diagnosisof onychomatricoma. Arch Dermatol 2011;147:1117–18.

35. Tosti A, Schneider SL, Ramirez-Quizon MN, et al. Clinical, dermoscopic, and pathologic features of onychopapilloma: A review of 47 cases. J Am Acad Dermatol 2016;74:521–6.

36. Tosti A, Baran R, Piraccini BM, et al. Nail matrix nevi: a clinical and histopathologic study of twenty-two patients. J Am Acad Dermatol 1996;34:765–71.

37. Goettmann-Bonvallot S, Andre J, Belaich S. Longitudinal melanonychia in children: a clinical and histopathologic study of 40 cases. J Am Acad Dermatol 1999;41:17–22.

38. Lecerf P, Richert B, Theunis A, André J. A retrospective study of squamous cell carcinoma of the nail unit diagnosed in a Belgian general hospital over a15-year period. J Am Acad Dermatol 2013;69:253–61.

39. Baran R, Goettmann S. Distal digital keratoacanthoma: a report of 12 cases and a review of the literature. Br J Dermatol 1998;139:512–15.

40. Dalle S, Depape L, Phan A, et al. Squamous cell carcinoma of the nail apparatus: clinicopathological study of 35 cases. Br J Dermatol 2007;156:871–4.

41. Banfield CC, Redburn JC, Dawber RPR. The incidence and prognosis of nail apparatus melanoma. A retrospective study of 105 patients in four English regions. Br J Dermatol 1998;139:276–9.

42. Levit EK, Kagen MH, Scher RK, et al. The ABC rule for clinical detection of subungual melanoma. J Am Acad Dermatol 2000;42:269–74.

第 72 章　口腔疾病

Carl M. Allen、Charles Camisa、Kristin K. McNamara

引言

不管是从临床还是组织学的角度来看，口腔都是一个非常多样化的解剖部位。如果考虑到在口腔内发生的各种功能与环境的相互作用，这就不令人吃惊了。与咀嚼摩擦相关的部位，如硬腭和附着龈，附着于骨膜而称为附着黏膜（attached mucosa）或角化黏膜（keratinized mucosa）（图 72.1）。组织学上，这些解剖部位有明显的表皮突和较厚的正角化层。口腔黏膜其他部位都是"非附着的"，因而称为可动黏膜（movable mucosa）或非角化黏膜（non-keratinized mucosa）。软腭、唇黏膜和口底仅表现为中度角化不全，并伴有丰富的唾液腺。颊黏膜与之相似，但可见数量不等的异位皮脂腺（Fordyce 颗粒）。舌背部具有富含副角蛋白的乳头结构（图 72.2A），而舌后侧的表面上皮嵌有味觉受体。

常见的口腔良性病变

Fordyce 颗粒

同义名： ■ 异位皮脂腺（ectopic sebaceous glands）■ 异位或异常皮脂腺（heterotopic or anomalous sebaceous glands）■ Fordyce 斑（Fordyce spots）

> **要点**
> ■ 正常皮脂腺的常见变异。
> ■ 颊黏膜和上唇唇红多发黄色丘疹。

引言

Fordyce 颗粒（Fordyce granules）是位于唇红和口腔黏膜处的皮脂腺。组织学上曾认为这些皮脂腺是异位的；但由于它们是口腔中十分常见的临床表现，Fordyce 颗粒应看做是正常解剖结构的一种变异。这种"游离的"皮脂腺（见下文）亦可见于眼睑（睑板腺）、乳晕（蒙氏结节）、小阴唇和包皮（Tyson 腺）。

流行病学

Fordyce 颗粒男女均可发生，但儿童较少见。成人 Fordyce 颗粒的发生率高达 70% ~ 85%[1]。

临床特征

Fordyce 颗粒的特征是无症状的黄色至黄白色丘疹，通常为多发（图 72.2B、C）。丘疹直径常小于 1 ~ 2 mm，并多见于双侧。最常见于颊黏膜和上唇唇红处。青春期能刺激其发展[2]。

病理学

Fordyce 颗粒与皮肤的皮脂腺相似，但与毛囊无关，即"游离的"皮脂腺[1]。

治疗

目前认为 Fordyce 颗粒是正常解剖结构的变异，无需治疗。

地图舌

同义名： ■ 良性游走性舌炎（benign migratory glossitis）■ 口腔游走性红斑（oral erythema migrans）■ 游走性斑状舌炎（glossitis areata migrans）■ 游走性斑状口炎（stomatitis areata migrans）■ 良性游走性口炎（benign migratory stomatitis）

> **要点**
> ■ 位于舌背面和侧面的红色斑片，边界清楚，有圆齿状薄白色边界。
> ■ 不明原因的银屑病样黏膜炎。
> ■ 一般无需治疗。

引言

地图舌（geographic tongue）是一种常见的良性临床表现，病因不明，主要累及舌，极少情况下也可发生在口腔内其他部位，如颊黏膜、唇黏膜和软腭。当发生于舌外部位时，通常舌也受累。

流行病学

地图舌男女均可发生，在一般人群中发病率为 1% ~ 3%[2]。

临床特征

地图舌通常出现于舌背，为多发、黄白色匍行性边界包绕的境界清楚的红斑（图 72.3）。在红斑区域

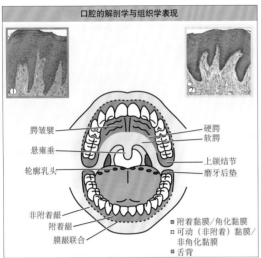

图 72.1 口腔的解剖学与组织学表现。 粉色代表附着黏膜，黄色代表可动黏膜，紫色代表舌背。插图 1：上腭的组织学特点为显著的表皮突形成、颗粒层、正角化过度。附着龈也有类似的表现。插图 2；颊黏膜的组织学特点为较少的表皮突，较少的角化不全，无正角化。软腭、唇黏膜、舌腹、口底有类似的表现

图中标注：
腭皱襞　　硬腭
悬雍垂　　软腭
轮廓乳头　上颌结节
　　　　　磨牙后垫
非附着龈／角化黏膜
附着龈
膜龈联合
□ 附着黏膜／角化黏膜
□ 可动（非附着）黏膜／非角化黏膜
□ 舌背

内，可见丝状乳头的萎缩。皮损开始为较小的白斑，然后发展为红色中央萎缩带，并缓慢增大。许多患者并不知道自己有地图舌，往往是在口腔常规检查时发现[3]。自己发现皮损的患者常诉损害呈游走性。地图舌通常无症状，有些患者在食用热辣食物时，可感到敏感或烧灼感。有些研究者认为，地图舌在银屑病

图 72.2 正常解剖变异——Fordyce 颗粒、色素性舌乳头。A. 在深肤色个体的舌尖和舌侧部可见多发、等间隔、细小棕色丘疹（为正常的菌状乳头）。它们位于更多角化性突起的正常丝状乳头之间。颊黏膜处（**B**）、上唇唇红处（**C**）多发的、1～2 mm 大小的黄色丘疹，为"游离的"皮脂腺

（包括脓疱型银屑病）、特应性个体和裂纹舌（于下文讨论）的患者中发病率更高。

病理学

由于地图舌在显微镜下的特征与银屑病相似，故前者也常称为"银屑病样黏膜炎"。在皮损边缘，有特征性的舌表面乳头样外观缺失、网状嵴延伸、不同程度的过度角化不全和海绵形成，以及多数融合、浅表的上皮内中性粒细胞微脓肿[2]。

治疗

告诉患者这是良性病变，地图舌一般无需治疗。如烧灼、敏感、疼痛或触痛等症状较严重，且干扰患者生活时，可使用局部强效糖皮质激素凝胶来改善症状。

裂纹舌

同义名： ■ 阴囊舌（scrotal tongue）■ 裂沟舌（plicated tongue）■ 皱襞舌（lingua plicata）■ 沟纹舌（furrowed tongue）

引言

裂纹舌（fissured tongue）是一种常见的良性临床病变，病因不明，累及舌背。如病名所示，舌背可见数量不等的沟槽。遗传是病因之一，部分证据表明本病呈多基因性状，或常染色体显性遗传，伴不全外显或表现度不同。如上文所提到的，裂纹舌常与地图舌伴发，提示这两者可能与相同的基因有关。裂纹舌可能是 Melkersson-Rosenthal 综合征（见下文）的一部

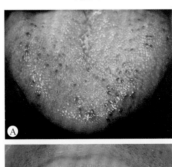

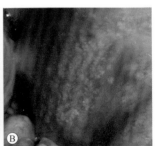

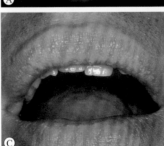

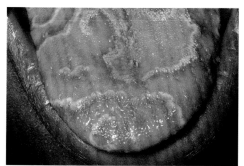

图 72.3 地图舌。这是一个鲜红地图舌的例子，显示了边界清楚的红斑，部分由白色匍行性边界包绕

分，也常见于 Down 综合征，偶尔伴发于 Cowden 综合征、先天性甲肥厚和肢端肥大（在巨舌的基础上）。

流行病学

裂纹舌男女均可发生，由于调查人群的不同，成人发病率可以为 2% ～ 30%[3]。

临床特征

典型裂纹舌表现为舌背多发性无症状沟槽（图72.4）。沟槽常深 2 ～ 3 mm，可发生于舌的孤立区域（特别是中央）或整个舌背。

治疗

裂纹舌为良性病变，无需治疗。

毛舌

同义名： ■ 舌苔（coated tongue）■ 黑毛舌（black hairy tongue）■ 黑毛舌（lingua villosa nigra）

要点
- 角蛋白潴留在丝状乳头尖端。
- 非酵母菌感染。
- 最好的处理是用刮舌器。

引言

毛舌（hair tongue）是一种常见的良性临床病变，

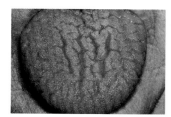

图 72.4 裂纹舌。舌背面大量无症状的沟槽

主要表现为数量不等的角蛋白在舌背堆积。一般来说，舌背角蛋白产生的量与咀嚼和吞咽时角蛋白被自然清除的量相同。如果患者减少摄食或进食软食或流质饮食，角蛋白就会堆积。它并不是过去认为的健康人或非虚弱状态的患者有潜在系统疾病的征象。与角蛋白生成增多相关的因素，包括吸烟、口腔卫生不良、使用氧化性漱口水和饮用热饮。

流行病学

毛舌男女均可发生，据报道人群中的发病率为 0.5% ～ 5%。

临床特征

毛舌表现为舌背，尤其在中部的，融合性的毛状突出物（图 72.5）。延长的舌乳头常为黄至棕黑色，因食物、烟草或产色菌等不同的外源性染色，可呈现多种色彩表现。产色菌的过度生长可能与系统应用抗生素治疗有关。有些患者主诉当舌接触上腭时，有口臭、异味或恶心感。色素性舌乳头与其明显不同，前者在深肤色个体中可见，表现为舌尖和舌侧的多发等间隔细小棕色乳头（为正常的菌状乳头）（图72.2A）。

病理学

显微镜检示在正常丝状乳头的尖端有显著的角化不全堆积。通常可见表面有细菌定植。

治疗

毛舌为良性病变，无需治疗。一些患者因不美观、味觉改变、口臭或恶心感而要求治疗。对于这些情况，可鼓励患者在刷牙时用刮舌器或刷子刮舌。

中央乳头萎缩

同义名： ■ 正中菱形舌炎（median rhomboid glossitis）■ 红斑型念珠菌病（erythematous candidiasis）

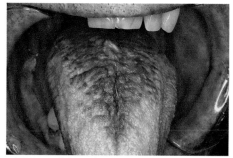

图 72.5 毛舌。舌背显著的角蛋白堆积和棕色改变

要点

- 舌背后侧中线上境界清楚的红色区域。
- 均与念珠菌病有关。
- 抗真菌治疗部分或完全有效。

引言

中央乳头萎缩（central papillary atrophy），曾称为正中菱形舌炎，最初认为是由于胚胎期结节未能被舌外侧突所覆盖，而导致的发育缺陷。然而，它在儿童中并不常见，却在 1% 的成人中可见。已证明发生与念珠菌感染有关。

临床特征

中央乳头萎缩表现为舌背部轮廓乳头前、境界清楚的钻石样或卵圆形的红斑及萎缩区域（图 72.6）。表面平滑或分叶。通常无症状，但也可伴慢性多灶性腭及口角的念珠菌感染。中央乳头萎缩可能是 HIV 感染或其他免疫抑制的征象，其多因素的发病机制正逐渐被认知，本病变也常见于免疫活化的个体[4]。

病理学

组织学上表现为丝状乳头的缺失，及白色念珠菌的管状菌丝着床于角化不全层。诊断常可由临床观察得出，进一步经真菌培养、KOH 制剂标识假菌丝或脱落细胞学 PAS 染色而证实。

治疗

经过适当的抗念珠菌治疗，如克霉唑含片或口服氟康唑，黏膜改变可完全或部分消退。

头颈部综合征

基底细胞痣综合征

同义名： ■痣样基底细胞癌综合征（nevoid basal cell carcinoma syndrome）■ Gorlin 综合征（Gorlin syndrome）

基底细胞痣综合征（basal cell nevus syndrome, BCNS）为常染色体显性遗传，主要是由于 *PTCH1*，或少数可为 *PTCH2* 或 *SUFU* 的突变导致（见第 107 章），高达 50% 患者有新突变[5]。除了有多发的皮肤基底细胞癌（basal cell carcinoma，BCC）、掌跖点状凹陷，患者还可有骨骼异常、颌牙源性角化囊肿（表 108.3）。颌牙源性角化囊肿可由全颌摄片检查发现（通常在常

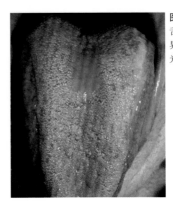

图 72.6　中央乳头萎缩。舌背（轮廓乳头前）境界清楚、无丝状乳头的光滑区域

规牙科随访时每 5 年做一次）。牙源性角化囊肿具有侵袭性，会导致显著的颌骨吸收，甚至病理性骨折，应该彻底切除。

Gardner 综合征

同义名： ■ 家族性结直肠息肉病（familial colorectal polyposis）

Gardner 综合征（Gardner syndrome）是一种罕见的常染色体显性遗传疾病，其特征为多发颌骨瘤、癌前病变期的结直肠息肉、表皮样囊肿、硬纤维瘤和皮肤纤维瘤（见第 63 章）。Gardner 综合征是由腺瘤性结肠息肉（adenomatous polyposis coli，*APC*）基因突变引起，该基因也为"家族性腺瘤性息肉病"的等位基因。如果没有外科干预，进展为结直肠癌是无法避免的。

骨瘤最常发生在上下颌，伴发双侧先天性视网膜色素上皮肥厚（congenital hypertrophy of the retinal pigment epithelium，CHRPE），是 Gardner 综合征的早期表现。其筛查与治疗建议在第 63 章中讨论。

多发性内分泌肿瘤综合征 2B 型

同义名： ■多发性内分泌肿瘤综合征 3 型（multiple endocrine neoplasia type 3）■ 多发性黏膜神经瘤综合征（multiple mucosal neuroma syndrome）

多发性内分泌肿瘤综合征 2B 型（multiple endocrine neoplasia syndrome type 2B，MEN 2B）是一种罕见的常染色体显性遗传病，特征是内分泌腺（如甲状腺、甲状旁腺、肾上腺、垂体，见表 63.2）的增生或瘤形成。这个综合征由编码酪氨酸酶受体的 *RET* 原癌基因（尤其是 Met918Thr）错义突变造成的[6]。

MEN 2B 最具特征性的表现是黏膜神经瘤[7]。起

病常在 10 岁以前，表现为结膜、唇、舌前部的无痛性软结节或丘疹，也可累及颊黏膜、齿龈和腭。90% 以上患者在 10 岁或 20 岁内会发展成甲状腺髓样癌。有疾病临床症状的患者和有父母患病的无临床症状个体，应做 *RET* 基因分析。根据检测到的特异性 *RET* 突变，推荐从婴儿至 10 岁期间作预防性甲状腺切除术。

（范逍遥译　任 捷校　项蕾红审）

牙周病和牙疾病

坏死性溃疡性龈炎

同义名： ■ 战壕口（trench mouth）■ 急性坏死性溃疡性龈炎（acute necrotizing ulcerative gingivitis）■ 坏死性龈口炎（necrotizing gingivostomatitis）■ Vincent 感染（Vincent infection）■ 梭菌螺旋体性龈炎（fusospirochetal gingivitis）

要点
- 牙龈疼痛、出血和坏死，伴"穿凿样"龈乳头。
- 在有危险因素的易感宿主中有混合细菌感染。
- 易感因素包括免疫抑制、营养不良、压力、吸烟和口腔卫生不良。

引言

坏死性溃疡性龈炎（necrotizing ulcerative gingivitis）是一种以龈乳头疼痛、出血、坏死为特征的牙龈疾病。与许多口腔病原体和某些宿主易感因素相关。主要病原体为混合菌群，包括螺旋体、中间普氏菌、梭杆菌、密螺旋体和新月形单胞菌属[8]。

流行病学

男女均可发病，多见于青中年。正常人群发病率小于 0.1%。易感因素包括免疫抑制、营养不良、口腔卫生不良、心理和生理压力，以及吸烟等。

临床特征

特点为龈乳头的溃疡性、"穿凿样"损害。牙龈广泛水肿、红斑、出血和坏死。其他症状体征，包括发热、乏力、淋巴结肿大，常有口腔恶臭。患者典型主诉"牙龈疼痛出血"。

病理学

坏死性溃疡性龈炎的主要病原菌为口腔正常菌群，

因此，细菌培养和组织病理学结果无特异性，诊断主要依据临床表现。

治疗

治疗一般应推荐至牙医或牙科专家，如牙周病医生。第一步须是在表面或局部麻醉后进行清创术；患者若合并有发热和乏力等全身症状时，应联合使用广谱抗生素治疗[9]。氯己定（0.12%）口腔冲洗可减少细菌接种量，温盐水漱口可缓解不适。

剥脱性龈炎

要点
- 临床上用以描述一种以免疫介导的水疱糜烂性疾病的口腔表现。
- 以弥漫性红色光滑的牙龈，有时伴疼痛为特点。
- 通过组织病理和免疫荧光检测对潜在疾病做出恰当诊断和后续治疗。

引言

临床医师用剥脱性龈炎（desquamative gingivitis）这个术语来描述多种水疱糜烂性疾病的牙龈表现。特点为牙龈上皮红斑，并可自发脱落或人为地擦去。剥脱性龈炎不是一个诊断，而是多种免疫介导性疾病的一种临床表现[10]。确诊需通过组织病理和免疫荧光。常见的疾病有扁平苔藓（第 11 章）、黏膜（瘢痕性）类天疱疮（第 30 章），少见于寻常型天疱疮（第 29 章）、苔藓样黏膜炎（特发性、药物介导或异物相关）、线状 IgA 大疱性皮病、红斑狼疮、获得性大疱性表皮松解症和慢性溃疡性口炎（图 72.7）。

流行病学

剥脱性龈炎常累及 40 岁以上人群，以女性多见[11]。

临床特征

患者主诉常为"牙龈疼痛"。最常见的临床表现为牙龈弥漫性红斑，伴不同程度黏膜脱落和糜烂（图 72.8）。也可见牙龈水疱形成。

病理学

组织病理和免疫病理特征取决于是上述哪种水疱糜烂性疾病。患者应通过活检进行评估，标本应送常规组织病理和直接免疫荧光检测[12]。此外，应用间接免疫荧光试验或 ELISA 法来检测血清中循环自身抗体。特异性结果取决于潜在的疾病。

治疗

一旦确立诊断，应实施恰当的对症治疗。提倡进

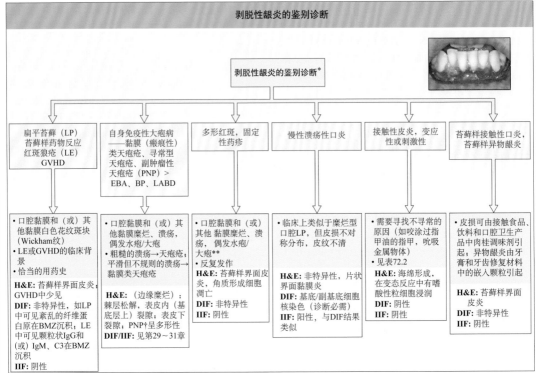

剥脱性龈炎的鉴别诊断

剥脱性龈炎的鉴别诊断[*]

扁平苔藓（LP） 苔藓样药物反应 红斑狼疮（LE） GVHD	自身免疫性大疱病 ——黏膜（瘢痕性） 类天疱疮、寻常型 天疱疮、副肿瘤性 天疱疮（PNP）> EBA、BP、LABD	多形红斑，固定 性药疹	慢性溃疡性口炎	接触性皮炎，变应 性或刺激性	苔藓样接触性口炎， 苔藓样异物龈炎
• 口腔黏膜和（或）其 他黏膜白色花纹斑块 （Wickham纹） • LE或GVHD的临床背 景 • 恰当的用药史 **H&E：** 苔藓样面皮炎， GVHD中少见 **DIF：** 非特异性，如LP 中可见紊乱的纤维蛋 白原在BMZ沉积，LE 中可见颗粒状IgG和 （或）IgM，C3在BMZ 沉积 **IIF：** 阴性	• 口腔黏膜和（或）其 他黏膜糜烂、溃疡， 偶发水疱/大疱 • 粗糙的溃疡→天疱疮； 平滑的溃疡→黏膜类 天疱疮 **H&E：**（边缘糜烂） 棘层松解，表皮内（基 底层上）裂隙；表皮下 裂隙；PNP†呈多形性 **DIF/IIF：** 见第29~31章	• 口腔黏膜和（或） 其他黏膜糜烂、溃 疡，偶发水疱/ 大疱[**] • 反复发作 **H&E：** 苔藓样面皮 炎，角质形成细胞 凋亡 **DIF：** 非特异性 **IIF：** 阴性	• 临床上类似于糜烂 型口腔LP，但皮损不对 称分布，皮纹不清 **H&E：** 非特异性，片状 界面黏膜炎 **DIF：** 基底/副基底细胞 核染色（诊断必需） **IIF：** 阳性，与DIF结果 类似	• 需要寻找不寻常的 原因（如咬涂过指甲 油的指甲，吮吸 金属物体） • 见表72.2 **H&E：** 海绵形成， 在变态反应中有嗜 酸性粒细胞浸润 **DIF：** 阴性 **IIF：** 阴性	• 皮损可由接触食品、 饮料和口腔卫生产 品中肉桂调味剂引 起；异物龈炎由牙 膏和牙齿修复材料 中的嵌入颗粒引起 **H&E：** 苔藓样界面 皮炎 **DIF：** 非特异性 **IIF：** 阴性

图 72.7 剥脱性龈炎的鉴别诊断。 若牙龈出现疼痛、出血坏死和穿凿样龈乳头的临床表现，即可诊断为坏死性溃疡性龈炎。如果考虑慢性溃疡性口炎，ELISA检测循环抗p63抗体则有助于诊断[10a, 10b]。* 一些患者可能有皮肤病变。** 其他黏膜（生殖器、眼）更多表现为多形红斑。† 副肿瘤性天疱疮多形性包括天疱疮、多形红斑以及苔藓样皮炎的特征。BP，大疱性类天疱疮；BMZ，基底膜带；DIF，直接免疫荧光（IF）；EBA，获得性大疱性表皮松解症；GVHD，移植物抗宿主病；IIF，间接免疫荧光；LABD，线状IgA大疱性皮病

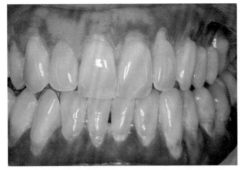

图 72.8 由糜烂型口腔扁平苔藓所致的剥脱性龈炎。 附着（角化）龈表现为糜烂面，红斑区域境界清晰。组织病理学检查加DIF（有时IIF）以明确病因（见图72.7）

行细心的牙齿疾病预防（清洁）、口腔卫生指导和定期随访。牙菌斑的减少常可减轻皮损严重程度，这是重要的辅助治疗[12]。

龋齿后遗症

要点

■ 牙齿感染可扩散超过牙根尖周区。

■ 根尖周脓肿、骨髓炎、蜂窝织炎、口腔内牙窦道和皮肤窦道是潜在后遗症。

■ 急症患者应立即治疗，以防气道梗阻或可能的败血症。

引言

　　细菌感染累及龋齿有时可扩散超过牙髓。这种情况如果出现，细菌常侵及骨内根尖周区。炎症细胞和细菌碎屑在死髓牙尖的积聚，称为根尖周脓肿。若不及时治疗，脓肿可进一步扩散到髓质骨，导致骨髓炎[13]。如果宿主免疫防御受到损害或侵袭细菌毒力特别强，损害可进展，穿透皮质骨扩散到表面的软组织和筋膜间隙形成蜂窝织炎。常表现为面部软组织疼痛性弥散性

肿胀。如果细菌仅是中等毒力，感染可局限，但最终将侵蚀穿透口腔黏膜表面（导致口腔内牙窦道，"龈脓肿"），或面部皮肤，出现牙源性皮肤窦道（图72.9）。如果脓肿有慢性引流途径，由于缺少脓液和炎性物质积聚，患者可无症状。如无引流，急性炎症的症状和体征可很明显。

临床特征

蜂窝织炎的临床表现包括面部软组织疼痛性弥散性肿胀，常伴有红斑。累及区域和感染的严重程度差异很大。可出现吞咽困难、头痛、发热、淋巴结肿大和疼痛等症状。败血症为少见并发症。这两个可能的并发症对患者会造成很大危险，应予注意。Ludwig 咽峡炎表现为下颌下、颏下和舌下间隙的肿胀。这种蜂窝织炎的发生十分紧急，它可迅速扩散到咽后间隙，导致呼吸困难，甚至扩散到纵隔。由于牙脓肿导致的海绵窦血栓形成，最初可能只表现为尖牙间隙肿胀，进而可累及眶下、眼睛，最终可累及中枢神经系统。

口腔内牙窦道特点为在牙槽突上出现软的、无触痛性、红斑性丘疹，通常出现在死髓牙根尖的同一区域。这种窦道往往无症状，但患者会主诉口内有周期性发作的咸味或苦味感，并可能同时伴有脓性渗出物。牙源性皮肤窦道表现为红斑性丘疹，常伴有形成溃疡的或脐样凹陷的中心，或与纤维化相关的凹陷（图72.9）。必须排除面颈部放线菌病（第74章）。

治疗

治疗包括消除感染灶，常需切开引流、"根管"治疗或拔除患牙、适当的抗生素治疗，必要时行气道处理。

物理和化学性损伤

纤维瘤

同义名： ■ 刺激性或创伤性纤维瘤（irritation or traumatic fibroma）■ 纤维性增生或结节（fibrous hyperplasia or nodule）

> ### 要点
>
> ■ 粉色光滑软结节，常出现在颊黏膜。
> ■ 除非持续刺激或创伤，一般无症状。

引言

纤维瘤（fibroma）是口腔内最常见的"肿瘤"，它很可能是因局部创伤导致的纤维结缔组织反应性增生。

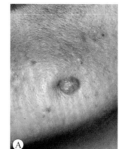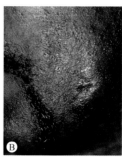

图72.9　**牙源性皮肤窦道。**A、B.源于下颌骨内根尖周脓肿向口腔外引流形成窦道，并穿过其上皮肤。这些窦道可误诊为化脓性肉芽肿、肿瘤或皮肤感染

流行病学

刺激性纤维瘤在40～60岁间最常见。根据送检的标本统计显示女性与男性比为2∶1。

临床特征

典型皮损为无蒂、柔软、表面光滑的粉红色丘疹结节，类似正常黏膜颜色，好发于颊黏膜咬合线。也可发生在唇黏膜、舌或牙龈。直径一般小于1.5 cm。

病理学

镜检可见增生纤维结缔组织组成的肿块，无包膜，伴轻微炎症。其上皮由于摩擦或咬伤而继发萎缩或角化过度，有时亦可见溃疡。

治疗

刺激性纤维瘤可通过保守的外科切除治愈。切除组织的病理学检查十分重要，因为其他良恶性肿瘤的临床表现可能与纤维瘤相似。

化学烧伤

同义名： ■ 阿司匹林烧伤（aspirin burn）■ 黏膜烧伤（mucosal burn）

> ### 要点
>
> ■ 腐蚀性化学物质与口腔黏膜接触可导致"烧伤"。
> ■ 浅表白色脱落膜是上皮凝固性坏死的表现。
> ■ 治疗包括去除致病物质和姑息治疗。

引言

多种化学物质和药物与口腔黏膜接触，部分具有腐蚀性足以造成浅表烧伤[14]。已报道多种物质可引起这种烧伤，包括阿司匹林、维生素C片、过氧化氢、

硝酸银、苯酚、丁香油酚、医用酒精、电池酸液、汽油、各种牙科材料以及许多治疗牙痛的非处方药[2]。阿司匹林（乙酰水杨酸，pH 值 3.5）是导致黏膜损害的最常见药物之一[15]。患者常放置一片覆于疼痛牙齿的口腔黏膜上，以尝试缓解牙痛，由此产生的持续接触会导致损伤。

临床特征

大多数腐蚀性物质能导致特征性的黏膜损害。最初表现仅仅是红斑区。随着接触此类化学物的浓度增高或时间延长，反映浅表坏死的皱褶样白色黏膜会变得更加明显（图 72.10）[16]。

病理学

显微镜检显示上皮凝固性坏死。坏死始于表面可部分扩展至上皮，或累及全层。

治疗

化学烧伤是一种自愈性病变，除了停用接触致病物质外，一般无需治疗。润滑糊剂或局部麻醉剂作为辅助治疗可暂时缓解症状。

咬颊症

同义名： ■ 慢性颊咀嚼症（chronic cheek chewing）
■ 慢性颊咬伤症（chronic cheek biting）

要点

■ 人为习惯。
■ 双侧前颊黏膜粗糙白色损害。
■ 无需治疗。

引言

咬颊症（morsicatio buccarum）是由于反复咀嚼、啃咬而慢性刺激或损伤颊黏膜所致的特征性临床改变[2]。相似的改变也可见于唇黏膜和舌侧，分别称为咬唇症（morsicatio labiorum）和咬舌症（morsicatio linguarum）。

临床特征

典型的咬颊症发生于双侧前颊黏膜，接近于上下颌牙齿咬合接触的区域（咬合面），表现为粗糙的白色损害。白色区域呈碎屑状（图 72.11）。灶性红斑、糜烂或创伤性溃疡很少见。

病理学

镜下显示上皮明显过度角化不全，呈碎片状形态（图 72.11 插图）。上皮浅层可见不同程度的空泡化和海绵形成。细菌表面定植也是一个常见特征。这些改变相对非特异性，但在适当的临床情况下，还是高度提示这种人为性病变。

治疗

咬颊症是一种良性疾病，无需治疗。

创伤性溃疡

要点

■ 口腔黏膜急性或慢性损害导致的创伤性溃疡。
■ 常见于舌、唇和颊黏膜。
■ 可类似口腔鳞状细胞癌。
■ 病程自限，去除病因后 3～6 天自愈。

引言

创伤性溃疡（traumatic ulcer）的病因与口腔黏膜急性或慢性损伤有关。损伤常为机械性质，如意外咬伤舌或颊，被尖锐的食物或物品划破黏膜（例如折断

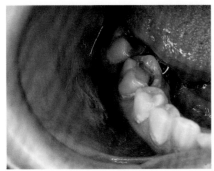

图 72.10 阿司匹林烧伤。为缓解牙痛，患者将阿司匹林置于与患牙相邻的口腔部位。皱褶白色黏膜代表浅表上皮坏死

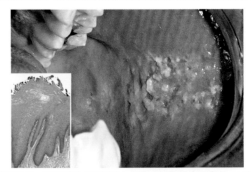

图 72.11 颊咀嚼症（咬颊症）的临床和组织病理表现。反复啃咬浅层上皮导致这种改变。接近于上下颌牙齿咬合处可见特征性的粗糙白色损害。插图：口腔上皮棘层肥厚，明显的过度角化不全，表面结构呈碎片状伴细菌定植

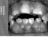

牙齿的锐利边缘）。

临床特征

创伤性溃疡伴有中度疼痛。表现为中央溃疡，上覆黄色纤维素性脓性薄膜，周围绕以轻度红斑。溃疡周围常有角化过度的白色边界（图 72.12）。创伤性溃疡最常见于舌、唇和颊黏膜，其他部位亦可受累。常为自限性，病因去除后，通常在 3 ～ 6 天内自愈。因为创伤性溃疡与口腔鳞状细胞癌（squamous cell carcinomas，SCCs）临床表现相似，如果潜在病因消除后，2 ～ 3 周内溃疡不愈合则需作活检。

治疗

去除一切明显的致病因素。使用含或不含局部麻醉剂的纤维素化合物保护薄膜，作为辅助治疗方法，可缓解症状。

药物相关性牙龈增生

要点

■ 用药第一年期间出现牙龈增生。
■ 与苯妥英、硝苯地平和环孢素最有关联。
■ 严重程度与患者的易感性及口腔卫生情况有关。

引言

虽然许多系统用药与牙龈增生有关（表 72.1），但需注意到仅苯妥英（50%）、硝苯地平（25%）和环孢素（25%）有较高的发病率。虽然发生这种不良反应是否与剂量相关尚有争议，但其与口腔卫生不良明确相关。

临床特征

牙龈增生（gingival enlargement）可在用药第一年

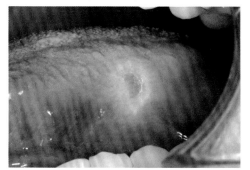

图 72.12　创伤性溃疡。舌侧损害显示黄色纤维素性基底伴角化过度白色边界。应与有明确角化边界的溃疡性白斑（图 72.20A），以及与有外生性溃疡性肿块的口腔鳞状细胞癌（图 72.20B）相鉴别

表 72.1　牙龈增生的原因。常见药物用粗体显示		
系统用药		
常见药物		
抗惊厥药（**苯妥英**、苯巴比妥、拉莫三嗪、丙戊酸盐、氨己烯酸、乙琥胺、托吡酯、扑米酮）		
钙通道阻滞剂（**硝苯地平**、氨氯地平、地尔硫䓬、非洛地平、维拉帕米）		
环孢素 *		
不常见药物		
抗生素［红霉素、甲氧苄啶　磺胺甲噁唑（复方新诺明）］		舍曲林
锂剂		口服避孕药，雌激素
苯丙胺		
其他原因		
● 局部炎症因子：口腔卫生不良，牙周病		
● 激素相关：妊娠，肢端肥大症		
● 肉芽肿病：口面部肉芽肿病，克罗恩病，结节病		
● 肉芽肿性多血管炎（既往称为 Wegerner 肉芽肿病）		
● 维生素 C 缺乏症（坏血病）		
● 牙龈纤维瘤病 / 多发性牙龈纤维瘤：结节性硬化症，Cowden 综合征，遗传性牙龈纤维瘤病		
● 白血病：急性单核细胞性白血病，急性粒细胞-单核细胞性白血病＞其他类型的粒细胞或淋巴细胞性白血病		
● 其他恶性肿瘤：卡波西肉瘤，转移肿瘤，特别是乳腺癌、前列腺癌、结肠癌、肾癌、肺癌		
● 沉积：原发性系统性淀粉样变性，婴儿全身性玻璃样变性，黏多糖病，岩藻糖苷沉积症，法布里病		
* 考虑用口服他克莫司替代		

期间于唇侧前牙的齿间乳头开始。增生可扩散到部分或所有受累的牙齿。无牙区域常不受累，报道显示保养不良的义齿牙龈会显著增生。增大的牙龈通常颜色正常、质地坚韧、呈结节或分叶状。若伴发炎症可导致受累牙龈发红、水肿，表面松软脆弱。

病理学

镜下显示，正常成分中有赘生组织，或胶原数量增加，而成纤维细胞密度正常。临床有炎症标本则显示血管增多和慢性炎症细胞浸润。

治疗

严格口腔卫生习惯，包括经常专业的清洗和家庭用氯己定冲洗控制菌斑，可有助于预防药物相关的牙龈增生。停止使用可疑致病药物，或用同类药物替代

治疗，可使牙龈增生停止或部分消退。

如果所有方法都无效，选择由牙周病医生切除过度增生牙龈组织的治疗方法。切除的组织标本应送病理检查以排除其他原因引起的牙龈增生（表 72.1）。

（董亚兵译 任 捷校 项蕾红审）

变应性和免疫性疾病

接触性口炎

同义名： ■ 口腔黏膜肉桂反应（oral mucosal cinnamon reaction）■ 苔藓样银汞合金反应（lichenoid amalgam reaction）■ 接触性苔藓样反应（contact lichenoid reaction）

> **要点**
>
> ■ 肉桂香料和牙科银汞合金（银充填材料）可导致口腔黏膜苔藓样变。
> ■ 红白或混合损害，伴不同程度糜烂、溃疡或条纹形成。
> ■ 损害可局限于长期接触致病物的黏膜部位。
> ■ 去除致病物可治愈。

引言

变应性或刺激性接触性口炎（contact stomatitis）的病原体涉及多种食物、人工香料、食物添加剂和牙科材料（表 72.2）。其中的两种，即肉桂香料（见于多种食物、口香糖、糖果和洁牙剂）和牙科银汞合金（"银"牙科充填材料），可导致独特的临床病理学特点。

表 72.2　接触性口炎或唇炎的潜在病因。参见第 15 章
变应性
● 香料：肉桂、薄荷、薄荷醇、香草醛
● 牙科金属：汞、金、镍、钯、铜、银、钴、铬、铍、锡、锌
● 牙科黏接剂：丙烯酸酯化合物，丁香油酚（与氧化锌组合）
● 局部麻醉剂：苯唑卡因
● 精油：丁香、柠檬、橙
刺激性
● 阿司匹林
● 牙科化学物：丁香油酚、过氧化物、苯酚、次氯酸钠
● 氯己定漱口水
● 硝酸银棒
● 十二烷基硫酸钠和焦磷酸钠（牙膏内）

流行病学

真正的口腔黏膜变应性接触性反应的发生率并不像皮肤那么高。口腔黏膜反应性减低归因于许多因素，包括致病物与黏膜接触时间短、抗原吸收消散更快以及唾液稀释和中和等特性。

临床特征

肉桂香料引起的接触性口炎的临床特征多种多样；有时表现为颊黏膜局限性皮损或舌缘缘粗糙的白色角化性区域[2]（图 72.13）。颊黏膜皮损临床上可类似口腔扁平苔藓或咬颊症，而舌皮损可类似口腔毛状白斑或鳞状细胞癌。也可见糜烂、溃疡和红斑。牙龈受累时表现为肿胀和红斑。

牙科银汞合金引起的接触性口炎主要发生在与银汞合金修复体邻近的位置，如颊黏膜后侧和舌腹外侧表面[17]。当放松黏膜时，可见特征性的直接接触银汞合金修复体的皮损，其常位于颊部或舌部的（而不是咬合面的）牙表面。这些皮损表现为白色或红斑样，伴或不伴外周条纹，临床上类似扁平苔藓。溃疡和糜烂也可是伴发表现。银汞合金和肉桂反应都可有疼痛，但并不常见。

病理学

组织病理上，由牙科银汞合金或肉桂香料导致的接触性口炎常表现为苔藓样黏膜炎。肉桂反应可为银屑病样，但接触性口炎患者的组织病理一般显示海绵形成。在苔藓样黏膜炎中，上皮表现为角化过度、基底细胞拥挤和异型、棘层萎缩、淋巴细胞吐作用，有时有溃疡。上皮下方是慢性炎症细胞带，在某些区域表皮突结构消失。血管周围炎症浸润主要为围绕小血管的淋巴细胞，偶有浆细胞。长期的银汞合金反应

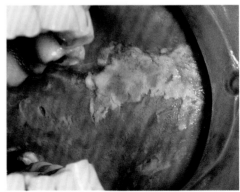

图 72.13　人工肉桂香料接触性口炎。 含人工肉桂香料的口香糖导致的颊黏膜表面粗糙的白色角化性损害

特点为比扁平苔藓更宽的苔藓样炎症带，在淋巴细胞浸润范围内常可见境界清晰的生发中心形成。

治疗

肉桂香料引起的接触性口炎，病变在停止使用致敏产品 1 周内消退，但再次使用致敏产品或含肉桂的物质可迅速再发，由此可确诊病因。当接触性口炎怀疑是继发于银汞合金时，推荐使用斑贴试验，应包括有机汞、无机汞和汞合金以及其他牙科金属。致敏修复体一般可以通过磨光、磨平和修复整形（除了清洁牙齿去除牙菌斑之外）保守治疗，但如果这些措施失败，可选用合适的替代牙科材料，如复合材料（一种白色塑料样材料）、金属或黄金烤瓷来代替银汞合金修复体[18]。

复发性阿弗他口炎

同义名： ■ 复发性口疮（recurrent oral aphthae）■ 阿弗他溃疡（Aphthous ulcers）■ 口疮（canker sores）■ 单纯性或复合性阿弗他病（simple or complex aphthosis）

要点

■ 单纯性复发阿弗他口炎分为三型：轻型，重型和疱疹型。

■ 损害为疼痛性，直径常小于 5 mm，圆形或卵圆形，乳白色带有红晕。

■ 发病机制不明，可能涉及免疫因素。

■ 通常通过局部使用糖皮质激素控制病情。

引言

复发性阿弗他口炎（recurrent aphthous stomatitis）是一种较为常见的口腔溃疡性疾病。病因尚不清楚，很可能是受多种诱发因素影响的多因素疾病。一些人认为复发性阿弗他口炎是免疫介导上皮细胞损伤的结果[19-20]。这种异常的免疫反应可以由创伤、补血剂（铁、叶酸或维生素 B_{12}）缺乏、激素水平波动、精神压力、传染原、食物过敏、基因因素和 HIV 感染诱发或影响。复合性阿弗他病是指连续出现三处以上的口腔溃疡或同时有口腔和生殖器溃疡，需要排除白塞病、炎性肠病、周期性中性粒细胞减少症、维生素缺乏症（如维生素 B_{12}、叶酸）、HIV 感染和其他疾病（表 72.3）[20]。

流行病学

复发性阿弗他口炎是一种常见疾病，据报道可累及 10% ～ 50% 某专业学生人群。一所口腔医学转诊

表 72.3　复发性阿弗他溃疡-病因和鉴别诊断
病因
● 特发性（免疫介导） ● 与潜在的系统性疾病有关：炎性肠病，系统性红斑狼疮，HIV 感染，白塞病，反应性关节炎*，周期性中性粒细胞减少症，周期性发热-阿弗他口炎-咽炎-淋巴结炎综合征（periodicfever, aphthousstomatitis, pharyngitis and adenitis, PFAPA），某些遗传性周期性发热综合征（如 HIDS，NOMID） ● 可能与潜在营养性疾病有关（有争议）：维生素 B_{12}、叶酸或铁缺乏
鉴别诊断
● 炎症性疾病可引起复发性糜烂和溃疡，如多形红斑，固定型药疹，接触性口炎：发作时疼痛和外周红斑更少见 ● 复发性单纯疱疹病毒感染：仅累及免疫功能正常宿主的角化黏膜（硬腭，附着龈）（图 72.1） ● 创伤：发作时疼痛和外周红斑更少见，边缘不规则更常见
* 既往称为 Reiter 病 HIDS，伴周期性发热的高 IgD 综合征；HIV，人类免疫缺陷病毒；NOMID，新生儿多系统炎症性疾病

心的大型回顾性研究显示本病男性好发，发病高峰为 10 ～ 20 岁[20]。

临床特征

单纯性阿弗他溃疡分为三型。轻型阿弗他溃疡最常见，特点为圆形或卵圆形、浅表、疼痛性溃疡，直径常小于 5 mm。单个损害被乳白色假膜覆盖，边界清晰，外有红晕（图 72.14）。典型溃疡限于非角化（"可动"）口腔黏膜，好发部位包括唇、颊黏膜、口底、舌腹侧面、软腭和口咽黏膜。这些损害常在 1 ～ 2 周愈合且不留瘢痕。大部分患者很少复发，部分患者可能

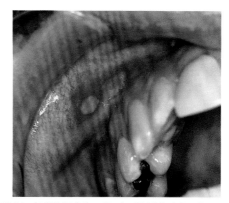

图 72.14　复发性阿弗他口炎。 轻型阿弗他溃疡。位于非角化黏膜上周围饶以显著红晕的浅表乳白色溃疡，为经典表现

会有几乎连续的皮损活动。

重型阿弗他溃疡的特点为大溃疡，一般直径大于1 cm，有时可达 3 cm。损害通常更深，时间持续达 6周，可愈合并伴瘢痕。常伴严重口腔疼痛，有时伴发热和全身乏力。

疱疹型阿弗他溃疡不常见，由多个小的疼痛性溃疡组成，类似原发 HSV 感染。可同时发生上百个溃疡。典型的疱疹型阿弗他溃疡限于非角化黏膜，常复发，这一特征有助于与原发 HSV 感染相鉴别。

复合性阿弗他病患者除了有大量溃疡外，其他类似于轻型阿弗他溃疡，也可出现重型和（或）疱疹型阿弗他溃疡[21-22]。

病理学

组织病理改变为非特异性，早期损害示血管黏膜下层中性粒细胞浸润。然而，大多数病例根据损害的临床表现和分布即可做出诊断。

治疗

主要目的是促进愈合，处理疼痛和营养问题，预防复发[22]。一日数次局部外涂薄薄一层含超强糖皮质激素的凝胶，疾病爆发时尽早使用可以明显减少疼痛和缩短愈合时间。局部应用镇痛药可以暂时缓解疼痛。虽然复发不可避免，但在局部使用糖皮质激素治疗后常可减少发作频率。复合性阿弗他病患者可能需要口服秋水仙碱、氨苯砜或者沙利度胺治疗（表 72.4）。

白塞病

同义名： ■白塞综合征（Behçet's syndrome）

要点

- 复发性口腔和生殖器溃疡。
- 前或后葡萄膜炎和（或）视网膜血管炎。
- 结节性红斑样和丘疹脓疱性损害。

白塞病（Behçet disease）是一种罕见的慢性多系统疾病，在沿古代丝绸之路分布的国家发病率较高（见第 26 章）[23-24]。其发作可呈间歇性，临床上加重和缓解的持续时间和频率无法预知。口腔溃疡存在于99% 的白塞病患者中，而且常发生在其他症状之前。溃疡常为多发性，直径小于 6 mm，持续约 1～3 周，愈后不留瘢痕[24]。

白塞病的系统表现，临床诊断标准以及治疗分别于表 26.12、26.14 和 26.15 中列出。

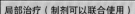

表 72.4　复合性阿弗他病的阶梯疗法	Rx
局部治疗（制剂可以联合使用）	
局部麻醉剂（2）	
超强效局部糖皮质激素（1*/2）或糖皮质激素吸入剂（2）	
皮损内注射糖皮质激素（2）	
局部他克莫司（3）	
系统治疗	
秋水仙碱（1†/2）	
氨苯砜（1†/2）	
秋水仙碱与氨苯砜联用（2）	
沙利度胺（1）	

* 含丙酸氯倍他索的义齿稳固剂。

† 白塞病的患者。

循证支持的关键：（1）前瞻性对照试验；（2）回顾性研究或大样本系列；（3）小样本或个例报道（Adapted from Letsinger JA, et al. J Am Acad Dermatol. 2005；52：500-8，with permission.）

口腔黏膜的嗜酸性溃疡

同义名： ■嗜酸性舌溃疡（eosinophilic ulcer of the tongue）■创伤性溃疡性肉芽肿伴基质嗜酸粒细胞增多（traumatic ulcerative granuloma with stromal eosinophilia）■创伤性嗜酸细胞肉芽肿（traumatic eosinophilic granuloma）■Riga-Fede 病（儿童型）[Riga-Fede disease（childhood variant）]

引言

口腔黏膜嗜酸性溃疡（eosinophilic ulcer of the oral mucosa）是一种少见的、自限性溃疡性疾病。据报道大约有一半患者发病前有外伤史。一种类似疾病，称为 Riga-Fede 病[25]，好发于有下颌切牙萌出的哺乳期婴幼儿的舌腹侧，以及先天性无痛症的儿童。浸润由大量的嗜酸性粒细胞，混以淋巴细胞、浆细胞以及大的不典型单核细胞组成，这种单核细胞在许多研究中特征性表现为巨噬细胞、肌成纤维细胞和最近报道的部分 CD30⁺ T 淋巴细胞克隆群。后一发现导致许多学者猜测嗜酸性溃疡的亚型可能是皮肤 CD30⁺淋巴细胞增生性疾病的口腔表现（如淋巴瘤样丘疹病）[26]。需要注意的是，近期报道称含 T 细胞克隆群的溃疡与多克隆溃疡并没有任何差异[27]。

流行病学

嗜酸性溃疡可以发生于任何年龄组，从婴幼儿到老年人，没有性别倾向。

临床特征

大多数嗜酸性溃疡发生于舌，但颊、唇、牙槽和腭黏膜也可能受累。初始皮损迅速扩大，由坚实的结节发展成为中央溃疡伴隆起的边缘和硬结样基底，典型皮损覆盖有纤维蛋白性渗出物。溃疡通常直径为 1～2 cm，可痛或不痛。有时可见多发性的皮损。

病理学

组织病理上，嗜酸性溃疡表现为致密、弥漫性嗜酸粒细胞、淋巴细胞、浆细胞和多形单核细胞浸润，深入延伸至黏膜下组织和其下方的横纹肌。部分大的、非典型细胞可能为 CD30[+] T 淋巴细胞。溃疡基底由生长不良的肉芽组织组成，其中含有增生的毛细血管和突出的内皮细胞。

治疗

大多数嗜酸性溃疡在数月内可自行愈合，所以除了支持疗法之外不需要其他的治疗。活组织检查常用于排除口腔鳞状细胞癌，且可能促使愈合。本病偶有复发。

口面部肉芽肿病

> **亚型／同义名：** ■ 肉芽肿性唇炎（granulomatous cheilitis，cheilitis granulomatosa）■ Miescher 唇炎（Miescher cheilitis）

要点

■ 唇和（或）面部持久的、无压痛的肿胀。
■ 非干酪样肉芽肿性炎症。

引言

口面部肉芽肿病（orofacial granulomatosis），1985 年由 Wiesenfeld 提出，是一种唇、面和口腔的非炎症性、非坏死性肉芽肿病[28]。包括肉芽肿性唇炎、Crohn 病和结节病的口面部表现[29]。大多数口面部肉芽肿的病因不明。它可能是一种由细胞介导的对食物、食品添加剂或一些常见口腔清洁产品中的芳香剂的超敏反应[30]。

流行病学

主要累及青年人，通常在 20～30 岁出现。没有明显的性别倾向。

临床特征

口面部肉芽肿病是一个慢性过程，通常表现为弥漫性面部水肿或唇肿大。口腔溃疡、牙龈增生或黏膜赘生物较少见。起初水肿可能是间歇性的，但最终为持续性[31]。唇受累称为肉芽肿性唇炎（granulomatous cheilitis），通常仅上唇或下唇受累（图 72.15）。罕

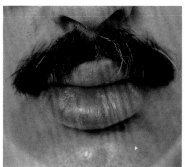

图 72.15　肉芽肿性唇炎。下唇为主的轻度非对称性肿胀。活检标本显示非干酪样肉芽肿。患者常误诊为血管性水肿

见肉芽肿性唇炎合并面神经瘫痪和裂纹舌，称为 Melkersson-Rosenthal 综合征。

对于大多数患者，这种疾病相对无症状。有时需与血管性水肿相鉴别，后者水肿一般可在 24～48 小时内自行消退。

病理学

口面部肉芽肿病最具有特征的组织病理学特点是非坏死性肉芽肿性炎症，尽管有些病例肉芽肿相当稀少。

治疗

病灶内注射糖皮质激素可用来治疗口面部肉芽肿病。但由于有潜在复发性，重复注射皮质类固醇可能难免。系统性治疗药物，如氨苯砜、氯法齐明、羟氯喹、沙利度胺、肿瘤坏死因子（TNF-α）抑制剂［如阿达木单抗，英夫利昔单抗（批准用于 Crohn 病）］，或系统应用皮质类固醇也可被使用。另外，可尝试长期口服抗生素（如四环素、红霉素）治疗。

肉芽肿性多血管炎（既往称为 Wegener 肉芽肿）

要点

■ 上、下呼吸道坏死性肉芽肿性血管炎和坏死性肾小球肾炎。
■ 口腔或鼻腔的破坏性溃疡损害。
■ 可见特征性的脆弱的"草莓样牙龈"。
■ 90% 患者有抗中性粒细胞质抗体（ANCA）。

引言／临床特征

肉芽肿性多血管炎（granulomatosis with polyangiitis，GPA）是一种坏死性肉芽肿性疾病，病因不明，如不治疗，大多死亡（见第 24 章）。经典型和局限型 GPA 的诊断标准见图 40.5。

尽管有一种类型的 GPA 仅累及皮肤或口腔黏膜而没有系统性表现，但需要强调的是皮肤和（或）黏膜

的受累可能为经典型或局限型 GPA 的初期表现。

由于 GPA 经常累及鼻、鼻咽、鼻旁窦，鼻出血、鼻窦炎和鼻塞是主要症状。鼻软骨破坏可能导致鼻中隔穿孔和（或）鞍鼻畸形[32]。口腔表现包括口咽、舌或牙龈破坏性溃疡。牙龈可能出现瘀点性出血，其重叠于脆弱的微小丘疹表面，这种特征性的表现称为草莓样牙龈（图72.16）[33-34]。牙龈疼痛和出血常见。

病理学

GPA 的肺部损害活检标本显示小到中等动脉血管炎伴坏死性肉芽肿性炎症，而皮肤活检可见白细胞破碎性血管炎和（或）肉芽肿性炎症[32]。但这样典型的特征在口腔活检标本中很少见。

治疗

经典型 GPA 的治疗包括系统性使用糖皮质激素和环磷酰胺[35]，口腔皮损通常对此治疗反应好。

（邵亦心译　任　捷校　项蕾红审）

上皮性病理

口腔白斑/红斑

要点

- 口腔白斑和红斑都是严格的临床诊断。
- 白斑是口腔最常见的癌前病变。
- 为了评估不典型增生的程度及排除侵袭性鳞状细胞癌，活检是必需的。

引言

口腔白斑（oral leukoplakia）是在临床和病理学上不能诊断为其他疾病的白色斑片或斑块。口腔白斑的发生与烟草，主要是可燃烟草，以及酒精的使用密切相关。它也是先天性角化不良临床三联征中的一个表现。白斑认为是一种癌前病变[36]。

红斑（erythroplakia）一词用于描述在外观上与增殖性红斑（一种累及龟头的原位鳞状细胞癌）相似的口腔内皮损。红斑是一种不符合其他可知疾病的红色斑片，其活检标本与白斑相比通常具有更高度的不典型增生。

流行病学

口腔白斑是最常见的口腔黏膜癌前病变。据报道，在不同成年人群中的患病率为 1%～5%，最近一项来自美国的研究显示其患病率较低，约为 0.5%。一般而言好发于男性。白斑常于 30 岁以后发病，发病高峰为 50 岁以上人群。红斑远不如口腔白斑常见，没有明显的性别倾向，好发于 60 岁或 70 岁人群[37]。

临床特征

口腔白斑可表现为均质型白斑或者非均质型"斑点状"（红白相间）斑块，通常边界清楚（图 72.17）。常见的受累部位包括口底、舌侧面和腹侧面，以及软腭。据报道，非均质型皮损及舌和口腔底部皮损有更高的恶变可能性[36]。白斑不能与白色水肿混淆，后者是颊黏膜的一种灰白色斑，拉展时变得不明显，是一种正常变异（图 72.18）。此外，还应与白色海绵状斑痣鉴别，后者是一种好发于颊黏膜的柔软的白色斑块，由编码角蛋白 4 或 13 的基因突变所致（常染色体显性）。

红斑是扁平或微隆起的、天鹅绒样的红色斑块，边界更清晰。皮损常无症状。临床上常与炎症性疾病混淆。受累部位与口腔白斑类似。

病理学

白斑皮损常表现为良性特征，最常为单纯角化过度。若出现上皮不典型增生，一般为轻至重度，偶可

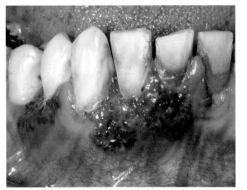

图 72.16　肉芽肿性多血管炎——草莓样牙龈。牙龈受累区域见紫红色，脆弱的微小丘疹，与成熟草莓相似

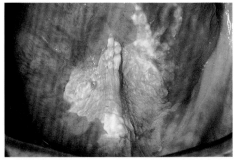

图 72.17　白斑。累及舌腹和口底的境界清楚的白斑

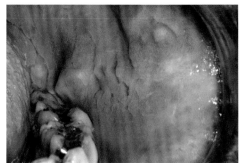

图 72.18 白色水肿。颊黏膜处弥漫性灰白色皱褶外观。拉展面颊，皮损可消失

见原位癌甚至侵袭性鳞状细胞癌。然而红斑通常表现为高度不典型增生，活检时90%的皮损表现为重度上皮不典型增生，原位癌或侵袭性癌[37]。新的诊断手段有测定非整倍体和二倍体及分子表达谱。

治疗

因为口腔白斑及红斑均被视为癌前病变，因此活检是必需的。如果未发现不典型增生或者仅为轻度不典型增生，那么是否治疗视皮损部位而定。低风险部位（颊黏膜、唇黏膜及硬腭）的白斑可嘱患者停止所有潜在致癌习惯并保证定期临床评估。中至重度不典型增生性皮损通常需要完全切除并持续监测。

红斑皮损一般需要立即手术切除并仔细随访。白斑和红斑的治疗方法包括手术切除、冷冻手术及 CO_2 激光消融[38]。有一项报道称激光治疗后平均随访52个月，复发率为10%[38]，但大部分报道显示尽管临床上皮损已全部切除，其复发率仍为30%或者更高。其高复发率导致在个案中局部使用咪喹莫特等辅助治疗的出现。迄今为止，关于治疗白斑和红斑的控制良好的随机前瞻性研究仍旧较少[39-40]。

增殖性疣状白斑

要点

- 与口腔癌传统危险因子缺乏关联。
- 多灶性红白斑块，伴有不同程度的疣状改变。
- 皮损常出现数十年，并最终转变为疣状癌或鳞状细胞癌。

引言

1985年，首次提出一种口腔黏膜的多灶性癌前病变，增殖性疣状白斑（proliferative verrucous leukoplakia，PVL）[41]。这种皮损常存在数十年，并可最终转变为

鳞状细胞癌或疣状癌。

流行病学

与"常规"白斑（见上文）不同，PVL患者以女性居多，且极少有口腔癌的传统危险因素［如吸烟和（或）酗酒］。许多研究也未能将PVL与人乳头状瘤病毒（HPV）感染联系起来[42]。

临床特征

许多患者在诊断为PVL时已经有多年的病史了。由于对上皮不典型性显著的宿主反应，PVL早期可与糜烂型口腔扁平苔藓类似（这可对许多关于所谓扁平苔藓恶变的报道做出解释）。起初为多发红白相间的斑片。通常皮损是分散存在而不融合的。随着时间推移，皮损会发展为细乳头状或疣状表面，这些可能需要几十年时间[43]。溃疡、显著增厚或硬化一般是恶变的征象。

病理学

PVL的组织病理学表现变化较大，主要取决于活检时疾病所处的阶段以及活检的部位。组织学表现在最早期可能缺乏明显的特征，仅表现为正角化过度，可伴有上皮萎缩或基底部增生[43]。随着时间推移，可出现不同程度的上皮不典型增生，这些改变可以是局灶性的且可能随着部位的不同而不同。最终，疣状癌和（或）鳞状细胞癌的病理学特征可表现出来。

治疗

PVL治疗困难，因为手术切除（常规口腔白斑的最常用的治疗方法）尚未被证实能有效控制PVL。其他治疗方法包括激光消融、光动力治疗、系统使用维A酸等。然而，已证明PVL对所有的治疗方法都是抵抗的[44]。本病预后差，在一项大型的长期研究中，仅15%患者存活，且平均无病生存期仅11.6年[45]。

尼古丁口炎

同义名： ■ 尼古丁口炎（stomatitis nicotina）

要点

- 以灰白色黏膜伴有脐凹状丘疹为特征。
- 与腭黏膜受热相关，主要由于用烟斗吸烟所致。

引言

尼古丁口炎（nicotine stomatitis）在使用烟斗吸烟者中最常见，可能与烟斗柄直接接触腭黏膜而发热相关[46]。值得注意的是，饮热茶和热咖啡者中也可出现和烟斗吸烟者相同的腭部皮损[47]。

临床特征

由于腭部角化增加，尼古丁口炎表现为弥漫性灰色或白色斑（图 72.19）。可出现中央红点的脐凹状丘疹，为发炎的腭唾液腺开口[46]。硬腭后部及软腭前部表现更明显。

病理学

本病一般不需活检，其组织病理特征包括角化过度和角化不全、棘层肥厚、轻度慢性涎管炎。

治疗

通常无需治疗。一般停止吸烟后 1～2 周内可完全消退。

光线性唇炎

> **同义名：** ■光线性唇炎（actinic cheilosis）

> ### 要点
> ■ 主要影响浅肤色者下唇的唇红部位。
> ■ 鳞屑、粗糙和（或）糜烂。
> ■ 组织学表现为不同程度的上皮不典型增生。

引言

光线性唇炎（actinic cheilitis）是一种与光线性角化病类似的常见疾病，通常局限于下唇的唇红部位。

流行病学

光线性唇炎常见于 40 岁以上男性浅肤色者[48]。与光线性角化病一样，本病主要见于长期紫外线暴露者[49]。

临床特征

下唇唇红部位光线性损伤的早期表现包括正常皮纹消失、萎缩、唇红区与皮肤的边界模糊。当出现鳞屑、粗糙、有时伴有白斑时，预示着向光线性角化病演变。皮损初期较为局限，但多病灶受累并不少见。随着疾病发展，最终可见裂隙和糜烂。

腺性唇炎较为罕见，表现为下唇唾液腺的炎性增生，可伴发光线性唇炎。增生的唾液腺分泌导管扩张发炎，表现为针尖状的黏膜红斑。

病理学

光线性唇炎的基本特点包括角化过度、棘层不同程度肥厚。需要注意的是，同一皮损内不同区域可表现为不同程度的上皮不典型增生。多个切片检查非常必要，有助于发现重度不典型增生、原位癌或者侵袭性鳞状细胞癌。

治疗

光线性唇炎常表现为一种"区域性改变"，虽然只有局灶性区域可能令人担忧，但在治疗患者时必须考虑病变的广泛性[50]。在一些个体，部分上皮层不典型增生难以与原位或侵袭性鳞状细胞癌相鉴别[49]。

光线性唇炎的治疗包括冷冻治疗、局部使用 5- 氟尿嘧啶或咪喹莫特等药物、光动力治疗等。严重的光线性唇炎的治疗包括红唇切除术，并将切除组织进行组织病理学检查。CO_2 激光消融也可用，不过该方法仅适用于排除侵袭性鳞状细胞癌后。

口腔鳞状细胞癌

> ### 要点
> ■ 最常见的口腔恶性肿瘤。
> ■ 主要累及中老年男性。
> ■ 与烟草和酒精接触显著相关。
> ■ 与口咽部 SCC 不同，仅少部分口腔 SCC 与 HPV 感染，尤其是 16 型和 18 型感染相关。
> ■ 最常见的口腔内发病部位为舌侧、舌腹、口底及软腭。

引言

鳞状细胞癌（squamous cell carcinoma，SCC）是口腔最常见的恶性肿瘤，与烟草和酒精接触显著相关[51]。其他病因包括咀嚼槟榔（主要见于印度次大陆及东南亚地区），HPV 感染尤其是 16 型及 18 型[52]。下唇唇红区的恶性肿瘤与继发于慢性日光暴露的光线性损伤相关。近期研究证实遗传因素可能提高口腔 SCC 的发病风险[53]。

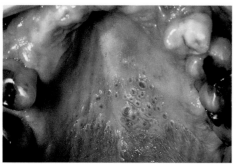

图 72.19　尼古丁口炎。灰白的腭黏膜上有大量脐凹状丘疹，为发炎的腭唾液腺导管

流行病学

SCC 在口腔及口咽部所有恶性肿瘤中占 90% 以上。

在美国，每年有超过 30 000 例新发的口腔癌[54]。好发于中老年男性，本病占此人群所有癌的 4%，部分研究证实口腔 SCC 在女性及年轻人群中的发病率逐渐增加。事实上，一系列研究表明，高达 16% 的新诊断患者年龄在 18 岁到 45 岁之间[55]。尽管发生在固有口腔（扁桃体柱前部）的 SCC 较少出现 HPV 阳性，但是发生在口咽部（扁桃体前柱后面）的 SCC 中，HPV 感染与否可影响疾病的预后，其中 HPV 阳性肿瘤预后更好[56-57]。

咀嚼槟榔在许多亚洲国家是一种常见的习惯，除了由于口腔黏膜下层纤维化导致的坚实白色斑块，以及唾液和牙齿变色外，还可增加发生口腔 SCC 的风险。

临床特征

口腔内的任何部位均可累及，最常见的受累部位为舌侧、舌腹、口底和软腭。

临床上，口腔 SCC 可表现为溃疡、白色斑块、外生性肿块，或伴有不同程度硬化的内生性皮损（图 72.20）。皮损表面不规则、粗糙或颗粒状。病程早期，皮损常为无痛性。患者可表现为吞咽困难或者发声困难[58]。

病理学

口腔 SCC 在组织病理学上的表现与其他部位的 SCC 类似（见第 108 章）。

治疗

口腔 SCC 的治疗包括外科手术、放疗及化疗的联合治疗。放疗联合化疗有利于器官保存、降低转移的风险。90% 的复发发生在首次治疗后的两年内。

与皮肤 SCC 相比，口腔内皮损侵袭性更高。此外，诊断口腔癌时常已处于较晚期。因此，预后较差。Ⅰ期、Ⅱ期的 5 年生存率接近 80%，而Ⅲ期和Ⅳ期的 5 年生存率小于 40%[59]。此外，口腔癌患者在治疗原发肿瘤后，每年有 3% ～ 7% 的概率会出现又一个上消化道的原发 SCC[60]。

疣状癌

> **亚型/同义名：**■ 口腔疣状癌（oral verrucous carcinoma）：口腔菜花样乳头状瘤病（oral florid papillomatosis），Ackerman 肿瘤（Ackerman tumor）

> ## 要点
> ■ 少见的低度恶性 SCC。
> ■ 白色外生性，伴乳头状或疣状结构。
> ■ 以缓慢持续生长为特征。

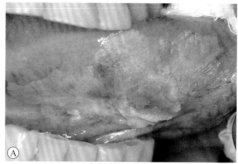

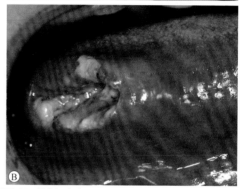

图 72.20　鳞状细胞癌。A. 舌腹溃疡性白斑。B. 舌右侧缘的溃疡、硬结及外生性肿块。两者均为该类肿瘤的典型表现

引言

疣状癌（verrucous carcinoma）为一种低度恶性的鳞癌。除口腔黏膜外，类似皮损还可发生于肛门生殖器部位、足跖部及喉黏膜。

流行病学

疣状癌是 SCC 的一种罕见变异体，发病率为 1 ～ 3/ 百万人[61]。该病好发于 50 岁以上男性。尽管部分肿瘤中可检测出 HPV，尤其是 HPV-6、-11、-16 及 -18，但其明确的致病机制尚不清楚。

临床特征

疣状癌最常累及口腔黏膜，尤其是腭、颊黏膜及牙槽突。临床上，皮损表现为缓慢生长的白色外生性乳头瘤状或疣状增生，边界清楚。溃疡少见。

病理学

组织病理学上，疣状癌表现为角化过度及棘层上皮显著增生，表面呈乳头状或疣状[62]。上皮分化良好，异型少见和分裂象罕见。浅层结缔组织常出现慢性炎症细胞密集浸润。由于多达 25% 的疣状癌表现为局灶性典型 SCC，因而切除的皮损应进行多个切片检查。

治疗

疣状癌治疗应选择扩大切除[63]。咪喹莫特和（或）口服维A酸辅助治疗在个案中是有效的。考虑到间变性转化的可能性，放疗传统上不用于本病治疗，但是，也有病例报道化疗联合放疗成功治疗本病。

唾液腺疾病

黏液囊肿

同义名： ■ 口腔黏膜黏液囊肿（mucous cyst of oral mucosa）■ 舌下囊肿（ranula）（位于口底时）

要点

- 一种由于小唾液腺管破裂导致黏液溢入黏膜下组织的常见疾病。
- 累及广泛的年龄范围。
- 最常见于下唇黏膜。
- 通常需要外科手术切除才能完全消除。

引言

黏液囊肿（mucocele）是口腔黏膜较常见的疾病之一。黏液囊肿是由于小唾液腺导管破裂，黏液溢入相邻黏膜下结缔组织中而形成的（见第110章）。

流行病学

可发生于任何年龄段，大多数黏液囊肿见于年轻人（20～40岁）。浅表黏液囊肿常发生于口腔移植物抗宿主病（GVHD）及口腔扁平苔藓基础上。

临床特征

患者常诉突然出现的、无痛性柔软的黏膜下肿块。颜色改变主要取决于肿块距离黏膜表面的深度，非常浅表的皮损常表现为水泡，较深的黏液囊肿呈淡蓝色（图72.21），最深的皮损无可辨别颜色改变。患者常诉其皮损为肿块、破裂、囊肿再次充满囊液的多次循环。任何包含小唾液腺的口腔黏膜部位均可能发展为黏液囊肿[64]，其中下唇黏膜是最常受累的部位。有时也会发生于舌腹、颊黏膜及后硬腭，但上唇黏膜较少累及。发生于磨牙后区域（下颌骨最后一颗白齿后方）类似黏液囊肿的皮损应该进行组织学检查，因为黏液表皮样癌也可发生于该区域。

病理学

组织病理学上，黏液聚集区被慢性炎症细胞（主

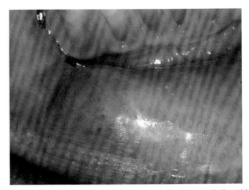

图 72.21　黏液囊肿。淡蓝色软结节位于典型部位：唇黏膜下外侧

要由巨噬细胞组成）及肉芽组织包绕。组织样本也常包含发炎的小唾液腺小叶。

治疗

非常浅表的黏液囊肿在导管重新连接到表面时会自行破裂，大部分黏液囊肿完全去除需要通过外科手术切除黏液沉积区和邻近的小唾液腺。术后偶可复发。其他治疗方法在第110章中列出。

坏死性涎腺化生

要点

- 少见，后硬腭溃疡性皮损，由缺血造成。
- 临床上及组织学上常被误诊为恶性肿瘤。

引言

坏死性涎腺化生（necrotizing sialometaplasia）是一种少见疾病，最可能的原因是唾液腺组织血供障碍引起缺血性坏死，一般发生于后硬腭和前软腭[65]。外科手术后部位可出现这样的血供障碍，但大部分患者缺血性损伤的病因仍不清楚。很少情况下，黏膜下恶性肿瘤也可闭塞腭血管[66-67]。

流行病学

本病几乎总见于成年人，大部分报道中男性发病率略高。

临床特征

患者通常主诉突然出现的腭部肿胀，伴该区域的疼痛、感觉异常或麻木。在1～2周内，该缺血性组织开始脱落，患者常诉"口腔顶部的一部分掉下来了"。从而出现了一个边缘稍隆起发红、边界清晰的溃疡，溃疡周围黏膜完整。触诊该溃疡，没有潜在的硬结或肿块。

病理学

由于溃疡性口腔恶性肿瘤常常是临床上的主要诊断，这可能会影响组织病理学的解释，尤其是当病理医生对该疾病不熟悉的时候。由于导管上皮的良性鳞状上皮化生与恶性肿瘤表现类似，因此被误诊为黏液表皮样癌或者鳞状细胞癌并不少见。局限于唾液腺小叶边界的化生或者缺血性改变是诊断的关键特征[68]。

治疗

坏死性涎腺化生的诊断一旦确定，不需要额外的治疗。根据缺损的大小，可能需要数周才能愈合。

Sjogren 综合征

要点

■ 以干燥性角膜结膜炎和口干燥为特征的自身免疫性疾病。
■ 主要累及女性。

引言 / 临床特征

Sjogren 综合征（SjS）是第二常见的自身免疫性结缔组织病，仅次于类风湿性关节炎（见第 45 章）。其病因及发病机制仍不明确，患者可产生大量的自身抗体，包括抗 SSA/Ro 及 SSB/La IgG 抗体（见第 40 章）。SjS 患者患淋巴瘤，主要是 B 细胞非霍奇金淋巴瘤的风险增加 40 倍[69]。

SjS 是一种系统性疾病，主要表现为眼干（干燥性角膜结膜炎）[70]及口干（口干燥症）。原发性 SjS 仅表现为这些症状（干燥综合征，Sicca syndrome），继发性 SjS 包括干燥综合征及其他自身免疫性疾病，如系统性红斑狼疮或类风湿性关节炎。干燥综合征也可以是慢性 GVHD 的一种表现。

SjS 的症状是由继发于淋巴细胞浸润，尤其是 CD4+T 细胞浸润的腺体功能下降所致。大唾液腺及小唾液腺均可受累，从而导致唾液分泌减少。临床证实在不到一半的患者中有大唾液腺受累，表现为坚实的弥漫性肿大，无触痛或轻度触痛，常为双侧性。

患者有不同程度的眼干及口干[71]，大多数病例中症状逐渐出现。口腔疼痛也可出现，伴有吞咽困难和戴假牙困难[72]。口干燥症常导致龋齿增加，尤其是沿着牙龈线的部位。口腔念珠菌病的易感性也增加[71]。系统性表现在第 45 章讨论。

病理学

由于本病常隐袭起病，SjS 早期难以诊断。唾液腺活检常用于支持 SjS 的诊断。在腮腺中，腺体组织内有淋巴细胞的浸润，与唾液腺导管上皮的增生和化生联合，形成特征性的上皮肌上皮岛。SjS 累及小唾液腺特点为邻近正常外观腺泡，有 50 个或者更多的淋巴细胞聚集在一起（组成一个"病灶"）[71]。从下唇黏膜必须采集至少 5 处腺体，每 4 mm² 腺体组织中灶性指数为 1 或者更高即符合本病[73]。后一种组织学发现为 2016 年美国风湿病学会 SjS 分类标准中的一项标准（见表 45.4）。

虽然切取小唾液腺是一个相对简单的手术[74]，但临床和血清学检查结果不明确的患者需保留该组织样本[75]。口腔病理学家的评估可以提高具诊断性的组织学特征的检测率[73]。

治疗

SjS 的治疗包括对症治疗及相关并发症的治疗。无糖口香糖和糖果可用于刺激唾液分泌。人工唾液替代品也可使患者受益（见表 45.5）。对于具有功能残余唾液组织的患者，毛果云香碱或西维美林可以刺激腺体功能。系统性症状的治疗在第 45 章讨论。

唾液腺肿瘤

要点

■ 最常发生于腭。
■ 一般而言，良性肿瘤多于恶性肿瘤。
■ 女性患者稍多。

引言 / 流行病学

小唾液腺肿瘤不常见，约占所有唾液腺肿瘤（Salivary gland tumors）15%。每当发现口腔黏膜下肿块时，均应考虑到唾液腺肿瘤的诊断。

临床特征 / 病理学

大部分唾液腺肿瘤表现为无痛、韧性、坚实的肿块。但在恶性肿瘤中可能会有疼痛。偶尔也可表现为溃疡，临床上与 SCC 类似。后硬腭/前软腭是最常累及部位，其次为上唇及颊黏膜。多形性腺瘤和黏液表皮样癌分别为最常见的良性和恶性肿瘤（表 72.5）[76-77]。

治疗

良性唾液腺肿瘤的治疗包括保守性外科手术切除。恶性肿瘤通常需要扩大切除。放疗常作为手术后辅助治疗。

（刘 晓译 任 捷校 项蕾红审）

表 72.5　口腔肿瘤和肿瘤样损害的鉴别诊断

发育病变

- 先天性包涵囊肿
  - Bohn 结节（牙槽嵴）
  - Epstein 小珠（腭）
- 腭隆凸，下颌隆凸
- 舌甲状腺
- 皮样囊肿
- 肠重复囊肿
- 鼻牙槽（鼻唇）囊肿
- 淋巴上皮囊肿
- 淋巴管 / 血管畸形

反应性 / 炎症性疾病

- 黏液囊肿
- 纤维瘤 *
- 口腔黑棘皮瘤
- 嗜酸性溃疡
- 化脓性肉芽肿
- 外周性巨细胞肉芽肿
- 坏死性涎腺化生
- 结节性筋膜炎

良性唾液腺肿瘤

- 多形性腺瘤
- 单形性腺瘤
- 乳头状囊腺瘤

其他良性肿瘤

- 鳞状细胞乳头状瘤
- 婴幼儿血管瘤
- 血管平滑肌瘤
- 纤维肌瘤，血管外皮细胞瘤
- 颗粒细胞瘤†
- 神经纤维瘤
- 神经鞘瘤
- 栅栏状包膜神经瘤
- 婴儿黑色素神经外胚瘤
- 成釉细胞瘤
- 脂肪瘤

恶性唾液腺肿瘤

- 腺样囊性癌
- 黏液表皮样癌
- 腺癌

其他恶性肿瘤

- 鳞状细胞癌
- 黑色素瘤
- 淋巴瘤
- Kaposi 肉瘤
- 浆细胞瘤
- 横纹肌肉瘤
- 骨肉瘤
- 纤维肉瘤
- 脂肪肉瘤

* 可发生骨化。
† 先天性牙龈瘤为牙槽嵴颗粒细胞瘤。

血液疾病 / 肿瘤的口腔表现

化疗及放疗诱发的口腔黏膜炎

要点

- 化疗诱发的口腔黏膜炎好发于使用细胞毒药物治疗并继发中性粒细胞减少症的患者。
- 放疗诱发的口腔黏膜炎好发于头颈部恶性肿瘤放疗的患者。
- 常见口腔黏膜糜烂、溃疡、出血性结痂。
- 可自愈，但多次化疗患者易复发。

引言

药物对口腔上皮细胞产生直接细胞毒作用，以及中性粒细胞减少（易使患者重复感染），常导致口腔黏膜形成溃疡。溃疡常出现于使用化疗药物 4 ～ 7 天后，在已接受重组人集落刺激因子（granulocyte colony-stimulating factor，G-CSF）治疗的患者中症状较轻。在接受造血干细胞移植（hematopoietic stem cell transplantation，HSCT）的患者中，给予重组人角质细胞生长因子（帕利夫明）可减轻预处理方案诱导的黏膜炎[78]。

头颈部恶性肿瘤放疗同样会对口腔上皮细胞产生直接细胞毒性损伤，且在放疗三周后出现疼痛性黏膜炎[79]。

临床特征

本病以单发或多发的圆形、卵圆形或不规则形的溃疡为特征，常发生在牙龈或其他常受创伤的黏膜区域（舌侧、颊黏膜）。疼痛可出现或不出现。诊断是根据放化疗的时间相关性和临床特征作出。

鉴别诊断包括感染（例如病毒、念珠菌），对于更长时间的病变，需除外口腔鳞状细胞癌。值得注意的是，患有周期性粒细胞减少症的患者也可出现中性粒细胞减少和口腔溃疡，在中性粒细胞减少到最低点的同时出现皮损。

治疗

病变一般于完成放化疗周期后 2 至 3 周内消退[80]。尽管帕利夫明可降低口腔黏膜炎的严重性（见上文），但该药物同样可以导致舌背角质层显著增厚以及由此产生的舌背变白。保持口腔卫生（如使用软牙刷和漱口剂），局部麻醉剂，非麻醉性或麻醉性镇痛药[79]以及抗菌剂也有帮助作用。

白血病

要点

- 相关的口腔内表现包括感染和牙龈出血。
- 牙龈肿大最常见于单核细胞和粒单核细胞白血病。

引言

口腔感染一般与中性粒细胞减少及化疗引起的免疫抑制有关，但是由白血病细胞所致的口腔黏膜直接受累相当少见。

临床特征

与白血病（leukemia）及其治疗相关的口腔表现众多[81]。最常见的是擦伤或由于血小板减少引起的自发性持续性出血。白细胞减少导致愈合不佳，并增加了细菌和真菌感染的患病率，同时淋巴细胞减少增加了病毒感染的风险。组织可表现为整体贫血性苍白或溃疡性龈炎。牙龈结缔组织的白血病细胞浸润可引起弥漫、坚实、无痛的牙龈肿大，主要累及单核细胞和粒单核细胞白血病患者[82]。

治疗

多种药物化疗和同种异体 HSCT 是治疗急性白血病最常用的方法。口腔并发症的处理，需要为特定主诉确定明确的诊断，并相应进行治疗。

淋巴瘤

> **要点**
>
> ■ 非霍奇金淋巴瘤占淋巴瘤 80% 以上。
> ■ 口腔受累相对少见，为结外病变。

引言 / 流行特征

非霍奇金淋巴瘤（non-Hodgkin lymphoma）为具有异质性的一组淋巴瘤，其生物学行为从相对惰性至高度侵袭性[83]。与霍奇金病不同，高达 40% 的非霍奇金淋巴瘤可发生在淋巴结外部位，包括口腔。

一般而言，非霍奇金淋巴瘤好发于老年人，且随年龄的增长发病率增加。HIV 感染者发生口腔非霍奇金淋巴瘤的风险显著增加[84]。

临床特征

头颈部是非霍奇金淋巴瘤第二常见的结节外受累部位，仅次于胃肠道[85]。最常受累的口腔部位是腭及颊前庭。这些部位的淋巴瘤表现为柔软至橡皮样坚硬的、缓慢生长的、黏膜色至略带紫色的肿块。可出现溃疡，类似鳞癌。易出现毛细血管扩张。疼痛通常不是主要特征。

病理学

口腔非霍奇金淋巴瘤主要为 B 细胞型。

治疗

非霍奇金淋巴瘤的治疗包括化疗和（或）应用单克隆抗体（例如利妥昔单抗）。本病的生存率有很大差异，主要取决于肿瘤的分类和分期。

黑色素瘤

> **要点**
>
> ■ 口腔黏膜黑色素瘤罕见，在所有黑色素瘤中所占比例 < 1%。
> ■ 在美国，每 1000 万人口中大约有 1 例口腔黑色素瘤患者。
> ■ 主要累及男性，平均年龄为 55 岁。

引言 / 流行病学

在所有口腔恶性肿瘤中，口腔黑色素瘤（melanoma）所占比例远低于 1%，美国年发病率为 1.2/1000 万[86]。男性多于女性，好发年龄为 40 ~ 70 岁（平均年龄 55 岁）[87]。

临床特征

临床上，口腔黑色素瘤实际上可出现皮肤黑色素瘤的所有特征。口腔黑色素瘤最常受累于硬腭，其次为上颌附着龈[88]。鉴别诊断包括异物文身（图 72.22）、蓝痣、口腔黑斑、生理性色素沉着、药物相关性色素沉着（表 72.6）[2, 89-90]和黑棘皮瘤。黑色素瘤常为无痛性。病变偶尔可为无色素性，与红斑、化脓性肉芽肿，或侵袭性鳞癌类似。

病理学

组织病理学上，口腔黑色素瘤的特征为不典型黑素细胞在结缔组织的浸润（同时在上皮内增生），伴或不伴有黑素的产生（见第 113 章）。由于病变缺乏黑素，可用抗 S100 蛋白、HMB45、MART-1/Melan-A 或 MITF 免疫组化以明确诊断。

与皮肤黑色素瘤不同，头颈部黏膜黑色素瘤在确诊时多处于垂直生长期。虽然绝大多数黏膜黑色素瘤

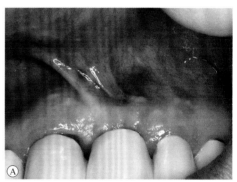

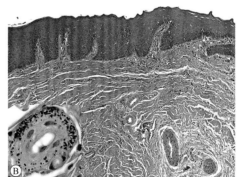

图 72.22　汞合金文身。异物文身为最常见的获得性口腔色素沉着，大部分由于牙科银汞合金的医源性植入。本例中，用于根管治疗牙封闭剂的汞合金能引起上颌前庭文身。组织学表现为黏膜下层的深染色沉积。插图：唾液腺分泌小管内黑色颗粒状色素

表 72.6　药物相关性口腔黏膜色素沉着	
• 白消安	• 甲磺酸伊马替尼
• 氯喹	• 酮康唑
• 氯丙嗪	• 米诺环素
• 氯法齐明	• 酚酞
• 环磷酰胺	• 奎纳克林
• 阿霉素	• 奎尼丁
• 雌激素	• 四环素
• 5-氟尿嘧啶	• 齐多夫定（AZT）
• 羟氯喹	
From references 2, 89, 90	

有水平生长期[91]，但由于其发病位置，可能在更晚期才被发现[86]。

治疗

口腔黑色素瘤治疗选择伴足够阴性切缘的扩大切除[92]。前哨淋巴结活检给预后提供有用的信息[93]。标准化疗与放疗对病程无影响，靶向免疫治疗可能有助于提高生存率（见第 113 章）。

尽管皮肤黑色素瘤 5 年总生存率 ≥ 90%，而口腔黏膜黑色素瘤仅约 15%，平均生存时间小于 2 年。

系统性疾病的口腔表现

淀粉样变

要点

- 系统性或局限性纤维蛋白沉积。
- 可原发或继发。
- 肾和心脏最常受累。
- 淀粉样蛋白可在舌部沉积而引起巨舌。

引言

淀粉样变（amyloidosis）是在组织和器官的细胞外病理性不溶性纤维蛋白沉积为共同特征的一组疾病（见第 47 章）。系统性淀粉样变可为原发性，并与浆细胞疾病相关，亦可继发于慢性炎症性疾病。还有遗传性和老年性淀粉样变[94]。

临床特征

巨舌是原发性系统性淀粉样变的典型病变，20% 的患者出现，以坚实的舌肿大为特征[95-96]。舌边缘可表现为扇形，有时巨舌可伴有继发性溃疡。在舌部或口腔黏膜其他部位可见半透明或出血性丘疹或斑块（图 47.9）。巨舌可伴或不伴味觉障碍，由于唾液腺受累可导致口干燥症[94]。皮肤与系统性表现在第 47 章讨论。

恶性贫血

要点

- 维生素 B_{12} 缺乏是最常见的病因。
- 60 岁以上人群高达 2% 受累。
- 具有抗内因子和抗胃壁细胞抗体的免疫性疾病。
- 可表现为光滑的牛肉红样舌。

引言

恶性贫血（pernicious anemia）是由于维生素 B_{12} 缺乏而导致以巨幼红细胞生成和（或）神经病变为特征的自身免疫性疾病[97]。这种维生素缺乏是最常见的根本原因，并与慢性萎缩性胃炎有关。维生素 B_{12} 缺乏也见于胃切除术后患者、素食者以及绦虫感染者。

恶性贫血患者可产生内因子、抗胃底腺体壁细胞的抗体。由于内因子缺乏，患者对维生素 B_{12} 吸收不良。

流行病学

恶性贫血较常见，60 岁以上的人群高达 2% 受累。女性发病稍高。此外，本病可能具遗传素质，在近亲中发生率可高 20 倍[97]。

临床特征

恶性贫血一般隐匿起病，患者最后表现出贫血症状。常见周围神经病变，伴发脱髓鞘至轴索变性的中枢神经系统受累。

口腔表现主要包括舌炎和口炎[98-99]。在无症状性贫血时即可出现这些改变。萎缩性舌炎表现为平滑的、"牛肉红"样舌，伴有斑片或界限不清楚的红斑，逐渐进展致舌背弥漫性受累（图 72.23）。一些患者出现全口疼痛或灼烧感。味觉障碍亦有报道。萎缩性舌炎诊断需与其他营养缺乏疾病（例如叶酸、铁、烟酸、核黄素）以及念珠菌病相鉴别。

治疗

维生素 B_{12} 注射通常能迅速改善口腔症状及体征。

克罗恩病

同义名：■ 局限性肠炎（regional enteritis）

要点

- 慢性肉芽肿性病变，累及从口腔到肛门间任何一段胃肠道。
- 最常累及末端回肠和（或）近端结肠。
- 口腔受累少见，常表现为颊前庭部线性溃疡，亦可见唇或颊黏膜持续性肿胀。

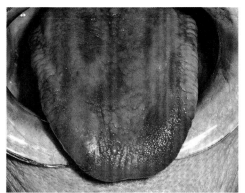

图 72.23　恶性贫血 / 念珠菌病。红斑、舌萎缩的恶性贫血表现，同时合并念珠菌感染

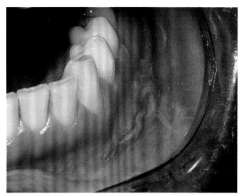

图 72.24　克罗恩病。下颌前庭线性溃疡：克罗恩病的典型口腔表现

引言 / 流行特征

克罗恩病（Crohn disease）表现为胃肠道特发性的慢性肉芽肿性病变。由于正常与病变部位交替出现，故又称"局限性肠炎"。

克罗恩病通常在 30 岁以前被诊断，患病高峰在 20 ~ 30 岁，第二个患病高峰在 50 岁以上。发病率无性别差异，但白人比其他人种更易患病[100]。

临床特征

5% ~ 15% 的克罗恩病患者有口腔症状和体征。口腔前庭线性裂隙和（或）溃疡是最常见的临床表现（图 72.24）。患者也可以表现为唇、颊或面部组织的持续的、坚实的无痛性肿胀[100]。在临床表现和组织学上类似肉芽肿性唇炎[101]（见上文）。颊黏膜和前庭部可见鹅卵石样的损害。后遗症包括口腔纤维化和粘连。其他症状包括口腔阿弗他和增殖性化脓性口炎[102]。

病理学

组织病理上，克罗恩病的口腔损害为非坏死性肉芽肿性炎症。应排除结节病、异物反应和感染。

治疗

肠病的治疗常改善口腔损害（例如柳氮磺胺吡啶，TNF-α 抑制剂，系统应用糖皮质激素），局部或皮损内注射糖皮质激素同样有效[103]。

增殖性化脓性口炎

> **要点**
>
> ■ 一般与炎性肠病有关。
>
> ■ 在黏膜弥漫性红斑基础上，出现多发性"蜗牛行迹"样脓疱。

引言

增殖性化脓性口炎（pyostomatitis vegetans）是一类罕见的皮肤黏膜病变，通常与潜在的胃肠道疾病如溃疡性结肠炎，或更少见的克罗恩病相关[104]。增殖性化脓性口炎可为坏疽性脓皮病的一种口腔黏膜变异型。

流行病学

大多数增殖性化脓性口炎病例在 20 ~ 60 岁被诊断。男性较女性常见。

临床特征

增殖性化脓性口炎特点是在弥漫、严重的红斑基础上多发细小、奶黄色脓疱。脓疱通常呈线状、蜿蜒排列，描述为"蜗牛行迹"样表现。脓疱易破，出现浅糜烂和溃疡（见图 26.9A）。口腔任何部位均可受累，但以唇、牙龈、颊黏膜最常见。舌背一般不受累[104]。鉴别诊断包括疱疹样口疮和口腔寻常型天疱疮。

病理学

上皮内和（或）上皮下的微脓肿，内含大量嗜酸性粒细胞及中性粒细胞。

治疗

增殖性化脓性口炎治疗关键是控制已发现的潜在胃肠疾病。治疗伴发的胃肠疾病常可使口腔皮损得以改善。

HIV 感染的口腔表现

本部分在第 78 章中讲述。

（汪　洁译　任　捷校　项蕾红审）

参考文献

1. Daley TD. Pathology of intraoral sebaceous glands: a review. J Oral Pathol Med 1993;22:241–5.
2. Neville BW, Damm DD, Allen CM, et al. Oral and Maxillofacial Pathology. 3rd ed. Philadelphia: WB Saunders; 2009.
3. Yarom N, Cantony U, Gorsky M. Prevalence of fissured tongue, geographic tongue and median rhomboid glossitis among Israeli adults of different ethnic origins. Dermatology 2004;209:88–94.
4. Fotos PG, Vincent SD, Hellstein JW. Oral candidosis. Clinical, historical, and therapeutic features of 100 cases. Oral Surg Oral Med Oral Pathol 1992;63:171–6.
5. Gorlin RJ. Nevoid basal cell carcinoma (Gorlin) syndrome. Genet Med 2004;6:530–9.
6. Hampel H, Allen CM, Chernausek SD, et al. De novo RET mutation positive multiple endocrine neoplasia 2B and hereditary nonpolyposis colorectal cancer syndrome occurring in the same family. J Endocr Genet. 2000;1:143–7.
7. Accurso B, Mercado A, Allen CM. Multiple endocrine neoplasia 2B presenting with orthodontic relapse. Angle Orthod 2010;80:585–90.
8. Wade DN, Kerns DG. Acute necrotizing ulcerative gingivitis-periodontitis: a literature review. Mil Med 1998;163:337–42.
9. American Academy of Periodontology. Parameter on acute periodontal diseases. J Periodontol 2000;71(5 Suppl.):863–6.
10. Leao JC, Ingafou M, Khan A, et al. Desquamative gingivitis: retrospective analysis of disease associations of a large cohort. Oral Dis 2008;14:556–60.
10a. Solomon LW, Neiders ME, Zwick MG, et al. Autoimmunity to deltaNp63alpha in chronic ulcerative stomatitis. J Dental Res 2007;86:826–31.
10b. Magliocca KR, Fitzpatrick SG. Autoimmune disease manifestations in the oral cavity. Surg Pathol Clin 2017;10:57–88.
11. Lo Russo L, Fierro G, Guiglia R, et al. Epidemiology of desquamative gingivitis: evaluation of 125 patients and review of the literature. Int J Dermatol 2009;48:1049–52.
12. Lo Russo L, Fedele S, Guiglia R, et al. Diagnostic pathways and clinical significance of desquamative gingivitis. J Periodontol 2008;79:4–24.
13. Pynn BR, Sands T, Pharoah MJ. Odontogenic infections: anatomy and radiology (part I). Oral Health 1995;85:7–21.
14. Baruchin AM, Lustig JP, Nahlieli O, et al. Burns of the oral mucosa. J Craniofac Surg 1991;19:94–6.
15. Rawal SY, Claman LJ, Kalmar JR, et al. Traumatic lesions of the gingival: a case series. J Periodontol 2004;75:762–9.
16. Regezi JA, Sciubba J, Jordan RCK. Oral Pathology: Clinical Pathologic Correlations. 5th ed. Philadelphia: WB Saunders; 2007.
17. Laeijendecker R, Dekker SK, Burger PM, et al. Oral lichen planus and allergy to dental amalgam restorations. Arch Dermatol 2004;140:1434–8.
18. Pezelj-Ribarić S, Prpić J, Miletić I, et al. Association between oral lichenoid reactions and amalgam restorations. J Eur Acad Dermatol Venereol 2008;22:1163–7.
19. Muñoz-Corcuera M, Esparza-Gómez G, González-Moles MA, et al. Oral ulcers: clinical aspects. A tool for dermatologists. Part I. Acute ulcers. Clin Exp Dermatol 2009;34:289–94.
20. McCullough MJ, Abdel-Hafeth S, Scully C. Recurrent aphthous stomatitis revisited; clinical features, associations, and new association with infant feeding practices? J Oral Pathol Med 2007;36:615–20.
21. Rogers RS. Recurrent aphthous stomatitis: clinical characteristics and associated systemic disorders. Semin Cutan Med Surg 1997;16:278–83.
22. Letsinger JA, McCarty MA, Jorizzo JL. Complex aphthosis: a large case series with evaluation algorithm and therapeutic ladder from topicals to thalidomide. J Am Acad Dermatol 2005;52:500–8.
23. Keogan MT. Clinical Immunology Review Series: an approach to the patient with recurrent orogenital ulceration, including Behçet's syndrome. Clin Exp Immunol 2009;156:1–11.
24. Helm TN, Camisa C, Allen C, et al. Clinical features of Behçet's disease: report of four cases. Oral Surg Oral Med Oral Pathol 1991;72:30–4.
25. Taghi A, Motamedi MH. Riga-Fede disease: a histological study and case report. Indian J Dent Res 2009;20:227–9.

26. Alobeid B, Pan LX, Milligan L, et al. Eosinophil-rich CD30+ lymphoproliferative disorder of the oral mucosa. A form of "traumatic eosinophilic granuloma". Am J Clin Pathol 2004;121:43–50.
27. Salisbury CL, Budnick SK, Li S. T-cell receptor gene rearrangement and CD30 immunoreactivity in traumatic ulcerative granuloma with stromal eosinophilia of the oral cavity. Am J Clin Pathol 2009;132:722–7.
28. Allen CM, Camisa C, Hamzeh S, et al. Cheilitis granulomatosa: report of six cases and review of the literature. J Am Acad Dermatol 1990;23:444–50.
29. Alawi F. Granulomatous diseases of the oral tissues: differential diagnosis and update. Dent Clin North Am 2005;49:203–21.
30. Leão JC, Hodgson T, Scully C, et al. Review article: orofacial granulomatosis. Aliment Pharmacol Ther 2004;20:1019–27.
31. Al Johani K, Moles DR, Hodgson T, et al. Onset and progression of clinical manifestations of orofacial granulomatosis. Oral Dis 2009;15:214–19.
32. Weeda LW Jr, Coffey SA. Wegener's granulomatosis. Oral Maxillofac Surg Clin North Am. 2008;20:643–9.
33. Ruokonen H, Helve T, Arola J, et al. "Strawberry like" gingivitis being the first sign of Wegener's granulomatosis. Eur J Intern Med 2009;20:651–3.
34. Manchanda Y, Tejasvi T, Handa R, et al. Strawberry gingiva: a distinctive sign in Wegener's granulomatosis. J Am Acad Dermatol 2003;49:335–7.
35. Carruthers D, Sherlock J. Evidence-based management of ANCA vasculitis. Best Pract Res Clin Rheumatol 2009;23:367–78.
36. Warnakulasuriya S, Johnson NW, van der Waal I. Nomenclature and classification of potentially malignant disorders of the oral mucosa. J Oral Pathol Med 2007;36:575–80.
37. Shafer WG, Waldron CA. Erythroplakia of the oral cavity. Cancer 1975;36:1021–8.
38. van der Hem PS, Nauta JM, van der Wal JE, et al. The results of CO$_2$ laser surgery in patients with oral leukoplakia: a 25 year follow up. Oral Oncol 2005;41:31–7.
39. Mehanna HM, Rattay T, Smith J, et al. Treatment and follow-up of oral dysplasia—a systematic review and meta-analysis. Head Neck 2009;31:1600–9.
40. Lodi G, Porter S. Management of potentially malignant disorders: evidence and critique. J Oral Pathol Med 2008;37:63–9.
41. Cabay RJ, Morton TH Jr, Epstein JB. Proliferative verrucous leukoplakia and its progression to oral carcinoma: a review of the literature. J Oral Pathol Med 2007;36:255–61.
42. Bagan JV, Jimenez Y, Murillo J, et al. Lack of association between proliferative verrucous leukoplakia and human papillomavirus infection. J Oral Maxillofac Surg 2007;65:46–9.
43. van der Waal I, Reichart PA. Oral proliferative verrucous leukoplakia revisited. Oral Oncol 2008;44:719–21.
44. Bagan JV, Jiménez-Soriano Y, Diaz-Fernandez JM, et al. Malignant transformation of proliferative verrucous leukoplakia to oral squamous cell carcinoma: a series of 55 cases. Oral Oncol 2011;47:732–5.
45. Silverman S Jr, Gorsky M. Proliferative verrucous leukoplakia: a follow-up study of 54 cases. Oral Surg Oral Med Oral Pathol Oral Radiol Endod 1997;84:154–7.
46. Schwartz DL. Stomatitis nicotina of the palate: report of two cases. Oral Surg Oral Med Oral Pathol 1965;20:306–15.
47. dos Santos RB, Katz J. Nicotinic stomatitis: positive correlation with heat in mate tea drinks and smoking. Quintessence Int 2009;40:537–40.
48. Cavalcante AS, Anbinder AL, Carvalho YR. Actinic cheilitis: clinical and histological features. J Oral Maxillofac Surg 2008;66:498–503.
49. Kaugars GE, Pillion T, Svirsky JA, et al. Actinic cheilitis. A review of 152 cases. Oral Surg Oral Med Oral Pathol Oral Radiol Endod 1999;88:181–6.
50. Markopoulos A, Albanidou-Farmaki E, Kayavis I. Actinic cheilitis: clinical and pathologic characteristics in 65 cases. Oral Dis 2004;10:212–16.
51. Neville BW, Day TA. Oral cancer and precancerous lesions. CA Cancer J Clin 2002;52:195–215.
52. Kademani D. Oral cancer. Mayo Clin Proc 2007;82:878–87.

53. Turati F, Edefonti V, Bosetti C, et al. Family history of cancer and the risk of cancer: a network of case-control studies. Ann Oncol 2013;24:2651–6.
54. Siegel RL, Miller KD, Jemal A. Cancer Statistics, 2016. CA Cancer J Clin 2016;66:7–30.
55. Hart AKE, Karakla DW, Pitman KT, et al. Oral and oropharyngeal squamous cell carcinoma in young adults: a report on 13 cases and a review of the literature. Otolaryngol Head Neck Surg 1999;120:828–33.
56. Ang KK, Harris J, Wheeler R, et al. Human papillomavirus and survival of patients with oropharyngeal cancer. N Eng J Med. 2010;363:24–35.
57. Lingen MW, Xiao W, Schmitt A, et al. Low etiologic fraction for high-risk human papillomavirus in oral cavity squamous cell carcinomas. Oral Oncol 2013;49:1–8.
58. Prince S, Bailey BMW. Squamous carcinoma of the tongue: review. Br J Oral Maxillofac Surg 1999;37:164–74.
59. Siegel R, Naishadham D, Jemal A. Cancer Statistics, 2013. CA Cancer J Clin 2013;63:11–30.
60. van der Waal I, de Bree R. Second primary tumours in oral cancer. Oral Oncol 2010;46:426–8.
61. Bouquot JE. Oral verrucous carcinoma: incidence in two US populations. Oral Surg Oral Med Oral Pathol Oral Radiol Endod 1998;86:318–24.
62. Walvekar RR, Chaukar DA, Deshpande MS, et al. Verrucous carcinoma of the oral cavity: a clinical and pathological study of 101 cases. Oral Oncol 2009;45:47–51.
63. Ogawa A, Fukuta Y, Nakajima T, et al. Treatment results of oral verrucous carcinoma and its biological behavior. Oral Oncol 2004;40:793–7.
64. Granholm C, Olsson Bergland K, Walhjalt H, et al. Oral mucoceles: extravasation cysts and retention cysts. A study of 298 cases. Swed Dent J 2009;33:125–30.
65. Kominek P, Blasch P. Necrotizing sialometaplasia: a potential diagnostic pitfall. Ear Nose Throat J 2006;85:604–5.
66. Lee DJ, Ahn HK, Koh ES, et al. Necrotizing sialometaplasia accompanied by adenoid cystic carcinoma on the soft palate. Clin Exp Otorhinolaryngol. 2009;2:48–51.
67. Dominguez-Malagon H, Mosqueda-Taylor A, Cano-Valdez AM. Necrotizing sialometaplasia of the palate associated with angiocentric T-cell lymphoma. Ann Diagn Pathol 2009;13:60–4.
68. Carlson DL. Necrotizing sialometaplasia: a practical approach to the diagnosis. Arch Pathol Lab Med 2009;133:692–8.
69. Jonsson R, Moen K, Vestrheim D, et al. Current issues in Sjögren's syndrome. Oral Dis 2002;8:130–40.
70. Akpek EK, Klimava A, Thorne JE, et al. Evaluation of patients with dry eye for presence of underlying Sjögren syndrome. Cornea 2009;28:493–7.
71. Daniels TE, Fox PC. Salivary and oral components of Sjögren's syndrome. Rheum Dis Clin North Am 1992;18:571–88.
72. Fox PC, Bowman SJ, Segal B, et al. Oral involvement in primary Sjögren syndrome. J Am Dent Assoc 2008;139:1592–601.
73. Stewart CM, Bhattacharyya I, Berg K, et al. Labial salivary gland biopsies in Sjögren's syndrome: still the gold standard? Oral Surg Oral Med Oral Pathol Oral Radiol Endod 2008;106:392–402.
74. Caporali R, Bonacci E, Epis O, et al. Safety and usefulness of minor salivary gland biopsy: retrospective analysis of 502 procedures performed at a single center. Arthritis Rheum 2008;59:714–20.
75. Bamba R, Sweiss NJ, Langerman AJ, et al. The minor salivary gland biopsy as a diagnostic tool for Sjögren syndrome. Laryngoscope 2009;119:1922–6.
76. Waldron CA, El-Mofty SK, Gnepp DR. Tumors of the intraoral minor salivary glands: a demographic and histologic study of 426 cases. Oral Surg Oral Med Oral Pathol 1988;66:323–33.
77. Pires FR, Pringle GA, Paes de Almeida O, et al. Intra-oral minor salivary gland tumors: a clinicopathological study of 546 cases. Oral Oncol 2007;43:463–70.
78. McDonnell AM, Lenz KL. Palifermin: role in the prevention of chemotherapy- and radiation-induced mucositis. Ann Pharmacother 2006;40:86–94.
79. Mañas A, Palacios A, Contreras J, et al. Incidence of oral mucositis, its treatment and pain management in

patients receiving cancer treatment at Radiation Oncology Departments in Spanish hospitals (MUCODOL Study). Clin Transl Oncol 2009;11:669–76.

80. Bhatt V, Saleem A. Review: Drug-induced neutropenia – pathophysiology, clinical features, and management. Ann Clin Lab Sci 2004;34:131–7.

81. Burke VP, Startzell JM. The leukemias. Oral Maxillofac Surg Clin North Am. 2008;20:597–608.

82. Wu J, Fantasia JE, Kaplan R. Oral manifestations of acute myelomonocytic leukemia: a case report and review of the classification of leukemias. J Periodontol 2002;73:664–8.

83. Zapater E, Bagán JV, Carbonell F, et al. Malignant lymphoma of the head and neck. Oral Dis 2010;16:119–28.

84. Cattaneo C, Facchetti F, Re A, et al. Oral cavity lymphomas in immunocompetent and human immunodeficiency virus infected patients. Leuk Lymphoma 2005;46:77–81.

85. Jordan RC, Speight PM. Extranodal non-Hodgkin's lymphomas of the oral cavity. Curr Top Pathol 1996;90:125–46.

86. Lourenço SV, Sangüeza AM, Sotto MN, et al. Primary oral mucosal melanoma: a series of 35 new cases from South America. Am J Dermatopathol 2009;31:323–30.

87. Barker BF, Carpenter WM, Daniels TE, et al. Oral mucosal melanomas: the WESTOP Banff workshop proceedings. Oral Surg Oral Med Oral Pathol Oral Radiol Endod 1997;83:672–9.

88. Buchner A, Merrell PW, Carpenter WM. Relative frequency of solitary melanocytic lesions of the oral mucosa. J Oral Pathol Med 2004;33:550–7.

89. Kauzman A, Pavone M, Blanas N, et al. Pigmented lesions of the oral cavity: review, differential diagnosis, and case presentations. J Can Dent Assoc 2004;70:682–3.

90. Mattsson U, Halbritter S, Serikoff EM, et al. Oral pigmentation in the hard palate associated with imatinib mesylate therapy: a report of three cases. Oral Surg Oral Med Oral Pathol Oral Radiol Endod 2011;111:12–13.

91. Hicks MJ, Flaitz CM. Oral mucosal melanoma: epidemiology and pathobiology. Oral Oncol 2000;36:152–69.

92. Mücke T, Hölzle F, Kesting MR, et al. Tumor size and depth in primary malignant melanoma in the oral cavity influences survival. J Oral Maxillofac Surg 2009;67:1409–15.

93. Civantos FJ, Moffat FL, Goodwin WJ. Lymphatic mapping and sentinel lymphadenectomy for 106 head and neck lesions: contrasts between oral cavity and cutaneous malignancy. Laryngoscope 2006;112(Suppl. 109):1–15.

94. Falk RH, Comenzo RL, Skinner M. The systemic amyloidoses. N Engl J Med 1997;337:898–909.

95. Viggor SF, Frezzini C, Farthing PM, et al. Amyloidosis: an unusual case of persistent oral ulceration. Oral Surg Oral Med Oral Pathol Oral Radiol Endod 2009;108:e46–50.

96. van der Waal RI, van de Scheur MR, Huijgens PC, et al. Amyloidosis of the tongue as a paraneoplastic marker of plasma cell dyscrasia. Oral Surg Oral Med Oral Pathol Oral Radiol Endod 2002;94:444–7.

97. Lu SY, Wu HC. Initial diagnosis of anemia from sore mouth and improved classification of anemia by MCV and RDW in 30 patients. Oral Surg Oral Med Oral Pathol Oral Radiol Endod 2004;98:679–85.

98. Graells J, Ojeda RM, Muniesa C, et al. Glossitis with linear lesions: an early sign of vitamin B12 deficiency. J Am Acad Dermatol 2009;60:498–500.

99. Rebelo-Pontes HA, Conte-Neto N, Bechara-Ferreira K, et al. Oral manifestations of B12 deficiency: a case report. J Can Dent Assoc 2009;75:533–7.

100. Kalmar JR. Crohn's disease: orofacial considerations and disease pathogenesis. Periodontol 2000 1994;6:101–15.

101. Bogenrieder T, Rogler G, Vogt T, et al. Orofacial granulomatosis as the initial presentation of Crohn's disease in an adolescent. Dermatology 2003;206:273–8.

102. Fatahzadeh M. Inflammatory bowel disease. Oral Surg Oral Med Oral Pathol Oral Radiol Endod 2009;108:e1–10.

103. Daley TD, Armstrong JE. Oral manifestations of gastrointestinal diseases. Can J Gastroenterol 2007;21:241–4.

104. Hegarty AM, Barrett AW, Scully C. Pyostomatitis vegetans. Clin Exp Dermatol 2004;29:1–7.

第73章　肛门生殖器疾病（非性病）

Susan M. Cooper, Fenella Wojnarowska

引言

　　肛门生殖器部位皮肤病的诊断和治疗很复杂。尿道、生殖器和消化道在此区域毗邻（图 73.1），这些系统的任何疾病均可出现皮肤表现，值得我们特别关注。一些系统性疾病比如克罗恩病（Crohn disease，局限性回肠炎）和锌缺乏症常累及肛门生殖器区域。对该区域有重要影响的局部因素包括温暖、潮湿、刺激、摩擦以及体液，均可能导致皮肤问题。

　　由于缺乏典型表现以及对活检有顾虑，在肛门生殖器部位的皮肤病变通常比其他部位更难诊断。头皮、指甲和口腔检查常有助于诊断。肛门生殖器区域的自然封闭环境可能增加外用糖皮质激素的经皮吸收，从而可能引起皮肤萎缩或下丘脑-垂体-肾上腺轴抑制，治疗时应特别注意。此外，温暖和潮湿也会增加细菌和真菌感染的风险。

　　肛门生殖器区域疾病的主观症状有限，瘙痒和生殖疼痛可能是大部分疾病的临床表现。

硬化性苔藓

> **同义名：**■ 硬化性萎缩性苔藓（lichen sclerosus et atrophicus）■ 干燥性闭塞性龟头炎（男性）[balanitis xerotica obliterans（men）]■ 女阴干枯病（女性）[kraurosis vulvae（women）]

> **要点**
> ■ 慢性炎症性疾病，好发于肛门生殖器部位。
> ■ 瘙痒是最常见的症状。
> ■ 主要临床体征为苍白、萎缩、裂隙和灶性角化过度。
> ■ 瘢痕形成可导致女性外阴正常结构的缺失和男性包茎。

引言

　　硬化性苔藓（lichen sclerosus）是一种慢性炎症性疾病，全身各处皮肤均可受累，好发于肛门生殖器区域皮肤。15% ～ 20% 患有生殖器部位硬化性苔藓的患者患有生殖器外疾病[1]。由于诊断通常滞后，症状可能长

期存在。由于瘢痕形成以及发展为鳞状细胞癌的风险，患者需要长期的病情评估。

历史

　　1889 年，Hallopeau 首先表述了硬化性苔藓的临床表现。1892 年，Darier 首先描述了其特征性的组织学病变。多年来，该病命名混乱，曾使用如外阴白斑、白色苔藓、女阴干枯病以及硬化性萎缩性苔藓。国际外阴阴道疾病研究学会赞成使用"硬化性苔藓"这个术语。

流行病学

　　女性硬化性苔藓发病率比男性高 6 ～ 10 倍。该病

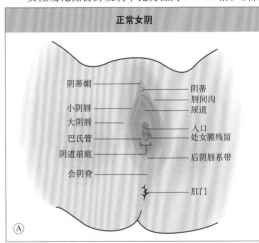

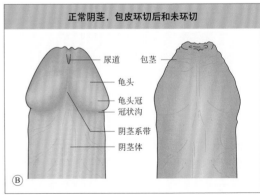

图 73.1　生殖器解剖。A. 正常女阴；B. 正常阴茎，包皮环切后和未环切

可以发生在任何年龄，但两个发病高峰分别是儿童期和绝经后，以及 40～50 岁的男性。尽管大多数研究都针对欧洲白种患者，但该病在非洲及亚洲人中也有报道。Powell 等[2]统计发现女性患病率为 1/660，在绝经后妇女年发病率为 51.9/10 万。硬化性苔藓在男孩中的发病率可能被低估；对行包皮环切术后男孩的包皮检查时，发现 14% 有硬化性苔藓的特征表现[3]。

病因学

硬化性苔藓病因仍不清楚。在女性患者中，由于家族性发病、与 HLA-DRB1 * 12 有关（相关单倍体型 DRB1 * 12/DQB1 * 0301/04/09/010）[4]以及与其他自身免疫疾病如甲状腺疾病相关[5]，提示该病存在遗传倾向。在男性患者中，家族性发病、HLA 及自身免疫疾病与该病相关性并不常见[6]。在女性外阴硬化性苔藓中，自身免疫表型特征为 Th1 特异的细胞因子增多，密集的 T 细胞浸润，BIC/miR-155 增强表达[7]。

有人提出感染可能是硬化性苔藓的病因，然而包柔（氏）螺旋体属及其他螺旋体感染未被大量研究证实。局部摩擦或搔抓可通过同形反应诱发硬化性苔藓皮疹。一些早期硬化性苔藓与口服抗雄激素的避孕药相关。在男性患者中，因尿道舟状窝功能障碍导致上皮长期暴露于尿液可能是一种诱因。值得注意的是，出生时包皮环切的男性并不会发生阴茎硬化性苔藓。

临床特征

男性和女性患者均可出现瘙痒或疼痛，完全无症状的罕见[8]。性交困难常有报道。儿童硬化性苔藓患者更容易出现泌尿道或肠道症状（如便秘）、紫癜甚至出血性大疱，可能导致虐待儿童的误诊[9]。

女性特征性临床表现为外阴色素减退，皮肤变薄变皱和萎缩，环绕外阴及肛周区形成 "8" 字形分布（图 73.2）。常可见局灶性的角化过度、糜烂及裂隙。有助于识别该病的皮肤特征性表现有紫癜（图 73.3），毛细血管扩张和少见的出血性水疱。硬化性苔藓是一种瘢痕性疾病，因此皮肤结构改变很常见（图 73.4）。继发于中线融合或大小阴唇融合，可能出现阴蒂包埋。未经治疗或严重病例中常可见到小阴唇完全消失，并形成阴道口狭窄。在病变累及区域内可见不规则轮廓的深色雀斑样痣。

硬化性苔藓累及男性龟头和包皮（图 73.5），与女性相比，肛周受累不常见。该病常出现瘙痒，疼痛以及性交困难。男孩受累可能出现复发性的龟头炎，小便不畅，有些可能需要行包皮环切术。

生殖器外的硬化性苔藓好发于乳房下、肩部、颈

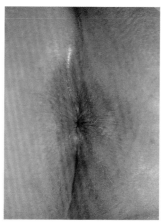

图 73.2　肛周区域的硬化性苔藓

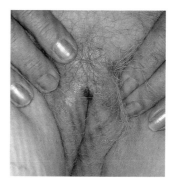

图 73.3　以紫癜为特征的女阴部硬化性苔藓（Courtesy, Kalman Watsky, MD.）

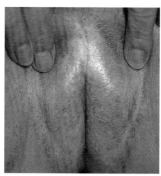

图 73.4　女阴部硬化性苔藓。标志性的结构改变，小阴唇缺失及中线融合

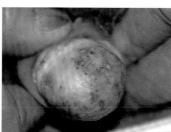

图 73.5　阴茎硬化性苔藓。龟头处红斑及白色斑块（Courtesy, Luis Requena, MD.）

部及腕关节处，表现为无症状、色素减退、皱褶性的斑片伴毛囊角栓（见第44章）；有时可见泛发点滴状的损害。诊断需结合临床特征与组织学表现。

病理学

主要病理改变是致密的正角化，毛囊角栓（在非黏膜部位），表皮变薄，基底细胞空泡变性和真皮乳头透明样变。通常可见淋巴细胞带状浸润。鳞状增生可能出现，提示发展为鳞状细胞癌的危险性增加。在大疱性硬化性苔藓，基底层出现广泛的空泡变性和裂隙，常有出血。在早期，真皮乳头可表现为水肿和均质化，随着时间推移，进展为透明样变和硬化。

皮肤组织学检查对硬化性苔藓是必需的，因为单纯从临床表现上，硬化性苔藓难以与黏膜（瘢痕性）类天疱疮或糜烂性扁平苔藓相鉴别。有时，尽管已有特征性的临床表现，在组织学上该病仍不能确定，需要一段时间后重复活检以确定诊断。在一些已使用强效外用激素治疗后的皮损，组织学诊断有时具有挑战性。

鉴别诊断

非常轻微或早期病变可能与皮炎相混淆。出现外阴瘢痕需要排除其他瘢痕性疾病，尤其是糜烂性扁平苔藓和黏膜类天疱疮。口腔及阴道黏膜不受累有助于鉴别硬化性苔藓与糜烂性扁平苔藓。对于儿童，还必须考虑性虐待，硬化性苔藓和性虐待这两个诊断并不相互排斥（可能同时存在）。

主要鉴别诊断是：

- 糜烂性扁平苔藓
- 外阴湿疹
- 慢性单纯性苔藓
- 硬斑病
- 黏膜类天疱疮
- 儿童性虐待

治疗

治疗的主要目的是尽可能快地控制疾病，而副作用最少。诊断确立后，最初的治疗是局部使用强效激素，如0.05%的丙酸氯倍他索软膏。一个可行的方案是每天于受累区域外擦0.05%的丙酸氯倍他索软膏，共使用3个月[6, 9-12]。此疗法在数周内能减轻大部分患者的症状。此后2周内激素逐渐减量，通过偶尔（每周两次）外用激素来维持临床缓解，4个月内使用激素不应超过30 g。激素强度的选择主要根据症状和体征是否得到控制。一些患者，除了不可逆的瘢痕外，其余症状和体征可以完全消失[9]。

对不伴有继发性鳞癌的硬化性苔藓，外阴切除术没有任何作用。同样地，睾酮霜剂也无效，并有使女性男性化的潜在可能，而且与凡士林相比疗效相似。对于长时间的病变，阴道口的狭窄已导致了性交困难，外科整形可能有效。患者可能需要扩阴器及性心理咨询。

长期评估对患硬化性苔藓的患者很有必要，因为男女患者[9, 11, 11a]均有发展成生殖器鳞癌的风险（估测风险率为2%～5%）。女性硬化性苔藓患者可能发展为分化型外阴上皮内瘤变，其与未分化型外阴上皮内瘤变（HPV相关性疾病）相比进展为侵袭性鳞癌的风险更高。男性患者有阴茎上皮内瘤变的风险。不愈合的皲裂、溃疡、结节必须做组织学检查。书面教育材料及患者支持小组对患者很有帮助。患者若发现恶变的任何迹象，能够及时得到医疗评估是很关键的。

肛门生殖器硬化性苔藓的一线和二线治疗在表73.1中列出。几个系列研究已显示外用钙调磷酸酶抑制剂的有效性，然而，使用外用钙调磷酸酶抑制剂长期治疗硬化性苔藓的风险未知。考虑到这种情况下癌变的可能性，作者们对这种长期维持治疗作出警示。

扁平苔藓

同义名：■外阴阴道牙龈综合征（女性侵蚀性扁平苔藓）[vulvovaginal gingival syndrome（erosive lichen planus in women）]■男性阴茎-牙龈综合征（peno-gingival syndrome in men）■黏膜扁平苔藓（mucosal lichen planus）

表 73.1　肛门生殖器硬化性苔藓的治疗	
一线	
肥皂替代品及润肤剂（3）	
局部使用超强效激素（疗程3个月）（1）	
如果有男性包茎，行包皮环切（2）	
二线	
对于有些患者，需长期局部外用强效激素维持（2）	
手术矫正阴道口狭窄和反埋的阴蒂（3）	
他克莫司软膏（2）	
吡美莫司乳膏（1）	
如果男性治疗效果不佳，行包皮环切（3）	
甲氨蝶呤（3）	
循证证据支持：（1）前瞻性对照试验；（2）回顾性研究或大样本病例；（3）小样本病例或个案报道	

引言

皮肤扁平苔藓患者中大约 50% 女性及 25% 男性有生殖器受累。典型的紫色扁平丘疹及斑块累及女性的大小阴唇、阴阜和男性的龟头、阴茎体。糜烂性扁平苔藓是本病独特的亚型，以前庭、阴道口、阴道、口腔严重的瘢痕性侵蚀性病变为特征[12-14]。肥厚性生殖器扁平苔藓和毛发扁平苔藓是最少见的类型。

历史

Erasmus Wilson 于 1867 年报道了一例外阴扁平苔藓，1909 年 Darier 最早描述了扁平苔藓的组织学表现。20 世纪 50 年代报道了阴道受累伴阴道分泌物及阴道黏膜充血的病例，1968 年命名为"脱屑性炎症性阴道炎"。14 年后 Pelisse 认为糜烂性扁平苔藓是扁平苔藓的一个独特亚型，并命名为"外阴阴道牙龈综合征"[14]。

流行病学

扁平苔藓好发于 50 ～ 60 岁的妇女。其精确的发病率并不清楚，但是一些皮肤扁平苔藓患者的生殖器受累可能被漏诊。

病因

扁平苔藓很可能是 T 细胞介导的，针对细胞表面表达自身变异或外源性抗原的表皮细胞损伤，但其确切的病因并不清楚（见第 11 章）。外阴扁平苔藓的女性患者中存在自身免疫表型[7]，与自身免疫疾病相关[5]。一些扁平苔藓是药物引起的，但是这一因素是否导致了生殖器病变并不清楚。在世界某些地区如地中海盆地和日本，感染诱发的，特别是丙型肝炎感染，可能和黏膜扁平苔藓有关。

临床特征

生殖器扁平苔藓的四个不同表现如下：

- 在经典的扁平苔藓中，生殖器皮损和其他部位的皮损表现相似，但是花边状网状结构可能非常显著。生殖器受累通常局限于妇女的阴阜、大小阴唇和男性的龟头、阴茎（见第 11 章）。阴茎斑块通常为环形（图 73.6A）。瘢痕不是经典扁平苔藓的特征。严重的皮肤瘙痒是常见的临床症状，但是有时生殖器皮损是无症状性的。皮损通常是自限性的。

- 糜烂性扁平苔藓在女性中的发生率比男性更多。疼痛及性交困难是最常见的主诉。在女性患者中，广泛的糜烂发生在阴道口周围，外缘绕以花边状白色网纹，类似的皮损也可发生于阴唇（图 73.6B）。糜烂性扁平苔藓常常导致瘢痕形成，此瘢痕可引起外阴结构变形[12]。严重的病例可能引起阴道完全闭塞及尿潴留。阴道受累表现为分泌物、红斑、阴道黏膜接触性出血以及瘢痕粘连。口腔受累常见，常表现为脱屑性牙龈炎，但是花边状白色网纹及糜烂也可发生。仅局限于肛周的糜烂也曾被报道。

- 在肥厚性扁平苔藓中可以见到外阴及阴茎体的角化过度性白色斑块。

- 在毛囊扁平苔藓中，毛囊角化丘疹局限于有毛的大阴唇及阴阜上，但是也可能发生于头皮、躯干及四肢。

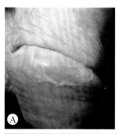

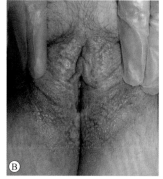

图 73.6　扁平苔藓。A. 在阴茎的龟头上可见一环形带，这是典型的表现。B. 外阴糜烂性扁平苔藓有裂隙及绕以白色花边（A, Courtesy, R Turner, MD.）

病理学

典型的组织学表现是不规则表皮棘层肥厚，颗粒层增厚，基底层液化变性，及真皮淋巴细胞带状浸润。黏膜活检标本的病理表现多种多样，很难诊断。由于糜烂性病变缺乏上皮，因此标本应包括糜烂的边缘及周边的花环状网状结构皮肤。尽管这样，有时仍很难明确地确定此病，但是组织学评估能帮助我们排除其他需要鉴别的疾病。

鉴别诊断

主要的鉴别诊断是：

- 硬化性苔藓。
- 自身免疫性大疱病，包括黏膜类天疱疮。
- 移植物抗宿主疾病。
- 浆细胞外阴炎。
- 白塞病。
- 外阴上皮内瘤变或鳞状细胞癌。

直接免疫荧光对排除自身免疫性大疱病是必要的。口生殖器溃疡增加了白塞病的可能性（见第 26 章）。早期扁平苔藓可能与外阴湿疹混淆，可能合并了慢性单纯性苔藓。肥厚性扁平苔藓的鉴别诊断主要是外阴上皮内瘤变或鳞状细胞癌和慢性单纯性苔藓。

治疗

生殖器扁平苔藓的治疗列于表 73.2 中。因扁平苔藓通常有自限性，强效及中强效的激素软膏能控制经典生殖器扁平苔藓的大部分症状。肥厚性病变需要皮损内注射皮质激素。

表 73.2　肛门生殖器扁平苔藓的治疗	Rx
一线	
肥皂替代品及润肤剂（3）	
局部使用超强效激素（2）	
阴道病变使用皮质激素泡腾剂＊、灌肠剂＊、栓剂＊及油膏（用或不用扩阴器）（3）	
二线	
长期外用超强效激素维持或合用中强效激素 / 抗真菌制剂 / 抗细菌制剂（3）	
手术矫正女性阴道口狭窄或包埋的阴蒂，男性行包皮环切术（3）	
外用钙调磷酸酶抑制剂（3）	
皮损内注射皮质激素（肥厚性病变）（3）	
系统使用免疫抑制剂（3）	
系统使用抗生素（米诺环素 ± 烟酰胺）（3）	

＊ 可用于炎性肠病的治疗。
循证证据支持：（1）前瞻性对照试验；（2）回顾性研究或大样本病例研究；（3）小样本病例研究或个案报道

糜烂性扁平苔藓的病变通常更持久，因此治疗更困难[15-16]。局部外用 0.05% 的丙酸氯倍他索 3 个月（和硬化性苔藓一样），之后以中强效皮质激素维持，对大多数患者有效。联合使用中强效激素和抗真菌药膏（如益康唑）可能和使用强效激素一样有效，特别是维持治疗。非对照病例报道，局部外用他克莫司、系统使用免疫抑制剂（如吗替麦考酚酯）及口服羟氯喹对治疗难治性患者有效。每周低剂量的甲氨蝶呤治疗口腔糜烂扁平苔藓，也可能对严重的病例有效。三环类抗抑郁药可治疗伴发的外阴疼痛症状。糜烂性阴道病变可能需要外科手术消除粘连，并且定期使用带有皮质激素油膏的阴道扩张器，有助于防止复发。

此病有恶变的危险，推荐对患者进行长期评估[17]。恶变的发生率估计为约 2.4%[15]。扁平苔藓治疗的进一步细节问题，包括严重、顽固性病例的系统用药参见第 11 章。

Zoon 龟头炎 / 外阴炎

同义名：■ 浆细胞性龟头炎外阴炎（plasma cell balanitis/vulvitis）■ 局限性浆细胞性龟头炎及外阴炎（vulvitis/balanitis circumscripta plasmacellularis）■ Zoon 增殖性红斑（Zoon's erythroplasia）

要点

■ 男性多发。
■ 红斑样，潮湿，斑点状，分散的斑块。
■ 男性相邻皮肤接触面受累，产生"亲吻样"皮损。
■ 对于男性，包皮环切术可治愈。

引言

此病发生于男性，但在女性中此病是否作为一单独疾病存在一直受到质疑。女性患者的很多临床表现特征不能与糜烂性扁平苔藓、黏膜类天疱疮及红斑狼疮的表现相鉴别，并且苔藓样特征在组织学上与糜烂性扁平苔藓相重叠。

流行病学

Zoon 龟头炎 / 外阴炎可发生于任何年龄，常见于 30 岁以上未行包皮环切术的男性以及绝经后妇女。

病因学

病因不明，但阴茎不洁及慢性热刺激或摩擦刺激曾认为是其病因。在女性患者中，雌激素可能起到一定作用。此病不发生于已行包皮环切术的男性。

临床特征

对于男性，阴茎龟头皮损可能没有症状，或发生瘙痒或排尿障碍。皮损表现为不连续性潮湿的红斑，呈"辣椒"斑点状及橙色外观。"接吻样"皮损是邻近或接触部位如尿道口周围受累的典型表现（图73.7）。浅糜烂面可以缓慢消失，遗留铁锈色污点。对于女性，与男性皮损类似的红斑样斑块可见于外阴的任何部位。皮损可能没有症状，也可能引起性交困难、排尿困难、瘙痒及疼痛。

病理学

典型的组织学改变是真皮浅中层密集的大量浆细胞苔藓样浸润。其他特征包括"菱形"角质形成细胞、血管增生、含铁血黄素沉积及红细胞外溢。

鉴别诊断

为了明确诊断，通常要行活检。在鉴别诊断中主要的疾病是糜烂性扁平苔藓，皮肤恶性肿瘤的可能也应该考虑（如原位鳞状细胞癌和乳房外 Paget 病）。

治疗

对于男性，包皮环切术常能治愈此病。局部外用强效激素或钙调磷酸酶抑制剂可以缓解一些症状[18]。阴道雌激素制剂可能有助于部分妇女治疗。

肛门生殖器部位上皮病变

皮炎

要点

- 临床表现可从轻度红斑到显著苔藓样变。
- 瘙痒和疼痛是主要的症状。
- 常见多重病因致病。
- 必须寻找外源性刺激及过敏物。

引言

肛门生殖器皮炎传统上分为内源性皮炎（如脂溢性皮炎和特应性皮炎）、慢性单纯性苔藓和外源性皮炎（如变应性或刺激性接触性皮炎），但实际上很难区分。内源性皮炎因外源性刺激或过敏原而加重，这种混合性表现很常见。慢性单纯性苔藓可能继发于其他肛门生殖器部位疾病，如念珠菌病、银屑病或硬化性苔藓。

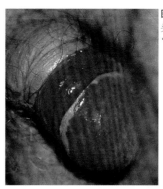

图73.7 Zoon 龟头炎。龟头包皮邻近面可见湿润的"亲吻样"皮损

发病机制

大部分外阴皮炎患者有内源性易感性因素，如特应性背景或脂溢性皮炎[19]。肛门生殖器部位对刺激物易感，并且变应性接触性皮炎常发生于此部位；后者通常是因为局部用药或个人卫生用品所致（如含防腐剂的湿纸巾）。心理因素及局部环境因素如发热、出汗和过度清洁可能是致病因素。

临床特征

皮肤表现多样，从轻度界限不清的红斑到严重的苔藓样变（图73.8）。症状包括瘙痒（图73.9和73.10）、疼痛和女性浅表性交困难。慢性单纯性苔藓表现为持续的瘙痒和挠抓。皲裂常见，特别是肛周部位。典型肛门生殖器受累部位是女性的大阴唇及阴阜，男性的腹股沟部位及阴囊，及两性的肛周部位。苔藓样变最常见于男性的阴囊和女性的大阴唇。应注意检查脂溢性皮炎的其他表现（如头皮鳞屑、鼻唇沟皱褶部位和眉毛的油腻性鳞屑和红斑），其他屈侧部位的红斑如乳房下、臀间皱褶及腋部。根据病史和查体，特应性皮炎在其他部位通常很明显。

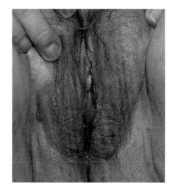

图73.8 外阴皮炎。苔藓样变很显著。基础疾病是特应性皮炎

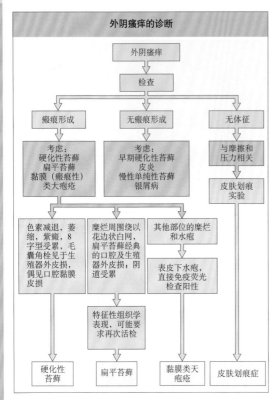

图 73.9　外阴瘙痒的诊断

通常没有症状。通过详细的病史及可能的斑贴试验确认刺激物及可能的过敏源很重要。另外，应行细菌及念珠菌培养，以排除是否合并感染，在肛门生殖器部位这种感染很常见。硬化性苔藓的早期皮损可能很难与炎症相鉴别。

治疗

　　推荐常规使用温和的润肤剂和代替肥皂的润滑剂。需要注意加重因素，包括压力、热、过分洗浴、使用湿纸巾和念珠菌感染。主要治疗目标旨在减轻瘙痒和疼痛。对于急性炎症的病灶，局部外用强效皮质激素有效，通常合并外用抗真菌药、抗细菌药和（或）外用免疫调节剂。数周治疗后，外用激素减量至弱效。当出现苔藓样变时，打断瘙痒-搔抓的恶性循环特别重要。其他治疗还包括使用镇静类抗组胺药和三环类抗抑郁药，常用多塞平，睡前使用（见第 6 章）。

接触性皮炎

　　对于皮炎患者，有外用药物反应史，或者治疗抵抗的应考虑接触性皮炎的可能性。肛门生殖器的接触性皮炎可能是刺激性或变应性[20]（见第 14 章和第 15 章）。见于婴儿的刺激性接触性皮炎有尿布皮炎，在成人可能是过度清洗、小便或大便失禁或慢性腹泻。

　　肛门生殖器分区域的过敏性接触性皮炎，在男性和女性中都会发生[21]。相关的致敏物包括防腐剂、芳香剂、外用麻醉剂、类固醇、橡胶化学品和杀精剂。乳胶及精液可引发 I 型速发超敏反应。对于肛周皮炎的所有患者都应考虑变应性接触性皮炎的可能，因为男女都常外用或经肛门用药。痔疮膏和医用厕纸是常见的致敏物。

鉴别诊断

　　确诊的关键是全面的皮肤专科检查。诊断通常建立在临床表现的基础上，皮肤活检有助于排除其他诊断。如银屑病的斑块边界比其他皮炎的斑块更清楚。乳房外 Paget 病也应考虑，其皮损边界也相对清楚，且

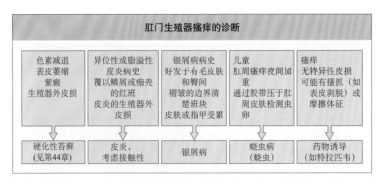

图 73.10　**肛门生殖器瘙痒的诊断**。必要时，组织学检查以确证临床诊断（如硬化性苔藓）或排除不常见的疾病如乳房外 Paget 病

银屑病

> ### 要点
> - 红斑样边界清楚斑块。
> - 全身皮肤查体可见其他部位银屑病的症状。
> - 臀间裂隙常受累。
> - 治疗反应差。

肛门生殖器部位的银屑病可能看起来与其他部位的银屑病很不一样（见第 8 章）。缺乏典型的银白色鳞屑，就像其他屈侧部位如腋部和乳房下区域一样。

临床特征

在女性患者，典型的光滑、边界清楚的红斑累及大阴唇和阴阜。银屑病常限于毛发生长区域，所以小阴唇常不受累。男性可于龟头和阴茎体出现局限性斑块（图 73.11）。肛周和臀间裂隙持久的、疼痛性的皲裂对男女患者可能是严重的问题。

鉴别诊断

根据生殖器部位的临床表现，加上其他部位的典型皮损或者经典的甲改变，常可明确诊断。脂溢性皮炎可能很难与银屑病鉴别，有时同一患者可能出现脂溢性皮炎和银屑病的特征，此时术语"脂溢样银屑病"似乎是恰当的。鉴别诊断包括股癣［特别是若有脓疱出现，有活跃的边界，皮损扩展至臀部和大腿内侧上部，和（或）伴发足癣或甲癣］和红癣。反应性关节炎的患者龟头处可见到银屑病样的皮损。

治疗

遗憾的是，肛门生殖器部位银屑病的局部治疗不能令人完全满意。许多适用于躯干的外用药物，如煤焦油、地蒽酚、维生素 D 衍生物或维甲酸类，对于皱褶部位刺激性太大。中效外用激素-抗生素复方制剂仍是最有效的治疗方法；然而对于间擦部位，

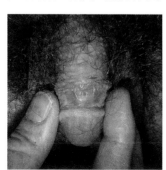

图 73.11　阴茎银屑病。边界清楚的红斑样斑块带有少许银白色鳞屑。相同的皮损可见反应性关节炎患者（旧称 Reiter 病）（Courtesy, Jean L Bolognia, MD.）

激素引起的萎缩仍然使人忧虑。外用他克莫司和吡美莫司可能对这些闭塞部位有帮助。当使用某些用于泛发性银屑病的系统用药（如甲氨蝶呤、环孢素、TNF 抑制剂）时，部分患者肛门生殖器部位的银屑病也可改善。

癌前病变和恶性病变

上皮内瘤变（外阴/阴茎，肛门）

同义名： ■ Bowen 样丘疹病（Bowenoid papulosis）■ Bowen 病（Bowen's disease）■ 增殖性红斑（erythroplasia of Queryat）

> ### 要点
> - 寻常型 VIN（外阴或外阴上皮内瘤变）和大部分的 PIN（阴茎上皮内瘤变）和 AIN（肛门上皮内瘤变）与人乳头瘤病毒有关。
> - 硬化性苔藓和扁平苔藓是分化型 VIN 的易感因素。
> - 复发率高。

引言

术语"上皮内瘤变"定义为肛门生殖器表皮中的上皮内改变，为癌前性。在外阴，称为"外阴上皮内瘤变"（vulvar or vulval intraepithelial neoplasia，VIN）；在阴茎，称为"阴茎上皮内瘤变"（penile intraepithelial neoplasia，PIN）；在肛门或肛周，称为肛门上皮内瘤变（anal intraepithelial neoplasia，AIN）。目前"Bowen 病、Queyrat 增殖性红斑和 Bowen 样丘疹病"不推荐用于肛门生殖器部位皮损。但是，皮肤科医生仍然把"Bowen 样丘疹病"看做一种独立的临床类型，特点为好发于青年人散在的丘疹，有自愈倾向。此外，一些权威机构认为 Queyrat 增殖性红斑和 Bowen 病在男性中仍是有用的术语。VIN 现在可分类为与 HPV 感染相关的寻常型 VIN 或是与硬化性苔藓或扁平苔藓有关的分化型 VIN[22]。2015 年，与 WHO 标准一致，ISSVD 提议寻常型 VIN 命名修改为高级别鳞状上皮内病变（high grade squamous intraepithelial lesion，HSIL）[22a]。

流行病学

可发生于任何年龄，但是青年女性发病率正在上升。世界范围内，估计 10 万女性中约有 5 例患者。

发病机制

致癌的人乳头瘤病毒与许多上皮内瘤变病例有关联，特别是寻常型 VIN（主要为 HPV16 和 18）。其他相关因素有吸烟和免疫抑制，包括 HIV 感染。硬化性苔藓和扁平苔藓是分化型 VIN 的易感因素。

病理学

上皮内瘤变特点为核深染、角质形成细胞成熟紊乱、核染色质增粗。基底层上可见多个有丝分裂象。

临床特征

临床表现多变。边界清楚的红斑，类似生殖器外 Bowen 病的斑块可出现于女性外阴或男性阴茎。有时可见疣状白斑、糜烂或色素沉着斑。在未被环切的男性龟头和包皮上可见到有光泽的红斑（Queyrat 增殖性红斑；图 73.12）。在有 Bowen 样丘疹病型皮损的患者，独特的红棕色丘疹可见于生殖器部位（图 73.13A），可以扩展至大腿内侧（图 73.13B）。分化型 VIN 通常表现为小的溃疡或角化型斑块。

鉴别诊断

上皮内瘤变应该与炎症性疾病如硬化性苔藓、尖锐湿疣、Zoon 龟头炎 / 外阴炎和皮肤恶性肿瘤，特别是侵袭性鳞状细胞癌相鉴别。

治疗

治疗选择取决于部位、疾病的范围和患者年龄，以及上皮内瘤变的类型，不过所有治疗都有复发的问题。对于局限性的病变，首先通过活检明确诊断，然后局部手术切除是首选的治疗方法，只要这种局部手术切除不是致残性的。在未行包皮环切的男性中，包皮环切可以减少进展为侵袭性疾病的风险。如果治疗不可行，对特定的患者随访观察可以是一个选择；然而如果发现疾病进展，手术切除是必需的。与硬化性苔藓或扁平苔藓相关的分化型 VIN 有较高的风险进展为侵袭性疾病，应该切除。冷冻笔很少推荐，因为复发率非常高；激光治疗也有较高的复发率。局部外用氟尿嘧啶或咪喹莫特对部分患者有帮助，特别是多发的患者，即使有局部不良反应。在一些患者中，咪喹莫特可以使疾病出现组织学消退和病毒清除。对于泛发疾病，单纯外阴切除可使用，但只在其他治疗均无效时使用。

推荐长期随访观察，且应该包括一系列检查和宫颈、肛周细胞学检查，特别是在 HIV 感染的患者。此外，也建议性伴侣接受检查。

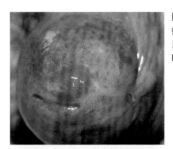

图 73.12 阴茎的上皮内瘤变。持续性红斑对外用激素无反应（Courtesy, R Turner, MD.）

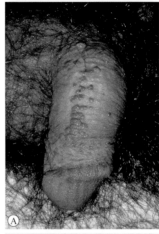

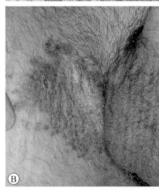

图 73.13 Bowen 样丘疹病型上皮内瘤变。A. 阴茎体多个红棕色至棕色丘疹。B. 大腿内侧上部红棕色至棕色丘疹融合（B, Courtesy, Robert Hartman, MD.）

预防

三种预防疫苗可以用来预防高危型 HPV 亚型（见第 79 章）。在人群中第一次接种疫苗有 97% 有效率[24]。吸烟是复发的风险因素，应提倡戒烟。

云母状角化性假上皮瘤样龟头炎

本病少见，发生于包皮环切后的老年男性。龟头处可见厚的角化斑块。本病可以进展为疣状癌或鳞状上皮癌。

侵袭性鳞状细胞癌

> **要点**
> - 肛门生殖器部位最常见的肿瘤。
> - 病因与日光损害皮肤发生的鳞状细胞癌不同。

流行病学

鳞状细胞癌最常见于老年患者，然而也可发生于青年人（见第108章）。女性生殖器部位的鳞状细胞癌发病率正在上升。

发病机制

HPV感染和硬化性苔藓是大部分肛门生殖器部位鳞状细胞癌的诱发因素。HPV相关肿瘤在年轻成人中多见，而硬化性苔藓相关肿瘤发生于绝经后妇女和年长男性。吸烟和免疫抑制也是危险因素。包皮环切的男性中鳞状细胞癌极其罕见，因此认为包皮存在包皮垢，低度炎症刺激是癌症发生的易感因素。肛门生殖器部位的鳞状细胞癌很少是由于紫外线暴露的蓄积引起的，尽管有报道阴茎和阴囊的鳞状细胞癌发生于接受多次PUVA治疗的患者。在阴囊鳞状细胞癌的患者中焦油、烟垢、石棉和石油产品是已知的致癌物。

临床特征

在男性，皮损主要发生在龟头、冠状沟或包皮上，表现为溃疡或斑块。溃疡常有隆起的边缘（图73.14）。在未行包皮环切术的男性，可能由于包茎掩盖肿瘤而延误诊断。女性外阴的任何部位都可累及，以阴唇最常见。临床表现多变，从不愈合的溃疡或皲裂到结节和斑块。侵袭性肛周癌可发生于肛周间隙或低位肛管内。

鉴别诊断

鳞状细胞癌必须与其他肿瘤鉴别，如无色素性黑色素瘤或基底细胞癌。对出现于肛门生殖器部位的任何可疑皮损进行活检非常重要。

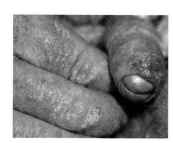

图73.14 发生在包皮的侵袭性鳞状细胞癌。 患者患有银屑病，接受过PUVA治疗，但对生殖器没有保护

治疗

通常手术治疗，手术范围取决于浸润大小和深度。微浸润肿瘤（≤1 mm浸润和最大直径2 cm）采用扩大局部切除。早期鳞状细胞癌患者有时需进行前哨淋巴结活检。对于疾病进展的患者推荐腹股沟淋巴结切除。

肛门生殖器部位黑色素瘤

> **要点**
> - 少见，与紫外线暴露无关。
> - 容易误诊，导致浸润很深。
> - 黏膜雀斑样黑色素瘤是最常见的病理分型。
> - 预后差。

引言

虽然肛门生殖器部位的黑色素瘤是罕见肿瘤，但黑色素瘤是女性外阴肿瘤中第二常见的原发肿瘤。

流行病学

女阴黑色素瘤约占所有女性黑色素瘤的3%，不过，占黏膜黑色素瘤的近20%[27]。外阴黑色素瘤比阴道黑色素瘤多见。与皮肤黑色素瘤相比，女阴和阴茎的黑色素瘤虽然可以出现在任何年龄段，但以老年人群尤其是70岁年龄段为多。虽然皮肤黑色素瘤发病率上升，但女性泌尿生殖道黑色素瘤发病率保持稳定。

发病机制

黑色素瘤是多因素疾病，但两种主要病因——日光曝露和黑素痣——在肛门生殖器黑素瘤中的作用很小（痣）或者尚不了解（紫外线）。现有证据表明外阴黑色素瘤的生物学特征类似皮肤黑色素瘤，所以适用相同的分期以及处理。然而，比较基因组杂交表明与皮肤黑色素瘤相比，黏膜黑色素瘤有更高的*KIT*突变和较少的*BRAF*突变（见第112章）[28]，这对转移黑色素瘤靶向治疗的选择有影响。外阴黑色素瘤中15%的患者有皮肤黑色素瘤家族史。

临床特征

在女性，黑色素瘤可表现为出血、瘙痒或结节。无色素性黑色素瘤约占患者总数的5%以下。黑色素瘤可出现在外阴，也可以出现于整个生殖道内，包括宫颈和阴道。小阴唇、大阴唇和阴蒂是最常见的发病部位。在男性，最常表现为结痂的结节。肿瘤可发生在包括阴囊的任何部位，但大多发生于龟头上。

肛门生殖器部位的黑色素瘤通常诊断时已处于进展期，其预后明显比其他部位皮肤黑色素瘤差。有报道指出女阴黑色素瘤 5 年生存率在 25% ~ 60% 之间，阴茎黑色素瘤为 10%[29]，肛门直肠黑色素瘤为 < 20%。由于疾病部位不容易注意，或泌尿生殖道丰富的血管和淋巴结网络，通常诊断时皮损浸润已达很深。尽管这些因素可以导致早期播散和转移，但是否肛门生殖器部位黑色素瘤具有更大的侵袭性仍无定论。

病理学

在生殖器部位，黏膜雀斑样痣黑色素瘤是最常见的病理类型。结节型和浅表播散型稍少见。黏膜雀斑样痣黑色素瘤病理表现和肢端型黑色素瘤病理表现有许多相似之处。与皮肤黑色素瘤一样，其预后取决于肿瘤浸润的深度。

鉴别诊断

对斑状皮损，主要鉴别是良性雀斑样痣。可触及的色素性黑色素瘤必须与不典型的脂溢性角化症、黑素细胞痣和鲍恩样丘疹病相鉴别。发生在硬化性苔藓基础上黑素细胞痣的临床表现可能不典型，在病理上为持久性痣的表现。肛周的无色素性黑色素瘤可能误诊为痔疮。

治疗

由于该肿瘤较少见，没有相关的随机对照治疗试验。女阴和阴茎黑色素瘤分期和治疗与皮肤黑色素瘤治疗类似。手术切除是治疗首选。肛门生殖器黑色素瘤适宜的手术边缘仍有争议。预防性腹股沟淋巴结清扫认为没有益处，前哨淋巴结活检的作用也存在争议。大约三分之一的患者在起病时有淋巴结病变。免疫治疗（如抗 CTLA-4 抗体、抗 PD-1 抗体）可以改善存活率，如果有特异突变，靶向 KIT 或选择性 BRAF 抑制剂也可以考虑。姑息性放射治疗用于局部播散的病变。

基底细胞癌

基底细胞癌可以出现在肛门生殖器部位，在活检或切除之前常诊断为鳞状细胞癌。罕见其转移的报道。

乳房外 Paget 病

要点

- 少见上皮内腺癌。
- 可原发或继发于潜在恶性肿瘤。
- 10% ~ 20% 患者与潜在的内脏恶性肿瘤有关。

引言

乳房外 Paget 病（extrammamary Paget disease，EMPD）可以是原发的上皮内腺癌。也可以是继发的，由邻近原位肿瘤或侵袭性肿瘤的 Paget 样播散。EMPD 可具有侵袭性，通过淋巴系统转移。

流行病学

老年白人女性易患此恶性肿瘤，但在日本以男性患者为多。

病因学

原发 EMPD 病的组织学起源一直有争议，倾向于顶泌汗腺来源。继发 EMPD 通常为下方皮肤附属器腺癌（见第 111 章）或内脏恶性肿瘤，最常见的是肛门直肠和泌尿道上皮，也可以是宫颈、前列腺、卵巢和子宫内膜恶性肿瘤向皮肤的延伸。

临床特征

女性外阴和男性肛周是最常见的受累部位[30-31]。可能伴瘙痒和烧灼感，也可无症状。典型皮疹是缓慢扩大的红色斑块，正常皮肤与受累皮肤界限清楚（图 73.15A、B）。点缀其中的白色鳞屑和糜烂，使皮损呈现"草莓和乳酪"外观。

病理学

诊断必须由组织病理检查证实。表皮内的空泡状 Paget 细胞有特征性（图 73.15C），但需作免疫组化染色排除 Paget 样黑色素瘤和上皮内瘤变（图 73.16），同时有利于区分原发和继发性疾病[31]。必须寻找潜在附属器肿瘤。

鉴别诊断

EMPD 可能误诊为皮炎或慢性单纯性苔藓，导致诊断的延误。除此之外，银屑病、糜烂性扁平苔藓、寻常型天疱疮和念珠菌病也可能与此肿瘤混淆。组织学上，鉴别诊断包括原发黑素瘤和 Bowen 病，以及 Paget 样角化不良、透明细胞丘疹病，偶尔需与朗格汉斯细胞组织细胞增多症鉴别。

治疗

应彻底检查与 EMPD 相关的内脏恶性肿瘤，特别是经免疫细化提示和病变位于肛周或尿道周围的。评估应包括全身皮肤和淋巴结检查、结肠镜和膀胱镜。在女性还要包括全面的盆腔及乳房检查，及可能的乳房影像学检查。而在男性，还要包括前列腺特异性抗原（PSA）水平检测和前列腺检查。

在肛门生殖器部位，推荐扩大局部切除或 Mohs

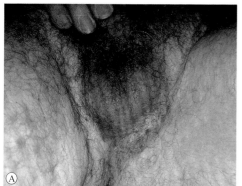

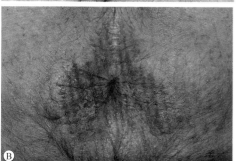

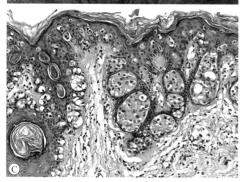

图 73.15　乳房外 Paget 病。A. 阴囊基底部红斑样斑块伴湿润的鳞屑。B. 边界清楚的肛周斑块，伴有糜烂和鳞屑，呈"草莓和奶酪"状。C. 光镜下显示上皮内单个及成巢 Paget 样细胞（B，Courtesy，Kalman Watsky，MD；C，Courtesy，Lorenzo Cerroni，MD.）

显微手术；但乳房外 Paget 病的多病灶性质和该病扩展的临床不显著性，使复发非常常见[32]。其他可供选择的治疗有外用咪喹莫特、放疗、光动力治疗、二氧化碳激光消融和外用 5- 氟尿嘧啶。联合治疗是常用的选择。

对这些患者推荐长期随访。

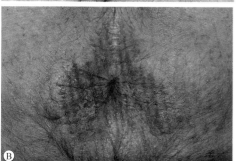

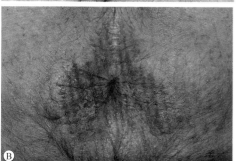

感觉异常性生殖器疼痛综合征

感觉异常性生殖器疼痛综合征包含一大类临床表现为外观正常、没有临床能发现的神经疾病，但患者自觉严重疼痛不适的疾病（图 73.17）。无髓鞘 C 纤维传导痛觉和触觉，该神经纤维在刺激后可以发生改变，这解释了为什么刺激后感觉会变化。相对轻微的感染和创伤（患者常回忆不起来）可能诱发疼痛发作。最近，国际外阴阴道病研究学会（International Society for the Study of Vulvovaginal Disease，ISSVD）对女阴疼痛重新作了分型（表 73.3）[33]。

局部外阴疼痛（外阴痛）

要点

- 表浅性交困难。
- 局限性外阴前庭压痛。
- 发生于年轻、性生活活跃的女性。

引言

目前"局限性外阴痛"这一概念用于特指外阴疼痛综合征这一特殊亚型，以浅表的性交困难和前庭点状触痛为特征，常在 5 点和 7 点钟方向[34]。

临床特征

这种特殊的局部疼痛综合征发生于年轻的、绝经前性生活活跃的妇女，其主诉为插入困难。插入卫生棉条可能都不行。外阴看起来完全正常，但用棉签施压时出现疼痛。

鉴别诊断

局部外阴痛必须和其他原因造成的外阴疼痛区别（见表 73.3）。必须除外处女膜、前庭裂隙后部和单纯疱疹病毒感染。真菌培养应作为常规检查，以排除念珠菌感染。

治疗

对患者详细解释诊断非常重要，尽可能提供书面信息和患者支持团队信息。规律地应用温和的润肤剂和避免使用刺激性的产品如清洁剂和芳香剂是有用的。局部脱敏如外用润肤剂，且逐渐增压数周，我们的经验是有效的，但是没有临床试验证实。在性交前局部外用麻醉剂（如 5% 利多卡因）可能有用。主要的治疗是三环类抗抑郁药，从小剂量开始每晚服用（如 10 mg）阿米替林，如有需要，缓慢增加（数星期）到每晚100 mg；去甲替林是弱镇静作用的替代治疗。局部使

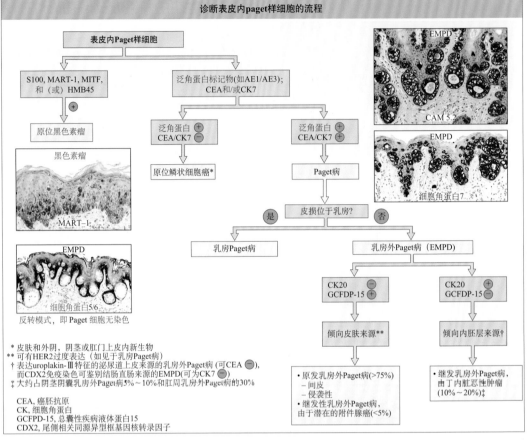

诊断表皮内paget样细胞的流程

图 73.16　诊断表皮内 paget 样细胞的流程。多于 95% 的 Paget 病（乳房和乳房外）和大约三分之一的 Bowen 病中 CAM5.2 免疫组化阳性，主要染低分子的角蛋白。AE1 主要染 A 型角蛋白（不包括 12、17 和 18），而 AE3 染 B 型角蛋白。鉴别诊断也包括 paget 样角化不良和透明细胞丘疹病

用激素/抗真菌软膏或口服加巴喷丁对部分患者有效。在某些病例中手术可能有效[35]。有证据表明骨盆底肌电描记术和生物反馈治疗有效，无对照研究报道低草酸饮食和口服枸橼酸钙有效。

泛发性女阴痛/阴囊痛（女阴/阴囊感觉迟钝）

要点

■ 烧灼感和（或）疼痛。
■ 女阴和阴囊临床检查正常。

引言

持续性的外阴灼痛有特征性，患者在得到正确

的诊断以前常常看过多位医生。抑郁可以是任何慢性疼痛性综合征的特点。可能合并纤维肌痛和肠易激综合征。

阴囊痛可能与女阴痛类似，但是公开报道较少[36]。诱发的因素包括性交、锻炼、摩擦和热。疼痛也可累及阴茎。

临床特征

整个女阴、阴囊或阴茎可感到疼痛，常常伴有烧灼感，还可以向下扩展至大腿。生殖器部位甚至在没有任何东西接触的情况下也感灼痛。症状常常在坐着或上楼时加重，无法穿内裤。在检查时，阴囊或女阴看起来完全正常。

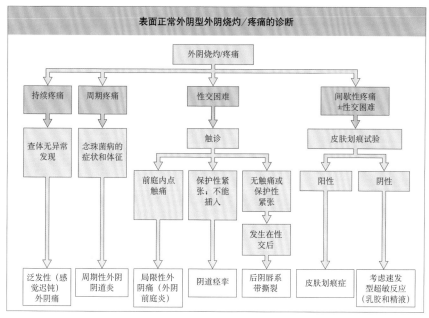

图 73.17　表面正常外阴型外阴烧灼 / 疼痛的诊断

表 73.3　国际外阴阴道病研究学会（ISSVD）术语和外阴疼痛分类（2003）

与特定疾病相关的外阴痛

- 感染（如念珠菌病，HIV 感染，带状疱疹）
- 炎症（扁平苔藓，免疫性大疱性疾病）
- 肿瘤（如 Paget 病，鳞状细胞癌）
- 神经性（如疱疹神经痛，脊神经受压）

外阴痛

局限性（痛性水疱大疱，阴蒂痛，半侧外阴痛等）

- 激惹性（性交、非性交，或两者均有）
- 非激惹性
- 混合（激惹和非激惹）

泛发性（感染迟钝性外阴痛）

- 激惹性（性交、非性交，或两者均有）
- 非激惹性
- 混合（激惹和非激惹）

鉴别诊断

在作诊断前一定要做检查，排除引起生殖器疼痛的其他原因，如感染（细菌、病毒或真菌）、硬化性苔藓或扁平苔藓。氢氧化钾溶液（KOH）镜检和（或）真菌培养以排除念珠菌病是必要的。做皮肤划痕实验

很重要，抗组胺药物治疗对这些患者有好处。

治疗

治疗方案与局部女阴疼痛和阴囊痛相似（见上文）。另外，针灸可能有效。建议转诊至疼痛门诊，由一组麻醉科医师和精神科医生组成的特别治疗小组处理常常有效。有些作者提出早诊断早治疗可以缩短症状的持续时间。尽管治疗方法多，但仍有部分患者无效。

周期性女阴痛

有些女性在月经前疼痛加重，提示有念珠菌感染（见下文）。Fisher 等[37]提示雌激素敏感性可能是一个重要因素。

肛周疼痛

肛周疼痛男女均可发生，与女阴痛及阴囊痛的特点相同。常伴有抑郁。

良性病变

肛门生殖器部位可以出现各种良性病变（表 73.4）。下面讨论一些较重要的病变。

表73.4　生殖器良性病变
常见
● 阴茎珍珠样丘疹
● 前庭乳头状瘤病
● 表皮样囊肿
● 血管角皮瘤
● 尿道肉阜
少见
● Fox-Fordyce 病
● 汗腺瘤
● 特发性阴囊钙质沉着
● 乳头状汗腺腺瘤

表皮样囊肿

表皮样囊肿常出现在大阴唇内面和阴囊部位，可为多发性。皮损为黄色，大小不一，可发生炎症。治疗手段为切除，但是只有囊肿出现症状时才需要切除。

前庭乳头瘤病

发生的前庭乳头瘤，约45%为绝经前女性和10%为绝经后女性。皮损为粉红色、无症状、细小突出物。应告知女性患者，这些皮损是正常的。

肛门生殖器区域与系统性疾病

有一些系统性疾病初发于肛门生殖器周围（表73.5）。如白塞病（Behçet disease）是罕见的多系统炎

表73.5　可能发生于肛门生殖器区域的系统性疾病	
系统性疾病	**肛门生殖器区域的临床表现**
Crohn 病	反复出现的脓肿、窦道、瘘管 线性（刀切）裂隙 阴唇或阴囊的坚实肿胀 坚实肛门"皮肤印记"（见第93章）
锌缺乏 ● 遗传性 ● 获得性	腔口周围红斑，糜烂和结痂（见第51章） 其上有白念珠菌感染
朗格汉斯组织细胞增生症	多发红棕色丘疹和结节，延至大腿（通常为儿童） 腹股沟区域间擦性红斑，可能进展为糜烂（见第91章）
Behçet 病	复发性溃疡（见正文和第26章）
嗜中性粒细胞性皮病（如 Sweet 综合征）	与发热相关的红至紫色丘疹和结节

症性疾病，本病表现为反复发作的阿弗他口炎，常合并生殖器糜烂或溃疡、关节炎、眼葡萄膜炎、神经系统疾病如脑神经麻痹、偏瘫、动静脉血栓形成、过敏反应（见第26章）。本病好发于地中海盆地、日本和韩国的人群，特别是30～40岁成人。病情反复发作和缓解。治疗可以使用免疫抑制剂或沙利度胺。

感染

性传播疾病（见第78和82章）和尖锐湿疣（见第79章）在另外章节阐述，其他好发于肛门生殖器的感染将在此讨论。

肛周链球菌病

典型特点是3岁或4岁男孩肛周区域红斑，有时结痂[38]（见第74章）。因为不适，经常便秘。在女孩，症状可以从阴道口蔓延到外阴，男性蔓延到泌尿道周围较少。本病可与点滴状银屑病伴发，经常误诊为刺激性皮炎或念珠菌病。标本必须做细菌培养。A组 β 溶血性链球菌是病因。治疗上可以口服青霉素或红霉素。

复发性毒素介导的会阴红斑

复发性毒素介导的会阴红斑是一种少见疾病，在咽部感染2～3天后出现会阴区域细小分散的斑疹样红斑[39]。可出现明显局部水肿，手可以同样受累。红斑后有脱屑，可以反复发作。链球菌或葡萄球菌咽是最常见的原因，红斑由毒素介导。长期预防性地用青霉素在一些患者有益。

川崎病

川崎病认为是细菌毒素导致的，但是确切原因未被阐明。它是儿童疾病。至少2/3患者会出现会阴红斑（见第81章）；除此之外还有草莓舌、裂隙唇、发热和淋巴结腺病，继发手足脱屑。冠状动脉瘤可以危及生命。治疗可以用阿司匹林和静脉使用免疫球蛋白。

Fournier 坏疽

Fournier 坏疽是一种严重的外生殖器、会阴及肛门区域的坏死性感染，发生在具有潜在易感性疾病如糖尿病或免疫抑制的人群[40]。感染是混合细菌性的。外科广泛清除术，并长期使用抗生素是必要的。

红癣

红癣的特征是色素沉着斑片或伴有细小鳞屑薄层

斑块，通常发生在身体屈侧，包括腹股沟区域。Wood灯下珊瑚样粉红色荧光有诊断价值。与皮肤癣菌病可通过临床鉴别，红癣鳞屑是弥散性的，没有中央愈合的趋势。

皮肤癣菌病

慢性、缓慢进展的红斑鳞屑性皮损可见于腹股沟（股癣）或者臀部及大腿上部。可见中央消退，脓疱也常见。通常伴有足癣和（或）甲癣。可以通过皮屑镜检和培养作出诊断。

皮肤念珠菌病

要点

- 念珠菌属是胃肠道正常共生的微生物。
- 白色念珠菌是 80% ～ 90% 感染的病原菌。
- 要找到促发因素，如糖尿病、糖皮质激素、系统使用抗生素。
- 女性患者通常在生育年龄发病，可发生在婴儿期，儿童期和绝经后除非有危险因素，否则不常见。

引言

许多生殖器皮肤疾病，无论男性还是女性，容易误诊为念珠菌病，所以通过显微镜检查（KOH溶液）及培养确证感染是很重要的。

流行病学

念珠菌属是胃肠道正常共生的微生物。另外，其中大约15%～30% 无症状女性是阴道念珠菌病携带者；怀孕期间，比例可以上升至40%[41]。

病因学

念珠菌感染可能代表机体对酵母菌应答失败[42]。念珠菌病常出现在以下情况：未控制的糖尿病、免疫抑制者、正在使用系统性糖皮质激素或广谱抗生素。念珠菌病可以通过性交传播，这可能是复发感染的最重要因素。

临床特征

在男性，可见龟头炎、龟头包皮炎或是肛周、会阴及腹股沟广泛受累（见第77章）。龟头炎在未行包皮环切的男性中更常见。皮损是红斑性和光滑、伴黄色脓疱和糜烂。严重的感染，水肿可以阻止包皮回缩。

女性白念珠菌病患者会抱怨严重的瘙痒和阴道分泌物。在阴道壁可见乳白色凝乳、外阴红斑，但脓疱

少见。

在男性和女性，念珠菌病可以累及肛周区域。此处，可见薄纸样红斑，常见到裂隙。男性腹股沟-阴囊皱褶处是常受累部位，除了红斑之外，可见浸渍伴有鳞屑，局部皮肤变白。常见卫星皮损，包括脓疱。

在婴儿，念珠菌病是尿布皮炎的常见原因。迅速播散的红斑和脓疱主要累及皮肤皱褶处，不像常见的刺激性皮炎。罕见结节溃疡性损害。

鉴别诊断

确立诊断非常重要，因为许多外生殖器炎症最初当做酵母菌感染治疗。仅出现念珠菌假菌丝对确立诊断不够充分；必须有典型的临床症状。角层下脓疱和糜烂也见于脓疱疮，但很容易通过细菌培养排除。女性阴道分泌物的其他原因包括细菌性阴道病和滴虫性阴道炎。

治疗

明确是否存在潜在病因非常重要，如未控制的糖尿病。局部外用多烯类和咪唑类抗真菌药物对于局部龟头炎或间擦疹是足够的。局部加用弱效激素可能有助于减轻症状。对阴道念珠菌病，可使用含制霉菌素或咪唑类药物的阴道栓剂。单剂口服治疗可作为替代治疗，如氟康唑 150 mg，用于阴道念珠菌感染。对于难治性或严重的感染，包括免疫抑制患者，更长的系统治疗是必需的，如氟康唑 100 mg/d，服用 7 天。如果性伴侣有症状，也需治疗。抗感染治疗的更多细节在第 127 章讨论。

复发性念珠菌病

复发性念珠菌病定义为每年发作多于 3 次。诱发因素必须明确。应建议做好包皮卫生，穿棉质内裤，以保持会阴部凉爽。性传播是复发性念珠菌病的重要病因，因此有必要对性伴侣双方进行治疗。女性患者典型症状为月经前加剧。可行的治疗方案为氟康唑每周 150 mg，连用 6 个月，或克霉唑阴道片剂每周 500 mg，连用 6 个月，或每月 1 次伊曲康唑 200 mg bid 口服，连续 6 个月[43]。

糜烂性生殖器疾病

糜烂和溃疡可见于多种疾病（表73.6）。生殖器溃疡和 HSV 感染常见。糜烂可出现于搔抓、摩擦或水疱后。为明确糜烂的原因，必须采集详尽的病史和进行

表 73.6 生殖器糜烂和溃疡的原因
硬化性苔藓
糜烂性扁平苔藓
生殖器阿弗他溃疡 *
感染 ● 念珠菌病 ● 单纯疱疹或带状疱疹病毒 ● 脓疱疮（葡萄球菌 / 链球菌） ● 一期梅毒，硬下疳 ● EB 病毒（EBV）**^，巨细胞病毒 **，支原体 ** ● 结核
鳞状细胞癌和其他恶性肿瘤
上皮内瘤变
Zoon 浆细胞龟头炎 / 外阴炎
获得性大疱性疾病 ● 寻常型天疱疮 ● 大疱性类天疱疮 ● 黏膜类天疱疮 ● 线状 IgA 大疱性皮病 ● 获得性大疱表皮松解症 ● 多形红斑，Stevens-Johnson 综合征 ● 固定性药疹
化疗中毒性红斑
遗传性大疱性疾病 ● Hailey-Hailey 病 ● 大疱性表皮松解症
复合性阿弗他病：Behçet 病，炎性肠病
Crohn 病
乳房外 Paget 病
朗格汉斯组织细胞增生症
坏死松解性游走性红斑，肠病性肢端皮炎
丘疹性棘层松解性角化不良 ^^
* 包括反应性非性病相关急性生殖器溃疡，可由一系列病毒和细菌感 　染引起。 ** 反应性非性病相关急性生殖器溃疡病因 / 触发因素。 ^ 原发 EBV 感染诊断通过 EBV IgM 抗体或 PCR 检测 EBV。 ^^ 丘疹较糜烂常见；可发生于 Hailey-Hailey 病，或与 ATP2C1 体变相 　关（ATP2C1 胚系突变引起 Hailey-Hailey 病），或与 ATP2A2 体突变 　相关（ATP2A2 胚系突变引起 Darier 病）

全面的皮肤专科查体，包括黏膜检查。例如，颊黏膜白色花边图案提示扁平苔藓的诊断。进一步的检查取决于皮肤临床表现，但细菌拭子和真菌培养常是必需的。如果怀疑自身免疫性疱病，则需作皮肤组织病理检查和皮损周围皮肤直接免疫荧光检查。

在青春期女性，反应性非性病相关的急性生殖器溃疡，有时是 Lipschutz 溃疡，参见图 73.18。这些溃疡大而深，由各种病毒或细菌感染引起，包括 EB 病毒。然而，病因通常未明。

获得性自身免疫性疱病

当怀疑疱病时，必须行免疫荧光（直接和间接）检查，因为单凭临床体征，不同疱病的鉴别诊断可能非常困难（表 73.7）[44]。生殖器区域最常见的自身免疫性疱病是大疱性类天疱疮，包括儿童型[45]和黏膜类天疱疮。除非看到或有描述的水疱，生殖器部位黏膜类天疱疮很难与糜烂性扁平苔藓鉴别；因此，组织病理检查和免疫荧光检查是必需的（图 73.19）。疾病的范围和严重程度决定治疗，包括局部和系统性联合使用抗炎和免疫抑制剂。局部使用强效皮质激素可明显

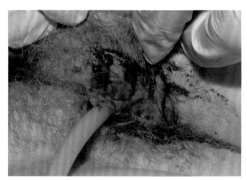

图 73.18 反应性非性病的与原发 EBV 感染相关急性生殖器溃疡。13 岁女孩因排尿剧痛使用导尿管。EBV 相关生殖器溃疡经常误诊为生殖器单纯疱疹病毒感染（Courtesy，Julie V Schaffer, MD.）

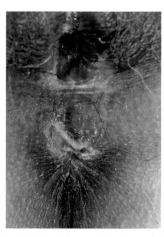

图 73.19 外阴黏膜类天疱疮肛周、会阴溃疡和瘢痕（直接免疫荧光阳性将其与糜烂性扁平苔藓鉴别）

表 73.7　肛门生殖器区域的自身免疫性疱病的临床特征

疾病	年龄组	临床特征	章节
大疱性类天疱疮	老年人，儿童罕见	好发于屈侧部位的紧张性水疱，包括女孩的外阴部位，无瘢痕	第 30 章
黏膜（瘢痕）类天疱疮	中年和老年人	生殖器部位糜烂和瘢痕，少有水疱，累及口腔和眼睛黏膜	第 30 章
线状 IgA 大疱性皮病	儿童和成人	最常见部位为躯干和四肢，儿童面部和外阴也常见，水疱大疱组成的环形和多环形皮损	第 31 章
获得性大疱性表皮松解症	成人＞儿童	机械性大疱较炎症性大疱更多见，有瘢痕形成	第 30 章
寻常型天疱疮	发病高峰为 50～60 岁	好发黏膜部位，原发性疼痛性溃疡，皮肤易破的水疱逐渐发展为糜烂	第 29 章
增殖型天疱疮	发病高峰为 50～60 岁	屈侧更重，包括腹股沟	第 29 章
副肿瘤性天疱疮	成人≫儿童	黏膜糜烂更严重和顽固	第 29 章

地缓解症状，或作为局限疾病的单独治疗，或作为泛发性或更严重疾病系统用药的辅助治疗。

获得性炎症性疱病

多形红斑和 Stevens-Johnson 综合征

多形红斑（erythema multiforme，EM）和 Stevens-Johnson 综合征（Stevens-Johnson syndrome，SJS）可表现为生殖器部位的大疱皮疹。对于复发性 EM，应考虑有无相关的 HSV 感染，谨记从感染到出现损害可能有 2 周的滞后。对于复发性患者，可作试验性预防性口服抗 HSV 治疗。两个或更多黏膜部位受累提示 SJS，此病最常见的病因为药物（见第 20 章）。

固定性药疹

复发性红斑或糜烂性斑块可出现于皮肤和黏膜[46]（见第 21 章）。皮损为醒目的圆形，但黏膜部位可能不总是这样。每次服药后，皮损发生在完全相同的部位。

生殖器部位常表现为糜烂，而不是水疱。许多药物可导致固定性药疹，常见药物为扑热息痛（对乙酰氨基酚）、四环素、甲氧苄啶–磺胺甲异恶唑和非甾体抗炎药。

遗传性疱病

Hailey-Hailey 病

患有常染色体显性良性家族性慢性天疱疮（Hailey-Hailey 病）患者皱褶部位反复受累（见第 59 章）。扩展的红斑，其上有糜烂，有时可见水疱和脓疱。在腹股沟皱襞，有形成肥厚性斑块的倾向。细菌、真菌和 HSV 继发感染常见，在病情恶化时必须排除。局部皮质激素联合抗真菌/抗细菌药物可缓解症状。CO_2 激光消融也证明有效。

（王轶伦译　徐金华审校）

参考文献

1. Powell JJ, Wojnarowska F. Lichen sclerosus. Lancet 1999;353:1777–83.
2. Powell JJ, Wojnarowska F, Hollowood K, et al. What is the incidence of lichen sclerosus? Br J Dermatol 2000;143(Suppl. 57):30.
3. Chalmers RJ, Burton PA, Bennett RF, et al. Lichen sclerosus et atrophicus: a common and distinctive cause of phimosis in boys. Arch Dermatol 1984;120:1025–7.
4. Gao XH, Barnardo MC, Winsey S, et al. The association between HLA DR, DQ antigens, and vulval lichen sclerosus in the UK: HLA DRB112 and its associated DRB112/DQB10301/04/09/010 haplotype confers susceptibility to vulval lichen sclerosus, and HLA DRB10301/04 and its associated DRB10301/04/DQB10201/02/03 haplotype protects from vulval lichen sclerosus. J Invest Dermatol 2005;125:895–9.
5. Cooper SM, Ali I, Baldo M, et al. The association of lichen sclerosus and erosive lichen planus of the vulva with autoimmune disease: a case-control study. Arch Dermatol 2008;144:1520–1.
6. Edmonds EV, Hunt S, Hawkins D, et al. Clinical parameters in male genital lichen sclerosus: a case series of 329 patients. J Eur Acad Dermatol Venereol 2012;26:730–7.
7. Terlou A, Santegoets LA, van der Meijden WI, et al. An autoimmune phenotype in vulvar lichen sclerosus and lichen planus: a Th1 response and high levels of micro-RNA-155. J Invest Dermatol 2012;132:658–66.
8. Bunker CB, Patel N, Shim TN. Urinary voiding symptomatology (micro-incontinence) in male genital lichen sclerosus. Acta Derm Venereol 2013;93:246–8.
9. Cooper SM, Gao XH, Powell JJ, et al. Does treatment of vulvar lichen sclerosus influence its prognosis? Arch Dermatol 2004;140:702–6.
10. Chi CC, Kirtschig G, Baldo M, et al. Topical interventions for genital lichen sclerosus. Cochrane Database Syst Rev 2011;(12):CD008240.
11. Kirtschig G, Becker K, Günther A, et al. Evidence-based (S3) guideline on (anogenital) lichen sclerosus. J Eur Acad Dermatol Venereol 2015;29:e1–43.
11a. Lee A, Bradford J, Fischer G. Long-term management of adult vulvar lichen sclerosus. A prospective cohort study of 507 women. JAMA Dermatol 2015;151:1061–7.
12. McPherson T, Cooper S. Vulval lichen sclerosus and lichen planus. Dermatol Ther 2010;23:523–32.
13. Lewis FM. Vulval lichen planus. Br J Dermatol 1998;138:569–75.
14. Pelisse M, Leibowitch M, Sedel D, et al. Un nouveau syndrome vulvo-vaginal-gingival: lichen plan erosive plurimuqueux. Ann Dermatol Venereol 1982;109:797.
15. Cooper SM, Wojnarowska F. Influence of treatment of erosive lichen planus of the vulva on its prognosis. Arch Dermatol 2006;142:289–94.
16. Cheng S, Kirtschig G, Cooper S, et al. Interventions for erosive lichen planus affecting mucosal sites. Cochrane Database Syst Rev 2012;(2):CD008092.
17. Regauer S, Reichand O, Eberz B. Vulvar cancers in women with vulvar lichen planus: A clinicopathological study. J Am Acad Dermatol 2014;71:698–707.
18. Kyriakou A, Patsatsi A, Patsialas C, Sotiriadis D. Therapeutic efficacy of topical calcineurin inhibitors in plasma cell balanitis: case series and review of the literature. Dermatology 2014;228:18–23.

19. Crone AM, Stewart EJC, Wojnarowska F, et al. Aetiological factors in vulvar dermatitis. J Eur Acad Dermatol Venereol 2000;14:181–6.

20. Schlosser BJ. Contact dermatitis of the vulva. Dermatol Clin 2010;28:697–706.

21. Warshaw EM, Furda LM, Maibach HI, et al. Anogenital dermatitis in patients referred for patch testing. Arch Dermatol 2008;144:749–55.

22. Sideri M, Jones RW, Wilkinson EJ, et al. Squamous vulvar intraepithelial neoplasia: 2004 modified terminology, ISSVD Vulvar Oncology Subcommittee. J Reprod Med 2005;50:807–10.

22a. Bornstein J. ISSVD Terminology of vulvar squamous intraepithelial lesions change. http://issvd-VIN-terminology-for-the-website-v5.pdf; 2015 [accessed].

23. van Seters M, van Beurden M, ten Kate FJ, et al. Treatment of vulvar intraepithelial neoplasia with topical imiquimod. N Engl J Med 2008;358:1465–73.

24. Munoz N, Kjaer SK, Sigurdsson K, et al. Impact of human papillomavirus (HPV)-6/11/16/18 vaccine on all HPV-associated genital diseases in young women. J Natl Cancer Inst 2010;102:325–39.

25. Bashir SJ, Grant JW, Burrows NP. Pseudoepitheliomatous, keratotic and micaceous balanitis after penile squamous cell carcinoma. Clin Exp Dermatol 2010;35:749–51.

26. de Hullu JA, van der Zee AG. Surgery and radiotherapy in vulvar cancer. Crit Rev Oncol Hematol 2006;60:38–58.

27. Chang AE, Karnell LH, Menck HR. The National Cancer Database report on cutaneous and non-cutaneous melanoma: a summary of 84,836 cases from the past decade. Cancer 1998;83:1664–78.

28. Curtin JA, Fridlyand J, Kageshita T, et al. Distinct sets of genetic alterations in melanoma. N Eng J Med 2005;353:2135–47.

29. Papes D, Altarac S, Arslanu N, et al. Melanoma of the glans penis and urethra. Urology 2014;83:6–11.

30. Kanitakis J. Mammary and extramammary Paget's disease. J Eur Acad Dermatol Venereol 2007;21:581–90.

31. Preti M, Micheletti L, Massobrio M, et al. Vulvar Paget disease: one century after first reported. J Low Genit Tract Dis 2003;7:122–35.

32. Edey KA, Allan E, Murdoch JB, et al. Interventions for the treatment of Paget's disease of the vulva. Cochrane Database Syst Rev 2013;(10):CD009245.

33. Moyal-Barracco M, Lynch PJ. 2003 ISSVD terminology and classification of vulvodynia: a historical perspective. J Reprod Med 2004;49:772–7.

34. Haefner HK, Collins ME, Davis GD, et al. The vulvodynia guideline. J Low Genit Tract Dis 2005;9:40–51.

35. Goetsch MF. Patients' assessments of a superficial modified vestibulectomy for vestibulodynia. J Reprod Med 2008;53:407–12.

36. Markos A. The male genital burning syndrome (dysaesthetic peno/scrotodynia). Int J STD AIDS 2002;13:271–2.

37. Fisher G, Spurrett B, Fischer A. The chronically symptomatic vulva: aetiology and management. Br J Obstet Gynaecol 1995;102:773–9.

38. Kokx NP, Comstock JA, Facklam RR. Streptococcal perianal disease in children. Pediatrics 1987;80:659–63.

39. Manders SM. Toxin-mediated streptococcal and staphylococcal disease. J Am Acad Dermatol 1998;39:383–98.

40. Smith GL, Bunker CB, Dinneen MD. Fournier's gangrene. Br J Urol 1998;81:347–55.

41. Spinillo A, Pizzoli G, Colonna L, et al. Epidemiologic characteristics of women with idiopathic recurrent vulvovaginal candidiasis. Obstet Gynecol 1993;81:721–7.

42. Sobel JD. Pathogenesis and treatment of recurrent vulvovaginal candidiasis. Clin Infect Dis 1992;14(Suppl. 1):148–53.

43. Sobel JD, Wiesenfeld HC, Martens M, et al. Maintenance fluconazole therapy for recurrent vulvovaginal candidiasis. N Engl J Med 2004;351:876–83.

44. Marren P, Wojnarowska F, Venning V, et al. Vulvar involvement in autoimmune bullous diseases. J Reprod Med 1993;38:101–7.

45. Oranje AP, van Joost T. Pemphigoid in children. Pediatr Dermatol 1989;6:267–74.

46. Marren P, Wojnarowska F. Erosive vulvovaginitis. In: Black MM, McKay M, Braude P, editors. Obstetric and Gynaecologic Dermatology. London: Mosby; 1995. p. 125–34.

第74章 细菌性皮肤病

Lacy L. Sommer, Annette C. Reboli, Warren R. Heymann

要点

■ 约 20% 的皮肤科门诊患者是细菌性皮肤感染。

■ 葡萄球菌和链球菌是引起皮肤感染的主要原因，表现从常见感染（如脓疱病）到罕见的多系统异常（如中毒性休克综合征）。

■ 社区获得性耐甲氧西林金黄色葡萄球菌（community-associated methicillin-resistant *Staphylococcus aureus*，CA-MRSA）的增多仍然受到关注。

■ 各种全身性疾病和免疫缺陷状态使患者易患细菌性皮肤感染，这种感染可能严重并且难以治疗。

皮肤微生物

数百种细菌栖息在皮肤上，作为微生态的一部分。利用 DNA 测序技术可更好地界定菌群。正常皮肤微生物由需氧球菌、需氧和厌氧棒状杆菌，革兰氏阴性菌和酵母组成。四种门——放线菌门，厚壁菌门，拟杆菌门和变形菌门——占了皮肤细菌的绝大多数（图 74.1）[1]。这些生物通过提供与病原微生物的生态竞争和水解皮脂中的脂质产生对许多细菌有杀伤作用的脂肪酸来帮助预防皮肤感染。皮肤特定区域的生态学取决于有效含水量、皮脂和气体环境。破坏宿主和微生物之间的微妙平衡可能导致皮肤疾病或感染。皮肤感染的命名反映感染的部位、深度和微生物参与的程度。

革兰氏阳性菌

葡萄球菌和链球菌引起的皮肤感染

脓疱病

同义名：■ 大疱性脓疱病：新生儿天疱疮（bullous impetigo；pemphigus neonatorum）■ 传染性脓疱病（impetigo contagiosa）■ 非大疱性脓疱病：结痂性脓疱病（non-bullous impetigo；crusted impetigo）■ 葡萄球菌性脓疱病（staphylococcal impetigo）■ 链球菌性脓疱病（streptococcal impetigo）

要点

■ 金黄色葡萄球菌是脓疱病的主要病因，其次为 A 组 β 溶血性链球菌

■ 在儿童，该病是最常见的细菌性皮肤感染疾病

■ 鼻部携带金黄色葡萄球菌是引起脓疱病的高风险因素

■ 治疗决策应考虑到金黄色葡萄球菌的耐药性

引言

脓疱病（impetigo）是一种常见的、传染性的、表浅的皮肤感染，可以表现为非大疱性和大疱性两种形式（图 74.2）[1]。非大疱性和大疱性脓疱病的主要致病菌为金黄色葡萄球菌。A 组 β 溶血性链球菌（化脓性链球菌）是非大疱性脓疱病的另一重要病原菌。总体上讲，约 70% 的病例为非大疱性脓疱病。表 74.1 列出了大疱性和非大疱性脓疱病的临床特点和并发症。

流行病学

脓疱病常常见于儿童，特别是 6 岁以下的儿童，为世界范围内最常见的细菌性皮肤感染。成人往往是因为接触了被感染的儿童而得病。脓疱病可以通过人和人直接接触或接触污染物迅速传播。发病高峰在夏季，易感因素包括高温、潮湿、卫生条件差、特应性体质、皮肤外伤和参加接触性的运动（如摔跤，足球）。鼻腔、咽部、腋窝和（或）会阴部金黄色葡萄球菌定植者出现脓疱病或其他细菌性感染疾病的风险性更大。

发病机制

非大疱性脓疱病常常由金黄色葡萄球菌或化脓性链球菌（温带气候中少见）引起。感染起于搔抓（如昆虫叮咬、特应性皮炎）、小伤口（如擦伤、裂伤、烧伤）或其他皮肤感染（如水痘），这些损伤可以破坏皮肤屏障，使细菌可以黏附、浸入并形成感染。

大疱性脓疱病是由于皮肤感染部位的金黄色葡萄球菌噬菌体 Ⅱ 产生的表皮剥脱毒素引起，该毒素系统作用会导致葡萄球菌性烫伤样皮肤综合征（staphylococcal scalded skin syndrome，SSSS，见下文）。在这两种疾病中，水疱形成是通过表皮剥脱性毒素与桥粒黏蛋白 1（桥粒芯蛋白 1）结合并切割其细胞外结

图 74.1 正常外观的人类皮肤不同解剖部位的细菌微生物组成（Adapted from Chen YE, Tsao H. The skin microbiome：Current perspective and future challenges. J Am Acad Dermatol 2013；69：143-55. Figure 3）

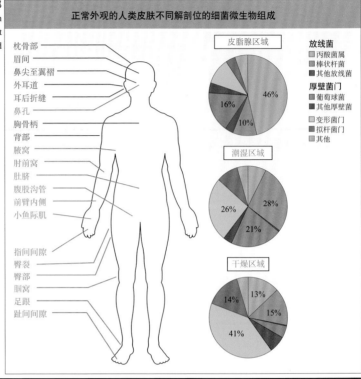

正常外观的人类皮肤不同解剖部位的细菌微生物组成

表 74.1	大疱性脓疱病和非大疱性脓疱病的特征表现[2-3]	
	非大疱性脓疱病	大疱性脓疱病
流行病学	• 占所有脓疱疮 70% • 儿童最常见	• 少见 • 常发生于新生儿期（见第 34 章），儿童也可累及
临床皮损	• 早期：单个 2～4mm 红斑，迅速演变为一过性小水疱或脓疱 • 晚期：表浅糜烂，典型"蜂蜜色"黄痂，感染迅速蔓延至周围皮肤	• 早期：小水疱扩大为 1～2cm 大小浅表大疱 • 晚期：松弛、透明大疱，直径达 5cm，领圈状脱屑，但没有厚痂，周围常无红晕
分布	• 面部（口、鼻周围）和四肢	• 面部、躯干、臀部、会阴、腋窝和四肢
伴随症状	• 可存在轻度淋巴结肿大	• 常无系统症状，可伴虚弱、发热和腹泻
临床过程	• 常为良性、自限性 • 未治疗常在 2 周内消退，皮损不留瘢痕	• 未治疗可在 3～6 周消退，不留瘢痕
并发症	• 5% 的病例由化脓性链球菌引起（血清型 1，4，12，49，55，57，60），可导致急性链球菌感染后肾小球肾炎（APSG）* • 使用抗生素治疗不会改变 APSG 的风险 • 风湿热风险与脓疱病无关	• 在患有免疫缺陷或肾衰竭的婴儿／幼儿和成人中，表皮剥脱毒素可能播散并引起葡萄球菌性烫伤样皮肤综合征（SSSS）

* 与抗 DNA 酶 B 和抗链球菌溶血素（ASO）抗体有关

构域，从而导致表皮颗粒层内细胞松解。在大疱性脓疱病的疱液中可以培养出金黄色葡萄球菌，而在 SSSS 中则不能。和非大疱性脓疱病相比，大疱性脓疱病更倾向于发生于完整的皮肤，特别是间擦部位。

临床特征

脓疱病临床特征见表 74.1[2-3]

病理学

非大疱性脓疱病，表皮内可见小的中性粒细胞聚集形成的脓疱，脓疱下常见海绵水肿。真皮上层见密集中性粒细胞和淋巴细胞浸润。疱内查见革兰氏阳性球菌。

大疱性脓疱病，可见表皮浅层典型的颗粒层裂隙，

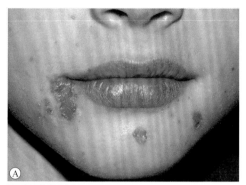

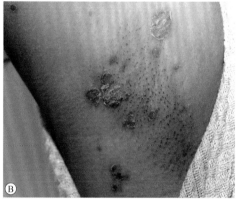

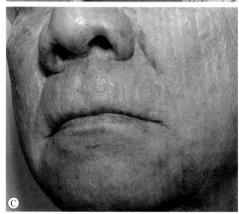

图 74.2　**葡萄球菌性脓疱病**。A. 儿童颈部的非大疱性脓疱病，上覆蜂蜜色黄痂；B. 腋下大疱性脓疱病，有表浅的、中央薄痂外周领圈状、圆的或椭圆糜烂面；C. 成人鼻周和颈部处多个小的表浅的糜烂、结痂合并毛囊炎（A，Courtesy，Julie V Schaffer，MD；B，C，Courtesy，Kalman Watsky，MD.）

类似于落叶型天疱疮的棘层松解也可能见到。水疱裂隙中炎症细胞很少，真皮上方可有一些中性粒细胞。革兰氏阳性球菌可见。

诊断与鉴别诊断

　　脓疱病的诊断依据临床表现。若诊断有疑问，可取痂下渗出物和完整大疱的疱液行细菌培养和药敏。约一半的患者白细胞计数增高，局部淋巴结肿大常见。非大疱性和大疱性脓疱病的鉴别诊断见表 74.2。

治疗

　　对仅有少量浅表皮损、无系统症状的患者，外用莫匹罗星、瑞他莫林（瑞他帕林）或夫西地酸，同口服抗生素等效（如果不是更优于）。然而，金黄色葡萄球菌可逐渐发展至对上述药物耐药[3a, 4]。治疗时应该注意清洁感染局部、除去痂壳，以上可以通过湿敷来实现。

　　选择合适的治疗方案，应用外用、口服或静脉治疗时，应考虑皮肤受累的范围，并发症的存在（如蜂窝织炎，淋巴管炎，菌血症），共存疾病（如特应性皮炎，水痘），患者的免疫状态，以及当地的细菌耐药类型（即 CA-MRSA 的流行情况）（表 74.3）。链球菌性脓疱病发展为感染后链球菌肾小球肾炎的风险和化脓性链球菌的某些亚型相关，和治疗选择关系不大（见表 74.1）[2, 5-6]。与咽炎相反，链球菌性化脓皮病与急性风湿热之间没有相关性。复发性葡萄球菌性脓疱病鼻部和皮肤的"去定植"法在下面毛囊炎的章节讨论。

细菌性毛囊炎

引言

　　细菌性毛囊炎（bacterial folliculitis）是毛囊浅表或深部感染。当累及整个毛囊及其周围组织时，会形成疖（见下文）。

流行病学与发病机制

　　金黄色葡萄球菌是毛囊炎最常见的传染源（见第

表 74.2	非大疱性和大疱性脓疱病的鉴别诊断	
	最常见	**较少见**
非大疱性脓疱疮	<ul><li>虫咬</li><li>湿疹样皮肤病</li><li>单纯疱疹病毒感染</li><li>念珠菌病</li></ul>	<ul><li>炎症性体癣 / 面癣</li><li>水痘</li><li>疥疮</li><li>阴虱</li><li>落叶性天疱疮</li></ul>
大疱性脓疱疮	<ul><li>大疱性虫咬反应</li><li>热烧伤</li><li>单纯疱疹病毒感染</li><li>急性接触性皮炎（变态反应性 / 刺激性）</li></ul>	<ul><li>自身免疫性大疱疾病（如落叶型 / 寻常型天疱疮，线状 IgA 大疱性皮病，类天疱疮，疱疹样皮炎）</li><li>大疱性多形性红斑</li><li>Stevens-Johnson 综合征</li><li>大疱性肥大细胞增多症</li></ul>

表 74.3　成人葡萄球菌和链球菌皮肤感染的经验治疗	
微生物 / 状况	建议抗生素
葡萄球菌感染	• 双氯西林口服 500 mg 1 天 4 次 • 第一代头孢菌素（见下文） • 严重时，萘夫西林或苯唑西林静滴 1 ～ 2 g，1 天 4 次
怀疑 MSSA 感染 • 如需要系统治疗的脓疱病或非化脓性蜂窝织炎	• 第一代头孢菌素，如口服头孢氨苄 250 ～ 500 mg 1 天 3 ～ 4 次 • 双氯西林 250 ～ 500 mg 1 天 4 次
怀疑 MRSA 感染（见表 74.4） • 如疖 / 脓肿，化脓性蜂窝织炎或对 β - 内酰胺抗葡萄球菌治疗失败的感染	• 口服多西环素 100 mg 1 天 2 次 * • 复方新诺明 1 ～ 2 片或强力型药片 1 天 2 次 * • 克林霉素 300 ～ 450 mg 1 天 4 次 **其他口服药物选择** • 米诺环素 * • 利奈唑胺 [†] 或特地唑胺 [†] • 德拉沙星 [†] **严重病例的静脉用药选择** • 万古霉素（一线） • 达托霉素 • 特拉万星，奥利万星或阿巴万星 • 替考拉宁 [‡] • 头孢洛林或头孢比普 [‡]
青霉素过敏的患者	• 克林霉素（见上） • 克拉霉素 250 mg 1 天 2 次
额外特别考虑	• 疖 / 脓肿：切开引流（不加引流条）是治疗成功的关键步骤 • 若感染复发，给予： 　– 2% 莫匹罗星软膏用于鼻腔，1 天 2 次共 5 天 　– 2% 莫匹罗星霜用于身体皱褶部位（如腋窝、腹股沟、乳房下）和肚脐，1 天 2 次共 5 天 　– 用氯己定或稀释的漂白剂 ** 沐浴，1 周 2 ～ 3 次 • 处理污染物如运动装备、键盘、遥控器 • 考虑到感染源或许是亲密接触的人或宠物

* 没有考虑 A 组链球菌，如果考虑链球菌，应该考虑 β - 内酰胺
[†] 静脉给药也可以
[‡] 目前 US 不能应用
** 如 40 加仑浴缸中加入半杯家用漂白剂［6% ～ 8.25% 次氯酸钠］或喷药瓶中每加仑水兑入 0.5 ～ 1 勺漂白剂
治疗时间通常为 7 ～ 10 天，根据病情严重程度和临床反应调整。初始抗生素选择依赖于知晓社区治疗的耐药情况，局部表浅感染的外用治疗（如脓疱病）包括 2% 莫匹罗星软膏 / 霜、1% 瑞他帕林软膏，或 2% 夫西地酸霜（US 没有）。治疗前应将脓疱或渗出物内容（如痂下）送培养及药敏。系统喹诺酮（德拉沙星除外）和大环内酯类抗生素不是最佳选择，因为葡萄球菌常常对这些药物耐药并发展迅速，然而，一种局部应用的喹诺酮，1% 奥泽沙星霜，在一项随机对照研究中显示其对脓疱疮安全有效。MSSA，甲氧西林敏感的金黄色葡萄球菌；MRSA，甲氧西林耐药的金黄色葡萄球菌

38 章）。在长期口服抗生素治疗的寻常痤疮患者中偶尔会出现革兰氏阴性菌毛囊炎。此外，不合适地应用含氯的热水浴缸或涡流浴缸可致假单胞菌性毛囊炎 [7]。葡萄球菌性毛囊炎的易感因素包括：皮肤的闭塞、浸渍和过度水合，剃须、拔毛或打蜡，使用局部糖皮质激素，炎热潮湿的天气，特应性皮炎以及糖尿病。

临床特征

　　葡萄球菌性毛囊炎常累及面部（特别是胡须区域）、头皮、胸部、背部、腋部或臀部（见第 38 章）。其临床表现与毛囊累及的深度有关。浅表性毛囊炎

（Bockhart 脓疱病）的皮损为红斑基础上的小脓疱（1 ～ 4 mm）或结痂丘疹。病变通常聚集并在愈合后无瘢痕形成。须疮，是一种深部毛囊炎，表现为大的红色丘疹，皮疹中央常有脓疱，有时融合形成镶嵌有脓疱和痂的斑块。细菌性毛囊炎可瘙痒或（特别是有深在损害时）轻微触痛 [8]。

诊断与鉴别诊断

　　细菌性毛囊炎的诊断通常基于临床表现。革兰氏染色和细菌培养可以帮助鉴定致病微生物，特别对于严重的、复发的或治疗抵抗的病例。鉴别诊断包括其

他类型的毛囊炎（见第 38 章）及寻常痤疮、玫瑰痤疮、氯痤疮、须部假性毛囊炎和毛周角化病等。

治疗

表浅的葡萄球菌性毛囊炎可用含有氯己定或次氯酸钠的抗菌洗剂。对局部皮损，也可以外用莫匹罗星（mupirocin）或克林霉素 7 ~ 10 天。当葡萄球菌性毛囊炎泛发或复发时，可选用口服 β - 内酰胺类抗生素（如抗 β - 内酰胺酶的青霉素或一代头孢）、四环素类、大环内酯类（macrolides）抗生素（视局部耐药情况而定）（见表 74.3）。虽然假单胞菌性毛囊炎常有自限性，对严重的病例可以选择环丙沙星进行治疗。

对于复发性葡萄球菌性毛囊炎的患者及其亲密接触的人，鼻腔应用 2% 莫匹罗星软膏 1 天 2 次，5 ~ 10 天可以去除鼻腔携带的金黄色葡萄球菌；皮肤去定植的方法（如腋窝、腹股沟、乳房下部位）包括局部用莫匹罗星，或用含有氯己定或三氯生（美国禁止的非处方药）和稀释的次氯酸钠沐浴［如标准浴缸中半杯家用漂白剂（6 ~ 8.25% 次氯酸钠）］。以酒精或次氯酸钠为基础的消毒剂以去除细菌污染物，包括潜在的污染如键盘、玩具和运动装备（如肩垫，摔跤垫）。

脓肿、疖和痈

引言

脓肿（abscesses）和疖（furuncles）由局限、包裹的脓液组成，和周围组织分隔开。脓肿可以发生于身体任何部位，疖则根据其定义，病变包括一个毛囊。相邻的多个疖融合形成痈（carbuncles）。

流行病学与发病机制

疖最常见于青少年和年轻人，金黄色葡萄球菌是最常见的致病微生物，肛门生殖器部位的复发性疖偶尔可培养出厌氧菌。本病的易感因素包括长期携带金黄色葡萄球菌、和感染患者亲密接触（如家庭成员、体育运动）、糖尿病、肥胖、不良的卫生习惯以及免疫缺陷综合征（如慢性肉芽肿疾病和高 IgE 综合征），以及由于 β 神经生长因子或其高亲和力受体缺陷导致的遗传性感觉和自主神经病（见表 6.10）[9]。

临床特征

脓肿常常是由炎性的、局限的脓液组成。可以发生在皮肤任何部位。疖是急性炎症性的、毛囊和其周围的化脓性损害，因此仅在有毛发的皮肤中发生，最常位于面部、颈部、腋窝、臀部、大腿和会阴，易受摩擦或轻微外伤的部位，例如腰带下的区域易被累及。疖通常以坚硬、触痛、红色小结节开始，逐渐增大、

出现疼痛和波动感（图 74.3），破溃后疼痛减轻，可出现局部淋巴结病，常无系统症状。疖病（多发或复发性疖）可能与慢性携带金黄色葡萄球菌有关。

痈由疖聚集而成，深达皮下组织。表面通常有多个引流的窦道，偶有溃疡。常发生在皮肤较厚的区域（如项部、背部、大腿），通常存在全身系统症状。痈愈合缓慢并形成瘢痕。

病理学

活检显示皮下组织中有致密的中性粒细胞浸润。疖的特征为：位于毛囊漏斗部下方的急性、化脓性反应以及毛囊周围的坏死和纤维蛋白素样坏死。

诊断与鉴别诊断

诊断主要基于临床表现。皮疹处的革兰氏染色和培养支持诊断。广泛的疖和痈可与白细胞增多有关。鉴别诊断包括破裂的表皮样或毛发囊肿、化脓性汗腺炎和囊肿性痤疮。

治疗

对于单发疖，热敷可促进皮损成熟、引流和恢复。大的或深在有波动的皮损需要切开引流。以下情况推荐系统使用抗生素（可能的话和切开引流结合起来）：①毛囊炎位于鼻周、外耳道或其他引流困难的地方（如面部的其他部位，手和生殖器区域）；②严重和广泛的损害（如多个区域）；③皮损周围有蜂窝织炎 / 静脉炎或合并系统疾病的表现；④皮损对局部治疗无反应；⑤患者有并存疾病或免疫抑制 [10-11]。由于较高比例的疖由 MRSA 感染引起，我们应该根据经验考虑选

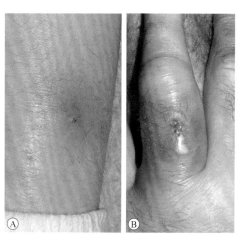

图 74.3　继发于耐甲氧西林金黄色葡萄球菌的疖。踝部（A）和手指（B）波动的红色结节，中央脓疱（A，Courtesy，Julie V Schaffer，MD；B，Courtesy，Frank Samarin，MD.）

择合适的抗生素，包括多西环素、复方新诺明或（依赖于局部耐药的方式）克林霉素（见表74.3和下文）。最近大型的对照研究发现，对单一的，无并发症的皮肤脓肿在切开引流后系统应用抗生素（复方新诺明或克林霉素）可以提高治愈率（～80%～85%，对比安慰剂～70%）和降低复发的可能性[11a, 11b]。而这一受益必须和抗生素潜在副作用比较权衡后得出。复发的疖病患者可能会在鼻腔、腋下、会阴（见细菌性毛囊炎章节）去除金黄色葡萄球菌后获益。

耐甲氧西林金黄色葡萄球菌

引言

1961年首次分离出耐甲氧西林金黄色葡萄球菌（methicillin-resistant staphylococcus aureus，MRSA），虽然最初与医院感染有关［医院获得性MRSA（healthcare-associated-MRSA，HA-MRSA）］。近年来，社区获得性MRSA（community-associated-MRSA，CA-MRSA）已经成为年轻人和其他健康个体中一个日益重要的问题[12-13]。表74.4比较了CA-MRSA和HA-MRSA。虽然局部区域有变化，但总体上讲，在美国MRSA是大部分急诊科中化脓性皮肤软组织感染的原因[12, 14]。MRSA也代表了由于广泛超范围应用抗生素而产生的ESKAPE病原体之一（表74.5），这些微生物已经越来

越成为医院感染特别是烧伤患者感染的问题来源。

临床特征

疖病是CA-MRSA感染最常见的表现（见图74.3）。这些皮疹常发展成大的脓肿、蜂窝织炎或坏死的斑块，可能被误诊为蜘蛛咬伤。脓疱病、SSSS和毛囊炎不常见，但威胁生命的并发症如感染性休克、中毒性休克综合征和坏死性筋膜炎偶有发生。

发病机制

青霉素结合蛋白2a（penicillin-binding protein 2a，PBP2a）的改变，是对甲氧西林耐药的主要原因。PBP2a对β-内酰胺类抗生素的亲和力降低，通过与PBP结合干扰细菌细胞壁合成。PBP2a是mecA基因的蛋白质产物，mecA基因位于一个特殊的可移动的基因元件上，称为金黄色葡萄球菌盒式染色体mec（staphylococcal cassette chromosome mec，SCCmec）。从金黄色葡萄球菌株获得不同的SCCmec基因，可导致HA-MRSA（通常是Ⅰ～Ⅲ型SCCmec）和CA-MRSA（常为Ⅳ和Ⅴ型SCCmec）菌株的出现。研究认为凝固酶阴性的耐甲氧西林葡萄球菌代表了CA-MRSA的SCCmec储备池。许多CA-MRSA菌株也编码毒力因子，如Panton-Valentine杀白细胞素（Panton-Valentine leukocidin，PVL），这是一种成孔细胞毒素，

表74.4 社区获得性和医院获得性耐甲氧西林金黄色葡萄球菌（MRSA）的比较		
	社区获得性MRSA	医院获得性MRSA
流行病学	• 好发于儿童和青年 • 常见于非裔美国人、印第安人和太平洋岛民	• 好发于 > 65岁的成年人
危险因素	• 密切的人际接触，如运动员、军人、监狱囚犯、托管的儿童 • 男性同性恋 • 注射吸毒 • 近期使用抗生素 • 无家可归者 • HIV感染 • 皮肤创伤，如割伤、擦伤、文身、剃须 / 穿刺 • 皮肤病（如特应性皮炎 *）	• 潜在并存疾病（如糖尿病） • 近期手术或住院（尤其是时间长或在ICU中） • 长期在护理机构住院 • 透析 • 留置经皮医疗设备和导管 • 慢性伤口
典型的感染部位 / 类型	• 皮肤和软组织，特别是疖 / 脓肿或化脓性蜂窝织炎	• 皮肤和软组织，特别是外科手术区域 • 尿管 • 呼吸道插管 • 血流
分子特征	• Ⅳ和Ⅴ型SCCmec • Panton-Valentine 杀白细胞素基因 • USA300或USA400 PFGE	• Ⅰ～Ⅲ型SCCmec • USA100或USA200 PFGE
药物敏感性	通常多种药物	有限的

* 葡萄球菌感染的风险增加，但是通常不会因MRSA造成的比例增加
ICU，重症监护病房；PFGE，脉冲场电泳模式

表 74.5　ESKAPE 病原体
尿肠球菌
金黄色葡萄球菌
肺炎克雷伯菌
鲍曼不动杆菌
铜绿假单胞菌
肠杆菌

可以致白细胞破坏和组织坏死。

作为 SCCmec 菌株独特的反映，CA-MRSA 和 HA-MRSA 对抗生素耐药有不同的方式。CA-MRSA 特点是对多种非 β- 内酰胺类抗生素敏感，而 HA-MRSA 对多种抗菌药物包括氨基糖苷类、大环内酯类和克林霉素均耐药。然而，近年来在美国导致 CA-MRSA 相关皮肤感染的 USA300 克隆的一些分离株，也逐渐对大环内酯类、克林霉素、四环素类（多西环素少见）、喹诺酮和莫匹罗星耐药[15]。

可能由于以下原因导致葡萄球菌对大环内酯类抗生素（如红霉素）耐药：①活性药物通过由 msrA/msrB 基因（常出现在 MRSA 分离株）编码的泵排出；②合成大环内酯失活酶；或③通过由 erm 基因编码的红霉素甲基化酶修饰细菌核糖体，产生对克林霉素的交叉耐药[16]。红霉素刺激 erm 表达，从而导致临床相关药。即使最初的敏感性测试显示对红霉素耐药而对克林霉素敏感，但若 erm 存在则仍会发展为对克林霉素耐药，因为表达此基因的细菌变种常常会增加，并在克林霉素治疗期间被选择。这种"诱导性耐药"可用 D- 试验评估（双盘扩散）（图 74.4）。

D-试验（双盘扩散）检测诱导对克林霉素耐药性

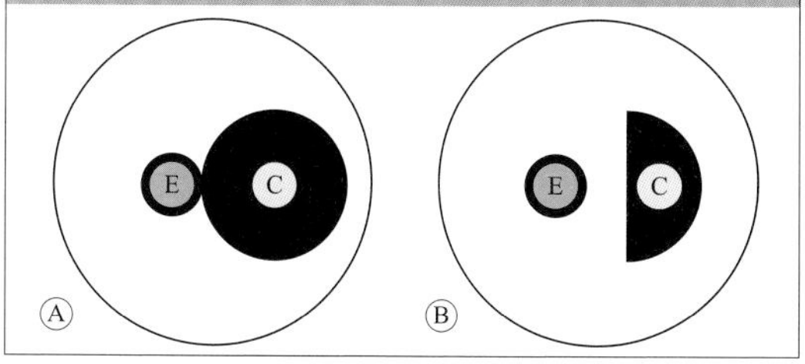

图 74.4　D- 试验（双盘扩散）检测诱导对克林霉素耐药性。红霉素（E）和克林霉素（C）盘放置在 15 ～ 17 mm 接种生物体的琼脂平板上，温浴之后，评估盘周围的抑制区域，如果克林霉素周围区域是圆形的并且具有足够的尺寸（A），则该微生物不诱导耐药；然而，如果临近红霉素盘的区域部分"变平"，形成"D"型（B），则该微生物对克林霉素诱导耐药

诊断与治疗

当怀疑金黄色葡萄球菌感染时，应该做细菌培养和药敏试验指导抗生素的选择。在结果出来前，可以根据社区内 MRSA 的流行情况、耐药方式和感染的严重性来进行经验选药[10]（见表 74.3）。对严重感染的患者应该考虑应用万古霉素，特别是在 MRSA 流行区域，患者有 MRSA 定植史或静脉使用药物者[17]。基于 PCR 的检测方法（如 BD Max™ StaphSR）已经开发出从鼻腔或潜在皮肤拭子样本中快速检测 MRSA，但是它们不提醒药物敏感性信息。

水疱性远端指炎

水疱性远端指炎（blistering distal dactylitis）表现为指（趾）垫处的局限感染，手指发病较足趾多见，偶尔累及甲沟或指（趾）近端的部分。在水疱形成前数天到 1 周常可观察到皮肤变黑。感染最常见于 2 ～ 16 岁的儿童。

本病的常见病原菌是 A 组溶血性链球菌和金黄色葡萄球菌。细菌可通过皮肤外伤处侵入或通过手指挖鼻孔导致自身接种[18]。鉴别诊断包括疱疹性瘭疽、热或化学烧伤、急性甲沟炎、大疱性脓疱病和摩擦性大疱。

建议引流后口服 10 天抗葡萄球菌抗生素。尽管已有局部使用莫匹罗星治疗的报道，但系统性治疗可以预防新的感染发展和局部感染加重。

臁疮

臁疮（ecthyma）是一种深在的非大疱性脓疱病，其特点为皮损侵及真皮形成浅溃疡，愈合后留下瘢痕（图 74.5）。该病可由化脓性链球菌原发感染，或是在已有溃疡或昆虫叮咬后的擦破皮肤处的链球菌性浅表感染。臁疮曾在步兵部队中暴发，在那里皮肤创伤、不良卫生习惯和拥挤的生活环境促进疾病传播[19]。表 74.6 总结了臁疮的临床特征和治疗[20]。

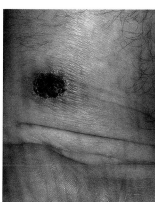

图 74.5　臁疮。由 A 组链球菌感染引起手腕部的溃疡，表面血痂（Courtesy, Kalman Watsky, MD.）

葡萄球菌烫伤样皮肤综合征

同义名： ■ Ritter 病（Ritter's disease）■ 新生儿天疱疮（pemphigus neonatorum）

引言

葡萄球菌烫伤样皮肤综合征（staphylococcal scalded skin syndrome，SSSS）是由局部大疱性脓疱病相同的剥脱性毒素的血液传播引起。表皮从颗粒层剥脱，形成触痛、松弛的大疱[21]。

流行病学

SSSS 主要发生于婴幼儿和儿童，其肾毒素清除缓慢（尤其是新生儿）和（或）缺乏毒素中和性抗体。偶尔，肾功能不全或免疫抑制的成人也可发病。在新生儿托儿所发生的暴发通常是医疗保健工作者或父母无症状携带金黄色葡萄球菌毒素株。该病男性多见，散发病例中男女比例为 2:1，流行病比例为 4:1[22]。

发病机制

大多数 SSSS 是由对甲氧西林敏感或耐药，可分泌的剥脱毒素［也称表皮剥脱毒素（exfolialive toxin，ET）］的噬菌体 II 组金黄色葡萄球菌（如 55、71 型）引起。剥脱毒素 A（染色体编码的）和 B（线粒体编码的）是结合和切割桥粒芯蛋白 1 的丝氨酸蛋白酶，可导致桥粒断裂，表皮颗粒层破坏大疱形成。桥粒芯蛋白 1 是落叶性天疱疮的靶向自身抗原，落叶性天疱

表 74.6	臁疮的临床特征
临床特征	● 通常可见少于 10 个皮损，最常见于下肢 ● 最初为小水疱或小脓疱，逐渐增大（直径 0.5 ～ 3 cm），可形成出血性结痂 ● 溃疡具有"打孔"外观，基底化脓、坏死 ● 愈合缓慢并形成瘢痕
危险因素	● 年轻人（儿童），四肢淋巴水肿，卫生条件差，忽视（包括老人），免疫抑制，搔抓（如昆虫叮咬），创伤
并发症	● 皮损常被金黄色葡萄球菌污染 ● 很少有全身症状和菌血症 ● 蜂窝织炎和骨髓炎非常罕见
诊断	● 临床表现 ● 潮湿、化脓基底面的培养；偶尔需要皮肤活检及深部组织革兰氏染色和培养
鉴别诊断	● 坏疽性臁疮 ● 由于血管炎、血管病变和其他原因引起的溃疡（见第 105 章）
由 A 组链球菌感染引起的深在的非大疱性脓疱病	

疮与 SSSS 具有相同的组织学特征。

与大疱性脓疱病剥脱毒素作用局限于感染部位相反，SSSS 中毒素从感染中心扩展和（缺乏特异性抗毒素抗体）血行播散而产生广泛的效应。在儿童中，感染灶通常位于鼻咽或结膜，而成人则可能存在葡萄球菌性肺炎或菌血症[23]。

临床特征

该病常有乏力、发热、烦躁、皮肤触痛等前驱症状。患者可能患有化脓性鼻炎或结膜炎，作为潜在葡萄球菌感染的表现。红斑通常首先出现在头部（伴随不同程度的面部肿胀）和间擦部位，常在 48 h 内蔓延，由于在表皮浅层形成松弛的无菌性大疱，使皮肤出现皱纹状外观（图 74.6），Nikolsky 征阳性。通常屈侧是首先出现表皮剥脱的部位，留下湿润皮肤和薄的漆样痂皮。患者也可出现特征性腔口周围（如口周，眼周）结痂和放射状裂纹（见图 34.17 和 81.16），无口腔内损害。

3 ～ 5 天后皮损开始脱屑和结痂，上皮重新生成，愈合后不留瘢痕。通过适当的治疗，SSSS 可在 1 ～ 2 周消退，常不留后遗症。儿童病死率≤ 4%，但在成人可达 60%[21]。

病理学

组织学检查显示颗粒层内或其下方有边界清楚的裂隙，疱内通常无炎症细胞，真皮上层无炎症细胞浸润，活检标本革兰氏染色找不到病原微生物。

诊断与鉴别诊断

SSSS 通常为临床诊断。虽然从完整大疱的细菌培养为阴性，但可从结膜、鼻咽、肛周区域或皮肤化脓处培养到金黄色葡萄球菌。血培养在儿童几乎总为阴性，但在成人中可能为阳性。白细胞计数可增高或正常。皮损的冰冻切片检查偶有助于确定大疱松解程度。玻片乳胶凝集试验、双向免疫扩散或酶联免疫吸附试验（enzyme-linked immunosorbent assay，ELISA）可以确定与 SSSS 相关的毒素。

鉴别诊断包括药物反应、病毒疹、日晒伤、川崎病、广泛的大疱性脓疱病、中毒性休克综合征、移植物抗宿主病（graft-versus-host disease，GVHD）和落叶型天疱疮。该病与中毒性表皮坏死松解症（toxic epidermal necrolysis，TEN）的鉴别见表 74.7 和图 81.16。

治疗

严重的、皮损广泛的 SSSS 患者需要住院和注射抗生素治疗。对较轻的 SSSS，虽然偶为 MRSA 感染，

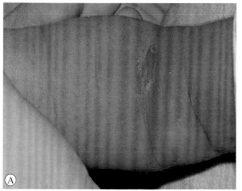

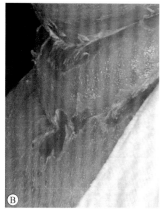

图74.6 SSSS。A.肘窝弥漫性红斑伴表浅糜烂。B.颈部广泛红斑，皱纹纸样改变，合并剥脱和多处糜烂（Courtesy, Julie V Schaffer, MD.）

通常口服耐β-内酰胺酶的抗生素（例如双氯西林、头孢氨苄）至少1周是足够的。克林霉素可以帮助降低细菌毒素的产生，但SSSS中超过50%的菌株显示对克林霉素耐药，所以不推荐单用此药[21a]。金黄色葡萄球菌携带者特别是医院获得性病例的识别和去定植非常重要[21]。

中毒性休克综合征

引言

中毒性休克综合征（toxic shock syndrome，TSS）是由金黄色葡萄球菌外毒素引起的急性多系统性疾病（表74.8）。

流行病学与发病机制

20世纪80年代早期，在使用高吸收卫生棉条（月经TSS）的年轻女性中产生TSS爆发。随着卫生棉制造和使用的变化，月经TSS的发病率大幅下降，到21世纪初，它约占TSS的一半[24]。TSS也可发生在经历了外科手术的患者。该病有时也与皮肤脓皮病、产后感染、脓肿、烧伤，以及鼻填塞术或胰岛素泵注入部位相关的感染有关，非月经TSS的发病无性别差异。

TSS是由能够产生中毒性休克综合征毒素1（toxic shock syndrome toxin-1，TSST-1）的金黄色葡萄球菌的菌株感染或定植引起的。这种毒素被认为是一种"超抗原"，以非抗原特异形式与抗原提呈细胞（antigen-presenting cell，APC）的主要组织相容性复合体（major histocompatibility complex，MHC）Ⅱ类分子和T细胞受体的Vβ区结合，导致细胞因子和趋化因子的大量释放和克隆性T细胞扩增（见链球菌TSS章）[23]。最近的研究显示。TSS主要的易感因素之一是患者体内不变的天然杀伤T细胞，黏膜相关不变T细胞和产生白细胞介素（interleukin，IL）-17A的效应记忆性T细胞在此高炎症性"细胞因子风暴"中对细菌超抗原产生应答[23a, 23b]。值得注意的是，因产生TSST-1的金黄色葡萄球菌（常为耐甲氧西林）定植而在**新生儿出生后1周内发生TSS样发疹性疾病**（见第10章），由于新生儿的T细胞不成熟和相对无能的状态使疾病过程相对温和。

表74.7 中毒性表皮坏死松解症（TEN）与葡萄球菌烫伤样皮肤综合征（SSSS）的比较

	TEN	SSSS
病因	通常为药物诱导	感染产毒素金黄色葡萄球菌
年龄	主要为成人	主要为婴幼儿
组织病理改变	真皮-表皮分离，表皮坏死，真皮不同程度的炎症浸润	表皮颗粒层裂隙，真皮缺乏炎症浸润
皮疹分布	累及面积较少	皮损广泛，以屈侧为重
黏膜	累及，糜烂	无皮疹
Nikolsky征	某些部位，难以引出	存在于未受累及的皮肤
面部	唇红部糜烂和结痂	口周、眼周结痂，放射状皲裂伴面部轻度肿胀
治疗	IVIg，环孢素、糖皮质激素（短期）和TNF抑制剂支持治疗（类似于烧伤患者）	抗生素（耐β-内酰胺酶±克林霉素）和支持疗法

也见于表81.16（Adapted from Habif T. Clinical Dermatology：A Color Guide to Diagnosis and Therapy. New York：Mosby-Year Book，1996：256-7，570-4.）

表 74.8　中毒性休克综合征的病例判定

中毒性休克综合征

- 发热：体温＞38.9℃（或＞102°F）
- 皮疹：弥漫性斑状红皮病
- 脱屑：发病后1～2周（特别是手掌、足跖）
- 低血压：成人收缩压＜90 mmHg（儿童收缩压＜儿童血压的5%）
- 包括以下3种或3种以上的系统受累
  - 胃肠道　　　　　－ 肝
  - 肌肉　　　　　　－ 黏膜（红斑）
  - 中枢神经　　　　－ 血液系统（血小板＜100 000/mm³）
  - 肾
- 以下试验为阴性（如果完成检查）
  - 血液和脑脊液培养（金黄色葡萄球菌感染者血培养可为阳性）
  - 落基山斑疹热、钩端螺旋体病、麻疹血清学实验阴性

链球菌中毒性休克综合征

- 从常规无菌部位中＊（如血液、脑脊液、组织活检、外科伤口）分离出A组链球菌，或
- 从非无菌部位分离出A组链球菌（如咽喉、痰、阴道、浅表皮损）†，和
- 低血压：成人收缩压＜90 mmHg（儿童收缩压小于5%的区间），和
- 出现两个或多个标志：
  - 肾功能不全
  - 凝血功能障碍（血小板＜100 000/mm³ 或弥散性血管内凝血）
  - 肝功能损害
  - 急性呼吸窘迫综合征
  - 广泛的红斑 ± 脱屑
  - 软组织坏死（例如坏死性筋膜炎、肌炎、坏疽）

＊定义为明确的病例
†定义为可能的病例，需排除其他可能病因
wwn.cdc.gov/nndss/conditions/toxic-shock-syndrome-other-than-streptococcal/case-definition/2011/ and www.cdc.gov/nndss/conditions/streptococcal-toxic-shock-syndrome/case-definition/2010/ for details on the current case definitions.

表 74.9　中毒性休克综合征

	葡萄球菌	链球菌
典型病例	年轻（15～35岁），健康	年轻（20～50岁），健康
弥漫性斑状红皮病	很常见	不常见
小水疱和大疱	少见	不常见（5%）
局限性肢端疼痛	罕见	常见
软组织感染	罕见	常见
低血压	100%	100%
肾功能不全	常见	常见
诱发因素	外科填塞、外科筛网、脓肿、避孕海绵、卫生棉条	撕裂、咬伤、挫伤、水痘
血培养阳性	＜15%	＞50%
死亡率	＜3%	30%～60%

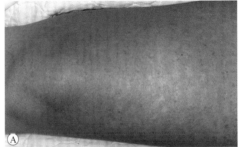
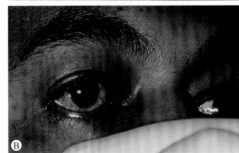

图 74.7　金黄色葡萄球菌感染所致的中毒性休克综合征。 A. 大腿明显的片状红斑。B. 眼结膜充血

临床特征

　　TSS的特征性是突然发生的高热，伴肌痛、呕吐、腹泻、头痛和咽炎，可以快速进展为低血压休克。临床上，病情可出现从相对轻微到暴发致死。皮肤表现上，葡萄球菌引起的TSS比链球菌TSS更广泛和可预测（表74.9）。患者通常从躯干开始，出现弥漫性红斑或猩红热样皮疹，蔓延至四肢（图74.7）。此外，可见手足掌红斑、肿胀、黏膜皮疹、草莓舌、结膜充血，以及（随着疾病进展）全身性非凹陷性水肿。在症状出现后的1～3周，发生手足脱屑。

　　恢复后，可以看到指甲Beaus线和甲脱落。在严重情况下，可出现休止期脱发。通过适当治疗，大多数患者完全康复，然而，并发症包括出现肾功能下降、长期无力和疲劳、长期肌萎缩、声带麻痹、上肢感觉

异常、腕管综合征、关节痛、闭经和坏疽[25]。

病理学

　　组织病理显示，真皮浅层中性粒细胞和淋巴细胞浸润，真皮乳头水肿、表皮海绵水肿和细胞外渗。毛囊和外泌汗腺可见类似改变。

诊断与鉴别诊断

　　为了及时诊断，需要高度警惕。表74.8概述了诊

断 TSS 的定义。还应考虑到链球菌 TSS 的可能（见表 74.9 及下文）。TSS 可能与川崎病、猩红热、SSSS、TEN 早期、落基山斑疹热和钩端螺旋体病的临床表现有重叠之处。

治疗

严重的 TSS 需要密切监测和支持治疗。低血压可用静脉输液和升压药治疗。去除异物（如外科修补网，鼻孔塞，棉球），脓桶引流。应用耐 β - 内酰胺酶的抗生素治疗产毒素的葡萄球菌所引起的病灶。仅有小部分 TSS 患者由 MRSA 感染引起[24]。一些学者主张使用抑制蛋白质（毒素）产生的抗生素如克林霉素，静脉注射免疫球蛋白（intravenous immunoglobulin，IVIg）对毒素有中和作用[26]。对使用抗生素而休克仍不能缓解的重症患者，使用小剂量的糖皮质激素[27]。

猩红热

同义名： ■猩红热（scarlatina）

引言

猩红热（scarlet fever）主要发生在儿童，在抗生素出现之前，通常是致命的。皮肤的红斑是由 A 组 β 溶血性链球菌产生的毒素引起。

流行病学与发病机制

猩红热是由 A 组 β 溶血性链球菌产生的致热外毒素 A、B、C（也称红疹毒素）引起的免疫反应。主要发病年龄在 1～10 岁，超过 10 岁，80% 的人群已产生抗体防止疾病的发生。常伴有扁桃体炎或咽炎，温带气候中深秋、冬季和春季最常见，偶尔可以在创伤后并发症（"外科猩红热"）、烧伤后、骨盆或产褥期感染后出现[28]。

临床特征

猩红热前驱症状常有突然发作的喉咙痛、头痛、全身不适、寒战、厌食、恶心和高热等。患者，尤其是儿童，可能会出现呕吐、腹痛和抽搐发作。发疹在 12～48 h 后开始，首先可见颈部、胸部和腋下的红斑，逐渐蔓延至全身（常在 12 h 内）。皮疹为红斑上砂纸状纹理的微小丘疹（"鸡皮疙瘩"）。腋窝、肘前、腹股沟区域见 Pastia 线（线性瘀点条纹）。面颊充血，可有口周苍白区。咽喉红肿，3～4 天出现渗液。上腭瘀点常见，伴有颈部淋巴结肿大触痛。舌头最初是白色的，有鲜红色乳头，后来变为牛肉红色（草莓舌）。脱屑发生在 7～10 天后，最突出的是手足（图 74.8），可持续 2～6 周。猩红热和潜在的链球菌感染可能的并发症包括中耳炎、乳突炎、鼻窦炎、肺炎、心肌炎、脑

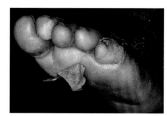

图 74.8　猩红热足部脱屑（Courtesy，Eugene Mirrer，MD.）

膜炎、关节炎、肝炎、急性肾小球肾炎和风湿热[23]。

病理学

组织活检显示毛细血管和淋巴管扩张，毛囊周围最明显。真皮水肿，血管周围中性粒细胞浸润，可有小片出血。在脱屑阶段可见海绵水肿和角化不全。

诊断与鉴别诊断

临床诊断通常并不困难。几乎总是白细胞计数增高、核左移，恢复期 2～3 周后常可见 10%～20% 的嗜酸性粒细胞增多。疾病早期可见溶血性贫血，轻度蛋白尿和血尿。鼻和（或）咽喉细菌可培养出 A 组链球菌。抗链球菌溶血素 O（antistreptolysin O，ASO）和抗脱氧核糖核酸酶 B 抗体的检测对确定链球菌感染有帮助。

猩红热的鉴别诊断包括药疹、病毒疹、TSS、早期 SSSS、川崎病和复发毒素介导的会阴红斑。一种革兰氏阳性杆菌，溶血性弧菌（Arcanobacterium haemolyticum），会导致青少年和年轻人出现咽炎和猩红热样皮疹。

治疗

与其他 A 组链球菌感染一样，青霉素（阿莫西林）是首选药物，疗程 10～14 天通常足够。一般治疗后 24～48 h 症状缓解。症状出现后应用长达 10 天的抗生素治疗可以预防风湿热的发生。对青霉素过敏者，可选择第一代头孢或大环内酯类抗生素，但值得注意的是，一些 A 组链球菌对大环内酯类抗生素耐药。

链球菌性中毒性休克综合征

同义名： ■链球菌性中毒性休克样综合征（streptococcal toxic shock-like syndrome）■ 毒性链球菌综合征（toxic streptococcal syndrome）

引言

链球菌性中毒性休克综合征（streptococcal TSS）是由产毒素的 A 组，偶与 G 组链球菌感染引起，进展迅速的、常可致命的疾病[29a]。

流行病学与发病机制

链球菌性 TSS 常见于 20～50 岁的健康成年人，也可发生于儿童（平均年龄 4～5 岁）[29b]。皮肤屏

障的破坏常成为该病的侵入门户。与葡萄球菌 TSS 中占优势的隐匿感染相比，许多与 A 组链球菌毒力（如 M 型 1 和 3）侵袭软组织感染（如坏死性筋膜炎）有关，大多数患者有菌血症[30]。涉及的毒素包括 SPE A，B 和 C 以及更有效的链球菌促有丝分裂外毒素 Z（streptococcal mitogenic exotoxin Z，SMEZ）[30a]。链球菌溶血素 O 也可和 SPE-A 协同作用。和葡萄球菌 TSS 类似，由于细菌外毒素超抗原激活导致大量细胞因子产生而出现相关临床症状[30a]。超抗原通过与抗原提呈细胞的 II 型主要组织相容性抗体复合物以及 T 细胞受体 Vβ 区结合（图 74.9），非特异性地刺激 T 细胞。特定超抗原 -T 细胞相互作用可能导致整个循环 T 细胞群 5% ～ 30% 活化，而传统抗原的活性约为 0.01%。这导致了细胞因子，特别是肿瘤坏死因子（tumor necrosis factor-α，TNF-α）、IL-1 和 IL-6 的大量增加，还有 Toll 样受体（Toll-like receptor，TLR）2 和 4 的上调，这增加了来自革兰氏阴性菌和链球菌内毒素的有害作用，导致促炎介质的进一步细化。因此，患者出现临床表现，如发热、红斑、呕吐、低血压和多器官组织损伤[23]。应用非甾体抗炎药降低体温和其他感染症状，可延迟链球菌软组织感染的诊断和治疗，促使 TSS 的发生[31]。

临床特征

链球菌 TSS 为 A 组链球菌感染，早期发生休克和器官衰竭（见表 74.8）。最常见的初始症状为肢体严重的局部疼痛。虽然 50% 的患者显示软组织感染的征象（如肿胀、触痛和红斑），仍然有一些患者仅表现为疼痛而无其他体征。若出现紫罗兰色、大疱或深在感染引起的坏死，如坏死性筋膜炎或肌炎，则提示愈后不佳。

该病可能会以出现非特异性流感样症状开始，如发热、寒战、肌痛和腹泻。通常可见中枢神经系统症

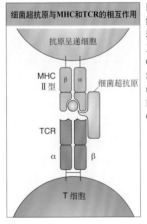

| 细菌超抗原与 MHC 和 TCR 的相互作用 |
| 抗原呈递细胞 |
| MHC II 型 β α / 细菌超抗原 |
| TCR α β |
| T 细胞 |

图 74.9 细菌超抗原与主要组织相容性复合物（MHC）和 T 细胞受体（TCR）的相互作用（Adapted from Janeway CA，Travers P，Walport M，Shlomchik M. Immunobiology：the Immune System in Health and Disease，6th edn. New York：Garland Science，2004.）

状（如意识错乱、昏迷），但观察到全身泛发的斑疹样红斑的概率远低于金黄色葡萄球菌 TSS，而更易发生水疱。手和足部脱屑出现于 20% 的患者。休克和多器官衰竭通常在症状出现后 48 ～ 72 h 发生。链球菌 TSS 的并发症可包括肾衰竭、弥散性血管内凝血和急性呼吸窘迫综合征，其死亡率为 30% ～ 60%。

病理学

组织病理显示海绵水肿，坏死的角质形成细胞，表皮下水疱形成，以及真皮血管周围中性粒细胞或（和）淋巴细胞浸润[32]。

诊断与鉴别诊断

公布的诊断标准要求：从无菌部位分离出 A 组链球菌、并结合低血压和临床或实验室异常表明有两个或多个器官系统受累（见表 74.8）。血清肌酐通常在病程早期上升，肌酸磷酸激酶在坏死性筋膜炎或肌坏死情况下增高，白细胞计数可出现明显核左移、增高或正常[33]。虽然葡萄球菌 TSS 和链球菌 TSS 具有一些共同特征，但也存在重要差异（见表 74.9）。

治疗

多数病例需要加强支持治疗，低血压应静脉补液和予以升压药。克林霉素抑制细菌毒素的产生，是一线抗菌治疗的药物（联合青霉素）。利奈唑胺也阻断毒素产生，并且应用 IVIg 中和毒素也是有益的[33a]。早期外科干预（如引流、清创、筋膜切开术、截肢术）对坏死性软组织感染至关重要，可以挽救生命[11]。

丹毒

同义名： ■ 圣安东尼火（St Anthony's fire）

引言

丹毒（erysipelas）是由 A 组链球菌引起的表浅变异型蜂窝织炎，累及真皮伴有显著的淋巴管受累。相反，经典的蜂窝织炎集中在深部真皮和皮下组织中[34]。

流行病学与发病机制

该病好发于青年人、老年人、衰弱、淋巴水肿及慢性皮肤溃疡者，女性多于男性，但在较年轻的患者中，男孩常见。丹毒通常由 A 组链球菌引起的，G、B、C 和 D 型也偶有引起发生。金黄色葡萄球菌、肺炎球菌属、克雷伯菌肺炎、结肠耶尔森菌和 b 型流感嗜血杆菌也可引起丹毒样感染[35]。

临床特征

虽然经典的丹毒皮损疹位于面部，但下肢是最常

见的部位。经过 2～5 天的潜伏期，出现发热、寒战、不适和恶心等前驱症状。几个小时到 1 天之后，具有脊状、锐利边缘的红色斑块出现并进行性扩大，皮损与周围皮肤界限清楚（图 74.10A，B）。患处皮温增高、紧张，并伴有非凹陷性水肿。患处触痛、灼痛，常见局部淋巴结肿大，伴或不伴有淋巴管炎。还可能形成脓疱、水疱、大疱或小面积出血性坏死。丹毒的并发症不常见，通常发生在具有潜在疾病的患者[34]。当疾病痊愈后，可能出现脱屑和炎症后色素改变。

病理学

组织病理显示真皮弥漫性水肿和中性粒细胞浸润。常见淋巴管扩张，灶性化脓性坏死和表、真皮分离。无原发性坏死性血管炎、血栓形成或白细胞碎裂性改变。

诊断与鉴别诊断

诊断主要基于临床表现。实验室检查示白细胞计数增高和核左移。只有约 5% 病例血培养呈阳性。虽然取脓疱或大疱培养有帮助，但皮肤活检组织培养敏感性低，特别对有免疫能力的患者。抗 DNA 酶 B 和 ASO 滴度试验是检测链球菌病因学的重要指标，直接免疫荧光和乳胶凝集试验也用于检测皮损中的链球菌。

丹毒鉴别诊断包括蜂窝织炎和其他软组织感染（如类丹毒、坏死性筋膜炎）及炎症导致的"假性蜂窝织炎"疾病（见表 74.10）。

治疗

10～14 天青霉素是链球菌引起的丹毒首选治疗方法。虽然大环内酯类抗生素（如红霉素）可用于对青霉素过敏患者，但部分化脓性链球菌菌株对大环内酯类抗生素耐药。丹毒可在局部循环异常（如淋巴水肿）的患者中复发，偶尔需要予青霉素预防感染[36]。开发针对链球菌的有效疫苗可以显著改善由这种微生物引起的感染的流行病学特点[6, 36a]。

（黎静宜译　胡念芳校　李薇审）

链球菌性间擦疹

A 组链球菌引起的间擦疹（intertrigo caused by group A streptococci）是一种尚未被充分认可的疾病，通常影响婴儿和儿童[37]。由于颈部、腋窝、肘窝、膝窝和腹股沟区域湿润，皱褶处皮肤易受刺激和摩擦，婴儿特别容易受累。在皱褶区域出现边界清楚的红斑或薄的斑块，常伴随恶臭。与念珠菌性间擦疹不同，本病卫星灶不常见。感染的儿童偶尔会出现易激惹、低热和化脓性链球菌性菌血症。有遗传易感性的儿童，

表 74.10 "假性蜂窝织炎"的病因

感染和叮咬	其他炎症性疾病
• 节肢动物叮咬反应（如昆虫、蜘蛛叮咬）	• 变态反应性接触性皮炎（包括空气和皮肤接触）、淤滞性皮炎
• 游走性红斑（见图 74.14）	• 光线性皮炎
• 带状疱疹	• Well 综合征
• 毒素介导的红斑（如复发性毒素介导的会阴部红斑）	• 脂膜炎，如脂肪皮肤硬化症，结节性红斑
嗜中性皮病	• 血栓性静脉炎
• Sweet 综合征，嗜中性蜂窝织炎	• 血管性水肿
• 家族性地中海热或其他自身炎症性综合征	• 间质性肉芽肿性皮炎，斑片状环状肉芽肿
药物反应	• 炎症性局限性硬皮病
• 固定性药疹，尤其是非色素性	• ICU 中的急性炎症性水肿
• 种痘／注射反应	**代谢紊乱**
• 化疗相关中毒性红斑（如吉西他滨）中性粒细胞外泌性汗腺炎 *	• 痛风
	恶性肿瘤
	• 皮肤转移类丹毒，尤其是乳腺癌转移

* 偶尔在白血病发作或感染之前发生

ICU，重症监护病房

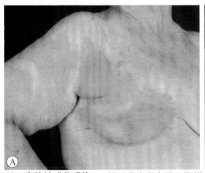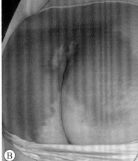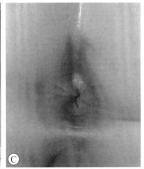

图 74.10　皮肤链球菌感染。 2 例丹毒患者上臂、胸部（A）和臀部（B）边界清楚的红斑。一名患有链球菌性肛门周围疾病的年轻男孩从肛门边缘延伸的亮红色红斑（C）（A，Courtesy, Lorenzo Cerroni, MD；B，Courtesy, Mary Stone, MD；C，Courtesy, Julie V Schaffer, MD.）

皮肤链球菌感染可诱发银屑病[30a, 38]。当简单的擦烂皮疹对细菌软膏、降低摩擦和减少潮湿等方法都无效时，应该考虑细菌培养来明确诊断。10天疗程的口服青霉素和阿莫西林常常有效[39]。

肛周和外阴阴道（会阴）链球菌感染

同义名：■肛周链球菌病，肛周链球菌皮炎（perianal-perianal streptococcal disease, perianal cellulitis, perianal streptococcal dermatitis）■外阴–会阴链球菌病，链球菌性外阴炎（vulvovaginal-perivaginal streptococcal disease，streptococcal vulvovaginitis）

　　肛周和外阴阴道（会阴）链球菌感染［perianal and vulvovaginal（perineal）streptococcal infection］是由A组链球菌所致，特征为边界清楚的肛周鲜红斑，位于肛周边缘1～3 cm范围（图74.10C），类似的表现可见于女孩阴道入口至外阴区域，相对较少见于男孩尿道口周围。患者可能主诉瘙痒或刺激，大便疼痛或排尿困难，大便带血，肛门粪便泄露或阴道分泌物而弄脏内衣。常无系统症状。好发于2～7岁儿童，尤其是男孩（对肛周疾病）[39a]。患者发病前可出现咽炎，即使在无症状感染的患者咽部可培养出化脓性链球菌，患者家庭成员中常有近期感染链球菌者[39a]。对儿童爆发性点滴状银屑病应评估其肛周的链球菌感染[39b]。

　　引起肛周红斑或瘙痒的其他疾病包括接触性皮炎（刺激性或变态反应性）、金黄色葡萄球菌感染[40]、念珠菌病、脂溢性皮炎、蛲虫感染、炎症性肠病、硬化性苔藓、虐待儿童和川崎病早期。肛周链球菌感染诊断依赖于皮肤细菌培养或A组链球菌快速测试，后者特异性不高。一项随机对照研究显示，7天疗程的头孢呋辛比10天的青霉素更有效[41]。

蜂窝织炎

引言

　　蜂窝织炎（cellulitis）是真皮深层和皮下组织的感染，表现为红斑、肿胀、局部皮温增高和触痛。

流行病学与发病机制

　　免疫正常的成人中蜂窝织炎最常由A组链球菌或金黄色葡萄球菌引起。后者是儿童发病最常见的原因。尽管流感嗜血杆菌曾是儿童蜂窝织炎最常见病因，但由于使用针对该菌β型疫苗，目前此菌引起已少见[42]。糖尿病溃疡和褥疮溃疡周围蜂窝织炎常常包括革兰氏阳性球菌、革兰氏阴性需氧菌和厌氧菌的混合感染[43]。在免疫正常者，细菌通常由皮肤屏障破坏而引起感染，

对免疫抑制患者，血源性途径是最常见的病因。淋巴水肿、酒精中毒、糖尿病、注射吸毒和外周血管疾病都是蜂窝织炎的危险因素。蜂窝织炎的反复发作可能是由淋巴系统的损伤引起，例如既往的淋巴结清扫、大隐静脉切除或曾发生过蜂窝织炎。

临床特征

　　蜂窝织炎常常伴有系统症状，如发热、寒战和不适。受累部位具有炎症的4个主要特征：红肿（红斑）、灼热（皮温高）、疼痛和肿胀，且边界不清，触痛明显。在严重感染中，可能出现水疱、大疱、脓疱或组织坏死（图74.11），还可出现上行淋巴管炎和区域淋巴结累及。在儿童中，蜂窝织炎常发生于头、颈部，但成人大多为四肢累及。注射吸毒往往会累及上肢，即药物注射部位。本病并发症少见，可能包括急性肾小球肾炎（如果由致肾炎的链球菌菌株引起）、淋巴结炎、亚急性细菌性心内膜炎，以及与淋巴管损伤相关的复发。

病理学

　　轻到中度的淋巴细胞和中性粒细胞的炎症浸润可见真皮全层，甚至皮下脂肪层（图74.12）。可见真皮

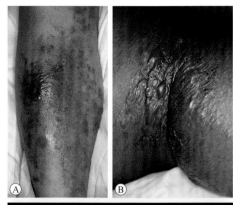

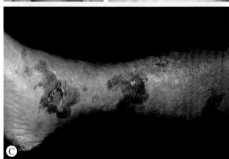

图74.11　大疱性和坏死性蜂窝织炎。A. A组链球菌致下肢软组织广泛损害。B. 肿胀和融合的大疱。C. 链球菌导致的多处坏死结痂和局部化脓

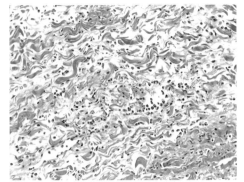

图 74.12 **蜂窝织炎的组织病理**。明显的真皮水肿和中性粒细胞浸润（Courtesy，Lorenzo Cerroni，MD.）

水肿导致的表皮下水疱，淋巴管和小血管扩张。特殊染色可见病原微生物。

诊断与鉴别诊断

诊断通常基于临床表现（图 74.13）。白细胞计数常正常或轻微增高。免疫正常患者中血培养常阴性，但流感嗜血杆菌引起者例外，其白细胞增高、核左移和血培养阳性。非典型病原微生物感染在儿童和免疫抑制者中更常见，进行穿刺和皮肤活检有助于寻找病原微生物。下肢蜂窝织炎的鉴别诊断包括深静脉血栓

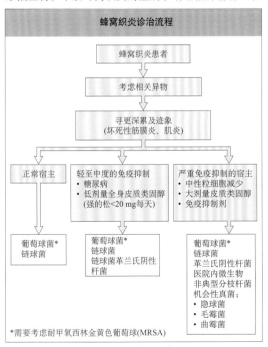

蜂窝织炎诊治流程

```
蜂窝织炎患者
        ↓
考虑相关异物
        ↓
寻找深层及迹象
(坏死性筋膜炎、肌炎)
```

正常宿主	轻至中度的免疫抑制	严重免疫抑制的宿主
	• 糖尿病	• 中性粒细胞减少
	• 低剂量全身皮质类固醇（强的松<20 mg每天）	• 大剂量皮质类固醇
		• 免疫抑制剂

| 葡萄球菌*
链球菌 | 葡萄球菌*
链球菌
链球菌革兰氏阴性杆菌 | 葡萄球菌*
链球菌
革兰氏阴性杆菌
医院内微生物
非典型分枝杆菌
机会性真菌：
• 隐球菌
• 毛霉菌
• 曲霉菌 |

*需要考虑耐甲氧西林金黄色葡萄球菌(MRSA)

图 74.13 **蜂窝织炎诊治流程**

形成和其他炎症性疾病，如淤积性皮炎、浅表血栓性静脉炎和脂膜炎，脂性硬皮病和其他形式的脂膜炎。浅表血栓性静脉炎常出现发红和触痛，但无发热和可触及的条索有助于诊断。脂性硬皮病若被误诊为蜂窝织炎常常导致不必要的住院治疗。其他导致"假性蜂窝织炎"情况见表 74.10 和图 74.14。

治疗

蜂窝织炎的治疗通常针对 A 型链球菌和金黄色葡萄球菌。无并发症患者只需口服针对此类微生物的抗生素治疗 10 天（如双氯西林、头孢氨苄或克林霉素）。住院患者使用抗生素治疗应该敏感的抗生素治疗 10 天。严重患者，面部受累或对口服药物无效者需住院治疗并肠外使用抗生素治疗。如果怀疑 MRSA 感染，如蜂窝织炎合并脓肿，应给予克林霉素、复方新诺明或多西环素（见表 74.5）。怀疑 A 组链球菌时，后面的抗生素需要和 β - 内酰胺类联合应用。糖尿病或褥疮溃疡合并蜂窝织炎需要使用广谱抗生素，如哌拉西林他唑巴坦，青霉素过敏者可用甲硝唑加环丙沙星。辅助措施包括固定和抬高患肢，大疱或渗出的部位予以湿敷。如果治疗 36 ～ 48 h 后症状没有缓解，应该进行细菌培养和药敏，并相应地调整抗生素。非甾体抗炎药会掩盖深部坏死性感染的症状和体征，因此在治疗蜂窝织炎时应避免使用。预防性使用低剂量青霉素可以降低四肢蜂窝织炎的复发，然而在停止后这种保护作用会消失[44]。其他类型的蜂窝织炎（例如猪红斑丹毒丝菌、创伤弧菌所致）的临床特征和治疗讨论见下文。

化脓性肌炎

化脓性肌炎（pyomyositis）为一种原发于骨骼肌的细菌性感染，最常由金黄色葡萄球菌引起。其他报道的病因包括：化脓性链球菌、肺炎链球菌、大肠杆菌、耶尔森氏菌、流感嗜血杆菌、分枝杆菌和真菌；在免疫抑

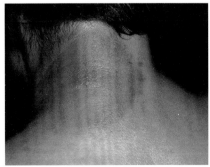

图 74.14 **"假性蜂窝织炎"的游走性红斑**。颈部可能被误认为蜂窝织炎的红斑斑块扩大

制的患者可以出现多种微生物的感染[45-47]。以前被认为是一种热带肌炎，但发现该病也发生在温带。易感因素包括创伤、糖尿病、HIV感染、吸毒和其他免疫抑制。患者常有持续1～2周的低热、肌痛、肌肉进行性发硬、疼痛和深在软组织肿块的变大，触之为木板样硬。病变第2阶段出现肌肉脓肿形成及可能继发败血症。

疾病早期诊断可选择MRI，后期予超声引导下穿刺。葡萄球菌导致的化脓性肌炎处理包括切开引流合并静脉应用合适的抗生素直至病情好转，继以口服治疗，总疗程≥3周[48]。

葡萄状菌病

同义名： ■ 颗粒状细菌病（granular bacteriosis）■ 细菌性假真菌病（bacterial pseudomycosis）

引言

葡萄状菌病（botryomycosis）以其类似于葡萄的特征颗粒命名，是一种罕见的、慢性、化脓性、肉芽肿性细菌感染，常为原发的皮肤感染，致病菌多为金黄色葡萄球菌。

流行病学与发病机制

全世界范围内均发现葡萄状菌病，超过2/3的患者仅有皮肤受累。任何年龄均可发病，男性比例较女性略高（3：2）。最常见为金黄色葡萄球菌感染，也可能由假单胞菌、变形杆菌、莫拉菌、沙雷氏菌、棒状杆菌属引起。细胞免疫缺陷，尤其是低T淋巴细胞计数，与葡萄状菌病发病相关[49]。

临床特征

皮肤葡萄状菌病表现为皮肤和皮下结节状、溃疡和疣状斑块。多个窦道和瘘管向外排脓液或由细菌团块组成的黄色颗粒。大部分患者由四肢创伤后引起局部皮损，播散性损害罕见[50]。皮损处可有瘙痒、触痛，也可影响下方肌肉和骨骼。系统症状少见，据报道，内脏的葡萄球菌病最常影响肺部，主要发生在免疫功能低下的患者或术后患者[49]。

病理学

活检组织示为慢性炎症反应和纤维化，异物巨细胞常见。最具特征性的表现为1～3 mm大小的颗粒状小体（谷粒），由细菌、细胞和碎屑组成（图74.15），该小体中央嗜碱性，外周为均质状、嗜酸性、透明玻璃状物质，认为其是对宿主免疫球蛋白的继发反应（Splendore-Hoeppli现象）。颗粒状物质被PAS、革兰氏和吉姆萨染色。

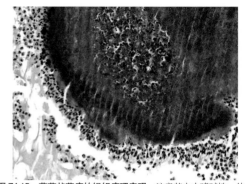

图74.15 葡萄状菌病的组织病理表现。注意其中央嗜碱性，外周嗜酸性、透明颗粒状小体（谷粒）（Courtesy，Luis Requena，MD.）

诊断与鉴别诊断

怀疑葡萄状菌病时，应同时做细菌和真菌培养，组织学检查及培养有助于明确诊断。镜下（新鲜封固或20%KOH）显示粗糙分叶状颗粒伴有棒状影。革兰氏染色的粉碎状颗粒常为葡萄球菌团块。皮肤葡萄状菌病的鉴别诊断包括原发性足菌肿、放线菌病、表皮样囊肿破裂、金黄色葡萄球菌性脓肿、羊痘、结核、双相真菌感染或非典型分枝杆菌感染等。

治疗

葡萄状菌病经典治疗包括外科清创或切除，联合抗生素应用。如果可能，减轻免疫抑制也能获益。当外科切除不可行时，可以考虑予CO_2激光治疗[51]。

坏死性筋膜炎

同义名： ■ 1型-混合感染性坏死性筋膜炎（type 1-polymicrobial necrotizing fasciitis）■ 2型-A组链球菌性坏死性筋膜炎（type 2-group A streptococcal necrotizing fasciitis）■ "嗜肉细菌"综合征（"flesh-eating bacteria" syndrome）■ 福耳尼埃坏疽（Fournier gangrene）■ 协同坏死性蜂窝织炎（synergistic necrotizing cellulitis）

引言

坏死性筋膜炎（necrotizing fasciitis）的特点是快速进展的皮下组织和筋膜坏死，若未能及时诊断、手术和抗感染治疗，会危及患者生命。分为两个主要的亚型：① 1型，除兼性厌氧菌外，包括至少一种厌氧菌的混合性细菌感染；② 2型，单菌感染，最常见为A组链球菌；有些作者也分为3型[由革兰氏阴性海洋生物引起（如弧菌和气单胞菌属）]和4型[由于真菌引起（如创伤后或免疫受损患者）]。

流行病学与发病机制

美国每年有 700～1200 例坏死性筋膜炎患者。危险因素包括糖尿病、免疫抑制、心脏或外周血管性疾病、肾衰竭或贝伐单抗治疗者[52]，也可发生于健康年轻人。坏死性筋膜炎可继发于锐、钝器损伤，亦可无显著外伤史。其他易感因素包括注射吸毒、近期外科手术、水痘、褥疮或缺血性溃疡。

该病死亡率可达 20%～60%，导致高死亡率的危险性因素包括女性、老年、营养不良、感染面积广、早期清创不及时、血清肌酐或乳酸增高、A 组链球菌以及入院时器官功能严重受损。糖尿病特别是肾功能不全或外周动脉疾病时也可导致高死亡率[53]。

儿童坏死性筋膜炎通常由 A 组链球菌引起，成人常继发于创伤或外科手术，由多种细菌感染引起，如链球菌、金黄色葡萄球菌、大肠埃希氏菌、拟杆菌和梭菌属。少见的病原体包括创伤弧菌（伴海水损伤，见下文）、嗜水气单胞菌（与淡水有关）、铜绿假单胞菌、b 型嗜血流感杆菌[54]。机会真菌感染，包括接合菌病，也可在免疫抑制的患者中导致坏死性筋膜炎[55]。

临床特征

起初表现为剧烈的触痛、红斑、皮温高和肿胀，对抗生素无效，皮肤表面紧张发亮。最初严重的疼痛和皮肤表现不成正比。病情进展非常迅速，发病后 36 h 内，皮肤从红、紫色转为特征性的灰-蓝色、边界不清楚的斑片（图 74.16），可见紫罗兰色和（或）出血性大疱。浅表筋膜和脂肪的坏死产生稀水样伴恶臭的液体。随着皮肤神经破坏，该区域可能随后出现皮肤麻木，皮下组织在触诊时感觉硬如木板。患者有明显中毒症状，包括发热、寒战、疲乏、白细胞升高、心动过速和休克。最常累及四肢，儿童也常出现在躯干。会阴部和外生殖器的坏死性筋膜炎称为福耳尼埃坏疽（Fournier gangrene），是一种典型的多微生物感染[11, 54, 56]。

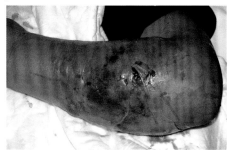

图 74.16　坏死性筋膜炎。 前臂紧张、木质样水肿，紫-灰色区域坏死和大疱，水样渗出。静脉注射毒品为一个诱发因素可疑坏死性筋膜炎的评估和治疗流程（Courtesy, Luis Requena, MD.）

病理学

该病基础病理表现为皮下组织坏疽，沿筋膜蔓延，随后是上覆皮肤的累及。坏死筋膜内血管壁可见纤维素样坏死、纤维蛋白血栓。其表皮、真皮和皮肤附属器凝固性坏死。真皮上层大量多形核白细胞、单核细胞及多量细菌。

诊断与鉴别诊断

在疾病早期，通常很难将蜂窝织炎和坏死性筋膜炎区别。严重疼痛或出现麻木感提示有深部累及，MRI 可以描绘组织受累的深度。其他提示坏死性筋膜炎而不是蜂窝织炎的线索包括：迅速扩散的紧张性水肿、出血性大疱形成、皮肤呈灰色、恶臭、肌酸磷酸激酶增高。图 74.17 概述了评估和治疗疑似坏死性筋膜炎的程序。可以模仿坏死性筋膜炎的病症包括血肿形成的创伤、梭菌性肌坏死、肌炎、静脉炎、滑囊炎和关节炎。

治疗

主要有效治疗方法为大面积外科清创（筋膜切开

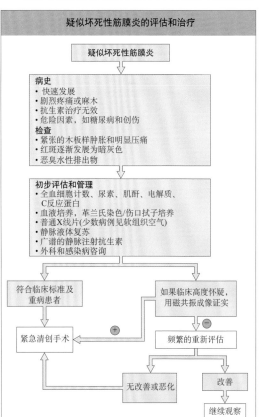

疑似坏死性筋膜炎的评估和治疗

疑似坏死性筋膜炎

病史
- 快速发展
- 剧烈疼痛或麻木
- 抗生素治疗无效
- 危险因素，如糖尿病和创伤

检查
- 紧张的木板样肿胀和明显压痛
- 红斑逐渐发展为暗灰色
- 恶臭水性排出物

初步评估和管理
- 全血细胞计数、尿素、肌酐、电解质、C 反应蛋白
- 血液培养，革兰氏染色/伤口拭子培养
- 普通 X 线片（少数病例见软组织空气）
- 静脉液体复苏
- 广谱的静脉注射抗生素
- 外科和感染病咨询

符合临床标准及重病患者

如果临床高度怀疑，用磁共振成像证实

紧急清创手术　⊕

频繁的重新评估　⊖

无改善或恶化

改善

继续观察

图 74.17　疑似坏死性筋膜炎的评估和治疗

术），偶尔需截肢。最初根据经验选择针对链球菌、葡萄球菌（包括 MRSA）、革兰氏阴性杆菌和厌氧菌的广谱抗生素，如万古霉素，利奈唑胺，或达托霉素与哌拉西林 / 他唑巴坦或碳青霉烯合用[11]。对青霉素过敏的患者，经验使用环丙沙星联合甲硝唑或克林霉素。对中性粒细胞缺乏患者，应考虑使用具抗假单胞菌作用的抗生素。当确定病原菌后，选用窄谱抗生素治疗更加合适。

高压氧治疗仍然存在争议，革兰氏阴性厌氧菌引起的坏死性筋膜炎有效，然而外科处理和抗生素治疗须及时进行。IVIg 可能对部分严重 A 组链球菌感染患者有效，但近期一项随机安慰剂对照研究未能显示重症监护室坏死性软组织感染患者接受 IVIg 治疗有益[56a]。营养支持对促进术后伤口愈合非常重要。该病愈后常常需要大面积整形手术[11]。

菌血症 / 败血症

葡萄球菌败血症（staphylococcal septicemia）可在没有任何皮肤或内脏感染灶的情况下发生。在免疫功能低下状态，红皮病（特别是继发于 Sézary 综合征）、中央静脉插管、异常或假体心脏瓣膜以及注射吸毒等都是革兰氏阳性菌血症的危险因素。大部分患有晚期皮肤 T 细胞淋巴瘤的患者最后出现败血症，皮损表现为脓疱性瘀点、化脓性紫癜、皮下脓肿，可能提示感染经血源扩散。组织病理显示非特异性炎症反应，通常具有革兰氏阳性染色，培养物生长金黄色葡萄球菌。当金黄色葡萄球菌菌血症导致心内膜炎时，可能会出现许多其他特征性皮肤症状，包括瘀点、碎片状出血；奥斯勒结节（Osler's node）由免疫复合物沉积和小血管炎引起、詹韦皮损（Janeway lesion），代表具有微生物形成的脓毒性栓子。奥斯勒结节是位于指节垫和大小鱼际的隆起，柔软红色斑丘疹和结节，中央为白色。詹韦皮损为手掌和足跖部无痛、小出血性斑疹或丘疹[57]（图 74.18）。葡萄球菌菌血症和心内膜炎均用长期静脉注射抗生素治疗。

梭菌皮肤感染

梭菌（clostridium）是由孢子形成的革兰氏阳性杆菌，它是无处不在的土壤腐生菌和部分正常肠道菌群。产气荚膜梭菌是创伤相关的气性坏疽最常见原因，是一种专性厌氧菌，因此在缺氧或缺血性组织中繁殖。败毒梭菌的耐氧性更好，菌量很小即致感染，并与中性粒细胞减少症或胃肠道恶性肿瘤患者的自发气性坏疽相关[11]。

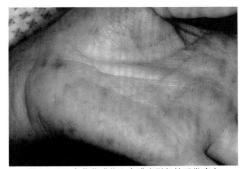

图 74.18　由葡萄球菌心内膜炎引起的手掌病变

产气荚膜梭菌产生两种膜活性的毒素——α 和 θ（perfringolysin O），它们具有协同效应。α 毒素与磷脂酶 C 和鞘磷脂酶有相似的生物学活性，θ 毒素破坏内皮细胞的完整性，抑制吞噬细胞的募集，并诱导血管内血小板凝集，导致小动脉血流减少，氧气输送受损则导致组织缺氧和肌肉组织无氧酵解。放射成像中的"气性"坏疽源自硫化氢和 CO_2。局部进展导致肌坏死，而当毒素释放进入体循环时，可发生休克和多器官衰竭。

绝大多数厌氧菌蜂窝织炎（一种坏死性皮下感染）和肌坏死（气性坏疽）是由梭菌引起，两种疾病的比较和治疗见表 74.11。软组织捻发音，平片上气体的证据或恶臭褐色排出物（"脏洗碗水"）应促使临床医师怀疑梭菌感染，特别是在创伤或外科术后的患者合并糖尿病和外周血管性疾病时[58]。

棒状菌皮肤感染

棒状菌（corynebacteria）是占了近一半皮肤菌群的革兰氏阳性杆菌。温暖、潮湿的环境是非白喉棒状杆菌感染皮肤的危险因素[59]。

红癣

红癣（erythrasma）是一种表浅的，通常由**微小棒状杆菌**在角质层过度增殖引起的慢性皮肤感染。常发生在潮湿、闭塞的间擦区域，包括腹股沟、腋窝、臀部皱褶、乳房下、肚脐和足趾间。易感因素包括湿热气候、不良的卫生习惯、多汗、肥胖、糖尿病、老年以及免疫抑制。鳞屑是发生在红癣之前促进其发生，还是细菌过度生长的结果目前还有争论。

病变为粉红到红色、边界清楚的斑片，覆有细小鳞屑并伴有皱纹，随着时间推移，红色变为棕色（图 74.19A、C）。皮损无自觉症状或轻微瘙痒。趾间红斑

表 74.11 梭菌性厌氧性蜂窝织炎和肌坏死

	厌氧菌蜂窝织炎 *	肌坏死（气性坏疽）
易感因素（两种疾病共同）	创伤（穿透伤，挤压伤）或外科手术，合并不当 / 不完整的清创或伤口污染 糖尿病，外周血管疾病 静脉注射毒品（如黑焦油海洛因） 结肠疾病或恶性肿瘤（败血症性肌坏死）	
微生物 †	产气荚膜梭菌＞其他厌氧菌（如拟杆菌属，消化链球菌属，普氏菌属）	产气荚膜梭菌（～80%） ＞诺维梭菌，腐败梭菌
潜伏期	＞3 天	12～24 h
病程	快	迅速
渗出物	清，黑灰-褐色，恶臭（"脏洗碗水"）	清，黑灰-褐色，恶臭（"脏洗碗水"）
表面皮肤改变	很轻	呈深黄色至青铜色，出现坏死、大疱
肿胀	轻微	严重
捻发音	常存在（皮下及筋膜层有丰富气体）	有时存在
疼痛	无或轻微	严重
发热	低热	低热
毒血症	无或轻度	存在（如心动过速，低血压，少尿）
菌血症 / 实验室发现	无 / 轻微	15% 菌血症，显著白细胞增高，出血性贫血
治疗（两种疾病共同）	● 早期积极外科清创（每 24～48 h 重复直至临床症状缓解） ● 梭状芽胞杆菌所致患者对青霉素敏感，然而，感染常是多种细菌的，因此选择广谱抗生素（如克林霉素联合哌拉西林 / 三唑巴坦或羟基噻吩青霉素 / 克拉维酸）直至培养结果可用 ● 高压氧舱辅助治疗	

* 可进展为肌坏死
† 可能为多种微生物感染，导致和坏死性筋膜炎重叠

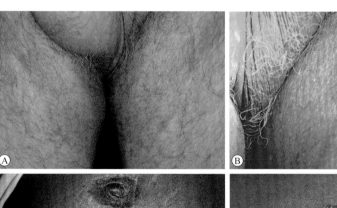

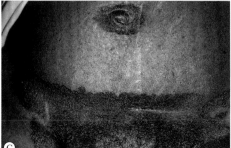

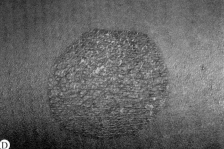

图 74.19 **红癣**。A. 大腿上内侧粉红到棕色鳞屑性斑片。B. Wood 灯下珊瑚红荧光。C. 腹股沟和脐周的色素沉着斑；D. 盘状红癣的界限清楚的、鳞屑的色素沉着斑（A，B，Courtesy，Louis A Fragola，Jr，MD.）

是最常见的足部细菌感染和红癣形式。表现为无症状、慢性浸渍，伴趾缝皲裂和鳞屑。该病还有一种泛发的、盘状的特殊变异型，皮损可出现于经典间擦部位受累区外（图 74.19D），偶见于 2 型糖尿病患者。偶有报道在免疫抑制的患者，红癣进展为蜂窝织炎或菌血症。

用 Wood 灯照射病灶时，由细菌产生的卟啉会出现明亮的珊瑚红色荧光（图 74.19B）。革兰氏染色显示革兰氏染色阳性的丝状、棒状杆菌可在组织培养基 199 中培养。间擦性红癣的鉴别诊断包括癣、脂溢性皮炎和皮肤念珠菌病。趾间红癣应与癣和足趾间混合感染相区别[60]。

外用治疗可使用 20% 氯化铝、克林霉素、红霉素、莫匹罗星、夫西地酸、唑类抗真菌药和惠特菲尔德软膏（水杨酸和苯甲酸）。对泛发或顽固病例于口服红霉素、四环素或单剂量克拉霉素，使用抗菌肥皂可帮助预防复发[61-62]。

窝状角质松解症

同义名： ■ 沟状跖部角化病（keratolysis plantare sulcatum）■ 环状角质松解症（ringed keratolysis）

引言

窝状角质松解症（pitted keratolysis）是一种掌跖部的非炎症性细菌感染。

流行病学与发病机制

窝状角质松解症发生于世界各地，温带和热带气候中均可发生。多汗症、长期闭塞和皮肤表面 pH 增加是诱发因素。大多数感染由不动盖球菌（先前的栖息微球菌）引起，其他的病原菌包括刚果嗜皮菌、棒状杆菌和放线菌属。不动盖球菌分泌两种丝氨酸蛋白酶（K1 和 K2），其降解角质层中的角蛋白。细菌释放含硫化合物而导致特征性恶臭。

临床特征

在足底承重区域出现皮损，包括小的（直径 1 ~ 7 mm）角质层内类似火山口的凹陷（图 74.20），并且很少累及手掌。这种皮损可能融合成大坑或陨石坑环。通常无红斑，患者常常忽视，常伴随多汗症和恶臭。

病理学

显微镜下可见界限清楚的窝状损害，深约为角质层厚度的 2/3。革兰氏染色、PAS、六胺银染色可以检测火山口壁和底部的细菌。未见炎症。

诊断与鉴别诊断

根据临床表现诊断，Wood 灯照射皮损无荧光产生。

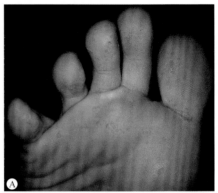

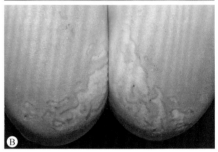

图 74.20　足跖表面的窝状角质松解症。多个小的（A）和大的融合（B）好发于足跖表面的受压部位的小火山口样凹陷，患处角质层减少（Courtesy，Kalman Watsky，MD.）

鉴别诊断包括跖疣、足癣、掌跖点状角化病、痣样基底细胞癌综合征、毛囊角化病和掌跖角化不良。

治疗

有报道局部用过氧化苯甲酰、红霉素、克林霉素、莫匹罗星、四环素和唑类抗真菌药物可以使凹状角质松解迅速好转。20% 的氯化铝溶液或（对治疗抵抗的患者）肉毒素可以治疗相关的多汗症[59, 63]。

腋毛、阴毛和头部毛菌病

同义名： ■ 腋毛、阴毛和头部毛杆菌病（Trichobacteriosis axillaris，pubis and capitis）

毛菌病（trichomycosis）是常发生于腋窝，少见于阴部毛发，偶见于婴儿头部毛发的表浅性角质层的细菌感染。肉眼可见发干黄色、红色或黑色结节或圆柱状鞘（图 74.21）。镜检可以增强这些火焰样凝结物的鉴定。该病具有特征性的臭味，有时汗液呈红色并将衣物染色。与窝状角质松解症类似，该病常不易被注意。Wood 灯下见暗黄色荧光，革兰氏染色见革兰氏阳性棒状杆菌。鉴别诊断包括白癣、黑色毛结节病、卵和毛发管型（见第 77 章）。剃去受累的毛发可以很快痊愈，使用抗细菌的肥皂沐浴可以预防复发。其余治疗可选择过氧化苯甲酰和外用红霉素或克林霉素[59]。

皮肤白喉

皮肤白喉（cutaneous diphtheria）可由产毒（即可产生系统性疾病）和非产毒菌株白喉棒状杆菌和溃疡棒状杆菌引起。它在一些热带国家和一些城市的贫困人口中流行，如在温哥华、拉脱维亚、俄罗斯、乌克兰[63a, 64]，它以高度传染的方式通过人与人之间的直接接触传播。溃疡性棒状菌也可以通过家畜传播，包括猫和狗。非流行地区皮肤白喉的发展通常与旅行相关，最近欧洲的爆发发生在东非和叙利亚的难民营中[64a]。

对于生活在流行地区的儿童来说，皮肤白喉是免疫的一种形式，因为毒素从皮肤损伤处缓慢吸收并诱导高水平的抗体。儿童、老人和免疫缺陷者最常受感染。卫生条件差、静脉注射毒品和皮肤创伤是易感因素。白喉疫苗不一定能阻止皮肤白喉的出现。

皮肤白喉最常见表现为溃疡（白喉性臁疮）、穿

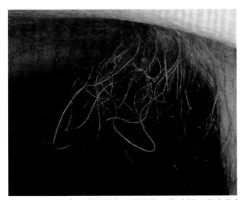

图 74.21　腋毛癣。 腋毛外有圆柱状鞘呈串珠样，常为黄色

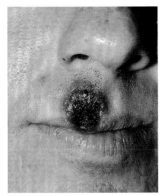

图 74.22　白喉性臁疮。 上唇穿通性溃疡伴焦痂（Courtesy, Joyce Rico, MD.）

凿样外观和不同程度灰色"假膜样"焦痂（图 74.22），常发生于肢端，也可见脓疱或痂样皮炎。这些损害通常合并金黄色葡萄球菌或化脓性链球菌感染。局部淋巴结肿大和毒素介导的并发症如心肌炎和多神经炎罕见。

渗出物革兰氏染色和培养有助于诊断。可以利用修改的 Elek 免疫沉淀试验，快速酶联免疫分析或 PCR 方法评估其致毒作用。治疗予 10 天疗程的口服抗生素（青霉素、红霉素为一线药物），其余方法包括彻底清创以及局部应用抗生素，静脉内注射白喉抗毒素（对产毒株），应监测接触者和治疗携带者[65-66]。

其他革兰氏阳性菌皮肤感染

皮肤炭疽

引言与流行病学

炭疽杆菌（*Bacillus anthracis*）这个名字来源于希腊语中的煤炭、炭疽、炭黑，代表黑色、类似煤炭的石头。炭疽杆菌是一种需氧芽胞革兰氏阳性杆菌，1～1.5 μm×3～5 μm 大小，该细菌通过三种途径引起人类疾病：吸入、摄入和皮肤接种。皮肤接种感染炭疽约占 95%，是炭疽中最轻的一型。炭疽是在亚洲西部和非洲部分地区流行的动物疾病（如绵羊、牛、马、山羊）。大多数人类病例是由于受感染动物或其尸体的职业暴露所致，包括生皮和羊毛（"羊毛工"病）[67]。每年全世界有 2 千多例报道，而美国＜ 10 例。

历史

在《出埃及记》中，其描述的第五和第六次埃及瘟疫被认为是炭疽病。炭疽杆菌是第一种被证明的特异疾病的病原体，由 Robert Koch 和 Louis Pasteur 博士独立证明。在第 1 次世界大战中炭疽第 1 次被用作生物武器。1979 年苏联生物武器复合体意外释放炭疽，导致 68 人死亡；2001 年，炭疽菌孢子作为恐怖武器通过美国邮寄，造成 22 例吸入性或皮肤性炭疽病和 5 例死亡[68]。

发病机制

炭疽杆菌耐环境性强，可以在土壤中存活数十年。炭疽杆菌完全毒力需要抗吞噬荚膜和三种毒素成分（保护性抗原、致死因子和水肿因子），后两者结合形成致死毒素和水肿毒素，水肿毒素损害中性粒细胞功能并影响水平衡，导致水肿；致死毒素引起 TNF-α 和 IL-1β 的释放[69-70]。

临床特征

皮肤炭疽（cutaneous anthrax）的临床特征概述见表 74.12[71]。其余要点如下：

表 74.12　皮肤炭疽的临床特征

- 潜伏期平均 7 天（范围 1 ～ 12 天）
- 暴露部位（例如前臂、颈、胸部、手指）的紫红色斑疹或丘疹，丘疹可以类似昆虫叮咬，伴瘙痒
- 病变出现后 48 h 内，形成水疱（1 ～ 3 mm），周围非凹陷性水肿
- 水疱中央溃烂，周围形成小水疱
- 皮损出血，无痛性坏死，中央焦痂，周围红斑、水肿
- 1 ～ 2 周后，焦痂干燥、松动、脱落，无永久性瘢痕

Adapted from Carucci JA, McGovern TW, Norton SA, et al. Cutaneous anthrax management algorithm. J Am Acad Dermatol. 2002; 47; 766-9.

- 尽管有坏死的焦痂，但缺乏疼痛，有助于区分皮肤炭疽和棕色隐士蜘蛛的咬伤。
- 尽管"浑浊"水疱可能在焦痂周围形成"珍珠花环"，但原发的脓疱皮损不太可能是皮肤炭疽，"恶性脓疱"一词，常见于炭疽，是名称误用。
- 水疱中可排出含有大量病原体的浆血性液体。
- 罕见淋巴管炎和淋巴结肿大疼痛以及系统性症状（发热、乏力、头痛）。
- 因为该过程是毒素介导的，抗生素治疗不会改变从水疱到溃疡到焦痂的进展。
- 簇集的多样皮损倾向于在身体的同一部位。

病理学

组织学上见真皮乳头水肿和真皮浅深层大量的中性粒细胞浸润。可见大量的出血，炎细胞浸润可能累及神经。在陈旧的皮损中可见广泛溃疡和凝固性坏死。存在细长的革兰氏阳性杆菌，通常呈小簇状。芽胞在 37℃常规培养基上容易生长，具有"接合竹杆"和独特的"卷发"克隆形态。

诊断与鉴别诊断

渗出液的革兰氏染色或触诊有助于快速诊断。炭疽杆菌 6 ～ 24 h 内在培养基上生长良好，然而，抗生素应用超过 24 h 可阻滞病原菌的复苏。

必须提醒实验室人员警惕炭疽细菌的可能性，以确保芽胞杆菌分离株不被认为是蜡样芽胞杆菌，并进行菌株鉴定。炭疽的明确诊断需要进行特异性实验，如检测致死因子，基于 PCR 的分析和免疫组织化学染色。血清学检测可在症状出现后 10 天内呈阳性，峰值滴度为 40 天。

鉴别诊断包括巨大芽胞杆菌的皮肤感染、棕色隐士蜘蛛咬伤、几种立克次体病的焦痂、蜂窝织炎、坏疽性臁疮、羊痘、挤奶者结节、机会性细菌和真菌感染和溃疡腺型的疾病（如兔热病，见下文）[72]。

治疗

若不进行抗生素治疗，皮肤炭疽的死亡率可能高达 20%（通常死于败血症），但通过适当的抗菌治疗，这一数字几乎降至 0。虽然抗生素不会改变皮损病程（由毒素介导），但系统性疾病的可能性可以降低。当皮肤炭疽与伴随的吸入性接触有关时，美国疾病控治和预防中心（CDC）推荐抗生素治疗时间至少 60 天，而不是仅仅和动物来源的皮肤接触所需的 7 ～ 10 天[69]。喹诺酮类（如环丙沙星，左氧氟沙星，莫西沙星）和多西环素是一线治疗药物，而克林霉素和青霉素或阿莫西林是替代药物[69]。

炭疽疫苗已批准应用，是灭活的无细胞滤液的非胶囊包装的减毒炭疽杆菌。推荐在预暴露者在 0、1、6、12、18 个月给药 5 个剂量，然后每年加强 1 次。对暴露后预防，可以在 0、2 和 4 周时以 3 个剂量给予疫苗和抗菌治疗。雷昔库单抗是炭疽芽胞杆菌靶向保护性抗原的重组人类免疫球蛋白单克隆抗体，予雷昔库单抗或多克隆炭疽免疫球蛋白作为单次静脉内注射用于吸入性炭疽的治疗和暴露后预防[70]。

蜡样芽胞杆菌感染

蜡样芽胞杆菌（*Bacillus cereus*）为一种大的革兰氏阳性杆菌，以引起轻度食物中毒而闻名。它也可以在免疫功能低下和免疫抑制的患者中引起原发性皮肤病，以及在免疫受损的患者中引起肺炎、脑膜炎和坏死性筋膜炎。皮肤感染通常表现为单个坏死性大疱，中性粒细胞缺乏者可发生高热，血培养阴性。万古霉素被认为是首选药物，但也可以使用喹诺酮和亚胺培南[73]。

类丹毒

同义名： ■钻石皮肤病（diamond skin disease）■罗森巴赫类丹毒［erysipeloid of Rosenbach（localized cutaneous form）］■假丹毒（pseudoerysipelas）

类丹毒（erysipeloid）是猪红斑丹毒丝菌（*Erysipelothrix rhusiopathiae*）引起的急性皮肤感染。该菌为革兰氏染色阳性、非运动的、平滑或弯曲的杆菌。它是因创伤接种到皮肤中引起的，最常见于渔民或从事贝类、肉类、家禽类或鱼类制作的人员。该病具有两种类型：限局型和泛发型，通常在接种 1 周内发生。**限局型**特征性为红色或紫红色的非化脓性蜂窝织炎（图 74.23），伴瘙痒或疼痛，可以出现血疱。指腹常为受累部位，但末端指骨、皮肤的任何部位均可发生。限局型的全身症状罕见，然而在**泛发型**中，可伴发热、关节痛和广泛皮损。后者从毛囊周围丘疹到红斑斑块、紫癜和坏死。并发症包括心内膜炎、脓毒性关节炎、脑

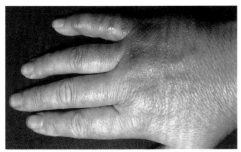

图 74.23 类丹毒。手和第 5 指红斑肿胀和水疱形成

及其他内脏脓肿。该病原菌通常难以培养，基于 PCR 检测可以帮助确定诊断[74]。丹毒、蜂窝织炎、蜘蛛叮咬和固定型药疹可以和限局型类丹毒表现相似（见表 74.10）。大多数未治疗的皮肤类丹毒患者能够自愈。青霉素是首选药物；替代药物包括红霉素、头孢菌素、克林霉素、利奈唑胺和喹诺酮[75]。最好的预防办法是准备鱼或肉类时使用手套。

李斯特菌病

单核细胞增多性李斯特菌（*Listeria monocytogenes*）是一种活性革兰氏阳性杆菌，在环境中无处不在（如土壤，水，植被），并代表一种常见的兽类病原体，特别是羊和牛。在人类，感染通常通过食用受污染的食物而获得，主要影响老年人、孕妇和免疫力低下

者（如感染 HIV 或接受免疫抑制药物者）。这些患者最常发生脑膜炎或伴有发热、肌痛和菌血症的胃肠疾病。新生儿败血症和由于垂直传播引起的脑膜炎也可能发生，并可能和播散性皮肤损伤有关，包括脓疱，偶有水疱，瘀斑，紫癜到肉芽肿性丘疹和结节。此外，协助动物分娩的兽医和农民可能会患上原发性皮肤李斯特菌病，典型表现为上肢和手的脓疱或丘疹。在其他健康个体中，原发性皮肤李斯特菌病可能是自限性的。一线治疗方案为氨苄西林，代替药物为复方新诺明，单核细胞增多性李斯特菌对头孢菌素类药物耐药。

革兰氏阴性细菌

表 74.13 列出了部分具有系统症状（如发热）以及皮肤表现的革兰氏阴性菌感染。

脑膜炎奈瑟菌

急性和慢性脑膜炎球菌败血症
引言

脑膜炎球菌败血症（meningococcemia）是一种以发热、皮肤瘀点为特征性表现的疾病，分为急性型和慢性型。该病的致病菌脑膜炎奈瑟菌（*Neisseria*

表 74.13 有发热及皮肤表现的少见革兰氏阴性细菌感染			
感染	**常见病原体**	**传播途径及其他因素**	**皮肤表现及其他特点**
创伤弧菌感染	创伤弧菌	见表 74.16	• 血疱合并蜂窝织炎
兔热病	兔热病杆菌	传染源：病兔；传播媒介：鹿虻或蜱（如：美洲钝眼蜱）	• 皮肤溃疡伴淋巴结肿大 • 可为孢子丝菌病样表现（淋巴皮肤型）
鼻疽	鼻疽假单胞菌	直接接触受感染动物（马，骡子，驴）	• 结节、脓疱或绕红斑的水疱 • 孢子丝菌病样表现
鼠疫	鼠疫杆菌	传染源：受污染的食物，水或生牛奶；传播媒介：跳蚤	• 接种所致淋巴结炎型：脓疱或溃疡伴有局部淋巴结疼痛；可以有孢子丝菌病样表现 • 败血症型：菌栓可表现为水疱、瘀点/紫癜或脓肿
类鼻疽	类鼻疽伯克霍尔德菌	传播途径：接触受污染的土壤或水，摄入或吸入，性接触；传播媒介：跳蚤	• 脓肿、肉芽肿性皮损、紫癜、脓疱、荨麻疹、坏疽性脓疱
鼠咬热（Haverhill 热）	念珠状链杆菌、小螺旋菌	密切接触受感染的啮齿动物或受污染的食物，水或生牛奶（Haverhill 热）	• 掌跖末端出现斑疹、丘疹、瘀点、水疱、脓疱和（或）结痂 • 50% 的患者出现类似类风湿关节炎的游走性关节炎
波状热	布鲁氏菌	食用未经高温消毒的奶制品	• 臭汗症 • 结节性红斑 • 血管炎
伤寒	伤寒沙门菌	直接接触感染者	• 玫瑰疹：2～8 mm 的红色丘疹，通常 5～15 个簇集分布于躯干前份 • 多形红斑、Sweet 综合征、出血性大疱、脓疱

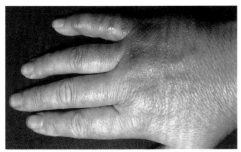

meningitidis）是一种需氧的革兰氏阴性双球菌。

流行病学与发病机制

脑膜炎球菌感染遍及全世界，好发于婴儿（6个月到1岁）、少年及青壮年。男性患者较多，男女比例为［（3～4）：1］，大多在冬春发病。患有无脾或补体 C3（可能与部分脂肪营养不良有关）、终末补体（C5～C9）、备解素、D 或 H 因子、免疫球蛋白缺陷的个体，感染风险增加[76a]（例如使用终末补体抑制剂依库珠单抗治疗的患者，见第60章）。此外，有证据表明，当机体 TNF-α 产生不足、IL-10 或纤溶酶原激活物抑制剂 -1 产生过多，或 IL-1 基因座的某些等位基因发生纯合突变时，该病致死率增加[77]。

已知的脑膜炎奈瑟菌菌株至少有13种，其中 A、B、C、Y 和 W-135 型最常与人类感染有关。脑膜炎奈瑟菌的毒力来自于它的多糖荚膜。脑膜炎奈瑟菌与宿主细胞接触后增殖，产生更多的细菌转移酶，该酶将磷脂酰甘油添加到菌体的IV型菌毛上，这种修饰导致细菌裂解并穿过表皮，这是菌体传播和致病的先决条件[78]。细菌产生并释放内毒素，触发炎症过程，导致休克、多器官衰竭和暴发性紫癜。

人的鼻咽是该菌已知的唯一的寄宿部位。美国无症状人群该菌的检出率为5%～15%[79]。病原菌通过呼吸道传播，潜伏期为2～10天。主动或被动吸烟以及上呼吸道并存的病毒感染会破坏呼吸道黏膜的完整性，从而增加患侵入性脑膜炎球菌疾病的风险。

临床表现

脑膜炎奈瑟菌感染常呈无症状病原体携带状态，这使得机体对该亚组的脑膜炎奈瑟菌终身免疫。也可出现上呼吸道症状以及不伴脓毒症的菌血症。当发生急性脑膜炎球菌败血症时，有三分之一到一半的患者出现瘀点性皮疹，通常伴有发热、寒战、肌痛和头痛。病情发展，可能还会发生网状紫癜和缺血性坏死（图74.24）。偶尔大疱性出血性皮损，最常见于躯干和下肢。少部分患者仅有短暂的、压之消退的麻疹样皮疹。急性脑膜炎球菌败血症除瘀点和紫癜外，还可并发低血压、脑膜炎、脑膜脑炎、肺炎、关节炎、心包炎、心肌炎，甚或进展为弥散性血管内凝血（disseminated intravascular coagulation，DIC）。

慢性脑膜炎球菌败血症少见，其特征为反复发作的发热、关节疼痛，以及发热后12～24 h 出现多形性红斑、丘疹。上述皮肤病变可能发展为边界不清的触痛性结节。瘀点、网状紫癜、脓疱和多形红斑样皮损也有报道。慢性脑膜炎球菌败血症的发热和皮疹趋于

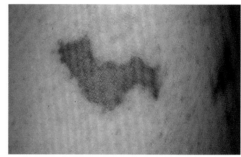

图 74.24　急性脑膜炎球菌败血症。边界不规则的紫癜，中央青铜灰色（Courtesy，Kalman Watsky，MD.）

同时消退，然后在2～10天内复发。

病理学

取自急性脑膜炎球菌败血症患者的皮肤活检标本显示白细胞碎裂性血管炎和血栓形成；70% 的病例革兰氏染色可以见到病原体。慢性脑膜炎球菌败血症的标本表现为淋巴细胞和少数中性粒细胞的血管周围浸润；在瘀点性皮损中可以见到淋巴细胞碎裂性血管炎，但革兰氏或银染色通常是阴性的[80]。

诊断与鉴别诊断

最初的诊断通常依靠临床判断。对于脑膜炎球菌败血症患者，及时诊断并开始治疗至关重要，因为急性感染会迅速导致机体失代偿。皮肤或通常无菌的体液［如血液、脑脊液（cerebrospinal fluid，CSF）、滑膜液］的脑膜炎奈瑟菌培养可以确定诊断，然而其敏感性可能很低，特别是使用了抗生素之后。检测 CSF 和尿液中 A、B、C、Y 和 W-135 抗原的乳胶凝集试验特异性较好但敏感性较低。PCR 方法特异性好且敏感性更高。相较血液或 CSF，皮肤活检标本对 PCR 检测更为敏感[81]。

急性脑膜炎球菌败血症必须和肠道病毒感染（可以表现为脑膜炎和瘀点）、落基山斑疹热、急性菌血症和内膜炎导致的感染性血管炎、TSS、暴发性紫癜、钩端螺旋体病，以及各种非感染性血管炎鉴别。慢性脑膜炎球菌败血症的鉴别诊断包括：细菌性心内膜炎、Sweet 综合征、过敏性紫癜、鼠咬热、多形红斑和慢性淋球菌血症。由于使用糖皮质激素或其他免疫抑制剂可能诱发感染加重，因此不能将和慢性脑膜炎球菌败血症相关的皮疹和关节痛与炎症性疾病混淆[80]。

治疗

虽然尽早对急性脑膜炎球菌败血症开始治疗是必需的，但如果可能的话，应该在抗生素使用前采集血液和 CSF 标本。在获得药敏试验结果前推荐对怀疑

（如革兰氏染色发现革兰氏阴性双球菌）或培养证实的急性脑膜炎球菌败血症使用三代头孢菌素类（如头孢噻肟，头孢曲松）治疗。如果病原体敏感，之后也可以换成青霉素；尽管有环丙沙星耐药菌株的报道，对于对青霉素有急性超敏反应的患者来说，仍可以使用氯霉素和喹诺酮类进行治疗[82]。慢性脑膜炎球菌败血症也是使用类似的抗生素治疗。所有密切接触者均须使用环丙沙星、利福平或头孢曲松进行预防性治疗[83]。针对小规模人群的实验性治疗包括：活化蛋白 C、抗内毒素单克隆抗体、组织纤溶酶原激活剂、静脉输注抗凝血酶 III、局部用硝酸甘油、血浆置换和体外膜氧合[84]。目前为止，还没有证实这些实验性治疗可以降低死亡率。

在美国已有几种脑膜炎球菌疫苗批准使用：三种有效针对血清型 A、C、W 和 Y 的四价疫苗；一种有效针对血清型 C 和 Y 以及流感嗜血杆菌 b 型的二价疫苗。这些疫苗的免疫保护期是 3 ~ 5 年。一种四价联合疫苗现在常规用于 11 ~ 12 岁的儿童，在 16 岁时补种；这种疫苗也同时用于高风险人群，例如住集体宿舍的大学生、军人[85]，以及由于补体缺陷和无脾症导致的患严重脑膜炎球菌感染风险增高的年龄 ≥ 2 个月的患者。一价血清型 B 疫苗被推荐用于前述高风险人群中年龄 ≥ 10 岁的患者；除此之外，它还被用于青少年人群，特别是 16 ~ 18 岁的青少年。

铜绿假单胞菌

铜绿假单胞菌（*Pseudomonas aeruginosa*）是一种广泛存在的革兰氏阴性、严格需氧的、运动型芽孢杆菌。其广泛分布于土壤和植物中，尤其是在水环境中生长良好。这种病原体毒力相对较低，且通常需要在局部解剖结构或免疫能力出现缺陷时才会致病。铜绿假单胞菌所致的原发性皮肤感染可发生在暴露于高湿度环境，且皮肤屏障受损的健康个体中；这类人群感染后预后良好[86]。相反，若免疫缺陷个体发生假单胞菌脓毒症的皮肤表现时，预后很差。

绿甲综合征

在绿甲综合征（green nail syndrome）（绿甲症）中，甲由于绿脓菌素而发生黑绿色至蓝绿色的甲变色，这是一种由铜绿假单胞菌产生的蓝绿色色素（图74.25）。易感因素包括频繁或长时间地接触水、过度使用洗涤剂和肥皂、甲外伤以及其他原因导致的甲分离（见第 71 章）。绿甲综合征的诊断通常是临床诊断，如果需要的话，可以通过分泌物及甲碎片的革兰氏染

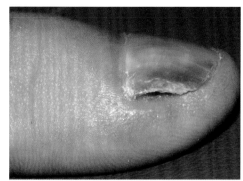

图 74.25　绿甲综合征。由铜绿假单胞菌产生的绿脓菌素导致的甲蓝绿色变色。注意相关的甲分离（Courtesy，Julie V Schaffer，MD.）

色和培养进行证实。鉴别诊断包括甲下血肿、黑素细胞痣、黑色素瘤和曲霉感染。治疗包括避免易感因素、修甲和外用 2% 次氯酸钠（家用漂白水 1：4 稀释，见71 章）、喹诺酮或氨基糖苷类（如妥布霉素）溶液 1 ~ 4 个月[87]。在顽固性病例中，可能需要摘除受感染的甲[88]。

假单胞菌性脓皮病和芽生菌病样脓皮病

假单胞菌性脓皮病（pseudomonal pyoderma）是铜绿假单胞菌导致的皮肤浅表感染。特征包括蓝绿色脓液、"葡萄汁样"或"小鼠样"气味以及虫蚀样皮肤外观。边缘通常浸渍、糜烂（图 74.26）。假单胞菌性脓皮病可并发于烧伤、褥疮和其他慢性皮肤溃疡。假性脓皮病在革兰氏阴性菌的趾蹼感染以及发生在手足或肛门生殖区部位的"感染性湿疹样皮炎"中发挥一定的作用[89]。

芽生菌病样脓皮病（blastomycosis-like pyoderma）很罕见，表现为大的有多发脓疱的疣状斑块，边缘隆

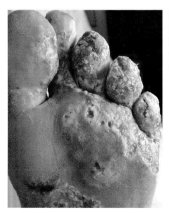

图 74.26　假单胞菌皮肤浅表感染。注意皮肤浸渍、糜烂和虫蚀样外观（Courtesy，Kalman Watsky，MD.）

起。组织学检查表现为假上皮瘤样增生，伴表皮内脓肿，不见真菌，真菌培养阴性。这种疾病通常发生在免疫缺陷的患者中，同时可有其他细菌的感染（如金黄色葡萄球菌）。

治疗包括系统使用抗假单胞菌的抗生素、外用抗菌剂和干燥药物、对指／趾间角化过度的边缘进行清创术。其他芽生菌病样脓皮病的治疗选择包括阿维 A、手术切除、电干燥法、刮除术以及激光治疗[90]。

外耳道炎和恶性外耳道炎

在 1% ～ 2% 的正常耳道中有铜绿假单胞菌的菌落。然而，急性假单胞菌感染可以导致外耳道炎（otitis externa）（"游泳者耳"）。

患外耳道炎时，外耳道肿胀，并被绿色脓液所浸染。鼓膜并不受累，摇动耳郭会引起剧痛。外耳和耳后部可表现为渗出性皮炎。治疗包括耳道清洗和应用抗生素滴耳液（最好选用能覆盖金黄色葡萄球菌混合感染的抗生素滴耳液），如有可能，使用棉条滴注。而口服药物仅在少数情况下使用[91]。

恶性外耳道炎是外耳道炎的严重类型，常见于老年糖尿病患者、HIV 感染或其他免疫缺陷的患者。表现为剧痛，持续渗液，在耳道骨与软骨连接处有肉芽增生。还可以出现局部淋巴结肿大和腮腺肿胀。病变向深部侵袭可导致颅骨骨髓炎、神经麻痹、乳突炎、脓毒症和乙状窦血栓形成。治疗包括长疗程静脉输注抗假单胞菌的青霉素或头孢菌素，同时口服环丙沙星；必要时可予外科治疗[92]。

继发于铜绿假单胞菌的耳软骨炎可发生耳郭软骨穿孔[93]。

假单胞菌性毛囊炎

假单胞菌性毛囊炎（pseudomonal folliculitis）（热水浴池毛囊炎）与使用浴缸、热木盆、氯含量较低的游泳池（少见）相关。此外，通过尼龙浴巾和橡胶手套等污染物进行传播的病例也有报道。暴露后 8 ～ 48 h 内出现红斑性、水肿性的毛囊周围丘疹以及丘疱疹，经 7 ～ 14 天自行消退（见第 38 章）。病变常发生于泳衣覆盖的部位，脸部和颈部通常不受累。相关症状可有瘙痒、眼痛、耳痛、咽喉痛、头痛、发热、乳房肿痛、疲乏、鼻漏、恶心、呕吐和腹痛，上述症状并不能说明铜绿假单胞菌发生了系统性播散。

从皮损中分离出铜绿假单胞菌，特别是血清型 O-11，可确定诊断。鉴别诊断包括其他形式的毛囊炎（如金黄色葡萄球菌性毛囊炎）、丘疹性荨麻疹。由于

本病具有自限性，对免疫功能正常的患者一般不必进行治疗。2% 醋酸热敷和局部使用多黏菌素 B 或庆大霉素可能有一定疗效。皮损泛发、反复发作、免疫缺陷或合并有系统症状的患者，可口服喹诺酮类药物[94]。

假单胞菌热足综合征

假单胞菌热足综合征（pseudomonas hot-foot syndrome）常发生于在含有高浓度绿脓杆菌的水中游泳或涉水之后。足底常见弥漫性伴剧痛的 1 ～ 2 cm 大小红色至紫色的结节，主要见于足部负重部位（图 74.27），偶而累及手掌。系统症状少见。结节的组织学检查显示血管周围和外泌汗腺周围中性粒细胞浸润伴微脓肿形成。该病病程呈自限性，仅需对症治疗。本病与特发性掌跖汗腺炎（见第 39 章）在临床特征和发病机制上有相似性。其他鉴别诊断包括冻疮、对称性青紫斑和结节性红斑[95]。

坏疽性臁疮

绿脓杆菌败血症（P. aeruginosa septicemia）好发于免疫功能低下的患者，作为一个主要的易感因素，患者常伴有严重的中性粒细胞减少症。发热、低血压和意识改变常见，偶尔发生臁疮。皮损通常较少，开始为红色或紫色的斑疹，最常见于肛门生殖器或四肢。随后，皮损发展为血疱或大疱，破裂后形成中央有黑痂的坏疽性溃疡，周围组织红肿、触痛（图 74.28）。值得注意的是，坏疽性臁疮有一种局限性的肛门生殖器型，见于有免疫缺陷的患者（包括早产儿[96]），该型可能与菌血症无关。

组织学检查显示坏死性出血性血管炎，并且在深部血管壁的中膜和外膜中可见革兰氏阴性杆菌，而内膜不受累。多发皮损、持久的中性粒细胞减少以及未

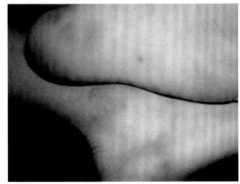

图 74.27　假单胞菌热足综合征。 足跟部触痛性红斑结节（Courtesy, Justin J Green, MD.）

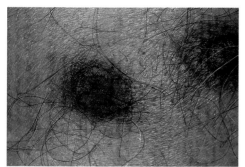

图 74.28 坏疽性臁疮。铜绿假单胞菌在胸部引起的栓塞性皮损。注意坏死中心和炎性边界

及时使用抗生素常预示预后不良。一旦怀疑是坏疽性臁疮，就应立刻进行皮损活检和组织培养（还包括血和尿液培养）以尽快确诊，随后尽快静脉输注氨基糖苷类药物和抗假单胞菌的青霉素[86]。类似皮疹也可由其他病原体引起的感染性栓子造成，如施氏假单胞菌，大肠杆菌、嗜水气单胞菌、洋葱伯克霍尔德菌、弗氏柠檬酸杆菌、嗜麦芽窄食单胞菌、念珠菌、镰刀菌、曲霉菌和其他腐生真菌[97]。播散性 HSV 也可有类似表现。

巴尔通体

巴尔通体（*Bartonella*）是与布鲁氏菌关系密切的、一种小的多形性兼性细胞内革兰氏阴性杆菌。尽管已知的巴尔通体属超过 30 种、但目前只发现 3 种可引起人类患病，即汉塞巴尔通体（猫抓病）、昆塔纳巴尔通体（战壕热）和杆菌样巴尔通体（卡里翁病）。汉塞巴尔通体和昆塔纳巴尔通体还会引起杆菌性血管瘤病和心内膜炎。任何一个巴尔通体菌属的菌株都能引起急性或慢性感染，根据被感染者的免疫状态，可导致从血管增生到化脓的不同病理表现[98-99]。

巴尔通体病

同义名： ■ 卡里翁病（Carrion disease）■ 奥罗亚热（Oroya fever）■ 秘鲁疣（Verruga peruana）

引言

巴尔通体病（bartonellosis）是一种由杆菌状巴尔通体引起的潜在的致命性双相感染，有两种不同的临床表现：①奥罗亚热（Oroya fever）：一种伴有溶血性贫血的急性发热性疾病；②秘鲁疣（verruga peruana，Peruvian wart）：以皮肤血管病变为特征的慢性疾病。它们可以独立发生，也可以依次发生。

历史

1540 年，Miguel de Steta 首先描述了巴尔通体病的双相性。1885 年，一名叫 Daniel Carrion 的秘鲁医学生将取自秘鲁疣皮损的血液接种于自身后，死于奥罗亚热的并发症，证实了这两种疾病之间的联系。

流行病学与发病机制

本病由雌性白蛉属沙蝇（疣状罗蛉）叮咬传播。因此好发于白蛉聚居区，如秘鲁、厄瓜多尔和哥伦比亚西南部的一些山谷。该病没有种族、性别或年龄差异，但儿童发病的症状比成人要轻，其潜伏期为 3～14 周。

临床特征

奥罗亚热常急性起病，伴呼吸困难、无力、面色苍白、心动过速、发热、口渴、食欲缺乏、关节痛和头痛。有大量溶血时会引起红细胞计数骤降，导致高胆红素血症和血红蛋白尿。败血症开始阶段过后，可能出现不同程度的免疫缺陷。在该时期，1/3 的患者可继发细菌感染，死亡通常与肠道细菌感染（尤其是沙门菌）有关。在严重病例，可见淋巴结肿大、脾大和骨髓巨幼细胞增生。奥罗亚热患者完全康复通常需要 8～10 周。

大多数奥罗亚热患者在恢复期或恢复期后出现皮肤结节，但**秘鲁疣**也可见于先前无症状者。皮损为红斑基础上的红色丘疹、结节，直径 2 mm 至数厘米。结节可有蒂或无蒂，好发于头部和四肢。秘鲁疣相关的症状还有出血、溃疡和继发细菌感染。没有并发症的情况下，皮损愈合后一般不留瘢痕，但可能复发。

病理学

秘鲁疣组织病理表现多样，不易与化脓性肉芽肿和卡波西肉瘤相区别。肿胀的内皮细胞和红细胞中可见大量的胞内巴尔通体（Rocha-Lima 包涵体），杆菌也可存在于胞外。该病可有血栓形成和血管栓塞。

诊断与鉴别诊断

红细胞内或内皮细胞细胞质中发现病原体具有诊断意义。血培养可分离出杆菌样巴尔通体，也可用免疫学试验（例如 ELISA、免疫印迹法）和 PCR 法检测[101]。秘鲁疣的鉴别诊断包括多发性化脓性肉芽肿、杆菌性血管瘤病、疣、传染性软疣以及雅司病。

治疗

表 74.14 中列出了巴尔通体病的治疗方案。

消渴及虫咬伤、虫咬性、传染感

表74.14 巴尔通体属引起的主要人类疾病及其治疗

物种	疾病	载体	宿主	流行病学	推荐治疗	一线治疗	二线治疗	备注
杆菌样巴尔通体	巴尔通体病(卡里翁病、奥罗亚热、秘鲁疣)	白蛉沙蝇(奥罗亚热罗蛉)	人	• 安第斯山脉、厄瓜多尔、哥伦比亚的西南部(海拔2500~8000英尺) • 免疫缺陷的旅游者和短期打工者较常见 • 儿童症状较轻	• 奥罗亚热	• 氯霉素* + β-内酰胺类抗生素或氟喹诺酮类(诺氟沙星、环丙沙星)(6岁以上、未怀孕者)	• 阿莫西林-克拉维酸或头孢曲松(儿童及孕妇一线用药) 甲氧苄氨嘧啶-磺胺甲噁唑 大环内酯类 多西环素	• 即使成功治疗仍有复发,发展为秘鲁疣的危险性需加用氯霉素辅助治疗,因已观察到单一药物治疗未经治疗的患者死亡率约为40%
					• 秘鲁疣	• 阿奇霉素	• 利福平 环丙沙星 链霉素	• 只有5%的患者出现急性发热治疗1个月以内皮损可消退
汉赛巴尔通体	猫抓病(CSD)	猫蚤(栉头蚤属)	猫	• 好发于青年(小于18岁),秋冬多见 • 免疫功能正常者多于免疫缺陷者	• 轻到中度、无并发症	• 支持治疗(止痛药) 针吸疼痛性化脓性淋巴结 阿奇霉素(需要使用抗生素时)	• 克拉霉素 利福平	• 阿奇霉素可缩小淋巴结,但不能预防播散和并发症的出现
	杆菌性血管瘤病 杆菌性紫癜样病			• 免疫缺陷者(如HIV患者常见) • 免疫缺陷者	• 重度、有并发症	• 多西环素+利福平	• 阿奇霉素(或甲氧苄氨嘧啶-磺胺甲噁唑)+利福平	• 严重并发症包括视网膜炎、脑炎、播散
	菌血症(慢性无发热)		(与猫接触不是菌血症的危险因素)	• 免疫正常或免疫缺陷者	• 轻度、无并发症的杆菌性血管瘤病	• 多西环素 红霉素	• 阿奇霉素 克拉霉素	• 可能会发生 Jarisch-Herxheimer 反应
	心内膜炎			• 慢性菌血症的晚期并发症				• 胃肠道反应或重吸收不良时推荐静脉应用抗生素
昆塔纳巴尔通体	战壕热"五日热""城市战壕热""昆塔纳热"	人虱(人虱属)	人	• 首先报道发生于第一次世界大战的军队中,现在与流浪者及卫生条件差相关(城市战壕热)	• 严重、有并发症的杆菌性血管瘤病	• 多西环素+庆大霉素	• 多西环素+利福平 阿奇霉素+庆大霉素	• 多西环素+利福平易于通过血脑屏障,推荐用于治疗中枢神经系统症状
	杆菌性血管瘤病			• 免疫缺陷者(HIV患者常见)				
	菌血症(慢性无发热)			• 免疫正常或免疫缺陷者				
	心内膜炎			• 慢性菌血症的晚期并发症				

* 接受氯霉素治疗的早产儿可出现灰婴综合征

巴尔通体菌属包括以前被称为罗卡利马体属和格雷汉体属的物种。表中同时描述了由昆尔通体罗卡利马体菌属和格雷汉体菌属(最近得到公认的物种)菌血症引起的发热及烘大

猫抓病

同义名: ■猫抓热（cat scratch fever）■亚急性区域淋巴结炎（subacute regional lymphadenitis）■接种淋巴网状细胞增生症（inoculation lymphoreticulosis）■英国装感染（English-Wear infection）

引言

猫抓病（cat scratch disease，CSD）是由汉塞巴尔通体（*Bartonella henselae*）感染所致。在免疫功能正常的患者，特征性表现为疼痛性区域性淋巴结炎，呈良性自限性过程，通常持续数周到数月。超过90%的患者于发病近期有被猫咬伤和（或）抓伤的病史。

流行病学与发病机制

美国每年约有125 000例猫抓病诊断病例[101a]。猫抓病在世界范围内均有发生，好发于青年（中位年龄15岁），无性别差异。在美国该病好发于秋冬季。感染通过一种跳蚤（猫栉头蚤）在猫与猫之间传播。虽然没有带猫跳蚤传染人类的报道，但这种说法可以解释一些没有猫接触史的病例。

临床特征

猫抓病是儿童和青少年持续性淋巴结肿大（超过3～4周）的一种常见原因。淋巴结肿大通常在被猫抓伤后2～4周出现，可以持续2～6个月（若有纤维化则持续时间更长）。多表现为单一、较大的（1～10 cm）疼痛性活动性淋巴结肿大，伴表面皮肤红肿，最常见于腋窝，其中10%～25%的患者可出现淋巴结化脓。2/3患者可出现接种部位皮损（如红色丘疹、痂性脓疱等）。

虽然大部分患者一般情况良好，淋巴结肿大也可伴发热、不适、疲乏、无力和头痛等症状。15%的患者可出现脑病、肝肉芽肿、骨髓炎和肺部受累等其他表现。约5%的患者发生帕里诺眼淋巴结综合征（单侧结膜炎和同侧耳前淋巴结肿大）。免疫抑制患者（例如HIV感染者）的病情常较重且有并发症[102]。

病理学

病变淋巴结中心出现中央坏死，周围组织细胞和上皮细胞呈栅栏状排列，常见具有外周淋巴样细胞带的巨细胞。原发皮损显示相似的病理变化，尽管没有淋巴结病变那么典型。Warthin-Starry染色显示杆菌位于坏死区域内。

诊断与鉴别诊断

对于有区域淋巴结肿大和最近有猫抓伤病史的患者，通过临床表现即可进行诊断。针对汉塞巴尔通体抗体目前已有一种敏感和特异的检测方法，在淋巴结肿大后的前几周，抗体滴度通常很高；PCR法也同样有用。细菌培养十分困难，故不作为常规推荐[103]。其他病因如感染（细菌、真菌或病毒）、反应性增生、药物反应或恶性肿瘤引起的淋巴结肿大，均可通过细针穿刺组织学或活检以及淋巴结组织培养予以排除。

治疗

表74.14概述了猫抓病的推荐治疗方案。

杆菌性血管瘤病

同义名: ■上皮样血管瘤病（epithelioid angiomatosis）■播散性猫抓病（disseminated cat scratch disease）

引言

杆菌性血管瘤病（bacillary angiomatosis）由汉塞巴尔通体或昆塔纳巴尔通体感染引起。血管增生是其主要特征，最常累及HIV感染者。

历史

这种疾病于1983年首次在艾滋病患者身上发现，被描述为皮下血管增生。皮损切片电镜及Warthin-Starry染色可见小杆菌。1989年，LeBoit及其同事首次命名为"杆菌性血管瘤病"，并提出了该疾病诊断的组织学标准。在20世纪90年代早期，昆塔纳巴尔通体和汉塞巴尔通体被证实是杆菌性血管瘤病的病原体，它们随后均归类为巴尔通体属（见表74.14）。

流行病学与发病机制

杆菌性血管瘤病是一种少见疾病，在CD4$^+$T细胞计数<200/ml的HIV感染者中最常见（见第78章）。幸运的是，随着有效的抗逆转录病毒治疗（antiretroviral therapy，ART）的出现，杆菌性血管瘤病的患病率已经大大降低。相关的血管增生可能反映了内皮细胞中异常的血管内皮细胞生长因子（vascular endothelial growth factor，VEGF）信号[104]。仅有20%由汉塞巴尔通体引起的杆菌性血管瘤患者在发病前有猫抓或猫咬的病史，而在猫抓病患者中这一比例为90%。

临床特征

杆菌性血管瘤病的皮损表现为浅表的血管瘤样丘疹和结节，紫罗兰色苔藓样斑块或深在的皮下结节。丘疹、结节类似于化脓性肉芽肿，表面光滑、有蒂、周围领圈样脱屑（图74.29A）。皮损中央可见脐凹、结痂或溃疡。皮下结节数厘米大小、常呈肤色，可发

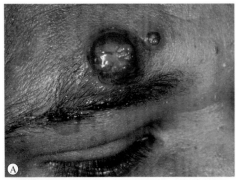

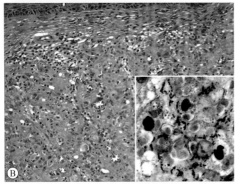

图 74.29 杆菌性血管瘤病。A. 前额鲜红色结节和丘疹。B. 组织学可见明显的真皮血管增生，内皮细胞丰满，散在中性粒细胞浸润。Warthin-Starry 染色显示杆菌（此例为汉塞巴尔通体）（插图）（B，Courtesy，James Patterson，MD.）

生表面糜烂、溃疡。较为少见的情况是，杆菌性血管瘤病表现为蜂窝织炎样红色斑块，可侵及深部骨组织。宿主的免疫状态很大程度上决定了皮损的分布和数量，免疫功能正常的患者只在接种部位出现一个单一皮损，而严重免疫缺陷的患者可波及全身皮肤。

皮肤外的杆菌性血管瘤可累及任何器官，伴或不伴皮肤表现。由汉塞巴尔通体（而非昆塔纳巴尔通体）感染所致的杆菌性紫癜样肝炎表现为恶心、呕吐、腹泻、腹痛、肝脾大和肝酶增高。杆菌性紫癜样脾病可致全血细胞减少而需要进行脾切除。患者也可以出现全身不适、夜间出汗。

病理学

活检标本示毛细血管和小静脉的小叶样增生，内皮细胞丰满突起，间质内明显的中性粒细胞浸润伴白细胞碎裂（图 74.29B）。在 HE 染色切片中，间质内的杆菌团块表现为紫色颗粒样物质。Warthin-Starry 染色或电镜检查能轻易找到细菌（见图 74.29B，插图）。

诊断与鉴别诊断

PCR 法是从组织标本中鉴定巴尔通体的一种快速、敏感的方法。用巧克力或添加琼脂的培养基培养汉塞巴尔通体和昆塔纳巴尔通体可能需要 20 ～ 40 天。检测汉塞巴尔通体（非昆塔纳巴尔通体）抗体是一种兼具敏感性和特异性的方法。

临床鉴别诊断包括化脓性肉芽肿、卡波西肉瘤、樱桃状血管瘤、血管角皮瘤、秘鲁疣和播散性非典型分枝杆菌感染。组织学上杆菌性血管瘤病可能较易与秘鲁疣、卡波西肉瘤、化脓性肉芽肿和血管肉瘤相混淆。

治疗

经恰当的抗生素治疗，皮损在 1 周内开始改善，4 周内完全消退。由于短期治疗可能会导致治疗失败和复发，故推荐抗生素治疗疗程至少为 3 个月。存在免疫抑制的复发患者可能需要维持治疗。采用手术方式切除孤立性皮肤病变虽然有效，但通常没有必要。表 74.14 概述了杆菌性血管瘤病的治疗推荐方案。

其他革兰氏阴性菌皮肤感染

布鲁氏菌病

同义名： ■ 波状热（Undulant fever）■ 马耳他热（Malta fever）■ 邦氏病（Bang's disease）

布鲁氏菌病（brucellosis）是由革兰氏阴性球杆菌属的布鲁氏菌引起的一种慢性肉芽肿性疾病。它是世界上最常见的人畜共患病，每年发病超过 500 000 例。流行区域包括中东、地中海盆地、中亚和印度亚热带地区。该病的传播途径是食用受污染的未经巴氏杀菌的奶制品（通常是生羊奶和奶酪）、直接接触受感染的动物或吸入雾化微粒。在美国此种感染少见（每年约 100 例），主要是农民、实验室人员、屠夫和兽医的一种职业病。儿童发病多为良性经过，并发症较少且治疗反应好[105]。

布鲁氏菌病临床表现复杂多变（图 74.30）。急性期表现为非特异性症状和体征，如发热、不适、头痛、多汗、关节痛、肌痛、背痛、淋巴结肿大和肝脾大等。慢性期则无发热，表现为关节痛、头痛、肌痛、多汗、周期性抑郁、阳痿、脊柱炎、外巩膜炎和葡萄膜炎。臭汗具有高度特征性。皮损发生于＜ 10% 的患者，大部分表现为泛发的紫红色丘疹结节样皮疹。布鲁氏菌的其他皮肤表现包括：结节性红斑样皮损、泛发性紫癜和麻疹样皮疹[106]。心内膜炎是该病主要的死因[105]。

急性布鲁氏菌病的表现可与单核细胞增多症、流感、

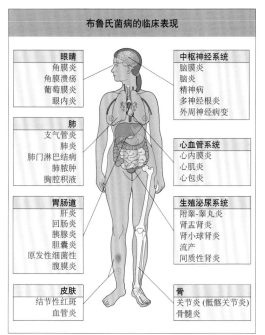

布鲁氏菌病的临床表现

眼睛
角膜炎
角膜溃疡
葡萄膜炎
眼内炎

肺
支气管炎
肺炎
肺门淋巴结病
肺脓肿
胸腔积液

胃肠道
肝炎
回肠炎
胰腺炎
胆囊炎
原发性细菌性
腹膜炎

皮肤
结节性红斑
血管炎

中枢神经系统
脑膜炎
脑炎
精神病
多神经根炎
外周神经病变

心血管系统
心内膜炎
心肌炎
心包炎

生殖泌尿系统
附睾-睾丸炎
肾盂肾炎
肾小球肾炎
流产
间质性肾炎

骨
关节炎（骶髂关节炎）
骨髓炎

图 74.30 布鲁氏菌病的临床表现 [With permission from Slack MPE. Gram-negative coccobacilli. In：Armstrong D，Powderly WG（eds）. Infectious Diseases. Edinburgh：Mosby，2004.]

疟疾、伤寒、斑疹伤寒、兔热病、肺结核或结节病相似。慢性期则须与风湿病、神经或身心疾病相鉴别。治疗上推荐联合用药，一线治疗方案为多西环素加链霉素、庆大霉素（或利福平）治疗 6 周；其他可联合用药的药物为喹诺酮类药物和复方新诺明。考虑到耐药性，有人对在结核病流行率较高的地区使用利福平表示担忧[107]。

鼻疽

鼻疽（glanders）是一种由鼻疽伯克霍尔德杆菌（Burkholderia mallei，既往称 Pseudomonas mallei）引起的主要感染马、骡子和驴等的疾病，鼻疽伯克霍尔德杆菌是一种非运动性、严格需氧、不产生色素的革兰氏阴性杆菌。鼻疽常在非洲、亚洲、中东、中南美洲流行。人类鼻疽少见，主要发生于与受感染动物直接接触的人，如兽医、动物管理员、屠宰场工人和实验室人员。组织损伤来自于鼻疽外毒素，包括绿脓素（干扰电子转移）、卵磷脂酶（引起细胞溶解）、胶原酶、脂肪酶和溶血素。

鼻疽有四种临床类型：败血症型、局限型、肺型和慢性型。急性**败血症型**以全身不适、厌食、寒战、发热、腹泻和关节疼痛为特征。患者可以出现皮肤潮红、发绀、播散性脓疱疹、蜂窝织炎、淋巴管炎、红皮病和（或）黄疸，甚至出现多器官功能衰竭，死亡率约为 50%（超过 90% 的患者未接受治疗）。

局限型患者约在接触病原 1～5 天后于接种部位出现结节、脓疱或周围呈出血性水肿的水疱。皮损表面溃烂，形成基底灰褐色的溃疡。鼻疽也可累及鼻部，导致鼻中隔或腭部溃疡或穿孔。**慢性型**的特点是乏力、肌痛、反复发热。皮下或肌内疼痛性脓肿可出现在任何部位，可以发生溃烂，形成窦道，甚或延伸到关节、骨膜和骨。多发性皮下和肌内结节（farcy buds）沿引流淋巴管分布，"farcy pipes" 是指淋巴管受累后形成的质硬条索。

当出现沿淋巴引流路线分布的局限性皮肤脓肿和继发性皮损时，应考虑鼻疽（见表 77.17）。确诊可借助于血清学试验或 PCR 检测。对于局限型患者，推荐的治疗方式为口服阿莫西林 / 克拉维酸、多西环素或复方新诺明，疗程为 60～150 天；替代治疗包括环丙沙星、链霉素和庆大霉素[108]。

类鼻疽

同义名： ■ 怀特莫尔病（Whitmore disease）

类鼻疽（melioidosis）是由类鼻疽伯克霍尔德杆菌（Burkholderia Pseudomallei，既往称 Pseudomonas pseudomallei）引起的，它是一种存在于土壤和水中，运动性需氧的细胞内非芽孢杆菌。它的名字来源于希腊单词 Melis（意思是驴瘟热）和 Eidos（意思是"类似于鼻疽"）。它是东南亚和澳大利亚北部的地方流行病，亦发生于南太平洋岛屿、非洲、印度、中东和中南美洲。本病通过受损皮肤与受污染的土壤或水直接接触，以及通过消化道摄入、呼吸道吸入或性交传播。本病在患有潜在疾病的成人（尤其是糖尿病和慢性肾病患者）中更为常见。

急性类鼻疽可以引起局部皮肤感染、肺炎或败血症，**亚急性**类鼻疽通常是一种肺部疾病，易与结核病相混淆。**慢性**类鼻疽则表现为多个部位出现脓肿和肉芽肿。皮肤表现可包括：蜂窝织炎、皮下脓肿、肉芽肿性病变、坏疽性臁疮、紫癜、脓疱和荨麻疹。

细菌培养是诊断类鼻疽的金标准，但其敏感性只有 60%。最近发展起来的多重 PCR 法具有更高的敏感性和物种特异性[108a]。补体结合和凝集抗体一般在感染后 4～6 周出现。

类鼻疽的治疗很困难，治疗前需完善药敏试验。目前指南建议初始强化阶段应采用头孢他啶或碳青霉希类抗生素静脉应用 10～14 天，然后根治阶段口服复方新诺明或阿莫西林/克拉维酸至少 3 个月[109]。值得注意的是，类鼻疽伯克霍尔德杆菌已对喹诺酮类、大环内酯类和氨基糖苷类抗生素产生耐药性。与类鼻疽相关的败血症有 50%～90% 的死亡率，然而强化支持治疗可使死亡率降低至 20%。类鼻疽的复发率约为 10%，而类鼻疽伯克霍尔德杆菌可在体内潜伏数十年[109]。

由于鼻疽伯克霍尔德杆菌和类鼻疽伯克霍尔德杆菌是潜在的生物恐怖主义武器，人类正在尝试开发针对此类感染的疫苗[110]。

皮肤软斑病

皮肤软斑病（cutaneous malacoplakia，malakoplakia；皮肤软化斑）是一种罕见的以巨噬细胞肉芽肿性炎（巨噬细胞无法有效地吞噬和杀死细菌）为特征的慢性感染，常见于有免疫缺陷的个体，包括实体器官移植受者（尤其是肾移植）、HIV 感染者或有原发性免疫缺陷的儿童[111]。皮肤软斑病通常由大肠杆菌感染引起，也可由假单胞菌、变形杆菌、克雷伯杆菌、葡萄球菌、志贺氏菌、肠球菌、红球菌和分枝杆菌属感染引起。

皮肤软斑病最常发生于泌尿生殖道。皮损通常累及肛周，可表现为溃疡、具有多个窦道的脓肿、黄色至粉红色的软性丘疹和硬性红斑结节。

受累组织的组织病理学改变具有高度特异性。**米氏-古特曼**（Michaelis-Gutmann）**小体**是胞质内由钙化的、含铁的吞噬溶酶体组成的层状凝结物，PAS、von Kossa、Perl 和吉姆萨染色阳性；**冯汉泽曼细胞**（Von Hansemann cells）则是吞噬了米氏-古特曼小体的大巨噬细胞，该细胞免疫组化 CD68、溶菌酶和 α-1 抗胰蛋白酶染色均为阳性。本病组织病理上需与结节病、感染性肉芽肿、朗格汉斯组织细胞增生症、颗粒细胞瘤和纤维组织细胞瘤相鉴别。

皮肤软斑病治疗困难，病变局限者可手术切除。长疗程使用抗生素（包括喹诺酮类、复方新诺明和氯法齐明）可有效治疗该病。使用抗坏血酸和氯贝胆碱可增加细胞内 cGMP，以增强巨噬细胞功能。如有可能，在重症病例中减少免疫抑制剂的剂量可能更为有利[112-113]。

土拉菌病

同义名： ■ 鹿飞热（Deer fly fever） ■ 兔热病（Rabbit fever） ■ 帕夫特山谷鼠疫（Pahvant Valley plague）

土拉菌病（tularemia）是由一种非运动性的革兰氏阴性球杆菌[土拉热弗朗西斯菌（*Francisella tularensis*）]引起的一种细菌感染。1911 年首次描述为一种鼠疫样疾病，2005—2015 年美国报告了 1739 例病例[114]。病原体经蜱虫、鹿蝇叮咬或刮伤的皮肤或黏膜侵入机体，而吸入或摄入病原体则很少发病，该病在人与人之间也不会传播。家兔、野兔和蜱是土拉热弗朗西斯菌的主要宿主，虽然通常认为感染的兔和它们的尸体是主要感染源，但是鹿蝇和蜱是更重要的传播媒介（尤其在美国）。

根据传播模式，土拉菌病表现为以下六种临床类型：溃疡腺型、腺型、眼腺型、口咽/胃肠道型、伤寒/败血症型和肺炎型（图 74.31）。溃疡腺型土拉菌病是最常见类型，其特征为淋巴结肿大和可持续数周的皮肤接种部位的红斑硬化性穿掘性溃疡。患者淋巴结可出现化脓，有波动感。有时溃疡和淋巴结肿大可各自独立发生。其他少见的皮肤表现包括淋巴结炎、麻疹样或水疱样皮损、结节性红斑和多形性红斑。

由于对土拉热弗朗西斯菌可能成为生物武器这一问题的关注度日益增加，在美国，土拉菌病是一种需要法定报告的病种。诊断方法包括直接荧光抗体（direct fluorescent antibody，DFA）试验（可在指定实验室进行）、组织样本的免疫组化染色和 PCR 法[115]。由于该菌有较高的传染性，对实验室工作人员可能造

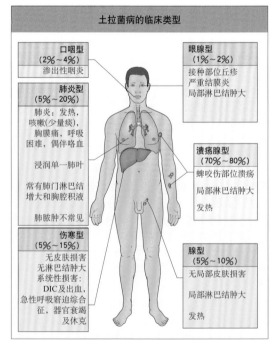

图 74.31　土拉菌病的临床类型［Adapted with permission from Slack MPE. Gram-negative coccobacilli. In：Armstrong D，Powderly WG（eds）. Infectious Diseases. Edinburgh：Mosby，2004.］

成危害，且该菌在大多数培养基中无法生长等原因，通常不做土拉热弗朗西斯菌的培养。溃疡腺型土拉菌病的鉴别诊断包括其他溃疡腺型疾病（如腺鼠疫、结核性下疳、鼠咬热、鼻疽）、炭疽、软组织感染（如葡萄球菌、链球菌、多杀性巴氏杆菌）和孢子丝菌病样的感染性疾病（见第 77 章）。

治疗方案推荐采用 10 天疗程的链霉素（经典一线用药）、庆大霉素或环丙沙星；另一种选择是疗程为 14～21 天的多西环素，但是由于其发挥的是抑菌作用而非杀菌作用，使用该药的复发率较高[116]。吉海样反应（Jarisch-Herxheimer-like reaction）可发生在起始治疗时。先前使用的减毒活疫苗已无法获取，目前正在不断努力开发一种新的安全有效的疫苗。

流感嗜血杆菌性蜂窝织炎

流感嗜血杆菌（Haemophilus influenzae）是一种革兰氏阴性球状杆菌，可导致婴儿和幼儿（通常为 6～24 个月）在上呼吸道感染后出现面部紫罗兰色的蜂窝织炎。本病好发于颊部、眶周区域，常伴有高热、白细胞计数增加及核左移，血液培养阳性。若延误诊断，本病系统性播散可导致脑膜炎。儿童常规接种 b 型流感嗜血杆菌疫苗已大大降低了本型蜂窝织炎的发病率。严重流感嗜血杆菌感染的首选治疗药物是第三代头孢菌素；蜂窝织炎的经验性抗生素治疗选择已在之前讨论过。

鼻硬结病

鼻硬结病（rhinoscleroma）是一种缓慢进展，累及鼻和上呼吸道的慢性肉芽肿性感染。由鼻硬结克雷伯菌（klebsiella rhinoscleromatis）引起的，该菌是肺炎克雷伯菌的一种亚种，是一种短小、非运动性的革兰氏阴性杆菌。流行地区包括中欧、埃及、印度、印度尼西亚、墨西哥和中美洲和赤道非洲[117]。人体通过吸入带菌的微滴而感染。细胞免疫缺陷（而非体液免疫缺陷）导致巨噬细胞失去吞噬作用，从而出现大的、空泡化、非脂质化、包含细菌的组织细胞（Mikulicz 细胞）[118]。临床特征、诊断方法、鉴别诊断以及治疗方案见表 74.15。在鼻硬结病患者的皮肤病变和淋巴结中观察到类似 Rosai-Dorfman 病的组织学表现[119-120]。

沙门菌病

沙门菌病（salmonellosis）是指一组由沙门菌属中的革兰氏阴性需氧杆菌引起的感染性疾病。伤寒沙门菌引起的肠热病称伤寒。非伤寒沙门菌（如甲型副伤寒沙门菌）感染可引起临床症状类似于肠热病的副伤

表 74.15　鼻硬节病——临床特征、鉴别诊断和治疗方案	
危险因素	• 卫生及营养条件差，居住拥挤
阶段一：鼻炎 / 卡他 / 萎缩	• 非特异性鼻炎 • 化脓性鼻涕和结痂 • 鼻塞
阶段二：肉芽肿 / 浸润 / 肥厚	• 鼻、咽喉部肉芽性结节 • 发音困难、嗅觉及软腭感觉缺失 • 鼻衄、鼻畸形、鼻软骨破坏（Hebra 鼻）
阶段三：硬化期 / 瘢痕	• 纤维组织代替结节，形成广泛的瘢痕狭窄，需要外科手术（例如气管切开术、气道重建术）
诊断	• 常规病理发现存在 Mikulicz 细胞及 Russell 小体 　－ Mikulicz 细胞：大、空泡化、非脂质化的组织细胞，胞内含细菌 　－ Russell 小体：胞内聚集高密度免疫球蛋白 • PAS、吉姆萨、银染色和革兰氏染色可靠 • 免疫过氧化物酶试验具有敏感性及特异性 • 培养仅 50% 的病例为阳性 • 计算机断层扫描可见 "隐窝样" 不规则气管
鉴别诊断（见表 45.3）	• 皮肤黏膜（新世界）利什曼病，副球孢子菌病（及其他双相性真菌感染），鼻孢子菌，麻风，雅司病，三期梅毒，鼻结核病，结节病，伴多血管炎的肉芽肿病，鼻 T 细胞 / 自然杀伤细胞淋巴瘤，基底细胞癌，鳞状细胞癌，结外 Rosai-Dorfman 病
治疗	• 连续 6 个月的抗微生物治疗或者直到鼻活检结束阴性，四环素是首选，同时配合外科气道重建 • 利福平和环丙沙星是替代药物 • 硬化性损害对环丙沙星治疗有反应 • 细菌二重感染常见，需要克林霉素或第三代头孢菌素治疗

寒。伤寒可经直接接触伤寒患者或慢性携带者传播，而副伤寒通常因食用未经煮熟的家禽或鸡蛋以及其他受污染的食品或水，而导致肠胃炎。

伤寒的临床特征为发热、头痛、不适、肌痛、咳嗽、咽喉痛、恶心、呕吐、腹泻和便秘。其特征性的皮肤表现为"玫瑰疹"，为粉红色、稍隆起的丘疹，直径 2～8 mm，5～15 个皮疹簇集分布于躯干前面。该皮疹可见于 30% 的伤寒患者，但较少发生在非伤寒性肠热病中。玫瑰疹常在疾病的第 2～4 周成批出现，这些皮损中易于培养出沙门菌。沙门菌感染的其他皮损表现包括：多形红斑、Sweet 综合征、血疱、脓疱性皮炎以及全身泛发的红斑样皮疹（称为伤寒红斑）。

疫区旅游史（如东南亚、南美洲）、持续发热、血培养阳性有助于鉴别伤寒和流感及其他病毒性疾病。骨髓培养沙门菌是最敏感的诊断方法，但很少在临床上应用。血培养的敏感性较低，而 PCR 法的检测则受到临床样本中微生物 DNA 浓度低的限制[121]。20 世纪 80 年代末期开始，伤寒沙门菌对当时使用的所有一线药物产生耐药性（包括氯霉素、复方新诺明和氨苄西林）。目前的治疗方案包括对部分敏感菌株有效的喹诺酮类药物（但在南亚该类药耐药性最常见）、头孢曲松和阿奇霉素。儿童患者首选第三代头孢菌素[122]。

鼠咬热

同义名： ■ 哈弗希尔热（Haverhill fever）■ 鼠毒（sodoku）■ 流行性关节红斑（erythema arthriticum epidemicum）

在北美洲，鼠咬热（rat-bite fever）最常见的原因是念珠状链杆菌（Streptobacillus moniliformis）感染，而小螺旋菌（Spirillum minus）感染在亚洲更为常见，在当地被称为鼠毒（sodoku）。感染导致以发热、关节炎、皮疹为特点的急性疾病。虽然该病常由鼠咬伤引起（故名鼠咬热），但与其他啮齿类动物密切接触或摄入受污染的食物、水、生牛奶也可发病（Haverhill 热）。

尽管鼠咬热在卫生条件差、老鼠数量大的城市地区发病率最高，但在与宠物鼠及实验室鼠接触时也可发生。儿童约占发病病例的一半[123]。咬伤处可见到红斑、水肿、脓肿形成、溃疡及继发感染。常见区域淋巴结肿大、发热（可伴有间歇性无热期），可伴有头痛、恶心、呕吐和肌痛。在婴儿和儿童，可有显著的体重减轻和腹泻。游走性多关节炎是本病特征之一，可见于 50% 的患者，其表现类似风湿性关节炎。在出现发热和关节炎 2～4 天之后，大多数鼠咬热患者可

有沿肢端分布的累及掌跖部位的皮疹。麻疹样斑疹和丘疹、瘀点、水疱、脓疱和结痂均可出现。

如血液、滑膜液或脓液培养出念珠状链杆菌可以诊断鼠咬热，培养需使用特殊的培养基和培养条件；小螺旋菌不会在培养基中生长。PCR 法也可以用于鼠咬热的诊断。发热、关节炎/关节痛和皮疹三联征可由多种感染性疾病引起，包括病毒性感染（如肠病毒，EBV，细小病毒 B19）、落基山斑疹热、急性或慢性脑膜炎球菌血症、急性风湿热和二期梅毒；非感染性疾病也可引起，如 Still 病、系统性红斑狼疮、血清病样药物反应，以及 Sweet 综合征、Schnitzler 综合征和周期性发热综合征。

青霉素是本病的首选治疗药物，疗程通常 7 天，败血症患者则需要用药长达 6 周。另外，也可选用头孢曲松、四环素和链霉素。红霉素、克林霉素虽然一直在使用，但缺乏严格的疗效研究。尽管大部分患者在 2 周内可自行缓解，但仍有 10%～15% 的未治疗患者死亡[124]。

鼠疫

鼠疫（plague）是由鼠疫菌（Yersinia pestis）引起的一种急性细菌感染。鼠疫菌是一种革兰氏阴性、圆形的双极杆菌，由蚤和啮齿动物传播（图 74.32）。其在东南亚发病率高。在美国，大多数人类感染发生在两个区域：①新墨西哥州北部、北亚利桑那州和南科罗拉多州；②加利福尼亚州、俄勒冈州南部和内华达州的西部边缘区。鼠疫也发生在非洲、南美洲以及亚洲其他地区。

鼠疫有三种临床形式：腺鼠疫、败血症型鼠疫和肺鼠疫。**腺鼠疫**的症状多变，全身症状可能缺乏，也可能很严重。大约 10% 的患者病原体接种处的伤口形成脓疱或溃疡，随后出现区域淋巴结肿大（腹股沟淋巴结炎）；淋巴结可化脓破溃。**败血症型鼠疫**可见水疱、痈、瘀斑及紫癜。鼻咽部或胃肠道的坏死性病变和出血也有报道。**肺鼠疫**患者常常出现急性肺炎。冷漠、谵妄、昏迷和抽搐发生于重症患者。腺鼠疫可模仿土拉菌病、鼠咬热、孢子丝菌病、结核病、链球菌臁疮、梅毒或性病淋巴肉芽肿的临床表现。败血症型鼠疫需与伤寒、斑疹伤寒、土拉菌病、疟疾和其他菌血症鉴别。

未经治疗的腺鼠疫患者死亡率达到 40%～60%，而未经治疗的败血症型鼠疫及肺鼠疫的死亡率几乎为 100%。链霉素和其他氨基糖苷类抗生素（如庆大霉素）是一线治疗药物。口服治疗可以选用多西环素和喹诺酮药物。氯霉素（能在脑脊液中达到较高浓度）是治疗鼠疫脑膜炎和眼内膜炎的首选药物。发生暴露后 6 天内口服多西环素或环丙沙星对本病有很好的预

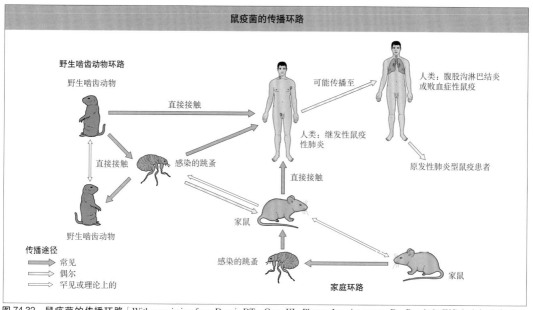

图74.32　鼠疫菌的传播环路［With permission from Dennis DT，Gage KL. Plague. In：Armstrong D，Powderly WG（eds）. Infectious Diseases. Edinburgh：Mosby，2004.］

防作用。在世界某些地区（如前苏联），全细胞活疫苗被用于预防鼠疫，但安全性较差。目前正在努力开发安全有效的针对鼠疫耶尔森菌的疫苗[125]。

创伤弧菌感染

　　弧菌属（genus *Vibrio*）由一组革兰氏阴性厌氧菌组成，创伤弧菌（*Vibrio vulnificus*）是最常引起皮肤疾病的种类。创伤弧菌感染常见于40岁以上的，具有慢性肝病、糖尿病以及其他形式免疫抑制的男性，这类患者通常有摄食生／未煮熟的海鲜或者接触过温暖海水的历史。更多危险因素见表74.16。临床表现有发热、寒战、恶心、呕吐、腹泻、腹部绞痛和低血压。75%的患者有皮肤损害，皮损初为红色或紫色的斑疹，以后出现水疱或血疱（图74.33），最终可发展为类似爆发性紫癜的坏死性溃疡。在海水中受伤或被海水污染的伤口也可进展为以红斑、水肿和疼痛为主要表现的弧菌蜂窝织炎，表面通常快速出现血疱。创伤弧菌感染偶尔会发展为坏死性筋膜炎或肌炎。一线治疗是多西环素（口服或静脉注射）加第三代头孢菌素（静脉或肌内注射）。坏死的病灶可能需要外科清创处理[126]。

埃立克体病和边虫病

　　这些感染在本书第76章讨论。

螺旋体

伯氏疏螺旋体

莱姆病

同义名：■莱姆疏螺旋体病（Lyme borreliosis）

　　莱姆病（Lyme disease）是一种累及多系统，由螺旋体的疏螺旋体属引起的伴有明显皮肤表现的疾病。莱姆病在全世界都有发现，但北美洲和欧洲的发病率特别高，是美国最常见的蜱传疾病。莱姆病全年均可发生，大多在夏季发病。如果能够进行早期诊断，这是一种完全可以治愈的疾病。

　　在不同的地域，作为媒介的硬蜱种类不同，例如，太平洋硬蜱见于美国西部，肩突硬蜱（也称达米尼硬蜱）见于美国东部和大湖地区，蓖麻硬蜱见于欧洲，全沟硬蜱则见于亚洲。伯氏疏螺旋体（*Borrelia burgdorferi*）是美国莱姆病的主要致病原微生物，而伽氏疏螺旋体和阿弗西尼疏螺旋体则是引起欧洲莱姆病的主要病原体[127]，这解释了为什么疏螺旋体淋巴细胞瘤和慢性萎缩性肢端皮炎在欧洲常见，而在美国未见报道。蜱叮咬被感染宿主（如白尾鹿）后，螺旋体定植于蜱的中肠部位，随后它产生外层蛋白C（outer surface

表 74.16	创伤弧菌感染危险因素
感染获得途径	
皮肤暴露于受污染的海水和（或）贝类	
• 暴露于温暖的沿海海水中（温带气候下的 4～10月）	
• 处理贝类	
• 皮肤的新损伤或先前存在的伤口易导致原发性皮肤感染，形成蜂窝织炎、坏死性筋膜炎和（或）导致易感宿主出现败血症（见下文）	
进食受污染的生／未煮熟的海鲜	
• 通常为生牡蛎，但也可以是蛤、蟹和其他贝类	
• 免疫能力强的人出现急性胃肠道疾病，易感宿主发生败血症（见下文）	
易受严重感染的潜在疾病	
肝疾病	
• 地中海贫血时的血色素沉着症或铁过量	
– 创伤弧菌具有亲铁性，需要比其他病原体更高水平的铁	
– 患者的肝杀菌肽抗菌活性降低	
• 酒精性肝硬化或慢性肝炎	
糖尿病	
• 周围神经病变导致的皮肤伤口有利于细菌侵入	
胃肠道疾病	
• 消化性溃疡	
– 应用抗酸剂可能提高创伤弧菌的生存能力	
• 胃肠道手术	
免疫抑制	
• HIV 感染	
• 白血病或淋巴瘤	
• 使用皮质类固醇、化疗和其他免疫抑制药物	
慢性肾病	
感染最常见于 40 岁以上男性	

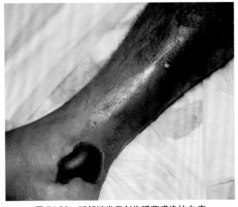

图 74.33　腿部继发于创伤弧菌感染的血疱

protein C，OspC），使其能够通过中肠上皮细胞进入血腔，到达唾液腺，最终通过蜱的唾液传染给人类。在蜱附着人体的前 48 h 内传播率是非常低的[128]。

本书第 19 章描述了莱姆病（特别是游走性红斑）的临床特征和治疗方法（见图 74.14），表 74.17 概述了莱姆病的皮肤外表现。之后一节讨论的是疏螺旋体淋巴细胞瘤和慢性萎缩性肢端皮炎。

疏螺旋体淋巴细胞瘤

> **同义名：** ■ 皮肤良性淋巴组织增生（lymphadenosis benigna cutis）■ 皮肤淋巴细胞瘤（lymphocytoma cutis）■ 皮肤淋巴样增生（cutaneous lymphoid hyperplasia）■ Spiegler-Fendt 淋巴样增生（Spiegler-Fendt lymphoid hyperplasia），Spiegler-Fendt 假性淋巴瘤（Spiegler-Fendt lymphoid hyperplasia），Spiegler-Fendt 结节病（Spiegler and Fendt sarcoidosis）

淋巴细胞瘤（lymphocytoma）是一种良性的反应性淋巴样增生，由包括疏螺旋体（Borrelia）感染在内的多种刺激引起。疏螺旋淋巴细胞瘤（Borrelial lymphocytoma）通常出现在莱姆病的早期播散期（见第 19 章）。它是由伽氏疏螺旋体和阿弗西尼疏螺旋体引起的，由于北美不存在这两种病原体，因此，此病在长期居留于的美国人群中未见报道。而在欧洲的莱姆病患者中，大约有 1% 的患者会发生疏螺旋淋巴细胞瘤。

蜱虫叮咬引起的疏螺旋淋巴细胞瘤最早报道于 1950 年，但直到 1986 年疏螺旋体才从皮损中被培养出来。其临床表现为坚实、蓝红色、偶有触痛的结节或斑块，常见于儿童耳垂和成人的乳头乳晕区，很少累及外生殖器、躯干和四肢，可伴有区域淋巴结肿大。

组织病理上，表皮正常，真皮与表皮之间存在无浸润带。真皮内致密淋巴细胞浸润，形成类似于淋巴样滤泡的结构。组织学鉴别诊断包括节肢动物叮咬反

表 74.17	莱姆病主要的皮肤外特征
全身	发热，不适，头痛，局部淋巴结增大，无痰性咳嗽
眼睛	结膜炎，角膜炎，虹膜炎，巩膜外层炎，球后视神经炎
神经	脑膜炎，脑炎，Guillain-Barré 综合征，Bell 面瘫，精神病综合征，视神经萎缩，共济失调
心脏	心脏传导阻滞，心律失常，心包炎，心肌炎，心肌病，充血性心力衰竭
风湿	关节痛，肌腱炎，少关节型关节炎，骨钙化和囊肿
泌尿生殖	睾丸炎，睾丸软化症，蛋白尿，微量血尿

应和皮肤淋巴瘤，如滤泡细胞内存在 Bcl-2 蛋白，并且 PCR 法检测到单克隆则诊断倾向于后者（见第 119 章）。值得注意的是，伯氏疏螺旋体相关的 B 细胞淋巴瘤很少有报道[129]。用于治疗莱姆病的抗生素对本病亦有效（见第 19 章）[130]。

慢性萎缩性肢端皮炎

同义名： ■赫氏病（Herxheimer disease）

慢性萎缩性肢端皮炎（acrodermatitis chronica atrophicans，ACA）是慢性莱姆病的皮肤表现。1883 年在欧洲由 Buchwald 首次将其描述为"特发性萎缩"。虽然也与伯氏疏螺旋体和嘎氏疏螺旋体相关，但该病最常由阿氏疏螺旋体（*B. afzelii*）感染引起。因此，ACA 在美国极为罕见，在欧洲约占莱姆病患者的 10%。

本病在初次感染疏螺旋体后的 6 个月到 8 年之间发病，常见于 40～70 岁的女性，并且本病似乎与疏螺旋体在皮肤中持续性存在有关。其病程分为两期：初期是比较容易治疗的炎症反应阶段，后期是治疗抵抗的萎缩阶段。初发皮疹为四肢末端的红色或紫罗兰色丘疹、结节，症状较为隐匿。皮肤常柔软而肿胀。初期是一个持续数周至数年起起伏伏的漫长过程。而在后期，皮肤表现为卷烟纸样外观，有光泽且血管明显（图 74.34）。肢体伸侧（尺骨或胫骨）表面可见纤维性结节形成。该病还可能出现色素减退、色素沉着、疼痛、瘙痒、感觉过敏、感觉异常和脱屑。ACA 偶尔可并发基底细胞癌或鳞状细胞癌[131]。

在早期皮损的活检标本中可见真皮血管周围淋巴细胞伴浆细胞浸润，毛细血管扩张和轻度表皮萎缩。晚期皮损的组织学表现为表皮萎缩，间质淋巴细胞伴

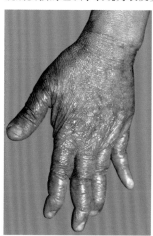

图 74.34 慢性萎缩性肢端皮炎。 肢端皮肤萎缩，有光泽，表面起皱，浅表血管明显

浆细胞、少量组织细胞以及肥大细胞浸润。真皮可以变薄，并伴有皮肤附属器周围的纤维化改变。鉴别诊断包括湿疹性皮炎（例如淤积性皮炎）、冷损伤、长期使用强效外用皮质类固醇引起的萎缩、严重光损伤以及纤维化皮损、瘢痕、硬斑病和纤维瘤病[132]。

非性传播（地方性）密螺旋体病

雅司病（yaws）、品他病（pinta）和地方性梅毒（endemic syphilis 或 bejel）是由在形态学和抗原性上均类似于性病梅毒病原体——苍白密螺旋体——的微生物引起的（见第 82 章）。这三种疾病均为慢性复发性病程，主要表现为皮肤损害。疾病主要是通过人与人之间皮肤、黏膜接触或人与污染物接触而传播。除品他病外，儿童是最易受累的人群。

雅司病、品他病和地方性梅毒的诊断主要依靠临床表现。适用于性病梅毒的血清学检测方法同样可以用于诊断非性传播（地方性）密螺旋体病，阳性结果在四种疾病间没有区别。梅毒螺旋体试验（如 TPHA、FTA-ABS 和 MHA-TP）对梅毒螺旋体感染有特异性（见第 82 章），无论治疗与否，可能终生呈阳性。非梅毒螺旋体试验（如 VDRL、RPR）阳性则可能提示：当前发生或近期发生的感染，或生物学假阳性结果（人群发生率 1%～3%）。绝大多数血清学试验假阳性的患者抗体滴度小于 1：4。定量非梅毒螺旋试验有助于对患者的治疗效果进行评估，抗体滴度下降 4 倍提示治疗有效，而抗体滴度升高 4 倍则提示再次感染或复发。也可以通过皮损渗出物暗视野检查确诊。

50 多年来，地方性螺旋体的治疗主要是用苄星青霉素。治疗方式为，十岁以上的儿童肌肉内单次注射 120 万单位，十岁以下儿童注射剂量为 60 万单位。近来，在雅司病的治疗上，已经证实单次大剂量口服阿奇霉素（30 mg/kg，最大剂量 2 g）疗效并不逊于苄星青霉素。由于易于给药，并且对青霉素过敏患者安全，阿奇霉素现被世界卫生组织推荐为雅司病的一线治疗药物，以利于大规模治疗和根除疾病（见下文）[133, 133a]。对性病梅毒来说，考虑到可能会对阿奇霉素产生耐药性，现在仍在对治疗失败和抵抗的情况进行监测[134]。迄今为止，还没有开展阿奇霉素对品他病和地方性梅毒疗效的正规试验研究。

雅司病

同义名： ■pian（法语）■frambösie（德语）■buba（西班牙语）■parangi（马来语）

雅司病（yaws）是由苍白密螺旋体雅司（*T. pertenue*）亚种引起的三阶段感染，是最常见和最严重的地方性密螺旋体病。本病流行于非洲、亚洲、南美洲、中美洲及太平洋岛屿等一些温暖潮湿的热带地区。2012 年，世界卫生组织宣布了一项新的战略计划：2020 年前消灭雅司病[133, 133a, 135]。雅司病最常发生于 15 岁以下儿童的下肢（图 74.35）。"母雅司（mother yaws）"是**开始阶段**的主要皮损，10 ～ 30 天内发生在病原体接种的部位。开始表现为一红色浸润性、无痛性丘疹，随时间推移皮损向周边扩大至直径 1 ～ 5 cm，继之溃烂，表面形成琥珀色黄痂。本期皮损内含有大量螺旋体，3 ～ 6 个月后皮损可以自愈。

"子雅司（daughter yaws）"是雅司病的**第二阶段**病变，皮损比原发病灶更小、分布更广泛。它们通常发生在身体的腔口部位，如鼻、口，可以增大、溃烂。前两个阶段的皮损都具有高度传染性。只有 10% 的患者进展到晚期，此期有脓肿形成，并且出现坏死和溃疡。溃疡融合呈匐行性，愈合后有明显的瘢痕，造成严重的畸形。雅司病也可引起各种形式的骨膜炎、指趾炎和骨炎，后者可能导致胫骨弯曲（"佩刀胫骨"）。

雅司病早期皮损的组织学检查表现为表皮内海绵水肿、棘层肥厚和乳头瘤样增生，真皮内中度或致密的以浆细胞和淋巴细胞为主的炎性浸润。银染色很容易识别皮损中的密螺旋体。临床上，雅司病的皮肤病变需与性病梅毒、湿疹、银屑病、疣、胼胝、疥疮、潜蚤病（tungiasis）、结节病以及维生素缺乏症等疾病鉴别[134]。

品他

品他（pinta）仅影响皮肤，是由品他密螺旋体感染引起的。这种疾病仅在半干旱和温热气候的西半球存在（中南美洲）。任何年龄都可发病。**原发病灶**发生在接种后 7 天至 2 个月内出现，最常见的部位是下肢，初为小丘疹或斑疹，周围有红晕环绕。几个月后，发

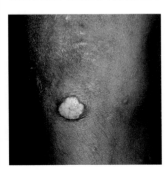

图 74.35　印尼一名青少年膝关节的皮肤雅司病（Courtesy, Peter Ehrnstrom, MD.）

展成 10 ～ 12 cm 边界不清的浸润性红色斑块。**二期皮损**称为"品他疹"，初期为较小的鳞屑性丘疹，后扩大融合成银屑病样斑块，开始为红色，后转变为暗蓝色、棕色、灰色至黑色。原发及二期皮损都具有高度传染性。**三期典型皮损**为对称性的、白癜风样色素减退斑，可伴萎缩及角化过度，无传染性。

原发性和二期皮损的活检组织病理显示中度棘层肥厚，轻度海绵水肿，真皮浅层有扩张血管周围淋巴细胞、浆细胞和中性粒细胞浸润。部分皮损显示苔藓样变，伴有角化过度、颗粒层增厚、基底层空泡变性。晚期品他色素脱失的皮损显示表皮萎缩及黑素的完全缺失。除持久的晚期色素脱失性皮损外，活检组织银染色可见密螺旋体。早期品他病与性病梅毒、雅司病和地方性梅毒较难鉴别。早期皮损易与湿疹、银屑病、麻风、扁平苔藓、红斑狼疮和体癣混淆。晚期品他病常被误认为是白癜风[134]。

地方性梅毒

同义名： ■ **非性病梅毒（bejel）**

地方性梅毒（endemic syphilis）是由苍白密螺旋体地方性亚种感染引起的。大多数病例出现在北非、阿拉伯半岛以及东南亚等干旱、温暖的地区。最常累及 15 岁以下的儿童。与雅司病和品他病相比，**原发病灶**很难发现，通常在口咽部或母乳喂养妇女的乳头上见到不易察觉的小丘疹或溃疡。**二期**地方性梅毒可能出现与性病梅毒类似的表现，如黏膜斑、皲裂性丘疹、口角炎、非瘙痒性丘疹和全身淋巴结肿大等。扁平湿疣也经常出现。一些二期地方性梅毒患者会出现长骨骨膜炎，可能导致夜间腿痛。

病原体接种后 6 个月到几年后，一些患者发展为**三期**地方性梅毒，树胶肿的形成可能会导致皮肤、黏膜、肌肉、软骨和骨的严重毁损。若不经治疗，可出现腭和鼻中隔的损伤，导致发音和吞咽困难。在晚期地方性梅毒中，眼睛和骨骼也会受到严重影响。

病理组织活检与性病梅毒非常相似。早期活检标本显示真皮内血管周围以浆细胞和淋巴细胞为主的浸润。口腔病变可与性病梅毒、口内炎、传染性口角炎、维生素缺乏症、原发性单纯疱疹病毒感染相似。鼻咽部毁损性病变需与三期性病梅毒、麻风、鼻硬结病、黏膜皮肤利什曼病、副球孢子菌病和结核鉴别（见表 45.3 和 74.15）[134]。

钩端螺旋体病

同义名： ■ 福布热（Fort Bragg fever）■ 胫前皮疹热（pretibial fever）■ 威尔氏病（Weil's disease）

钩端螺旋体病（leptospirosis）是由钩端螺旋体（*Leptospira*）属中的螺旋体引起的世界性人畜共患病。它通过不完整的皮肤或黏膜与受感染的哺乳动物（例如啮齿动物，狗，牲畜，野生动物）的尿液或其他体液（唾液除外）接触、直接饮用或在受污染水中游泳进行传播。兽医、农民、屠夫、下水道工人以及休闲水上运动参与者最常受到影响。钩端螺旋体病分无黄疸型（约占所有病例的90%）和更严重的黄疸型（约占所有病例的10%）。本病潜伏期为7～12天，之后为"败血症"期，表现为持续3～7天的发热、寒战、肌痛。随后是"免疫"期（在此期间血清学试验为阳性），可导致脑膜炎，葡萄膜炎，肝、肾和（或）肺功能障碍。皮肤表现包括广泛分布或局限于胫前（尤其是钩端螺旋体夏秋疟血清型）的红斑、丘疹、斑片和（或）斑块，以及继发于血管受累的瘀斑和紫癜。虽然大多数钩端螺旋体病程是自限性的，但抗生素可以缩短疾病的持续时间并减少尿液中病原体的排出。可口服多西环素、阿莫西林或阿奇霉素（严重病例联合静脉注射青霉素或第三代头孢菌素）[136]。

先前划分为真菌类别的细菌

放线菌病

引言

放线菌病（actinomycosis）是以化脓性脓肿、炎性肉芽肿和窦道形成为特征的亚急性或慢性细菌感染。厌氧或微需氧的、非抗酸性的、革兰氏阳性的以色列放线菌（*Actinomyces israelii*）是最常见的致病菌。放线菌病有颈面（占感染的三分之二）、肺/胸、胃肠道和盆腔等类型。

流行病学与发病机制

放线菌病可见于世界各地，男性发病率是女性的3倍。人类是放线菌已知的唯一宿主。以色列放线菌系口腔的正常菌群，在消化道及女性生殖道也可查见。最主要的诱发因素是创伤，尤其是牙科手术。一般认为放线菌属不具有特殊致病性，但与其他微生物合并感染时可增强其毒力。在足菌肿，通常是其他放线菌种，而不是

以色列放线菌，导致硫磺颗粒的形成（见第77章）。

临床特征

在患有**颈面部放线菌病**（"肿块状颌"）的患者中，常有口腔卫生不良、牙病病史或口面部外伤或手术史。皮损初起为下颌区蓝色肿胀，继而进展为硬性红斑结节，逐渐增大并形成瘘管脓肿（图74.36）。最终脓肿破溃，排出脓性物质，其中包含特征性的由细菌团块形成的黄色"**硫磺颗粒**"。还可见多发窦道、发热、疼痛和白细胞升高。通常不累及淋巴结。

肺放线菌病（占15%～20%的患者）发生于细菌随感染性口腔物质被吸入到肺部之后。形成的肺部空洞通常见于肺底。可扩展到胸膜和胸壁，并可继发胸膜瘘。**胃肠放线菌病**通常继发于创伤或炎症性疾病，但也可能呈自发性。累及肠道的肉芽肿病变最终可以扩展到腹壁，形成硬性红色包块伴有引流窦道形成。**盆腔放线菌病**在女性中更为常见，且通常与宫内节育器有关。放线菌病也可累及中枢神经，肌肉骨骼和其他器官系统。

病理学

真皮内致密的中性粒细胞浸润伴巨细胞肉芽肿性炎。在脓肿周围为组织细胞、浆细胞和上皮样细胞，中央可见代表放线菌微菌落的特征性硫磺颗粒。组织学上这些"硫磺颗粒"具有嗜碱性中心和嗜酸性外周，直径可达28μm。

诊断与鉴别诊断

应对脓性物质进行仔细的镜检以寻找放线菌病（或放线菌足菌肿）特征性的硫磺颗粒。硫磺颗粒由革兰氏阳性的分支细丝组成，分支菌丝分裂成白喉样和球杆菌样，抗酸染色阴性。面颈部放线菌病与共生厌

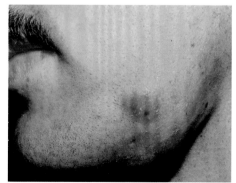

图74.36　面颈部放线菌病或"肿块状颌"。 可见软组织肿胀和形成引流窦道的红色结节。流出物含有"硫磺颗粒"（Courtesy, Joyce Rico，MD.）

氧菌（例如啮蚀艾肯菌）和需氧菌感染、结核（瘰病性皮肤结核）、双相真菌感染、牙窦道、甚至肿瘤很相似。

治疗

放线菌病的首选药物是青霉素 G 或氨苄青霉素。深部的慢性感染应在 2～6 周的静脉用药后，再口服青霉素 3～12 个月。对于急性感染，应口服青霉素 2～3 周，同时切开引流并且手术切除窦道。对青霉素过敏的患者可选择多西霉素、红霉素和克林霉素。亚胺培南对于以上治疗抵抗的患者有效。为了避免复发，症状缓解之后仍应继续治疗一段时间[137]。

诺卡菌病

引言

诺卡菌病（nocardiosis）可由多种诺卡菌（*Nocardia*）引起，诺卡菌是一种丝状革兰氏阳性耐酸微生物。诺卡菌对于免疫功能低下的个体是一种机会性致病菌，可引起广泛播散或全身性疾病；而皮肤诺卡菌病通常发生在免疫功能健全的个体。

流行病学与发病机制

诺卡菌病在世界范围内分布并累及所有年龄段人群。男性发病率比女性高 3 倍，儿童更容易发展为皮肤淋巴结病。诺卡菌属在土壤中广泛存在。局部创伤（例如刺伤）、职业暴露（例如农民，园丁）和免疫缺陷是患诺卡菌病的危险因素。

临床特征

原发性皮肤诺卡菌病的三种主要形式是：①足菌肿（见第 77 章）；②淋巴皮肤诺卡菌病；③浅表皮肤诺卡菌病。此外，约有 10% 的肺-系统性诺卡菌病患者继发皮肤病变。在免疫抑制患者，病变可表现为广泛分布的皮下结节[138]。表 74.18 详述了诺卡菌感染的几种临床表现。

病理学

组织学上可见致密的中性粒细胞浸润及脓肿形成。在诺卡菌性足分支菌病中可以找到硫磺颗粒，而其他形式的皮肤诺卡菌病则没有。常规染色涂片中看不到该菌，但在革兰氏染色后可见分支状细丝。诺卡菌在

表 74.18 皮肤诺卡菌病的四种临床形式	
原发	
足分支菌病	• 一半足分支菌病由诺卡菌属引起 * • 创伤接种引起无痛性结节，增大，化脓，经窦道排出 • 脓性排出物含有硫磺颗粒 • 足部是常见受累部位 • 可侵及深层肌肉和骨骼
淋巴皮肤型	• 创伤后数天到数周发病 • 表现为结痂的脓疱或脓肿，抗生素治疗抵抗 • 隆起的淋巴管条索，孢子丝菌病样丘疹、结节，可触摸到疼痛淋巴结
表浅皮肤型	• 创伤引起外源形物质（包括泥土和砾石）植入皮肤 • 诊断基于高度可疑的线索、常规抗生素抵抗和实验室结果
继发	
肺 / 系统性	• 胸壁的皮下脓肿 • 脓疱，结节，皮肤瘘道 • 未治疗者，死亡率高 • 星状诺卡菌是主要病原体

* 在墨西哥和中南美洲，90% 足分支菌病由巴西诺卡菌引起，而在美国，大部分足分支菌病是由真正的真菌引起

甲胺银和抗酸染色中也可显色。

诊断与鉴别诊断

诺卡菌在所有常见的实验室培养基上都很容易生长。但如果怀疑有诺卡菌感染，应告知实验室，因为该菌生长缓慢，标本必须保留长达 2 周。常规治疗无效的孢子丝菌样病变或创伤相关的浅表皮肤感染的患者应该考虑诺卡菌病。对于有机会性感染风险的患者也应该考虑这一疾病。

治疗

磺胺类药物是诺卡菌病的首选药物。磺胺类药物过敏患者可选择米诺环素替代，治疗抵抗的患者可加用利奈唑胺。皮下脓肿通常需要手术治疗。局限性诺卡菌病应治疗 6～12 周，而免疫功能低下和播散性患者需要 3～12 个月的抗菌治疗[139]。

（杨倩怡　王嘉玥译　汪盛校　李薇审）

参考文献

1. Chen Y, Tsao H. The skin microbiome: current perspectives and future challenges. J Am Acad Dermatol 2013;69:143–55.
2. Geria AN, Schwartz RA. Impetigo update: new challenges in the era of methicillin resistance. Cutis 2010;85:65–70.
3. Bangert S, Levy M, Hebert AA. Bacterial resistance and impetigo treatment trends: a review. Pediatr Dermatol 2012;29:243–8.
3a. Williamson DA, Carter GP, Howden BP. Current and emerging topical antibacterials and antiseptics: agents, action, and resistance patterns. Clin Microbiol Rev 2017;30:827–60.
4. Diep BA, Gill SR, Chang RF, et al. Complete genome sequence of USA300, an epidemic clone of community-acquired meticillin-resistant Staphylococcus aureus. Lancet 2006;367:731–9.
5. Koning S, Van Der Sande R, Verhagen A, et al. Interventions for impetigo (Review). Cochrane Database Syst Rev 2012;(18):CD003261.
6. Walker MJ, Barnett TC, McArthur JD, et al. Disease manifestations and pathogenic mechanisms of group A Streptococcus. Clin Microbiol Rev 2014;27: 264–301.
7. Durdu M, Ilkit M. First step in the differential diagnosis of folliculitis: cytology. Clin Rev Microbiol 2013;39:9–25.
8. Stulberg DL, Penrod MA, Blatny RA. Common bacterial skin infections. Am Fam Physician 2002;66:119–24.
9. Bernard P. Management of common bacterial infections of the skin. Curr Opin Infect Dis 2008;21:122–8.
10. Liu C, Bayer A, Cosgrove SE, et al. Clinical practice guidelines by the infectious diseases society of america for the treatment of methicillin-resistant Staphylococcus aureus infections in adults and children: executive summary. Clin Infect Dis 2011;52:285–92.
11. Stevens DL, Bisno AL, Chambers HF, et al. Practice guidelines for the diagnosis and management of skin and soft tissue infections: 2014 update by the infectious diseases society of america. Clin Infect Dis 2014;59:e10–52.
11a. Daum RS, Miller LG, Immergluck L, et al. A placebo-controlled trial of antibiotics for smaller skin abscesses. N Engl J Med 2017;373:2545–55.
11b. Talan DA, Mower WR, Krishnadasan Abrahamian FM, et al. Trimethoprim-sulfamethoxazole versus placebo for uncomplicated skin abscess. N Engl J Med 2016;374:823–12.
12. Elston DM. Community-acquired methicillin-resistant Staphylococcus aureus. J Am Acad Dermatol 2007;56:1–16, quiz 17–20.
13. Hiramatsu K, Ito T, Tsubakishita S, et al. Genomic Basis for Methicillin Resistance in Staphylococcus aureus. Infect Chemother 2013;45:117–36.
14. Singer AJ, Talan DA. Management of skin abscesses in the era of methicillin-resistant Staphylococcus aureus. N Engl J Med 2014;370:1039–47.
15. Kil E, Heymann W, Weinberg J. Methicillin-resistant Staphylococcus aureus: an update for the dermatologist. Cutis 2008;81:227–33, 247–54.
16. Piątkowska E, Piątkowski J, Przondo-Mordarska A. The strongest resistance of Staphylococcus aureus to erythromycin is caused by decreasing uptake of the antibiotic into the cells. Cell Mol Biol Lett 2012;17:633–45.
17. Zetola N, Francis JS, Nuermberger EL, Bishai WR. Community-acquired meticillin-resistant Staphylococcus aureus: an emerging threat. Lancet Infect Dis 2005;5:275–86.
18. Lyon M, Doehring MC. Blistering distal dactylitis: a case series in children under nine months of age. J Emerg Med 2004;26:421–3.
19. Wasserzug O, Valinsky L, Klement E, et al. A cluster of ecthyma outbreaks caused by a single clone of invasive and highly infective Streptococcus pyogenes. Clin Infect Dis 2009;48:1213–19.
20. Matz H, Orion E, Wolf R. Bacterial infections: uncommon presentations. Clin Dermatol 2005;23:503–8.
21. Patel GK, Finlay AY. Staphylococcal scalded skin syndrome: diagnosis and management. Am J Clin Dermatol 2003;4:165–75.
21a. Braunstein I, Wanat KA, Abuabara K, et al. Antibiotic sensitivity and resistance patterns in pediatric staphylococcal scalded skin syndrome. Pediatr Dermatol 2014;31:305–8.

22. Cribier B, Piemont Y, Grosshans E. Staphylococcal scalded skin syndrome in adults. J Am Acad Dermatol 1994;30:319–24.
23. Manders S. Toxin-mediated streptococcal and staphylococcal disease. J Am Acad Dermatol 1998;39:383–98.
23a. Shaler CR, Choi J, Rudak PT, et al. MAIT cells launch a rapid, robust and distinct hyperinflammatory response to bacterial superantigens and quickly acquire an anergic phenotype that impedes their cognate antimicrobial function: defining a novel mechanism of superantigen-induced immunopathology and immunosuppression. PLoS Biol 2017;15:e2001930.
23b. Szabo PA, Goswami A, Mazzuca DM, et al. Rapid and rigorous IL-17A production by a distinct subpopulation of effector memory T lymphocytes constitutes a novel mechanism of toxic shock syndrome immunopathology. J Immunol 2017;198:2805–18.
24. DeVries AS, Lesher L, Schlievert PM, et al. Staphylococcal toxic shock syndrome 2000-2006: epidemiology, clinical features, and molecular characteristics. PLoS ONE 2011;6:e22997.
25. Chesney PJ, Crass BA, Polyak MB, et al. Toxic shock syndrome: management and long-term sequelae. Ann Intern Med 1982;96:847–51.
26. Lappin E, Ferguson AJ. Gram-positive toxic shock syndromes. Lancet Infect Dis 2009;9:281–90.
27. Annane D, Bellissant E, Bollaert P. Corticosteroids in the treatment of severe sepsis and septic shock in adults: a systematic review. JAMA 2009;301:2362–75.
28. Bialecki C, Feder H, Grant-Kels J. The six classic childhood exanthems: a review and update. J Am Acad Dermatol 1989;21:891–903.
29. Mehta C. Arcanobacterium haemolyticum. J Am Acad Dermatol 2003;48:298–9.
29a. Baxter M, Morgan M. Streptococcal toxic shock syndrome caused by Group G Streptococcus, United Kingdom. Emerg Infect Dis 2017;23:127–9.
29b. Chen KY, Cheung M, Burgner DP, Curtis N. Toxic shock syndrome in Australian children. Arch Dis Child 2016;101:736–40.
30. Macias ES, Pereira FA, Rietkerk W, Safai B. Superantigens in dermatology. J Am Acad Dermatol 2011;64:455–72.
30a. Commons RJ, Smeesters PR, Proft T, et al. Streptococcal superantigens: categorization and clinical associations. Trends Mol Med 2014;20:48–62.
31. Spaulding AR, Salgado-Pabón W, Kohler PL, et al. Staphylococcal and streptococcal superantigen exotoxins. Clin Microbiol Rev 2013;26:422–47.
32. Vuzevski VD, van Joost T, Wagenvoort JH, Dey JJ. Cutaneous pathology in toxic shock syndrome. Int J Dermatol 1989;28:94–7.
33. Agerson AN, Wilkins EG. Streptococcal toxic shock syndrome after breast reconstruction. Ann Plast Surg 2005;54:553–6.
33a. Carapetis JR, Jacoby P, Carville K, et al. Effectiveness of clindamycin and intravenous immunoglobulin, and risk of disease in contacts, in invasive Group A streptococcal infections. Clin Infect Dis 2014;59:358–65.
34. Bonnetblanc J, Bédane C. Erysipelas: recognition and management. Am J Clin Dermatol 2003;4:157–63.
35. Chartier C, Grosshans E. Erysipelas: an update. Int J Dermatol 1996;35:779–81.
36. Oh CC, Ko HCH, Lee HY, et al. Antibiotic prophylaxis for preventing recurrent cellulitis: a systematic review and meta-analysis. J Infect 2014;69:26–34.
36a. Pandey M, Mortensen R, Calcutt A, et al. Combinatorial synthetic peptide vaccine strategy protects against hypervirulent CovR/S mutant Streptococci. J Immunol 2016;196:3364–74.
37. Chiriac A, Murgu A, Coroş MF, et al. Intertrigo caused by Streptococcus pyogenes. J Pediatr 2017;184:230–1.
38. Commons RJ, Smeesters PR, Proft T, et al. Streptococcal superantigens: categorization and clinical associations. Trends Mol Med 2014;20:48–62.
39. López-Corominas V, Yagüe F, Knöpfel N, et al. Streptococcus pyogenes cervical intertrigo with secondary bacteremia. Pediatr Dermatol 2014;31:e71–2.
39a. Clegg HW, Giftos PM, Anderson WE, et al. Clinical perineal streptococcal infection in children: epidemiologic features, low symptomatic recurrence

rate after treatment, and risk factors for recurrence. J Pediatr 2015;167:687–93.
39b. Hernandez M, Simms-Cendan J, Zendell K. Guttate psoriasis following streptococcal vulvovaginitis in a five-year-old girl. J Pediatr Adolesc Gynecol 2015;28:e127–9.
40. Heath C, Desai N, Silverberg NB. Recent microbiological shifts in perianal bacterial dermatitis: staphylococcus aureus predominance. Pediatr Dermatol 2009;26:696–700.
41. Meury S, Erb T, Schaad U, Heininger U. Randomized, comparative efficacy trial of oral penicillin versus cefuroxime for perianal streptococcal dermatitis in children. J Pediatr 2008;153:799–802.
42. Inamadar A, Palit A. Blue cellulitis: a rare entity in the era of hib conjugate vaccine. Pediatr Dermatol 2004;21:90–1.
43. Mistry R. Skin and soft tissue infections. Pediatr Clin North Am 2013;60:1063–82.
44. Thomas KS, Crook AM, Nunn AJ, et al. Penicillin to prevent recurrent leg cellulitis. N Engl J Med 2013;368:1695–703.
45. Zadroga RJ, Zylla D, Cawcutt K, et al. Pneumococcal pyomyositis: report of 2 cases and review of the literature. Clin Infect Dis 2012;55:e12–17.
46. Lortholary O, Jehl F, Petitjean O, et al. Polymicrobial pyomyositis and bacteremia in a patient with AIDS. Clin Infect Dis 1994;19:552–3.
47. Zalavras CG, Rigopoulos N, Poultsides L, Patzakis MJ. Increased oxacillin resistance in thigh pyomyositis in diabetic patients. Clin Orthop Relat Res 2008;466:1405–9.
48. Annamalai AK, Gopalakrishnan C, Jesuraj M, et al. Pyomyositis. Postgrad Med J 2013;89:179–80.
49. Padilla-Desgarennes C, Vázquez-González D, Bonifaz A. Botryomycosis. Clin Dermatol 2012;30:397–402.
50. Bashline B, Morrison M, Ramirez J, LaFond A. Disseminated botryomycosis: a rare presentation. J Drugs Dermatol 2014;13:976–8.
51. Leffell D, Brown M, Swanson N. Laser vaporization: a novel treatment of botryomycosis. J Dermatol Surg Oncol 1989;15:703–5.
52. Ugai T, Norizuki M, Mikawa T, et al. Necrotizing fasciitis caused by Haemophilus influenzae type b in a patient with rectal cancer treated with combined bevacizumab and chemotherapy: a case report. BMC Infect Dis 2014;14:198.
53. Salcido R. Necrotizing fasciitis: reviewing the causes and treatment strategies. Adv Skin Wound Care 2007;20:9–11.
54. Bingöl-Koloğlu M, Yildiz RV, Alper B, et al. Necrotizing fasciitis in children: diagnostic and therapeutic aspects. J Pediatr Surg 2007;42:1892–7.
55. Garg A, Sujatha S, Garg J, et al. Fulminant necrotizing fasciitis caused by zygomycetes. J Cutan Pathol 2009;36:815–16.
56. Shyam DC, Rapsang AG. Fournier's gangrene. Surgeon 2013;11:222–32.
56a. Madsen MB, Hjortrup PB, Hansen MB, et al. Immunoglobulin G for patients with necrotising soft tissue infection (INSTINCT): a randomised, blinded, placebo-controlled trial. Intensive Care Med 2017;doi: 10.1007/s00134-017-4786-0.
57. Heymann W. Infective endocarditis: of heart, head, and skin. Skinmed 2015;13:61–2.
58. Stevens DL, Aldape MJ, Bryant AE. Life-threatening clostridial infections. Anaerobe 2012;18:254–9.
59. Blaise G, Nikkels AF, Hermanns-Lê T, et al. Corynebacterium-associated skin infections. Int J Dermatol 2008;47:884–90.
60. Tschen J, Ramsdell W. Disciform erythrasma. Cutis 1983;31:541–2, 547.
61. Chodkiewicz H, Cohen P. Erythrasma: successful treatment with single-dose clarithromycin. Int J Dermatol 2013;52:516–18.
62. Avci O, Tanyildizi T, Kusku E. A comparison between the effectiveness of erythromycin, single-dose clarithromycin and topical fusidic acid in the treatment of erythrasma. J Dermatolog Treat 2013;24:70–4.
63. Bristow IR, Lee YLH. Pitted keratolysis: a clinical review. J Am Pod Med Assoc 2014;104:177–82.
63a. Moore LS, Leslie A, Meltzer M, et al. Corynebacterium ulcerans cutaneous diphtheria. Lancet Infect Dis 2015;15:1100–7.
64. Lowe CF, Bernard KA, Romney MG. Cutaneous diphtheria in the urban poor population of Vancouver, British Columbia, Canada: a 10-year review. J Clin

Microbiol 2011;49:2664–6.

64a. Meinel DM, Kuehl R, Zbinden R, et al. Outbreak investigation for toxigenic *Corynebacterium diphtheriae* wound infections in refugees from Northeast Africa and Syria in Switzerland and Germany by whole genome sequencing. Clin Microbiol Infect 2016;22:1003.

65. Zeegelaar JE, Faber WR. Imported tropical infectious ulcers in travelers. Am J Clin Dermatol 2008;9: 219–32.

66. Orouji A, Kiewert A, Filser T, et al. Cutaneous diphtheria in a German man with travel history. Acta Derm Venereol 2012;92:179–80.

67. Donegan S, Bellamy R, Gamble C. Vaccines for preventing anthrax. Cochrane Database Syst Rev 2009;(15):CD006403.

68. Bradley JS, Peacock G, Krug SE, et al. Pediatric anthrax clinical management. Pediatrics 2014;133:e1411.

69. Hendricks K, Wright M, Shadomy S, et al. Centers for Disease Control and Prevention expert panel meetings on prevention and treatment of anthrax in adults. Emerg Infect Dis 2014;20(2).

70. Kummerfeldt CE. Raxibacumab: potential role in the treatment of inhalational anthrax. Infect Drug Resist 2014;7:101–9.

71. Bartlett J, Inglesby T, Borio L. Management of anthrax. Clin Infect Dis 2002;35:851–8.

72. Duncan KO, Smith TL. Primary cutaneous infection with Bacillus megaterium mimicking cutaneous anthrax. J Am Acad Dermatol 2011;65:e60–1.

73. Bottone EJ. Bacillus cereus, a volatile human pathogen. Clin Microbiol Rev 2010;23:382–98.

74. Veraldi S, Girgenti V, Dassoni F, Gianotti R. Erysipeloid: a review. Clin Exp Dermatol 2009;34:859–62.

75. Boyd AS, Ritchie C, Fenton JS. Cutaneous Erysipelothrix rhusiopathiae (erysipeloid) infection in an immunocompromised child. Pediatr Dermatol 2014;31:232–5.

76. Godshall CE, Suh G, Lorber B. Cutaneous listeriosis. J Clin Microbiol 2013;51:3591–6.

76a. Audemard-Verger A, Descloux E, Ponard D, et al. Infections revealing complement deficiency in adults: a French nationwide study enrolling 41 patients. Medicine (Baltimore) 2016;95:e3548.

77. Brouwer MC, Read RC, van de Beek D. Host genetics and outcome in meningococcal disease: a systematic review and meta-analysis. Lancet Infect Dis 2010;10:262–74.

78. Chamot-Rooke J, Mikaty G, Malosse C, et al. Posttranslational modification of pili upon cell contact triggers N. meningitidis dissemination. Science 2011;331:778–82.

79. Fraser A, Gafter-Gvili A. Antibiotics for preventing meningococcal infections. Cochrane Database Syst RevDatabase Syst Rev 2013;(8):CD004785.

80. Wenzel M, Jakob L, Wieser A, et al. Corticosteroid-induced meningococcal meningitis in a patient with chronic meningococcemia. JAMA Dermatol 2014;150:752–5.

81. Staquet P, Lemee L, Verdier E, et al. Detection of Neisseria meningitidis DNA from skin lesion biopsy using real-time PCR: usefulness in the aetiological diagnosis of purpura fulminans. Intensive Care Med 2007;33:1168–72.

82. Wu H, Harcourt B, Hatcher C, et al. Emergence of ciprofloxacin-resistant Neisseria meningitidis in North America. N Engl J Med 2009;360:886–92.

83. Leclerc F, Leteurtre S, Cremer R. Do new strategies in meningococcemia produce better outcomes? Crit Care Med 2000;28:9–12.

84. Campsall PA, Laupland KB, Niven DJ. Severe meningococcal infection: a review of epidemiology, diagnosis, and management. Crit Care Clin 2013;29:393–409.

85. Brady MT, Byington CL, Davies HD, et al. Updated recommendations on the use of meningococcal vaccines. Pediatrics 2014;134:400–3.

86. Wu DC, Chan WW, Metelitsa AI, et al. Pseudomonas skin infection: clinical features, epidemiology, and management. Am J Clin Dermatol 2011;12: 157–69.

87. Bae Y, Lee GM, Sim JH, et al. Green nail syndrome treated with the application of tobramycin eye drop. Ann Dermatol 2014;26:514–16.

88. Cho SB, Kim HS, Oh SH. Green nail syndrome associated with military footwear. Clin Exp Dermatol

2008;33:791–3.

89. Silvestre JF, Betlloch MI. Cutaneous manifestations due to Pseudomonas infection. Int J Dermatol 1999;38:419–31.

90. Lee YS, Jung SW, Sim HS, et al. Blastomycosis-like Pyoderma with Good Response to Acitretin. Ann Dermatol 2011;23:365–8.

91. Rosenfeld RM, Schwartz SR, Cannon CR, et al. Clinical practice guideline: acute otitis externa executive summary. Otolaryngol Head Neck Surg 2014;150:161–8.

92. Hobson CE, Moy JD, Byers KE, et al. Malignant otitis externa: evolving pathogens and implications for diagnosis and treatment. Otolaryngol Head Neck Surg 2014;151:112–16.

93. Keene WE, Markum AC, Samadpour M. Outbreak of Pseudomonas aeruginosa infections caused by commercial piercing of upper ear cartilage. JAMA 2004;291:981–5.

94. Segna K, Koch L, Williams J. "Hot tub" Folliculitis from a nonchlorinated children's pool. Pediatr Dermatol 2011;28:590–2.

95. Fiorillo L, Zucker M, Sawyer D, Lin A. The pseudomonas hot-foot syndrome. N Engl J Med 2001;345:335–8.

96. Boisseau AM, Sarlangue J, Perel Y, et al. Perineal ecthyma gangrenosum in infancy and early childhood: septicemic and nonsepticemic forms. J Am Acad Dermatol 1992;27:415–18.

97. Son YM, Na SY, Lee HY, et al. Ecthyma gangrenosum: a rare cutaneous manifestation caused by Stenotrophomonas maltophilia in a leukemic patient. Ann Dermatol 2009;21:389–92.

98. Rolain J, Brouqui P. Recommendations for treatment of human infections caused by Bartonella species. Antimicrob Agents Chemother 2004;48:1921–33.

99. Angelakis E, Raoult D. Pathogenicity and treatment of Bartonella infections. Int J Antimicrob Agents 2014;44:16–25.

100. Mogollon-Pasapera E, Otvos L, Giordano A, Cassone M. Bartonella: emerging pathogen or emerging awareness? Int J Infect Dis 2009;13:3–8.

101. Minnick MF, Anderson BE, Lima A, et al. Oroya fever and verruga peruana: bartonelloses unique to South America. PLoS Negl Trop Dis 2014;8:e2919.

101a. Nelson CA, Saha S, Mead PS. Cat-scratch disease in the United States, 2005-2013. Emerg Infect Dis 2016;22:1741–6.

102. Conrad DA. Treatment of cat-scratch disease. Curr Opin Pediatr 2001;13:56–9.

103. Florin TA, Zaoutis TE, Zaoutis LB. Beyond cat scratch disease: widening spectrum of Bartonella henselae infection. Pediatrics 2008;121:e1413–25.

104. Scheidegger F, Quebatte M, Mistl C, Dehio C. The Bartonella henselae VirB/Bep system interferes with vascular endothelial growth factor (VEGF) signalling in human vascular endothelial cells. Cell Microbiol 2011;13:419–31.

105. Pappas G, Akritidis N, Bosilkovski M, Tsianos E. Brucellosis. N Engl J Med 2005;352:2325–36.

106. Akcali C, Savas L, Baba M, et al. Cutaneous manifestations in brucellosis: a prospective study. Adv Ther 2007;24:706–11.

107. Yousefi-Nooraie R, Mortaz-Hejri S, Mehrani M, Sadeghipour P. Antibiotics for treating human brucellosis. Cochrane Database Syst Rev 2012;(10):CD007179.

108. Bossi P, Tegnell A, Baka A, Van Loock F. Bichat guidelines for the clinical management of glanders and melioidosis and bioterrorism-related glanders and melioidosis. Euro Surveill 2004;9:E17–8.

108a. Lowe CW, Satterfield BA, Nelson DB, et al. A quadruplex real-time PCR assay for the rapid detection and differentiation of the most relevant members of the B. pseudomallei complex: B. mallei, B. pseudomallei, and B. thailandensis. PLoS ONE 2016;11:e0164006.

109. Lipsitz R, Garges S, Aurigemma R, et al. Workshop on treatment of and postexposure prophylaxis for Burkholderia pseudomallei and B. mallei Infection, 2010. Emerg Infect Dis 2012;18:e2.

110. Choh L-C, Ong G-H, Vellasamy KM, et al. Burkholderia vaccines: are we moving forward? Front Cell Infect Microbiol 2013;3:5.

111. Archer SR, Abramowsky CR, Kobrynski L, et al. Malakoplakia and primary immunodeficiency. J

Pediatr 2014;165:1053–6.

112. Kohl SK, Hans CP. Cutaneous malakoplakia. Arch Pathol Lab Med 2008;132:113–17.

113. Afonso JP, Ando PN, Padilha MH, et al. Cutaneous malakoplakia: case report and review. An Bras Dermatol 2013;88:432–7.

114. Centers for Disease Control and Prevention. Tularemia. <https://www.cdc.gov/tularemia/statistics/index. html>; [accessed 17.08.13].

115. Harik N. Tularemia: epidemiology, diagnosis, and treatment. Pediatr Ann 2013;42:288–92.

116. Boisset S, Caspar Y, Sutera V, Maurin M. New therapeutic approaches for treatment of tularaemia: a review. Front Cell Infect Microbiol 2014;4:40.

117. Abalkhail A, Satti M, Uthman M, et al. Rhinoscleroma: a clinicopathological study from the Gulf region. Singapore Med J 2007;48:148–51.

118. De Pontual L, Ovetchkine P, Rodriguez D, et al. Rhinoscleroma: a French National Retrospective of Epidemiological and Clinical Features. Clin Infect Dis 2008;47:1396–402.

119. Kumari J. Coexistence of rhinoscleroma with Rosai-Dorfman disease: is rhinoscleroma a cause of this disease? J Laryngol Otol 2012;126:630–2.

120. Chou T-C, Tsai K-B, Lee C-H. Emperipolesis is not pathognomonic for Rosai-Dorfman disease: rhinoscleroma mimicking Rosai-Dorfman disease, a clinical series. J Am Acad Dermatol 2013;69: 1066–7.

121. Waddington C, Darton T, Pollard A. The challenge of enteric fever. J Infect 2014;68:S38–50.

122. Sánchez-Vargas F, Abu-El-Haija M, Gómez-Duarte O. Salmonella infections: an update on epidemiology, management, and prevention. Travel Med Infect Dis 2011;9:263–77.

123. Lewis B, Vanderhooft S. Rat bite fever: fever, arthritis, and rash in a 4-year-old boy. Pediatr Dermatol 2012;29:767–8.

124. Elliott SP. Rat bite fever and Streptobacillus moniliformis. Clin Microbiol Rev 2007;20:13–22.

125. Oyston P, Williamson E. Prophylaxis and therapy of plague. Expert Rev Anti Infect Ther 2013;11: 817–29.

126. Daniels N. Vibrio vulnificus oysters: pearls and perils. Clin Infect Dis 2011;52:788–92.

127. Shapiro E. Clinical practice. Lyme disease. N Engl J Med 2014;370:1724–31.

128. Heymann WR, Ellis DL. Borrelia burgdorferi infections in the United States. J Clin Aesthet Dermatol 2012;5:18–28.

129. Ponzoni M, Ferreri A, Mappa S, Pasini E. Prevalence of Borrelia burgdorferi infection in a series of 98 primary cutaneous lymphomas. Oncologist 2011;16: 1582–8.

130. Müllegger R, Glatz M. Skin manifestations of lyme borreliosis: diagnosis and management. Am J Clin Dermatol 2008;9:355–68.

131. Leverkus M, Finner AM, Pokrywka A, et al. Metastatic squamous cell carcinoma of the ankle in long-standing untreated acrodermatitis chronica atrophicans. Dermatology 2008;217:215–18.

132. Leslie TA, Levell NJ, Cutler SJ, et al. Acrodermatitis chronica atrophicans: a case report and review of the literature. Br J Dermatol 1994;131:687–93.

133. Eradication of yaws—the Morges strategy. Wkly Epidemiol Rec 2012;87:189–94.

133a. Mitjà O, Houinei W, Moses P, et al. Mass treatment with single-dose azithromycin for yaws. N Engl J Med 2015;372:703–10.

134. Giacani L, Lukehart SA. The endemic treponematoses. Clin Microbiol Rev 2014;27:89–115.

135. Stamm LV. Yaws: renewed hope for eradication. JAMA Dermatol 2014;150:933–4.

136. Brett-Major D, Coldren R. Antibiotics for leptospirosis. Cochrane Database Syst Rev 2012;(2):CD008264.

137. Wong V, Turmezei T, Weston V. Actinomycosis. BMJ 2011;343:d6099.

138. Jimenez-Galanes Marchan S, Meneu Díaz JC, Caso Maestro O, et al. Disseminated nocardiosis: a rare infectious complication following non-heart-beating donor liver transplantation. Transpl Proc 2009;41:2495–7.

139. Wilson JW. Nocardiosis: updates and clinical overview. Mayo Clin Proc 2012;87:403–7.

第75章　分枝杆菌感染

Marcia Ramos-e-Silva、*Maria Cristina Ribeiro de Castro*

　　"分枝杆菌（mycobacteria）"这一名称出现于1896 年，用于命名生长于液体培养基时，产生类似于丝状真菌的丝状膜的一大类细菌。分枝杆菌细长、微弯或直，不活动，不形成孢子，具蜡样包膜而能抵抗多种染色方法。分枝杆菌也抗酸，即使酸性染色也不易使其脱色[1-3]。分枝杆菌（*Mycobacterium*）属包含50 余种菌，其中大部分在过去 30 年间得到证实。某些分枝杆菌为腐生性，虽然其是否具备致病性，由宿主的免疫状态决定，[2, 4]但麻风分枝杆菌（*M. leprae*）和结核分枝杆菌（*M. tuberculosis*）已证实有强致病性而成为重要的世界卫生问题。对麻风的研究因无法培养该病原体而受到极大阻碍（它在所有已知细菌中成倍增殖时间最长），但在 2001 年发现麻风分枝杆菌的基因组序列是一个重大研究进展[5]。

　　尽管经典的分枝杆菌病、麻风病和肺结核，自古以来就为人所知，但在过去的几十年里，世界范围内的分枝杆菌感染发生率出现了爆发式增长。其中其主要作用的因素包括结核分枝杆菌耐药株的出现和免疫功能受损宿主数量的增加（如艾滋病患者）。[3]表75.1 概述了根据 Runyon 分类与皮肤疾病相关的不同种类的分枝杆菌[1, 3, 6]（表 75.1）。

　　本章将介绍皮肤病学家最感兴趣的分枝杆菌种类：麻风杆菌、结核杆菌和引起皮肤感染的非典型分枝杆菌。

麻风

同义名：■ Hansen 病（Hansen disease）

要点

■ 由麻风分枝杆菌引起的慢性感染性疾病，其主要寄生于巨噬细胞和施万细胞（Schwann cells）细胞质内。
■ 以肉芽肿和嗜神经性为特征的慢性进行性疾病，主要病变在皮肤和外周神经。
■ 原发皮损为红斑或色素减退斑，常伴有感觉缺失。
■ 根据临床病理学结果（反映免疫程度 / 类型），麻

风分为两种主要形式：瘤型（主要是 Th2 应答）和结核样（主要是 Th1 应答）
■ 在瘤型麻风中，真皮内存在多种病原体，而结核样型麻风中仅少数病原体。

引言

　　麻风（leprosy）是一种由麻风分枝杆菌引起的主要累及皮肤和神经的慢性感染性疾病。根据免疫水平和类型，可以分为主要为 Th2 应答的瘤型和主要为Th1 应答的结核样型两种主要类型。麻风是很多低收入国家中严重危害健康的问题。虽然麻风很少致死，但它是一种致畸、致残和毁容性疾病[7-8]。麻风一度在世界范围内传播，目前主要分布于亚洲、非洲、中美洲和南美洲等热带、亚热带地区（图 75.1）。这种地理分布提示该病的发生可能更多地与较低的生活水平和较差的卫生相关，而与温热的气候相关性较小[9-10]。早期诊

表 75-1　引起皮肤病的分枝杆菌

生长速度和菌落色素	生长速度	病原菌
慢速生长菌群		
光产色菌群 *	2 ～ 3 周	堪萨斯分枝杆菌，海鱼分枝杆菌，
暗产色菌群 †	2 ～ 3 周	猿分枝杆菌，瘰疬分枝杆菌，苏
不产色菌群 ‡	2 ～ 3 周	尔加分枝杆菌，戈登分枝杆菌，蟾蜍分枝杆菌
		结核分枝杆菌，鸟分枝杆菌，细胞内分枝杆菌，溃疡分枝杆菌，嗜血分枝杆菌，玛尔摩分枝杆菌，土分枝杆菌，日内瓦分枝杆菌，牛型分枝杆菌 §，*M. nonchromogenicum*
快速生长菌群	3 ～ 5 天	偶发分枝杆菌，龟分枝杆菌，耻垢分枝杆菌，脓肿分枝杆菌 **，免疫原分枝杆菌，古地分枝杆菌，沃林斯基分枝杆菌，染料分枝杆菌，黏液分枝杆菌，*M. mageritense*
迄今不能培养的菌群		麻风分枝杆菌

* 见光能产生黄色素
† 暗处也可产生黄色素
‡ 不产生色素
§ 包括卡介苗
** 包括脓肿分枝杆菌亚型、马氏分枝杆菌和博莱特分枝杆菌
Modified classifi cation of Runyon [1, 3, 6].

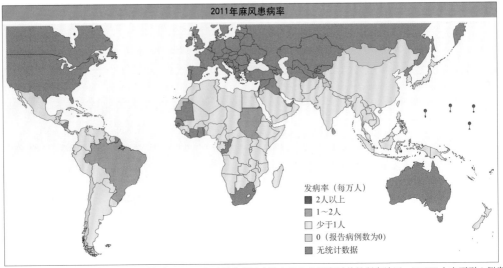

图 75.1　2011 年麻风患病率。世界卫生组织（WHO）已经实现了在除少数几个国家以外的所有地区，10 000 人中不到 1 例患者的目标（Reproduced from the World Health Organization，2011.）

断和及时治疗是控制这种慢性感染性疾病的关键[8]。

历史

麻风最初的书面记载可追溯到公元前 600 年的印度，以及公元前 200 年的中国和日本。《圣经》中提到的许多病例实际上可能是银屑病、白癜风或其他皮肤疾病，而不是麻风。麻风病最早的科学证据分别来自于公元前 2 世纪的埃及人骨骼和公元 5 世纪两具古埃及木乃伊。

有理论认为，麻风是由亚历山大的士兵们在公元前 327—326 年，从印度带到地中海盆地，此后在希腊和罗马帝国传播繁衍。近年利用比较基因组学的研究显示，所有现存的麻风病例都可归因于一个单一克隆，且其似乎起源于近东或东非。在中世纪期间，麻风在欧洲成为了流行病，然后通过 15 和 16 世纪后期的探索浪潮传播到新大陆。麻风患者常被其部落或者家族流放驱逐到孤立的地域[9, 11-12]。

在 19 世纪，Danielssen 和 Boeck 提出了麻风的首个现代描述，并且在 19 世纪 70 年代，挪威人 Gerhard Henrik Armauer Hansen 对麻风分枝杆菌的微生物学和流行病学进行了研究，该研究具有里程碑意义。1919 年，Mitsuda 开始对麻风病进行皮肤试验[9, 10, 13]，1942 年有人报告了砜治疗麻风病的价值[14]。1938 年巴西皮肤科医生 Rabello 提出了麻风极型的概念，并于 1953 年在国际麻风会议上正式公布。1966 年，Ridley 和 Jopling 建议根据患者的免疫状况对麻风进行分类[9, 10, 13]（见下文）。

流行病学

20 世纪 80 年代初期，世界范围内估计有 1100～1500 万的麻风患者[10-15]。多种药物的联合治疗降低了麻风患者的数量[16]。从 2003 年每年新增病例数 > 50 万到 2015 年的 21 万，世界范围内仅有约 17.5 万患者需要治疗[11, 17]。世界卫生组织（World Health Organization，WHO）的目标是达到发病率少于万分之一，除了少数国家，其他国家均已经达到此目标[17]。

麻风在美洲和巴西的发病率最高，尤其是西部亚马逊河区域[10-13]（见图 75.1）。麻风的发病率男女大致相等，瘤型麻风患者男性约为女性的 2 倍。麻风发病无种族和年龄差异，发病年龄集中在 10～15 岁和 30～60 岁两个高峰[7, 10, 18]。

麻风传播的三个条件是：具有传染性的患者、易感人群和密切或亲密的接触。在麻风流行的国家，绝大多数新发病例为有近亲属患麻风的儿童和年轻人。值得注意的是，从家庭接触中感染麻风的风险为 25%，强调了麻风患者的住所控制对公众健康的重要性[10]。麻风的潜伏期不定，为数月到 30 余年，但通常为 4～10 年[18]。麻风分枝杆菌的传播途径主要是经带菌者鼻腔和口腔的飞沫，少数经破损的皮肤传播。即使在 1～7 天后，麻风分枝杆菌仍能在干燥的分泌物中存活，其主要通过鼻黏膜进行接种，少数接种途径为经破坏的皮肤屏障。麻风的传播还取决于患者传染性的强弱[12-13, 19]。印度报道过文身针的重复使用导致传染麻风的少见的传播方式。

麻风虽然主要感染人类，但在犰狳（德克萨斯州到佛罗里达州的美国南部）、松鼠（不列颠群岛）和老鼠身上也可存在和繁殖[8-20]。在最近一次研究中，来自美国东南部的约40%的麻风患者感染了与野生犰狳有关的2种麻风分枝杆菌基因型中的1种，提示该区域麻风为一种人畜共患病[21]。

发病机制

麻风分枝杆菌非常小、微弯、呈杆状，其特征是具有抗酸性。它寄生于细胞内，尤其嗜巨噬细胞和施万细胞。主要的受累部位是周围神经、皮肤、黏膜、骨骼和内脏（如睾丸，肝）[12]。该细菌需要35℃左右的温度生长，因此倾向于优先感染躯体温度较低的区域（如鼻子、睾丸和耳垂）以及周围神经靠近皮肤的区域[18, 22]。

大多数暴露的个体并不发病，提示人群中易感性/抵抗力差异比较大，且取决于遗传和环境因素。例如，易感性和免疫反应类型与特异性的HLA相关，如具HLA-DR2和HLA-DR3表型者倾向于发展为结核样型麻风，而具HLA-DQ1表型者则更易于发展为瘤型麻风[10, 18]。几种基因的多态性，包括编码肿瘤坏死因子（tumor necrosis factor，TNF）-α、白细胞介素（interleukin，IL）-10、淋巴毒素-α（与早期麻风病相关的低产等位基因），维生素D受体（vitamin D receptor，VDR）和Toll样受体（Toll-like receptor，TLR）2也被证明与总体易感性或发展的特定麻风类型相关（尽管不同人群存在差异）[23-26]。在越南和巴西人群中，定位于染色体6q25-q26上的麻风易感性基因位点在约80千碱基的区段中包含有17个标记，其与帕金森病基因PARK2（编码Parkin，E3泛素蛋白连接酶）和共同调节的基因PACRG共享的5′调控区相重叠[27]。中国人群的全基因组关联研究发现，编码核苷酸结合寡聚化结构域2（nucleotide-binding oligomerization domain containing 2，NOD2）途径蛋白质的基因变异与麻风易感性有关，尤其是多杆菌型麻风[28]。NOD2通路及VDR、TLR和Parkin在固有免疫反应中起关键作用，麻风相关基因编码的一些额外蛋白质也起关键作用，如MBL（甘露糖结合凝集素）、MRC1（甘露糖受体C型-1）、NRAMP1（天然抵抗相关巨噬细胞蛋白-1）和KIR（杀伤细胞免疫球蛋白样受体）[26]。

根据特异性细胞介导的免疫水平（如麻风菌素试验中所反映，见下文），麻风可无限制进展，呈自限性或自行消退。体液免疫在细胞介导的免疫降低时增强（即瘤型麻风；图75.2）[8, 10]。如血清抗酚类糖脂-1（phenolic glycolipid-1，PGL-1）抗体（麻风杆菌特异性

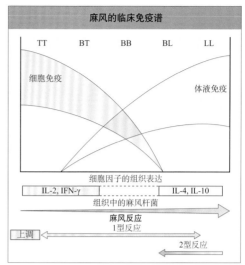

图75.2 **麻风的临床免疫谱**。通过T淋巴细胞和抗体对麻风分枝杆菌的反应，反映了宿主的潜在免疫力。自发和药物引起的免疫应答是导致不同的1型或2型反应的原因。TT，结核样型麻风；BT，偏结核样型界线类麻风；BB，中间界线类麻风；BL，偏瘤型界线类麻风；LL，瘤型麻风；IFN，干扰素；IL，白细胞介素［Adapted from Britton WJ. Leprosy. In Cohen J, Powderly WG (eds). Infectious Diseases. London: Mosby, 2003. With permission of Elsevier.］

抗原）水平在瘤型麻风患者体内最高[29]。

巨噬细胞在体内消除麻风分枝杆菌的过程中发挥重要作用，当它们遇到麻风分枝杆菌时会产生IL-1、TNF-α和IL-12等细胞因子，然后这些细胞因子刺激其他巨噬细胞的增殖与活化。对人类的研究显示，在结核性麻风患者中主要是Th1 CD4$^+$ T细胞反应，该反应产生的细胞因子［IL-2、干扰素（interferon，IFN）-γ和淋巴毒素］可致炎症反应。而瘤型麻风患者中，主要是Th2细胞反应，导致释放不同类型的细胞因子（IL-4、IL-5、IL-10和IL-13）以抑制巨噬细胞活性[22, 30]。麻风分枝杆菌的细胞壁含有脂质复合物，包括酚类糖脂-1（PGL-1），可能在抑制T细胞反应和IFN-γ的产生（以及生物体对施万细胞的侵袭）中起作用[22, 31-32]。

在结核样型麻风的皮损中，与瘤型麻风的皮肤病变相比，检测到表达抗微生物蛋白质颗粒溶素的CD4$^+$ T细胞的频率增加了6倍[33]。结核样型麻风也具有更强的TLR2和TLR1表达，其激活可诱导巨噬细胞和树突细胞的分化。在进展期瘤型麻风患者的皮损中未检测到CD1b$^+$树突状细胞（促进T细胞活化和促炎细胞因子的分泌）[34]；相反，这些病变具有属于白细胞免疫球蛋白样受体（leukocyte immunoglobulin-like receptor，LIR）家族的基因的上调。已显示 LIR-7 通过包括阻断由 TLR 触发的抗微生物活性等几种机制可抑制宿主的天然防御能力[33]。

临床特征

麻风的临床表现呈广泛的病谱性。Rabello 将麻风病分为四型：①瘤型，发生于细胞免疫抑制的患者；②结核样型，患者的细胞免疫功能完整；③双相型；④未定类型。"双相型"为不稳定状态，根据细胞免疫功能提高或降低，可演变为瘤型或结核样型麻风（见图 75.2）。Ridley 和 Jopling 提出的分型也基于极性形式，一端为瘤型麻风（lepromatous，LL），另一端为结核样型麻风（tuberculoid，TT），两极之间为三种界线类麻风：偏瘤型界线类麻风（borderline lepromatous，BL，免疫抑制端），中间界线类麻风（borderline-borderline，BB，位于中间），以及偏结核样型界线类麻风（borderline tuberculoid，BT）[10, 13, 18, 36]。

1997 年，WHO 创建了一个操作系统方案，以便在缺乏完善实验室设施的流行地区对麻风进行分型和治疗。该方案将麻风分为三组：①少菌型、单病灶麻风（单个皮损）；②少菌型麻风（2～5 个皮损）；③多菌型麻风（5 个以上皮损）。这一简化的分类仅基于皮损的数量，而与病变的大小、位置或组织学特征无关。然而，在全球范围内，表 75.2 中列出的分类方案仍然是最常用的分类方案[37-38]。

麻风的临床表现主要涉及皮肤和神经系统（见表75.2）。除了个别皮损处的麻木或感觉减退外，周围神经可增粗并其触及。某些外周神经因其位置表浅而更易受累。触诊这些神经是对麻风患者体格检查的重要部分（图 75.3）。临床医生还应通过神经系统检查确定是否有痛觉、温度觉和（或）触觉（如手指或脚趾）

的普遍降低。此外，还应检查神经病性病变（如肌肉萎缩、第四和第五手指的屈曲挛缩）、血管舒缩改变和分泌功能的紊乱（如干眼和鼻黏膜干燥）[13, 18]。

瘤型麻风是细胞免疫功能最低、携菌量最大的类型，初期以多发性、边界不清的红斑、丘疹、结节和斑块为特征（图 75.4A）。皮损广泛且常为对称性分布。最常受累部位包括面部、臀部和双下肢。前额皮肤的浸润可导致形成"狮面"（图 75.4B）。其他临床表现和晚期后遗症包括脱眉、马鞍鼻，双侧耳垂浸润以及双下肢获得性鱼鳞病样改变（图 75.5）。可出现进展性袜样或手套样分布的感觉减退，常伴有周围神经增粗和神经病性改变。在某些严重的患者中，因累及面神经和三叉神经眼支，可出现兔眼（闭眼不全）和角膜、结膜感觉缺失[18]。**组织瘤样型麻风**是一种多菌型麻风的临床变型，也有作者将其归于瘤型麻风的变型，以皮肤纤维瘤样丘疹和结节的形成为特征。

界线类麻风，顾名思义，其临床特征位于麻风病谱的两极之间。皮损常为不对称性（图 75.6），例如可能发生单侧耳垂肿胀。皮损和周围神经受累的严重程度取决于患者"倾向"于瘤型麻风极（BL）还是或结核样型麻风极（BT，见表 75.2）。皮损中通常无毛发。

结核样型麻风中可见少数界限清楚的斑块，有时仅累及神经。皮损边缘常稍隆起，为组织学检查的首选部位。丘疹或斑块在某些患者中呈红色，而在其他患者，特别是在皮肤颜色深的患者中，则为色素减退（图 75.7）。典型表现是部分而非全部的色素脱失。应检查斑块处的脱发、麻木感和感觉减退，也可见单侧的神经病性病变，特别是肢体末端病变（如指／趾的再吸收）[11, 15, 36]。

临床医生和患者面临的主要问题之一，特别是在治疗阶段，是麻风反应的发生（见图 75.2），以突然出

表 75-2　麻风的分型						
临床表现	**LL**	**BL**	**BB**	**BT**	**TT**	**I**
皮损类型	斑疹、丘疹、结节、弥漫性浸润	浸润性斑疹、丘疹、斑块	斑块和类圆形、侵蚀性损害	浸润性斑块	浸润性斑块，常色素减退	斑疹，常色素减退
数量	大量	较多	较多	单一，常有卫星病灶，或多于 5 个	1 个或数个，最多 5 个皮损	1 个或几个
分布	对称分布	倾向对称分布	明显不对称	不对称	局限且不对称	不确定
界限	模糊，皮损与正常皮肤间界线难以区分	不是很清楚的边界	不是很清楚的边界	边界清楚	边界清楚	不一定
感觉	无感觉障碍	减退	减退	消失	消失	障碍
皮损内细菌	较多（菌球）	多	多	较少（1+），如能查到	常查不到	常查不到

LL，瘤型麻风；BL，偏瘤型界线类麻风；BB，中间界线类麻风；BT，偏结核样型界线类麻风；TT，结核样型麻风；I，未定类麻风（Adapted from A Guide to Leprosy Control，2nd ed. Geneva：World Health Organization，1988：27-28.）

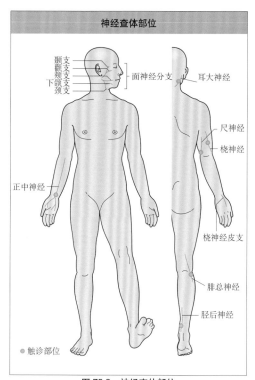

图 75.3 神经查体部位

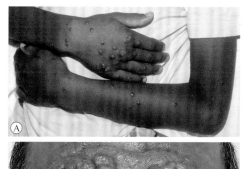

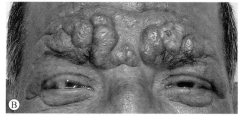

图 75.4 瘤型麻风。A. 前臂和手大量红色丘疹和结节。B. 额部浸润性结节融合形成狮面和睫毛脱落，注意眼部受累

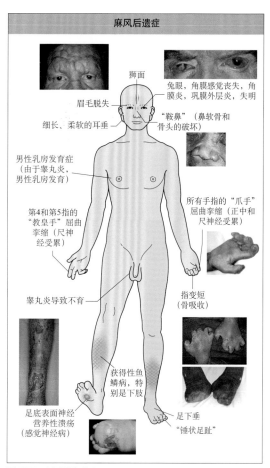

图 75.5 麻风后遗症（Insets, Courtesy, Louis A Fragola, Jr, MD, and Joyce Rico, MD.）

现的急性炎症反应为特征（图 75.9）。1 型反应可发生于任何类型的麻风患者（早期不确定形式除外），且更常见于界线类麻风；而 2 型反应最常发生于瘤型或偏瘤型界线类患者。除使用抗菌药物外，最常见导致麻风反应的原因是妊娠、其他受染以及精神抑郁。表 75.3 列出了两种主要麻风反应的免疫发病机制、临床表现和治疗措施。1 型（可逆性）反应因患者免疫状态的改变而导致，且常与神经炎相关。当细胞免疫增加时，这被称为"升级"反应。

2 型反应为形成与体液免疫反应亢进相关的免疫复合物而导致，通常发生于正接受治疗的瘤型麻风患者。2 型反应表现为小血管炎（皮肤和全身），最常见的临床表现是麻风结节性红斑（见图 75.8B、C）[13, 18, 22]。此外，播散性瘤型麻风患者（常来自中美洲或南美洲）可能出现 Lucio 现象，表现为以血栓形成及皮肤坏死性小血管炎等为特征的反应状态。在世界范围内，尤其在低收入国家，麻风是导致皮肤血管炎的常见原因[7, 40]。

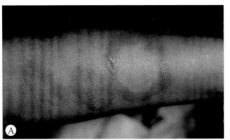

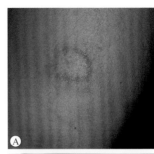

图 75.7　结核样型麻风。
A.轻微隆起的斑块，红色边缘和中央色素减退。
B.双颊大环状皮疹，红棕色，边缘色素减退

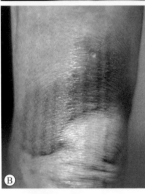

图 75.6　界线类麻风。中央消退呈环形损害的红色斑块（A）和弓形（B）损害。注意模糊的外侧边缘和界限清楚的内边缘

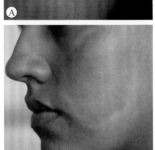

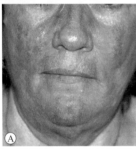

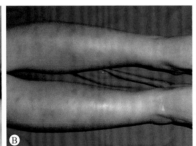

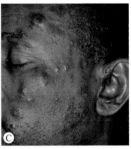

图 75.8　麻风反应。A.1 型"升级"反应伴有面部红狼狼疮样"蝶形分布"皮疹并有明显炎症。B.麻风结节性红斑样 2 型反应，在腿部出现红斑结节。C.瘤型麻风患者由于免疫复合物介导的小血管炎的 2 型反应出现面部红色丘疹结节（C，Courtesy，Louis A Fragola，Jr，MD.）

表 75.3　两种主要的麻风反应 [13, 18, 22, 39]		
	1 型——可逆反应"升级"	**2 型——血管炎，最常见麻风结节性红斑**
免疫机制	Th1 细胞因子模式增强细胞介导的免疫	Th2 细胞因子模式和免疫复合物形成，可能伴细胞介导的免疫增强
发病过程	迟发型超敏反应	皮肤和系统小血管炎
麻风分类	界线类（BT，BB，BL）或治疗后或免疫恢复的结核样型	瘤型，BL＞BB，尤其是正在接受治疗的含菌量高者
临床特征	• 已有的皮肤损害炎症加重 • "新"皮损出现 • 急性神经痛或触痛（神经炎）和功能丧失 • 近期（6 个月内）或进行性的痛觉消失的神经功能缺损	• 结节性皮损 • 发热、肌痛、不适 • 严重的关节肿胀和疼痛 • 虹膜睫状体炎 • 淋巴结炎 • 肝脾大 • 睾丸炎 • 肾小球肾炎
治疗	泼尼松	沙利度胺
2 型麻风反应可继发皮肤淀粉样变性		

病理学与实验室检查

麻风的基本组织病理学模式有三种：瘤型、结核样型和界线类型。**瘤型麻风模式**中，可见真皮、皮下组织、淋巴结、腹部脏器（如肾和肝）、睾丸及骨髓的炎性浸润。浸润中包含 Virchow 细胞，即胞浆中含大量麻风杆菌和脂滴的巨噬细胞。Virchow 细胞在 HE 染色切片中呈泡沫状。麻风菌可通过革兰氏、Ziehl-Neelsen 或 Fite（最常用）染色法来检测，所有这些方法均使麻风分枝杆菌被染为亮红色。六胺银染色可用于检测抗酸杆菌的分解碎片。苏丹 Ⅲ 和苏丹 Ⅳ（也称为猩红色）可分别将麻风分枝杆菌染成黑色和红色。对于少菌的皮损，建议至少检查 6 个切片的结果均为阴性，才可判断为阴性[13, 41]。

外观正常的真皮带状区域，即无浸润带（Unna 带或 Grenz 区），将表皮和炎细胞浸润区域分隔开来。浸润的细胞主要包括浆细胞、淋巴细胞和 Virchow 细胞（图 75.9）。真皮中可见孤立麻风杆菌和麻风球。当患者得到有效治疗时，细菌被分解为碎片并成为颗粒状。皮神经表现为板层状神经束膜，使其外观呈洋葱皮样表现。在组织瘤型麻风中，可见界限清晰的梭形细胞（含有大量麻风分枝杆菌）增生；麻风杆菌典型地沿着细胞长轴排列。

在**结核样型麻风模式**中（图 75.10），可见真皮内沿着神经线性模式的肉芽肿性浸润。上皮样细胞及朗格汉斯巨细胞周围为淋巴细胞所包绕。皮神经水肿而无麻风杆菌，即使特殊染色也无法发现该菌。神经纤维炎症和碎片化是结核样型麻风与结节病及其他肉芽肿性疾病的主要区别。

界线类麻风模式同时包含瘤型麻风（如 Virchow 细胞）和结核样型麻风（如肉芽肿）的组织学特征。主要表现为瘤型或结核样型取决于患者是否具有 BL、BB 或者 BT 的类型。界线类麻风主要表现为三种不同的组织学特征：①患者的部分皮损为瘤型麻风模式，另一些皮损为结核样型麻风模式；②在同一皮损中可见 Virchow 和结核样型模式；③皮损具有泡沫样和上皮样混合细胞。

未定类麻风模式通常很难在组织学上进行诊断。通常只可见血管或附属器周围的淋巴细胞或组织细胞的斑块状浸润[8, 15]。没有肉芽肿或 Virchow 细胞[7, 13]，通常也找不到麻风分枝杆菌。

当怀疑麻风时，可通过查找皮屑、淋巴结或鼻腔分泌物中的麻风分枝杆菌来明确某些类型（例如 LL、BL）麻风的诊断。用于镜检以寻找麻风分枝杆菌的样本可从耳垂、前额、下巴、前臂伸侧和指背，以及臀部和躯干取材。为避免出血，检查者可用手指将皮肤捏紧或用止血钳夹住皮肤皱褶，并用手术刀刀片划一小切口。将渗液涂于玻片并晾干。涂片常用 Fite（或 Ziehl-Neelsen）法染色，并在放大 100 倍的油镜下找亮红色的棒状杆菌（蓝色背景）[8]。麻风分枝杆菌的检

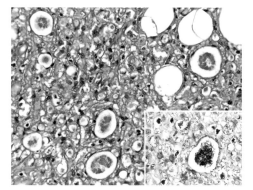

图 75.9 瘤型麻风。真皮弥漫状泡沫样组织细胞浸润；注意代表分枝杆菌菌集的菌球。Fite 染色突出了众多的杆菌和菌球（插图）（Courtesy, Lorenzo Cerroni, MD.）

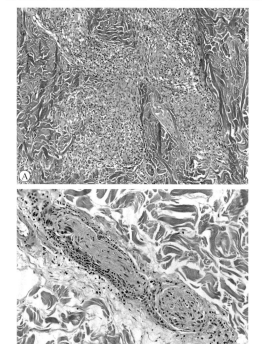

图 75.10 结核样型麻风。A. 真皮肉芽肿样结节浸润。B. 神经受累以淋巴细胞、组织细胞和浆细胞的稀疏浸润为特征（Courtesy, Lorenzo Cerroni, MD.）

出率在瘤型麻风中达 100%，界线类麻风为 75%，而结核样型麻风只有 5%。应对皮损进行组织活检，特别对于疑似结核样型麻风患者（见上文）。

通过 PCR，许多编码抗原蛋白的基因（如 36 kDa 富脯氨酸抗原 Ag85b）可被扩增，麻风杆菌特异性重复序列（RLEP 区）也可被扩增。这种分子技术对于少菌型麻风病帮助巨大，可在破损皮肤涂片以及新鲜、冷冻或石蜡包埋的皮肤活检标本上进行[42]。在一项利用实时聚合酶链反应（RLEP）的研究中，在 51 个石蜡包埋的麻风患者皮肤活检标本中，38 个（75%）检测到麻风杆菌 DNA。此外，活检标本中 PGL-1 抗原的免疫组化染色可能对少菌型麻风的诊断有益[43]。

抗 PGL 抗体的血清学检测仅对多菌型麻风的诊断敏感。但是检测这些抗体的量有助于麻风患者的分类，监测治疗反应及预测麻风反应[44]。瘤型麻风患者抗 PGL-1 IgG 和 IgM 抗体的血清水平最高，而偏结核样型界线类麻风（BT）及结核样型麻风患者则抗体水平最低或者检测不到，因此抗体水平是分枝杆菌"载量"的标志。抗 PGL-1 IgM 抗体的水平升高与麻风反应及神经功能受损相关[29]。

如今三项经典的麻风试验——组胺试验、毛果云香碱试验和麻风菌素试验（Mitsuda 试验）虽可协助诊断和判断预后，但已很少开展。组胺试验是在疑似皮损斑片和正常皮肤处各滴一滴 0.001% 组胺，然后针刺滴组胺处皮肤，10 min 后记录风团和红斑的程度和范围。该反应依赖于交感神经纤维的完整性，且在麻风的色素减退皮损（最常检测的病变类型）中，反应将减弱、延迟甚至缺失[8-9]。

毛果芸香碱试验，先将碘酒涂于可疑皮损和正常皮肤（作为对照），再在此部位注射毛果芸香碱。然后在该部位撒上淀粉。若该部位皮肤出汗正常，则碘遇淀粉将变为蓝色（见第 39 章）。因出汗依赖于副交感神经纤维的完整性，因此排汗功能在麻风的皮损处会降低。奎扎（Quinizarin）因也可由白色变为蓝色，可用于代替碘和淀粉[8]。

麻风菌素（Mitsuda）试验，指皮内注射 0.1 ml 热灭活的麻风分枝杆菌的悬浮液。若在 3～4 周后注射部位形成结节，则为阳性反应，表明患者对麻风分枝杆菌具备一定的特异性细胞免疫应答能力。该试验有助于判断预后，但不能用于诊断，通常在 TT 和 BT 患者中呈阳性[8]。

最后须注意，麻风，特别是 LL 和 BL，是性病研究实验室（Venereal Disease Research Laboratory，VDRL）

表 75.4　麻风的临床鉴别诊断	
色素减退皮疹	• MF 包括色素减退的类型 • 结节病，色素减退型常有更多丘疹结节 • 炎症后色素减退
旋涡状（环状）皮疹	• MF 和其他类型的皮肤淋巴瘤 • 结节病 • 银屑病 • 间质性肉芽肿性皮炎 • 环状肉芽肿 • 体癣
浸润性斑块 / 结节	• 淋巴瘤 • 结节病 • 其他感染（如双相真菌感染，结核，利什曼病，梅毒） • 狮面的鉴别诊断，见表 46.5
神经系统症状	• 由于其他原因引起的外周神经病变（如糖尿病，血管炎，营养障碍，脊髓空洞症）
肢端畸形特征	• 系统性硬化 • 脊髓痨 • Dupuytren 挛缩（掌腱膜挛缩）
1 型反应	• 急性皮肤型红斑狼疮 • 蜂窝织炎和假性蜂窝织炎 • 药物反应 • 当亚临床症状变得明显时误诊为疾病恶化
2 型反应	• Sweet 综合征 • 中等大血管炎 • 脂膜炎，如结节性红斑 * • 感染，包括其他分枝杆菌、细菌、双相真菌和机会致病真菌

* 皮疹好发于胫前，比广泛分布，多个皮损同时发生和消失较快的结节性红斑更轻[30]。
MF，蕈样肉芽肿病

和荧光密螺旋体抗体吸收试验（fluorescent treponemal antibody absorption，FTA-ABS）生物学假阳性的原因之一（见第 82 章）。

鉴别诊断

很多皮肤病都可能与麻风相混淆。麻风不同的皮肤表现见表 75.4。

治疗

WHO 建议安全、有效且易于应用的多种药物联合治疗方案（表 75.5）。当杆菌检查未发现麻风分枝杆菌时，认为该患者为少菌型麻风；每月 1 次利福平加每日 1 次砜类药物（通常为氨苯砜）治疗 6 个月，此后观察 2 年。对于少菌型麻风和仅有单个皮损者，利福平、氧氟沙星和米诺环素（"**r**ifampin, **o**floxacin, and **m**inocycline，ROM"）方案）的单剂量治疗取得了良好

表 75.5　联合用药疗法 / WHO 麻风治疗方案

	利福平	氯法齐明	氨苯砜	氧氟沙星	米诺环素	疗程
MB（多于 5 个皮损 *）	600 mg，每月 1 次	300 mg 每月 1 次和每天 50 mg	每天 100 mg	—		12 个吸塑包装，治疗 12 ~ 18 个月
PB（2 ~ 5 个皮损 *）	600 mg，每月 1 次	—	每天 100 mg			6 个吸塑包装，治疗 6 ~ 9 个月
PB（单个皮损 *）	600 mg×1	—	—	400 mg×1	100 mg×1	单剂量
儿童剂量调整						
10 ~ 14 岁，MB†	450 mg，每月 1 次	150 mg 每月 1 次和每天 50 mg	每天 50 mg			12 个吸塑包装，治疗 12 ~ 18 个月
10 岁以下，MB	300 mg，每月 1 次	100 mg 每月 1 次和 50 mg 每周 2 次	每天 25 mg			12 个吸塑包装，治疗 12 ~ 18 个月
5 ~ 14 岁，单个皮损，PB	300 mg×1	—	—	200 mg×1	50 mg×1	单剂量

* WHO 的分类，用于没条件进行细菌检查的流行地区
† 对少菌型患者（2 ~ 5 个皮损），不需要加氯法齐明，疗程 6 ~ 9 个月
为 WHO 目前推荐的标准化治疗方案[7, 38, 45-47]。MB，多菌型麻风；PB，少菌型麻风

效果。如果通过杆菌检测到至少一条麻风杆菌，患者应接受利福平、氯法齐明和氨苯砜 1 ~ 2 年，此后观察 5 年。第二种选择是砜类药物和氯法齐明联合应用[45-47]。

多种药物联合治疗非常有效。重要的是，在第一次给药后，患者不再对其他人有传染性。完成规定方案的所有患者都被认为治愈，因为几乎无复发病例。此时可能会查到麻风分枝杆菌，但其不具活力。未来可能在治疗麻风方面发挥重要作用的药物包括其他喹诺酮类药物（如莫西沙星）、克拉霉素和安沙霉素[48-50]。利福喷汀（利福平的一种衍生物）较利福平有更高的峰值血浆浓度、更长的半衰期和更强的杀菌能力。此外，莫西沙星比氧氟沙星杀菌力更强。因此，联合应用利福喷汀、莫西沙星和米诺环素可能比联用利福平、氧氟沙星和米诺环素效果更好[50]。

对于两种麻风反应，通常需要额外的药物治疗。口服泼尼松（每天 20 ~ 60 mg）用于 1 型（可逆）麻风反应，而沙利度胺（每天 100 ~ 200 mg）是 2 型麻风反应（结节性红斑）的主要疗法。对于 Lucio 现象，建议系统性使用糖皮质激素。尽管沙利度胺仍然是 2 型反应的首选治疗方法，但致畸性是一个主要的限制因素，并且在麻风流行的许多国家无法获得。来那度胺和泊马度胺是沙利度胺的类似物，具有不同的副作用（如更多的骨髓抑制），可能对治疗 2 型反应有效。对 2 型反应可能有效的药物还包括已用于 1 型反应中对激素抵抗患者的环孢素，以及氯法齐明、氯喹、己酮可可碱和磷酸二酯酶 4 型抑制剂（如罗氟司特）[50-51]。

虽然麻风病现在被认为是一种具有良好预后的疾病，存活率高，可以治愈。但它仍然可能使人丧失劳动能力和受到歧视。尽早进行诊断并检查接触人员非常重要，因为早期治疗可以预防疾病致残。为了减少这种疾病的影响，保健专业人员以及流行国家的普通人群在麻风初期阶段对该病的识别是必不可少的[8]。

（黎静宜译　刘宏杰校　李　薇审）

皮肤结核

要点

- 该皮肤感染由耐酸和耐乙醇的结核分枝杆菌（*Mycobacterium tuberculosis*）所致。
- 由于 HIV 流行、耐药结核分枝杆菌菌株的出现及对结核防控力度减小，自 1980 年末至 1990 年初，结核病（tuberculosis，TB）存在再次增多的趋势。
- 外源性暴露导致原发性结核性下疳及疣状皮肤结核。
- 内源性感染导致瘰疬性皮肤结核、粟粒性结核及寻常狼疮。
- 结核疹包括丘疹坏死性结核疹、瘰疬性苔藓及硬红斑。

引言

自史前时代，人类就开始罹患结核病（tuberculosis，TB）。然而，到 20 世纪 80 年代末及 90 年代初，世界

范围内结核发病率升高，皮肤结核再度增多^[2, 52-55]。由于 HIV 的流行、耐药结核分枝杆菌（*Mycobacterium tuberculosis*）菌株的出现、免疫抑制治疗的增加、世界范围内流动人口增多、对结核防控力度下降^[53-54]，加之既往存在的因素如贫困及营养不良，导致结核发病率不断增加。

历史

古生物病理学的发现提示早在公元前 3700 年的埃及以及公元前 2500—1500 年的欧洲即存在结核分枝杆菌感染。利用 PCR 技术可于古代木乃伊残骸中检测出结核分枝杆菌 DNA。1826 年，Laennec 以"尸毒性疣"的形式首次报道了皮肤结核。Rokitansky 和 Virchow 继而详细描述了皮肤结核的组织学特征。1882 年 Koch 发现了结核分枝杆菌，19 世纪描述病理学不断进展，两者帮助皮肤结核成为结核疾病病谱中的一部分^[54-55]。

流行病学

结核分枝杆菌毒力并非很强，仅 5% ～ 10% 的感染可导致临床疾病。该细菌分布于全球，在具有寒冷及潮湿气候条件的地区更易流行，但也可发生于热带（图 75.11）^[56]。皮肤结核的发病率与肺结核平行，在低收入国家及不发达人群中更高。HIV 感染、免疫抑制治疗（尤其是 TNF 抑制剂；见第 128 章）、IL-12/IFN-γ 轴的先天缺陷（见第 60 章）可增加个人罹患结核或疾病复发的风险。

发病机制

结核分枝杆菌是皮肤结核感染的最主要致病病原菌。牛型分枝杆菌及卡介苗（bacille Calmette-Guérin，BCG），即减毒牛型分枝杆菌，偶尔也可引起皮损^[53]。

结核分枝杆菌为细长而静止、无芽孢形成的需氧型丝状杆菌。抗酸、抗乙醇，表面覆以富含脂质的蜡样包膜，当被胞吞时可抵御胞内降解作用^[57]。

结核分枝杆菌感染主要通过吸入活动期患者的飞沫得以传播，也可通过食入或接种导致感染^[57]。完整的皮肤作为保护性屏障可有效抵御微生物的侵入，但当皮肤黏膜受损时可为其打开方便之门^[58]。对于不伴潜在疾病、未经治疗的感染个体，一生中有 5% ～ 10% 的风险进展为活动性结核，该风险可随免疫抑制而升高，例如 HIV 感染或使用药物如 TNF 抑制剂等。

利用海鱼分枝杆菌（*Mycobacterium marinum*）感染的斑马鱼模型进行研究发现，该病中肉芽肿的形成有利于初期细菌增殖及播散，而经典肉芽肿曾认为是一种宿主为控制感染而形成的自我保护结构^[59]（图 75.12）。分枝杆菌通过释放早期分泌靶抗原 6（early secreted antigenic target 6，ESAT-6）促进肉芽肿形成，并刺激邻近上皮细胞产生基质金属蛋白酶 9（matrix metalloproteinase-9，MMP-9）。MMP-9 可促进局部对巨噬细胞的募集，后者可促进细菌增殖、播散及新生肉芽肿成熟^[60]。其他 MMP 合成的增加（如 MMP-1、MMP-3）也可促进组织破坏^[61]。最终，在 CD4⁺ 和 CD8⁺ 效应 T 细胞的作用下，机体通过建立获得性免疫

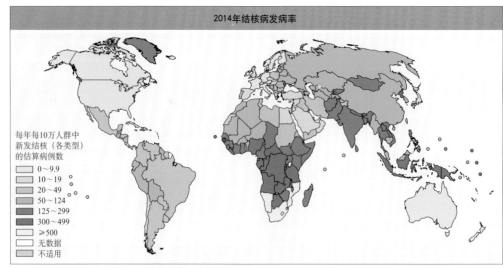

图 75.11　**2014 年结核病发病率**（Reproduced from the World Health Organization.）

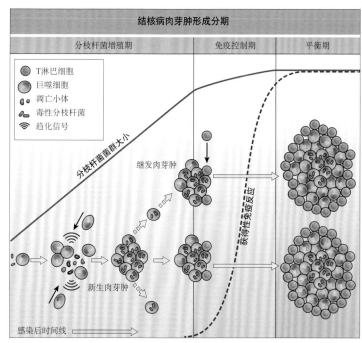

结核病肉芽肿形成分期

分枝杆菌增殖期　　免疫控制期　　平衡期

○ T淋巴细胞
◎ 巨噬细胞
◎ 凋亡小体
◎ 毒性分枝杆菌
)) 趋化信号

分枝杆菌菌群大小

继发肉芽肿

获得性免疫反应

新生肉芽肿

感染后时间线

图75.12　结核病肉芽肿形成分期。结核初始期由于尚无获得性免疫，故该时期以分枝杆菌菌群扩增为特征。新生肉芽肿的形成可协助分枝杆菌增殖及播散。感染的巨噬细胞发生凋亡并招募额外的巨噬细胞，后者可吞噬被感染细胞的残骸及其分枝杆菌成分。部分新感染的巨噬细胞成为继发性肉芽肿形成的基础。当机体最终出现获得性免疫时，CD4[+]及CD8[+]效应T细胞使分枝杆菌生长放缓。尽管该过程可控制感染，但不能彻底清除。因此成熟的肉芽肿代表了分枝杆菌增殖与宿主免疫反应间的平衡（Adapted with permission from Bold TB，Ernst JD. Who benefi ts from granulomas，mycobacteria or host? Cell. 2009；136；18-19. ）

使细菌增殖受阻，但却无法达到完全清除。因此，成熟的肉芽肿代表了分枝杆菌生长及宿主免疫反应之间的平衡，而MMP提示了抗分枝杆菌治疗的潜在靶点。

　　抗原提呈细胞表面的分枝杆菌抗原与T细胞之间的相互作用可促进干扰素及其他细胞因子的释放。这些物质可促进抗原提呈细胞表面MHC Ⅱ及T细胞表面IL-2受体的激活和表达。在初始致敏阶段，机体可产生记忆T细胞，并在淋巴器官和循环系统中维持数十年之久[53]。在小鼠体内，位于sst1（supersusceptibility to tuberculosis 1）位点上的Ipr1（itracellular pathogen resistance 1）基因可编码一种蛋白质，该蛋白质可调节机体对结核分枝杆菌及其他细胞内微生物的固有免疫。Ipr1表达于巨噬细胞中，可限制结核分枝杆菌在这些细胞中的增殖[62]。IFN-γ诱导生成的一氧化氮通过调节巨噬细胞反应（例如通过活化低氧诱导因子1α）和抑制可促进细菌增殖的中性粒细胞募集级联过程，从而协助机体抵御结核分枝杆菌[62a]。

　　宿主对分枝杆菌抗原的致敏状态（如既往是否感染过）、细胞免疫功能、感染路径及感染菌株的致病性，这些因素共同决定了机体受感染后的结局（表75.6）。免疫受损的宿主，其细胞免疫功能是受损的，因此可能导致疾病由静息状态再次激活[53, 58]。

临床特征

　　皮肤结核临床表现非常多样[3, 53, 55, 57, 63]。来源于外源性途径的直接接种可导致结核性下疳、疣状皮肤结核，偶可出现寻常狼疮。内源性感染所致的皮肤受累可表现为瘰疬性皮肤结核、急性粟粒性结核、结核性树胶肿、腔口皮肤结核及寻常狼疮（见表75.6）。此外还可出现结核疹，该表现提示机体针对结核分枝杆菌及其抗原的免疫反应。

皮肤结核

　　结核性下疳（tuberculous chancre）发生于结核分枝杆菌接种皮肤后的2～4周，且见于既往无结核感染病史的个体。表现为无痛性、坚实的、红色至褐色的丘疹结节，缓慢增大，最终侵蚀破溃形成边界清楚的溃疡[3, 53, 57]。疾病常可蔓延至引流区淋巴管及局部淋巴结[53]，后者与结核下疳合时类似于肺结核的原发综合征[53, 57]。皮损通常在3～12个月内自行愈合，遗留萎缩性瘢痕及局部淋巴结钙化。结核性下疳偶可进展为疣状斑块、瘰疬性皮损或寻常狼疮[55, 57]。

　　疣状皮肤结核（tuberculosis verrucosa cutis）由结核分枝杆菌外源性接种所致，易发生于外伤处，且见于既往曾有结核感染的患者[3, 57]。皮损起初表现为小而无症状的疣状丘疹，质硬，伴边缘轻度炎症（图75.13）。后逐渐呈匐形性增大，形成坚实的红色至褐

感染性、寄生虫性和虫咬性疾病

表 75.6　皮肤结核的临床表现

	结核性下疳	疣状皮肤结核	瘰疬性结核	腔口结核	寻常狼疮	急性粟粒性结核	结核性树胶肿
同义名	原发接种性结核，皮肤原发综合征	疣状结核，尸毒性疣，疣状狼疮	液化性皮肤结核	急性结核性溃疡，腔口皮肤结核	狼疮样结核	播散性皮肤结核，急性泛发性皮肤结核	转移性结核性溃疡，转移性结核性脓肿
发病率	亚洲以外地区少见；占皮肤结核的 1%～2%	皮肤结核最常见的类型（在香港约占皮肤结核的 40%）	常见于来自发展中国家的移民人群	少见	较低；占皮肤结核的 10%～15%，女性受累是男性的 2～3 倍	少见，见于婴儿及幼儿，几乎不见于青少年及成年	见于社会经济地位低下的儿童或免疫受损的宿主
传播途径	既往未感染结核的患者（无特异性免疫）经皮肤和（或）黏膜接种	既往感染过结核的患者（有中或高度特异性免疫）经皮肤和（或）黏膜接种	累及与某结核病灶相连续的皮肤，结核病灶通常位于淋巴结或骨骼。也曾报道发生于卡介苗接种后	活动性内脏结核病灶引流至自然腔口或附邻近处，在该部位皮肤或黏膜处发生自体接种	直接延伸；结核病灶经由血液或淋巴管播散；再感染；接种卡介苗	免疫受损的患者体内由原发肺部病灶经血流播散形成；可继发于病毒感染后	在菌血症期或抵抗力低下时，源于原发病灶的急性血流播散
皮肤结核菌素试验	早期：阴性　晚期：阳性	阳性	通常阳性	多变，常阴性	通常阳性	通常阴性	通常阴性
组织病理	• 急性期：非特异性中性粒细胞性炎症伴坏死；可见细菌 • 晚期：肉芽肿性炎症伴中央干酪样坏死，可见上皮样细胞、朗格汉斯巨细胞；细菌消失	表皮急性炎症，假上皮瘤样增生，真皮上部微脓肿形成，散在肉芽肿性改变；偶可见细菌	真皮深层结核样肉芽组织及干酪性坏死；脓液中可分离出细菌	非特异性炎性浸润及坏死，有些伴干酪样坏死的结节可累及深层真皮；容易发现细菌	充分发展的结节，不大出现干酪样坏死，非特异性炎性浸润；无细菌可见	坏死，非特异性炎性浸润，周围包绕巨噬细胞，有时可发展为小脓肿；可见较多细菌	大量坏死及脓肿形成；可见大量细菌
诊断	组织学及培养　PCR　IGRA*	培养　PCR　IGRA	培养　PCR　IGRA	组织学及培养　PCR　存在其他结核病灶　IGRA*	组织学及培养　PCR　IGRA	涂片、组织学及培养　存在其他结核病灶　IGRA*	培养及组织学　PCR　IGRA*
鉴别诊断	其他化脓性溃疡及慢性下疳样皮损，包括以下疾病：孢子丝菌病、双相性或机会性真菌感染、海鱼分枝杆菌感染、诺卡菌病、兔热病、梅毒、猫爪病	疣，疣状真菌感染（如着色芽生病）、三期梅毒、肥厚性扁平苔藓	双相或机会性真菌感染、非结核分枝杆菌感染、梅毒树胶肿、放线菌病、慢性细菌性骨髓炎、伴破溃引流的淋巴结炎、化脓性汗腺炎、重度聚合性痤疮	累及腔口、腔口周围皮肤的疼痛性溃疡：HSV 感染、复发性阿弗他口炎、天疱疮、组织胞浆菌病	结节病、盘状红斑狼疮、双相性真菌感染、利什曼病、三期梅毒、鳞状细胞癌	水痘、肠道病毒疹、立克次体病、PLEVA	脂膜炎、双相性或机会性真菌感染、梅毒性树胶肿、化脓性汗腺炎

* 在疾病早期或免疫受损患者中可能出现临界结果

BCG，卡介苗；IGRA，γ - 干扰素释放试验［如 QuantiFERON® TB Gold（In-Tube），T-SPOT® TB；见表 75.7］；PLEVA，急性苔藓痘疮样糠疹

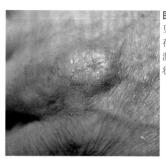

图 75.13　疣状皮肤结核。见于一名对结核分枝杆菌存在免疫力的患者，在外源性皮肤接种处可见一疣状丘疹

色疣状斑块。皮损中央可有波动感，轻压后挤出脓液和角化性残质[3, 55, 57]。经过数年后该斑块可自愈[53]。

　　瘰疬性结核（scrofuloderma）起初为坚实、深在性的皮下结节，聚集了炎性渗出及坏死组织，最佳诠释了何为"冷脓肿"。之后该脓性结节逐渐出现波动感并引流，形成溃疡和窦道（图 75.14）。正因为此，细菌可继发感染引流区真皮组织。溃疡边缘常为蓝色，呈潜行性，基底部覆以柔软的颗粒样组织。可出现多发性溃疡。感染处皮损愈合后可形成瘢痕疙瘩或牵拉性线状瘢痕。该病结核感染的原发病灶通常为局部淋巴结或骨骼，亦可见于关节或附睾[3, 53, 55, 64]。

　　腔口结核（orificial tuberculosis）常由结核分枝杆菌自身接种所致，偶可能来源于外源性因素。感染患者常常是在细胞免疫受损的背景下罹患进展期的系统性结核感染。黏膜或皮肤损害常发生于自然腔口或其附近，由活动性结核病灶（主要如肺部、小肠或肛门外阴）的自然引流所致。最常见的部位为口腔，尤其是舌部。皮损初期为水肿性红色丘疹并破溃，并进展为具有潜行性边缘的溃疡（图 75.15）。溃疡疼痛，对治疗抵抗，且无自愈倾向[3, 57]。

　　寻常狼疮（lupus vulgaris）发生于既往已对结核杆菌致敏的患者，由于患者具备良好细胞免疫，故其对结核菌素具有强阳性的迟发性超敏反应。寻常狼疮

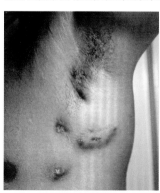

图 75.14　瘰疬性结核。伴中央溃疡的斑块及结节，以及相继出现的瘢痕伴牵拉

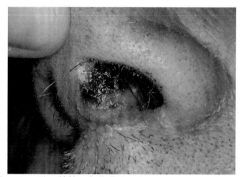

图 75.15　腔口结核。鼻黏膜处一个不愈合的溃疡（Courtesy, Louis A Fragola, Jr, MD.）

可继发于疣状皮肤结核或瘰疬性皮肤结核以及其他内源或外源性感染途径的结核病；偶也可发生于卡介苗接种后。典型的皮损为由丘疹结节构成的红棕色斑块，玻片压诊呈"苹果酱"色（图 75.16）。当皮损扩大时，中央可形成瘢痕。经历数年后皮损可形成大片组织破坏。寻常狼疮临床表现包括：①斑块型；②溃疡或残毁型；③增殖型；④肿瘤样型；⑤丘疹结节型。头颈部是最易受累的部位，尤其是鼻部、面颊及耳垂。黏膜，特别是口腔黏膜亦可受累[3, 55, 57]。

　　粟粒性结核（miliary tuberculosis）的初发皮损为针头大小的、蓝红色丘疹，顶端伴小水疱。水疱中央可有微小脐凹，继而结痂。当丘疹愈合时，可遗留具有褐色边缘的白色瘢痕[3, 53, 57]。皮损是由于分枝杆菌菌血症所致，其原发灶通常位于肺部。

　　结核性树胶肿（tuberculous gumma）也是由分枝杆菌菌血症所导致的皮肤接种。其可表现为坚实的皮下结节，并缓慢软化，亦或表现为边界欠清的波动性肿胀。覆于其上的皮肤逐渐破溃形成潜行性溃疡，并常伴窦道形成。四肢比躯干更易受累[3]。

结核疹

　　结核疹（tuberculid）代表了一组典型的、与系统性结核感染相关的疾病。见于对结核有较强细胞免疫的个体，认为是结核分枝杆菌或其原发灶抗原在血流播散时皮肤内的免疫反应。常由补体介导的免疫反应开始，后发展为肉芽肿性炎症反应。

　　目前对结核疹的发病机制尚存争议[3, 55, 63]。支持其与结核分枝杆菌相关的证据包括受累患者的结核菌素试验阳性；利用 PCR 可在硬红斑、瘰疬性苔藓及丘疹坏死性结核疹的皮损中检测出结核分枝杆菌 DNA；抗结核治疗有效。此外，许多皮损表现出肉芽肿性炎症。然而，反对该相关性的观点认为导致肉芽肿性炎症的原

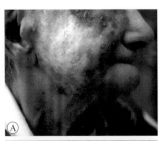

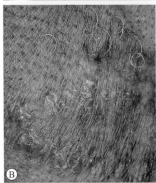

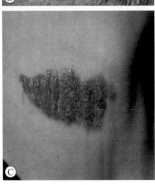

图 75.16 寻常狼疮。A.伴中央瘢痕的环形肉芽肿性斑块。B.相互融合的粉红至褐色丘疹。C.颈部红色至褐色的斑块（C, Courtesy, Eugene Mirrer, MD.）

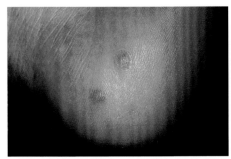

图 75.17 丘疹坏死性结核疹。足跟部红色丘疹及丘脓疱疹

作。结核杆菌 PCR 及结核菌素试验为阳性[3, 55]。组织学上可见白细胞破碎性或肉芽肿性血管炎及真皮内楔形坏死。病史及临床表现可协助诊断，病理则可进一步明确诊断。鉴别诊断常包括急性苔藓痘疮样糠疹（pityriasis lichenoides et varioliformis acuta, PLEVA; 急性痘疮样苔藓样糠疹）及皮肤小血管炎。

瘰疬性苔藓（lichen scrofulosorum）罕见，早期皮损为坚实的、粉红至黄褐色的平顶小丘疹，通常围绕毛囊周围，伴不等量鳞屑。这些无症状性丘疹常成簇分布，且好发于躯干。皮损可持续数月后自行消退，且不遗留瘢痕。尽管该病可见于所有年龄段，但伴随淋巴结或骨结核的儿童更易受累。有报道称该类型结核疹可发生于卡介苗接种后，在高反应患者做结核菌素试验可激发皮损。组织学检查示围绕毛囊及汗腺导管的浅表性肉芽肿，伴极少或不伴干酪样坏死。皮损找不到结核杆菌，但 PCR 检查提示皮损内存在结核分枝杆菌 DNA。临床鉴别诊断包括光泽苔藓、扁平苔藓、其他苔藓样皮肤病（见第 11 章）以及如"自体敏感性反应"、Blau 综合征、结节病及二期梅毒等[3, 55, 63]。

硬红斑（结节性血管炎）[erythema induratum（nodular vasculitis）] 为一种小叶性脂膜炎，其中一部分受累患者与结核分枝杆菌感染相关，尤其见于结核病高发的国家（见第 100 章）。Bazin 硬红斑这一术语保留用于真正与结核分枝杆菌有关的病例。参与血管炎形成的免疫复合物沉积及针对分枝杆菌抗原的迟发性超敏反应认为与其病理机制有关[63]。女性最易受累（占 80% ~ 90% 患者人群），青春期早期和绝经期是发病的两个年龄高峰。

症状往往开始于低温暴露后。通常情况下，皮下结节出现于双侧小腿屈侧，可消退或破溃，形成不规则的、具有潜行性蓝色边缘的深溃疡。愈合后形成萎缩性色素性瘢痕。组织学上表现为小叶性脂膜炎，伴或不伴小叶间隔受累。常见中性粒细胞性血管炎，

因较多，且在伴有结核疹的患者中通常并未发现活动性结核病灶，结核菌素试验阳性仅能反应既往曾有结核暴露。糖皮质激素可改善这些皮损也不支持该相关性，但这一观点并不具备很强的说服力，因为糖皮质激素也可改善其他感染性疾病，例如病毒性肝炎，原因是激素对抗原诱导的炎症反应有效。尽管 PCR 阳性不能作为绝对证据来解释发病机制，但在一定程度上，为结核疹与结核感染之间的相关性提供强有力的证据。

丘疹坏死性结核疹（papulonecrotic tuberculid）常见于儿童及青年。表现为暗红色丘疹或丘脓疱疹，广泛对称性分布，并好发于肢体伸侧及臀部（图 75.17）。单个皮损中央可有坏死，且常无症；偶可有瘙痒。单个皮损通常可自愈，并伴瘢痕形成。即使在经过抗结核治疗的情况下，也可出现特征性的多次周期性发

伴皮下动静脉血管壁增厚，以及血管周围袖套样改变。有时可观察到脂肪坏死及肉芽肿。皮损中缺乏细菌，罕见干酪样改变[3, 55]。

其他疾病如结节性红斑、面部播散性粟粒样狼疮、肉芽肿性玫瑰痤疮及苔藓样结核疹既往被认为是结核疹，但现已不再归属到这一类别中[63]。

卡介苗接种

卡介菌接种源于减毒牛型分枝杆菌。通过增强机体对结核分枝杆菌的抵御程度，该疫苗在世界范围内相当程度上降低了结核的发病率。然而卡介苗接种可造成并发症，包括局限或泛发性结核疹、寻常狼疮、瘰疬性皮肤结核及其他非特异性反应如发热、局部炎症、伴或不伴溃疡的皮下脓肿、严重的局部淋巴管炎、骨髓炎、远部器官的结核病灶（图75.18）。罕见播散性甚至是致命性感染，尤其好发于IL-12/IFN-γ轴受累的原发性免疫缺陷患者（见第60章）[63]。针对黑色素瘤患者，以卡介苗甲醇提取残余物作为辅助性的免疫治疗，也可导致结节和皮下脓肿（图75.19）。

诊断

结核的诊断除了运用结核菌素皮肤试验外，也可用IFN-γ释放试验［如QuantiFERON® TB Gold（In-Tube）、T-SPOT®.TB］。这些方法用来检测患者血样中是否存在因暴露结核分枝杆菌重组肽［ESAT-6，培养滤液蛋白（culture filtrate protein，CFP）-10，±TB7.7］后由T细胞激发所产生的IFN-γ。通常来说，与结核菌素皮肤试验相比，IFN-γ释放试验具有类似的敏感性及更好的特异性；当QuantiFERON® TB Gold和T-SPOT®.TB相比较时，前者特异性稍高，后者敏感性稍高[65]。美国CDC指南指出任何可运用结核菌素皮肤试验的情况都可以用IFN-γ释放试验来代替。表75.7列举了这些TB检测方法的优缺点以及某些特殊情况下哪一种方法更优先。

对于呼吸道分泌物及感染组织如皮肤的结核分枝杆菌检测方法，包括细菌抗酸染色、培养、PCR检测。后者敏感性不定，但较为快速、且对结核分枝杆菌复合体（包括卡介苗）的微生物较特异。此外，PCR检测可用于发现耐药相关的基因突变。目前正在开发中的方法有更高敏感性的PCR检测法，包括单管内结合巢式及实时PCR[66]。

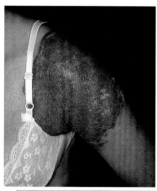

图75.18 卡介苗接种部位。不断扩大的肉芽肿性斑块（BCGitis）

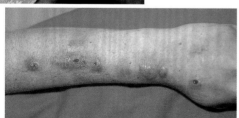

图75.19 注射卡介苗甲醇提取残余物（MER）的并发症。一名罹患高危肢体黑色素瘤的患者，在接受作为辅助免疫治疗的卡介苗MER注射后出现似"淋巴管"样线性排列的结节，部分出现溃疡

表75.7	γ-干扰素释放试验和皮肤结核菌素试验的优缺点	
	皮肤结核菌素试验	γ-干扰素释放试验
优点	• 不需要实验室 • 花费相对较低	• 仅需一次患者随访 • 24 h内可获得结果 • 先前BCG接种不会导致假阳性结果 • 不会增强后续试验的反应性
缺点	• 需要进行2次患者随访 • 48 h内无法获得结果 • 先前BCG接种可能导致出现假阳性结果 • 可能增强后续试验的反应性 • 非结核分枝杆菌感染可能导致假阳性结果	• 需要在实验室处理16 h［QuantiFERON® TB Gold（In-Tube）］或8～30 h（T SPOT®.TB；后者时间是指使用T-cell Xtend®） • 花费相对较高 • 一些非结核分枝杆菌（如堪萨斯分枝杆菌、斯氏分枝杆菌、海鱼分枝杆菌）感染可能导致假阳性结果
优先使用的情况	• 年龄＜5岁的儿童	• 针对既往二次回访率较低的患者人群（如流浪汉、吸毒者） • 已接种卡介苗的个体

对于早期活动性结核的患者，两种试验均可能为阴性。由于内部阳性对照的失败（例如低丝裂原反应），在免疫受损的患者或幼儿中易出现γ-干扰素释放试验结果的不明确。结果的模糊不清可能由阴性对照中异常的高干扰素水平而导致。对于感染/进展风险较高或临床上怀疑活动性结核的病例，当初始试验为阴性时，运用第二种试验方法可能是有益的。QuantiFERON® TB Gold（In-Tube）试验直接检测γ-干扰素水平，而T-SPOT®.TB Gold（In-Tube）试验检测产γ-干扰素T细胞的数量；两者均利用外周血标本。BCG，卡介苗（bacille Calmette-Guerin）

表75.8　抗结核药物的种类、活性及交叉耐药			
药物	化合物种类	活性谱	与其他抗结核药物交叉耐药
一线药物			
利福平	抗生素	广谱	其他利福霉素
异烟肼	合成	结核杆菌	无
吡嗪酰胺	合成	结核杆菌	无
乙胺丁醇	合成	结核杆菌	无
利福喷汀	抗生素	广谱	其他利福霉素
利福布汀	抗生素	广谱	其他利福霉素
二线药物			
卡那霉素、阿米卡星、链霉素	氨基糖苷类抗生素	广谱	其他氨基糖苷类、紫霉素、卷须霉素
卷曲霉素、紫霉素	结核放线菌素抗生素	结核杆菌	氨基糖苷类
左氧氟沙星、氧氟沙星、莫西沙星	喹诺酮类抗生素	广谱	无
乙硫异烟胺、丙硫异烟胺	硫脲类	结核杆菌	氨硫脲
环丝氨酸、特立齐酮	合成	广谱	无
对氨基水杨酸	合成	结核杆菌	无
三线药物			
氯法齐明	氯苯吩嗪类抗麻风药	分枝杆菌	无
阿莫西林/克拉维酸	β-内酰胺类抗生素/β-内酰胺酶抑制剂	广谱	无
利奈唑胺	噁唑烷酮类抗生素	广谱	无
亚胺培南	β-内酰胺类抗生素	广谱	无
氨硫脲	合成	结核杆菌	乙硫异烟胺、丙硫异烟胺
克拉霉素	人环内酯类抗生素	广谱	无
贝达喹啉	二芳基喹啉类抗生素	广谱	无
地依麦迪	二氢-硝基-咪唑并噁唑	分枝杆菌	无

结核分枝杆菌活性药物可能也对一些其他类型的分枝杆菌具有活性。牛型分枝杆菌对吡嗪酰胺天然耐药。有关卷曲霉素和紫霉素活性的研究数据较有限。Adapted from Grange JM，Zumla A. Antituberculosis agents. In Cohen J，Powderly WG（eds）. Infectious Diseases. London：Mosby，2003. With permission from Elsevier.

治疗

　　用于治疗皮肤性 TB 的药物与治疗系统性 TB 一致（表75.8 及图75.20）。采用合适的方案也有助于防止细菌耐药并减少结核分枝杆菌的传播。伴随 1980 年代及 1990 年代疾病复燃，**多重耐药性 TB** 逐渐增多，除此之外，更难治的**广泛耐药性 TB** 菌株也在世界各地出现（表75.9）。目前 CDC 推荐的肺结核（及皮肤的感染）方案概括于表75.10 中[67]。对于潜伏感染，异烟肼使用 9 个月的疗程用于防止疾病活跃[53, 57]。

　　对于感染广泛耐药性 TB 的患者，除了使已有抗生素（如喹诺酮类、阿莫西林克拉维酸、利奈唑胺、克拉霉素）重新发挥作用外，目前也正在研发新药。贝达喹啉是一种二芳基喹啉，可抑制分枝杆菌的 ATP 合成酶，2012 年为 FDA 批准作为多重耐药性 TB 联合治疗的一部分。尽管贝达喹啉发现可增加痰培养转化速率，但该药可导致 QT 间期延长，且与安慰剂组相比观察到更多的死亡病例[68]。地依麦迪为一种二氢-硝基-咪唑并噁唑衍生物，可抑制分枝杆菌细胞壁叶酸成分的合成，于 2014 年被欧洲批准用于治疗多重耐药性 TB[69]。降糖药二甲双胍可增加活性氧产生，提高特异性免疫反应，增强传统抗结核药的效果，减少破坏性的炎症反应，从而可能在抗 TB 的辅助治疗中发挥作用[70]。对于疫苗，续贯的卡介苗接种和表达 85A 抗原的重组改良痘苗病毒 Ankara（modified vaccinia virus Ankara，MVA）可诱导出强势的抗分枝杆菌免疫力[71]。一些结核疫苗目前正在临床试验中进行评估[71a]，包括非结核分枝杆菌衍生的灭活全细胞疫苗，该疫苗显示在人体内有效。在近期的对照试验中发现，包含 3 个结核分枝杆菌抗原（85A、85B 及 TB10.4）的副病毒载体疫苗是安全并具有免疫原性的[71b]。

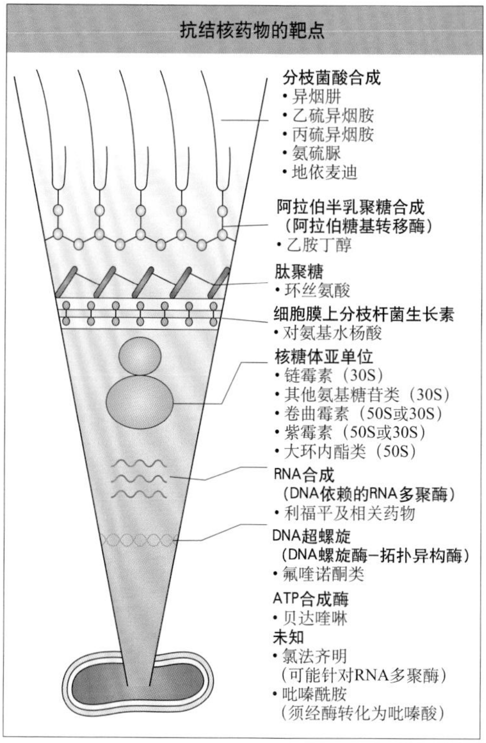

图 75.20　抗结核药物的靶点 [Adapted from Grange JM，Zumla A. Antituberculous agents. In：Cohen J，Powderly WG（eds）. Infectious Diseases. London：Mosby，2003. With permission from Elsevier.]

表 75.9　多重耐药及广泛耐药性结核

多重耐药性结核（multidrug-resistant tuberculosis，MDR-TB）

- 对对异烟肼和利福平这两种最有效的一线药物耐药
- 2015 年全世界新发 TB 病例中仅估计约 3% 为 MDR-TB，但有 20% 的患者既往曾接受过 TB 治疗

广泛耐药性结核（extensively drug-resistant tuberculosis，XDR-TB）

- 对异烟肼和利福平耐药
- 对最有效的二线药物喹诺酮类耐药
- 对 3 种可注射性二线药物中的至少一种耐药：阿米卡星、卡那霉素或卷曲霉素
- 在 MDR-TB 病例中约占 10%

尽管已知巨噬细胞所产生的一氧化氮可帮助控制结核分枝杆菌感染，但微生物可在这些细胞中长期存在。分枝杆菌蛋白酶体的完好功能在其中发挥了重要的防御作用，因此未来抑制蛋白酶体功能可能提供新的治疗方法[72]。

（李 桐译　薛 丽校　李 薇审）

非结核分枝杆菌病

同义名：■ 非典型分枝杆菌病（atypical mycobacterioses）■ 结核以外的分枝杆菌病（mycobacteria other than tuberculosis，MOTT）■ 环境分枝杆菌病（environmental mycobacterioses）■ 无名分枝杆菌病（anonymous mycobacterioses）■ 机会分枝杆菌病（opportunistic mycobacterioses）

要点

- 自然界中存在十几种分枝杆菌，可以通过皮肤接种传播，引起皮肤感染。
- 临床表现包括脓疱、角化性斑块和结节（有或没有化脓），呈孢子丝菌病样（皮肤淋巴管型）类型，以及伴有引流窦道的溃疡。
- 播散性感染通常发生于免疫功能低下的宿主。
- 接触史可提示诊断，确诊有赖于致病菌的分离和鉴定。

引言

在 1931 年，Pinners 首次分离出非结核（"非典型"）分枝杆菌，也发现这类微生物和结核分枝杆菌不同——它们感染豚鼠模型后不会致命，且对抗结核治疗反应差[73]。直到 20 世纪 50 年代，作为人类重要的致病菌，非典型分枝杆菌才被人们所重视[74]。

这些环境中的分枝杆菌存在于水、潮湿的土壤、屋尘、乳制品、冷血动物、植被和人类粪便中。非结核分枝杆菌可以偶然间通过吸入、食入或经皮侵入进行传播，可以导致肺、淋巴结或皮肤的感染[6，73]。疾病的类型取决于所感染的分枝杆菌种类、暴露的程度和途径以及宿主的免疫状态[1]。伴有天然免疫缺陷的个体，如 IL12/IFN-γ 轴 [涉及的基因 ≥ 10 个；如 STAT1、ISG15（IFN-stimulated gene 15）]、GATA2 缺陷和抗 IFN-γ 抗体等，容易发生严重和播散性的非结核分枝杆菌感染[75]（见第 60 章）。

由于免疫抑制剂的广泛使用、越来越频繁的外科手术和以 PCR 为基础的检测技术的提高等因素，皮肤非结核分枝杆菌感染的发生率不断增高[75]。虽然对于出现无痛性溃疡、结节或斑块的患者，特别是存在免疫抑制的患者，应该考虑为皮肤非结核分枝杆菌感染，但由于其临床表现无特异性或有时轻微难以察觉以及不恰当的活检和培养方法，这类感染常常被误诊[73]。有些非结核分枝杆菌能耐受灭菌甚至污染消毒溶液，可以引起外科手术患者的感染。与皮肤外科手术（如激光磨皮、肉毒毒素注射、毛发移植、抽脂手术）、其他外科手术（如心胸、眼、乳房的重建手术）、针灸、人体穿孔和文身等有关的非结核分枝杆菌感染已有报道[76-79]。

治疗因为不同分枝杆菌感染而各异（表 75.11）[73, 80-86]。然而，对于疑似有皮肤非结核分枝杆菌感染临床表现的患者，在培养和药敏结果出来之前，可考虑早期给予克拉霉素进行的经验性治疗[87]。

在 1954 年，Runyon 首次提出非结核分枝杆菌的分类系统，该分类是基于细菌体外增长率和光照后色素生成的不同（见表 75.1）。随着基因组学研究鉴定方法的进步，迄今已鉴定出超过 170 种分枝杆菌[88]。在本章中选择了与皮肤相关的非结核分枝杆菌进行讨论。

溃疡分枝杆菌

同义名： ■布鲁里溃疡（Buruli ulcer）■邦恩斯代尔溃疡（Barinsdale ulcer）■塞尔溃疡（Searle's ulcer）

引言与历史

溃疡分枝杆菌（*Mycobacterium ulcerans*）是一种生长缓慢的抗酸杆菌，主要感染皮肤及皮下组织，产生无痛性溃疡。在全球，布鲁里溃疡是继麻风和结核之后，发生于免疫功能正常宿主中第三个常见的分枝杆菌病。在 1897 年，Cook 在乌干达布鲁里首次报道了巨大皮肤溃疡的病例。直到 20 世纪 40 年代末，澳大利亚的 MacCallum 和他的同事们才将该病原菌分离鉴定出来[1]。

流行病学

已有来自世界各地超过 30 个国家报道了溃疡分枝杆菌感染，主要流行地区是热带或亚热带国家的靠近淡水的湿地。虽然确切的传播模式尚不清楚，但接触河流、池塘和沼泽的水或泥土被认为与感染有关。蜗牛、鱼和水中的昆虫都是溃疡分枝杆菌的宿主。该菌也可从水生植物中分离到。在澳大利亚，考拉和负鼠可自发感染该种分枝杆菌。

表 75.10　由药物敏感细菌所致的痰培养阳性肺结核（TB）的治疗方案。从 1～4 方案疗效递减。所有方案的疗程均为 26 周，但总剂量不同。对于伴随肺外结核的患者，总体推荐方案 I 作为起始治疗，除非已知或强烈怀疑对一线药物耐药

方案	强化阶段		维持阶段		总剂量（次）范围	备注[†, §]
	药物[*]	间隔及剂量[**]（最小疗程）	药物	间隔及剂量[†, ‡]（最小疗程）		
1	INH RIF PZA EMB	每周 7 天共 56 次（8 周）或每周 5 天共 40 次（8 周）	INH RIF	每周 7 天共 126 次（18 周）或每周 5 天共 90 次（18 周）	182～130	新近诊断肺部 TB 患者首选
2	INH RIF PZA EMB	每周 7 天共 56 次（8 周）每周 5 天共 40 次（8 周）	INH RIF	每周 3 次共 54 次（18 周）	110～94	对于维持阶段难以进行频繁 DOT 的情况，该方案可作为首选替代疗法
3	INH RIF PZA EMB	每周 3 次共 24 次（8 周）	INH RIF	每周 3 次共 54 次（18 周）	78	慎用于 HIV 感染患者和（或）伴空洞性疾病。剂量错误可导致治疗失败、复发，且发生耐药
4	INH RIF PZA EMB	每周 7 天共 14 次（2 周），后每周 2 次共 12 次（6 周）	INH RIF	每周 2 次共 36 次（18 周）	62	不要用于 HIV 感染患者、涂片阳性和（或）伴空洞性疾病的患者。如果剂量错误，该疗法相当于每周一次剂量，该剂量是不够的

[*] 在特定情况下其他药物联合可能是合适的
[**] 当治疗＜每周 7 天时应采用 DOT
[†] 基于专家观点，初期胸片发现空洞且完成 2 个月治疗后痰培养阳性的患者，须接受 7 个月（31 周）的维持治疗
[‡] 对所有存在罹患神经病变风险的患者（如孕妇、母乳喂养的婴儿、HIV 感染患者、糖尿病、酗酒、营养不良、慢性肾衰竭或高龄），在运用 INH 治疗时须给予吡哆醇（维生素 B₆）。对伴随外周神经病变的患者，吡哆醇剂量需增加至每天 100 mg
[§] 另外，在一些美国的 TB 控制计划中，强化阶段给予每周 5 天共 15 次（3 周），后每周 2 次共 12 次药物治疗
每日药物剂量（最大量）： INH，异烟肼 5 mg/kg（300 mg）；RIF，利福平 10 mg/kg（600 mg）；PZA，吡嗪酰胺 35 mg/kg（2000 mg）；EMB，乙胺丁醇 20 mg/kg（1600 mg）。DOT，直接观察疗法
From ref 67.

分枝杆菌	局部	系统用药：单一或联合
溃疡分枝杆菌	溃疡可予以外科切除；局部加热（40℃）；高压氧疗	利福平联合链霉素，克拉霉素和（或）一种喹诺酮类抗生素（如莫西沙星，环丙沙星）至少 4 ~ 8 周 *
海鱼分枝杆菌		克拉霉素，米诺环素>多西环素[†]，利福平，乙胺丁醇，甲氧苄胺嘧啶-磺胺甲恶唑；严重感染须联用 2 种抗生素（如克拉霉素＋利福平或乙胺丁醇）
堪萨斯分枝杆菌		异烟肼（或克拉霉素）＋利福平＋乙胺丁醇 ± 维生素 B6；其他方案（根据药敏结果）包括阿奇霉素、莫西沙星、链霉素和磺胺甲恶唑
偶发分枝杆菌	外科切除	环丙沙星，氧氟沙星，克拉霉素[‡]，甲氧苄胺嘧啶-磺胺甲恶唑，米诺环素，多西环素；严重感染需联用至少 2 种抗生素
龟分枝杆菌	外科切除	克拉霉素；严重感染者须克拉霉素联合利奈唑胺、亚胺培南、妥布霉素、阿米卡星、多西环素和（或）环丙沙星（后两者常出现耐药）
脓肿分枝杆菌	外科切除	克拉霉素或阿奇霉素＋（严重感染）阿米卡星，头孢西丁或亚胺培南
鸟分枝杆菌复合体		克拉霉素或阿奇霉素＋乙胺丁醇 ± 利福平或利福喷汀
嗜血分枝杆菌	外科切除	克拉霉素＋利福平 ± 环丙沙星或阿米卡星
瘰疬分枝杆菌	外科切除	异烟肼＋利福平，克拉霉素

表 75-11　非结核（非典型）分枝杆菌感染的治疗[73-74, 80-86]。治疗往往需要 3 ~ 6 个月甚至更长时间。如果临床高度怀疑非结核分枝杆菌感染，在培养和药敏结果出来之前，可考虑使用克拉霉素进行经验性治疗

* WHO 推荐利福平联合链霉素连续治疗 8 周[84]
[†] 已有对四环素耐药的报道
[‡] 常出现对大环内酯类的诱导耐药

农业活动以及随之而来的森林砍伐均导致了溃疡分枝杆菌感染率的升高，特别是在西非地区。洪水和大批人口迁徙之后易发生局部感染的爆发，而 HIV 感染者似乎不容易被感染。受影响最大的国家主要在中非（如乌干达、刚果民主共和国）和西非（如象牙海岸、加纳和贝宁）。日本、部分东南亚国家和澳大利亚存在主要的感染疫区，而南美洲和墨西哥也可见一些感染病例的报道[74]。

溃疡分枝杆菌常常通过皮肤的微小创伤侵入皮肤，很少在患者之间传播。感染可发生在各个年龄段的人群，但在西非，15 岁以下的儿童最易受累[74]。

发病机制

接种到皮肤后，溃疡分枝杆菌迅速增殖聚集形成胞外抗酸杆菌团块。在溃疡底部、邻近的坏死皮下组织以及周围外观正常的皮肤均可找到抗酸杆菌。

溃疡分枝杆菌可产生菌内酯，一种由聚酮合成酶产生的大环内酯外毒素，由毒力质粒 pMUM 编码。菌内酯可以：①通过抑制蛋白转位进入内质网（endoplasmic reticulum，ER）来减轻炎症，抑制细胞因子/趋化因子的产生、树突状细胞的功能和 L- 选择素介导的淋巴细胞归巢；②通过激活 Wiskott-Aldrich 综合征蛋白质干扰肌动蛋白的动力学引起失巢凋亡，从而促进细胞死亡；③通过与神经元上的血管紧张素 II 型受体结合，导致钾依赖的超极化，抑制疼痛感知[89]。这些作用解释了在布鲁里溃疡中虽然组织破坏严重但却只有轻微的疼痛和炎症，不同地理谱系的溃疡分枝杆菌产生不同毒力的菌内酯[89]。此外，菌内酯本身代表一种潜在的诊断/预后生物标志物和治疗靶点。

临床特征

初发的皮损通常为单个、无症状、坚实的、无触痛活动性皮下结节，直径 1 ~ 2 cm。在 1 ~ 2 个月后，结节出现波动感并形成溃疡。由此产生的无痛性溃疡有较深的坏死基底，边缘呈潜行性，直径常达 15 cm 或更大。绝大部分皮损位于四肢，特别是腿部。虽然周围组织可出现水肿，但很少或缺乏局部淋巴结肿大或全身表现。在没有进行治疗的情况下，溃疡可逐渐缩小或愈合形成萎缩性瘢痕，或者可迅速蔓延累及大片皮肤形成广泛的瘢痕和畸形。部分器官如眼睛、乳房或生殖器等有时可受到严重的损害。皮损下方骨骼也可受累，进行性骨髓炎可能需要截肢[74]。

病理学

组织学上，成熟的皮损表现为广泛的坏死，伴神经、附属器和血管的破坏[1, 74]。在活动性皮损中炎症细胞很少见，但在愈合过程中，可有肉芽肿性反应发生。特别是在皮损的中央，可以见到大量特征性成团的抗酸杆菌[74]。

诊断与鉴别诊断

对坏死性溃疡底部或潜行性溃疡边缘的组织涂片或者活检标本做耐酸染色，均可见成团的抗酸杆菌。溃疡分枝杆菌可以培养，但在 32℃条件下往往需要 6～8 周才可见明显生长。分子生物学技术如 PCR 有助于确诊，特别是当培养和组织病理学结果为阴性时[74]。在一项70 例布鲁里溃疡的系列研究中，一种改良的 PCR 检测方法对溃疡分枝杆菌的敏感性为 98%，而直接涂片、培养和组织学检测的敏感性分别为 42%、49% 和 82%[90]。

鉴别诊断取决于疾病的不同阶段。在形成皮下结节的初期，溃疡分枝杆菌感染需与临床中其他形式的脂膜炎（感染性和非感染性；见第 100 章）、囊肿、结节性筋膜炎、异物性肉芽肿和其他的肉芽肿疾病作鉴别。在溃疡期，需与其鉴别的疾病包括真菌感染、坏疽性脓皮病、化脓性脂膜炎和其他原因所致的慢性溃疡（见第 105 章）[1]。

治疗

手术切除是溃疡的传统治疗选择（见表 75.11）。当溃疡较小时明显更容易切除，而大的溃疡往往需要植皮或者甚至需要截肢[1, 74]。利用循环水袋对局部皮损持续加热至 40℃，即使没有对病灶进行切除，仍可促进溃疡愈合[62]，而高压氧治疗也可能是有效的[1, 3]。

越来越多的证据显示单独使用抗生素或抗生素联合外科手术（清创术或扩大清创术）治疗均是有效的。对于所有患者，WHO 推荐口服利福平（10 mg/kg）联合肌内注射链霉素（15 mg/kg），1 天 1 次，治疗 8 周，可使培养为阳性转阴性，特别是早期的非溃疡性皮损。在一项随机对照试验中，患者表现为直径小于 10 cm 的单个皮损（其中发生溃疡的约为 40%），病程小于 6 个月，分别接受 WHO 推荐方案治疗 8 周与 WHO 推荐方案治疗 4 周后口服克拉霉素 7.5 mg/（kg·d）和利福平，两种方案所获得的疗效相似；1 年以后超过 90% 的患者获得痊愈[91]。其他的病例系列研究显示口服利福平联合克拉霉素和（或）喹诺酮治疗 8 周可使超过 90% 的小皮损（绝大部分直径 < 5 cm 且发生溃疡）痊愈[92]。

物理治疗在患者有发生挛缩畸形的危险时尤为重要。该病没有有效的预防措施，但接种卡介苗可产生有限且相对短暂的免疫保护作用。

海鱼分枝杆菌

同义名：■ 鱼缸肉芽肿（fish tank granuloma）■ 游泳池性肉芽肿（swimming pool granuloma）■ 巴氏分枝杆菌感染（infection by *M. balnei*）

引言与历史

海鱼分枝杆菌（*Mycobacterium marinum*）是一种独立生存的分枝杆菌，可引起淡水鱼和咸水鱼感染以及人类的散发感染。人体暴露于受污染的水后，经皮肤屏障破损处感染海鱼分枝杆菌[81]。在 1926 年，Aronso 首次从费城水族馆的咸水鱼中分离出海鱼分枝杆菌[1, 3]。在 1951 年报道了首例人感染海鱼分枝杆菌病例，病原菌分离自患者肉芽肿样皮损中，该患者曾在污染的游泳池中游泳[3]。

流行病学与发病机制

海鱼分枝杆菌存在于水生环境中，包括淡水、咸水和微咸水等。在家中或工作场所（如餐馆、鱼市场）清洁鱼缸时，受外伤的手可能暴露于海鱼分枝杆菌。由于此种微生物可能对氯有较强的抵抗力，感染也可累及在游泳池游泳的人群[1]。

皮肤感染海鱼分枝杆菌一般是通过受损伤的皮肤所致。潜伏期 1 周～2 个月不等，通常为 2～3 周[1]。在多个高收入国家皮肤非结核分枝杆菌感染病例系列中，海鱼分枝杆菌是最常鉴定出的致病菌[86-87]。

临床特征

早期皮损为发生于接种部位的单个蓝红色炎性结节或脓疱，常见于上肢（图 75.21A）。此后上述皮损可形成溃疡、结痂、脓肿或疣状结节[1, 3]。多发的皮损可延引流淋巴管方向出现，即像皮肤淋巴管型孢子丝菌病样的模式排列（图 75.21B；见表 77.17）。在非结核分枝杆菌病中，海鱼分枝杆菌是该类型最常见的病原菌。其深部感染有时可并发腱鞘炎、化脓性关节炎，骨髓炎罕见。与其他非结核分枝杆菌病一样，不典型的皮损或播散性感染可发生于免疫功能低下的宿主，包括接受 TNF 抑制剂治疗的个体（图 75.21C）。

病理学

与其他分枝杆菌感染一样，组织学特点包括急性和慢性炎症以及典型的结核样肉芽肿。可出现纤维素样变性和干酪样坏死[3]。在免疫功能正常的个体中，很难找到海鱼分枝杆菌。

诊断与鉴别诊断

临床特点结合潮湿环境中的外伤或鱼缸接触史，可提示海鱼分枝杆菌感染的可能。确诊主要依靠培养，其阳性率为 70%～80%[81]。当怀疑海鱼分枝杆菌感染时，应提前告知实验室嘱其提供适当的培养条件。因为海鱼分枝杆菌在 31℃生长最佳，相较而言许多其他分枝杆菌的最佳温度为 37℃[81]；平均培养约 3 周

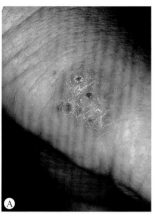

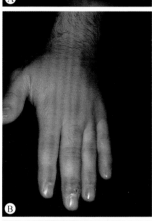

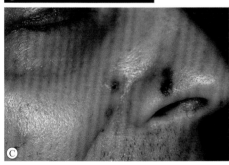

图 75.21　**海鱼分枝杆菌感染**。一系列表现，包括在手部侧面接种部位的红斑斑块伴鳞屑痂壳（A），在第 3 手指远端接种部位的孢子丝菌病样皮损（B），在一位免疫功能受损病人的面部，可见播散性坏死皮疹（C）

可见明显的菌落生长，菌种鉴定和药敏结果通常需要 2 个月[86]。PCR 检测 65 kDa 热休克蛋白基因有助于更加快速的诊断。

海鱼分枝杆菌感染应与孢子丝菌病，列于表 77.17 中的疾病以及疣状皮肤结核相鉴别。该病不会出现明显的局部淋巴结炎。

治疗

海鱼分枝杆菌通常对列于表 75.11 中的抗菌药物

敏感[73]；然而，作为实验室评价的一部分，药敏试验是必需的[81]。当怀疑海鱼分枝杆菌感染时，基于常规体外药敏试验结果和临床效果，克拉霉素（培养和药敏结果出来前）推荐用于初始的经验性治疗[86]。

堪萨斯分枝杆菌

引言与历史

堪萨斯分枝杆菌（*Mycobacterium kansasii*）是一种与结核分枝杆菌抗原性密切相关的分枝杆菌。有证据表明堪萨斯分枝杆菌感染可提高对结核的免疫力[74]。

在 1953 年，堪萨斯分枝杆菌首次被报道为"黄杆菌"。其特征性色素沉着是由光暴露后 β-胡萝卜素晶体的沉积引起[1]。

流行病学与发病机制

堪萨斯分枝杆菌遍布世界各地，但在温带地区更为普遍，如美国、英国、法国北部和比利时。它已从牛和猪中分离出来，但可能天然存在于水中。中产阶级、中年人、城市白人男性往往最常受累[3, 74]。

肺是堪萨斯分枝杆菌感染的主要部位，肺部感染的诊断依赖于痰的检查和培养[3]。皮肤感染通常由于轻微创伤，如穿刺伤口而获得[63]。

临床特征

可见疣状斑块、溃疡和结节，皮损可以沿皮肤淋巴管（孢子丝菌样）模式分布。大多数皮肤受累患者的免疫状态有一定的改变[1, 3, 74]。丘疹坏死性皮损和蜂窝组织炎是较少见的临床表现[3]。Iijima 和 Sasaki[93] 将堪萨斯分枝杆菌引起的皮肤感染分为三型：①原发性皮肤慢性肉芽肿；②原发性皮肤化脓；和③播散性急性化脓，主要发生在免疫功能低下的个体。

病理学

组织学特征与临床表现一样多变。可见典型的结核样肉芽肿，或可见致密的中性粒细胞浸润，伴或不伴脓肿形成和表皮坏死[74]。在一些患者中，这些发现与结核分枝杆菌感染难以区别[1]。

诊断与鉴别诊断

堪萨斯分枝杆菌可以从病变的皮肤活检标本中分离出来，建议实验室应当提供适宜的培养条件以检测生长缓慢的分枝杆菌[1, 74]。原发性皮肤堪萨斯分枝杆菌感染的诊断罕见可能是由于培养失败以及表型分析困难。PCR 分析由于其敏感性和特异性更高，可以规避这些潜在的问题[94]。

表 75.6 和溃疡分枝杆菌章节分别总结了疣状斑块

和溃疡的鉴别诊断。当病变表现为孢子丝菌病样时，需要考虑孢子丝菌病和其他非结核分枝杆菌感染（见表77.17）。结合组织学检查、特殊染色以及细菌和真菌培养常可以鉴别这些疾病，但有时可能需要 PCR。

治疗

必须联用抗结核药物，特别是发生播散感染时[3, 74]。可能发生耐药，虽然有不同的药物治疗方案可推荐（见表75.11），但应进行药物敏感试验以优化治疗[1, 3, 74]。

偶发分枝杆菌、龟分枝杆菌和脓肿分枝杆菌

同义名：■ 龟分枝杆菌（*M. chelonei*）■ 龟结核杆菌（*Turtle tubercle bacillus*）

引言与历史

偶发分枝杆菌（*Mycobacterium fortuitum*）、龟分枝杆菌（*Mycobacterium chelonae*）和脓肿分枝杆菌（*Mycobacterium abscessus*）通常分在一组称作偶发分枝杆菌复合群[73]。虽然它们可以通过 DNA 和血清学分析鉴别，但它们所导致的感染具有相似的临床特征[3]。

在 1903 年，Friedmann[58] 分离出了龟分枝杆菌。最初确定了两个亚种（龟分枝杆菌和脓肿分枝杆菌），但是在 1992 年脓肿分枝杆菌重新分类为一个单独的菌种[1]。Costa-Cruz 在 1938 年使用了偶发分枝杆菌这个名称，因为他认为这是一种从注射后皮肤脓肿中分离出来的新种[1, 95]。快速生长的马氏分枝杆菌（*M. massiliense*）和博莱特分枝杆菌（*M. bolletii*）分别于 2004 年和 2006 年被确定，在 2013 年重新分类为脓肿分枝杆菌亚种。

流行病学与发病机制

这些微生物存在于腐生植物中，它们可见于水、土壤、灰尘和动物中。皮肤感染并不常见，免疫缺陷患者更容易发生这类分枝杆菌引起严重的感染[73, 96]。

感染通常发生在创伤、外科手术或其他操作之后，包括与受污染的医疗器械（例如吸脂、中胚层疗法）、植入物（例如人工乳房植入物）以及文身墨水或针灸针等接触[78-79, 97]。注射后脓肿是另一种常见的表现[3]，例如肉毒毒素或真皮填充物注射后。下肢疖病也在美甲店足浴后的顾客中观察到[77]。由内源性播散引起的皮肤感染较少[73]。

临床特征

这组分枝杆菌可引起多种临床疾病，包括非空洞性肺炎、角膜炎、心内膜炎、淋巴结炎、骨髓炎和皮肤感染（图 75.22）。皮肤表现为蜂窝织炎（图 75.23），

脓肿、丘疹脓疱以及窦道和溃疡，伴有广泛皮下坏死、浆液性或脓性分泌物[73]。然而，最常见的表现是多发性红色皮下结节，常发生于肢体远端或类似孢子丝菌病样模式[3, 95-96]。

病理学

可出现特征性的中性粒细胞微脓肿和伴异物巨细胞的肉芽肿[1]。可发生坏死[3]。

诊断与鉴别诊断

活检组织的培养是必要的。当出现脓肿时，活检标本最好包含脓肿壁，而不是抽取脓液。在 7 天内，这些分枝杆菌可以在常规细菌培养基，如 5% 羊血脂或巧克力琼脂中生长。此外，PCR 检测 16S-23S

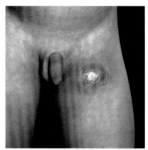

图 75.22　由偶发分枝杆菌感染引起的化脓性淋巴结炎。接种性下疳在足部（From Azulay RD，Neves RG，Estrella RR，et al. Complexo primário cutáneoganglionar por Mycobacterium fortuitum. AMB Rev Assoc Med Bras. 1974；20：177-81. Courtesy, Rubem Azulay，MD.）

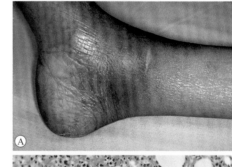

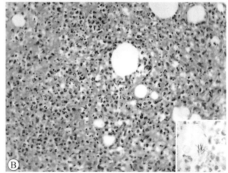

图 75.23　龟分枝杆菌感染。A. 免疫抑制患者在踝关节出现皮温升高和轻度红斑。B. 弥漫性混合性炎性浸润伴肉芽肿形成。用 Fite 染色观察到弧形抗酸杆菌（插图）

rRNA 基因内转录间隔序列具有高度敏感性和特异性。

在治疗耐抵抗或"冷"脓肿的患者中应考虑此类感染。它也可能与异物反应、深部真菌病或骨髓炎混淆[3]。

治疗

治疗取决于病变的类型和程度[1]。这些微生物对抗结核药物均耐药，但几乎所有龟分枝杆菌和近 80% 的偶发分枝杆菌对克拉霉素敏感。脓肿和溃疡可能需要切除和清创治疗。推荐单独或联合使的抗生素列于表 75.11[3, 73, 80]；有时可能需要延长疗程。

鸟分枝杆菌

同义名： ■ 鸟分枝杆菌（*M. avium*）■ 胞内鸟分枝杆菌（*M. avium intracellulare*，MAI）■ 细胞内分枝杆菌（*M. intracellulare*）

引言

鸟分枝杆菌（*Mycobacterium avium*）（鸟结核杆菌 avian tubercle bacillus）和细胞内分枝杆菌关系密切，难以区分，因此通常称之为鸟分枝杆菌复合体（*M. avium* complex，MAC）或胞内鸟分枝杆菌（*M. avium intracellulare*，MAI）[3, 73]。

MAC 是一种兼性分枝杆菌，在 AIDS 流行之前，偶尔会引起人类感染[1, 3]。而后它成为 AIDS 患者常见的机会性感染[3, 73]，经常发生在终末期，并在 15% ～ 40% 的患者中引起播散性感染[73]。

流行病学与发病机制

这些生物存在于环境中，包括淡水和咸水、土壤、乳制品和家畜[3, 73]。它们可以通过吸入进入肺部，或者通过水和食物进入胃肠道，人与人之间不传播[1]。多达 30% 的正常人粪便标本中可分离出 MAC[1, 3]。

在不伴有 HIV 感染的人群中，MAC 感染最常见临床表现是慢性肺部感染，其次是颈部和腹股沟淋巴结炎和骨髓炎。淋巴结炎更常见于儿童。皮肤病变可能是创伤性接种后原发病灶，较为罕见，或继发于免疫缺陷宿主中的播散性感染[3, 73]。

临床特征

在 AIDS 患者中，常出现播散性感染，以非特异性症状如发烧、盗汗、体重减轻、骨痛、肝脾大和淋巴结肿大为特征。血清碱性磷酸酶水平可能升高[1]。皮肤受累不常见，常表现为丘脓疱疹和小腿多发性化脓性溃疡[1]。也可出现伴脓肿形成的结节（图 75.24）、脂膜炎、窦道、毛囊炎和肉芽肿性斑块[3, 73]。据报道，在 AIDS 患者中，播散性 MAC 感染可出现丘疹坏死性

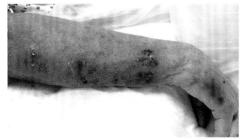

图 75.24　一名免疫缺陷患者的鸟分枝杆菌复合体蜂窝组织炎。注意呈孢子丝菌病样（淋巴管样）模式的融合性结节伴脓肿形成结核疹[73]。

病理学

巨噬细胞可能含有大量杆菌不伴坏死，巨噬细胞可转化为梭形细胞，形成组织样病变（如麻风）[40]。组织学特征可以与瘤型麻风（见上文）或梭形细胞肿瘤（分枝杆菌梭形细胞假瘤）相似。

诊断与鉴别诊断

在播散性感染中，诊断常通过血培养、骨髓或肝活检标本培养来确立[3]。根据受累部位的不同，也可以采用痰或皮肤和淋巴结活检进行培养[81]；此外，高敏感性和特异性的 PCR 分析也是可行的。

鉴别诊断包括脓皮病、毛囊炎、其他病因导致的脂膜炎和溃疡、双相真菌感染、瘤型麻风、皮肤结核和梭形细胞肿瘤。

治疗

表 75.11 列举了可单独或联合使用治疗 MAC 感染的药物[1, 3]。在免疫功能低下的播散性感染患者中，应终身给予抗生素治疗[3]。

嗜血分枝杆菌

引言

嗜血分枝杆菌（*Mycobacterium haemophilum*）是一种短而略微弯曲的杆菌，单独或呈绳索状排列。它是一种苛养的微生物，需要铁离子才能生长，如高铁血红素、血红素、血红蛋白或枸橼酸铁铵。在早期研究中，只有加入溶血的绵羊红细胞的培养基中才能生长；因此，这种分枝杆菌被命名为嗜血分枝杆菌[74, 82]。

流行病学与发病机制

嗜血分枝杆菌感染主要发生在免疫功能低下的宿主。迄今为止，一半以上的报道病例发生在 AIDS 患者，但也可发生于其他免疫抑制的患者，如器官移植受者、接受 TNF 抑制剂治疗的个体。然而，有报道显

示它也可能导致健康儿童颈部淋巴结炎，文身（包括永久性化妆）和针灸后的皮肤感染。大多数感染者来自靠近海洋、地中海或北美五大湖的城市[74, 82]。尽管水库有可疑，但嗜血杆菌的自然栖息地尚未确定[74, 82]。

临床特征

嗜血分枝杆菌可引起几种不同类型的皮肤病变[74]。免疫抑制的成年人最常出现单个蓝-红色压痛性脓疱、丘疹结节或斑块，逐渐演变成脓肿和（或）溃疡。皮损有时为多发的，通常位于四肢，关节处皮肤受累。嗜血分枝杆菌也可引起邻近关节的化脓性关节炎、骨髓炎和肺炎。在免疫功能正常的个体中，皮肤接种可导致丘疹结节和脓疱。免疫功能正常的儿童感染该菌后，常表现为孤立的颈部、颌下或肺门周围淋巴结炎[82]。

病理学

常见化脓性和肉芽肿性炎症的混合反应，但其他病例可呈现非特异性模式。有时发现杆菌聚集成球形，类似于瘤型麻风[74, 82]。

诊断与鉴别诊断

从组织或滑液中培养出该杆菌可确诊；在部分患者中，血培养可呈阳性。然而，嗜血分枝杆菌需要特殊的生长环境，需要铁源，温度在 30～32℃[74, 82]。由于这些严格的要求，不能使用常规技术进行分离[1]。高灵敏度和特异性 PCR 分析也是可行的。

出现颈部或下颌淋巴结炎的免疫功能正常儿童，应考虑 MAC 感染的可能性[82]，以及更为常见的淋巴结炎病因（如 EBV，CMV）。皮肤病变的鉴别诊断与其他非结核分枝杆菌病相似（见鸟分枝杆菌和偶发分枝杆菌）。

治疗

嗜血分枝杆菌常对抗结核药物耐药，除了利福霉素，如利福平和利福布丁。利福平联合克拉霉素（±阿米卡星）已成功用于治疗嗜血分枝杆菌（见表75.11）。在免疫抑制患者中，疗程至少6～9个月，甚至更长。当皮损比较局限时，例如免疫功能正常儿童的淋巴结炎，手术切除也是一种选择[74, 82]。

瘰疬分枝杆菌

引言

瘰疬分枝杆菌（*Mycobacterium scrofulaceum*）以前与 MAC 被归类为一类称为胞内鸟-瘰疬分枝杆菌（*M. avium-intracellulare-scrofulaceum*，MAIS）的复合体，但由于其独特的临床表现而独立出来。瘰疬分枝杆菌引起的疾病具有自限性，特别是淋巴结炎，而MAC 通常引起慢性肺部疾病和较少见的骨髓炎。瘰疬分枝杆菌也可引起颈部淋巴结炎伴有窦道形成，与瘰病性皮肤结核难以区分[63]。

流行病学与发病机制

瘰疬分枝杆菌在美国东南部最为流行。它分布广泛，已从鲜奶、其他乳制品、牡蛎、土壤和水中分离出来[82]。它可以存在于温暖、低 pH 和溶解氧、高浓度的可溶性锌、腐殖酸和黄腐酸的环境中。在健康人的皮肤和麻风的皮损中也可发现该类细菌[83]。

一般来说，瘰疬分枝杆菌通过吸入或食入而感染儿童。也可能发生外科手术中的污染所致的局部淋巴结感染。在一名无创伤史、使用皮质类固醇治疗系统性红斑狼疮的营地工人中，其皮肤感染被认为是由亚临床菌血症所致[82-83]。

临床特征

瘰疬分枝杆菌可能引起肺部感染和局部淋巴结炎，主要在颌下腺和下颌下腺区域。它通常是一种良性、自限性的疾病，除了轻微颈部疼痛外，不伴有全身症状。受累淋巴结在数周内缓慢扩大，最终形成溃疡和引流伴窦道。瘰疬分枝杆菌也能产生孢子丝菌病样的皮肤病变，但很少引起播散性感染[82]。由瘰疬分枝杆菌接种引起的原发性皮肤损害不常见[82]。

病理学

典型的表现是在淋巴结中广泛的脓肿形成；组织细胞和肉芽肿可不明显。当出现结核样肉芽肿伴中央坏死和脓肿形成时，很难将瘰疬分枝杆菌淋巴结炎与结核分枝杆菌所致的淋巴结炎区分开来[63]。在受累的淋巴结内可见瘰疬分枝杆菌[82]。在皮肤中，常可见脓肿形成。

诊断与鉴别诊断

除组织学检查外，痰液、皮肤及受累淋巴结的培养有助于确诊。此类感染应该与其他引起颈部淋巴结病（见嗜血分枝杆菌），特别是结核分枝杆菌感染相鉴别[82]。然而，结核分枝杆菌通常影响扁桃体和颈前淋巴结，而瘰疬分枝杆菌通常影响颌下腺和下颌下腺淋巴结。当皮损呈孢子丝菌病样模式时，应考虑海鱼分枝杆菌和其他非结核分枝杆菌感染（见表77.17）[83]。

治疗

首选治疗为切除全部受累的淋巴结[63, 82]，因为通常抗生素疗效并不满意。然而，有报告显示异烟肼联合利福平有较好的疗效[83]。也有克拉霉素治疗成功的报道（见表75.11）[82]。

（张　然译　庄凯文校　刘宏杰审）

参考文献

1. Hautmann G, Lotti T. Atypical mycobacterial infections of the skin. Dermatol Clin 1994;12:657–68.
2. Eisenstadt J, Hall GS. Microbiology and classification of mycobacteria. Clin Dermatol 1995;13:197–206.
3. Yates VM, Rook GAW. Mycobacterial infections. In: Burns T, Breathnach S, Cox N, Griffiths C, editors. Rook's Textbook of Dermatology. 7th ed. London: Blackwell Science; 2004. p. 28.1–39.
4. Portaels F. Epidemiology of mycobacterial diseases. Clin Dermatol 1995;13:207–22.
5. Cole ST, Eiglmeier K, Parkhill J, et al. Massive gene decay in the leprosy bacillus. Nature 2001;409:1007–11.
6. Neves RG, Pradinaud R. Micobacterioses atípicas. In: Neves RG, Talhari S, editors. Dermatologia Tropical. Rio de Janeiro: Medsi; 1995. p. 283–90.
7. Sugita Y. Leprosy. Clin Dermatol 1995;13:235–43.
8. Ramos-e-Silva M, Rebello PFB. Leprosy. Recognition and treatment. Am J Clin Dermatol 2001;2:203–11.
9. Bryceson A, Pfaltzgraff RE. Leprosy. 3rd ed. Edinburgh: Churchill Livingstone; 1990.
10. Canizares O, Harman R, Adriaans B. Leprosy. In: Canizares O, Harman R, editors. Clinical Tropical Dermatology. 2nd ed. Boston: Blackwell Scientific; 1992. p. 165–200.
11. World Health Organization. Prevalence of leprosy. <www.who.int/lep/situation/prevalence/en/>.
12. Sehgal VN. Leprosy. Dermatol Clin 1994;12:629–44.
13. Azulay RD, Azulay DR. Mycobacterioses. In: Azulay RD, Azulay DR, editors. Dermatologia. 4th ed. Rio de Janeiro: Guanabara Koogan; 2006. p. 302–22.
14. Faget GH, Johansen FA, Ross H. Sulfanilamide in the treatment of leprosy. Public Health Rep 1942;57:1892–9.
15. Schaller K. Color Atlas of Tropical Dermatology and Venereology. New York: Springer-Verlag; 1994.
16. World Health Organization. Elimination of leprosy as a public health problem (update). Wkly Epidemiol Rec. 1998;2:308–12.
17. World Health Organization. Leprosy today. <www.who.int/lep/epidemiology/en/>.
18. Britton W. Leprosy. In: Cohen J, Powderly WG, editors. Infectious Diseases. London: Mosby; 2003. p. 1507–13.
19. Bhatia A, Katoch K, Narayanan R, et al. Clinical and histopathological correlation in the classification of leprosy. Int J Lepr Other Mycobact Dis 1993;61: 433–8.
20. Avanzi C, del-Pozo J, Benjak A, et al. Red squirrels in the British Isles are infected with leprosy bacilli. Science 2016;354:744–7.
21. Sharma R, Singh P, Loughry WJ, et al. Zoonotic leprosy in the southeastern United States. Emerg Infect Dis 2015;21:2127–34.
22. Foss NT. Hanseníase: aspectos clínicos, imunológicos e terapêuticos. An Bras Dermatol 1999;74:113–19.
23. Fabozzi G, Modiano G, Poccia F, et al. Is there a genetic basis for human susceptibility to leprosy? IUBMB Life 2005;57:119–21.
24. Misch EA, Berrington WR, Vary JC Jr, et al. Leprosy and the human genome. Microbiol Mol Biol Rev 2010;74:589–620.
25. Alcaïs A, Alter A, Antoni G, et al. Stepwise replication identifies a low-producing lymphotoxin-alpha allele as a major risk factor for early-onset leprosy. Nat Genet 2007;39:517–22.
26. Mazini PS, Alves HV, Reis PG, et al. Gene association with leprosy: a review of published data. Front Immunol 2016;6:658.
27. Mira MT, Alcais A, Nguyen VT, et al. Susceptibility to leprosy is associated with PARK2 and PACRG. Nature 2004;427:636–40.
28. Zhang FR, Huang W, Chen SM, et al. Genomewide association study of leprosy. N Engl J Med 2009;361:2609–18.
29. Jadhav R, Suneetha L, Kamble R, et al. Analysis of antibody and cytokine markers for leprosy nerve damage and reactions in the INFIR cohort in India. PLoS Negl Trop Dis 2011;5:e977.
30. Yamamura M, Uyemura K, Deans RJ, et al. Defining protective responses to pathogens: cytokine profiles in leprosy lesions. Science 1991;254:277–9.
31. Brennan JP. *Mycobacterium leprae*: the significance of our knowledge of its composition and antigenicity. Hansen Int 1998;(special):s103–10.
32. Sampaio EP, Moraes MO, Pessolani MCV, Sarno EM. Role of Th1 cytokines in host defenses against *Mycobacterium leprae*. In: Kotb M, Calandra T, editors. Cytokines and Chemokines in Infectious Diseases Handbook. Totowa: Humana Press; 2003. p. 163–86.
33. Ochoa MT, Stenger S, Sieling PA, et al. T-cell release of granulysin contributes to host defense in leprosy. Nat Med 2001;7:174–9.
34. Krutzik SR, Tan B, Li H, et al. TLR activation triggers the rapid differentiation of monocytes into macrophages and dendritic cells. Nat Med 2005;11:653–60.
35. Bleharski JR, Li H, Meinken C, et al. Use of genetic profiling in leprosy to discriminate clinical forms of the disease. Science 2003;301:1527–30.
36. Ridley DS, Jopling WH. Classification of leprosy according to immunity. Int J Lepr 1966;34:255–73.
37. World Health Organization. A Guide to Leprosy Control. 2nd ed. Geneva: World Health Organization; 1988. p. 27–8.
38. World Health Organization. Leprosy elimination – MDT overview and regimens. <http://www.who.int/lep/mdt/regimens/en/>.
39. Kamath S, Vaccaro SA, Rea TH, Ochoa MT. Recognizing and managing the immunologic reactions in leprosy. J Am Acad Dermatol 2014;71:795–803.
40. Ramos-e-Silva M, Carneiro SCS. Cutaneous vasculitis in Latin America. Clin Dermatol 1999;17:663–70.
41. Lucas S. Bacterial disease. In: Elder D, Elenitsas R, Johnson B Jr, Murphy GF, editors. Lever's Histopathology of the Skin. 9th ed. Philadelphia: Lippincott-Raven; 2004. p. 551–90.
42. Ref C, Martinez AN, Talhari C, et al. PCR-based techniques for leprosy diagnosis: from the laboratory to the clinic. PLoS Negl Trop Dis 2014;8:e2655.
43. Yan W, Xing Y, Yuan LC, et al. Application of RLEP real-time PCR for detection of *M. leprae* DNA in paraffin-embedded skin biopsy specimens for diagnosis of paucibacillary leprosy. Am J Trop Med Hyg 2014;90:524–9.
44. Moura RS, Calado KL, Oliveira ML, Bührer-Sékula S. Leprosy serology using PGL-I: a systematic review. Rev Soc Bras Med Trop 2008;41:11–18.
45. Jain S, Sehgal V. Multidrug therapeutical challenges in leprosy. Int J Dermatol 1997;36:493–6.
46. WHO/LEP. Action programme for the elimination of leprosy. Status report (updated). Geneva: WHO; 1997. p. 10–11.
47. WHO/APEL. Action programme for the elimination of leprosy. Efficacy of a single-dose multidrug therapy for the treatment of single lesion paucibacillary leprosy. Single-lesion Multicentre Trial Group. Indian J Lepr 1997;69:121–9.
48. Franzblau SG, Hastings RC. In vitro and in vivo activities of macrolides against *Mycobacterium leprae*. Antimicrob Agents Chemother 1988;32:1758–62.
49. Grosset JH, Ji BH, Guelpa-Lauras CC, et al. Clinical trial of pefloxacin and ofloxacin in the treatment of lepromatous leprosy. Int J Lepr Other Mycobact Dis 1990;58:281–95.
50. Prasad PV, Kaviarasan PK. Leprosy therapy, past and present: can we hope to eliminate it? Indian J Dermatol 2010;55:316–24.
51. Kaplan G. Potential of thalidomide and thalidomide analogues as immunomodulatory drugs in leprosy and leprosy reactions. Lepr Rev 2000;71:S117–20.
52. Sehgal VN, Bhattacharya SN, Jain S, Logani K. Cutaneous tuberculosis: the evolving scenario. Int J Dermatol 1994;33:97–104.
53. Hernandez C, Cetner AS, Jordan JE, et al. Tuberculosis in the age of biologic therapy. J Am Acad Dermatol 2008;59:363–80.
54. Schuster M. Mycobacterial disease: a historical and epidemiologic perspective. Clin Dermatol 1995;13:191.
55. MacGregor RR. Cutaneous tuberculosis. Clin Dermatol 1995;13:245–55.
56. World Health Organization. Global tuberculosis control 2010. <http://apps.who.int/iris/bitstream/10665/44425/1/9789241564069_eng.pdf>.
57. Sehgal VN. Cutaneous tuberculosis. Dermatol Clin 1994;12:645–53.
58. Sehgal VN, Sehgal R, Bajaj P, et al. Tuberculosis verrucosa cutis (TBVC). J Eur Acad Dermatol Venereol 2000;14:319–21.
59. Davis JM, Ramakrishnan L. The role of the granuloma in expansion and dissemination of early tuberculous infection. Cell 2009;136:37–49.
60. Volkman HE, Pozos TC, Zheng J, et al. Tuberculous granuloma induction via interaction of a bacterial secreted protein with host epithelium. Science 2010;327:466–9.
61. Elkington P, Shiomi T, Breen R, et al. MMP-1 drives immunopathology in human tuberculosis and transgenic mice. J Clin Invest 2011;121:1827–33.
62. Pan H, Yan BS, Rojas M, et al. *Ipr1* gene mediates innate immunity to tuberculosis. Nature 2005;434:767–72.
62a. Mishra BB, Lovewell RR, Olive AJ, et al. Nitric oxide prevents a pathogen-permissive granulocytic inflammation during tuberculosis. Nat Microbiol 2017;2:17072.
63. Adrians B, Dominguez-Soto L, Canizares O, Harman R. Tuberculosis of the skin. In: Canizares O, Harman R, editors. Clinical Tropical Dermatology. 2nd ed. Boston: Blackwell Science; 1992. p. 201–15.
64. Ramos-e-Silva M, Marques AS, Rocha GL. Tuberculose cutânea associada à tuberculose osteoarticular. An Bras Dermatol 1986;61:245–50.
65. Mazurek GH, Jereb J, Vernon A, et al. Updated guidelines for using interferon gamma release assays to detect *Mycobacterium tuberculosis* infection – United States, 2010. MMWR Recomm Rep 2010;59:1–25.
66. Choi Y, Jeon BY, Shim TS, et al. Development of a highly sensitive one-tube nested real-time PCR for detecting Mycobacterium tuberculosis. Diagn Microbiol Infect Dis 2014;80:299–303.
67. Nahid P, Dorman SE, Alipanah N, et al. Executive Summary: Official American Thoracic Society/Centers for Disease Control and Prevention/Infectious Diseases Society of America Clinical Practice Guidelines: Treatment of drug-susceptible tuberculosis. Clin Infect Dis 2016;63:853–67.
68. Leibert E, Danckers M, Rom WN. New drugs to treat multidrug-resistant tuberculosis: the case for bedaquiline. Ther Clin Risk Manag 2014;10:597–602.
69. Xavier AS, Lakshmanan M. Delamanid: a new armor in combating drug-resistant tuberculosis. J Pharmacol Pharmacother 2014;5:222–4.
70. Singhal A, Jie L, Kumar P, et al. Metformin as adjunct antituberculosis therapy. Sci Transl Med 2014;6:263ra159.
71. McShane H, Pathan AA, Sander CR, et al. Recombinant modified vaccinia virus Ankara expressing antigen 85A boosts BCG-primed and naturally acquired antimycobacterial immunity in humans. Nat Med 2004;10:1240–4.
71a. Kaufmann SH, Weiner J, von Reyn CF. Novel approaches to tuberculosis vaccine development. Int J Infect Dis 2017;56:263–7.
71b. van Zyl-Smit RN, Esmail A, Bateman ME, et al. Safety and immunogenicity of adenovirus 35 tuberculosis vaccine candidate in adults with active or previous tuberculosis. A randomized trial. Am J Respir Crit Care Med 2017;195:1171–80.
72. Darwin KH, Ehrt S, Gutierrez-Ramos JC, et al. The proteasome of *Mycobacterium tuberculosis* is required for resistance to nitric oxide. Science 2003;302:1963–6.
73. Kullavanijaya P. Atypical mycobacterial cutaneous infection. Clin Dermatol 1999;17:153–8.
74. Groves R. Unusual cutaneous mycobacterial diseases. Clin Dermatol 1995;13:257–63.
75. Wu UI, Holland SM. Host susceptibility to non-tuberculous mycobacterial infections. Lancet Infect Dis 2015;15:968–80.
76. Lamb RC, Dawn G. Cutaneous non-tuberculous mycobacterial infections. Int J Dermatol 2014;53:1197–204.
77. Winthrop KL, Abrams M, Yakrus M, et al. An outbreak of mycobacterial furunculosis associated with footbaths at a nail salon. N Engl J Med 2002;346:1366–71.
78. Kennedy BS, Bedard B, Younge M, et al. Outbreak of *Mycobacterium chelonae* infection associated with tattoo ink. N Engl J Med 2012;367:1020–4.
79. Brickman M, Parsa AA, Parsa FD. *Mycobacterium cheloneae* infection after breast augmentation. Aesthetic Plast Surg 2005;29:116–18.
80. Chan-Tompkins NH. Toxic effects and drugs interactions of antimycobacterial therapy. Clin Dermatol 1995;13:223–33.
81. Gluckman S. Mycobacterium marinum. Clin Dermatol 1995;13:273–6.
82. Weitzul S, Eichhorn PJ, Pandya AG. Nontuberculous mycobacterial infections of the skin. Dermatol Clin 2000;18:359–77.
83. Hautmann G, Lotti T. Diseases caused by *Mycobacterium scrofulaceum*. Clin Dermatol 1995;13:277–80.
84. Jogi R, Tyring SK. Therapy of nontuberculous mycobacterial infections. Dermatol Ther 2004;17: 491–8.
85. Alcaide F, Calatayud L, Santin M, Martin R. Comparative in vitro activities of linezolid, telithromycin, clarithromycin, levofloxacin, moxifloxacin, and four conventional antimycobacterial drugs against

Mycobacterium kansasii. Antimicrob Agents Chemother 2004;48:4562–5.

86. Griffith DE, Aksamit T, Brown-Elliot BA, et al. An official ATS-IDSA statement: diagnosis, treatment and prevention of nontuberculous mycobacterial diseases. Am J Respir Crit Care Med 2007;175:367–416.

87. Dodiuk-Gad R, Dyachenko P, Ziv M, et al. Nontuberculous mycobacterial infections of the skin: a retrospective study of 25 cases. J Am Acad Dermatol 2007;57:413–20.

88. Tortoli E. Microbiological features and clinical relevance of new species of the genus Mycobacterium. Clin Microbiol Rev 2014;27:727–52.

89. Sarfo FS, Phillips R, Wansbrough-Jones M, et al. Recent advances: role of mycolactone in the pathogenesis and monitoring of Mycobacterium ulcerans infection/Buruli ulcer disease. Cell Microbiol 2016;18:17–29.

90. Phillips R, Horsfield C, Kuijper S, et al. Sensitivity of PCR targeting the IS2404 insertion sequence of *Mycobacterium ulcerans* in an assay using punch biopsy specimens for diagnosis of Buruli ulcer. J Clin Microbiol 2005;43:3650–6.

91. Nienhuis WA, Stienstra Y, Thompson WA, et al. Antimicrobial treatment for early, limited *Mycobacterium ulcerans* infection: a randomized controlled trial. Lancet 2010;375:664–72.

92. Friedman ND, Athan E, Walton AL, et al. Increasing experience with primary oral medical therapy for *Mycobacterium ulcerans* disease in an Australian cohort. Antimicrob Agents Chemother 2016;60:2692–5.

93. Iijima M, Sasaki S. Cutaneous atypical mycobacteriosis due to *Mycobacterium kansasii*: a case report and a review of the literature. Nihon Hifuka Gakkai Zasshi 1990;100:711–20.

94. Tzen CY, Chen TL, Wu TY, et al. Disseminated cutaneous infection with *Mycobacterium kansasii*: genotyping versus phenotyping. J Am Acad Dermatol 2001;45:620–4.

95. Azulay RD, Neves RG, Estrella RR, et al. Complexo primário cutáneo-ganglionar por *Mycobacterium fortuitum*. AMB Rev Assoc Med Bras 1974;20:177–81.

96. Demitsu T, Nagato H, Inoue T, et al. Cutaneous *Mycobacterium chelonae* infection with bilateral sporotrichoid involvement. Int J Dermatol 2001;40:597–9.

97. Goldman J, Caron F, de Quatrebarbes J, et al. Infections from tattooing. Outbreak of *Mycobacterium chelonae* in France. BMJ 2010;341:c5483.

David H. Walker、Lucas S. Blanton

要点

- 立克次体是一类微小的、专性细胞内寄生的革兰氏阴性菌，它的生命周期中有一段寄生于节肢动物宿主（如蜱、蚤、虱、螨）体内。
- 作为传播媒介的节肢动物，它们叮咬时，通过唾液、粪便传播立克次体。
- 不同的立克次体侵犯脊椎动物的靶细胞不同，立克次体属（内皮细胞）、东方体属（内皮细胞）、埃立克体属（单核细胞或者中性粒细胞）、无形体属（中性粒细胞）、柯克斯体属（巨噬细胞），这导致疾病的发病机制多种多样。
- 传播媒介接种处结痂是大多数斑疹热和丛林斑疹伤寒感染的一个重要的体征。
- 皮疹是落基山斑疹热、其他斑疹热、鼠型斑疹伤寒和虱传斑疹伤寒具有诊断意义的临床表现。
- 旅行者最常见的立克次体病（rickettsial disease）是非洲蜱叮咬热。

引言

立克次体（rickettsiales）是一类微小、专性细胞内寄生的革兰氏阴性菌，其生命周期中至少有一段时间寄生于节肢动物[1]。其中6个种属（立克次体属、东方体属、埃立克体属、无形体属、新立克次体属和埃里希体属）的25种细菌性立克次体以及军团菌目中的柯克斯体属对人类致病（表76.1）。皮肤表现多种多样，在某些斑疹热和斑疹伤寒中皮疹常见，而另一些立克次体感染几乎不出现皮疹，如人粒细胞无形体病（human granulocytic anaplasmosis）和Q热（Q fever）（表76.2）。临床上常通过识别皮疹从而对致命的落基山斑疹热（Rocky Mountain spotted fever，RMSF）和其他立克次体病进行恰当的抗生素治疗。

斑疹热和斑疹伤寒型立克次体感染

历史

1546年，Fracastorius在意大利报道了流行性斑疹伤寒；1899年，Maxey在爱达荷州报道了RMSF；1910年，Conor在突尼斯报道了南欧斑疹热（boutonneuse fever）。立克次体最早是由Howard Ricketts于1906年在美国西蒙大拿的Bitterroot山谷发现的，并确定其通过蜱叮咬传播。1916年，S. Burt Wolbach在内皮细胞见到了这种病原体，后来命名为立克次体属立克次体（Rickettsia rickettsii）。1909年，Charles Nicolle发现虱能传播流行性斑疹伤寒（epidemic typhus），此后发现是由普氏立克次体（Rickettsia prowazekii）引起的。虱传斑疹伤寒（louse-borne typhus）的流行影响了公元1500年后大多数欧洲战争的结果，如1812年拿破仑入侵俄国失败。在第一次世界大战期间和之后，俄国有2500万人感染了流行性斑疹伤寒，并导致300万人死亡。1934年，人们发现潜伏的普氏立克次体感染的再激活可导致复发性斑疹伤寒（Brill-Zinsser病）。20世纪30年代，有人发现地方性斑疹伤寒或鼠型斑疹伤寒以鼠为储存宿主，以蚤作为传播媒介。

流行病学

在自然界中，斑疹热型立克次体（spotted fever group rickettsiae，SFGR）主要通过蜱、螨、蚤受感染的卵垂直传播（见表76.1，图76.1）。蜱叮咬时通过唾液将立克次体注入体内。因此，特定传播媒介的活动范围及寻找宿主的活力决定了这些疾病的季节性和地理分布特点（图76.2）。例如RMSF发生在蜱活动的季节，从春末到夏末。

斑疹伤寒型立克次体（typhus group rickettsiae）在叮咬人体的体虱（普氏立克次体）或蚤（斑疹伤寒型立克次体）排在皮肤表面的粪便中，经搔抓受损侵入皮肤，经摩擦侵入黏膜或者被吸入人体。虱传斑疹伤寒患者痊愈后，仍存在潜伏感染，并可能在数年后复发导致复发性斑疹伤寒（Brill-Zinsser病）以及相关性立克次体血症。而且虱叮咬患者后感染立克次体，可将疾病传播至另一个体，从而导致疾病流行。自然界中，普氏立克次体在飞行松鼠、它们身上携带的蚤及虱之间形成动物传播循环[1a]。斑疹伤寒立克次体在鼠和亚洲鼠蚤以及负鼠和猫蚤中持续传播。在世界范围内热带和亚热带海岸地区导致旅游者的发热性疾病中，由斑疹伤寒立克次体引起的鼠型（地方性）斑疹伤寒呈现上升趋势[2]。

表 76.1 立克次体感染的流行病学分布

病原体	病名	传播媒介	地理分布
立式立克次体	落基山斑疹热 巴西斑疹热	**蜱叮咬:** 变异革蜱（图 76.1） 安氏革蜱 血红扇头蜱 卡廷钝眼蜱，宽环钝眼蜱，拟态钝眼蜱，*sculptum* 钝眼蜱（译者注：最接近的单词 scalpturatum 刻纹钝眼蜱，源自世界蜱类名录）	美国的东 2/3 地区及太平洋海岸 落基山地区 美国西南部，墨西哥北部，巴西 墨西哥，中南美洲
小蛛立克次体	立克次体痘	**鼠螨叮咬:** 血红家鼠螨	北美洲，欧亚大陆
康氏立克次体 （4 个亚型）	纽扣热（地中海斑疹热）， 印度和以色列蜱斑疹伤寒， 阿斯特拉罕斑疹热	**蜱叮咬:** 血红扇头蜱 短小扇头蜱	欧洲南部，非洲，亚洲西部和南部 俄罗斯南部
西伯利亚立克次体	北亚和西伯利亚蜱传斑疹伤寒，立克次体相关性淋巴管炎	**蜱叮咬:** 草原革蜱，森林革蜱，嗜群血蜱，亚洲璃眼蜱，其他种属	欧亚大陆和非洲
黑龙江立克次体	远东斑疹热	**蜱叮咬:** 血蜱属，森林革蜱	俄罗斯东部，中国，泰国，日本
澳大利亚立克次体	昆士兰斑疹伤寒	**蜱叮咬:** 全环硬蜱	澳洲东部
弗诺立克次体	弗林德斯岛斑疹热	**蜱叮咬:** 热带爬行蜱，其他种属	澳洲和亚洲东南部（弗林德斯岛位于塔斯马尼亚和澳大利亚间）
日本立克次体	日本斑疹伤寒	**蜱叮咬:** 感染蜱的传播方式未明确（褐黄血蜱，长角血蜱，卵形硬蜱，台湾革蜱）	日本和东亚
马西立克次体	马西立克次体立克次体病	**蜱叮咬:** 扇头蜱属	欧洲，南美洲，非洲
猫立克次体	蚤状斑疹热	**蜱叮咬:** 猫栉头蚤	全世界
非洲立克次体	非洲蜱咬热	**蜱叮咬:** 希伯来钝眼蜱 彩饰花蜱	非洲南部 非洲中部、东部和西部，加勒比群岛
帕氏立克次体	帕氏立克次体立克次体病	**蜱叮咬:** 斑点钝眼蜱，美洲钝眼蜱 特里斯特钝眼蜱，虎斑钝眼蜱	北美洲 南美洲
立克次体物种 364 D	立克次体物种 364 D 立克次体	**蜱叮咬:** 西方革蜱	加利福尼亚
埃斯科利马尼立克次体	埃斯科利马尼立克次体感染	**蜱叮咬:** 缘璃眼蜱	非洲
斯洛伐克立克次体，拉式立克次体，念珠菌立克次体	蜱传淋巴结炎，皮肤坏死性红斑淋巴结病	**蜱叮咬**（常在头部）: 网纹革蜱	欧洲
普氏立克次	流行性斑疹伤寒	**人体虱的粪便**（体虱）	南美洲；非洲；欧亚大陆
	布里尔-津瑟氏病	**无**（感染后的复发）	
	飞行松鼠斑疹伤寒	**与飞行松鼠**（美洲飞鼠）及它们的跳蚤和虱接触	北美洲

表 76.1　立克次体感染的流行病学分布（续表）

病原体	病名	传播媒介	地理分布
斑疹伤寒立克次体	鼠型斑疹伤寒	**跳蚤的粪便：** 印鼠客蚤 猫栉头蚤	全世界 北美洲
恙虫病东方体	恙虫病	**恙螨幼虫的叮咬：** 地里纤恙螨，弗氏恙螨，小板恙螨，住砂恙螨 粗毛恙螨 小板恙螨 地里恙螨，弗氏恙螨，住砂恙螨	亚洲南部和东部，太平洋和印度洋西南岛，澳大利亚北部 日本，韩国，俄罗斯远东地区 中国，马来西亚 热带地区
查菲埃立克体	人单核细胞埃立克体病	**蜱叮咬：** 美洲弱视蜱（图 76.1） 变异革蜱	美国东南部和中南部
鼠样埃立克体	鼠样埃立克体病	**蜱叮咬：** 肩突硬蜱	美国上中西部
埃文埃立克体	埃文埃立克体感染	**蜱叮咬：** 美洲钝眼蜱	美国东南部和中南部
嗜吞噬细胞无浆体	人粒细胞微粒孢子虫病	**蜱叮咬：** 肩突硬蜱（图 76.1） 太平洋硬蜱 篦子硬蜱，全沟硬蜱	美国北部 美国偏远西部 欧亚大陆
米氏念珠菌	米氏新埃利希菌感染	**蜱叮咬：** 蓖麻硬蜱 全沟硬蜱	欧洲 东亚
新立克次体	塞纳图热 §	**摄食**吸虫感染的生鱼和鱼酱	东亚
伯纳柯克斯体	Q 热	**感染**反刍动物（绵羊，牛，山羊），猫以及其他动物分娩的胎盘、羊水 **	全世界

* 发热疾病主要见于免疫抑制的血液系统恶性肿瘤或自身免疫患者
§ 单核细胞增多症样综合征特点为发热、不适、全身淋巴结肿大
** 少见传播途径包括食用污染的牛奶制品和蜱叮咬（如革蜱属）
在欧洲蓖子硬蜱传播的螺旋立克次体也能导致（"无疹热"），皮肤不受累

发病机制

立克次体进入真皮后，通过血流播散到全身，它们通过外膜蛋白 B 附着于血管内皮细胞，而 SFGR 患者还可通过外膜蛋白 A 附着于血管内皮细胞。该微生物通过诱导吞噬进入细胞，然后脱离吞噬小体进入胞质溶胶，从宿主细胞获得生长所需要的氨基酸、核苷酸以及其他构件，并以二分裂方式繁殖。在宿主细胞肌动蛋白的刺激推进下，SFGR 可以在细胞内及细胞间移动，导致受感染内皮细胞的连续网络，这就是以血管为基础的疾病表现的根源，包括皮疹。SFGR 通过刺激内皮细胞产生具有毒性的活性氧损伤宿主内皮细胞，而斑疹伤寒型立克次体则是在感染的内皮细胞内复制直到细胞破裂。

立克次体感染的最主要的病理生理效应是血管通透性增加，从而导致水肿、血容量降低和低血压[3]。尽管每个器官微循环的内皮细胞都被感染，但危及生命的关键靶器官是肺和脑。血管通透性增加的致命后果是导致非心源性肺水肿、急性呼吸窘迫综合征（acute respiratory distress syndrome，ARDS）和脑膜脑炎。

随着感染发展，巨噬细胞和淋巴细胞在受累血管壁内浸润，成为效应细胞释放细胞因子如干扰素 γ 和肿瘤坏死因子 - α。受细胞因子激活的内皮细胞和巨噬细胞通过下列机制如一氧化氮、活性氧和色氨酸缺乏（通过这种氨基酸的酶降解）可杀死细胞内立克次体。通过依赖穿孔素途径招募而来的细胞毒性 T 细胞在以凋亡的方式清除受感染的内皮细胞的过程中发挥重要作用。立克次体杀伤机制和受感染的内皮细胞杀伤机制结合最终清除感染。立克次体抗体在预防再感染中发挥作用。

临床特征
病程和系统表现

立克次体感染的首发症状通常为发热，见于 2/3 的患者，体温超过 39℃（102 F），往往出现在病程的

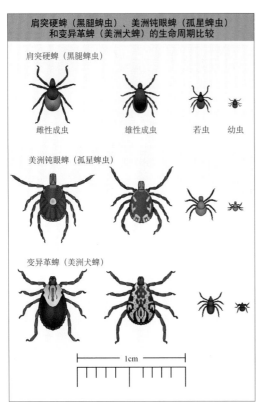

肩突硬蜱（黑腿蜱虫）、美洲钝眼蜱（孤星蜱虫）和变异革蜱（美洲犬蜱）的生命周期比较

肩突硬蜱（黑腿蜱虫）

雌性成虫　　　　雄性成虫　　　　若虫　　　幼虫

美洲钝眼蜱（孤星蜱虫）

变异革蜱（美洲犬蜱）

1cm

图 76.1　肩突硬蜱（黑腿蜱虫）、美洲钝眼蜱（孤星蜱虫）和变异革蜱（美洲犬蜱）的生命周期比较（From Chapman AS，et al. MMWR Recomm Rep. 2006；55：1-27.）

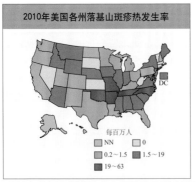

2010年美国各州落基山斑疹热发生率

DC

每百万人

NN　　　　0
0.2～1.5　　1.5～19
19～63

图 76.2　2010 年美国各州落基山斑疹热发生率（每百万人）（From www.cdc.gov/rmsf/stats/#reportsurv.）

前 3 天，随后伴有剧烈的头痛和肌痛。恶心、呕吐、腹痛，甚至腹部压痛也是常见的早期症状。大多数病例，在发病 3～6 天才出现皮疹（表 76.2 及下文）。也可能出现咳嗽［与肺炎和（或）肺水肿相关］以及意识错乱或嗜睡（与脑炎相关）。患者经常出现血小板减少，但是很少发生完全性弥散性血管内凝血。由于血容量减少导致机体抗利尿激素分泌增加，低钠血症也时常发生。实验室检查可发现贫血及肝、肾功能异常。随着疾病的进展，可出现低血压、急性肾衰竭、呼吸衰竭和昏迷[4]。

由于出现误诊和（或）**未进行及时的抗立克次体治疗**，严重的立克次体感染可致患者死亡，其死亡率如下：RMSF 和虱传斑疹伤寒约 4%，南欧斑疹热约 3%，鼠斑疹伤寒约 1%[5-6]。如果**得不到有效的抗生素治疗**，RMSF 和虱传斑疹伤寒患者的死亡率分别为 25% 和 15%[7]。男性、高龄及伴发其他疾病的患者死亡率更高。

共同的皮损表现

许多斑疹热患者在潜伏期（通常在发病 4～10 天前）（见图 76.7 和 76.8A）内会出现中央由于表皮及真皮坏死而导致的结痂（通常 0.5～2 cm 大小），周围绕有红晕，而 RMSF 患者则不会[8-9]（见表 76.2）。这是立克次体通过蜱或螨接种的部位。立克次体病的皮疹通常是始于腕部、踝部（斑疹热）（表 76.3）或者腋下（斑疹伤寒热）的红斑。随着病程进展，皮疹可发展至全身大多数部位，但常不累及面部。在病程后期，约半数的斑疹热患者手掌、足底出现斑丘疹（表 76.4）。斑疹反映了真皮微循环内的内皮细胞感染相关的血管扩张。随着受损血管不断渗出液体，血管周围水肿形成，红斑演变成丘疹。当内皮细胞损伤导致更严重的血管损害，在皮损中出现瘀点（图 76.5），皮损可融合形成紫癜（图 76.6）。4% RMSF 患者可出现皮肤坏死，包括指趾端、四肢、耳或者包皮坏疽，而流行性斑疹伤寒则偶尔出现这种情况。这是由于肢端温度低更适合立克次体生长，因此肢端微循环感染更严重。

特殊表现

RMSF 经常符合上述典型临床表现。叮咬后 2～14 天的潜伏期后（平均 7 天），患者（约 40% 患者无法回忆起叮咬史）出现发热、肌肉酸痛、头痛，50% 以上的患者有胃肠道症状。皮疹通常在发病后 3～5 天出现，如腕部和踝部淡红色斑疹，随后向心性扩展到躯干，形成丘疹，最终成为瘀斑（50% 患者出现）。然而，10%～15% 患者没有皮损，或者在深色肤色的患者中不易辨识。

派克立克次体和非洲立克次体与 SFGR 密切相关，分别引起两种相似的感染**派克立克次体病**（R. parkeri rickettsiosis）和**非洲蜱咬热**（African tick bite fever）。

表 76.2 立克次体感染的皮肤表现				
疾病	皮疹发生率（%）	疾病发生后皮疹发生时间	皮疹特点	结痂（%）
落基山斑疹热	90	3～5 天	早期斑疹，后期丘疹，50% 的病例出现瘀点，严重病例出现网状紫癜	＜1
立克次体痘	100	2～3 天	早期斑丘疹，后期丘疱疹和结痂	90
南欧斑疹热	95	3～5 天	早期斑疹，晚期丘疹	50
北亚蜱斑疹伤寒	100	4～5 天	斑疹和丘疹	75
远东斑疹热	90	3～4 天	斑疹和丘疹	90
昆士兰蜱传斑疹伤寒	90	2～6 天	斑疹、丘疹和水疱	75
Flinders 岛斑疹热	85	数天	早期斑疹和丘疹，晚期在某些患者出现瘀斑	50
日本斑疹热	100	数天	早期斑疹，后期在某些患者出现瘀斑	90
马立克次体立克次体病	75	未报道	斑疹和丘疹	100
蚤传斑疹热	80	数天	斑疹和丘疹，偶有脓疱	15～20
非洲蜱叮咬热	50	2～5 天	通常缺乏皮疹，斑疹，通常出现水疱	90，通常多形
帕氏立克次体立克次体病	80	2～4 天	斑疹和丘疹，通常出现水疱	100
立克次体 364D 立克次体病	15	未报道	焦痂处丘疹（1 例患者）	100
R. 埃希曼菌感染	50	未知	斑疹和丘疹	100
蜱传淋巴结病	5	未报道	斑疹和丘疹	100
流行性虱传斑疹伤寒	50～100	4～5 天	早期红斑，晚期斑丘疹，瘀斑	无
Brill-Zinsser 病	50	4～6 天	斑疹和丘疹	无
飞鼠斑疹伤寒	65	2～8 天	斑疹和丘疹	无
鼠斑疹伤寒	80	5 天	早期斑疹，晚期丘疹	无
恙虫病	50	4～6 天	早期斑疹，晚期丘疹	60～90
人单核细胞埃立体病	40	平均为 5 天	斑疹和丘疹，偶有瘀斑	无
埃文埃立克体病	10	未报道	未报道	无
人粒细胞无形体病	≤5	未报道	颈胸部红斑；瘀斑或紫癜	无
米库尔新埃立克体感染	少	未报道	红斑，红色结节	无
森内苏热	少	未报道	弥漫性红斑，瘀点	无
Q 热	少	伴发慢性感染	斑疹、丘疹，可触性紫癜，红色结节较少	无

未报道埃文立克次体病患者有皮损出现。

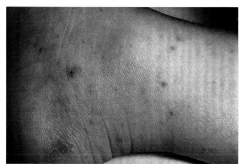

图 76.3 落基山斑疹热。皮疹通常开始于腕部和踝部（Courtesy, Philippe Berbis, MD.）

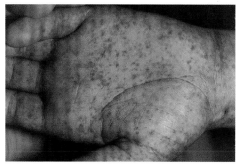

图 76.4 落基山斑疹热。掌跖部位的瘀点，常出现于病程相对晚期（Courtesy, Ronald P Rapini, MD.）

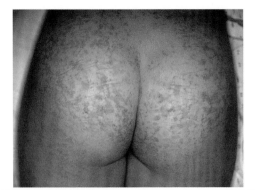

图 76.5 落基山斑疹热。臀部红斑及丘疹中可见瘀点，部分皮疹形成网状

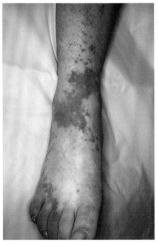

图 76.6 落基山斑疹热。病情严重患者下肢远端可见网状紫癜

前者发生在美国东南部和中南部（美国斑疹病的范围，湾区沿岸蜱虫病，见图 76.12），以及南美，而后者发生在撒哈拉以南非洲，表现为立克次体病，高发于返回美国及其他国家的国际旅行者[10-11]。以上患者通常表现为轻微的全身症状（如发热、头痛和肌痛），一个或多个焦痂（图 76.7），以及相应区域淋巴结长大伴疼痛。50% ～ 80% 的患者通常在发病后 2 ～ 4 天出现躯

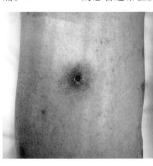

图 76.7 非洲蜱咬热。蜱叮咬的部位出现结痂

干和四肢皮疹，有时累及掌跖。皮损可相对较少，通常以中心为水疱或脓疱的红色斑丘疹为特征，这两种感染尚未有死亡病例报道。尽管二者的严重程度不一样，由于立克次体血清交叉反应，许多派克立克次体病患者可能被误诊为 RMSF[12]。

立克次体痘（rickettsialpox）好发于城区，特别是美国东北部，由寄生在家鼠身上的螨传播。叮咬部位 48 h 内出现丘疹，并最终形成周围为红斑和硬结的焦痂（图 76.8A）。全身症状（如发热、头痛和肌痛）在此后 1 ～ 2 周出现，其后 2 ～ 3 天出现皮疹，可累及面部（图 76.8B）、躯干和肢端，但没有特别的发疹顺序。20 ～ 40 个皮损会经历典型的发病过程，即从红斑、丘疹、丘疱疹到出血性结痂，偶尔累及手掌和足底，还可以在舌、腭、咽部发生典型的小的糜烂面。

病理学

正如皮疹分布所示，立克次体感染是多病灶的。随机取材的组织学标本可能没有典型的伴有红细胞外渗的淋巴细胞血管炎表现（图 76.9），此表现多见于有瘀点的红斑或者丘疹中央。由于福尔马林可导致组

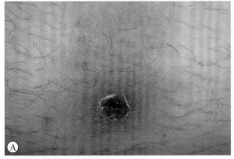

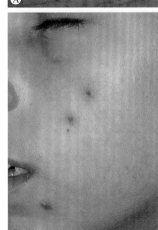

图 76.8 立克次体痘。A，螨叮咬的部位出现结痂。B，散在有出血性结痂的丘疹

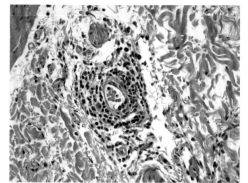

图 76.9　落基山斑疹热的组织学表现。累及真皮血管的典型淋巴组织细胞血管炎（Courtesy，James W Patterson，MD.）

织皱缩，病程早期的血管周围水肿在病理上很难发现。在极少部分的血管中有血栓形成。病程晚期皮损或其他器官病理上可见到白细胞碎裂性血管炎。焦痂反映了表皮凝血坏死。立克次体痘皮损表现为表皮下水肿，伴有轻微的血管炎和致密淋巴组织细胞浸润。亦可见纤维素样栓塞。

诊断与鉴别诊断

立克次体病的诊断基于临床及流行病学依据，如体征、症状和可能的蜱暴露史（图 76.10）[13, 13a]。经验性的、有效的抗立克次体治疗比等待实验室确诊更为重要。抗体通常于发病 7 天以后产生，因此血清学诊断其实是回顾性的[14]。血清学确诊要求血清转化或在急性期与康复期抗体滴度相比有 4 倍增高。既往暴露于非致病-轻微致病交叉反应 SFGR（如美洲孤星花蜱体内的 *amblyommatis* 立克次体）可能出现难以解读的单次血清学检测标本。

在疾病早期，血循环中的立克次体很少，以致 PCR 检测不到，但是 PCR 对新鲜或福尔马林固定的皮肤活检标本的检测更为敏感。可以通过对结痂部位或者斑丘疹部位活检标本进行免疫荧光或者免疫组化检测立克次体（图 76.11），尤其是在后者出现瘀点的情况下[12]。

在皮疹发生之前，需要与伤寒、埃立克体病及许多有类似非特异症状的病毒感染相鉴别。有明显恶心、呕吐症状的患者常被疑诊为病毒或者细菌性小肠结肠炎。腹痛和腹部压痛疑诊为急腹症，可导致剖腹探查。咳嗽和由于肺水肿导致的听诊啰音疑诊为细菌性或者病毒性肺炎。神经系统体征和脑脊液细胞异常增多疑诊为病毒或者细菌性脑膜脑炎。黄疸和肝转氨酶升高可被考虑为病毒性肝炎或者钩端螺旋体病。

对于初发皮损，鉴别诊断包括病毒疹、药疹、埃立克体病、川崎病和早期的二期梅毒疹。由肠病毒、EB 病毒、B19 型细小病毒、腺病毒、登革热和麻疹导致的病毒疹可出现瘀点（见表 81.2）。当瘀点和（或）紫癜变得更为明显时，脑膜炎球菌血症、小血管血管炎、播散性淋球菌感染和病毒性出血热（如登革热，见表 81.7）也应该考虑。对于出现血小板减少的患者，免疫性血小板减少性紫癜或血栓性血小板减少性紫癜也是需要考虑的鉴别诊断。对于立克次体痘和其他伴有水疱的立克次体疹，鉴别诊断应包括水疱性病毒疹（如柯萨奇病毒所致）、水痘、播散性单纯疱疹病毒感染、急性痘疮样苔藓样糠疹（pityriasis lichenoides et varioliformis acuta，PLEVA）、药疹、大疱性虫咬皮炎和疥疮。皮肤坏死结痂也可见于蜘蛛咬伤、坏死性镰疮（多见于免疫抑制的患者）、皮肤炭疽、蜡状芽孢杆菌感染、皮肤白喉、兔热病、丛林斑疹伤寒（见下文）和一期梅毒。

治疗

多西环素是几乎所有立克次体患者包括幼儿的药物选择（表 76.3）[6, 13]。氯霉素是疗效稍差的替代药物，死亡率较高。然而，氯霉素常推荐用于治疗妊娠期 RMSF。

使用阿奇霉素或者克拉霉素治疗轻度南欧斑疹热儿童患者与使用氯霉素有同样的效果，轻症妊娠患者也可用这些抗生素治疗[16]。虽然氟喹诺酮成功治疗南欧斑疹热，也有报道重度患者出现恶化的病例[17]。在治疗鼠伤寒时相比四环素，氟喹诺酮也会导致延迟退热[18]。因而大环内酯类或氟喹诺酮不推荐用于治疗重症立克次体感染。

丛林斑疹伤寒（恙虫病）

公元 313 年，中国即有记录表明丛林斑疹伤寒（scrub typhus）与恙螨有关。20 世纪 20 年代及 30 年代初期，日本的 Nagayo 和 Ogata 发现恙虫病立克次体（Orientia tsutsugamushi）。有超过 70 多种菌株，其细胞壁组成区别于其他立克次体种，其细胞壁有完全不同的蛋白组成和超微结构，并缺乏脂多糖和肽聚糖。在自然界中，其通过宿主恙螨经卵传代（见表 76.1），孵化出受感染的恙螨幼虫。恙螨的叮咬造成疾病在鼠之间传播。

大多数亚洲地区，从阿富汗到日本至澳大利亚北部的广大乡村地区，丛林斑疹伤寒的发病率约每年 100

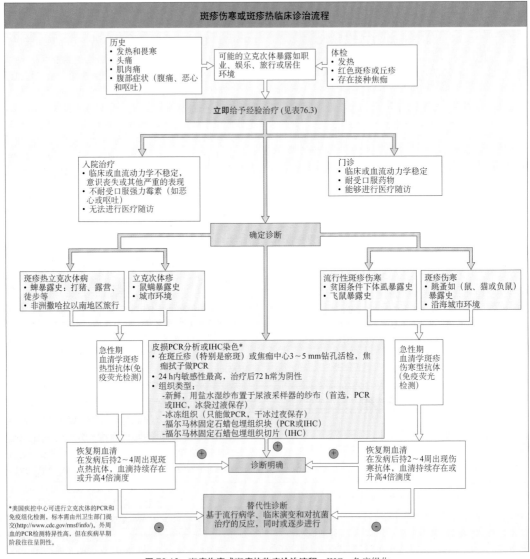

图 76.10 **斑疹伤寒或斑疹热临床诊治流程**。IHC，免疫组化

万例。非洲丛林斑疹伤寒的血清学诊断病例以及从迪拜到智利的新病例提示发病范围正在扩大[20-21, 21a]。免疫具有菌种特异性和暂时性，并可出现再感染。疾病的严重程度与年龄及地理位置不同有关。

60%～90%的原发感染患者在恙螨叮咬部位形成结痂，随后是区域淋巴结肿大、发热、头痛、广泛性淋巴结肿大、结膜充血、失聪[19]。发病后4～6天，约一半的患者发生皮疹，通常是躯干出现红斑，后变成丘疹，离心扩散。间质性肺炎较常出现，伴咳嗽、呼吸急促及胸片浸润影；而脑膜脑炎则少见[22]。严重病例可能出现ARDS、急性肾损伤及低血压性休克。

治疗可选择四环素，尤其是一线治疗药物多西环素。阿奇霉素有同样的效果，可用于妊娠患者和儿童，而氯霉素效果较差[16]。有报道称泰国北部有患者对多西环素和氯霉素耐药[23]，而用阿奇霉素或利福平成功治疗。

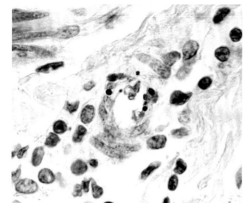

图76.11 斑疹热立克次体病的免疫组化检查。布朗染色可见真皮血管内皮细胞微生物

人埃立克体病

75年前，兽医就已熟知埃立克体感染，但是直到1986年才识别出第一例人感染病例，此时查菲埃立克体（*Ehrlichia chaffeensis*）作为人单核细胞埃立克体病（human monocytic ehrlichiosis，HME）的病原体最终被鉴定出来[24]。1999年，发现埃文埃立克体感染人（常是免疫抑制患者）可导致与HME类似的临床表现[25]。这种革兰氏阴性的胞内专属细菌，以单核细胞/巨噬细胞（查菲埃立克体）或者中性粒细胞（埃文埃立克体）为靶细胞，在外周血涂片中偶尔可以看见细胞质中的

微菌落。它们以持续感染的白尾鹿为主要宿主，主要见于美国中南及东南部的美洲钝眼蜱为传播媒介，形成动物传播循环（图76.12，见表76.1）[24]。美洲中西部偏北的地区由肩突硬蜱传播的鼠埃立克体样的病菌可引起人出现HME相似的感染[26]。

HME是一种严重的感染性疾病，死亡率高达3%。由于缺乏特异性表现，其发病率可能被低估了，一则研究显示在加利福尼亚北部的具有近期被叮咬史的发热患者中埃立克体的感染率是RMSF的2倍[13]。

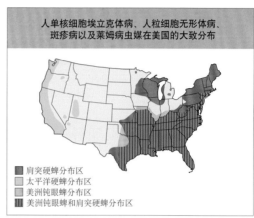

人单核细胞埃立克体病、人粒细胞无形体病、斑疹病以及莱姆病虫媒在美国的大致分布

- 肩突硬蜱分布区
- 太平洋硬蜱分布区
- 美洲钝眼蜱分布区
- 美洲钝眼蜱和肩突硬蜱分布区

图76.12 人单核细胞埃立克体病、人粒细胞无形体病、斑疹病以及莱姆病虫媒在美国的大致分布。据推测，传统上主要分布在大西洋和湾区沿岸，它的范围与美洲钝眼蜱一样（From Chapman AS, et al. MMWR Recomm Rep. 2006；55：1-27.）

表76.3 立克次体病的治疗

	药物	成人剂量	儿童剂量	疗程
• 几乎所有成人和儿童立克次体感染的一线用药 *	多西环素	100 mg 口服/静脉给药，一天两次	2.2 mg/kg（最大剂量100 mg）口服或静脉给药，一天两次	退热后至少3天，总疗程至少5～7天 †
• 无生命危险的立克次体感染孕妇的替代药物	氯霉素 ‡	500 mg 静脉给药，每6小时一次	不推荐	退热后至少3天，总疗程至少5～7天 †
• 无生命危险的HME或HGA孕妇替代药物 • 抗生素耐药的丛林斑疹伤寒的替代药物	利福平	300 mg 口服，一天两次	10 mg/kg（最大剂量300 mg），一天两次	退热后至少3天，总疗程至少7～10天
• 丛林斑疹伤寒孕妇及潜在儿童患者的首选治疗 • 轻度儿童及孕期立克次体病（如早期南欧斑疹热）的替代药物	阿奇霉素 §	500 mg，一天一次	10 mg/kg，口服，一天一次	3天
* 孕妇感染者除外，虽然多西环素对于威胁生命的怀疑RMSF或其他严重立克次体病患者可以考虑使用。其他四环素类药物对立克次体感染一样有效。 † CDC 推荐；其他推荐10天疗程 ‡ 妊娠晚期服用可能导致灰婴综合征 § 氯霉素也可考虑 一旦临床上考虑RMSF、HME、HGA 或者其他潜在严重立克次体感染，应立即开始经验性药物治疗				

HME 和埃文埃立克体病患者均表现为发热、头痛与肌痛，常见的实验室异常有血小板减少、白细胞减少和转氨酶升高。可进展为 ARDS、脑膜脑炎，可出现中毒性休克样表现。此外，免疫抑制患者可发生严重的埃立克体感染，如 HIV 感染者和器官移植的受者[27-28]。

30%～40% 的 HME 患者有皮疹，在疾病发生后平均 5 天出现，多见于儿童[29]。常见的是发生在四肢和躯干斑疹、斑丘疹和瘀斑，皮疹的形态和分布变化较大[29-30]（表 76.4）。埃文埃立克体病尚无皮损发生的报道[25]。鉴别诊断与上述立克次体病相同（见上文）。

外周循环血单核细胞和中性粒细胞中可发现嗜吞噬细胞无形体和埃文埃立克体，本病外周血 PCR 检测敏感性高于立克次体病[31]。然而，经验性治疗应该根据临床怀疑的病原立即进行而不是等待实验室确诊。多西环素埃立克体病的首选药物。**体外试验**提示氯霉素对此类感染无效。

人粒细胞无形体病

嗜吞噬细胞无形体［*Anaplasma phagocytophilum*，曾称为"人粒细胞埃立克体（human granulocytic ehrlichiae，HGE"）］是一种胞内专属细菌（与埃立克体属密切相关）引起人粒细胞无形体病（human granulocytic anaplasmosis，HGA，曾称为 HGE）。因为传染媒介均为硬蜱属，HGA 的发病区域与莱姆病相同（和巴贝西虫病）（见表 76.1 和图 76.12）。HGA 临床表现与 HME 相似，但 HGA 致死率要更低些（0.5%～1%），常表现为外周神经病变（几乎没有脑膜脑炎），少有皮损表

表 76.4　人单核细胞埃立克体病的皮肤表现
红色斑疹或斑丘疹
斑驳或弥漫性红色斑疹（暂时性或持续性）
瘀斑（好发于手掌、足底、躯干和上颚）
水疱
水肿（尤其是手、足和阴囊）
紫癜性丘疹（血管炎的组织学证据）
继发于结节性多动脉炎的结节
溃疡（有报道发生于阴茎）
几种皮损可同时或相继发生于同一患者。

现（≤5%），除了血小板减少性瘀点、紫癜[32]。有趣的是据报道 Sweet 综合征与 HGA 有关。多西环素是 HME 的一线治疗药物。

Q 热

Q 热立克次体（*Coxiella burnetii*）是军团菌目属胞内专属细菌。寄生在许多种属的螨虫体内。该细菌的靶细胞为巨噬细胞，可在吞噬溶酶体的酸性环境中持续繁殖，稳定的细胞外结构使其在热、干燥及消毒剂环境中持续存在。

Q 热（Q fever）急性发病常表现为非特异性的发热，偶可表现为非典型肺炎或者肉芽肿性肝炎。慢性 Q 热常表现为"培养阴性"的心内膜炎，累及已有病变的心脏瓣膜。Q 热的皮肤表现很少见（表 76.2），已经报道的 Q 热皮疹可表现为躯干部的斑丘疹、风团、结节性红斑、可触及的紫癜、上腭的瘀点和血管炎（报道为伴混合性冷球蛋白血症）。

（易　勤译　薛　丽校　刘宏杰审）

参考文献

1. Yu XJ, Walker DH, Family I. Rickettsiaceae. In: Brenner DJ, Kreig NR, Staley JT, editors. Bergey's manual of systematic bacteriology: proteobacteria v. 2. 2nd ed. New York: Springer-Verlag; 2005. p. 96–116.
1a. Blanton LS, Walker DH. Flea-borne rickettsioses and rickettsiae. Am J Trop Med Hyg 2017;96:53–6.
2. Walter G, Botelho-Nevers E, Socolovschi C, et al. Murine typhus in returned travelers: a report of thirty-two cases. Am J Trop Med Hyg 2012;86:1049–53.
3. Walker DH. Rickettsiae and rickettsial infections: the current state of knowledge. Clin Infect Dis 2007;45:39–44.
4. Helmick CG, Bernard KW, D'Angelo LJ. Rocky Mountain spotted fever: clinical, laboratory, and epidemiological features of 262 cases. J Infect Dis 1984;150:480–8.
5. Dumler JS, Taylor JP, Walker DH. Clinical and laboratory features of murine typhus in south Texas, 1980 through 1987. JAMA 1991;266:1365–70.
6. Holman RC, Paddock CD, Curns AT, et al. Analysis of risk factors for fatal Rocky Mountain spotted fever: evidence for superiority of tetracyclines for therapy. J Infect Dis 2001;184:1437–44.
7. Raoult D, Ndihokubwayo JB, Tissot-Dupont H, et al. Outbreak of epidemic typhus associated with trench fever in Burundi. Lancet 1998;353:353–8.

8. Jensenius M, Fournier PE, Vene S, et al. African tick bite fever in travelers to rural sub-equatorial Africa. Clin Infect Dis 2003;36:1411–17.
9. Walker DH, Occhino C, Tringali GR, et al. Pathogenesis of rickettsial eschars: the tache noire of boutonneuse fever. Hum Pathol 1988;19:1449–54.
10. Jensenius M, Davis X, von Sonnenburg F. Multicenter geosentinel analysis of rickettsial diseases in international travelers, 1996–2008. Emerg Infect Dis 2009;15:1791–8.
11. Paddock CD, Finley RW, Wright CS, et al. *Rickettsia parkeri* rickettsiosis and its clinical distinction from Rocky Mountain spotted fever. Clin Infect Dis 2008;47:1188–96.
12. Walker DH, Paddock CD, Dumler JS. Emerging and re-emerging tick-transmitted rickettsial and ehrlichial infections. Med Clin North Am 2008;92:1345–61.
13. Biggs HM, Behravesh CB, Bradley KK, et al. Diagnosis and management of tickborne rickettsial diseases: Rocky Mountain spotted fever, ehrlichioses, and anaplasmosis – United States. MMWR Recomm Rep 2016;65:1–44.
13a. Portillo A, de Sousa R, Santibanez S, et al. Guidelines for the detection of *Rickettsia* spp. Vector Borne Zoonotic Dis 2017;17:23–32.
14. Walker DH, Bouyer DH. Rickettsia and orientia. In:

Versalovic J, editor. Manual of clinical microbiology v.1. 16th ed. Washington, DC: ASM Press; 2011. p. 1001–12.
15. Denison AM, Amin BD, Nicholson WL, Paddock CD. Detection of *Rickettsia rickettsii*, *Rickettsia parkeri*, and *Rickettsia akari* in skin biopsy specimens using a multiplex real-time polymerase chain reaction assay. Clin Infect Dis 2014;59:635–42.
16. Dumler JS. Clinical disease: current treatment and new challenges. In: Palmer GH, Azad AF, editors. Intracellular pathogens II: *rickettsiales*. Washington, DC: ASM Press; 2012. p. 1–39.
17. Botelho-Nevers E, Rovery C, Richet H, et al. Analysis of risk factors for malignant Mediterranean spotted fever indicates that fluoroquinolone treatment has a deleterious effect. J Antimicrob Chemother 2011;66:1821–30.
18. Gikas A, Doukakis S, Pediaditis J, et al. Comparison of the effectiveness of five different antibiotic regimens on infection with *Rickettsia typhi*: therapeutic data from 87 cases. Am J Trop Med Hyg 2004;70:576–9.
19. Kim I, Walker DH. Scrub typhus. In: Guerrant RL, Walker DH, Weller PF, editors. Tropical infectious diseases: principles, pathogens, & practice. 3rd ed. Philadelphia: Elsevier; 2011. p. 334–8.
20. Izzard L, Fuller A, Blacksell SD, et al. Isolation of a novel

Orientia species (*O. chuto* sp. nov.) from a patient infected in Dubai. J Clin Microbiol 2010;8:4404–9.

21. Paris DH, Shelite TR, Day NP, Walker DH. Unresolved problems related to scrub typhus: a seriously neglected life-threatening disease. Am J Trop Med Hyg 2013;89:301–7.

21a. Weitzel T, Dittrich S, Lopez J, et al. Endemic scrub typhus in South America. N Engl J Med 2016;375:954–61.

22. Silpapojakul K, Ukkachoke C, Krisanapan S, Silpapojakul K. Rickettsial meningitis and encephalitis. Arch Intern Med 1991;151:1753–7.

23. Watt G, Chouriyagune C, Ruangweerayud R, et al. Scrub typhus infections poorly responsive to antibiotics in northern Thailand. Lancet 1996;348:86–9.

24. Paddock CD, Childs JE. *Ehrlichia chaffeensis*: a prototypical emerging pathogen. Clin Microbiol Rev 2003;16:37–64.

25. Buller RS, Arens M, Hmiel SP, et al. *Ehrlichia ewingii*, a newly recognized agent of human ehrlichiosis. N Engl J Med 1999;341:148–55.

26. Pritt BS, Sloan LM, Johnson DK, et al. Emergence of a new pathogenic *Ehrlichia* species, Wisconsin and Minnesota, 2009. N Engl J Med 2011;365:422–9.

27. Fishbein DB, Dawson JE, Robinson LE. Human ehrlichiosis in the United States, 1985 to 1990. Ann Intern Med 1994;120:736–43.

28. Olano JP, Masters E, Hogrefe W, et al. Human monocytotropic ehrlichiosis, Missouri. Emerg Infect Dis 2003;9:1579–86.

29. Schutze GE, Buckingham SC, Marshall GS, et al. Human monocytic ehrlichiosis in children. Pediatr Infect Dis J 2007;26:475–9.

30. Pick N, Potasman I, Strenger C, et al. Ehrlichiosis associated vasculitis. J Intern Med 2000;247:674–8.

31. Bell CA, Patel R. A real-time polymerase chain reaction assay for the rapid detection and differentiation of *Anaplasma phagocytophilum*, *Ehrlichia chaffeensis*, and *Ehrlichia ewingii*. Diagn Microbiol Infect Dis 2005;53:301–6.

32. Bakken JS, Dumler JS. Human granulocytic anaplasmosis. Infect Dis Clin North Am 2008;22:443–8.

第77章　真菌病

Boni E. Elewski、Lauren C. Hughey、Katherine Marchiony Hunt、Roderick J. Hay

要点

- 皮肤真菌感染广义上分为两大类：①局限于角质层、毛发、甲的真菌感染；②累及真皮和皮下组织的真菌感染。
- 皮肤的浅部真菌感染主要由皮肤癣菌和念珠菌属所致。
- "皮下"真菌病通常由植入物引起，而系统性或"深部"真菌病通常是经血液播散或由其下方组织扩散而来。
- 对于免疫受损的宿主，机会性致病真菌如曲霉和毛霉均可导致皮肤和系统感染。

本章回顾了常见的皮肤真菌感染，并将其分为三大类：①"浅部"真菌病；②"皮下"真菌病；③"深部"真菌病或系统性真菌病（表77.1）。

浅部真菌病

引言

浅部真菌病（superficial mycoses）是由只侵犯完全角质化的组织如角质层、毛发和甲的真菌所引起的疾病。可进一步分为极少引起炎症反应的真菌［如花斑癣（花斑糠疹，pityriasis versicolor）］和可以引起皮肤炎症反应的真菌［如皮肤癣菌病（dermatophytoses）］两大类（表77.2）。

非炎症性浅部真菌病

同义名： ■ 掌黑癣（tinea nigra）：掌跖黑癣病（tinea nigra palmaris et plantaris），浅部暗色丝孢霉病（superficial phaeopyphomycosis）■ 毛结节菌病（piedra）：结节性毛发真菌病（trichomycosis nodularis）■ 花斑癣（tinea versicolor）：花斑糠疹（pityriasis versicolor），糠秕样皮肤真菌病（dermatomycosis furfuracea），黄色癣病（tinea flava）

历史

1846年，Eichstedt率先发现了花斑糠疹（癣）。150年后，糠秕马拉色菌（曾称为卵形糠秕孢子菌和圆形糠秕孢子菌）确定是其致病菌。但近年来有研究指出球形马拉色菌是主要的致病菌[1]。1865年，Beigel从假发中分离出真菌后首次描述了毛结节病，而他分离出的真菌实际上很可能是污染菌。1890年，Cerqueira首次报道了掌黑癣，并将其命名为"掌黑色角质真菌病"（keratomycosis nigricans palmaris）[2]。

流行病学

掌黑癣和毛结节病常见于热带气候地区，如中美洲、南美洲、非洲和亚洲，有时也见于美国东南部。任何年龄、种族和性别都可能发病，易感人群为青年人。毛孢子菌属［之前统称为白吉利毛孢子菌（Trichosporon beigelii）］不仅可以引起白色毛结节病，还可在免疫功能低下的个体中引起播散性毛孢子菌病（见表77.2）[3]。

表 77.1　皮肤真菌病

浅部真菌病	侵犯角质层、毛发和甲
皮下真菌病	累及真皮或皮下组织，常由植入物引起
系统性（深部）真菌病	累及真皮或皮下组织
"真性"真菌病	皮肤受累常经血行播散或由其下方组织扩散而来
机会性真菌病	免疫受损宿主的原发或继发皮损

表 77.2　皮肤浅部真菌病

	皮肤疾病	致病菌
炎症极少	花斑糠疹（癣） 掌黑癣 黑色毛结节菌病 白色毛结节菌病	糠秕马拉色菌、球形马拉色菌 威尼克何德菌 何德氏毛结节菌 毛孢子菌属*，如卵圆形毛孢子菌（T. ovoides，常见于头发）、墨汁毛孢子菌（T. inkin，常见于阴毛）、皮肤毛孢子菌及肉牛源毛孢子菌（T. loubieri）
炎症反应常有	头癣、须癣、面癣、体癣、股癣、手癣、足癣 皮肤念珠菌病	毛癣菌、小孢子菌、表皮癣菌属 白念珠菌及其他念珠菌属

* 曾称为白吉利毛孢子菌，分为50多个种，其中至少16种与临床相关，常见于免疫受损的患者（如恶性血液病或器官移植患者）。最常见的致病菌是阿萨希毛孢子菌，其次是黏质毛孢子菌和星状毛孢子菌。同一种从腹股沟分离的毛孢子菌，有时可导致甲真菌病和过敏性肺病。

马拉色菌属分布于世界各地（表 77.3），事实上它们是人类皮肤正常菌群的一部分（主要是合轴马拉色菌、球形马拉色菌和限制马拉色菌）。虽然花斑糠疹多见于温度高且湿度大的热带气候，但它在温带气候地区也是一种常见病。尚未发现种族和性别差异。患者多为青年人，但任何年龄的患者都可以发病。马拉色菌的生长需要油脂，这解释了为什么该病好发于皮肤油脂分泌旺盛的部位。马拉色菌也可引起其他皮肤病，如脂溢性皮炎和特应性皮炎，但后者仍有争议。有研究表明，新生儿头部脓疱病（neonatal cephalic pustulosis）（新生儿痤疮）与马拉色菌属，特别是合轴马拉色菌相关[4]（见第 34 章）。

发病机制

威尼克何德霉［Hortaea werneckii，以前称为威尼克外瓶霉（Exophiala werneckii）］和何德毛结节菌都是环境致病菌。威尼克何德霉（掌黑癣）可出现在土壤和污水中，甚至是潮湿的淋浴室中。土壤被认为是何德毛结节菌（黑色毛结节菌病）的来源。尚未发现这些病原体在人和人之间传播。毛孢子菌属（白色毛结节菌病）也来源于环境；此外，它们有时也可作为皮肤和黏膜正常菌群的一部分，尤其是腹股沟和腋窝部位的皮肤[5]。

马拉色菌属正常定植于人体皮肤表面，其数量很少，以至于在皮肤角质层的氢氧化钾（KOH）制片中无法检测到[6]。当马拉色菌从圆形的酵母相转化为菌丝相时，可引起花斑糠疹的发生。导致这种转化发生的因素包括环境中的高温和高湿度、油性皮肤、多汗、免疫缺陷、营养不良、妊娠和使用糖皮质激素。由于这种酵母具有亲脂性，使用油性沐浴油和润肤剂也可能会促进其生长。马拉色菌（糠秕孢子菌）毛囊炎的高危因素包括长期使用抗生素、免疫抑制剂和局部封闭治疗。

临床特征

毛结节菌病

毛结节菌病（piedra）是一种毛干的浅表感染性疾病，其中"piedra"本义为"石头"，意为真菌菌体相互黏附沿着毛干形成结节。感染常始于毛干的毛小皮下方，并向外扩展，引起毛发变细和断裂。结节增大时甚至可以包绕整个发干（图 77.1）。该病主要有两种形式——黑色毛结节菌病（black piedra）和白色毛结节菌病（white piedra），二者可通过临床表现和镜下改变进行鉴别（表 77.4）。

黑色毛结节菌病患者表现为沿着毛干分布的无症状的褐色至黑色的结节。白色毛结节菌病表现为典型的柔软、黏附性较弱的白色结节，但有的结节也可表现为红色、绿色或浅棕色。此外在白色毛结节菌病中，毛孢子菌属（Trichosporon spp.），尤其是阿萨希毛孢子菌（T. asahii），可在免疫受损患者中引起毛孢子菌病（trichosporonosis）。这种严重的系统感染表现为真菌血症、发热、肺部浸润和皮损。其典型的皮损为丘疱疹和紫癜样，常有中央坏死；也可表现为乳白色斑

表 77.3 不同种属的马拉色菌及其常见临床特征	
马拉色菌种属	**常见临床特征**
糠秕马拉色菌（M. furfur）	花斑糠疹、脂溢性皮炎、毛囊炎、新生儿头部脓疱病、睑缘炎、接受静脉脂肪乳输入的新生儿系统感染
球形马拉色菌（M. globosa）	脂溢性皮炎、花斑糠疹、毛囊炎、新生儿头部脓疱病
合轴马拉色菌（M. sympodialis）	花斑糠疹、新生儿头部脓疱病*
厚皮马拉色菌（M. pachydermatitis）	常分离自家养和野生动物；有时见于人的系统感染；在慢性皮炎和外耳道炎中起重要作用
限制马拉色菌（M. restricta）	脂溢性皮炎；花斑癣
斯洛菲马拉色菌（M. sloofiae）	不常见
钝性马拉色菌（M. obtusa）	不常见
*为该疾病最常见的致病菌	

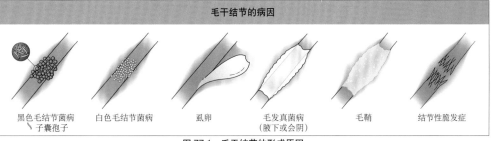

毛干结节的病因

黑色毛结节菌病　　白色毛结节菌病　　虱卵　　毛发真菌病　　毛鞘　　结节性脆发症
　　子囊孢子　　　　　　　　　　　　　　　　　　（腋下或会阴）

图 77.1　毛干结节的形成原因

表 77.4　黑色毛结节菌病和白色毛结节菌病的比较

	白色毛结节菌病	黑色毛结节菌病
结节颜色	白色（偶可表现为红色、绿色和浅棕色）	棕色至黑色
结节坚韧度	柔软	坚硬
结节与发干附着方式	松散	紧密
典型发病部位	面部、腋窝和会阴部（偶可累及头皮）	头皮和面部（偶可累及会阴部）
好发气候	热带	热带
致病菌	毛孢子菌属*，如卵圆形毛孢子菌和墨汁毛孢子菌	威尼克何德霉
KOH 镜检（毛干纵切面）	非暗色菌丝，有芽生和关节孢子	暗色菌丝，有子囊和子囊孢子[†]
沙氏琼脂培养菌落	潮湿、乳酪色、酵母样菌落[‡]	生长缓慢，暗绿色到深黑褐色菌落
治疗	剪除受累毛发，用抗真菌洗发剂清洗病发	剪除受累毛发，用抗真菌洗发剂清洗病发

* 见表 77.2 中毛孢子菌属的重新分类
[†] 有性繁殖
[‡] 放线菌酮可抑制其生长
From ref 84.

块，形如体外培养的毛孢子菌落。毛孢子菌性心内膜炎也可能发生，并常常累及人工心脏瓣膜。

掌黑癣

掌黑癣（tinea nigra）最常表现为单发的、境界清晰的棕色至灰色或绿色斑疹或斑片（图 77.2），呈天鹅绒样或有少量鳞屑，常有 10 ～ 15 天潜伏期。一般无自觉症状（如瘙痒），且没有发现易感因素。常见于手掌，也可出现在足底、颈部和躯干部。虽然一般认为其掌跖皮损与获得性肢端色素痣比较相似，但前者通常较大，颜色较浅，并无后者的线状条纹。掌黑癣的活

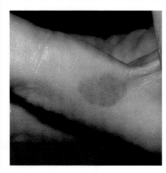

图 77.2　掌黑癣。手指单个，边界清楚的褐色斑疹（Courtesy, Frank Samarin, MD.）

动性边缘与中央相比可能颜色更深。由于该病程多为慢性，因此经有效治疗后复发少见，除非有再暴露。

花斑癣（花斑糠疹）

花斑癣（花斑糠疹）[Tinea（pityriasis）versicolor]患者常表现为多发的、有少量鳞屑的椭圆形或圆形的斑疹或较薄斑块。轻刮皮肤表面可看到典型鳞屑。在受累区域的中央，皮损融合，可以很广泛。皮损好发于脂溢部位，特别是躯干上部和肩部，少数情况下可见于面部（多见于儿童）、头皮、肘窝、乳房下颌腹股沟部位。当皮损累及屈侧时，称为"反转型"花斑糠疹。

皮损最常为褐色（色素沉着，图 77.3A）和白色至黄褐色（色素减退，图 77.3B）；有时会因轻微的炎症而呈粉红色（图 77.3C）。色素减退可能是由于这些由酵母代谢皮肤表面脂质所产生的二羧酸减少了皮肤晒黑，或是对黑素细胞产生了抑制作用。花斑糠疹一般无自觉症状，主要为皮损表现。

马拉色菌（糠秕孢子菌）毛囊炎

马拉色菌毛囊炎（Malassezia folliculitis）最常见于年轻女性，表现为瘙痒，单个毛囊性的丘疹和脓疱，常累及躯干上部、上肢和颈部，有时可累及面部。其主要由毛囊内糠秕马拉色菌和球形马拉色菌的过度生长以及由此引起的炎症（来自酵母菌产物和真菌脂肪酶游离脂肪酸）所致。其中，炎症是酵母菌产物和真菌脂肪酶分解皮脂产生的游离脂肪酸引起。在马拉色菌毛囊炎中，只能观察到酵母相的马拉色菌，而没有花斑癣的菌丝相。

病理学与真菌培养

黑色毛结节菌病和白色毛结节菌病都应取发干置于 KOH 中压碎制片后直接真菌镜检。在黑色毛结节菌病中，在簇集分布的子囊周围可以看到暗色菌丝，每个子囊中含 8 个子囊孢子。子囊孢子代表何德毛结节菌的有性期。何德毛结节菌培养时生长缓慢，产生绿色至黑色的天鹅绒样菌落（无性期）[7]。

白色毛结节菌病的 KOH 制片可以看到非暗色菌丝、芽生孢子和关节孢子，代表其无性阶段（图 77.4）。培养时，毛孢子菌属快速生长，形成潮湿的乳酪色酵母样菌落，类似"奶油糖霜"。Mycosel® 琼脂由于含放线菌酮可抑制该菌的生长。从皮肤和甲样本中分离出毛孢子菌属，其临床意义需结合临床表现来判定。

因为花斑糠疹和掌黑癣的鳞屑在 KOH 镜检中即具有诊断意义，所以通常不做活检。前者可以看到菌丝相和酵母相，类似"意大利面和肉丸"，更像"通心

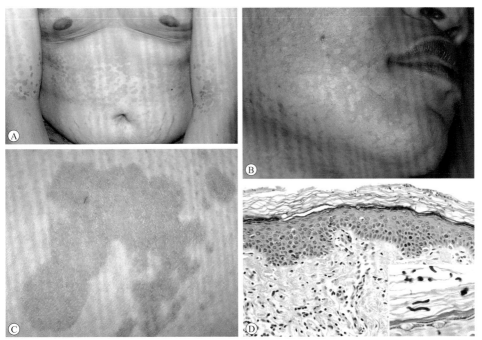

图 77.3 花斑糠疹（癣）。A. 胸部下方色素沉着型。B. 面部的色素减退型。C. 融合性粉色皮损伴少量鳞屑。D. PAS 染色下角质层内见深染的酵母和短菌丝（插图）（A，B，Courtesy，Kalman Watsky，MD；D，Courtesy，Lorenzo Cerroni，MD.）

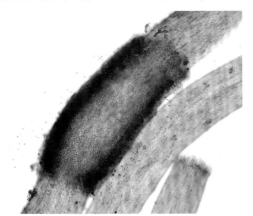

图 77.4 白色毛结节菌病。氢氧化钾镜检下毛干结节可见关节状分生孢子和芽生孢子

粉和肉丸"（图 77.5A）。在掌黑癣中，KOH 的镜检中可以看到分隔的暗色菌丝。活检标本在角质层内可以看到类似现象（图 77.3D）。在糠秕孢子菌性毛囊炎的毛囊内容物或活检标本的 KOH 镜检中只能看到其酵母相。威尼克何德霉的培养最初呈酵母样外观的黑绿色糊状菌落。不过约 2 周后就变为绒毛状暗色霉菌。马拉色菌通常不做培养，若需要培养，由于其具有亲脂性，培养基中需添加无菌油脂。

鉴别诊断

毛结节菌病通常通过临床特征和发干的直接镜检来诊断，需与虱病（虱卵）、管状发鞘、脆发结节、腋毛癣（见图 77.1），以及银屑病和湿疹的鳞屑相鉴别。毛结节菌病不同于湿疹和银屑病，其头皮通常是正常的。

多数患者的掌黑癣可通过临床进行诊断，然后经 KOH 镜检和（或）真菌培养确诊。有时掌黑癣可能与肢端色素痣混淆（见上文）；也可能与固定型药疹、炎症后色素沉着或化学颜料染色剂着色相混淆。皮肤黑色素瘤也可能误诊为掌黑癣。

对花斑糠疹通常根据临床表现即可做出诊断。然而，白色糠疹和其他形式的炎症后色素减退、白癜风、脂溢性皮炎、玫瑰糠疹、体癣和二期梅毒均需要与该病鉴别。进行性斑样色素减退症，即位于年轻成人躯干的非鳞屑性色素减退斑，有可能是由痤疮丙酸杆菌所致，常误认为是花斑糠疹所致的色素减退。Wood 灯检查（可看到亮黄色荧光）及鳞屑的直接镜检可确诊。马拉色菌（糠秕孢子菌）毛囊炎需同其他原因引起的毛囊炎相鉴别（见表 38.1），特别是瘙痒性毛囊炎和寻常痤疮。

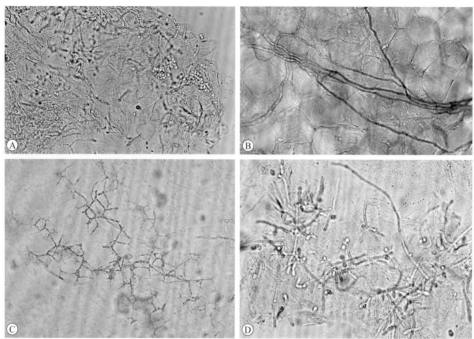

图 77.5 KOH 制片。A. 花斑糠疹皮损表面刮屑，KOH 直接镜检可见酵母相和短菌丝。B. 断发毛癣菌感染中的皮肤癣菌，可见分支菌丝；氯唑黑染色。值得注意的是，菌丝穿过多个鳞状细胞。C. "拼花" 模式的细胞壁不应被误认为是菌丝。D. 念珠菌病的酵母和假菌丝（A，Courtesy，Ronald P Rapini，MD；C，Courtesy，Louis A Fragola，Jr，MD；D，Courtesy，Frank Samarin，MD. ）

治疗

毛结节菌病的治疗方法为剪掉附着结节的毛发，并用 2% 酮康唑洗发水清洗受累毛发（见表 77.4）。口服特比萘芬也可能有效。对于掌黑癣，经典的角质溶解剂如韦氏软膏（6% 苯甲酸＋3% 水杨酸）[8] 有效，如唑类及丙烯胺类的局部抗真菌药物也有效。可能需要数周的治疗以防复发。一般不需系统治疗，且灰黄霉素无效。

花斑糠疹通常局部抗真菌治疗有效。但当皮损累及的面积较大时，可考虑口服氟康唑或伊曲康唑[9-10]（表 77.5；见第 127 章）。残留的色素改变通常需要几周至几个月才可以恢复。花斑糠疹的复发率很高，尤其是在湿热气候下，因此维持治疗是很有意义的（见表 77.5）。马拉色菌（糠秕孢子菌）毛囊炎的治疗详见第 38 章。

皮肤癣菌病

同义名： ■ 体癣（tinea corporis）；钱癣（ringworm）、圆癣（tinea circinata）、体癣（tinea glabrosa）■ 股癣（tinea cruris）：腹股沟钱癣（ringworm of the groin）、

轮廓性湿疹（eczema marginatum）、运动员瘙痒（jock itch）、健身房瘙痒（gym itch）■ 须癣（tinea barbae）：触染性须疮（tinea sycosis）、须瘙痒症（barber's itch）、须部钱癣（ringworm of the beard）■ 头癣（tinea capitis）：头皮/发钱癣（ringworm of the scalp/hair）、发癣（tinea tonsurans）、断发癣（herpes tonsurans）■ 足癣（tinea pedis）：足部钱癣（ringworm of the foot）、运动员足（athlete's foot）■ 甲癣（tinea unguium）：甲部钱癣（ringworm of the nail）、皮肤癣菌性甲真菌病（dermatophytic onychomycosis）

引言

皮肤癣菌病（dermatophytoses）是由三大类可侵犯角化组织（毛发、皮肤和甲）并在其中繁殖的真菌所致的浅部真菌感染。这些真菌统称为 "皮肤癣菌"，其生理学、形态学和致病性均十分相似。小孢子菌属、毛癣菌属和表皮癣菌属，这三类真菌中不侵犯人或动物角化组织的种属不包括在内。在命名皮肤癣菌所致的临床感染时，将 "tinea" 放在所累及部位的拉丁名称之前，例如 "tinea pedis" 指足部的皮肤癣菌感染

表 77.5　花斑糠疹（癣）的治疗	
初始治疗（常联合治疗）	外用药物 *
	• 抗真菌香波作为沐浴液使用，每次持续 10 ～ 15 min，每周 2 次，持续 2 ～ 4 周
	– 1%（非处方）或 2.5% 二硫化硒洗发水
	– 1%（非处方）或 2% 酮康唑洗发水
	– 吡硫翁锌洗发水
	– 1% 环吡酮胺洗发水
	• 抗真菌乳膏用于皮损大于一个手掌面积的较严重患者，每天 2 次，持续使用 2 周。
	– 唑类药物，如 2% 酮康唑乳膏
	– 0.77% 环吡酮胺乳膏、凝胶或洗剂
	口服药物 **
	• 氟康唑：每天 200 mg，5 ～ 7 天 †；每周 200 ～ 300 mg，2 ～ 3 周；或 400 mg 口服 1 次
	• 伊曲康唑：每天 200 mg，5 ～ 7 天
维持治疗，防止复发	• 在计划日晒前 2 周，每天局部外用唑类软膏涂抹曾感染部位
	• 使用抗真菌香波（见上文），1 ～ 2 次 / 周

* 从患者颈部至膝部所有皮肤均使用药物有助于提高治愈率

** 虽然目前仅有少量的口服抗真菌药物的对照研究，但有随机对照试验使用伊曲康唑每天 200 mg，连续 5 天，和非盲试验使用伊曲康唑每周 300 mg，连续 2 周，其治愈率为 98% ～ 100%

† 基于作者个人经验

由于口服酮康唑的副作用，如严重的肝毒性、QT 间期延长和严重的药物相互作用，因此不推荐长期服用酮康唑治疗浅部真菌感染

（足癣）。总而言之，常见的皮肤癣菌有 10 种，还有 20 种菌（相对少见）偶尔可通过培养得到（表 77.6）[11]。

历史

从古代起就有对皮肤癣菌感染的描述。1910 年，Sabouraud 发表了目前仍在使用的分类，在这个分类中皮肤癣菌归为属。但在写本书时，正在对该分类做修改，并简化命名系统。

流行病学

某些皮肤癣菌有地域局限性，而其他多数则是全球范围的。例如红色毛癣菌是全世界最常见的皮肤癣菌，而同心性毛癣菌只在南太平洋和南美洲的某些地区流行。随着人们旅行和迁徙的增加，以及抗真菌治疗的发展，皮肤癣菌的地理分布也发生了显著改变。虽然皮肤癣菌感染在全球都可发生，但更常见于热带地区。其他重要的流行病学因素包括社会经济状况、职业、空气状况和穿鞋方式等。

皮肤癣菌病最常见于青春期后宿主。但头癣（头皮皮肤癣菌病）是个例外，多发生在青春期前的儿童。儿童皮肤癣菌感染的危险因素包括头癣或足癣的家庭暴露，以及一些环境因素包括污染的帽子、刷子和理发设备，还有唐氏综合征的患者（特别易患甲癣）。对

于患有慢性皮肤黏膜念珠菌病、各种免疫缺陷病或 HIV 感染的个体，有发展为严重、慢性或复发性皮肤癣菌病的倾向（见第 60 章）。男性较女性更常患足癣、股癣以及甲癣。

发病机制

皮肤癣菌在人群中通过三个途径传播，每种都有其典型特点（表 77.7）。皮肤癣菌致病性不强，且一般只侵犯体表皮肤的角质层，其发病率可以很高。感染的第一阶段包括真菌孢子与皮肤的接触和黏附。某些真菌黏附到特定宿主的能力取决于多种机制和宿主因素，包括真菌对宿主的适应能力[2]。

与其他真菌不同，皮肤癣菌可产生角蛋白酶（可裂解角蛋白的酶），使其可以侵入角质层。皮肤癣菌细胞壁的甘露聚糖有免疫抑制作用。红色毛癣菌的甘露聚糖可能降低表皮的增殖，从而降低了真菌在侵犯人体之前即被清除的可能性。这一机制被认为是红色毛癣菌感染易形成慢性病程的重要因素[12]。但是皮肤癣菌的入侵受限于蛋白酶抑制剂等宿主因素。如果真菌成功入侵，就可导致疾病。

临床表现的严重程度受许多宿主因素的影响：皮脂对皮肤癣菌有抑制作用，因此疾病的活动度可能与某一部位皮脂腺的数量和活动性有关；皮肤屏障破坏或皮肤浸渍有利于皮肤癣菌入侵；疾病易感性可能与遗传或免疫能力有关。一旦皮肤癣菌侵入并在皮肤中繁殖，一些机制有助于使感染局限在角化组织中，包括：皮肤癣菌更喜欢在比正常体温偏低的皮肤中生活、血清中有可以抑制皮肤癣菌生长的因子（β 球蛋白、铁蛋白和其他金属螯合剂）以及宿主的免疫反应[2]。皮肤癣菌的深部感染或播散很少见（见下文）。其他影响皮肤癣菌感染的因素有导致皮肤屏障功能紊乱的疾病，如鱼鳞病。

临床特征

体癣

体癣（tinea corporis）是除毛发、甲、掌跖及腹股沟以外的躯干和四肢皮肤的皮肤癣菌感染。感染常局限在角质层，并常发生在暴露部位的皮肤。任何皮肤癣菌都有可能会导致体癣，但红色毛癣菌是全世界最常见的病原菌，其次是须癣毛癣菌（表 77.8）。

体癣可以在人与人之间（包括自体接种，如由头癣或足癣所致）、动物与人之间（常由家养动物而来）以及土壤与人之间传播（见表 77.7）。感染源包括职业暴露和户外娱乐（例如部队宿舍、健身房、更衣室、户外工作或摔跤），以及接触污染的衣物或家具[13]。

表 77.6　全球各地皮肤癣菌病分离出的菌种

		菌体（肉眼）外观 * 和（或）镜下表现
最常见		
毛癣菌属 （*Trichophyton*）	须癣毛癣菌［*T. mentagrophytes*，曾用名须癣毛癣菌的须癣毛癣菌变种（*T. mentagrophytes* var. *mentagrophytes*）］	正面颗粒状，背面浅黄色，铅笔形大分生孢子，簇集的圆形小分生孢子，螺旋形菌丝
	指（趾）间毛癣菌［*T. interdigitale*，曾用名须癣毛癣菌趾间变种（*T. mentagrophytes* var. *interdigitale*）］	正面毛绒状，背面浅黄色；余同上
	红色毛癣菌（*T. rubrum*）	正面白色羊毛状，背面暗红色；铅笔形大分生孢子，泪滴样小分生孢子
	断发毛癣菌（*T. tonsurans*）	正面颗粒状，背面红褐色；铅笔形大分生孢子，小分生孢子大小不等
	疣状毛癣菌（*T. verrucosum*）	回旋状，奶油色到灰白色，紧密；37℃时形成链状厚壁孢子
	紫色毛癣菌（*T. violaceum*）	奶油状、蜡状，呈紫色
小孢子菌属 （*Microsporum*）	犬小孢子菌（*M. canis*）	正面白色羊毛状，背面橘红色；多腔的梭形大分生孢子，壁厚，表面粗糙
	铁锈色小孢子菌（*M. ferrugineum*）	正面褶皱状红色-橘红色（铁锈色）
	石膏样小孢子菌（*M. gypseum*）	正面为肉桂棕色颗粒状；多腔的丝瓜形大分生孢子，壁薄
表皮癣菌属 （*Epidermophyton*）	絮状表皮癣菌（*E. floccosum*）	土黄绿色，山羊皮样或颗粒状；海狸尾样大分生孢子；无小分生孢子
较少见		
毛癣菌属 （*Trichophyton*）	阿耶罗毛癣菌（*T. ajelloi*）	粉末状表面，类似小孢子菌属
	同心性毛癣菌（*T. concentricum*）	光滑菌落；鹿角样菌丝
	马毛癣菌（*T. equinum*）	棒状大分生孢子
	格威利毛癣菌（*T. gourvilii*）	蜡样，粉色到红色表面
	麦格尼毛癣菌（*T. megninii*）	正面呈粉色、毡状，背面红色
	许兰毛癣菌（*T. schoenleinii*）	光滑；鹿角样和香烟样菌丝；鼠尾样大分生孢子（培养基常可见裂隙）
	猴类毛癣菌（*T. simii*）	簇集的棒状大分生孢子
	苏丹毛癣菌（*T. soudanense*）	正面为黄色到杏色，边缘流苏状
	土生毛癣菌（*T. terrestre*）	表面为乳酪样或黄色颗粒状
	约旦毛癣菌（*T. yaoundei*）	正面光滑，巧克力色
小孢子菌属 （*Microsporum*）	亚马逊小孢子菌（*M. amazonicum*）	多腔的梭形大分生孢子，有大的内涵体
	奥杜盎小孢子菌（*M. audouinii*）	正面平坦、棕色，背面橙红色；梳状菌丝
	库克小孢子菌（*M. cookei*）	椭圆形、厚壁大分生孢子
	马小孢子菌（*M. equinum*）	单腔到四腔的大分生孢子，类似犬小孢子菌
	黄褐色小孢子菌（*M. fulvum*）	子弹形大分生孢子，有螺旋菌丝
	鸡禽小孢子菌（*M. gallinae*）	弥散的粉红色色素
	矮小孢子菌（*M. nanum*）	两个细胞所构成的大分生孢子
	桃色小孢子菌（*M. persicolor*）	正面和反面均为粉色到红色，类似须癣毛癣菌
	早熟小孢子菌（*M. praecox*）	正面呈粉末状，反面为橘黄色
	总状小孢子菌（*M. racemosum*）	正面为乳酪色、粉末状
	范布瑞西米小孢子菌（*M. vanbreuseghemii*）	最大的大分生孢子

* 在沙氏培养基上
Adapted from ref 85.

表 77.7　皮肤癣菌的传播类型

类别	传播方式	典型的临床特征
亲人性	人到人	轻度或无炎症，慢性
亲动物性	动物到人	强炎症反应（可能有脓疱和水疱），急性
亲土性	土壤到人或动物	中度炎症

表 77.8　引起体癣的常见皮肤癣菌

皮肤癣菌	临床特征
亲人性	
红色毛癣菌	常蓄积在毛囊内；可表现为同心性环状；可复发；结节性毛囊周围炎（Majocchi 肉芽肿）的致病菌，体癣最常见的致病菌
断发毛癣菌	常见于接触患有该病原菌引起头癣患儿的成人
絮状表皮癣菌	一般局限于阴部、足部；可引起股癣
同心性毛癣菌	可引起叠瓦癣；感染常为慢性
指（趾）间毛癣菌（曾用名须毛癣菌趾间变种）	引起趾间型足癣、股癣和甲癣
亲动物性	
须癣毛癣菌原变种（曾用名须毛癣菌的须毛癣菌变种）	可能与癣菌疹反应有关；引起炎症型足癣和须癣；同小型哺乳动物接触有关
犬小孢子菌	与宠物暴露有关（狗或猫）
疣状毛癣菌	可能与细菌性毛囊炎类似；与接触牛有关
亲土性	
石膏样小孢子菌	常与户外／职业暴露有关；皮损可能是炎性的或大疱性的

体癣有许多不同的临床特征，并与其他皮肤病表现类似（表 77.9）。与其他皮肤癣菌感染一样，炎症反应的严重程度取决于致病菌和宿主的免疫应答。由于头发毛囊是感染的蓄积部位，因此多毛的部位可能对治疗更加抵抗。

典型的潜伏期一般是 1 ～ 3 周。感染从侵入皮肤的部位呈离心性播散，而皮损中央真菌减少，形成典型的大小不等的环状损害（图 77.6A ～ D）。皮损也可以表现为弓形、环状、同心和椭圆形（图 77.6D ～ F）。虽然皮损大多有鳞屑，若局部外用糖皮质激素制剂，鳞屑会减少或消失（难辨认癣）。活动性边缘的脓疱常可提示皮肤癣菌感染（见图 77.6E）。皮损也可表现为水疱、肉芽肿或疣状损害（图 77.6G）。相关症状包括瘙痒和烧灼感。

非典型体癣的临床类型包括深在性体癣、结节性毛囊周围炎（包括 Majocchi 肉芽肿）和叠瓦癣[14]。**深在性体癣**（tinea profunda）是由于机体对于皮肤癣菌的过度炎症反应所致（类似于头皮的脓癣）。可以表现为肉芽肿性或疣状损害，并可误诊为皮肤结核、双相真菌感染。**结节性毛囊周围炎**（nodular perifolliculitis）是由红色毛癣菌引起，其特征为毛囊周围脓疱或肉芽肿，而两者都是由于毛囊壁受到破坏而形成的深层皮肤癣菌毛囊炎（图 77.7）。这一临床类型常见于患足癣或甲癣并常刮腿毛的女性，也可以发生在免疫抑制的个体。皮损既可以是广泛或是单一的，甚至表现为持久的肉芽肿反应（正如 Majocchi 所描述的）。

叠瓦癣（tinea imbricata）是由亲人性的皮肤癣菌、同心性毛癣菌引起的一种皮肤癣菌病。在包括南太平洋地区、亚洲和中南美洲在内的赤道地区可引起慢性感染。其临床特征为同心性环状圈，与匐形性回状红斑类似。

股癣

股癣（tinea cruris）是腹股沟部位的皮肤癣菌感染，特别是大腿根部内侧（图 77.8）和皱褶部位，偶尔可累及腹部和臀部。最常见的三种致病菌是絮状表皮癣菌（*Epidermophyton floccosum*）、红色毛癣菌（*T. rubrum*）和须癣毛癣菌（*T. mentagrophytes*）（表 77.10）。

该病男性常多于女性，由于阴囊可提供潮湿温暖的环境，这使得真菌更易生长；且男性更容易患足癣和甲真菌病，使其成为股癣病原菌的来源。其他易感因素包括肥胖和出汗过多。股癣常与足癣相关，因为穿衣时经过足部的衣物可被污染，然后与腹股沟部位的皮肤接触。

感染最初常表现为阴囊和大腿内侧间擦部位的红斑和瘙痒。其典型损害境界清楚，具有隆起的、红色的、附着鳞屑的活动性边缘，边缘可有脓疱或水疱。皮损起初为环形，可匐行性发展。可以是单侧不对称的，也可发展为双侧对称性的。

感染的持续时间取决于致病菌。例如，红色毛癣菌和许多其他亲人菌种所致的皮损常为慢性，有时甚至表现为皮革样或苔藓样改变。而须癣毛癣菌（以前称为毛癣菌的须癣毛癣菌变种）的亲动物性菌株和其他动物源性菌株常引起急性感染，其主要的炎症表现包括脓疱和水疱（见表 77.10）。阴囊本身通常不会感染股癣。如果阴囊受累，或者有糜烂及卫星脓疱，则需考虑皮肤念珠菌病。预防疾病复发的方法包括：穿宽松衣物、洗澡后充分擦干、使用爽身粉、减肥（如

表 77.9　表皮癣菌感染的鉴别诊断

体癣	股癣	面癣	头癣	足癣
皮炎： • 钱币状湿疹 • 特应性皮炎 • 淤积性皮炎 • 接触性皮炎 • 脂溢性皮炎（花瓣状） 花斑糠疹 玫瑰糠疹 副银屑病 离心性环状红斑 环状银屑病 亚急性皮肤型红斑狼疮 环状肉芽肿 脓疱疮	皮肤念珠菌病 擦烂： • 脂溢性皮炎 • 银屑病 红癣 接触性皮炎 慢性单纯性苔藓 副银屑病 / 蕈样肉芽肿 Hailey-Hailey 病 朗格汉斯细胞组织细胞增生症	皮炎： • 脂溢性皮炎 • 口周皮炎 • 接触性皮炎 玫瑰痤疮 红斑狼疮 寻常痤疮 环状银屑病（儿童）	脂溢性皮炎 斑秃 拔毛癣 银屑病 如有脓疱： • 脓皮病 • 毛囊炎 如有瘢痕形成： • 扁平苔藓 • 盘状红斑狼疮 • 秃发性毛囊炎 • 中央离心性瘢痕性脱发	皮炎： • 汗疱性 • 接触性 银屑病： • 寻常型 • 脓疱型 青少年跖部皮肤病 二期梅毒 若是趾间型： • 红癣 • 细菌感染，如 GNR

脓癣有时会误诊为脓肿。GNR，革兰氏阴性菌（Gram-negative rods）

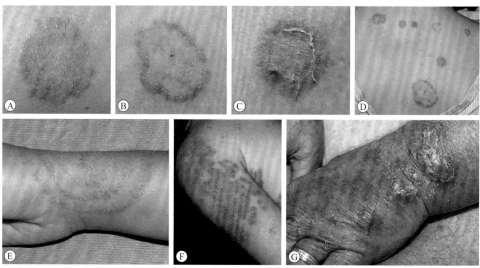

图 77.6　**体癣**。A. 皮损呈类圆形表现，少量鳞屑的丘疹组成的活动性边缘。B. 典型的环状皮损，皮损边缘隆起伴脱屑，中央消退。C. 环形皮损边缘脱屑，呈离心性环状红斑表现。D. 上背部大小不一的多发性环形或螺旋状的皮损。E. 手臂脱屑性同心圆性皮损。F. 上臂融合性多发皮损，内有脓疱。G. 手背部的炎性结节，以及前臂远端的肥厚性肉芽肿性斑块（浸润性癣）。指间可见脱屑，以及少量的丘疹、结节（即 Majocchi 肉芽肿）（B，D，Courtesy，Julie V Schaffer，MD. C，G Courtesy，Kalman Watsky，MD.）

有肥胖）、洗烫被污染的衣物和床单，以及治疗同时出现的足癣。

手癣

手背的皮肤癣菌感染与体癣的临床特征相似，但手掌和指间的皮肤癣菌感染有不同特点，因而称为手癣（tinea manuum）。临床表现的不同被认为与手掌缺乏皮脂腺有关。其典型的病原菌与足癣和股癣相同：红色毛癣菌、须癣毛癣菌和絮状表皮癣菌。双隔柱顶孢和透明柱顶孢（两种非皮肤癣菌）的感染可引起手癣样的临床表现。

角化型足癣常见于手癣患者，二者临床上都表现为慢性和角化过度。手癣常为非炎症性，且为单侧（"两足一手综合征"）（图 77.9；见图 77.15A）；手掌和手指，包括折缝处，都有角化过度，且对润肤剂无效[15]。受累手的甲癣是重要的临床诊断线索，但所有指甲均受累很少见。可有其他表现，包括表皮剥脱、

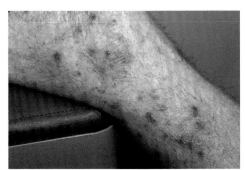

图 77.7　结节性毛囊周围炎（Majocchi 肉芽肿）。由红色毛癣菌所致腿部的毛囊周围的炎症和毛囊性的脓疱。图中最下部可见一些肉芽肿表现的丘疹（Courtesy，Kalman Watsky，MD.）

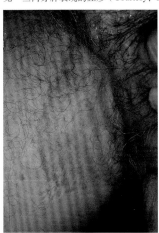

图 77.8　股癣。大腿根部内侧的一个薄的、不完整的红色斑块，丘疹性的边缘呈弧形

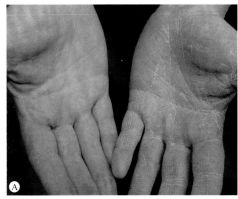

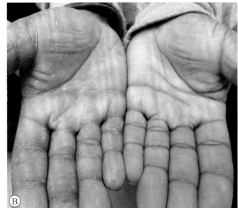

图 77.9　**手癣**。A. 一只手掌可见弥漫鳞屑，掌纹部位加重。B. 一只手掌可见多发性领圈样脱屑性皮损，剥脱性角质松解症

表 77.10　股癣常见致病菌	
皮肤癣菌	**临床特征**
红色毛癣菌	● 股癣最常见的病因 ● 感染倾向于慢性 ● 真菌在鳞屑中（家具、地毯、床单表面），不能长期存活 ● 常累及臀部、腰部和大腿
絮状表皮癣菌	● 常与股癣的流行性有关，见于更衣室或宿舍 ● 感染较急（很少有慢性） ● 关节孢子可在鳞屑中存活（家具、地毯、床单表面）很长时间 ● 感染很少累及腹股沟以外区域 ● "股癣"的致病菌（边界清楚，有多发小水疱，有时为脓疱）
须癣毛癣菌（曾用名须癣毛癣菌的须癣毛癣菌变种）	● 感染可能更严重，较急，有强烈的炎症反应和脓疱形成 ● 可以很快发展至躯干和下肢，引起严重的炎症状态 ● 常可由动物皮屑获得

水疱和丘疹。鉴别诊断包括银屑病、刺激性或过敏性接触性皮炎、汗疱疹和"癣菌疹"反应。

须癣

须癣（tinea barbae）是发生男性面颈部胡须部位的一种皮肤癣菌病。该病通常是从动物身上获得，所以致病微生物包括典型的亲动物性皮肤癣菌，即须癣毛癣菌和疣状毛癣菌。犬小孢子菌或红色毛癣菌感染不常见。在某些地区，其他亲人性皮肤癣菌（许兰毛癣菌、紫色毛癣菌和麦格尼毛癣菌）可以流行并引起须癣。随着一次性剃须刀和消毒剂的广泛使用，由污染的理发店剃刀引起的须癣发病率已显著下降。

由于亲动物性病原菌是最常见的致病菌，且感染区域的终末毛囊很多，其临床表现常较严重，有强炎症反应和多发的毛囊性脓疱。可以出现脓肿、窦道、合并细菌感染，甚至发展为脓癣样的斑块。患者可有诸如乏力、淋巴结肿大甚至瘢痕性脱毛等症状。须癣的另一种类型为浅部、较轻的炎症反应，类似体癣，

这种类型常见的致病菌是红色毛癣菌（图77.10）。皮损中央可能有脱发，但是可逆的。与须癣表现类似的疾病有细菌性毛囊炎、病毒感染（单纯疱疹或带状疱疹）、寻常痤疮、颈面部放线菌病和牙源性皮肤窦道。如果所有受累的毛发均脱落，则该病可以自愈。

面癣

一些面部的皮肤癣菌感染面癣（tinea faciei）有典型特征，如脱屑，皮损呈环形，边缘有脓疱，而其他的不具有典型皮损的案例，只能高度怀疑面癣，而很难通过临床表现确诊（图77.11，表77.9）。

头癣

头癣（tinea capitis）是儿童常见的头皮皮肤癣菌感染（图77.12），成人感染少见。在美国头癣（大于90%的病例）的致病菌见于毛癣菌属和小孢子菌属两个属，且倾向于引起非洲后裔致病[16]。犬小孢子菌是引起头癣的第二大致病菌。全世界头癣的流行病学各不相同，在很多国家，犬小孢子菌是头癣常见的致病菌，而断发毛癣菌逐渐成为欧洲和其他地区头癣的主

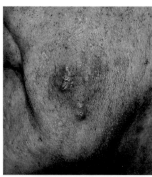

图77.10　红色毛癣菌引起的须癣的表浅型，可见数个明显的毛囊性脓疱（Courtesy, Jean L Bolognia, MD.）

要病因。从全球的流行病学来看，头癣的致病菌是各不相同的。虽然犬小孢子菌在很多国家都是最常见的致病菌，但是断发毛癣菌在欧洲等地区却是主要的病原菌。紫色毛癣菌（在非洲流行）所致头癣的发病率最近在美国、欧洲（尤其是西部和地中海区域）一些地区有所增加，这可能由移民政策所致。亲人性皮肤癣菌奥杜盎小孢子菌曾一度流行，后来随着社会和治疗手段的发展，其发病逐渐减少，近来在欧洲又再次出现，很可能在美国也会重新出现。

不同致病菌的临床表现各不相同。例如，断发毛癣菌引起的发内感染（见下文），因头发在近头皮处断裂形成所谓的"黑点"癣，而奥杜盎小孢子菌是一种发外型头癣（即关节孢子围绕发干），表现为干燥、脱屑的脱发斑（"灰斑"样头癣）。病原菌的致病性和宿主的免疫反应均是决定疾病严重程度的因素。头癣的表现可从类似脂溢性皮炎的非炎性脱屑（尤其是断发毛癣菌；图77.12A）到伴有脱发的严重脓疱反应，即脓癣。伴或不伴鳞屑的脱发是头癣最常见的表现（图77.12B-D）。脱发可以是散在斑片，也可累及整个头皮。使用皮肤镜检查时，可见"逗号"样发、"螺旋状"发以及营养不良断裂的头发，均可以为诊断头癣提供线索（见第69章）[17]。许多患者有颈后或耳后淋巴结肿大，这在鉴别头癣与其他可引起脱发的头皮疾病（如斑秃时很有帮助。

疾病的加重与宿主的过度反应可导致脓癣，出现脓肿，脓肿形成的斑块和相关的脱发（图77.12E）。一些患者甚至可有全身表现及多发淋巴结肿大。受累区域的毛发常可恢复，但感染持续的时间越长，脱发就越容易变为永久性。如果脓癣误诊为细菌性脓肿，切

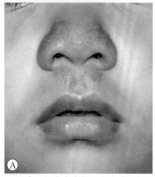
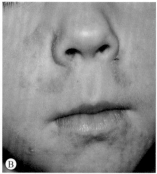
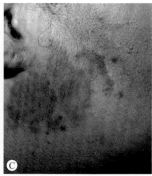

图77.11　面癣。A. 儿童鼻部及人中处见红斑和鳞屑。由于皮损的特殊部位及中央缺少无病变区域，有可能误诊为细菌继发感染所致的皮炎。B. 儿童鼻旁及口周可见粉红色丘疹、少量小脓疱以及薄的环形鳞屑性斑块。这样的临床表现可能误诊为口周皮炎。C. 一位深黑色皮肤的女性，可见类圆形和环状的色素沉着皮损。在患者局部外用糖皮质激素软膏后皮损仅表现为极少量的鳞屑（难辨认癣）。患者面中部的色素减退斑是外用糖皮质激素的线索（A, Courtesy, Julie V Schaffer, MD；B, Courtesy, Antonio Torrelo, MD；C, Courtesy, Kalman）

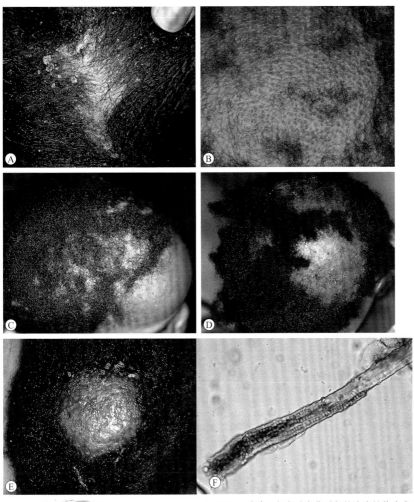

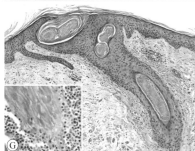

图 77.12 头癣。断发毛癣菌引起的头癣的临床表现可从轻微头皮脱屑（A）到有斑片状脱发伴黑点（B）或鳞屑（C），再到大面积脱发并有脓疱和痂屑（D）。E. 由断发毛癣菌所致脓癣形成。F. 受累毛发直接镜检可见发内孢子（KOH 氯唑黑染色）。G. 组织病理显示毛鞘至 Adamson's 条纹域可见关节孢子和菌丝（高倍镜：局限在角化区域）（B，Courtesy，Louis A Fragola，Jr，MD；G，Courtesy，Lorenzo Cerroni，MD.）

开引流后使用抗生素治疗，那么感染很可能会加重，从而使形成瘢痕性脱发的可能性增加。

断发毛癣菌头癣的"携带状态"是指没有明显的头皮感染症状和体征，而真菌培养是阳性的。此种情况虽然也可见于儿童，但通常发生在接触过感染儿童的成人。携带者被认为是传染源，并会持续播散真菌[18]。因此，一些专家主张使用口服或局部抗真菌制剂对所有携带者进行治疗。

对于所有侵及毛发的皮肤癣菌来说，存在三种入侵形式：发内型、发外型和黄癣（图 77.13）：

图 77.13　侵犯毛发的三种不同形式以及致病皮肤癣菌

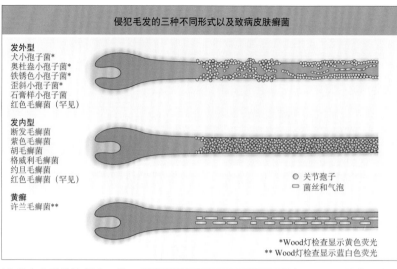

侵犯毛发的三种不同形式以及致病皮肤癣菌

发外型
犬小孢子菌*
奥杜盎小孢子菌*
铁锈色小孢子菌*
歪斜小孢子菌*
石膏样小孢子菌
红色毛癣菌（罕见）

发内型
断发毛癣菌
紫色毛癣菌
胡毛癣菌
格威利毛癣菌
约旦毛癣菌
红色毛癣菌（罕见）

黄癣
许兰毛癣菌**

◎ 关节孢子
▭ 菌丝和气泡

*Wood灯检查显示黄色荧光
** Wood灯检查显示蓝白色荧光

- **发内型**是由毛癣菌属中的亲人型菌株所致，其特点是发干内无荧光的关节孢子（图 77.12F）。其临床表现各不相同，从脱屑到有脱发斑的"黑点"癣，再到形成脓癣。断发毛癣菌和紫色毛癣菌是发内型感染的重要病原菌。

- **发外型**来自断裂的菌丝在发干外形成关节孢子（见图 77.13），从而破坏发干表面的毛小皮层。发外感染可有荧光（小孢子菌）或无荧光（小孢子菌和毛癣菌），这可通过 Wood 灯来检验。其临床表现各异，可从斑片、几乎无炎症的鳞屑性脱发（形似"斑秃"）到形成脓癣。

- **黄癣**是皮肤癣菌毛发感染中最严重的类型，常由许兰毛癣菌引起。其发干内可见菌丝和气泡，Wood 灯下可见典型的蓝白色荧光。黄癣表现为较厚的黄痂，由菌丝和皮肤碎屑构成（"黄癣痂"）。其慢性感染可引起瘢痕性脱发（图 77.14）。

许多非真菌感染所致的头皮和毛发疾病也可引起脱屑或脱发（瘢痕性和非瘢痕性）（表 77.9）。不过，应首先考虑并排除真菌感染（特别是儿童），因为其治疗常简单有效，且未治疗的慢性头癣可引起瘢痕性脱发。头癣常需要口服药物治疗，因为药物要穿透毛囊才能起效。治疗时预防措施也很重要。由于该病有传染性，所有与患者同住者都应检查是否感染头癣，并给予适当治疗。如果患儿不断与未治疗的家庭成员接触，病程可转为慢性。对于家庭接触者和患者本人的辅助治疗包括每日（或隔日）使用抗真菌洗发水，如 2% 酮康唑或 2.5% 硫化硒，直至患者痊愈。虽然在学校内定期进行筛查较为困难，但对有两个或两个以上同学患

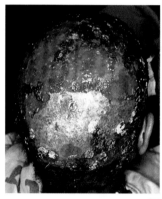

图 77.14　**许兰毛癣菌引起的黄癣**。枕部头皮可见瘢痕性脱发，伴有糜烂和一些黄癣痂。后者为角蛋白和真菌形成的团块（Courtesy, Israel Dvoretzky, MD.）

病的儿童进行筛查是有意义的[19]。同时，患者使用过的梳子、刷子和帽子应当进行消毒或者最好丢弃。

足癣

足癣（tinea pedis）是累及足底和趾间的皮肤癣菌感染。足背的感染认为是体癣。足部是皮肤癣菌感染最常见的部位，在美国大多数成年人都患有足癣。该病多见于成人，全世界均有流行，两性均可患病。在足癣的发病中，缺乏皮脂腺和穿封闭性鞋子造成的湿润环境是最重要的因素[20]。事实上，在不穿鞋子的人群中，足癣很少见。但是，真菌感染可能由赤脚行走所引起（更衣室、健身房、公共设施）。

引起足癣的典型皮肤癣菌是红色毛癣菌、指（趾）间毛癣菌［曾称为须癣毛癣菌指（趾）间毛癣菌变种］、须癣毛癣菌、絮状表皮癣菌和断发毛癣菌（儿童）。可引起与足癣类似临床表现的非皮肤癣菌的病原菌包括双隔柱顶孢（*Neoscytalidium dimidiatum*）和透明柱顶孢

（*N. hyalinum*）（角化型和趾间型），有时也包括念珠菌属（趾间型）。足癣有四种主要类型，概括在表 77.11 中：角化型（图 77.15A）、趾间型（图 77.15B）、炎症型（图 77.15C）和溃疡型。每种类型的症状和并发症都不同，从而对诊断和治疗方法的选择产生影响。其中并发症包括合并细菌感染（"复合性皮肤"）、癣菌疹反应、蜂窝织炎（特别是有静脉压增高、大隐静脉扩张和慢性水肿的患者），甚至发生可导致糖尿病患者截肢的骨髓炎。其他与足癣类似的疾病已列在表 77.9 中。KOH 镜检和培养可以很容易将足癣的角化型和炎症型同这些疾病鉴别开来[21]。红癣可根据其在 Wood 灯下"珊瑚红"荧光来诊断。糖尿病、免疫抑制患者和角化型足癣的患者应考虑口服抗真菌药治疗。最后，其他皮肤癣菌感染通常与足癣有关——特别是股癣、甲癣和手癣——应对这些部位也进行检查（图 77.16）。

甲癣（甲真菌病）

甲真菌病（onychomycosis）是指包括皮肤癣菌感染和非皮肤癣菌感染在内的所有甲真菌病感染。根据真菌侵犯甲的部位不同分为三类：

- **远端/外侧甲下型**，通过甲远端甲下皮侵入（最常见；图 77.17A～C）。
- **白色浅表型**，直接侵犯浅表甲板穿透（并常局

限于）甲板的背侧（常由趾间毛癣菌引起；图 77.17D）。
- **近端甲下型**，由近端甲下皱襞直接侵入（好发于免疫受损宿主）。
- **混合型**，指同一甲板出现上述 2 种或 2 种以上类型的甲改变。

由于甲真菌病的诊断困难、治疗需要较长的时间、系统治疗的潜在副作用以及高复发率，甲真菌病的控制难度较大。许多人视其为一种困扰，患者常抱怨修剪、奔跑和其他运动如跳舞时有不适感和疼痛感。此外，甲真菌病可引起严重的并发症如蜂窝织炎，特别是在糖尿病患者或免疫抑制者中。非皮肤癣菌所致的甲感染（如镰刀菌属，见下文）在后者中尤其需要注意。

甲癣（tinea unguium）特指甲的皮肤癣菌感染。它在世界范围内流行，男性较女性更常受累，常与慢性足癣有关。外伤和其他甲病是其易感因素。所有的皮肤癣菌均可引起甲癣，但小孢子菌属却很少引起甲癣。最常见的致病菌是红色毛癣菌、趾间毛癣菌、断发毛癣菌（常见于儿童）和絮状表皮癣菌。

趾甲感染较指甲感染更为常见，而单独指甲感染不伴趾甲感染的情况很少见。可以只累及单个甲，但更常见的是累及单侧或双侧手足的多个甲。在**远端/**

表 77.11	由皮肤癣菌和非皮肤癣菌引起的足癣的 4 种类型			
类型	**致病菌**		**临床特征**	**治疗方案**
角化型	红色毛癣菌 絮状表皮癣菌 新透明柱顶孢 新双隔柱顶孢		一侧或双侧足跖弥漫角化过度、红斑、脱屑和皲裂；常为慢性，治疗较困难 *；有时与免疫缺陷有关	局部抗真菌制剂加含尿素或乳酸的制剂；可能会需要口服抗真菌药物治疗
趾间型	指（趾）间毛癣菌［曾称为须癣毛癣菌指（趾）间变种］ 红色毛癣菌 絮状表皮癣菌 新透明柱顶孢 新双隔柱顶孢 念珠菌属		最常见的类型；发生在趾间的红斑、脱屑、皲裂和浸渍；后两个趾间隙最常受累；与"复杂皮肤癣菌病"有关（真菌感染继发细菌感染†）；常有瘙痒；可能发展至足背和足跖	局部抗真菌制剂；如果合并细菌感染可能需要局部应用或口服抗生素
炎症型（水疱）	须癣毛癣菌（曾称为须癣毛癣菌的须癣毛癣菌变种）		足内侧水疱和大疱；与癣菌疹反应有关‡	通常局部外用抗真菌制剂即可
溃疡型	红色毛癣菌 指（趾）间毛癣菌［曾称为须癣毛癣菌指（趾）间变种］ 絮状表皮癣菌		常由趾间型足癣恶化而成；趾间可见溃疡和糜烂；常继发细菌感染；见于免疫抑制患者和糖尿病患者	局部抗真菌制剂；如继发细菌感染可能需外用或口服抗生素（常用）

皮肤癣菌　　非皮肤癣菌
* 由于足跖的角质层较厚，且红色毛癣菌不能引发足够清除真菌的免疫应答[21]
† 常为假单胞菌、变形杆菌或金黄色葡萄球菌
‡ 真菌成分引起的变态反应，表现为手指和手掌的汗疱疹样皮损（真菌培养阴性）

图 77.15 足癣。A.角化型足癣中的双足弥漫性鳞屑，以及右手的鳞屑，即两足一手。B.趾间型的第三、四趾间的浸渍。C.炎症型中可见红斑、鳞屑、痂以及大疱。D.足癣向外扩展后延伸至足背，形成匐行分布的红斑和丘疹。当患者自认患有皮炎而局部外用糖皮质激素后，皮损仅会表现出极少量的鳞屑（B，Courtesy，Jean L Bolognia，MD；D，Courtesy，Julie V Schaffer，MD.）

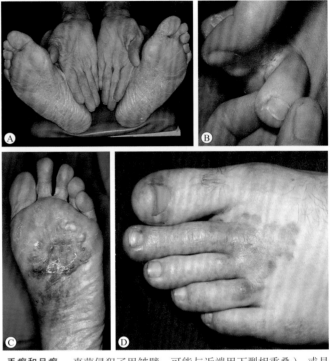

图 77.16 手癣和足癣皮损扩散所致体癣。病变表现匐行的鳞屑性边缘，伴有足趾甲及一个手指甲的甲真菌病

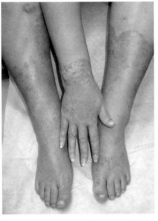

外侧甲下型中，开始时病原菌侵犯甲下甲床，导致甲床角化过度。随着感染的加重，出现远端甲板变黄增厚和甲剥离（图 77.17A～C），为进一步侵犯近端甲和皮肤癣菌的生长提供了理想环境。最后，整个甲床和甲板均受累（全甲破坏型）。

白色浅表型甲真菌病的临床表现，可以根据宿主的因素（如免疫抑制）和致病菌的不同而很多变。散在的白色斑点可见于指（趾）间毛癣菌的经典表现（图 77.17D）。而甲横纹可来自于近端甲皱襞感染（如真菌侵犯了甲皱襞，可能与近端甲下型相重叠），或是甲板深部受累的感染。这些非典型的临床表现多数是由红色毛癣菌引起，见于健康儿童和 HIV 感染者；或是由非皮肤癣菌如镰刀菌属引起的甲板深部受累感染所致[22]。

许多损害和疾病都可导致甲营养不良（如外伤、银屑病和遗传病；见第 71 章），约有 50% 或更多的是由真菌感染所致（甲真菌病）。接近 90% 的甲真菌病是由皮肤癣菌引起，而其余的是由酵母菌或非皮肤癣菌真菌引起（表 77.12）。念珠菌属是慢性甲沟炎最常见的病因（见第 71 章），手指甲常受累，可见纵脊、颜色变黄或甲剥离。念珠菌属还是最常导致小于 3 岁儿童甲真菌病的致病菌，甲受累也可以是慢性黏膜皮肤念珠菌病的一种表现（见第 60 章）。

病理学

足癣、手癣、面癣、股癣和体癣常经 KOH 镜检诊断（见图 77.5B），有时也通过真菌培养诊断。卡拉唑黑 E 染色可以在 KOH 检查中使真菌成分高亮显示。荧光增白剂是针对真菌细胞壁中几丁质的一种荧光染料，常用来诊断真菌感染（苹果绿荧光），在荧光显微镜下对其进行观察。

如果对皮肤癣菌感染的皮损取活检，在角质层内

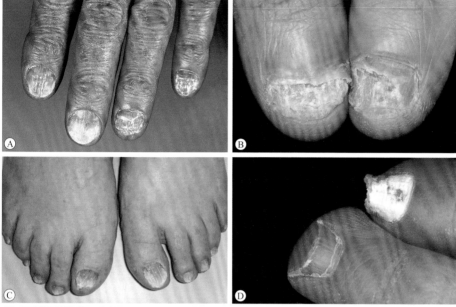

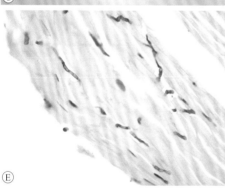

图 77.17　甲癣。远端/侧缘甲下型甲真菌病可见手指甲（A）、大拇指甲（B）和足趾甲（C）的甲分离、发黄、碎裂和增厚。D. 浅表白色型中可见足趾甲表变白色点状改变。E. 甲板经福尔马林固定 PAS 染色后可见其内菌丝（A，D Courtesy，Jean L Bolognia，MD；B，Courtesy，Louis A Fragola，Jr，MD；E，Courtesy，Mary Stone，MD.）

表 77.12　可引起甲真菌病的非皮肤癣菌类真菌	
真菌	主要特点
镰刀菌属（*Fusarium* spp.）	白色浅表型 *
曲霉属（*Aspergillus* spp.）	白色浅表型 *
枝顶孢属（*Acremonium*）	白色浅表型 *
短帚霉（*Scopulariopsis brevicaulis*）	外侧黄棕色甲，甲的 KOH 镜检可见柠檬形分生孢子和非典型菌丝
新透明柱顶孢（*Neoscytalidium hyalinum*）	远端及侧部甲受累 †
新双隔柱顶孢（*Neoscytalidium dimidiatum*）	远端及侧部甲受累 †
* 可出现侵袭深层甲板	
† 可与甲沟炎或足癣有关	

可看到菌丝；通过 PAS 染色或银染色可使真菌显示得更清楚。在皮肤癣菌病的光滑皮肤处，可看到诸如角

化不全和角化过度的皮炎样改变，以及海绵水肿和脓疱。甲真菌病中，通过 PAS 染色在甲板和甲床内可看到菌丝和关节孢子，通常没有或只有很少的炎症[2]。将甲板经福尔马林固定后行 PAS 染色的组织学检查，是诊断甲真菌病快速而可靠的方法（图 77.17E），敏感性为 80% ～ 95% 或以上（与之相比单独真菌培养的敏感性为 35% ～ 60%）[23]。对于头癣、Majocchi 肉芽肿和须癣来说，如果怀疑诊断但 KOH 镜检和培养均为阴性，可通过活检在切片的发干内找到菌丝和关节孢子。不过也有假阳性结果可能，故需要同时做组织真菌培养。

鉴别诊断

　　仔细进行临床检查是诊断皮肤癣菌感染的第一步，也是最重要的一步。因为许多其他疾病与皮肤癣菌病表现类似（见表 77.9），所以需要 KOH 镜检和（或）

培养来确诊。对于标本采集的指南详见图77.18。因为所有的皮肤癣菌都有透明的菌丝，所以在KOH镜检下表现相同。由于鉴定到特定菌种对治疗很有帮助，并且真菌培养可以进一步明确诊断，故需将样本置于25～30℃（有时还需37℃），培养2～4周。

根据菌落形态和分生孢子（真菌重新进行无性繁殖时所形成的）的镜下表现、生长速率和条件、生化试验可准确鉴定出皮肤癣菌。其是否存在小分生孢子（常较小，为单细胞）和大分生孢子（常较大，为多细胞），以及其典型特征（如形状和细胞壁结构）在种属内相一致（图77.19）。其他可区分的镜下特点包括识别关节孢子（真菌的感染要素）和厚壁孢子。有时培养看不到孢子（"不育"病原菌），则其菌丝形态（螺旋形、梳状、鹿角样、球拍样及结节小体）在病原菌的鉴定中就变得十分重要。菌落的颜色、质地和形状是不同菌种典型或特有的特征（见表77.6）。

皮肤癣菌可以在含放线菌酮的培养基［如Mycosel®，DTM（皮肤癣菌试验培养基）］上生长。而一些临床相关的非皮肤癣菌真菌不生长，如短帚霉、曲霉属、新生隐球菌、热带念珠菌、波氏假阿利什菌、白吉利毛孢子菌[24]。当标本，尤其是来自甲的标本仅使用含放线菌酮的培养基时，这些菌很容易被漏掉[25]。

治疗

对于单纯的局部真菌感染性疾病，如体癣、股癣及足癣，局部使用抗真菌药物对于很多患者来说是一线的治疗方案（见第127章）。局部用药的主要不良反应包括刺激性（或偶尔为过敏性）接触性皮炎，常由其赋形剂中的酒精或其他成分所致[26]。虽然系统抗真菌治疗具有更高的副作用，包括潜在的严重不良反应以及潜在的药物相互作用，但它对治疗手癣、头癣和甲癣等真菌感染来说却是十分必要的。表77.13为推荐的治疗方案[27]。通常来说，口服抗真菌药对于皮损广泛，皮损位于除头皮以外的毛发区域（如须癣），以及存在大量炎症反应的情况下是必要的。外用药物中含有羟基乙酸、乳酸或尿素时，可有助于减轻诸如手癣和足癣等感染的角化过度。

甲癣的治疗方案较特殊。除典型的白色浅表型甲真菌病外，通常需要口服抗真菌药物治疗才能治愈（表77.13）。以FDA批准用于治疗轻度到中度甲真菌病的外用药，连续48周每天使用，结合临床表现和真菌学证据的有效率：5% Tavaborole和8%环吡酮胺溶液（ciclopirox olamine）为6%～10%，而10%艾氟康唑溶液为15%～20%。虽然口服抗真菌药物（如特比萘芬、伊曲康唑和氟康唑）治疗的真菌学治愈率可高达80%（延长治疗时间后可能更高），但若结合临床表现与菌学证据则治愈率会低一些，如足趾甲癣治疗12周的治愈率为20%～40%。甲真菌病的复发，特别是足趾甲感染以及较严重的甲真菌病的复发很常见（表77.14）[7, 28]。预防措施包括穿透气的鞋子和棉袜，应用抗真菌散剂或吸收剂，经常修剪趾甲以及避免再次暴露（如不要赤脚进公共场所）。旧鞋中常带有大量的致病菌，因此应该丢掉，或者用消毒剂或抗真菌散剂

图77.18　正确的标本收集。正确地收集皮肤、毛发及甲的标本是非常重要的。通过以下简易的指南，会帮助临床医生做出大多是正确的诊断（Courtesy, Judy Warner.）

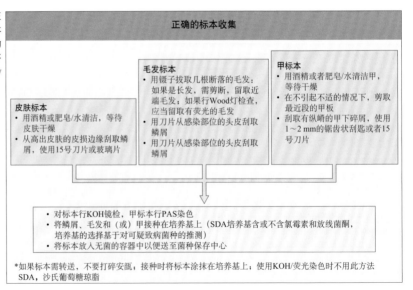

正确的标本收集

毛发标本
- 用镊子拔取几根断落的毛发：如果是长发，需剪断，留取近端毛发；如果行Wood灯检查，应当留取有荧光的毛发
- 用刀片从感染部位的头皮刮取鳞屑
- 用刀片从感染部位的头皮刮取鳞屑

甲标本
- 用酒精或者肥皂/水清洁甲，等待干燥
- 在不引起不适的情况下，剪取最近段的甲板
- 刮取有纵嵴的甲下碎屑，使用1～2 mm的锯齿状刮匙或者15号刀片

皮肤标本
- 用酒精或肥皂/水清洁，等待皮肤干燥
- 从高出皮肤的皮损边缘刮取鳞屑，使用15号刀片或玻璃片

- 对标本行KOH镜检，甲标本行PAS染色
- 将鳞屑、毛发和（或）甲接种在培养基（SDA培养基含或不含氯霉素和放线菌酮，培养基的选择基于对可疑致病菌种的推测）
- 将标本放入无菌的容器中以便送至菌种保存中心

*如果标本需转送，不要打碎安瓿；接种时将标本涂抹在培养基上；使用KOH/荧光染色时不用此方法
SDA，沙氏葡萄糖琼脂

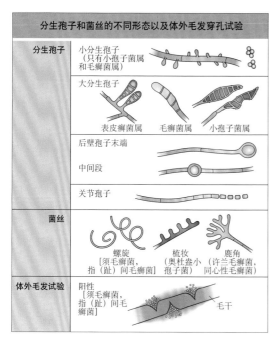

分生孢子和菌丝的不同形态以及体外毛发穿孔试验	
分生孢子	小分生孢子 （只有小孢子菌属 和毛癣菌属）
	大分生孢子 表皮癣菌属　毛癣菌属　小孢子菌属
	后壁孢子末端
	中间段
	关节孢子
菌丝	螺旋　梳妆　鹿角 [须毛癣菌，（奥杜盎小（许兰毛癣菌， 指（趾）间毛癣菌）孢子菌）同心毛癣菌]
体外毛发试验	阳性 [须毛癣菌， 指（趾）间毛 癣菌]　毛干

图 77.19　分生孢子和菌丝的不同形态以及体外毛发穿孔试验

进行处理。

对于皮肤癣菌感染，一些临床医师提倡使用局部糖皮质激素制剂和局部抗真菌制剂联合治疗。强效糖皮质激素虽然可明显减轻炎症，但其对宿主免疫防御的负面影响，以及为了避免长期使用会引起诸如间擦部位萎缩纹等不良反应而减少治疗时间，可能会导致较高的失败率[29]。因此如果需要抗炎，弱效糖皮质激素是更安全的选择。

侵袭性皮肤癣菌病

皮肤癣菌在真皮中增殖很罕见。侵袭性或广泛性皮肤癣菌病常见于先天性免疫缺陷个体，如 CARD9 缺陷（见第 60 章），或是医源性免疫抑制患者[30]的慢性皮肤癣菌感染（红色毛癣菌最常见）。血行播散可导致溃疡、渗出糜烂或皮下结节的急性发作。该病也可以是慢性病程，表现为四肢的质硬结节。目前，对于局限性的皮损推荐手术切除联合系统使用伊曲康唑或特比萘芬[31-32]，部分病例使用两性霉素 B、灰黄霉素和酮康唑也可以治愈。

皮肤黏膜念珠菌感染

皮肤黏膜念珠菌病（mucocutaneous candidiasis）临床表现多样。很早前，希波克拉底就曾对口腔念珠菌病（鹅口疮）进行过描述。在 19 世纪 40 年代，人们就认识到口服抗生素的使用和念珠菌感染之间的关系。口腔念珠菌病通常表现为鹅口疮，以干酪样白色渗出物为特点的**假膜形成**（图 77.20A，B）和以片状红斑为特点的**慢性萎缩**；同时该病也能引起伴白色黏附性斑块的**慢性增生**或伴舌背侧痛性萎缩的**舌炎**。其他临床表现包括义齿性口炎、口角炎（传染性口角炎）（图 77.20C）、外阴阴道炎和龟头炎（见第 73 章）。皮肤黏膜念珠菌病的易感因素包括糖尿病、口干症、血管闭塞、多汗症、糖皮质激素或广谱抗生素的使用以及包括 HIV 感染在内的免疫抑制状态[33]。在口角炎中，口角处皮肤折叠形成的深沟在牙缺失和老年患者中是很常见的，这和正畸、流口水、特应性皮炎以及（偶尔）铁或维生素（如维生素 B$_2$）缺乏等因素一样都是重要的易感因素。

皮肤念珠菌感染表现为显著的红斑，有时为侵蚀性的斑块，伴丘疹和脓疱卫星灶（图 77.20D ～ F）。最常受累的部位是间擦部位（如乳房下、血管翳下、腹股沟褶皱、臀肌间裂）和阴囊，也包括婴儿的尿布区。有时候念珠菌病和间擦部位脂溢性皮炎或银屑病重叠。念珠菌也可影响甲周区域（如慢性甲沟炎时）、甲（见上述甲癣内容）和第三手指与第四手指间的区域（芽生菌性指间糜烂；图 77.20G），特别是在双手经常接触水的个体中。

皮肤黏膜念珠菌病最主要的致病菌是白念珠菌，其次是热带念珠菌。KOH 涂片镜检查见存在芽酵母和假菌丝（见图 77.5D）以及真菌培养阳性即可确诊。可以通过白念珠菌和星状念珠菌在玉米粉-吐温 80 培养基上产生厚壁孢子的能力进行区分。在皮肤黏膜念珠菌病的管理中，确认以及去除易感因素是十分重要的。治疗上外用制霉菌素和唑类抗真菌药物通常是有效的[34-35]。当受累范围更广泛需要口服治疗时，可选用氟康唑和伊曲康唑（见第 127 章）。各类皮肤黏膜念珠菌病的治疗方案列于表 77.15 中。

慢性皮肤黏膜念珠菌病

该病在第 60 章中进行了详细讨论。慢性皮肤黏膜念珠菌病（chronic mucocutaneous candidiasis）不是一个单独的疾病，而是一组疾病的临床表现，其中包括原发性免疫缺陷。患者存在 T 辅助细胞 17（T helper 17，Th17）应答缺陷，因而无法对念珠菌产生有效反应，导致慢性复发性皮肤（包括肉芽肿性皮损）、甲和黏膜的感染。部分患者可有相关的自身免疫性内分泌疾病，以及斑秃和白癜风。治疗包括口服氟康唑和伊

表 77.13　皮肤癣菌病系统治疗的推荐方案

	氟康唑	灰黄霉素	伊曲康唑 *	特比萘芬
足癣（角化型）/手癣（成人）	每周 150～450 mg，4～6 周[27]	每天 750～1000 mg（微型）或每天 500～750 mg（超微型），4 周	每天 200～400 mg，1 周	每天 250 mg，2 周
足癣（角化型）/手癣（儿童）	6 mg/（kg·w），4～6 周	15～20 mg/（kg·d）（微型悬液），4 周	3～5 mg/（kg·d）（最大剂量 400 mg），1 周	每日剂量参照头癣（见下文），2 周
甲癣（成人）	脚趾 ± 手指受累：每周 150～450 mg，直到甲痊愈[27]	每天 1～2 g（微型）或每天 750 mg（超微型），直到甲痊愈†	每天 200 mg，12 周；或每次 200 mg，BID，每月 1 周，连续 3～4 个月	每天 250 mg，12 周
	仅有指甲受累：每周 150～450 mg，直到甲痊愈[27]	每天 1～2 g（微型）或每天 750 mg（超微型），直到甲恢复正常†	每天 200 mg，6 周；或每次 200 mg，BID，每月 1 周，连续 2 个月	每天 250 mg，6 周
甲癣（儿童）	6 mg/（kg·w），指甲 3～4 个月，趾甲 5～7 个月，或直到甲痊愈	20 mg/（kg·d）（微型悬液），直到甲恢复正常†	< 20 kg：5 mg/（kg·d）20～40 kg：每天 100 mg 40～50 kg：每天 200 mg > 50 kg：每次 200 mg，BID，每月 1 周，指甲连续 2 个月，趾甲 3 个月	< 20 kg：每天 62.5 mg 20～40 kg：每天 125 mg > 40 kg：每天 250 mg，指甲 6 月，趾甲 12 月
体癣（泛发型，成人）	每周 150～200 mg，2～4 周	每天 500～1000 mg（微型）或每天 375～500 mg（超微型），2～4 周	每天 200 mg，1 周	每天 250 mg，1 周
体癣（泛发型，儿童）	6 mg/（kg·w），2～4 周	15～20 mg/（kg·d）（微型悬液），2～4 周	3～5 mg/（kg·d）（最大剂量 200 mg），1 周	每日剂量参照头癣（见下文），1 周
头癣（成人）‡	6 mg/（kg·w），3～6 周	10～15 mg/（kg·d）（超微型，通常最大剂量为每天 750 mg），6～8 周	5 mg/（kg·d）（最大剂量 400 mg），4～8 周	每天 250 mg，3～4 周§
头癣（儿童）‡	6 mg/（kg·d），3～6 周	20～25 mg/（kg·d）（微型悬液），6～8 周	5 mg/（kg·d）（最大剂量 500 mg），4～8 周	颗粒剂型：< 25 kg：125 mg 25～35 kg：187.5 mg > 35 kg：250 mg，3～4 周§（译者注：原文有误，应为 < 25 kg：每天 125 mg 25～35 kg：每天 187.5 mg > 35 kg：每天 250 mg，3～4 周§）

* 在美国未批准在儿童中应用
† 通常不再用于这个适应证
‡ 和 2.5% 二硫化硒洗发水或 2% 酮康唑洗发水联合使用；不要将同形反应与药物过敏相混淆
§ 不推荐用于犬小孢子菌感染，除非给予双倍剂量
BID，1 天 2 次

曲康唑（见表 77.15）。

婴儿/成人臀部肉芽肿和肛周假疣状丘疹/结节

　　婴儿/成人臀部肉芽肿（granuloma gluteale infantum/adultorum）是一种反应性增生疾病，发生于肛门生殖器周围严重慢性刺激性接触性皮炎基础上，慢性腹泻的婴儿、儿童或大小便失禁的成人均可见[36]。它属于肛周假疣状丘疹/结节的范畴，**雅凯糜烂性皮炎**（Jacquet erosive dermatitis）这个术语用于描述主要表现为点状糜烂的类型[37]。皮损发生于外阴、下臀部、肛周以及偶尔发生在阴囊部位，通常表现为卵圆形的红斑到紫色结节和斑块，有时为侵蚀性的（图 77.21）。和念珠菌感染类似，也可见到卫星灶样的脓疱。除了慢性刺激（如频繁的排泄物刺激），易感因素可能还包括血管闭塞、外用糖皮质激素和念珠菌感染。组织学

表 77.14	疗效差的严重甲真菌病原因分析
甲因素	<ul><li>甲下角化过度＞2 mm 厚 *</li><li>严重侧缘受累</li><li>皮肤真菌瘤 †</li><li>＞50% 甲床受累</li><li>甲生长慢</li><li>全萎缩型甲真菌病</li><li>甲母质受累</li></ul>
患者因素	<ul><li>免疫抑制</li><li>外周动脉疾病</li><li>控制欠佳的糖尿病</li></ul>

* 测量甲板及甲床
† 条纹或斑片代表致密折叠的菌丝在甲片聚集；在开始抗真菌治疗前，去除这类病变甲板有助于治疗
Adapted from ref 28

上，常可见表皮增生，真皮层不同程度的混合性炎症浸润和血管增殖。虽然护肤霜和外用抗真菌药物有一定的作用，但这种情况在刺激因素解除前可能一直存在。

皮下组织真菌病

"皮下组织"真菌病（subcutaneous mycoses）是由一组庞大而多样的病原微生物植入或进入真皮或皮下而导致的。这一章节将详细讨论着色芽生菌病（chromoblastomycosis）、足菌肿（mycetoma）、孢子丝菌病（sporotrichosis）和罗伯芽生菌病（lobomycosis）。

另一种慢性皮下真菌感染是由蛙担子菌（*Basidiobolus ranarum*）引起的蛙粪霉病（basidiobolomycosis）。虽然蛙担子菌是一种全世界广泛分布的环境腐生菌，但相关的感染却最常见于生活在热带和亚热带的儿童。最常见的侵入部位为皮肤，通常发生于节肢动物咬伤和轻微外伤后。临床上该病表现为大腿或臀部单发的、质硬的无痛性皮下结节或肿胀。虽然也有口服唑类抗真菌药物和复方新诺明治疗成功的报道，但经典的治疗方法是饱和的碘化钾溶液（saturated solution of potassium iodide,

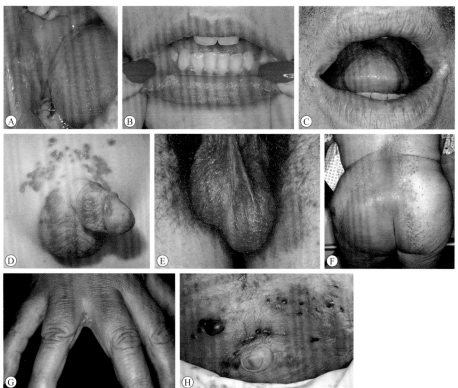

图 77.20　**皮肤黏膜念珠菌病**。A. 颊黏膜鹅口疮伴"松软奶酪"样渗出物。B. 鹅口疮和念珠菌性唇炎。C. 口角炎。D. 一名小男孩耻骨上区和阴茎处的念珠菌病。注意领圈样鳞屑的聚集和鲜红色斑丘疹。E. 阴囊和大腿内侧的念珠菌病，表现为牛肉样红斑、鳞屑和卫星灶丘疹。F. 这类感染发生在使用了广谱抗生素的糖尿病住院患者中。注意多发的卫星灶皮损。G. 发生在第三和第四指间典型部位的浸润性指间念珠菌病（芽生菌性指间糜烂）。H. 在一名免疫缺陷患者中的皮肤念珠菌病（A，Courtesy，Judit Stenn，MD；B，D Courtesy，Louis A Fragola，Jr，MD；C，Courtesy，Kalman Watsky，MD；E，G，Courtesy，Eugene Mirrer，MD.）

表 77.15　皮肤黏膜念珠菌感染的治疗

感染类型	治疗方法（除特别说明外均为成人剂量）
口咽部念珠菌病	**制霉菌素** *　100 000 单位 / 毫升悬液 ● 儿童和成人：4 ~ 6 ml 漱口和吞咽，1 天 4 次 ● 婴儿：2 ml（每侧脸颊内 1 ml），1 天 4 次 **克霉唑** *　10 mg 片剂，1 天 5 次 **氟康唑** †　第 1 天 200 mg po，之后每天 100 ~ 200 mg po 连续治疗 7 ~ 14 天直到临床症状消失
食管念珠菌病	**氟康唑**　第 1 天 200 ~ 400 mg po，之后每天 100 ~ 400 mg po **伊曲康唑**　每天 200 mg po **伏立康唑**　每次 200 mg po 或 iv BID **泊沙康唑**　每天 400 mg，po BID **卡泊芬净**　每天 50 mg po 或 iv 症状消失后继续使用 7 ~ 14 天，总共最少使用 21 天
念珠菌性外阴阴道炎 §	**氟康唑** *　150 mg po 单次剂量；或（用于严重病例或免疫缺陷患者）间隔 3 天，使用 3 次 **布康唑**　2% 阴道乳膏，每天 5 g，外用 1 ~ 3 天 **克霉唑** *, ‡ ● 1% 阴道乳膏（或其他外用制剂），每天 5 g，外用 7 ~ 14 天 ● 阴道栓剂：每天 100 mg，外用 7 天；或每天 200 mg，外用 3 天 **咪康唑** *, ‡ ● 2% 阴道乳膏，每天 5 g，外用 7 天 ● 阴道栓剂：每天 100 mg，外用 7 天；每天 200 mg，外用 3 天；或 1200 mg 单次剂量 **噻康唑** *　6.5% 阴道乳膏，5 g 单次剂量 **舍他康唑** * ● 0.4% 或 0.8% 乳膏，每天 5 g，分别外用 7 天或 3 天 ● 每天 80 mg　阴道栓剂，外用 3 天 **制霉菌素**　100 000 单位 / 天　阴道栓剂，外用 14 天 **对复发感染的免疫抑制患者：** **氟康唑**　每周 150 mg，使用 6 个月 **克霉唑**　阴道栓剂，每次 200 mg，1 周 2 次；或每次 500 mg，1 周 1 次，外用 6 个月
慢性皮肤黏膜念珠菌病	**氟康唑** ● 根治：每天 400 ~ 800 mg po，4 ~ 6 个月 ● 抑制治疗：200 mg/ 天 po
念珠菌性间擦疹或龟头炎 §	外用**咪唑类**（见表 127.12）或**环孢素**乳膏或溶液，BID，共 1 ~ 2 周或直到痊愈 ¶ **对复发性或严重病例的系统用药：** **氟康唑** ● 每天 50 ~ 100 mg po，14 天 ● 每周 150 mg po，2 ~ 4 周 **伊曲康唑**　每次 200 mg，BID，口服 14 天

* 推荐作为免疫正常的个体一线用药
† 推荐作为 HIV 感染患者（或其他免疫抑制个体）伴中度至严重疾病、复发感染或 CD4 计数＜ 200/ml 的一线用药
‡ 妊娠患者的首选治疗（疗程 7 天）
§ 复发外阴阴道炎病例中，针对患者性伴侣的治疗存在争议；相较而言，对复发性龟头炎，通常推荐清除性伴侣生殖道的念珠菌
¶ 在临床治愈后，为了预防复发可以继续外用治疗每周两次
念珠菌性甲真菌病可以按表 77.13 如同甲癣一样使用口服氟康唑或伊曲康唑的治疗方案。儿童氟康唑剂量见表 127.17。BID，1 天 2 次；iv，静脉给药；po，口服

SSKI；见第 100 章）。不建议手术切除。有一种相关的微生物，冠状耳霉（*Conidiobolus coronatus*），可导致相似的临床表现，但主要侵犯面部，特别是鼻部区域。

　　虽然无绿藻病（原藻病）（prototothecosis）不是一种真正的真菌病，但也需要进行抗真菌治疗，且该病也是由植入造成的。无绿藻（*Prototheca*，通常是威科姆无绿藻 [*P. wickerhamii*]）为无叶藻属，可以通过外伤侵入皮肤，特别是暴露于受污染的水中。常见的临床表现包括孤立的皮肤斑块（有时为湿疹样的）、结节或溃疡，也包括尺骨鹰嘴滑囊炎。四肢是最常受累的部位。虽然在免疫功能正常的患者中，其病程漫长，病情相对稳定，但免疫缺陷的患者常广泛受累，可出现无绿藻血症。无绿藻病治疗困难；手术切除和系统性抗真菌治疗（如两性霉素 B）在免疫正常患者中更为有效。

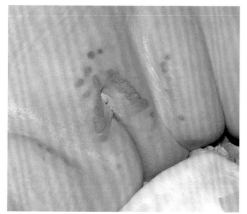

图 77.21 **婴儿臀部肉芽肿**。一名婴儿外阴和耻骨上区聚集的潮湿粉色丘疹（Courtesy，Julie V Schaffer，MD.）

着色芽生菌病

同义名： ■ 着色真菌病（chromomycosis）■ 枝孢菌病（cladosporiosis）■ 疣状皮炎（verrucous dermatitis）■ 暗色孢子丝菌病（phaeosporotrichosis）■ 裴德罗索病（Pedroso's disease）■ Fonseca 病（Fonseca's disease）

引言

着色芽生菌病（chromoblastomycosis）表现为"疣状皮肤病"，是由暗色真菌的几个属引起。典型的临床表现为双下肢进行性的疣状斑块，偶尔可累及上肢，病程缓慢。大多数病例由以下 6 种真菌感染所致：表氏着色霉（*Fonsecaea pedrosoi*），紧密着色霉（*Fonsecaea compacta*），*Fonsecaea monophora*，疣状瓶霉（*Phialophora verrucosa*），卡氏枝孢瓶霉［*Cladophialophora carrionii*，此前为卡氏枝孢霉（*Cladosporium carrionii*）］和播水喙枝孢霉（*Rhinocladiella aquaspersa*）。这类真菌感染的临床表现和各自的菌落形态都非常相似，其鉴别需要依据显微镜和分生孢子的特征。

历史

Pedroso 在 1911 年第一次描述了着色芽生菌病。4 年后，Medlar 和 Lane 报道了美国（波士顿）的首个病例[38]。人们对该病的正确命名一直存在困惑。一方面，着色芽生菌病被认为和芽生菌病密切相关；然而，细胞的分化不是通过出芽（"芽生"）发生的而是通过内部分隔产生，因此更倾向于使用"着色真菌病"。然而，部分学者认为后者这个名称仍然令人困惑，因为它和暗色丝孢霉病有相同的意义（见下文），因此他们更倾向于使用"着色芽生菌病"这一术语。

流行病学与发病机制

着色芽生菌病最常见于热带和亚热带地区，偶尔见于温带地区，如美国、欧洲和加拿大。农民、矿工和其他在乡村工作者患病风险增高。20 ～ 60 岁的男性是最常受累的群体，这可能是由于职业暴露增多导致的，这一情况在感染病例中可高达 90%[39]。

着色芽生菌病的致病菌存在于土壤、腐烂植物和木材中。该病通常由下肢外伤后感染所致，包括不穿鞋子的情况。因此致病菌通过植入而侵犯真皮或皮下组织。

临床特征

着色芽生菌病常表现为腿部的丘疹或结节，可进展形成疣状或肉芽肿性团块（图 77.22）。这种皮损可表现为环形损害，中央部分消退形成瘢痕。数个皮损可融合形成一个多结节的肿块或多发皮损以散在的岛屿般分布于未受累的皮肤间。由搔抓导致的自身接种认为可能与感染的扩散相关。大多数情况下，仅有一侧肢体受累。偶尔可见皮下结节或肿块。该病通常无自觉症状。

病理学

典型的组织学表现为假上皮瘤样增生、表皮内脓肿、真皮内化脓性和肉芽肿性炎症（图 77.22C）。特征

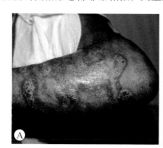
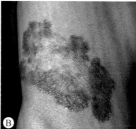
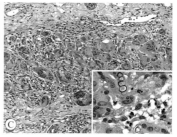

图 77.22 **着色芽生菌病**。手臂上的环形固定性斑块伴疣状表面，由皮损中央消退和瘢痕形成所致（A）和腿部更明显的肉芽肿样外观（B）。C. 在混合性肉芽肿和中性粒细胞真皮浸润中的棕褐色硬壳小体（插图）（C，Courtesy，C Massone，MD.）

性的病理学表现为真皮中巨细胞内和巨细胞外的色素性 "Medlar 小体" 或硬壳小体，直径为 6 ~ 12 μm，形状类似 "铜便士" [2]。已有报道显示通过 PCR 技术检测组织样本可发现更多的常见菌种。

鉴别诊断

在进行了全面的临床检查后，组织活检可以排除其他以肉芽肿性病变伴瘢痕为特征的感染性疾病，如皮肤结核、三期梅毒、芽生菌病和利什曼病。足菌肿是另一种植入性的真菌病，通常累及下肢，如果出现水肿、引流窦道和颗粒则考虑该诊断。如果不能进行活检，可以从皮损色素沉着的区域刮取标本进行 KOH 涂片镜检。查见 Medlar 小体具有诊断意义（排除如芽生菌病等其他疾病），同时也能看见菌丝。在 25 ~ 30℃，培养生长缓慢，不同种类的真菌可产生相似的菌落形态。不同种类间主要的差异为镜下形态特征，特别是培养中产生的分生孢子类型。其三种主要的类型为：

- 枝孢瓶型产孢（长侧链分支，盾形细胞分布在分支顶点）。
- 瓶霉型产孢（分生孢子像花瓶里溢出的蓓蕾）。
- 喙枝孢型产孢（整体类似睫毛刷）。

治疗

治疗的方法有限。部分学者基于致病微生物在高温下无法生长而推荐使用温热疗法。对于较小的皮损，手术切除可联合系统性抗真菌治疗。5- 氟胞嘧啶联合两性霉素 B 静脉滴注或口服三唑类药物都是有效的。单独使用伊曲康唑（每天 200 ~ 400 mg）至少 6 个月，治愈率可达到 80% ~ 90% [40]。也有使用伏立康唑或泊沙康唑治疗成功的报道。在一项小规模的临床观察中，口服特比萘芬（每天 500 mg）至少 7 个月也是有效的 [41]。其他可选的治疗包括冷冻治疗，如果皮损继发感染可使用抗生素。

足菌肿

同义名： ■ 马杜拉足（Madura foot） ■ 马杜拉分支菌病（maduromycosis）

引言

足菌肿（mycetoma），常称作 "马杜拉足"，是一个原义为 "真菌肿物" 的希腊语。该病是一种因病原菌植入所致的皮肤和皮下组织的肉芽肿性感染，可累及肌肉甚至骨骼。与其他真菌病不同的是，足菌肿具有特征性的排脓窦道，含有颗粒（硬粒、硫磺样颗粒）和局部皮肤肿胀。包括以下三种不同亚型：①放线菌性足菌肿——由丝状需氧菌和厌氧菌引起，例如巴西诺卡菌、马杜拉放线菌；②真菌性足菌肿——由真菌引起；③葡萄状菌病——由真正的细菌引起，例如金黄色葡萄球菌、假单胞菌属（见第 74 章）[42]。

历史与流行病学

John Gill 医生于 1842 年在印度的马杜拉首次正式地描述了足菌肿，然后将其命名为 "马杜拉足" [43]。足菌肿流行于热带和亚热带气候地区。真菌性足菌肿在非洲十分常见，而放线菌性足菌肿在中美洲和南美洲更流行。该病多发生于 20 ~ 50 岁的男性。

发病机制

多数情况下，致病菌从土壤直接接种于皮肤，导致真皮和皮下组织的感染。此后可发生骨骼和肌肉更深部位的侵袭感染。整个过程可以迅速发生或持续很多年。有时候在原发皮损周围可以出现多个感染灶，这可能是由于多处损伤所致而非疾病的播散感染。不穿防护靴、营养不良和暴露部位磨损均是易感因素。

临床特征

足部是最常见的感染部位，其次是手、胸部和头皮。常单侧受累，初起为无痛性的丘疹。一旦皮下组织受累，可随之出现肿胀，最后形成化脓性窦道（图 77.23A）。引流的脓液中含有特征性的颗粒，实际上为致密的病原菌菌落，大小不等，直径小于 1 cm。之后可累及深部组织，有时可在受累的骨骼内形成空腔。然而这种严重的感染常常无明显症状。三种不同类型的足菌肿可出现相似的临床表现。

病理学

组织病理学常见假上皮瘤样增生，伴真皮及皮下组织化脓性肉芽肿性炎症和纤维化。特征性颗粒为紧密包裹的病原菌菌落（图 77.23B）。估计组成这些颗粒的菌体直径与周围的炎细胞核的大小，可区分真菌足菌肿（较厚的菌丝）和放线菌性足菌肿（薄而细的菌丝）。特殊染色，例如六胺银染色和 Brown-Brenn 染色有助于鉴别不同的亚型（见第 0 章）。

鉴别诊断

病史、临床表现对于足菌肿的诊断很重要，然后是实验室检查。此外还应注意窦道溢出颗粒的颜色（表 77.16），窦道渗出物和（或）组织应进行 KOH 镜检、革兰氏染色以及细菌和真菌培养。足菌肿需与伴颗粒形成的放线菌病相鉴别（见第 74 章）。

治疗

真菌性足菌肿需尽早诊断，并在深部骨骼受累之前切除病灶（包括病灶边缘周围正常的组织）以获得最好的预后。病灶切除后，需进行系统抗真菌治疗。

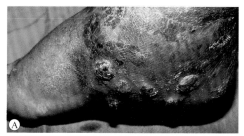

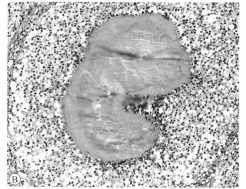

图 77.23 **足菌肿（马杜拉足）**。A. 注意足部软组织肿胀以及伴脓性引流的多发性结节。B. 颗粒的病理组织学表现，为紧密包裹的真菌菌落（B，Courtesy，Lorenzo Cerroni，MD.）

两性霉素 B 疗效不佳。针对不同的病原菌，可使用伊曲康唑、氟康唑、伏立康唑、泊沙康唑、酮康唑和特比萘芬等治疗真菌性足菌肿[44]。放线菌性足菌肿治疗主要由链霉素或阿米卡星，联合甲氧苄啶−磺胺甲噁唑或氨苯砜组成，治疗可持续数月甚至数年。

孢子丝菌病

同义名： ■ 玫瑰花园丁病（rose gardener's disease）

引言

孢子丝菌病（sporotrichosis）是一种由双相真菌孢子丝菌属（如申克孢子丝菌、巴西孢子丝菌、球形孢子丝菌、墨西哥孢子丝菌）引起的皮下组织真菌病[45]。园丁被污染的玫瑰花刺伤后引起感染是孢子丝菌病经典的发病方式。尽管孢子丝菌病临床表现多样，但最常见的临床类型还是皮肤淋巴管型或"孢子丝菌病"型，即原发部位感染后以结节样模式沿淋巴管传播。

流行病学

孢子丝菌（Sporothrix）广泛分布于全球的土壤中。然而孢子丝菌病却多见于墨西哥、中美洲和南美洲以及其他地区，如南非。在这些地区，很多户外工作的人常暴露于该种病原菌。在温带气候区域，例如美国和加拿大，该病最常发生于园丁，特别是种植兰

表 77.16	真菌和放线菌性足菌肿的地理分布和颗粒颜色		
病原菌		**颗粒颜色**	**地理分布**
真菌性	足菌肿马杜拉菌（*Madurella mycetomatis*）	黑色	北美洲、中美洲和南美洲；加勒比海、非洲、欧洲、中东、亚洲
	灰色马杜拉菌（*Madurella grisea*）	黑色	北美洲、中美洲和南美洲；非洲、亚洲
	塞内加尔小球腔菌（*Leptosphaeria senegalensis*）	黑色	非洲、亚洲
	假性阿利什霉 / 尖端赛多孢子菌 *（*Pseudallescheria boydii/Scedosporium apiospermum*，分别为有性期 / 无性期）	白色	北美洲、中美洲和南美洲；非洲、大洋洲、亚洲、欧洲
	枝顶孢霉属和帚枝霉属（*Acremonium* and *Sarocladium* spp.）	白色	北美洲、中美洲和南美洲；亚洲、欧洲、大洋洲
放线菌性	巴西诺卡菌（*Nocardia brasiliensis*）†	白色	全世界（所有诺卡菌属）
	星形诺卡菌（*Nocardia asteroides*）‡	白色	
	豚鼠诺卡菌（*Nocardia caviae*）	黄白色	
	以色列放线菌（*Actinomyces israelii*）§	黄白色	全世界
	马杜拉放线菌（*Actinomadura madurae*）	粉红或白色	全世界
	白乐杰马杜拉放线菌（*Actinomadura pelletieri*）	红色	北美洲和南美洲、非洲、印度
	索马里链霉菌（*Streptomyces somaliensis*）	棕色或黄色	非洲（干旱地区）
* 美国最常见的病原菌 † 墨西哥最常见的病原菌 ‡ 罕见 § 极为罕见的足菌肿病原菌；常常引起放线菌病（例如颈部、胸部和腹部），也可出现窦道排液和颗粒 颗粒也可见于葡萄球菌病和放线菌病（见第 74 章）			

花和玫瑰花的人。泥炭藓常认为是感染的来源。所有年龄的人群均可受累，但成年人更为多见。在过去的15年中，由于被感染的猫所致的传播，巴西里约热内卢地区孢子丝菌病的发病率增加了100倍以上，猫（与人类相比）的皮肤溃疡中存在大量致病菌[46]。

发病机制

孢子丝菌病最常见的感染方式是皮肤接种，尤其是一些植物，例如荆棘和木材。在巴西，人可通过猫的传播感染孢子丝菌，除此之外，动物与人间的传播很少见。该病可同时发生多处接种，不要和单一原发灶引起的播散感染相混淆。孢子丝菌病的病程和临床表现与患者的免疫反应、接种的菌量及毒力有关。未接触过孢子丝菌的宿主感染后，其局部的淋巴管可受累。而已有孢子丝菌接触史的人群感染后则不会出现淋巴管播散，但会在接种部位出现固定溃疡[47]或肉芽肿性斑块；后者常见于面部，特别是生活在流行地区的儿童。

也可以发生广泛的皮肤感染伴或不伴系统感染，特别是在免疫功能受损的人群中。有报道吸入性孢子丝菌病可伴系统感染和皮肤的播散感染，与播散性组织胞浆菌病及其他双相真菌感染类似。

临床特征

孢子丝菌病初期的症状表现为外伤部位的孤立性丘疹，多发于手部，接种后数周出现。此后皮损逐渐侵蚀或形成溃疡，伴化脓性溢液，但通常不伴疼痛。数周后其他皮损相继出现，典型临床表现是沿淋巴管

分布的真皮和皮下组织结节和溃疡（常蔓延至上臂；图77.24）。这就是所谓的孢子丝菌病样型。受累的淋巴管可能会出现纤维化[48]。固定型皮肤孢子丝菌病可表现为肉芽肿性皮损，常伴有溃疡，而播散型皮疹常表现为皮下结节。

病理学

组织学上，可见到真皮和皮下组织的化脓性和肉芽肿性炎症。很少见到致病菌；用荧光标记抗体染色可有助于识别稀疏的雪茄烟样的孢子形态。常可见星状小体。当查见大量真菌病原体（例如，在免疫受损的宿主中）时，PAS染色（图77.24B）或银染色可经常看到出芽孢子和雪茄烟型的病原菌。

鉴别诊断

当出现孢子丝菌病样表现的类型时，主要需与非典型分枝杆菌感染相鉴别，特别是海分枝杆菌；其他相对少见需鉴别的疾病见表77.17。由于在KOH镜检和组织病理检查中很少查见病菌，因此脓液或组织的培养对确诊该病十分重要；巢式PCR可用于检测临床样本中的病原菌[49]。孢子丝菌是一种双相真菌（见下文），以菌丝相还是酵母相生长，取决于培养温度。在25℃时生长迅速，表现为灰白色至棕色的光滑霉样菌落，菌落很快变硬，形成褶皱，并随时间延长菌落颜色加深。显微镜下，可见到分生孢子簇生在分生孢子梗（特殊的菌丝）末端，单个厚壁的深色分生孢子也由菌丝产生。37℃条件下，在富含葡萄糖的培养基

图77.24 皮肤淋巴管型（孢子丝菌病样）。A. 拇指上单个侵蚀性结节为孢子丝菌病的原发性皮损，伴沿淋巴管分布的继发皮损。B. 在真皮中，申克氏孢子丝菌的多种酵母形态；注意其中多数呈特征性的雪茄烟状。C. 诺卡菌病引起的前臂伸侧单个溃烂结节伴多个近端结节，见于一名接受了系统性激素治疗的淋巴瘤患者（B, Courtesy, Ronald P Rapini, MD；C, Courtesy, Jean L Bolognia, MD.）

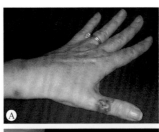
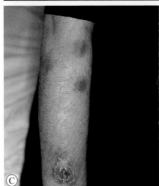
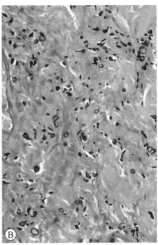

表77.17　皮肤淋巴管型感染（孢子丝菌病样）病原菌
最常见
非典型分枝杆菌，特别是海（鱼）分枝杆菌（*M. marinum*），但也有其他菌属［如龟分枝杆菌（*M. chelonae*），堪萨斯分枝杆菌（*M. kansasii*）］
孢子丝菌病（图77.24A）
不常见
诺卡菌病（图77.24C）
化脓性细菌（如金黄色葡萄球菌，化脓性链球菌）
假性阿利什霉（*Pseudallescheria boydii*）/尖端赛多孢子菌（*Scedosporium apiospermum*）
罕见（在发达国家）
利什曼病
兔热病（tularemia）*
结核 *
双相真菌（非孢子丝菌）
免疫抑制宿主中的机会性真菌（如镰刀菌，链格孢属）
鼻疽［鼻疽伯克霍尔德氏菌（*Burkholderia mallei*）］*
猫抓病（cat scratch disease）*
炭疽（Anthrax）
牛痘（Cowpox）
棘阿米巴属（*Acanthamoeba* spp.）

*常见腺性溃疡
也有非感染性因素，如淋巴瘤、朗格汉斯细胞组织细胞增生症和转移瘤。此外，麻风的周围神经扩散可以模仿淋巴皮肤管型感染

上该菌生长缓慢，呈白色糊状酵母样菌落。显微镜下酵母相的孢子丝菌可见雪茄烟样芽生酵母。完整的菌种鉴定有赖于分子研究[45]。需与固定斑块型、播散型孢子丝菌病鉴别的肉芽肿性疾病很多，其中包括感染性和炎症性相关疾病。

治疗

该病局部治疗效果欠佳。饱和的碘化钾溶液（SSKI）已成功用于治疗该病。尽管SSKI既不能抑菌也不杀灭真菌，但却能影响患者对于病原菌的免疫应答。碘化钾价格低廉，但味苦，具有潜在副作用，包括碘疹、胃肠不适和甲状腺抑制（见第100章）。美国感染疾病协会真菌学组经多中心非随机研究，推荐连续使用伊曲康唑（每天100～200 mg），3～6个月治疗皮肤淋巴型或者固定型孢子丝菌病[50]。药物安全性高，耐受性好，复发率低。两性霉素B可用来治疗严重或播散性的孢子丝菌病。

罗伯芽生菌病

同义名： ■ 瘢痕型芽生菌病（keloidal blastomycosis）
■ Lacaziosis ■ 罗伯病（Lobo's disease）

罗伯芽生菌病（lobomycosis）是一种以瘢痕疙瘩样皮肤结节为特征的慢性真菌感染。其致病菌，*Lacazia loboi*（以前称为罗伯罗菌）[51]与巴西副球孢子菌（*Paracoccidioides*）有较高的亲缘性，不能在体外培养[52]。罗伯芽生菌病发生于中美洲和南美洲，与接触海豚、海洋环境以及农村地区的土壤和植被有关。感染通常发生于轻微创伤之后，男性发病率较高[53]。

罗伯芽生菌病表现为无症状、坚实的、瘢痕疙瘩样结节，常累及四肢远端、耳部（尤其是外耳郭）和面部，也可累及躯干（图77.25A，B）。皮损随时间逐年缓慢扩大，形成广泛的多发结节样斑块，表面光滑或（偶尔）呈疣状外观及溃疡。组织病理可见特征性的、具有细胞间桥的厚壁酵母样细胞（称为"指节铜环"），呈链状排列（图77.25C）；在PAS或银染色下这些致病菌更加明显，也可以从皮损表面刮取的皮屑中找到这类致病菌[54]。其他特点包括真皮肉芽肿样浸润和表皮的萎缩或假性上皮瘤样增生。由于抗真菌治疗通常无效，条件允许时，可进行手术切除或冷冻治疗。但氯法齐明和伊曲康唑可能对皮损广泛的患者有一定的疗效[55]。

系统性真菌病

本章节回顾了由真正的真菌性致病菌和机会致病菌引起的系统感染。真正的致病菌通常是双相真菌，可引起正常免疫状态的宿主感染，而机会致病菌通常毒力较弱，可侵犯免疫受损的患者。

真正致病菌
引言

真正致病菌（true pathogens）引起的系统性真菌病（systemic mycoses）包括组织胞浆菌病、芽生菌病、球孢子菌病和副球孢子菌病。这类真菌病都是由双相真菌引起的，即这些致病菌存在两种形态——在自然界中为霉菌形态（有分隔的菌丝和分生孢子），在37℃（球孢子菌属除外）和活体组织中为其他形态（通常是酵母样）。每种致病菌都有特定的地理分布（图77.26；见下文）。该病的发生常常是通过呼吸道吸入致病真菌，引起肺部症状和肺炎。大多数感染者可以自愈，并产生很强的特异性免疫。HIV感染患者可发生播散性组织胞浆菌病和球孢子菌病，也可出现申克氏孢子丝菌（双相真菌）和马尔尼菲（马内菲）蓝状菌（青霉菌属，双相真菌和机会致病菌）的播散感染[56]。*Emergomyces*属是一类双相致病真菌，近期在南非（*E.africanus*；此前为

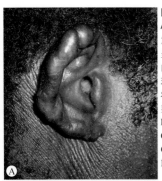

图77.25 罗伯芽生菌病。 A，B.外耳郭和背部的多发性结节样粉棕色斑块，呈瘢痕状外观。C.真皮内可见具有双重折射壁的球形病原体。常可见链状结构（插图；六胺银染色）（A，B，Courtesy, Regina Carneiro, MD and Caroline Brandao, MD；C，Courtesy, C Massone, MD.）

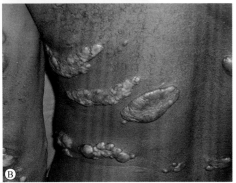

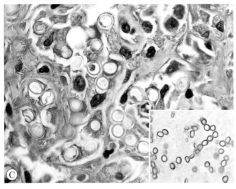

Emmonsia pasteuriana）和中国（*E.orientalis*）有过报道；在免疫抑制的患者（例如 HIV 感染者）中可发生播散感染，表现为多发性的陈旧性丘疹/结节或溃疡，可见感染性巨噬细胞，组织病理上与组织胞浆菌病和青霉菌病类似[56a]（见表 77.18）。

组织胞浆菌病

同义名： ■达林病（Darling's disease）■洞穴病（cave disease）■ Ohio 山谷病（Ohio valley disease）■网状内皮组织增殖（reticuloendotheliosis）

引言

组织胞浆菌病（histoplasmosis）是由双相真菌——荚膜组织胞浆菌荚膜变种（*Histoplasma capsulatum* var. *capsulatum*）——感染所致[57]。

流行病学

荚膜组织胞浆菌存在于温暖潮湿气候地区的土壤中，尤其是美国密西西比河、俄亥俄州和加拿大圣劳伦斯河流域。在流行地区的人群中，组织胞浆菌素皮肤试验阳性者可达80%～90%[58]。鸟类、家禽和蝙蝠是组织胞浆菌病重要的携带者。因为这些动物的粪便中含有组织胞浆菌，它们的栖息地存在大量具有传染性的真菌孢子。洞穴、操场、建筑物、空置的房屋以及鸡窝等是感染该菌的高危区域。荚膜组织胞浆菌荚膜变种也可流行于非洲、印度、东南亚和澳大利亚等国家的部分地区的河流区域。

发病机制

组织胞浆菌病既可以由吸入荚膜组织胞浆菌引起，极少数情况下也可由该菌直接接种皮肤所致。该病可以累及免疫力正常的宿主，而免疫功能受损的人群则更容易发生播散性感染。临床表现包括急性和慢性肺组织胞浆菌病、播散性组织胞浆菌病以及原发性皮肤组织胞浆菌病。播散性组织胞浆菌病最常见的感染部位（继肺部之后）是脾、淋巴结、骨髓和肝；淋巴结、肺和脾的钙化可作为既往感染的证据。皮肤表现最常见于播散性感染。严重的播散性感染可见于干扰素 γ 应答受损的个体，此类免疫应答受损可由 *IFNGR1* 或 *STAT1* 基因突变引起，而这两个基因可分别编码干扰素 γ 受体 1 和信号转导与信号激动转录因子 1（见第 60 章）。

临床特征

组织胞浆菌病的皮损无特异性，仅通过体格检查几乎不可能诊断该病。当慢性播散性组织胞浆菌病发生于免疫力正常的宿主时，最常见的皮肤黏膜表现为口腔溃疡，偶尔也可表现为结节和增生性斑块。在免疫功能受损的个体（包括 HIV 感染者）中，播散性组织胞浆菌病可表现为皮肤黏膜的糜烂或者溃疡，多发的红色丘疹或者结节伴鳞屑或结痂（图 77.27A，B）。在非洲组织胞浆菌病（一种由荚膜组织胞浆菌杜波变种引起的临床亚型）中，多数患者表现为皮肤黏膜、皮下组织和骨损害。

病理学

活检组织的显微镜检可见到特征性的细胞内孢子，其周围绕有一个亮圈（图 77.27C）。在组织胞浆菌病

表 77.18 含寄生菌的巨噬细胞相关疾病的鉴别诊断		
疾病	病原体	主要特点
鼻硬结病（rhinoscleroma）	鼻硬结克雷伯菌（*Klebsiella rhinoscleromatis*）	拉塞尔小体（免疫球白聚集而形成的膨胀内质网池；在浆细胞中形成）；鼻硬结细胞（含病原体的大组织细胞）
腹股沟肉芽肿（granuloma inguinale）	肉芽肿荚膜杆菌（*Calymmatobacterium granulomatis*）	"杜诺凡病"；杜诺凡体（巨噬细胞内含杆菌的空泡）
组织胞浆菌病	荚膜组织胞浆菌	巨噬细胞胞浆内的酵母；周边有透亮晕
利什曼病	利什曼原虫	无荚膜的病原菌；含核仁和副核仁（动基体）
青霉菌病	马内菲蓝状菌（青霉）	巨噬细胞内的小酵母；类似组织胞浆菌病
伊蒙菌病（emmonsiosis）	伊蒙菌属（*Emergomyces spp.*，此前为 *Emmonsia pasteuriana*）	巨噬细胞内的小酵母

Adapted from ref 2.

中、组织细胞和巨细胞是组织胞浆菌的宿主细胞，同时该病需与其他"以巨噬细胞内寄生"为特征的疾病相鉴别（表 77.18）。为了更容易识别病原菌，可进行 PAS 染色或六胺银染色（图 77.27D）。

鉴别诊断

由于皮肤组织胞浆菌病临床表现多样，因此其诊断常依赖于组织学检查和病变皮肤组织的培养。为评估播

双相真菌的主要地理分布

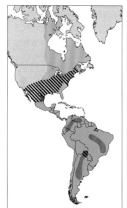
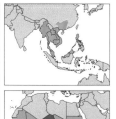
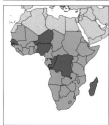

- ▢ 皮炎芽生菌
- ◩ 皮炎芽生菌+荚膜组织胞浆菌荚膜变种
- ▢ 粗球孢子菌
- ◪ 粗球孢子菌+荚膜组织胞浆菌荚膜变种
- ■ 粗球孢子菌+皮炎芽生菌、荚膜组织胞浆菌荚膜变种
- ▩ 荚膜组织胞浆菌荚膜变种
- ■ 粗球孢子菌+荚膜组织胞浆菌荚膜变种+巴西副球孢子菌
- ▢ 巴西副球孢子菌
- ▢ 马内菲青霉
- ▢ 荚膜组织胞浆菌杜波变种和荚膜变种

图 77.26 双相真菌病的主要地理分布。荚膜组织胞浆菌荚膜变种也可流行于印度、东南亚和澳大利亚等国家的部分河流流域（Courtesy，Braden A Perry，MD.）

散性组织胞浆菌病，骨髓（敏感性为 70% ～ 90%）和血液培养需要在 25℃ 和 37℃ 条件下培养至少 1 个月。在 25℃ 培养，可以形成瘤型大分生孢子。其他的诊断试验包括痰液和体液培养、血液和尿液的多糖抗原检测（有助于诊断播散性感染）、组织胞浆菌素皮肤试验（只在非疫区有意义）和测定抗体应答的血清学检测（补体固定、免疫扩散）。敏感性高特异性好的 PCR 技术可用来诊断血液和组织的组织胞浆菌病[59-60]。需要鉴别的疾病包括其他双相真菌感染（如副球孢子菌病）、皮肤黏膜结核、巨口疮和口腔的鳞状细胞癌。对于原发性皮肤组织胞浆菌病，需鉴别的诊断见表 77.17。

治疗

对于具有自限性的且无症状的原发性组织胞浆菌病，可无需治疗。但是对于有症状或播散性组织胞浆菌病则需要进行系统性抗真菌治疗。静脉滴注两性霉素 B 并逐渐增量至 1 mg/（kg·d）是目前最有效的治疗方法，且应早期用于感染严重的患者，其次是伊曲康唑。对于病情轻到中度或者较平稳的免疫正常宿主，可选择伊曲康唑每天 200 ～ 400 mg[61]。发生于 HIV 感染者的播散性组织胞浆菌病早期给予两性霉素 B（如果病情严重需要使用）治疗后，需终身使用伊曲康唑进行维持治疗。也有报道伏立康唑和泊沙康唑成功治疗组织胞浆菌病[62]，而酮康唑不再常规使用。

芽生菌病

同义名：■北美芽生菌病（North American blastomycosis）■ Gilchrist 病（Gilchrist's disease）

引言

皮炎芽生菌（*Blastomyces dermatitidis*）是一种双相真菌，也是芽生菌病的致病菌。

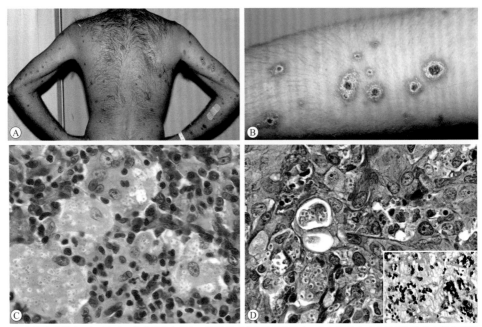

图 77.27 组织胞浆菌病。A，B. 在一名艾滋病患者中，播散性丘疹和结节伴结痂。C. 巨细胞和真皮巨噬细胞中大量的酵母。D. 六胺银染色可突出显示病原体（插图）（C，Courtesy，Jennifer McNiff，MD；D，Courtesy，C Massone，MD.）

流行病学

皮炎芽生菌病（blastomycosis）流行于北美地区，特别是密西西比河、俄亥俄河谷、大湖区和东南部各州。虽然该病可累及到所有年龄和性别的人群，但成年男性最有可能发生系统感染，儿童则更容易出现急性肺芽生菌病而不是慢性或皮肤芽生菌病。土壤是一个重要的感染源，这使得那些经常从事户外活动的人比其他人面临更大的风险。芽生菌病很少发生于世界其他地区，包括非洲和印度。

发病机制

通过吸入皮炎芽生菌，肺部常是感染的第一个部位。与其他双相真菌感染相比，继发性皮肤播散感染较为常见，甚至可能是该病的首要征象。在缺乏明显肺部感染的情况下，有时可见皮肤表现。原发性皮肤芽生菌病较为少见，常由外伤后皮肤直接接种病原菌引起，例如在实验室。

临床特征

该病最常见的皮肤表现是丘疹脓疱和边界清楚的疣状斑块，边缘内可见鳞屑性痂壳和脓疱（图 77.28A，B）。可发生中央型溃疡，严重者可出现与坏疽性脓皮病类似的临床表现。皮损数量可以从一个到数个不等，且多发生于暴露部位。皮损从中心开始愈合，伴筛状

瘢痕形成。偶尔可见黏膜受累。

在吸入性芽生菌病中，亚临床型肺部感染的比例高达 50%。可能发生骨骼受累，表现为骨髓炎，很少累及肌肉；泌尿生殖系统感染不常见。

病理学

皮损的组织检查可见假性上皮瘤样增生、化脓性肉芽肿性炎症，以及特征性圆形双轮厚壁的酵母细胞，其出芽的芽基较宽。这种出芽模式有助于芽生菌病与其他真菌感染相鉴别。六胺银染色和 PAS 染色可以更好地观察巨细胞和中性粒细胞脓肿中的真菌（图 77.28C）。在痰液样品中可以见到类似的出芽酵母细胞。

鉴别诊断

皮肤芽生菌病需要与其他皮肤感染（如疣、毛囊炎、诺卡菌病、皮肤结核病、着色芽生菌病以及其他双相真菌感染）、炎症性皮肤病（如坏疽性脓皮病、卤代物皮疹、结节病）和肿瘤（如鳞状细胞癌）等相鉴别。芽生菌病样脓皮病、长期原发或继发性细菌感染所致的过度增生反应也可出现与皮肤芽生菌病类似的皮损。现在或曾经在流行地区居住过是有助于诊断的线索。

通过 KOH 或钙荧光染色检查在脓液中发现特征性宽基出芽的酵母样细胞即可诊断芽生菌病。皮肤组

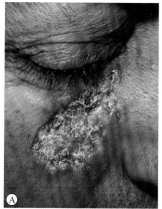

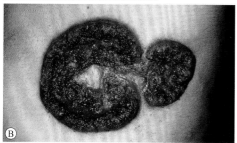

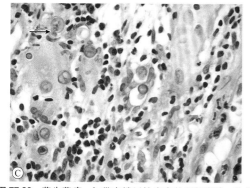

图 77.28 芽生菌病。A. 带有鳞屑性痂壳的面部斑块，边缘呈肉芽状外观。B. 边界清楚的糜烂斑块，中央可见瘢痕和黑色结痂。C. 真皮中可见出芽的酵母，巨细胞内有数个酵母细胞（PAS 染色）。注意单个宽基出芽（箭头）（A, Courtesy, Louis A Fragola, Jr, MD; B, Courtesy, Paul Lucky, MD; C, Courtesy, Mary Stone, MD.）

织或脓液应分别在 37℃和 25℃进行培养。在 37℃条件下，可以观察到出芽的酵母样细胞，而在 25℃条件下可观察到特征性白色绒毛样（菌丝束）菌落形态。其他检查如芽生菌素皮肤试验和补体结合试验通常对该病的诊断作用不大。但 PCR 检测有助于该病的诊断[63]。

治疗

与组织胞浆菌病类似，严重或进行性的芽生菌病需要使用两性霉素 B（使用相同剂量）进行系统治疗。对于轻中度无中枢神经系统受累的芽生菌病，可选用伊曲康唑（每天 200 ～ 400 mg）[64]，而氟康唑（每天 400 ～ 800 mg）、伏立康唑和泊沙康唑可作为替代治疗[62, 65]。酮康唑不再常规使用。手术治疗也偶有报道。

球孢子菌病

> **同义名**：■ 山谷热（valley fever）■ 沙漠风湿病（desert rheumatism）■ 圣华金谷热（San Joaquin valley fever）■ 加州病（California disease）

引言

球孢子菌病（coccidioidomycosis）是由毒力很强的双相真菌，粗球孢子菌（*Coccidioides immitis*）和波萨达斯球孢子菌（*Coccodioides posadasii*）感染引起[66]，二者密切相关。

流行病学

球孢子菌病主要发生在夏季和秋季，流行于美国的西南部、墨西哥北部、中美洲和南美洲；粗球孢子菌主要见于加利佛尼亚，而波萨达斯球孢子菌则是见于这些区域的其他地方。球孢子菌的分生孢子通过尘埃颗粒吸入。呼吸道的原发感染没有性别或年龄的差异，但是播散性感染在墨西哥人（5 倍）、美国非洲人（25 倍）和菲律宾人（175 倍）中更常见。免疫受损状态（如 HIV 感染）和妊娠易导致播散感染；而高加索女性最可能发生局限性感染。

发病机制

粗球孢子菌和波萨达斯球孢子菌被认为是所有真菌中毒力最强的[66]。绝大部分生活在疫区中的感染者都是通过吸入具有传染性的分生孢子而导致肺部感染。约 60% 的感染者不出现任何临床症状，而其他的感染者则在暴露数周后出现流感样症状[67]。皮肤和其他器官也可受累，这取决于宿主的因素（见上文）。值得注意的是，与组织胞浆菌病类似，严重的播散感染与 *IFNGR1* 和 *STAT1* 突变导致 γ 干扰素反应受损有关。原发性皮肤球孢子菌病极为少见，是由病原菌直接接种到皮肤引起。

临床特征

有症状的原发性吸入性球孢子菌病主要表现为流感样症状，如乏力、食欲减退、发热、咳嗽及胸膜炎性胸痛。皮肤表现可以是孤立的或者是与上述症状同时发生，可分为以下四种类型：

- 丘疹、脓疱、斑块、脓肿和窦道，容易累及面部（图77.29A，B）。
- 溃疡。
- 中毒性红斑，表现为弥漫性的斑疹，见于疾病早期，有时与接触性皮炎类似。
- 超敏反应，如多形红斑和结节性红斑。

在HIV感染者中，这些丘疹可类似于传染性软疣。骨和脑膜也可受累，分别表现为骨髓炎和脑膜炎。

病理学

特殊皮损（1型和2型以上）的活检标本可见特征性含有内生孢子的球形体，成熟的球形体直径为30～60μm（图77.29C）。PAS和六胺银染色有助于识别未成熟的球形体。球形体和释放出的内生孢子周围常可见典型的化脓性肉芽肿性反应，并伴有组织细胞、淋巴细胞以及巨细胞浸润。

鉴别诊断

球孢子菌病可通过感染组织、脓液或体液的直接镜检（用KOH或者钙荧光剂）和培养进行诊断。组织学上，在西伯鼻孢子菌所致的黏膜息肉中，也可见到较大的孢子囊（直径达300μm），内含大量的内生孢子。在25℃或37℃条件下培养时，粗球孢子菌生长很快（数天之内），菌落呈白色至黄褐色或褐色，形态多样。显微镜下，在两种温度下均可见分隔菌丝形成桶状厚壁的关节孢子。这些关节孢子成熟之后转变成

图77.29 球孢子菌病。在两名居住于美国西南部的患者中，可见面部湿润的红色斑块（A）和手臂多发性丘疹及化脓性结节（B）。C. 在巨细胞内可见含内生孢子的球状体（C, Courtesy, Jennifer McNiff, MD.）

薄壁、空洞的细胞，成熟后释放出具有传染性的关节孢子（图77.30）。由于检验人员存在感染该病的风险，故而应当特别谨慎地检查培养所产生的具有传染性的菌丝体。

血清学检查和外抗原试验有助于诊断球孢子菌病。也有报道利用PCR检测和原位杂交试验来检查病原菌[63, 68]。

治疗

与其他双相真菌感染一样，严重的或播散性球孢子菌病需要进行系统性抗真菌治疗。两性霉素B是最有效的治疗药物，对于严重感染者，其静脉输入剂量为1.0～1.5 mg/（kg·d）（艾滋病患者可以用更高的剂量）。慢性播散性感染的患者需要延长治疗，可以使用伊曲康唑（每天400 mg），脑膜炎的病例可用氟康唑。伏立康唑和泊沙康唑在体外试验中对于粗球孢子菌有效，并等同或优于伊曲康唑，已有成功（单独或与脂质体两性霉素B联合）用于治疗播散性感染的报道[62]。酮康唑不再常规使用。

副球孢子菌

同义名： ■ 南美芽生菌病（South American blastomycosis） ■ 巴西芽生菌病（Brazilian blastomycosis）

引言与流行病学

副球孢子菌病（paracoccidioidomycosis）是由双相真菌巴西副球孢子菌（*Paracoccidioides brasiliensis*）

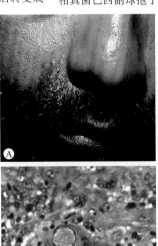
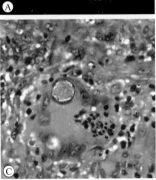
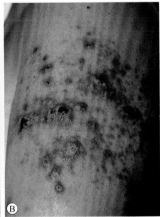

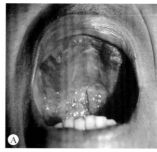

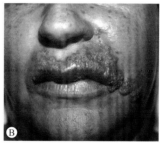

图 77.31　副球孢子菌病。腭部溃疡性斑块（A）和口腔周围以及上唇部疣状肉芽肿性红棕色斑块伴有结痂（B）。C.皮肤组织细胞浸润和伴有多个小的窄基出芽的酵母；六胺银染色可突出显示病原体（插图）（A，B，Courtesy，Marcia Ramos-e-Silva，MD，PhD；C，Courtesy，C Massone，MD.）

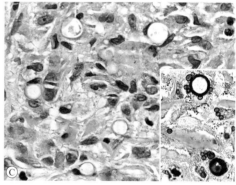

粗球孢子菌和波萨达斯球孢子菌的生命周期

关节菌丝

厚壁孢子

关节孢子

球状体

内生孢子

内生孢子发芽

牙管

图 77.30　粗球孢子菌和波萨达斯球孢子菌的生命周期

感染引起的，主要流行于中美洲和南美洲地区的国家：巴西、阿根廷、委内瑞拉、厄瓜多尔和哥伦比亚等。

发病机制

　　巴西副球孢子菌（*P. brasiliensis*）是一种存在于土壤中的双相真菌。绝大多数病例都是通过吸入环境中的分生孢子发生感染。随后发生肺部感染，可播散至皮肤、黏膜、胃肠道、脾、肾上腺和淋巴结。

临床表现

　　副球孢子菌病有多种不同的临床表现及其不同的预后。在很多患者中，原发性肺部感染可无明显的临床症状或症状轻微。当发生进行性播散性感染时，皮肤黏膜受累较为常见。皮损往往表现为疼痛性的、溃疡性或疣状；常见于面部、鼻部及口腔黏膜（图 77.31A，B）。溃疡常称之为"桑葚样口腔炎"。可发生淋巴管扩散，导致颈部淋巴结病。

　　另外一种临床表现为原发性皮肤黏膜副球孢子菌病。皮损通常分布于口腔内和口周，由咀嚼被污染的刺和树叶时外伤感染所致。常可见肉芽肿样的皮损。原发性皮肤副球孢子菌病也可通过皮肤直接接种引起，出现疣状丘疹、斑块或皮肤溃疡。

病理学

　　副球孢子菌病的组织学特点与芽生菌病类似（参见上文）。假上皮瘤样增生伴化脓性肉芽肿性炎症。在巨细胞内外可见酵母样细胞。也可见较大的厚壁细胞，其周边带有多个窄基芽孢，形如"水手的方向轮盘"（图 77.31C）。

鉴别诊断

　　鉴别诊断包括皮肤黏膜利什曼病、肉芽肿性多血管炎、NK 细胞淋巴瘤以及梅毒（地方性和流行性的）（见表 45.3）。病原菌的显微镜检查和培养对诊断副球孢子菌病是必不可少的。合适的标本（痰、皮肤刮取物或者脓液）进行 KOH 或钙荧光涂片镜检可查见带有窄基芽孢的圆形到卵圆形细胞，当副球孢子菌在 37℃ 培养时也可见到此类细胞。

治疗

　　副球孢子菌病有多种有效的治疗方法，包括两性霉素 B、系统性唑类和磺胺类药物。通常需要进行长期治疗。在播散性副球孢子菌病中，需使用两性霉素 B 或唑类抗真菌药物进行系统治疗。伊曲康唑可作为治疗的首选药物，因为它具有良好的疗效和合理的副作用，同时复发率也较低。伏立康唑治疗也是有效的。已有报道尝试利用巴西副球孢子菌衍生肽（43 KDa 糖蛋白）调节免疫系统来治疗该病[69]。

机会致病菌

引言

机会性真菌感染（opportunistic mycotic infection）可发生于具有原发性或继发性免疫缺陷的个体。在世界范围内，播散性念珠菌病（disseminated candidiasis）和曲霉病（aspergillosis）是中性粒细胞减少患者中最常见的两种系统性真菌病。接合菌病、暗色丝孢霉病（由暗色真菌引起；见下文）和透明丝孢霉病［由非暗色（透明的）真菌引起；最常见的为镰刀菌病］相对较少见（图 77.32）。在 HIV 感染者中，播散性组织胞浆菌病、球孢子菌病、隐球菌病和马内菲蓝状菌（青霉属）感染是最常见的系统性真菌病[56]。相比于真正的致病菌，机会致病菌的毒力较弱，感染者体内不会产生具有保护性的特异性免疫。

历史

曲霉病是最早发现的真菌病之一，早在在 1847 年，Sluyter 就报道了第 1 例人类曲霉病。在 1855 年，Kurchenmeister 从肺部分离出了毛霉并描述为接合病。在 20 世纪 30 年代，Benham 将隐球病病从芽生菌病中区分出来。20 世纪 90 年代，镰刀菌成为中性粒细胞减少性肿瘤患者的一种机会致病菌。

流行病学

除了几种双相真菌外，机会性真菌感染在世界范围内均有发生，没有地域性差别。致病菌在环境中普遍存在。例如，曲霉、镰刀菌和毛霉都是土壤腐生菌，存在于腐烂的植物中[70]。新生隐球菌可从禽类（尤其是鸽子）粪便中分离出。马内菲蓝状菌流行于东南亚和中国，竹鼠被认为是该菌的携带者，但在美国已出

常见机会性真菌病的皮肤表现		
真菌病	**常见皮肤表现**	**镜下特点**
系统性念珠菌病[†] ● 白念珠菌 ● 热带念珠菌（常有皮肤损害） ● 光滑念珠菌、克柔念珠菌（对氟康唑天然耐药）	坚硬的红色丘疹和结节常伴中心苍白（但可能为出血性）；坏死性臁疮样皮损	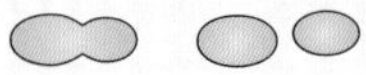
曲霉病[†] ● 黄曲霉和烟曲霉	坏死性丘疹结节，皮下结节（继发性皮肤感染）；可能与静脉置管部位相关（原发性皮肤感染）；播散性感染常常来自于原发性肺部感染；半乳甘露聚糖（特异性好，敏感性稍差）和 1,3 β-D-葡聚糖（曲霉病特异性差）血清检测用于筛选高危患者	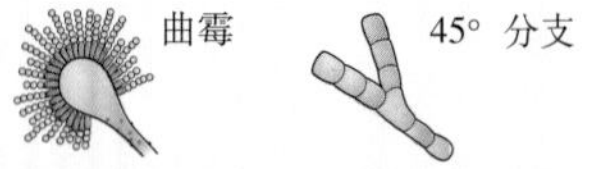 曲霉　　45° 分支
毛霉菌病[†] ● 毛霉属 ● 根霉属 ● 横梗霉属（以前为犁头霉属）	坏死性臁疮样皮损，蜂窝组织炎，面部水肿（由于眶内疾病的连续播散，常为单侧），坏死性丘疹结节，斑块，面部大面积的出血性结痂；可能与静脉置管部位相关（原发性皮肤感染）	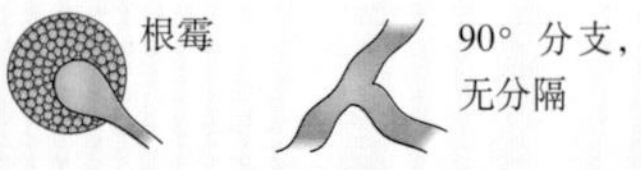 根霉　　90° 分支，无分隔
隐球菌病[**] ● 隐球菌	溃疡，蜂窝组织炎，传染性软疣样皮损；可检测血液或脑脊液中隐球菌抗原	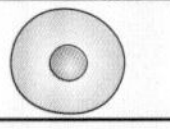
暗色丝孢霉病[*] ● 链格孢霉 ● 外瓶霉 ● 瓶霉	皮下囊肿，溃疡性斑块，出血性脓疱，坏死性丘疹结节	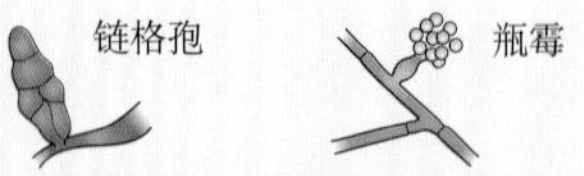 链格孢　　瓶霉
透明丝孢霉病[*] ● 镰刀菌 ● 蓝状菌属（青霉属）[**] ● 拟青霉	脐凹状或坏死性丘疹，脓疱，脓肿，蜂窝织炎，皮下结节；镰刀菌感染常累及甲周	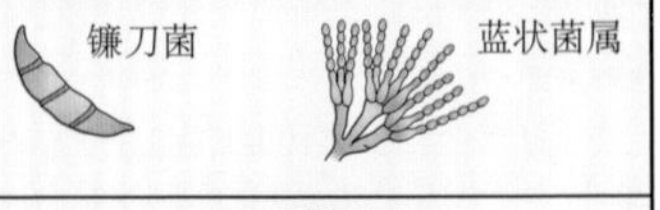 镰刀菌　　蓝状菌属
毛孢子菌病 ● 毛孢子菌属	丘疱疹，紫色丘疹，坏死性丘疹结节	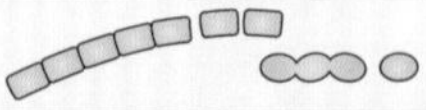

* 较少见
** 尤其在艾滋病中
† 随着于高危肿瘤患者（伴血液恶性肿瘤中性粒细胞减少症患者、造血干细胞移植受者）中预防性使用伏立康唑、泊沙康唑和艾莎康唑，播散性念珠菌病、系统性曲霉病和毛霉病（泊沙康唑和艾莎康唑）在这类人群中的发病率已经下降

图 77.32　常见机会性真菌病的皮肤表现。虽然机会性真菌感染的皮损没有特异性，但某些临床表现可能与特定的菌种有关。

现输入性感染的报道。最后，念珠菌常常定殖于皮肤和胃肠道[1]。

总的来说，随着免疫抑制治疗的广泛使用以及HIV感染的流行，机会性真菌病的发病率不断升高。事实上，部分机会性真菌病被认为是艾滋病患者所特有的真菌感染（见第78章）。值得注意的是，在高危肿瘤患者（例如，伴中性粒细胞减少的恶性血液肿瘤患者、造血干细胞移植受体）中，随着伏立康唑的预防性使用，播散性念珠菌病和曲霉病的发病率已经下降。然而，伏立康唑对毛霉菌缺乏抗菌活性，而近期批准的抗真菌药物（如泊沙康唑、艾沙康唑）则可覆盖毛霉菌。

发病机制

曲霉病是一种机会性真菌病，由曲霉属（*Aspergillus*）引起，其中烟曲霉（*A. fumigatus*）和黄曲霉（*A. flavus*）最常见。烧伤、外伤部位、手术伤口、静脉导管（图77.33A）和封闭性敷料下浸渍的皮肤常常成为原发性皮肤曲霉病的侵入口[71]。免疫功能低下的个体发生播散感染的风险较大。在**继发性**皮肤曲霉病（一种更为常见的曲霉病类型）中，分生孢子吸入后，引起原发性肺部感染，随后播散至皮肤。免疫抑制——特别是中性粒细胞减少症加上长期使用皮质类固醇以及晚期艾滋病——是发生侵袭性或播散性曲霉病的主要危险因素。

在毛霉亚门、毛霉纲（也称为接合菌纲）和毛霉目中的真菌常引起毛霉病，此前称之为接合菌病。其中根霉（*Rhizopus*）、毛霉（*Mucor*）、根毛霉（*Rhizomucor*）、横梗霉［*Lichtheimi*，此前称为犁头霉（*Absidia*）］最

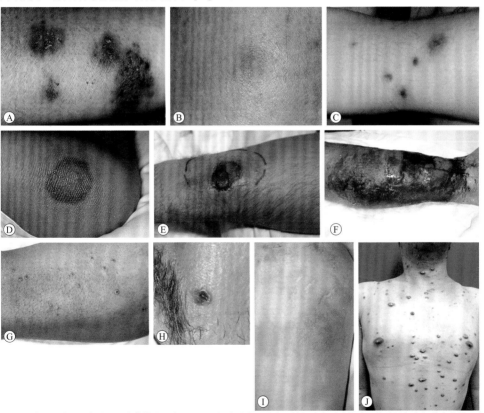

图77.33　免疫受损宿主机会性真菌感染的临床表现。原发性皮肤曲霉菌病，特征为在手臂静脉导管处的色素沉着斑伴棕黑色鳞状痂（A）；播散性念珠菌病引起的坚实粉红色丘疹结节（B）；在一位患播散性镰刀菌病的白血病患者中，红色丘疹结节伴中央紫癜、水疱和（或）结痂（C）；黄曲霉栓子致坏死性出血性大疱（D）；由根霉（E）和新生隐球菌（F）引起的蜂窝织炎伴大面积坏死；表现为结痂样皮损的播散性隐球菌病，类似传染性软疣（G）和基底细胞癌（H）；隐球菌蜂窝织炎（I）；在播散性马内菲蓝状菌（青霉）感染中，大量的丘疹和结节伴有中央凹陷和结痂（J）（J，Courtesy，Evangeline Handog，MD and the Dermatology Department，Research Institute for Tropical Medicine.）

为常见[72]。感染的风险因素包括控制不佳的糖尿病和其他类型的免疫抑制状态，尤其是当这类免疫抑制与中性粒细胞减少症相关时。**原发性**感染可累及鼻-眼眶-脑、肺或胃肠以及皮肤，其中皮肤毛霉病和原发性皮肤曲霉病类似，都是由致病菌直接接种皮肤所致；血源性播散可能发生于免疫抑制的宿主中。由邻近感染灶扩散（比如从鼻窦部）或者血源性播散所致的皮肤损害称为**继发性**皮肤毛霉病。由于曲霉菌和毛霉菌具有血管侵袭性，所以曲霉病和毛霉病均以坏死性皮肤损害为特征。

新生隐球菌（*Cryptococcus neoformans*）是隐球菌病的致病菌。该菌（可从鸽子身上分离到）被吸入后，可导致原发性肺部感染，随后扩散到中枢神经系统、骨骼和皮肤。后者称为**继发性**皮肤隐球菌病。也可以发生**原发性**皮肤隐球菌病，但需要进行系统评估后才能做出诊断。免疫功能正常的宿主也可能被感染，但他们发生播散感染的风险较低，而免疫功能受损的宿主，特别是艾滋病患者，则常发生播散性感染。在HIV 感染者中进行的抗逆转录病毒治疗（antiretroviral therapy，ART）已使得隐球菌病的发病率显著降低。

念珠菌属的酵母菌可引起念珠菌病，该病可表现为一种皮肤黏膜疾病（见上文）或在免疫功能低下的宿主中呈播散感染，这种感染常来源于胃肠道。念珠菌可分别以假菌丝形态存在于组织中，以芽生孢子形态存在于血液中，这种能力使得念珠菌能够适应和逃避宿主的防御[73]。白念珠菌是其中最常见的菌种，而热带念珠菌则是导致白血病患者真菌血症的常见致病菌。中性粒细胞减少症，尤其是在一些长期服用皮质类固醇的患者中，为播散性念珠菌病的发生奠定了基础；这类患者通常也接受过广谱抗生素治疗。

透明丝孢霉病包括镰刀菌、蓝状菌属和拟青霉属的感染（见图 77.32）。这些霉菌存在于土壤和整个环境中，可在免疫功能受损的宿主中引起播散性感染。镰刀菌是一种具有血管侵袭性的真菌，其引起的播散性感染最常累及中性粒细胞减少的肿瘤患者，此类感染可能源于甲周的病灶（如甲沟炎、甲真菌病）。马内菲蓝状菌是一种双相真菌，HIV 患者感染的风险特别高。

临床特征

所有的机会性真菌病都可以出现数种不同类型的皮损（见图 77.32）。皮损表现可从坚实的丘疹（图77.33B）、瘙痒性或坏死性丘疹结节（图 77.33C）到出血性大疱（图 77.33D）以及溃疡。也可以表现为皮下结节和蜂窝织炎，常伴组织坏死（图 77.33E，F）。

在播散性曲霉菌病中，严重的泛发性感染常常累及中枢神经系统，肾和心脏（除了肺）。预后较差，但当患者不再出现中性粒细胞减少或停止使用糖皮质激素时病情会有所改善。由潜在鼻窦感染引起的继发性皮肤毛霉病最初可能表现为单侧轻微的面部肿胀和轻度红斑，而该病的进展期则以覆着较厚血痂的大面积坏死为特征。

继发性皮肤隐球菌病整体预后较差，如果不进行治疗，死亡率可高达 80%[74]。其临床表现从丘疹结节、蜂窝织炎、脂膜炎到坏死性溃疡和脓肿；皮损也可类似于传染性软疣、疱疹病毒感染以及基底细胞癌（图 77.33G，H）[75]。大约有 15% 的系统性隐球菌病患者可出现皮肤损害，皮疹的分布没有规律[76]。

播散性念珠菌病的皮肤损害常表现为躯干和四肢坚实的粉红色丘疹或结节（见图 .77.33B）。皮损中央往往呈苍白色，但在患血小板减少症的患者中皮损中央可呈紫色。其他表现包括坏疽性脓疱疮样皮损（出血性大疱继发坏死性焦痂，见图 77.20H）、脓疱、脓肿和紫癜（在血小板减少症患者中）。尽管白念珠菌是最常见的致病菌种，但热带念珠菌更容易引起皮肤损害。多重耐药的耳念珠菌是一种引起系统性感染的新念珠菌，也可以污染伤口[76a]。系统性受累的部位包括肝、脾、肌肉、肾、视网膜和心脏瓣膜。可出现败血症样综合征，伴有心动过速、低血压、呼吸困难和高热。

与组织胞浆菌病类似，马内菲蓝状菌常感染肝、脾和淋巴结。皮肤受累时可表现为脐窝样丘疹，类似于传染性软疣、坏死性结节和痤疮样皮疹。最常见的部位是面部（特别是前额）、手臂和躯干（图 77.33I）。当黏膜表面受累时，可出现溃疡和丘疹；常可见明显的淋巴结肿大。

约有 75% 的播散性镰刀菌病患者可出现皮肤损害，常常表现为广泛分布的弥漫性靶形红斑、坏疽性脓疱疮样或紫癜样结节（见图 77.33C）。受累个体常出现高热和剧烈的肌肉痛。

病理学

皮肤曲霉菌病皮损的组织病理学检查可以看到 45° 分枝的透明有分隔的菌丝，在银染或者 PAS 染色时分隔菌丝显示最为清楚（图 77.34A）。也可以观察到化脓性肉芽肿性炎症和（或）坏死。

在毛霉病中，可见高度特征性的宽大、无分隔的、呈 90° 分支的菌丝，形如丝带（图 77.34B）。PAS 染色可有助于诊断。还可见到毛霉感染引起的化脓、坏死以及血管侵袭。

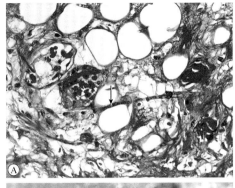

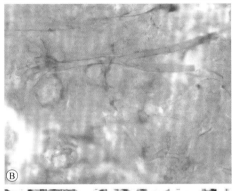

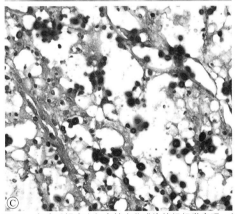

图 77.34　免疫受损宿主机会性真菌感染的组织学表现。A 在一位播散性曲霉病患者中，坏死皮肤内可见分隔菌丝（箭头）。B 在坏死性大疱底部的刮取物中，可见带状的、无分隔根霉菌丝。C 在继发性皮肤隐球菌病中真皮内可见大量含凝胶状荚膜的酵母细胞（PAS 染色）（A，Courtesy，Lorenzo Cerroni，MD；B，Courtesy，Jean L Bolognia，MD；C，Courtesy，Athanasia Syrengelas，MD，PhD.）

隐球菌病的组织学表现可描述为以大量隐球菌伴极少炎症为特征的凝胶状病变，或以少量隐球菌伴有大量炎症和极少坏死为特征的肉芽肿性病变。PAS 染色可突出显示中央的酵母样结构（图 77.34C），黏蛋白胭脂红或阿新蓝可用于显示隐球菌的特征性荚膜。印度墨汁染色，如脑脊液和皮损刮取物，也可以看见荚膜。荚膜越厚，免疫缺陷越严重，炎症就越少。

在播散性念珠菌病中，芽生孢子和假菌丝可在真皮中见到，而不是像皮肤黏膜念珠菌病一样在角质层中。

马内菲蓝状菌与组织胞浆菌病具有相似的镜下特征。在巨噬细胞和巨细胞中可见大量小酵母细胞（见表 77.18）。镰刀菌病的组织学表现与曲霉病类似，可见锐角分支、分隔菌丝、血管侵袭、坏死和不同程度的肉芽肿性浸润。

鉴别诊断

皮肤刮取物的显微镜检查（使用 KOH 或荧光增白剂）、组织学分析和皮肤组织培养均可用于诊断机会性真菌感染。由于很多机会致病菌也可以是培养时出现的污染菌，因此上述检测方法显得尤为重要[77]。临床鉴别诊断的范围可从毛囊炎、传染性软疣到蜂窝织炎和播散性细菌感染引起的坏疽性脓疱疮。当出现坏死性焦痂时，发生带状疱疹或血管炎的可能性会增加（见图 77.32）。

从大体上看，黄曲霉和烟曲霉的菌落就像"南太平洋诸岛"，因为菌落中心呈卡其绿（黄曲霉）或蓝绿色（烟曲霉），边缘呈白色至黄色。显微镜下，可见球形的曲霉"头"，其表面可见分生孢子。在接合菌病中，大多数情况下，培养可见生长迅速的"绒毛样"菌落。显微镜下观察，可见根状体、圆形孢子囊和孢子囊孢子（在孢子囊内形成的无性孢子）（见图 77.32）[47]。新生隐球菌的培养可产生奶油色菌落，其外观形似念珠菌菌落。在鸟粮琼脂培养基上，新生隐球菌菌落呈棕色。因为马内菲蓝状菌是一种双相真菌，在 25℃ 条件下呈霉菌形态，并产生弥漫性的红色色素，37℃ 时菌落呈酵母样。

在隐球菌病中可以检测到荚膜抗体，高滴度提示预后较差。真菌细胞壁成分的血清检测，如 1,3β-D-葡聚糖（检测多种真菌，包括曲霉和镰刀菌）和半乳甘露聚糖（曲霉属相对特异，但敏感性稍差），已用于筛选高危患者，寻找侵袭性真菌感染的早期证据。PCR 检测也可用于多种机会性真菌的筛查（尤其是曲霉菌）[78-79]。

治疗

减少环境暴露（如建筑工地）和使用通风系统，可以预防高危患者罹患机会性真菌病。预防性使用系统性抗真菌药物（如氟康唑、泊沙康唑、伏立康唑、艾沙康唑）常用于接受骨髓抑制化疗和造血干细胞移植的患者，无论是在其发生中性粒细胞减少症之前或期间。即使没有出现中性粒细胞减少症，长期大剂量系统性使用皮质类固醇（例如慢性移植物抗宿主病）的个体感染机会性真菌的风险也很大，并且他们也是现在接受预防性抗真菌治疗的另一组人群。在过去，当一个发热性中性粒细胞减少症患者对系统广谱抗生素无效时，可以经验性地使用两性霉素 B。而现在，这样的患者可接受伏立康唑、泊沙康唑或一种棘白菌素（如卡泊芬净；表 77.19；见第 127 章）等治疗。值得注意的是，伏立康唑是一种对曲霉菌、镰刀菌以及念珠菌都有抗菌活性（但对接合菌没有抗菌活性）的三唑类药物；它会引起光敏性，可增加发生鳞状细胞癌和黑色素瘤的风险，和伊曲康唑一样，可以抑制细胞色素 P450，引起药物之间的相互作用。三唑类药物具有相似的抗菌谱（除了艾沙康唑能覆盖少数镰刀菌外）也能覆盖毛霉属，泊沙康唑和艾莎康唑均可用于机会性真菌感染的治疗和预防。

一旦诊断为机会性真菌病，需及时进行治疗。如果只是局部皮肤的原发性机会性真菌感染，可以进行手术切除，然后给予口服抗真菌药物。播散性感染预后较差，而且常常是致命的，尤其是在治疗不及时或无效的情况下。几十年来两性霉素 B（包括脂质体）一直是标准治疗。然而，伏立康唑已证明对曲霉菌引起的侵袭性真菌感染有较好的疗效，卡泊芬净也用于治疗播散性念珠菌病（见第 127 章）[80]。对于其他机会性真菌引起的系统性感染，有时候仍然可以使用两性霉素 B，但伏立康唑对镰刀菌具有抗菌活性，而泊沙康唑对镰刀菌和接合菌都具有抗菌活性。

除了两性霉素 B 和几种三唑类药物外，特比萘芬

对马内菲蓝状菌也有活性，如果该病没有进行有效治疗，其死亡率很高。不幸的是，除非无限期地继续治疗，否则该病可能复发[81]。

暗色丝孢霉病

引言与历史

暗色丝孢霉病（phaeohyphomycosis）是一组由暗色真菌（即由细胞壁的黑素引起的色素沉着）引起的感染性疾病，这一类真菌在组织中可产生明显的棕色到黑色菌丝，而不是 Medlar 小体或颗粒（参见上文着色芽生菌病和真菌性足菌肿）。虽然可发生系统性感染，特别是从原发性肺部感染灶向中枢神经系统扩散，但本节将重点介绍另外三种类型的暗色丝孢霉病——浅表型、皮肤型和皮下型。

Ajello 和他的同事在 1974 年创造了"暗色丝孢霉病"这个术语。最初，在暗色丝孢霉病的致病菌列表中，菌种较少，但目前该列表所含菌种众多，并且还在继续增加[11]。

流行病学

因为暗色丝孢霉病包括了多种真菌引起的感染，所以其流行病学较为复杂。所有年龄和性别的人均可能患病。由于环境和职业暴露的增加，男性的发病率可能略高。暗色丝孢霉病的致病菌存在于植物和土壤中，这使得具有特定职业、活动和生活习惯（例如不穿防护鞋）的个体面临更高的感染风险。

发病机制

浅表型暗色丝孢霉病包括掌黑癣和黑色毛结节病（见上文），而皮肤的暗色丝孢霉病包括手、足还有指甲的感染，类似同一部位发生的癣（如 N. hyalinum, N. dimidiatum；见表 77.11）。外伤是皮下型暗色丝孢霉病

表 77.19　机会性真菌病的治疗							
	曲霉菌病	毛霉菌病	隐球菌病	念珠菌病	马内菲蓝状菌感染	镰刀菌病	给药方式
两性霉素 B	+	+	+	+	+	+	iv
伊曲康唑（每天 200～400 mg）	+	−	+	+	+	−	po, iv
氟康唑	−	−	+	+	−	−	po, iv
伏立康唑	+	−	+	+	+	+	po, iv
泊沙康唑	+	+	+	+	+	+	po
艾沙康唑	+	+	+	+	+	+	po, iv
卡泊芬净	+	−	+	+	−	−	iv
米卡芬净	+	−	+	+	−	−	iv
阿尼芬净	+	−	+	+	−	−	iv
考虑到此类感染迅速、广泛播散和高死亡率的可能性，对机会性真菌感染选择适当的治疗是必要的[60]。iv，静脉；po，口服							

的常见病因。免疫功能正常和免疫缺陷的宿主均可发生感染。患者的免疫状态对播散感染的严重程度和可能性有显著影响；班替枝孢瓶霉最常引起中枢神经系统感染[74]。继发性皮肤暗色丝孢霉病是由其他部位的暗色真菌传播至皮肤引起的。

临床表现

皮肤暗色丝孢霉病的临床表现和手、足、甲的皮肤癣菌感染类似。皮下暗色丝孢霉病最常表现为在身体容易受外伤部位的结节和斑块（图 77.35A）。病程通常是慢性的，疾病进展缓慢。播散性暗色丝孢霉病的临床表现包括非特异性的皮损（丘疹，斑块，结节）和中枢神经系统受累的征象。

病理学

皮肤和皮下暗色丝孢霉病的组织病理学检查可分别在角质层和真皮/皮下组织中查见暗色菌丝（图 77.35B）。在皮下暗色丝孢霉病中，可见到囊肿样脓肿，可有纤维囊壁包绕，因此又叫做"暗色丝孢霉病性囊肿"。皮损中偶尔也可以见到被植入的材料（例如裂片）。

鉴别诊断

对于皮下和系统性暗色丝孢霉病，鉴别诊断包括异物肉芽肿、皮肤利什曼病、着色芽生菌病和双相真菌感染。KOH 镜检（浅表型和皮肤型）、培养（所有的类型）组织病理学检查（通常只有皮下型和系统型）可以帮助诊断。致病菌属和种的鉴定需要真菌培养，但病理组织学有助于明确侵袭程度、区分致病菌与培养标本中的污染菌。甄氏外瓶霉和皮炎外瓶霉是皮下型暗色丝孢霉病中最常分离出的菌种。

治疗

皮下暗色丝孢霉病可以手术治疗[82]；完整切除病灶可获得痊愈。暗色真菌引起的系统性感染仍然是一个治疗难题，因为单纯口服抗真菌药物难以清除病灶。然而，口服伊曲康唑，每次 200 mg，1 天 2 次，长疗程（＞12 个月），对于非手术治疗的暗色丝孢霉病有一定疗效。需要进行密切随访，包括反复进行受累部位的培养和组织学检查。系统性感染的其他治疗包括伏立康唑、泊沙康唑、两性霉素 B 和氟胞嘧啶。

耶氏肺孢子菌病

在过去，耶氏肺孢子菌（*Pneumocystis jiroveci*，以前称作卡氏肺囊虫）分类为原虫。目前，通过基因及生物化学分析，认为它是一种真菌。此类机会性感染发生在那些免疫抑制的个体，包括艾滋病患者。肺是最常见的感染部位（肺炎），但是偶尔（少于 3% 的患者）也

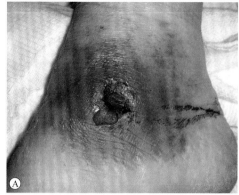

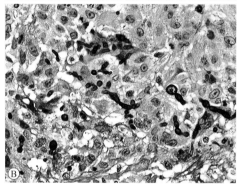

图 77.35 暗色丝孢霉病——临床和组织病理表现。A. 在 1 例由嘴突脐孢（*Exerohilum rostrotum*）所致皮下暗色丝孢霉病患者中可见紫癜样斑块伴中央坏死及周围红斑。**B.** 在暗色丝孢霉病囊肿中可见 PAS 染色阳性的菌丝伴灶状色素沉着（B，Courtesy，Luis Requena，MD.）

会发生其他部位的播散性感染，比如肝、脾、淋巴结。

皮肤受累罕见，主要以红斑或皮色的、无触痛的丘疹或结节为特征[83]；也可出现溃疡。外耳（包括耳道）是最常见的受累部位。组织学上，真皮内可见弥漫性浸润的泡沫细胞。和单克隆抗体一样，特殊染色（如六胺银、吉姆萨、斯坦那）可以突出显示致病菌；也可通过 PCR 检测发现耶氏肺孢子菌。

耶氏肺孢子菌最常用的治疗是复方新诺明（TMP-SMZ）。其他治疗方案包括肠外使用喷他脒（pentamidine）和口服阿托伐醌。在免疫抑制的个体中，预防性用药通常选择口服 TMP-SMZ，其次为雾化吸入喷他脒、口服氨苯砜或者口服阿托伐醌。对于接受系统性糖皮质激素联合免疫抑制剂（如硫唑嘌呤和环磷酰胺）治疗的皮肤科患者来说，预防性治疗是非常重要的。

（庄凯文译 冉昕校 闫薇审）

参考文献

1. Crespo Erchiga V, Delgado Florencio V. Malassezia species in skin diseases. Curr Opin Infect Dis 2002;15:133–42.

2. Rippon JW. Medical Mycology: The Pathogenic Fungi and the Pathogenic Actinomycetes. 3rd ed. Philadelphia: WB Saunders; 1988.

3. Colombo AL, Padovan ACB, Chaves GM. Current knowledge of Trichosporon spp. and trichosporonosis. Clin Microbiol Rev 2011;24:682–700.

4. Bernier V, Weill FX, Hirigoyen V, et al. Skin colonization by Malassezia species in neonates: a prospective study and relationship with neonatal cephalic pustulosis. Arch Dermatol 2002;138:215–18.

5. Assaf RR, Weil ML. The superficial mycoses. Dermatol Clin 1996;14:57–67.

6. Brodell RT, Elewski B. Superficial fungal infections. Errors to avoid in diagnosis and treatment. Postgrad Med 1997;101:279–87.

7. Elewski BE, Hazen PG. The superficial mycoses and the dermatophytes. J Am Acad Dermatol 1989;21:655–73.

8. Lesher JL. Therapeutic agents for dermatologic fungal diseases. In: Elewski BE, editor. Cutaneous Fungal Infections. 2nd ed. Massachusetts: Blackwell Science; 1998.

9. Gupta AK, Bluhm R, Summerbell R. Pityriasis versicolor. J Eur Acad Dermatol Venereol 2002;16:19–33.

10. Gupta AK, Lane D, Paquet M. Systematic review of systemic treatments for tinea versicolor and evidence-based dosing regimen recommendations. J Cutan Med Surg 2014;18:79–90.

11. Rinaldi MG. Phaeohyphomycosis. Dermatol Clin 1996;14:147–53.

12. Dahl MV. Dermatophytosis and the immune response. J Am Acad Dermatol 1994;31:S34–41.

13. Elewski BE. Tinea corporis. In: Demis DJ, editor. Clinical Dermatology. 20th revision edn. Philadelphia: JB Lippincott; 1993.

14. Ilkit M, Durdu M, Karakas M. Majocchi's granuloma: a symptom complex caused by fungal pathogens. Med Mycol 2012;50:449–57.

15. Elewski BE, Nagashima-Whalen L. Superficial fungal infections of the skin. In: Hoeprich PD, Jordan MC, Ronald AR, editors. Infectious Diseases. 5th ed. Philadelphia: JB Lippincott; 1994.

16. Abdel-Rahman SM, Farrand N, Schuenemann E, et al. The prevalence of infections with Trichophyton tonsurans in schoolchildren: the CAPITIS study. Pediatrics 2010;125:966–73.

17. Hughes R, Chiaverini C, Bahadoran P, Lacour JP. Corkscrew hair: a new dermoscopic sign for diagnosis of tinea capitis in black children. Arch Dermatol 2011;147:355–6.

18. Elewski B. Tinea capitis. Dermatol Clin 1996;14:23–31.

19. Hajjeh R. Tinea capitis: a public health perspective. Contemp Pediatr 2001;Update on Tinea Capitis:12.

20. Leyden JJ, Aly R. Tinea pedis. Semin Dermatol 1993;12:280–4.

21. Masri-Fridling GD. Dermatophytosis of the feet. Dermatol Clin 1996;14:33–40.

22. Baran R, Faergemann J, Hay RJ. Superficial white onychomycosis–a syndrome with different fungal causes and paths of infection. J Am Acad Dermatol 2007;57:879–82.

23. Lawry MA, Haneke E, Strobeck K, et al. Methods for diagnosing onychomycosis: a comparative study and review of the literature. Arch Dermatol 2000;136:1112–16.

24. Guarro J, Kantarcioglu AS, Horre R, et al. Scedosporium apiospermum: changing clinical spectrum of a therapy-refractory opportunist. Med Mycol 2006;44:295–327.

25. Weitzman I, Padhye AA. Dermatophytes: gross and microscopic. Dermatol Clin 1996;14:9–22.

26. Smith EB. The treatment of dermatophytosis: safety considerations. J Am Acad Dermatol 2000;43:S113–19.

27. Scher RK, Breneman D, Rich P, et al. Once-weekly fluconazole (150, 300, or 450 mg) in the treatment of distal subungual onychomycosis of the toenail. J Am Acad Dermatol 1998;38:S77–86.

28. Carney C, Tosti A, Daniel R, et al. A new classification system for grading the severity of onychomycosis: Onychomycosis Severity Index. Arch Dermatol 2011;147:1277–82.

29. Zuber TJ, Baddam K. Superficial fungal infection of the skin. Where and how it appears help determine therapy. Postgrad Med 2001;109:117–20, 23–6, 31–2.

30. Lanternier F, Pathan S, Vincent QB, et al. Deep dermatophytosis and inherited CARD9 deficiency. N

Engl J Med. 2013;369:1704–14.

31. Nir-Paz R, Elinav H, Pierard GE, et al. Deep infection by Trichophyton rubrum in an immunocompromised patient. J Clin Microbiol 2003;41:5298–301.

32. Chastain MA, Reed RJ, Pankey GA. Deep dermatophytosis: report of 2 cases and review of the literature. Cutis 2001;67:457–62.

33. Pappas AA, Ray TL. Cutaneous and disseminated skin manifestations of candidiasis. In: Elewski BE, editor. Cutaneous Fungal Infections. Massachusetts: Blackwell Science; 1998.

34. Goldstein SM. Advances in the treatment of superficial candida infections. Semin Dermatol 1993;12:315–30.

35. Hay RJ. Yeast infections. Dermatol Clin 1996;14:113–24.

36. Bluestein J, Furner BB, Phillips D. Granuloma gluteale infantum: case report and review of the literature. Pediatr Dermatol 1990;7:196–8.

37. Goldberg NS, Esterly NB, Rothman KF, et al. Perianal pseudoverrucous papules and nodules in children. Arch Dermatol 1992;128:240–2.

38. Elgart GW. Chromoblastomycosis. Dermatol Clin 1996;14:77–83.

39. Tomecki KJ, Steck WD, Hall GS, Dijkstra JW. Subcutaneous mycoses. J Am Acad Dermatol 1989;21:785–90.

40. Tuffanelli L, Milburn PB. Treatment of chromoblastomycosis. J Am Acad Dermatol 1990;23:728–32.

41. Bonifaz A, Saul A, Paredes-Solis V, et al. Treatment of chromoblastomycosis with terbinafine: experience with four cases. J Dermatolog Treat 2005;16:47–51.

42. Padilla-Desgarennes C, Vazquez-Gonzalez D, Bonifaz A. Botryomycosis. Clin Dermatol 2012;30:397–402.

43. Welsh O. Mycetoma. Semin Dermatol 1993;12:290–5.

44. McGinnis MR. Mycetoma. Dermatol Clin 1996;14:97–104.

45. Marimon R, Cano J, Gene J, et al. Sporothrix brasiliensis, S. globosa, and S. mexicana, three new Sporothrix species of clinical interest. J Clin Microbiol 2007;45:3198–206.

46. Galhardo MC, De Oliveira RM, Valle AC, et al. Molecular epidemiology and antifungal susceptibility patterns of Sporothrix schenckii isolates from a cat-transmitted epidemic of sporotrichosis in Rio de Janeiro, Brazil. Med Mycol 2008;46:141–51.

47. Elgart ML. Zygomycosis. Dermatol Clin 1996;14:141–6.

48. Hoeprich PD. Sporotrichosis. In: Hoeprich PD, Jordan MC, Ronald AR, editors. Infectious Diseases. 5th ed. Philadelphia: JB Lippincott; 1994.

49. Hu S, Chung WH, Hung SI, et al. Detection of Sporothrix schenckii in clinical samples by a nested PCR assay. J Clin Microbiol 2003;41:1414–18.

50. Kauffman CA, Hajjeh R, Chapman SW. Practice guidelines for the management of patients with sporotrichosis. For the Mycoses Study Group. Infectious Diseases Society of America. Clin Infect Dis 2000;30:684–7.

51. Taborda PR, Taborda VA, McGinnis MR. Lacazia loboi gen. nov., comb. nov., the etiologic agent of lobomycosis. J Clin Microbiol 1999;37:2031–3.

52. Vilela R, Mendoza L, Rosa PS, et al. Molecular model for studying the uncultivated fungal pathogen Lacazia loboi. J Clin Microbiol 2005;43:3657–61.

53. Paniz-Mondolfi AE, Reyes Jaimes O, Davila Jones L. Lobomycosis in Venezuela. Int J Dermatol 2007;46:180–5.

54. Talhari C, Chrusciak-Talhari A, de Souza JV, et al. Exfoliative cytology as a rapid diagnostic tool for lobomycosis. Mycoses 2009;52:187–9.

55. Carneiro FP, Maia LB, Moraes MA, et al. Lobomycosis: diagnosis and management of relapsed and multifocal lesions. Diagn Microbiol Infect Dis 2009;65:62–4.

56. Houbraken J, de Vries RP, Samson RA. Modern taxonomy of biotechnologically important Aspergillus and Penicillium species. Adv Appl Microbiol 2014;86:199–249.

56a. Kenyon C, Bonorchis K, Corcoran C, et al. A dimorphic fungus causing disseminated infection in South Africa. N Engl J Med 2013;369:1416–24.

57. Body BA. Cutaneous manifestations of systemic mycoses. Dermatol Clin 1996;14:125–35.

58. Hay RJ. Histoplasmosis. Semin Dermatol 1993;12:310–14.

59. Bracca A, Tosello ME, Girardini JE, et al. Molecular detection of Histoplasma capsulatum var. capsulatum in human clinical samples. J Clin Microbiol 2003;41:1753–5.

60. Reiss E, Obayashi T, Orle K, et al. Non-culture based diagnostic tests for mycotic infections. Med Mycol

2000;38(Suppl. 1):147–59.

61. Wheat J, Sarosi G, McKinsey D, et al. Practice guidelines for the management of patients with histoplasmosis. Infectious Diseases Society of America. Clin Infect Dis 2000;30:688–95.

62. Ghannoum MA, Kuhn DM. Voriconazole – better chances for patients with invasive mycoses. Eur J Med Res 2002;7:242–56.

63. Bialek R, Gonzalez GM, Begerow D, Zelck UE. Coccidioidomycosis and blastomycosis: advances in molecular diagnosis. FEMS Immunol Med Microbiol 2005;45:355–60.

64. Chapman SW, Bradsher RW Jr, Campbell GD Jr, et al. Practice guidelines for the management of patients with blastomycosis. Infectious Diseases Society of America. Clin Infect Dis 2000;30:679–83.

65. Panicker J, Walsh T, Kamani N. Recurrent central nervous system blastomycosis in an immunocompetent child treated successfully with sequential liposomal amphotericin B and voriconazole. Pediatr Infect Dis J 2006;25:377–9.

66. DiCaudo DJ. Coccidioidomycosis: a review and update. J Am Acad Dermatol 2006;55:929–42, quiz 43–5.

67. Pappagianis D. Coccidioidomycosis. Semin Dermatol 1993;12:301–9.

68. Stevens DA. Diagnosis of fungal infections: current status. J Antimicrob Chemother 2002;49(Suppl. 1):11–19.

69. Yasuda MA. Pharmacological management of paracoccidioidomycosis. Expert Opin Pharmacother. 2005;6:385–97.

70. Kwon-Chung KJ. Taxonomy of fungi causing mucormycosis and entomophthoramycosis (zygomycosis) and nomenclature of the disease: molecular mycologic perspectives. Clin Infect Dis 2012;54(Suppl. 1):S8–15.

71. van Burik JA, Colven R, Spach DH. Cutaneous aspergillosis. J Clin Microbiol 1998;36:3115–21.

72. Millon L, Larosa F, Lepiller Q, et al. Quantitative polymerase chain reaction detection of circulating DNA in serum for early diagnosis of mucormycosis in immunocompromised patients. Clin Infect Dis 2013;56:e95–101.

73. Ray TL. Systemic candidiasis. Dermatol Clin 1989;7:259–68.

74. Durden FM, Elewski B. Cutaneous involvement with Cryptococcus neoformans in AIDS. J Am Acad Dermatol 1994;30:844–8.

75. Abuav R, McGirt LY, Kazin RA. Cryptococcal panniculitis in an immunocompromised patient: a case report and review of the literature. Cutis 2010;85:303–6.

76. Barfield L, Iacobelli D, Hashimoto K. Secondary cutaneous cryptococcosis: case report and review of 22 cases. J Cutan Pathol 1988;15:385–92.

76a. Tsay S, Welsh RM, Adams EH, et al. Notes from the field: ongoing transmission of Candida auris in health care facilities — United States, June 2016–May 2017. MMWR Morb Mortal Wkly Rep 2017;66:514–15.

77. Bohler K, Metze D, Poitschek C, Jurecka W. Cutaneous aspergillosis. Clin Exp Dermatol 1990;15:446–50.

78. Playford EG, Kong F, Sun Y, et al. Simultaneous detection and identification of Candida, Aspergillus, and Cryptococcus species by reverse line blot hybridization. J Clin Microbiol 2006;44:876–80.

79. McMullan R, Metwally L, Coyle PV, et al. A prospective clinical trial of a real-time polymerase chain reaction assay for the diagnosis of candidemia in nonneutropenic, critically ill adults. Clin Infect Dis 2008;46:890–6.

80. Stone EA, Fung HB, Kirschenbaum HL. Caspofungin: an echinocandin antifungal agent. Clin Ther 2002;24:351–77, discussion 329.

81. Conant MA. Fungal infections in immunocompromised individuals. Dermatol Clin 1996;14:155–62.

82. McGinnis MR, Winn EW. Phaeohyphomycosis. In: Hoeprich PD, Jordan MC, Ronald AR, editors. Infectious Diseases. 5th ed. Philadelphia: JB Lippincott; 1994.

83. Bundow DL, Aboulafia DM. Skin involvement with Pneumocystis despite dapsone prophylaxis: a rare cause of skin nodules in a patient with AIDS. Am J Med Sci 1997;313:182–6.

84. Elewski B. The superficial mycoses, the dermatophytoses, and select dermatomycosis. In: Elewski BE, editor. Cutaneous Fungal Infections. Massachusetts: Blackwell Science; 1998.

85. Rebell G, Taplin D. Dermatophytes: Their Recognition and Identification, 2nd printing. Coral Gables, FL: University of Miami Press; 1974.

第 78 章　HIV 感染的皮肤表现

Roy K. W. Chan，*Martin T. W. Chio*，*Hong Yi Koh*

要点

- 在 HIV 所致免疫功能障碍时，可能出现多种感染性、炎症性和肿瘤性的皮肤疾病。
- 皮肤表现通常与免疫状态相关，了解病毒载量和 $CD4^+$ 细胞计数有助于缩小鉴别诊断的范围。
- 当患者出现严重的、罕见的、治疗抵抗的皮肤病如巨大的传染性软疣、泛发性脂溢性皮炎和难治性单纯疱疹感染时，应考虑 HIV 感染的可能性。
- 随着抗逆转录病毒治疗（antiretroviral therapy，ART）的开始，免疫状态的改善，某些皮肤疾病（如带状疱疹和鸟分枝杆菌感染）临床表现会更明显或加重，这种现象称为免疫重建炎症综合征（immune reconstitution inflammatory syndrome，IRIS）。
- 尽管 ART 可使严重的机会性感染和与晚期 HIV 相关的皮肤病（如卡波西肉瘤）发生率降低，但其他皮肤病（如脂肪代谢障碍、与人乳头瘤病毒感染相关的肿瘤等）则变得更为常见。
- ART 所使用的药物可导致皮肤药物反应。

引言

皮肤黏膜的损害不仅是诊断 HIV 感染的重要线索，并且可作为疾病进展和合并严重影响生活质量的系统疾病的标记。常见于 HIV 感染不同阶段的各种疾病列于表 78.1 和 78.2 中。高效的抗逆转录病毒治疗（ART）使 HIV 感染从进行性、致命的疾病转变为需要维持治疗的慢性疾病。因此，与严重免疫抑制相关的皮肤病，如卡波西肉瘤和严重的机会性感染的发生减少。但是，随着患者生存时间延长，其他的疾病（如肛周上皮内瘤变）变得更为常见，且 ART 本身也可引起药物反应、脂肪代谢障碍和免疫重建炎症综合征（IRIS）等皮肤问题。在不易获得 ART 的低收入国家，机会性感染仍是影响病残率和死亡率的主要原因。80% ～ 95% 的 HIV 感染者至少会发生一种皮肤病，全世界的皮肤科医生在患者的诊治中仍发挥着重要作用。

历史

1981 年，首次报道了男性同性恋中与细胞免疫功能降低相关的耶氏肺孢子虫（原卡里尼）肺炎、卡波西肉瘤和慢性溃疡性单纯疱疹病毒（herpes simplex virus，HSV）感染[1-5]。随后，此类疾病命名为获得性免疫缺陷综合征（acquired immune deficiency syndrome，AIDS），并描述了其他相关的机会性感染以及其他受累人群，包括血友病 / 输血受者、静脉注射吸毒者、该病患者的性伴侣、婴儿和异性恋海地人等[6]。致病的亲 T 淋巴细胞逆转录病毒于 1983 年发现，并命名为人类免疫缺陷病毒（human immunodeficiency virus，HIV）[7]，且证实了与来自非人类灵长类动物的非洲人畜共患病的同源性。

对 HIV 血液传播、性传播和母婴传播的认识促成了对血液和体液处理的综合预防措施以及特定的分娩和母乳喂养方案。1987 年 FDA 批准了第一种有效抗 HIV 治疗的药物—核苷类逆转录酶抑制剂齐多夫定（zidovudine，AZT）。1996 年推出了高效抗逆转录病毒疗法（highly active antiretroviral therapy，HAART；现称为 ART），利用多种药物抑制病毒复制，从而延缓临床进展。后者使 HIV 相关的发病率和死亡率大幅下降。

流行病学

HIV 感染 /AIDS 呈世界性流行，一直是 21 世纪全球最具挑战的公共卫生问题。它严重地影响着资源匮乏的国家和特殊群体，如性工作者、静脉毒品使用者以及男男性行为者（men who have sex with men，MSM）。在 2016 年，预计全球有 3700 万人感染 HIV，数量较前几年增加，这反映了 ART 使患者预期寿命延长（图 78.1）。HIV 感染者接受 ART 的比例显著增加，从 2000 年的不足 3% 增至 2016 年的接近于 50%[8]，每年全球与 AIDS 相关的死亡率从 2005 年的最高峰 200 万降至 2016 年的 100 万[8]。2016 年全球新增 HIV 感染者约 180 万，比 2000 年的 320 万减少了 44%，比 2010 年的 220 万减少了 15%；2010—2016 年，每年新增儿童感染人数减少约 50%[8-9]。

表 78.1 已确诊 HIV 感染者的 WHO HIV/AIDS 临床分期

所有年龄	成年人和青少年	儿童
临床第 1 期——无症状；免疫相关 *：CD4$^+$细胞计数 > 500/mm^3		
• 无症状 • 持久性泛发性淋巴结病		
临床第 2 期——轻微；免疫相关 *：CD4$^+$细胞计数：350 ～ 499/mm^3		
• 带状疱疹 • 甲真菌感染 • 瘙痒性丘疹性皮疹 • 口角唇炎 • 复发性口腔溃疡 • 复发性 / 慢性上呼吸道感染（鼻窦炎、中耳炎 / 耳漏、扁桃体炎、咽炎）	• 脂溢性皮炎 • 原因不明的中度体重减轻（＜体重的 10%）	• 泛发性疣 • 泛发性传染性软疣 • 线状牙龈红斑 • 原因不明的持续性腮腺肿大 • 原因不明的持续性肝脾大
临床第 3 期——进展；免疫相关 *：CD4$^+$细胞计数：200 ～ 349/mm^3		
• 持续性口腔念珠病（在出生后 6 ～ 8 周） • 口腔毛状白斑 • 急性坏死性溃疡性口炎、牙龈炎或牙周炎 • 原因不明的慢性腹泻（成人＞ 1 个月，儿童＞ 2 周） • 不明原因的持续性发热（间歇性或持续性发热≥ 37.6℃，＞ 1 个月） • 肺结核（当前） • 原因不明的贫血（＜ 8 g/dl）、中性粒细胞减少症（＜ 0.5×10^9/L）或慢性血小板减少症（＜ 50×10^9/L）	• 原因不明的严重体重减轻（＞体重的 10%） • 严重的细菌感染，如肺炎、脓胸、化脓性肌炎、骨或关节感染、脑膜炎、菌血症	• 不明原因的中度营养不良或消瘦，对标准疗法反应差 • 复发性严重细菌性肺炎 • 症状性淋巴间质性肺炎 • 淋巴结结核 • 慢性 HIV 相关性肺病，包括支气管扩张
临床第 4 期——严重 / 确诊 AIDS；免疫相关 *：CD4$^+$细胞计数 < 200/mm^3		
• 慢性单纯疱疹感染（口唇、生殖器或肛门直肠部位持续时间＞ 1 个月，或内脏任何部位） • 卡波西肉瘤 • 肺外隐球菌病，包括脑膜炎 • 播散性地方性真菌病（球孢子菌病或组织胞浆菌病） • 播散性非结核分枝杆菌感染 • 不明原因的严重消瘦、发育迟缓或严重营养不良，对标准治疗无反应（HIV 消耗综合征） • 巨细胞病毒感染（视网膜炎或其他器官感染；发病年龄＞ 1 个月） • HIV 脑病 • 进行性多灶性脑白质病变 • 肺外结核 • 食管、气管、支气管或肺部的念珠菌病 • 肺孢子虫肺炎 • 中枢神经系统弓形虫病（发病年龄＞ 1 个月） • 慢性隐孢子虫病（伴有腹泻） • 慢性异孢子虫病 • 有症状的 HIV 相关性肾病或有症状的 HIV 相关性心肌病 • 脑或 B 细胞非霍奇金淋巴瘤，或其他 HIV 相关实体瘤	• 不典型播散性利什曼病 • 复发性严重细菌性肺炎 • 复发性非伤寒沙门氏菌菌血症 • 浸润性宫颈癌	• 复发性严重细菌感染，如脓胸、化脓性肌炎、骨骼或关节感染、或脑膜炎（但不包括肺炎）

* 年龄≥ 6 岁；6 岁以下儿童的数据，请访问 www.who.int/hiv/pub/guidelines/hivstaging/en/
皮肤黏膜表现以粗体显示

HIV 感染 /AIDS 的流行在撒哈拉以南非洲地区最为严重，约占所有 HIV 感染者的 70% 和新增 HIV 感染的 65%。自 2010 年以来，撒哈拉以南非洲地区每年新增艾滋病毒感染人数减少 10% ～ 15%，但东欧和中亚地区增加大于 50%[8-9]。在过去 10 年中，HIV 高发国家整体出现了安全性行为趋势。尽管如此，世界上大部分地区的男男性行为者中 HIV 感染持续高发仍然是重大问题[10]。

HIV 关怀连续体（HIV care continuum）已成为追踪级联治疗中各个步骤的重要工具，而级联治疗则是

表 78.2	CD4⁺细胞计数与特定 HIV 相关疾病的关系			

系统*	CD4⁺细胞计数 > 500/mm³	CD4⁺细胞计数 < 500/mm³	CD4⁺细胞计数 < 250/mm³	CD4⁺细胞计数 < 50/mm³
皮肤	急性逆转录病毒综合征 口腔毛状白斑 阴道念珠菌病 脂溢性皮炎	口咽念珠菌病（鹅口疮） 带状疱疹 银屑病，严重或难治性爆发性 非典型黑素细胞痣和黑色素瘤 卡波西肉瘤	嗜酸性毛囊炎 脂溢性皮炎、难治性软疣、泛发性杆菌性血管瘤病 粟粒性/肺外结核 单纯疱疹病毒感染、播散性隐球菌病、播散性组织胞浆菌病、播散性球孢子菌病、播散性葡萄球菌病 非霍奇金淋巴瘤	巨大、难愈合的皮肤黏膜单纯疱疹病毒感染（如肛周） 丘疹性瘙痒性皮疹 巨型软疣 巨细胞病毒所致肛周溃疡 曲霉菌病 获得性鱼鳞病 鸟分枝杆菌感染 巨型口疮
呼吸系统	细菌性肺炎和鼻窦炎	肺炎球菌肺炎 肺结核 淋巴细胞间质性肺炎（儿童）	肺孢子虫肺炎（PCP）	假单胞菌肺炎
神经系统	无菌性脑膜炎 格林-巴利综合征	多发性单神经炎	HIV 相关性痴呆 脑弓形虫病 周围神经病变 进行性多灶性脑白质病变	原发性中枢神经系统淋巴瘤
血液系统	持续性全身性淋巴结肿大	贫血 特发性血小板减少性紫癜	非霍奇金淋巴瘤	
其他	肌病	隐孢子虫病 宫颈/肛门上皮内瘤变 宫颈癌 肛门癌	食管念珠菌病 消瘦 微孢子虫病 空泡样脊髓病 心肌病	隐孢子虫病，难治性巨细胞病毒性视网膜炎、眼外系统性巨细胞病毒感染

* CD4⁺细胞计数越低，疾病的发生频率和严重程度越高

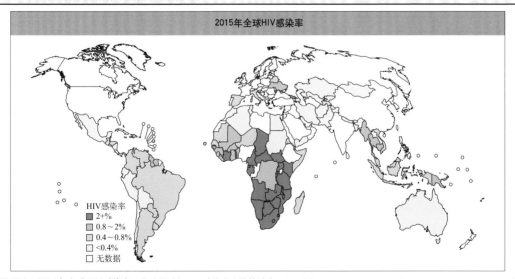

图 78.1　2015 年全球 HIV 感染率。世界范围内 HIV 感染者人数估计为 3670 万（From the Joint United Nations Programmes on HIV/AIDS.）

通过病毒抑制成功治疗和预防 HIV 所必需的[11]。这些步骤包括诊断、建立针对 HIV 感染者的稳定医疗服务，并维持这种医疗服务、坚持 ART 和病毒抑制。

HIV 感染传播方式存在地域差异。美国 2015 年新增 HIV 的传播情况如下：男男性接触，67%；异性性接触，24%；注射吸毒，6%；男男性接触加注射吸毒，3%；

围生期传染，0.02%。在资源有限的地区，70% ～ 80% 的 HIV 感染由异性性行为所致，而围生期传播和注射吸毒分别占 5% ～ 10%。HIV 传播的危险因素包括高病毒载量、无保护措施的肛门性行为受者、未进行包皮环切术以及存在其他性传播疾病。

发病机制

AIDS 主要由 HIV-1 所致，很少由 HIV-2 所致。两者均属于逆转录病毒家族中的包膜单链 RNA 慢病毒。它们具有人畜共患性，起源于感染非洲灵长类动物的猿猴免疫缺陷病毒（simian immunodeficiency virus，SIV）：HIV-1 来自黑猩猩，HIV-2 来自白眉猴。HIV-1 有四个不同的谱系，每个谱系都由独立跨物种传播所致；M 组导致了约 99% 的 HIV 感染的全球流行，而 N、O 和 P 组的传播仅限于西非[12]。HIV-2 也主要限于西非，其总体患病率正在下降。与 HIV-1 比较，HIV-2 具有更低的传染性和毒性，感染 HIV-2 的患者病毒载量

较低，通常不会发展为 AIDS。HIV 由于其逆转录酶的易错特质且在感染个体中病毒复制极快，表现出显著的遗传变异性。

在 HIV-1 感染时，病毒包膜蛋白 gp120 和 gp41 最初与 CD4 分子相互作用，然后与位于活化的 CD4$^+$ T 细胞、单核巨噬细胞和树突细胞上的趋化因子受体（通常为 CCR5 或 CXCR4）进行第二次相互作用（图 78.2）。CXCR5 是 HIV 感染的最主要融合因子[13]，但肾细胞和星形胶质细胞的非 CD4 依赖性细胞感染可引起慢性肾病和神经认知障碍。相互结合后，构象变化诱导病毒包膜与质膜的融合，从而使病毒颗粒内化。RNA 基因组由逆转录酶转录，该酶产生 HIV RNA 的 DNA 拷贝。该病毒 DNA 拷贝通过整合酶的作用整合到宿主 DNA 中，这些病毒 DNA 又被转录为 RNA，其中一些成为新的病毒颗粒基因组，一些转化成病毒蛋白质。后者在蛋白酶作用下切割成片断并组装成病毒的各个结构组分。完整病毒不断复制，并破坏宿主细胞。

被传染或原发病毒感染之后，HIV 快速复制（图

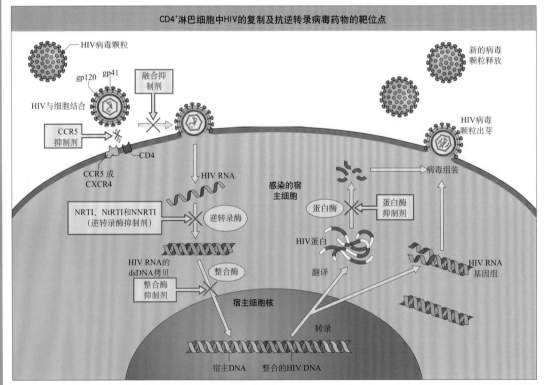

图 78.2 CD4$^+$ 淋巴细胞内 HIV 的复制和抗逆转录病毒药物的靶位点。CCR5，CC 趋化因子受体 5；NRTI，核苷逆转录酶抑制剂；NtRTI，核苷酸逆转录酶抑制剂；NNRTI，非核苷逆转录酶抑制剂。FDA 批准的抗逆转录病毒药物信息参见 https://aidsinfo.nih.gov/understanding-hiv-aids/fact-sheets/21/58/fda-approved-hiv-medicines

78.3）。约 6 个月后，病毒载量达到设定点，此设定点由宿主的先天自然杀伤（natural killer，NK）细胞反应以及 CD8⁺细胞与中和抗体的适应性免疫应答所决定[14]。最初的抗体反应在感染后 1～3 个月内出现，具有菌株特异性。这种抗体反应驱动病毒逃逸，在 80% 的患者中，病毒突变体对中和性抗体产生抵抗性。但在 20% 的患者中，被传染或原发感染的病毒突变体进化并诱导生成具有相当大中和度的抗体。直接对抗 HIV 的 CD8⁺细胞毒性 T 细胞在暴露后 10 天内开始起作用，这与急性逆转录病毒综合征期间病毒血症的减少相关；这些细胞还有助于整个病程中 HIV 感染的控制。

初始感染导致循环 CD4⁺T 细胞减少，然后恢复至接近正常水平，随后每年缓慢下降 50～100/mm³（见图 78.3）。与之相反的是，早期存在于胃肠道内的 CD4⁺T 细胞迅速耗竭。CD4⁺T 细胞的进行性消耗是直接感染

致死、合胞体形成的旁观者效应、慢性免疫激活、淋巴组织损伤和衰老所作用的结果。

典型 HIV 感染的显著慢性免疫激活认为与 HIV 低级复制、对 HIV 的免疫应答、再激活的感染、随后发生的微生物易位所致黏膜完整性的丧失，以及促炎症分子的生成增多相关[15]。在接受 ART 的患者中，炎症标志物水平的升高与患肿瘤、心血管、神经系统疾病及肝疾病的风险和死亡率升高相关。

在 HIV 感染者中，通过 CD4⁺细胞计数 < 200/mm³ 或 < 14%CD4⁺T 细胞，和（或）满足定义 AIDS 的条件来确诊 AIDS（见表 78.1）。HIV 感染的自然病史差异很大，和与病毒负荷相关的 CD4⁺T 细胞的下降速度相关。对于未经治疗的感染，进展为 AIDS 的中位时间约为 10 年。但是，10%～15% 的未治疗者，HIV 感染史 ≥ 10 年，无症状，CD4⁺T 细胞计数 > 500/mm³，历

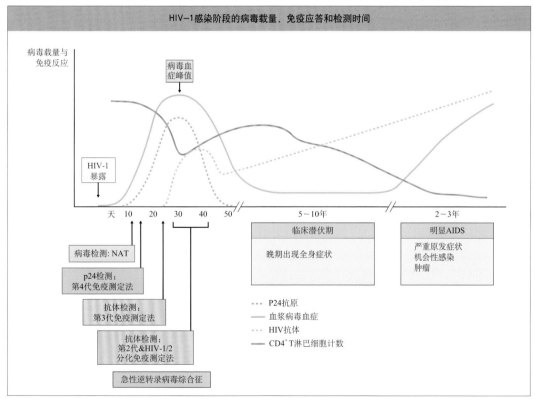

图 78.3　HIV-1 感染期间的**病毒载量、免疫反应和检测时间**。暴露于 HIV-1 后，最初的病毒复制和扩散发生在淋巴器官，在病毒血症高峰期出现 HIV-1 的全身播散。高达 80% 感染者在中早期出现不同严重程度的临床症状。随着病程从感染初期进展到慢性感染早期，病毒血症下调，HIV-1 特异性细胞毒性 T 淋巴细胞产生，临床症状缓解。在较长的潜伏期内病毒进行有效的复制，尤其是在淋巴组织中。在临床潜伏期，CD4⁺T 淋巴细胞计数缓慢下降，同时特异性免疫反应也减弱。当 CD4⁺T 淋巴细胞计数降到 200/ml 以下（即 AIDS 发病）时，临床表现为严重的系统症状，并且可能发生各种机会性感染和（或）肿瘤（Adapted from Bart PA，Pantaleo G. The immunopathogenesis of HIV-1 infection. In：Cohen J，Powderly WG. Infectious Diseases. Edinburgh：Mosby，2004；1236.）

史上称为"长期非进展者";此外,<0.5%的患者缺乏病毒血症的证据,称为"精英控制者"。ART可抑制病毒复制并使CD4⁺T细胞重建,对疾病进程具有巨大影响。由ART所致的免疫再激活可导致多种称为IRIS的炎症后遗症,这包括从暴露或反常的感染或肿瘤"恶化"到炎症性疾病的加剧(见下文)。

HIV 相关性感染性皮肤病

除了原发性HIV皮疹外,HIV阳性者通常会出现皮肤病毒、细菌以及真菌感染和传染。通过性接触获得HIV者也应进行其他性传播疾病的检测(见第82章);反之亦然。由于如梅毒和单纯疱疹病毒感染而导致的肛门生殖器部位的糜烂和溃疡可增加HIV传播的风险。

病毒感染

原发性 HIV 感染疹(急性逆转录病毒综合征)

原发性HIV感染疹(primary HIV exanthem)是指疾病初始阶段,HIV-1 RNA、DNA和(或)p24抗原先于HIV-1抗体出现于血浆中。高达80%的新发感染者中可出现类似于流感或单核细胞增多症的"急性逆转录病毒综合征(acute retroviral syndrome)"。在HIV暴露后2~6周出现发热、头痛、肌痛/关节痛、咽炎、淋巴结肿大和盗汗等症状。40%~80%的患者也可出现麻疹样发疹,持续4~5天,通常泛发,主要累及面部和躯干。偶尔也会出现口腔和生殖器溃疡。症状呈自限性,可在数天至数周内消退,中位持续时间为14天。HIV-1快速复制的初始阶段,会导致CD4⁺细胞计数暂时下降,在某种程度上增加了机会性感染的概率。

急性逆转录病毒综合征的严重程度越高,持续时间越长,病毒载量就越高,疾病进展越快[16]。在原发HIV感染期间尽早进行ART可延缓疾病进程[17]。

单纯疱疹病毒

在具有一定免疫力的HIV感染者中,单纯疱疹病毒(herpes simplex virus,HSV)感染表现典型,具有自限性。随着免疫力下降,HSV复发的频率增加,经久不愈,可能演变为好发于肛周区域、生殖器和舌部的慢性、泛发性、深大、疼痛性溃疡(图78.4)。HSV感染的不典型表现包括毛囊炎、疣状斑块和形似肿瘤的肥厚性肛门生殖器肿块。HSV感染可能会播散或发生在不常见的部位,如口咽部的非角化(未附着)黏膜(见图72.1)和食管。

应对溃疡边缘刮片进行HSV PCR(最敏感)、直接荧光抗体测定(direct fluorescent antibody assay,DFA)

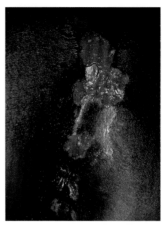

图78.4 发生在HIV感染者的慢性溃疡性单纯疱疹病毒感染。臀部和肛周慢慢扩大的溃疡,具有扇形边界

和(或)病毒培养,如果检测结果阴性,则需进行皮肤活检;Tzanck涂片法灵敏度低。抗病毒治疗通常需要更高剂量和更长疗程,直至所有皮肤黏膜病变愈合。与免疫正常者(约1%)相比,通常免疫抑制者(约5%)由于病毒胸苷激酶活性降低而出现对阿昔洛韦耐药。不依赖于胸苷激酶的替代药物包括膦甲酸、西多福韦和咪喹莫特[18]。值得注意的是,HSV-2也可促进HIV-1复制[19]。

水痘带状疱疹病毒

在HIV感染者中,水痘往往在较长时间内仍有新发病变,皮损数量更多,并且(尤其是在成人中)出现如肺炎、肝炎和脑炎等并发症。曾有出现持续性难愈溃疡的报道。

与普通人群相比,HIV感染者的带状疱疹发病率升高7~15倍[20]。除典型的按皮区分布的皮疹外,HIV相关的带状疱疹还可表现为慢性、难愈性溃疡、角化过度的疣状斑块,以及累及多个皮区的或播散性皮损;潜在的并发症包括多重细菌感染、系统受累和多次复发[21]。一半患水痘的HIV阳性儿童可在初次出现水痘后2年内出现带状疱疹,或类似水痘的播散性皮损[22]。

没有水痘带状疱疹病毒(varicella-zoster virus,VZV)免疫力的HIV感染者应在暴露于VZV后10天内接受水痘-带状疱疹免疫球蛋白治疗。HIV阳性者感染VZV后,应进行连续抗病毒治疗直至临床痊愈(见第80章),可能出现阿昔洛韦耐药。需要注意的是,接受ART者在CD4⁺T细胞计数上升时可能会出现看似矛盾的带状疱疹的恶化(见下文IRIS)。

传染性软疣病毒

在HIV感染者中常出现传染性软疣(molluscum

contagiosum，MC），且在 CD4+T 细胞计数显著降低的个体中更持久。除了小的脐凹状丘疹的典型表现（图 78.5）以外，HIV 感染者可出现更大（＞1 cm）、融合、疣状和泛发皮损[23]。临床上需与基底细胞癌和隐球菌病、组织胞浆菌病或其他双相性真菌感染的皮肤病变等鉴别。皮肤镜、皮损刮片的镜检或活检可协助诊断。除刮除术和其他毁损性治疗方式外，西多福韦等外用药已成功地用于治疗 HIV 感染者的 MC。在 ART 开始后，MC 可能自发消退，但也出现 IRIS 的表现。

人乳头瘤病毒

由人乳头瘤病毒（human papillomavirus，HPV）感染引起的皮肤黏膜病变谱系包括从寻常疣和尖锐湿疣到鳞状上皮内瘤变和鳞状细胞癌。HIV 感染者中 HPV 感染的患病率高于普通人群，与 CD4+T 细胞计数的降低相关。HIV 感染者 HPV 清除率降低，皮肤黏膜病变对治疗抵抗，发展为 HPV 相关癌变的速度加快。皮损通常多发、融合、广泛（图 78.6）。"获得性疣状表皮发育不良"（acquired epidermodysplasia verruciformis，AEDV）由 HPV-5、-8 和其他 HPVβ

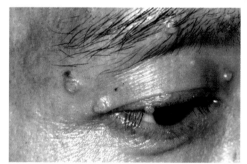

图 78.5 传染性软疣。面部多个皮损常见于 HIV 感染者中，不易自发消退。播散性真菌感染可出现传染性软疣样皮损，需予以排除

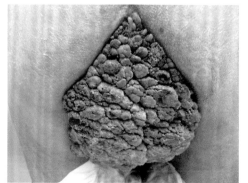

图 78.6 泛发性肛周尖锐湿疣。65 岁男性患者，正在接受抗逆转录病毒治疗，CD4+T 细胞计数为 240/mm³

亚型所致，特征性皮损为色素减退至粉红色花斑癣样皮损以及大量平顶丘疹[24]。HIV 感染者可能出现与 AEDV 以及其他皮肤疣（如由高危 HPV 亚型所致的肢端皮损和肛门生殖器疣）相关的鳞状细胞癌（squamous cell carcinomas，SCC）。

与 HIV 阴性的女性相比，女性 HIV 感染者宫颈上皮内瘤变（cervical intraepithelial neoplasia，CIN）的发病率增加了 3 倍，而高级别 CIN 的发病率则更高[25]。大于 90% 的 HIV 感染 MSM 中存在肛门 HPV 感染，且多数具有至少一种高危 HPV 亚型。HIV 感染 MSM 肛门高级别上皮内瘤变（anal intraepithelial neoplasia，AIN）患病率高达 50%，患肛门癌的风险比一般人群高 30～50 倍[26]；据报道，阴茎癌的风险增加了 5 倍[27]。监测应包括肛门生殖器区域的连续查体、阴道镜／直肠镜检查、宫颈／肛门 HPV 检测和细胞学检查，必要时行病理活检。

ART 对皮肤或肛门生殖器疣的发生或清除效果不明显。在 IRIS 时，可能会出现原有疣体增大或炎症反应以及新疣体的爆发[28]。一些研究表明 ART 对 CIN 和 AIN 的发生和进展具有保护作用[29-30]。然而，ART 所带来的预期寿命延长，可能会使易患肛门癌和宫颈癌的 HIV 感染者人数增加[31-32]。

肛门生殖器疣治疗方式取决于其大小、数量和部位。治疗包括破坏性方式，如冷冻疗法、电外科手术、激光治疗和手术切除，以及咪喹莫特和鬼臼毒素等患者可自行实施的外用药物治疗（见第 79 章）。免疫抑制患者则需要更长的治疗周期来清除病毒感染，并且复发频繁。常需要进行活检，且需多部位取样以排除 SCC。HPV 疫苗为免疫原性，在 HIV 感染者中耐受性良好。

EB 病毒

口腔毛状白斑（oral hairy leukoplakia，OHL）由口腔黏膜的 EB 病毒（Epstein-Barr virus，EBV）感染所致，通常表现为舌外侧过度角化的波浪状、具有毛发状突起的白斑（图 78.7）。它可以发生在 HIV 感染的任何阶段，但在男性和 CD4+T 细胞计数低于 200 个/mm³ 者中更为普遍。在未进行 ART 时，它可作为疾病快速进展的预示指标[33]。OHL 也可发生于其他免疫抑制状态的患者，例如器官移植受者。通常不需治疗，外用或口服抗疱疹病毒药物以及外用鬼臼素、维甲酸或甲紫（龙胆紫）可能有效，但易复发。ART 也可使 OHL 消退。

巨细胞病毒

巨细胞病毒（cytomegalovirus，CMV）的再激活

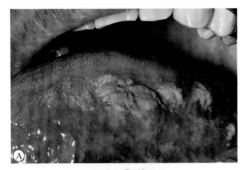

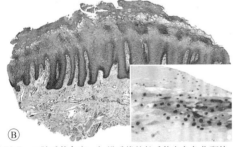

图78.7 口腔毛状白斑。A.沿舌缘的长毛状白色角化斑块。波纹模式常见。B.组织学特点包括不规则角化不全、棘层增厚，以及上皮灶性气球状变性。插图显示受累角质形成细胞核仁Epstein-Barr病毒编码的RNA（EBER）染色阳性（A，Courtesy of Charles Camisa, MD; B, Courtesy, Lorenzo Cerroni, MD; Inset, Courtesy, Luis Requena, MD.）

与CD4+T细胞计数<100/mm³相关，仍然是影响AIDS患者发病率和死亡率的重要因素。视网膜炎、食管炎和结肠炎是常见的临床表现，在疾病播散的情况下可能出现黏膜溃疡。皮肤表现并不常见，包括好发于肛门生殖器区域的溃疡、疣状或色素沉着性斑块、结节性痒疹样皮损、紫癜性丘疹、水疱和麻疹样皮疹[34]。在组织学上表现为皮损真皮的内皮细胞内可见到特征性的巨细胞核内包涵体（见图80.24）。溃疡性皮损通常合并HSV或VZV感染，并且由于在非病变皮肤中也可检测出CMV，CMV的致病性受到质疑[35]。特效治疗包括口服缬更昔洛韦，静脉注射更昔洛韦、膦甲酸和西多福韦。

细菌感染

HIV感染使患者易出现复发性和潜在的严重皮肤细菌感染（bacterial infections），这些感染可以是局限的或泛发的，并且有时具有异于寻常的临床表现。除了抗体和细胞介导的免疫应答减少外，诱发因素还包括由表皮剥脱或其他皮肤感染所致的皮肤屏障损伤、留置导管和营养不良等。除了下文讨论的疾病之

外，与HIV感染相关的皮肤细菌感染还包括坏死性筋膜炎、诺卡氏菌病、软斑症、假性"热浴盆"毛囊炎、"恶性"外耳炎和坏疽性臁疮。

金黄色葡萄球菌

金黄色葡萄球菌（Staphylococcus aureus）是HIV感染者中最常见的细菌病原体。皮肤表现包括脓疱病、毛囊炎、疖病、伤口感染、蜂窝织炎和罕见的葡萄状菌病。与普通人群相比，HIV感染者中耐甲氧西林金黄色葡萄球菌（methicillin-resistant S. aureus, MRSA）的皮肤定植率较高，MRSA所致皮肤/软组织感染的发病率升高6倍，复发也更频繁[36-37]。下肢、臀部和阴囊通常受累，危险因素包括低CD4+T细胞计数、近期曾使用除甲氧苄啶-磺胺甲噁唑（trimethoprim-sulfamethoxazole, TMP-SMZ）以外的抗生素治疗、住院治疗和不合理用药。经鼻使用莫匹罗星软膏和氯己定洗液可暂时消除细菌定植，但不会降低感染率[38]。

杆菌性血管瘤病

杆菌性血管瘤病（bacillary angiomatosis）是一种由革兰氏阴性杆菌汉塞巴尔通体（Bartonella henselae）和昆塔纳巴尔通体（B. quintana）所致，以血管增生为特征性表现的罕见疾病。它发生在重度免疫抑制的HIV感染者中，通常CD4+T细胞计数<100/mm³。杆菌性血管瘤病好发于皮肤和皮下组织，但实际上任何内脏器官都可受累。典型皮损表现为单个至多个、坚实、红色或紫红色的丘疹和结节，在外伤后可出现疼痛、溃疡或大量出血。大的皮下结节也可形成溃疡。播散性感染可出现如发热、盗汗和体重减轻等全身症状。

鉴别诊断包括卡波西肉瘤、化脓性肉芽肿和非结核分枝杆菌感染。该病在组织学上表现为具有大而突起的内皮细胞的毛细血管和小静脉的小叶性增生，血管周围中性粒细胞浸润。可用Warthin-Starry染色查见杆菌，或通过基于PCR的检测法鉴定病变杆菌，抗巴尔通抗体的血清学检测亦可协助诊断。可使用多西环素或大环内酯类药物治疗。药物起效的中位时间约为1个月，推荐治疗疗程为3～4个月以防止复发[39]。

分枝杆菌

在HIV阳性者中可出现一系列结核和非结核分枝杆菌感染的皮肤病。皮损包括红斑性至紫癜性丘疹和结节以及溃疡、痤疮样皮疹、脓肿和疣状斑块（图78.8），有时可见到孢子丝菌病样（皮肤淋巴型）分布

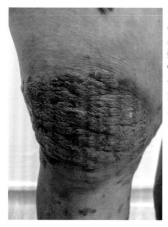

图 78.8　嗜血分枝杆菌感染。54 岁的 HIV 阳性男性，CD4$^+$T 细胞计数为 350/mm^3，四肢缓慢扩大的厚斑块 4 个月。使用环丙沙星、克拉霉素和乙胺丁醇治疗 6 个月后皮损消退

模式。随着免疫抑制的加重，感染的风险增加，且在细胞免疫显著降低者中可能缺乏干酪性肉芽肿这一典型的组织学改变。

梅毒

尽管二期梅毒（syphilis）的典型丘疹鳞屑性皮疹仍然常见，HIV 感染的患者也可出现多发性一期硬下疳、一期和二期梅毒疹伴发、掌跖角化症、环状斑块和恶性梅毒[40]。后者也称为肿瘤性或溃疡性梅毒，是一种严重类型的二期梅毒（见第 82 章）。在丘疹、脓疱和伴有溃疡和结痂的坏死结节出现之前，可出现发热、关节痛 / 肌痛、头痛和畏光等前驱症状（图 78.9）；病变对称分布，通常累及手掌，口腔黏膜偶尔也可受累[41]。HIV 感染者更易、更早发生神经梅毒，且更严重。推荐的基于梅毒分期的特异性治疗方案与 HIV 阴性者相同，但需监测更长时间[42]。

真菌及相关感染

在 HIV 感染者中，皮肤真菌感染在临床上可表现为从局限性体癣到播散性的双相性真菌感染所致的泛发性丘疹结节。

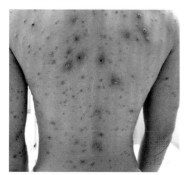

图 78.9　表现为恶性梅毒的二期梅毒。HIV 阳性男性，有发热、头痛、关节痛和肌痛，以及泛发性脓疱和结痂性丘疹结节

念珠菌病

念珠菌病（candidiasis）是 HIV 感染者中最常见的真菌感染性疾病，其发病率和严重程度在 CD4$^+$T 细胞计数较低时均增加。口咽念珠菌病通常是 HIV 感染的最早临床表现[43]。其他表现包括口角炎、慢性甲沟炎和甲营养不良，以及间擦性、难治性阴道、食管和播散性念珠菌病。连续或间歇使用系统性抗真菌药物可以预防念珠菌病的复发（见第 127 章），但必须权衡耐药风险[44]。

皮肤癣菌病

HIV 感染者中的皮肤癣菌病（dermatophytosis）可能更泛发，皮损表现不典型，并且治疗抵抗。例如，足癣可能会延伸到足背或产生慢性角化过度性斑块，而结节性毛囊周围炎［包括马约基肉芽肿（Majocchi granuloma）］可能会出现毛囊性丘脓疱疹或深部肉芽肿性结节[45]。在免疫功能低下的患者中常出现近端甲下甲真菌病，提示应尽快进行 HIV 检测[46]。一些唑类抗真菌药（如伊曲康唑）与抗逆转录病毒药物具有相互作用（见第 131 章）。吸湿性粉剂和局部抗真菌剂的使用有助于预防复发。

系统性真菌感染

HIV 感染者易患播散性隐球菌病和双相真菌感染，包括组织胞浆菌病、芽生菌病、球孢子菌病、副球孢菌病、青霉病和孢子丝菌病（见第 77 章）。

新型隐球菌（*Cryptococcus neoformans*）是一种有荚膜的酵母菌，发现在世界范围内的鸟粪和受污染的土壤中存在。在 CD4$^+$T 细胞计数 < 100/mm^3 的患者中尤其易感，肺部或中枢神经系统疾病可能是 AIDS 的首发表现。皮肤病变发生在 10% ～ 20% 的播散性隐球菌病患者中，通常表现为传染性软疣样脐凹状的丘疹、结节和脓疱，好发于头颈部（图 78.10）。在上颚和舌部上也可以看到紫红色结节和溃疡[47]。使用黏液卡红染色剂或印度墨水可清楚显示酵母的多糖包膜，血清或脑脊液中的隐球菌抗原检测也用于诊断。

播散性双相真菌感染的皮损可表现为丘脓疱疹、结痂或软疣样脐凹状丘疹、结节、坏死病变、疣状斑块和溃疡。这些皮损可能发生在面部、躯干和四肢，尤其是在组织胞浆菌病和副球孢菌病中也可见口腔或鼻部溃疡。尽管唑类具有辅助和维持治疗的作用，静脉注射两性霉素 B 仍是大多数严重的播散性真菌感染的一线治疗。该病治疗困难，通常疗程长，且复发频繁。

伴有发热的 HIV 阳性者出现泛发性皮损，鉴别诊断包括播散性细菌、分枝杆菌和真菌感染，应选择有代表性的皮损进行活检，并行组织培养。

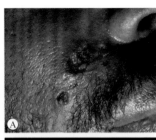

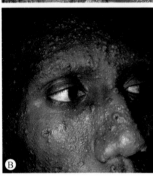

图 78.10 AIDS 合并播散性隐球菌病。A. 数个边缘卷曲的溃疡。B. 多个传染性软疣样皮损。皮屑或活检标本的镜检和培养可明确诊断

耶氏肺孢子菌

耶氏肺孢子菌（*Pneumocystis jiroveci*）（以前称为卡氏肺孢子菌）目前归类为真菌而非原虫。肺孢子虫肺炎（*Pneumocystis* pneumonia，PCP）是 HIV 阳性者最常见的机会性感染之一。肺外耶氏肺孢子菌感染较为罕见，通常累及淋巴结、肝、脾和骨髓。皮肤受累非常罕见，可表现为外耳道脆性红斑性丘疹结节、传染性软疣样丘疹、瘀青或坏死性斑块[48-49]。肺外耶氏肺孢子菌感染的治疗包括静脉注射 TMP-SMZ 或喷他脒。应对曾患有耶氏肺孢子菌感染或 CD4$^+$T 细胞计数 < 200/mm^3 的 HIV 阳性者使用 TMP-SMZ、阿托伐醌、氨苯砜或雾化喷他脒进行预防治疗。

其他真菌及相关感染

皮肤曲霉病可由伤口和留置导管部位的直接接种或血液传播所致。临床表现包括有波动感的丘疹结节、深脓肿、难愈性溃疡，以及化脓性、疣状或环形斑块[50]。还可发生镰刀菌、假霉样真菌／丝孢菌和毛霉菌属的真菌（毛霉菌病）播散性感染。原藻病是由无叶绿素的原藻感染所致，通常在创伤或接触受污染的水之后发生。皮损可表现为红斑性丘疹结节、水疱脓疱、斑块和慢性溃疡[51]。

寄生虫感染

利什曼病

利什曼病（leishmaniasis）是由利什曼原虫属的细胞内原虫所致，尽管 HIV 感染者和注射吸毒者之间可通过受到污染针头传播，但白蛉仍是其主要传播方式。与 HIV 相关的利什曼病可发生在全世界的流行区域和非流行地区。流行区域包括地中海盆地部分区域、中东、南亚、东非和中／南美洲（见图 83.1）。HIV 通过诱导保护性 Th1 型免疫反应转变为 Th2 型反应使利什曼病加重[52]。皮损可表现为头、颈和四肢暴露部位的孤立性溃疡、非典型弥漫性硬结、糜烂性红斑、广泛的色素沉着斑和丘疹，以及坏死性生殖器溃疡[53]。皮肤黏膜利什曼病可导致嘴唇、上颚和鼻部毁容性溃疡。利什曼病的诊断通过皮损组织的镜检、培养或 PCR 法来确定。

HIV 感染者中利什曼病的治疗易失败，复发率和相关死亡率高。推荐两性霉素 B 作为一线治疗，脂质体可减少系统毒性（尤其是肾毒性）作为首选。在 HIV 合并利什曼原虫感染者中，五价锑剂不良反应发生率高（如胰腺炎，心律失常），治疗易失败，死亡率高，因此该药不再作为一线治疗[54]。口服米替福新耐受性良好，但 HIV 感染患者疗效较差。建议尽早开始 ART，因为它有助于提高患者存活率，降低复发率。

类圆线虫病

粪类圆线虫（*Strongyloides stercoralis*）是一种土壤传播的世界范围内分布的肠道蠕虫，流行于热带和亚热带地区。由侵入肠黏膜所致的自身感染可引起多重感染和播散性类圆线虫病，这两种情况在细胞免疫功能受损的患者中更为常见（见第 83 章）。HIV 感染者感染粪类圆线虫的风险是普通人群的 2 倍，但患多重感染或播散性类圆线虫病的概率并未增加[55]。

类圆线虫病（strongyloidiasis）的皮肤表现包括荨麻疹和幼虫痕迹——幼虫侵入和通过真皮迁移形成的荨麻疹样痕迹，通常始于肛周区域。播散性类圆线虫病在腹部和近端肢体出现快速进展的瘀点和紫癜样疹（"指纹"紫癜），常伴嗜酸性粒细胞增多。通常不能在幼虫痕迹的皮肤活检中查见幼虫，但是在播散性疾病中，可以在血管损伤的真皮中观察到幼虫。阿苯达唑和伊维菌素具有更高的疗效和耐受性，已取代噻苯达唑作为一线治疗药物。多重感染或播散性疾病死亡率极高（高达 80%）。

棘阿米巴病

棘阿米巴（*Acanthamoeba*）是自由生活的变形虫，存在于环境和健康个体的分泌物中。此感染发生在 HIV 感染者和 CD4$^+$ T 细胞计数 < 250/mm^3 时[56]。皮肤可能是入侵的最初入口或血行播散的部位。皮肤病变

包括丘疹、脓疱、溃疡和坚实的瘀青或红色蜂窝织炎样斑块，伴或不伴疼痛。滋养体含量很少，在常规染色的组织切片中难以检测出。治疗包括米替福新与抗真菌药和抗菌药的联用，但缺乏最佳治疗方案。

体外寄生虫感染和昆虫叮咬

疥疮

疥螨（*Sarcoptes scabiei* var. *hominis* mite）是 HIV 感染者体外寄生虫感染的最常见原因。在有一定免疫力的宿主中，典型疥疮表现为剧烈瘙痒的结痂性丘疹、水疱和隧道，好发于手、手腕、脚踝、腋窝、乳头/乳晕（女性）、腰部和腹股沟。随着进行性的免疫抑制，尤其是当 CD4$^+$ T 细胞计数低于 200/mm^3 时，皮损更为严重，可出现泛发性丘疹和结痂的疥疮（挪威疥）[57]。后者表现为厚层、角化过度性灰白色斑块，具有特征性的颗粒状、沙状鳞屑（图 78.11）。这些皮损可以是泛发或局限性，令人惊奇的是，尽管疥螨数量可多达每克皮肤数千只，但却没有瘙痒。在免疫正常的人群中，头部和颈部通常不会受累，但以上部位在 HIV 感染者中通常受累，因此常误诊为脂溢性皮炎。疥疮也可类似于药疹、湿疹和银屑病。由于诊断延误可能导致医疗机构爆发重大疫情，对任何有上述症状的 HIV 感染者，都应高度警惕疥疮。

可以通过皮肤镜检查或在皮屑的氢氧化钾（potassium hydroxide，KOH）或矿物油刮片上查见疥螨、卵或粪便颗粒（scybala）来明确诊断。也有使用 PCR 法从皮屑中检测疥螨 DNA 的报道[58]。HIV 感染者表现为典型疥疮时应接受标准治疗，如外用 5% 氯菊酯乳膏。结痂性疥疮更容易治疗失败，因此推荐外用氯菊酯和口服重复剂量的伊维菌素联合用药，角质松解剂有助于去除鳞屑。在免疫功能低下的宿主中，疥螨感染可能因细菌二重感染和致命的败血症而变得更为复杂。

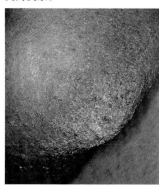

图 78.11　HIV 感染时的结痂性疥疮（挪威疥）。 肘部聚集了大量疥虫的结痂性角化性斑块

蠕形螨病

HIV 感染时的蠕形螨病（demodicosis）由毛囊蠕形螨（*Demodex folliculorum*）和皮脂蠕形螨（*D. brevis*）所致。患者出现瘙痒或"灼热"的面部红斑，伴有丘疹、脓疱，以及脸颊、口周和颈部的鳞屑。鉴别诊断包括玫瑰痤疮、寻常痤疮、嗜酸性毛囊炎和其他与 HIV 感染相关的瘙痒性丘疹性皮疹（见下文）。蠕形螨病加重也可以是 IRIS 的表现之一[59]。对矿物油或 KOH 溶液处理的皮屑镜检可见到大量蠕形螨。治疗包括外用氯菊酯、伊维菌素或硫制剂，以及口服甲硝唑或伊维菌素[60]。

虫咬反应

虫咬反应（Insect bite reactions）在 HIV 感染者中会比较严重[61]。患者出现瘙痒或疼痛性红斑、水肿性丘疹和斑块，并可能出现水疱（见第 33 章）。偶尔还可出现发热和不适等全身症状。鉴别诊断通常包括与 HIV 感染相关的非感染性丘疹性瘙痒性疾病。

HIV 相关性非感染性皮肤病

一些非感染性皮肤病是 HIV 感染的特征性表现，而另一些疾病则在 HIV 感染者中表现为发病更频繁、更严重，形态异于寻常。这些临床表现的出现提示临床医生应考虑 HIV 感染的可能性。

丘疹鳞屑性疾病

脂溢性皮炎

脂溢性皮炎（seborrheic dermatitis）在 HIV 感染者中的发生率为 30% ～ 40%，且可出现在 HIV 的所有阶段，而其在普通人群中发病率则不到 10%[62]。急性发作或突然发作的泛发性或严重的脂溢性皮炎提示 HIV 感染的可能。患者可出现面部和头皮典型红斑，上覆黄色油腻鳞屑，并可累及胸部正中、腋窝和腹股沟。但是，随着免疫力的降低，可能出现丘疹、生长迅猛的面部斑块，泛发，甚至转化为红皮病。与 HIV 相关的脂溢性皮炎对传统疗法（包括针对马拉色菌属的疗法）更为抵抗。

银屑病

尽管 HIV 感染者中银屑病（psoriasis）的总体发病率并不高于一般人群，但 HIV 相关性银屑病的特征是疾病严重程度更高，频繁加重，表现不典型，对治疗抵抗，银屑病关节炎患病率更高[63]。在感染 HIV 之前患有银屑病的患者通常会出现大量斑块或点滴状

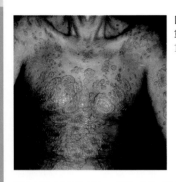

图78.12 AIDS合并严重银屑病。突然急性加重，对治疗抵抗

银屑病（图78.12）。新发 HIV 相关性银屑病通常在 HIV 初次感染后 6 年内发生，更常表现为掌跖和关节受累[64]。少见的银屑病亚型包括红皮病型、反转性和蛎壳状银屑病，后者具有厚的板层状痂壳。HIV 相关性银屑病的特点是同一患者具有多种形态学亚型。

HIV 相关性银屑病使用外用药物治疗无效，治疗包括光疗（例如窄谱 UVB）、系统性维甲酸治疗和 ART[65]。据报道，尽管银屑病的恶化可能是 IRIS 的表现，但 ART 可使银屑病明显改善或清除[66]。关于传统的系统治疗药物如甲氨蝶呤、环孢素或靶向免疫调节剂使用的证据有限。这些免疫抑制剂应该留给难治性患者，推荐使用 ART，并同时预防机会性感染。

反应性关节炎

HLA-B27 的存在使人易发生反应性关节炎（reactive arthritis），这种反应性关节炎在 HIV 感染的情况下可能更严重并且具有治疗抵抗性[67]。阿维 A、柳氮磺吡啶和 ART 的制剂优于免疫抑制剂。反应性关节炎也可以是 IRIS 的表现[68]。

其他红斑鳞屑性皮肤病

HIV 感染者中，无论 CD4+ T 细胞计数如何或是否进行 ART 治疗，皮肤干燥很常见，并且可能导致顽固性瘙痒。患者也可表现为获得性鱼鳞病，从下肢发病，并可能泛发全身。特应性皮炎的发病率在 HIV 感染儿童中更高[69]，这可能反映了 HIV 诱导的以 Th2 细胞因子谱占优势的转变。HIV 相关性毛发红糠疹（Ⅵ型 PRP）以伴有不同程度的聚合性痤疮、化脓性汗腺炎和小棘苔藓为特征，通常称为 HIV 相关性毛囊综合征[70]。有患者可能会进展为红皮病，随后出现感染和死亡的报道[71]。

非感染性瘙痒性丘疹性疾病

瘙痒性丘疹性疾病（pruritic papular disorders）是 HIV 感染最常见的皮肤表现。严重瘙痒和损容性外观

可严重影响患者健康。病因可能是：①转化为 Th2 细胞因子谱，伴有嗜酸性粒细胞增多，IgE 和白细胞介素 4 和 5 水平升高；②对药物或寄生虫的高敏性；③与肝胆或肾疾病和淋巴瘤等系统疾病相关的循环致痒素；④ HIV 感染相关的神经刺激和自主神经功能紊乱，汗液和皮脂腺分泌减少。

瘙痒性丘疹需与许多皮肤病鉴别。应评估患者当前的免疫状态、处方药或消遣性毒品的使用情况、旅行史以及其他暴露史。应排除感染、传染（如疥疮）、药物反应和系统性疾病引起的瘙痒。由于在这些人群中非典型表现很常见，因此需要进行实验室检查和皮肤活检。

瘙痒性丘疹性皮疹（瘙痒性丘疹样疹）

HIV 感染的瘙痒性丘疹性皮疹（pruritic papular eruption，PPE）的特征是剧烈瘙痒和肤色至红斑性、非毛囊性丘疹，对称分布于四肢和躯干（图78.13A）。也可出现表皮剥脱、单纯痒疹、结节性痒疹和炎症后色素沉着。PPE 认为是对节肢动物抗原的超敏反应，支持这一论点的依据是热带国家患病率较高和皮损好发于四肢。在组织学上，淋巴细胞和嗜酸性粒细胞在血管周围和间质呈楔形浸润，类似于节肢动物叮咬反

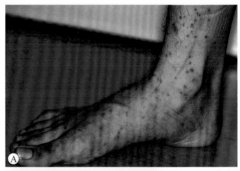

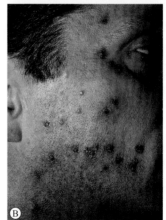

图78.13 瘙痒性丘疹性皮疹。A. HIV 相关性瘙痒性丘疹性皮疹表现为剧烈瘙痒的红斑性丘疹，好发于四肢，是对节肢动物抗原的超敏反应。B. 嗜酸性毛囊炎具有因瘙痒所致的表皮剥脱的丘疹，皮损好发于头部和躯干上部

应的特点。值得注意的是，一些作者认为 PPE 代表了包括嗜酸性毛囊炎在内的一系列瘙痒性疾病。多种治疗方案尝试用于治疗 PPE，如外用皮质类固醇、抗组胺药、口服抗生素和抗疥疮治疗，但疗效有限。UVB 光疗（宽谱或窄谱）和 ART 可能有助于改善瘙痒[72]。

嗜酸性毛囊炎

嗜酸性毛囊炎（eosinophilic folliculitis）的特征是剧烈瘙痒，红斑性毛囊性丘疹，常抓破，很少见到完整的脓疱。病变好发于头皮、面部、颈部和躯干上部（图 78.13B，见第 38 章）。嗜酸性毛囊炎通常发生于 HIV 感染晚期和 CD4$^+$ T 细胞计数 < 250 ~ 300/mm^3 的患者中。细菌培养阴性，可伴有外周血嗜酸粒细胞增多。可能的发病机制是对马拉色菌、蠕形螨或通常存在于毛囊漏斗内的其他微生物的超敏反应。

与典型的嗜酸性毛囊炎（Ofuji 病）不同的是，HIV 相关性嗜酸性毛囊炎具有顽固性瘙痒，缺乏旋涡状病变或掌跖受累，以及吲哚美辛治疗无效。HIV 相关性嗜酸性毛囊炎是 IRIS 的表现之一，尽管 ART 可改善其症状，也可使之恶化。治疗措施包括：外用皮质激素、他克莫司和氯菊酯，口服抗生素、伊曲康唑、氨苯砜和维甲酸，以及 UVB 光疗。但是 HIV 相关性嗜酸性毛囊炎对治疗抵抗，这些药物的疗效并不确定。

毛发和甲的病变

HIV 感染者可出现各种毛发和指甲病变。脱发的原因可能是全身性感染触发的休止期脱发，或二期梅毒、头癣及抗逆转录病毒药物（例如恩曲他滨、利匹韦林、替诺福韦、茚地那韦、地达诺新）的副作用所致局限性秃发。在 HIV 感染者，包括使用齐多夫定和干扰素 - α 治疗的患者中可出现睫毛增长，提示毛发生长期延长[73-75]。毛干改变包括变直、卷曲、变柔软、呈细丝状或暗淡、无光泽。头发突然变灰被认为是由攻击毛囊黑素细胞的自身免疫过程所致[76-77]。

一项前瞻性研究发现 2/3 的 HIV 感染者中可观察到指甲改变[78]。最常见的是甲真菌病，与免疫抑制相关的近端甲下型相比，远端或外侧甲下和全甲营养不良性甲真菌病更易见到。甲层裂、甲分离、白甲（包括全白甲）、Beau 线、杵状指、匙状甲（反甲）和纵向黑甲等指甲改变也有报导。服用齐多夫定的患者可出现纵向黑甲，但较少发生横向或弥漫性黑甲（图 78.14），蛋白酶抑制剂可引起甲沟炎或甲周肉芽组织过度增生（见第 71 章）。也有在 HIV 感染者中出现甲周红斑、纤维瘤和 SCC 的报导[79]。

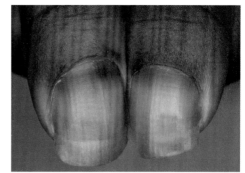

图 78.14　齐多夫定相关的黑甲。接受齐多夫定治疗的患者的甲可出现纵向条纹、横带和弥漫性色素沉着

血管炎

在 HIV 感染者中可观察到从皮肤小血管炎到结节性多动脉炎（polyarteritis nodosa，PAN）的多种血管炎。可能的致病机制包括：① 免疫复合物沉积；② HIV 直接侵入血管壁；③ 合并乙型肝炎或丙型肝炎病毒感染，会分别导致 PAN 或混合性冷球蛋白血症；④ 巨细胞病毒、弓形虫、耶氏肺孢子虫和分枝杆菌的机会性感染[80]。在没有合并乙型肝炎病毒感染的 HIV 感染者中有时可发生伴有周围神经病变和肢端缺血的 PAN 样血管炎。有文献报道在 CD4$^+$ T 细胞计数 < 200/mm^3 的患者中出现持久性隆起性红斑[81]，在感染 HIV 的儿童和成人均可出现川崎样综合征。

如果 HIV 相关性血管炎需使用皮质类固醇和其他免疫抑制药物治疗时，则应同时进行 ART。单独使用 ART 可能有益，但也可使血管炎加重，此为 IRIS 的表现。

光敏反应

紫外线超敏反应

HIV 感染者可能会出现慢性光化性皮炎、迟发性皮肤卟啉病、光线性环状肉芽肿和光源性色素沉着或色素减退等光敏性皮肤病[82]。光线性苔藓样皮疹可由常用处方药物如 TMP-SMZ、氨苯砜和 NSAIDs 所致。光敏反应也是抗逆转录病毒药物（如依非韦伦、替诺福韦、沙奎那韦）的潜在副作用。

迟发性皮肤卟啉病

HIV 感染时可出现获得性迟发性皮肤卟啉病（porphyria cutanea tarda，PCT），男性多于女性。卟啉代谢的破坏可能由细胞色素 P450 酶的 HIV 相关损伤、类固醇激素代谢改变引起的雌激素过量、合并乙型肝炎或丙型肝炎病毒、酒精摄入、由于无效造血引起的肝铁增加或 HIV 所致的直接肝损伤所诱发[83]。

慢性光化性皮炎

慢性光化性皮炎（chronic actinic dermatitis）可为 HIV 感染的首发表现。瘙痒性湿疹样皮损好发于慢性曝光部位（见第 87 章）。大多数患者对 UVB±UVA 和可见光的最小红斑量（minimal erythema dose，MED）降低，CD4$^+$T 细胞计数通常 < 200/mm^3[84]。

代谢的变化

HIV/ART 相关的脂肪代谢障碍

在接受 ART 的患者中，HIV/ART 相关的脂肪代谢障碍（HIV/ART-associated lipodystrophy）常见。患者可能发生外周脂肪减少（脂肪萎缩）或中心脂肪增加（脂肪增生）或两者均有（见第 101 章）。脂肪代谢障碍可伴有代谢异常，如高脂血症、胰岛素抵抗和糖尿病[85]。脂肪代谢障碍患病率在 10% ~ 80%，大多数患者在 ART 开始后的数月至 2 年内患病[86]。脂肪萎缩和脂肪增生逐渐被认为是具有不同发病机制的 2 种不同疾病。

脂肪萎缩的特点是皮下脂肪的减少，主要是面部、四肢和臀部等部位，不伴肌肉萎缩。由于颊部和（或）颞部脂肪垫的缺失，面部看起来"骨骼化"。脂肪萎缩主要由核苷逆转录酶抑制剂（nucleoside reverse transcriptase inhibitors，NRTI）（如司他夫定）的副作用所致。可能的致病机制是线粒体毒性、脂肪合成和脂肪细胞分化障碍以及脂解作用增加[87]。其他危险因素包括持续较长时间使用 NRTI、高龄和白色人种[88]。

脂肪增生是指腹部内脏间隔、颈背部（"水牛背峰"）和乳房中的脂肪堆积。它主要与蛋白酶抑制剂（protease inhibitor，PI）和 NRTI 相关。可能的致病机制包括线粒体毒性、脂肪酸代谢异常、腹腔内糖皮质激素信号的变化和生长激素分泌的改变[89]。其他危险因素还包括性别为女性和较长的治疗时间。

脂肪代谢障碍的临床影响在于可导致社会心理问题、耻辱感、对 ART 的依从性降低以及心血管疾病风险增加。治疗包括均衡饮食和定期运动，以及降脂或降糖药物，如二甲双胍[90]。替莫瑞林是生长激素释放激素的类似物，经 FDA 批准用于治疗 HIV 阳性者的腹型肥胖，但在停药后疗效难以持续，且缺乏长期安全性证据。当治疗从胸苷类似物 NRTI 转换为替代药物时，脂肪萎缩和高脂血症可得到适度改善，但替代 PI 的其他药物在逆转脂肪增生方面的疗效并不确切。注射填充剂如聚 L- 乳酸和钙羟基磷灰石已被 FDA 批准用于治疗 HIV/ART 相关性脂肪萎缩[91]，而自体脂肪移植可作为另一种治疗选择。可通过手术或吸脂术去除过量的脂肪，但脂肪堆积常会再次发生。

营养不良

HIV 感染者营养不良的原因包括：①由于食欲缺乏、恶心或与口腔 / 食管念珠菌病相关的吞咽困难导致食物摄入减少；②继发于感染、药物或恶性肿瘤的腹泻；③吸收不良；④社会心理问题[92]。患者可能出现恶性营养不良病、锌缺乏及其他维生素和矿物质缺乏的皮肤表现。营养不良与较低的 CD4$^+$ T 细胞计数及机会性感染风险增加相关，因此营养替代治疗至关重要[93]。

其他皮肤病

原发性皮肤黏蛋白沉积症（primary cutaneous mucinoses）与 HIV 感染有关，尤其是在 HIV 感染晚期的男性中可出现黏液水肿性苔藓的局限性丘疹亚型[94]。HIV 感染者中的环状肉芽肿（granuloma annulare）可表现为皮损泛发或其他非典型分布形式（例如光分布）。在 ART 后缓解和作为 IRIS 表现而恶化均有文献报道[95]。在 HIV 感染者中也可出现巨型口疮（major aphthae），表现为巨大的、疼痛性、破坏性的口腔病变。但应排除感染或肿瘤，严重病例可能需要系统性皮质类固醇、沙利度胺或 ART 治疗[96]。据报道，胸部的线状毛细血管扩张（linear telangiectasias）也与 HIV 感染有关，主要发生在 MSM 中[97]。

HIV 相关性皮肤肿瘤

可能导致 HIV 感染者发生皮肤恶性肿瘤的因素包括免疫抑制、合并致癌病毒感染和环境暴露（例如 UV 辐射）。此外，HIV 可能具有激活原癌基因、改变细胞周期和抑制肿瘤抑制基因的直接作用[98]。

卡波西肉瘤

HIV 相关卡波西肉瘤（Kaposi sarcoma，KS）是一种侵袭性血管肿瘤，若不治疗，中位生存时间为 18 个月。病原体是 8 型人疱疹病毒（human herpesvirus type 8，HHV-8），可通过精液和唾液传播。自开展 ART 以来，HIV 相关 KS 的发病率、致残率和死亡率均显著降低[99]。

KS 通常表现为紫红色斑片、丘疹、斑块和结节。病变可出现溃疡，好发于面部、躯干上部、口腔和生殖器（图 78.15）。椭圆形病变可沿躯干的皮肤切割线排列（见图 78.15D）。淋巴结受累可导致淋巴水肿，肺和胃肠道也经常受累。

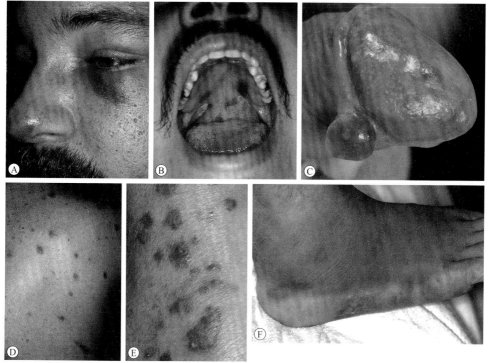

图 78.15　HIV 感染者的卡波西肉瘤。紫色到红紫色丘疹、结节，面部（A）、上腭（B）、阴茎（C）、背部（D）、腿部（E）和足（F）斑块。也可见口腔念珠菌病（B）。躯干沿着皮肤切割线分布的细长皮损（D），足部明显的早期溃疡（F）（F，Courtesy，Thomas Horn，MD.）

KS 的治疗取决于 HIV 感染的分期、受累的程度和部位以及并存疾病。ART 通常是对 KS 有效的治疗，是针对特定疾病的合理的初始单一疗法。但是，在 ART 开始后，作为 IRIS 的表现之一，KS 也可加剧[100]。

HIV 相关 KS 可能对局部破坏性疗法（例如冷冻疗法）、外用维甲酸（9- 顺式–维甲酸）凝胶、浅表放疗／电子束、光动力疗法或病灶内长春碱治疗反应良好。系统治疗包括脂质体阿霉素或柔红霉素、紫杉醇、西罗莫司、来那度胺和干扰素 - α（见第 114 章）。

鳞状细胞癌、基底细胞癌和黑色素瘤

与普通人群相比，HIV 感染者罹患基底细胞癌（basal cell carcinoma，BCC）和 SCC 的风险增加 2 ～ 3 倍[101]。出现肿瘤的患者年龄较轻，通常呈多灶性，位于躯干或四肢。在 HIV 感染者中，皮肤 SCC 复发和转移的风险更高[100]，但 BCC 并不表现为更强的侵袭性。如前文所述，高危的生殖型和 β 型 HPV 感染会增加肛门生殖器、口腔、肢端和 AEDV 相关皮肤 SCC 的风险[31-32, 102]；皮肤白皙和阳光暴露也是 BCC 和

SCC 发生危险因素。一般说来，HIV 感染者的 BCC 和 SCC 可以使用传统方式治疗（见第 108 章），但应考虑患者特殊的并存疾病。

HIV 感染者的黑色素瘤（melanomas）通常是多发的，易转移，预后不良[103]。需要注意的是，HIV 感染者发生 Merkel 细胞癌和皮脂腺癌的风险也升高[104]。

淋巴瘤

HIV 感染者可出现皮肤淋巴瘤（cutaneous lymphomas）[100, 105]，通常发生于重度免疫抑制的情况下。临床上表现为粉红色至紫红色丘疹和结节，病变通常形成溃疡，像脂膜炎[34]。HIV 感染相关淋巴瘤通常是 B 细胞非霍奇金型，高度或中度恶性。通常处于较晚期，就诊时经常已累及 CNS、胃肠道和（或）皮肤[106]。大约一半 HIV 感染者中的非霍奇金淋巴瘤与 EBV 感染有关。

自从 ART 问世以来，所有类型淋巴瘤的发病率均降低，生存率提高。在淋巴瘤出现前已诊断 AIDS 者和骨髓受累者往往预后不良[107]。

尽管比 B 细胞淋巴瘤少得多，皮肤 T 细胞淋巴瘤，尤其是蕈样肉芽肿病，以及临床上可能模仿蕈样肉芽肿病的 T 淋巴细胞增殖性疾病也可在 HIV 感染者中发生。应考虑并排除由人 T 细胞白血病/1 型嗜淋巴细胞病毒（human T-cell leukemia/lymphotropic virus type 1，HTLV-1）引起的成人 T 细胞白血病/淋巴瘤的可能。

其他皮肤肿瘤

HIV 阳性者中可出现发疹性不典型痣。皮肤平滑肌肿瘤，包括平滑肌瘤和平滑肌肉瘤，在 HIV 感染的儿童中更常发生，可能与 EBV 感染有关。

诊断与鉴别诊断

HIV 相关性皮肤病的鉴别诊断

综上所述，HIV 感染者可出现多种感染性、炎症性和肿瘤性皮肤病，其中许多疾病临床症状相互重叠。皮损从典型表现到奇异的亚型不等，诊断挑战性大。必须首先考虑严重和可能致命的疾病。尤其是播散性真菌感染和药物不良反应（见下文）可能危及生命，需要早期使用系统性抗真菌药物或及时停用可疑致敏药物。

皮肤病疾病谱往往与 HIV 感染者的免疫状态相关。HIV 相关疾病发病率与 CD4$^+$ T 细胞计数的相关性已有研究总结（见表 78.1 和 78.2），这可缩小鉴别诊断的范围。一般而言，播散性疾病和泛发性疾病的发生率和严重程度随着 CD4$^+$ T 细胞计数的降低而增加。

HIV 相关性皮肤病的诊断

临床表现，以及如刮片、培养、活检和血清学或 PCR 测定等确证试验有助于诊断 HIV 相关性皮肤病。若患者免疫功能低下，通常发生混合感染，或并发感染性肿瘤或炎症性肿瘤病变（图 78.16）。年龄、性别和解剖部位等其他因素有助于缩小鉴别诊断范围（表 78.3）。

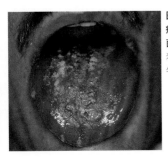

图 78.16 口腔单纯疱疹病毒感染和口腔念珠菌病。 合并感染发生在看似健康的 HIV 阳性的年轻男性

表 78.3 HIV 感染相关性皮肤黏膜病变
炎症性疾病
当皮损严重、顽固或突然发作时，应考虑 HIV 感染
● 脂溢性皮炎（如面部、头皮）
● 寻常型银屑病
● 反应性关节炎（以前称为 Reiter 病）
单独发病即需高度怀疑 HIV 感染
● 嗜酸性毛囊炎 *
● Ⅵ型毛发红糠疹，伴有毛囊性丘疹和聚合性痤疮
传染病和感染 *
当病情严重和（或）顽固时，应考虑 HIV 感染
● 人乳头瘤病毒感染（疣），包括获得性疣状表皮发育不良皮损
● 传染性软疣，尤其是成人中大量、融合和（或）巨大的传染性软疣
● 皮肤真菌感染
独自存在即需高度怀疑 HIV 感染
● 梅毒和其他性传播感染（如软下疳）
● 杆菌性血管瘤病
● 葡萄状菌病（真皮内的"谷粒"由葡萄球菌、假单胞菌构成）
● 播散性分枝杆菌感染（结核和非结核）
● 慢性口腔和肛门生殖器单纯疱疹或播散性 HSV
● 带状疱疹，尤其是累及多皮肤节段、播散、疣状或慢性表现时，但可以有典型症状
● 由 EBV 感染引起的口腔毛状白斑
● CMV 感染所致的肛门生殖器和口腔溃疡、疣状斑块或麻疹样皮疹
● HHV-8 感染所致的卡波西肉瘤
● 口咽念珠菌病
● 近端甲下甲真菌病
● 播散性隐球菌病
● 播散的双相真菌感染（如球孢子菌病、组织胞浆菌病、青霉病）
● 结痂性疥疮（挪威疥）
● 播散性或坏死性皮肤利什曼病
其他
● HIV 相关性丘疹瘙痒性皮疹
● 干燥症和获得性鱼鳞病
● 巨口口疮、急性坏死性溃疡性口炎伴牙龈病
● 迟发性皮肤卟啉病，通常与丙型肝炎有关
● 面部色素沉着，特发性或由光化性苔藓型药疹所致
● 胸部的线性毛细血管扩张
● 睫毛粗长和头发纹理的变化（例如卷曲→细直）
● 蠕形螨毛囊炎
● 非霍奇金淋巴瘤的皮肤病变
● 肛门上皮内瘤变/肛门癌
● 肢端持续性丘疹性黏蛋白沉积症、环状肉芽肿的不典型亚型
* 尤其是出现不明原因的免疫抑制

HIV 感染的实验室检查

自 1989 年以来，HIV 感染的诊断是先用高度敏感的免疫测定法进行初筛，随后使用特异性更高的 HIV

抗体测试法进行确证，传统是使用蛋白质印迹法或间接免疫荧光测定法（indirect immunofluorescence assay，IFA）。HIV 血清学改变通常在初次感染后约 4 周内发生，但血清阴性的"窗口期"可持续长达 3 个月。目前的第四代 HIV 筛查试验通过同时检测抗 HIV IgM 和 IgG 抗体以及 p24 衣壳抗原来缩短"窗口期"，可在感染后 15 天检测出血清变化（表 78.4；见图 78.3）。2014 年美国疾病控制和预防中心（Centers for Disease Control and Prevention，CDC）关于 HIV 感染实验室检测的指南推荐使用免疫分析进行确证的第四代筛查试验，该检测可区分 HIV-1 和 HIV-2 抗体[108]。初筛试验具有很高的敏感性，而确证试验无法检测到近期感染；如果筛选试验为阳性而确证试验为阴性或不确定，则需进行 HIV-1 RNA 的核酸检测试验（nucleic acid test，NAT）[108]。

表 78.4 HIV 感染的实验室检测		
检测	检测靶点	从感染到结果阳性的中位"窗口期"（天）
核酸检测法（NAT）		
HIV-1 病毒载量定量检测	RNA(≥ 20～40 拷贝/毫升)	6～10
HIV-1 定性诊断 *	RNA（≥ 100 拷贝/毫升）	10～12
筛查试验		
第 4 代 HIV-1/2 抗原/抗体 EIA*	IgM、IgG、p24 抗原	16～18、19～20（快速检测）**
第 3 代 HIV-1/2 抗体 EIA*	IgM、IgG	22～24、26～32（快速检测）**
补充/确证试验		
HIV-1/2 分型 EIA*	IgG	32～36
HIV-1 蛋白质免疫印迹	IgG	35～40
HIV-1 EIA	IgG	40＋

* 目前 CDC 推荐用于 HIV 诊断；当筛选试验为阳性而确证试验为阴性或不确定时，使用定性 NAT；区分 HIV-1 和 HIV-2 感染的试验称为"第 5 代"

** 可在 ≤ 30 min 内得出结果，因此适合于即时检测

目前有两种 FDA 批准的家庭 HIV 测试；OraQuick® 家用 HIV 检测可使用口腔液体（其抗体水平比血液中低）测试，20 min 内可得出检测结果；家用 Access® 的 HIV-1 测试系统会发送一个血液样本到实验室，最快在第二天早上获得检测结果。EIA，酶联免疫分析法；IFA，间接免疫荧光检测；NAT，核酸检测试验（Data from：Delaney KP, Hanson DL, Masciotra S, et al. Time until emergence of HIV test reactivity following infection with HIV-1：implications for interpreting test results and retesting after exposure. Clin Infect Dis. 2017；64：53-9.）

抗逆转录病毒治疗

用于治疗与预防的抗逆转录病毒药物

目前 FDA 批准了六个类别超过 25 种的药物，用于阻止各阶段 HIV 复制（见图 78.2）。FDA 批准的抗逆转录病毒药物的完整清单见 https://aidsinfo.nih.gov/understanding-hiv-aids/fact-sheets/21/58/fda-approved-hiv-medicines。与之前基于蛋白酶抑制剂（protease inhibitor，PI）的治疗方案相比，新的 ART 治疗方案不仅给药更方便以外，还更有效、耐受性更好。

在高收入国家，一线治疗由双核苷逆转录酶抑制剂（nucleoside reverse transcriptase inhibitor，NRTI）和整合酶抑制剂［也称为整合酶链转移抑制剂（integrase strand transfer inhibitor，INSTI）］组成。双重 NRTI 加上非核苷逆转录酶抑制剂（non-nucleoside reverse transcriptase inhibitor，NNRTI）或利托那韦增强的 PI 则为二线选择[109]。在抗病毒治疗失败的情况下，则根据耐药试验调整后续药物治疗[110-112]。对于低收入和中等收入国家，WHO 推荐的一线治疗方案包括 NNRTI 加双重 NRTI[113]。

目前，ART 推荐用于所有检测出病毒载量的 HIV 感染者，不论 CD4$^+$T 细胞计数如何[109]。早期 HIV 治疗的优点是降低致残率和死亡率，以及减少 HIV 传播。

在过去几年中，已建立了预防 HIV 传播和感染的有效策略。随机对照试验显示：抗逆转录病毒药物的使用被证明可降低感染者 HIV 传播的风险 ≥ 96%[114-115]。暴露前预防（pre-exposure prophylaxis，PrEP）则是有 HIV 感染风险的 HIV 阴性患者每天或根据需要服用抗逆转录病毒药物；目前肌内注射的长效制剂正在研究中。在 MSM 和毒品注射者中，PrEP 已证明可使 HIV 感染的风险降低 50%～85%[116-118]。当然，这一措施有效性的核心是依从性。在有 HIV 感染风险的妇女中，坚持使用持续释放 dapiravine 的阴道环并每月更换可使 HIV 的传播减少 75%。此外，男性包皮环切术使男性通过插入阴道性交感染 HIV 的风险降低了约 60%[119-121]。最后，坚持和正确使用安全套仍然是防止 HIV 传播和感染的基石。

免疫重建炎症综合征

在使用 ART 后，免疫状态的迅速改善可能导致部分 HIV 感染者感染性、肿瘤性和炎症性疾病的临床恶化（图 78.17）[122-123]。这种看似矛盾的现象称为**免疫重建炎症综合征**（immune reconstitution inflammatory syndrome，IRIS）。在 ART 开始后 1 周至 3 个月，约

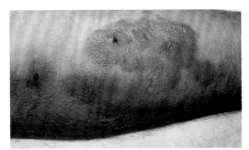

图 78.17　ART 治疗后免疫重建炎症综合征所致的麻风病恶化
（Courtesy，Beatriz Trope，MD，PhD.）

15% 的患者发生这种情况，治疗前 CD4$^+$T 细胞计数低（< 50/mm^3）的患者风险更高[124]。IRIS 的总体死亡率约为 5%，但隐球菌性脑膜炎患者的死亡率则高达 20%。IRIS 相关的炎症可能与活跃的机会性感染或药物反应难以区分。在 IRIS 情况下可能加剧的皮肤疾病见表 78.5。

药物的相互作用

　　了解潜在的药物相互作用对于预防不良反应和治疗失败是必要的。许多用于治疗 HIV 感染及其相关并发症的药物均通过人细胞色素 P450 系统代谢。细胞色素 P450 3A4 抑制剂，包括大多数蛋白酶抑制剂和地拉韦定，会减少药物代谢，导致共用同一代谢途径的药物蓄积（见第 131 章）。细胞色素 P450 3A4 混合诱导剂 / 抑制剂和诱导剂（如依非韦伦或奈韦拉平）可加速其他药物的清除，从而需要调整剂量。非细胞色素 P450 依赖性相互作用包括：①去羟肌苷与利巴韦林和（或）替诺福韦联用时，地达诺新在细胞内的药物水平和毒性增加[125]；②与替诺福韦联用时，阿扎那韦的药物浓度降低[126]。

药疹

　　药物不良反应（adverse drug reactions，ADR）在 HIV 感染者中很常见。潜在的危险因素包括遗传易感性，以及免疫紊乱和药物代谢的改变[127]。因为这些患者通常服用多种药物，所以确定可疑致敏药物或药物组合通常是一个复杂而令人沮丧的过程（见第 21 章）。药物超敏反应的最常见表现是麻疹样皮疹，且在 HIV 感染者中的发病率明显高于普通人群。患者还可出现荨麻疹、瘙痒、血管炎、剥脱性皮炎 / 红皮病、嗜酸性粒细胞增多性系统性药物反应（drug reaction with eosinophilia and systemic symptoms，DRESS）、Stevens-Johnson 综合征（Stevens-Johnson syndrome，SJS）和中毒性表皮坏死

表 78.5　因免疫重建炎症综合征（IRIS）而加重的皮肤病
感染性
结核分枝杆菌
麻风分枝杆菌
鸟分枝杆菌和其他种属
1 型和 2 型单纯疱疹病毒
水痘-带状疱疹病毒
EBV（如口腔毛状白斑）
巨细胞病毒
人乳头瘤病毒
传染性软疣病毒
念珠菌属
皮肤癣菌
隐球菌属
组织胞浆菌、马内菲青霉菌
蠕形螨、马拉色菌属（例如毛囊炎）
利什曼原虫
炎症性皮肤病
银屑病、脂溢性皮炎
毛发红糠疹
环状肉芽肿
结节病
异物反应（肉芽肿）
嗜酸性毛囊炎
寻常痤疮、酒渣鼻
丘疹瘙痒性皮疹
红斑狼疮（系统性、盘状、肿胀性）、复发性多软骨炎
斑秃
汗疱疹
真皮中层弹力纤维溶解症
肿瘤
卡波西肉瘤
非霍奇金淋巴瘤
多发性发疹性皮肤纤维瘤病

松解症（toxic epidermal necrolysis，TEN）。抗逆转录病毒药物的主要皮肤不良反应见表 78.6[128-129]。

　　在 HIV 感染者中，TMP-SMZ 是引起皮肤药物反应的最常见药物[34]。通常在用于预防或治疗耶氏肺孢子菌肺炎或弓形虫病时，静脉注射 TMP-SMZ 可导致 50% ～ 60% 的 HIV 感染者出现发疹和发热（通常在治疗开始后 8 ～ 12 天出现）（图 78.18），发病率是普通人群的 10 倍[130]。TMP-SMZ 的其他副作用包括固定型药疹、SJS 和 TEN。

　　大多数药疹，尤其是麻疹样型，可自行消退，因此只需密切观察。但是，如果出现发热或表皮剥脱等系统性症状，应立即停用可疑致敏药物，因为这些表现预示病情严重，可能威胁生命。对于有些药物，如

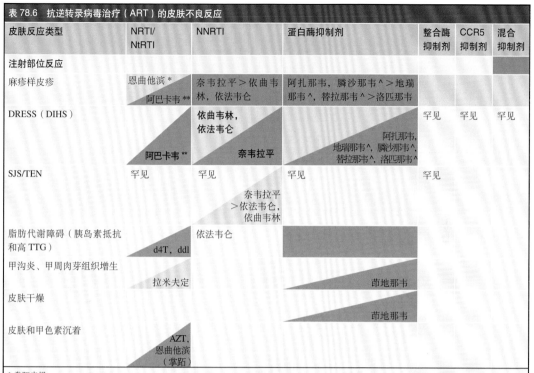

表 78.6　抗逆转录病毒治疗（ART）的皮肤不良反应

皮肤反应类型	NRTI/NtRTI	NNRTI	蛋白酶抑制剂	整合酶抑制剂	CCR5抑制剂	混合抑制剂
注射部位反应						
麻疹样皮疹	恩曲他滨*　阿巴卡韦**	奈韦拉平>依曲韦林，依法韦仑	阿扎那韦，膦沙那韦^>地瑞那韦^，替拉那韦^>洛匹那韦			
DRESS（DIHS）	阿巴卡韦**	依曲韦林，依法韦仑　奈韦拉平	阿扎那韦，地瑞那韦^，膦沙那韦^，替拉那韦^，洛匹那韦^	罕见	罕见	罕见
SJS/TEN	罕见	罕见　奈韦拉平>依法韦仑，依曲韦林	罕见	罕见		
脂肪代谢障碍（胰岛素抵抗和高 TTG）	d4T, ddl	依法韦仑				
甲沟炎、甲周肉芽组织增生	拉米夫定		茚地那韦			
皮肤干燥			茚地那韦			
皮肤和甲色素沉着	AZT，恩曲他滨（掌跖）					

* 掌跖皮损
** 与等位基因 *HLA-B*5701* 相关
^ 磺胺类药物的结构，磺胺类药物过敏者应谨慎使用
一般来说，HIV 感染者发生药物诱导（如磺胺类药物所致）的麻疹样皮疹和中毒性表皮坏死松解症的风险增加。**粗体**=最常见的；深色表格=常见；浅色表格=不常见。无药物名称的表格是指一类药物，而细分单元是指该类药物的其余药物。AZT，齐多夫定；CCR5，CC 趋化因子受体 5；DIHS，药物诱导超敏反应综合征；DRESS，嗜酸性粒细胞性系统性药物反应；NNRTI，非核苷逆转录酶抑制剂；NRTI/NtRTI，核苷/核苷酸逆转录酶抑制剂；SJS，Stevens-Johnson 综合征；TEN，中毒性表皮坏死松解症；TTG，甘油三酯

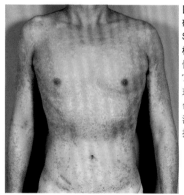

图 78.18　甲氧苄啶-磺胺甲噁唑（TMP-SMZ）所致的麻疹样药疹。 此 HIV 阳性年轻男性在使用 TMP-SMZ8 天后出现了广泛的压之褪色的红斑和丘疹。注意躯干上部的皮损融合

齐多夫定、磺胺和氨苯砜，患者可能在出现不良反应后成功脱敏。再次尝试给药必须在密切监测的情况下方可进行。但是禁止再次使用阿巴卡韦，也不推荐用于 NNRTI。

结语

　　HIV 感染的皮肤表现无论是数量还是种类都多于其他任何器官。皮肤并发症是高发病率的根源，也可使患者自卑。尽管 ART 降低了一些 HIV 相关性皮肤病的发病率，但如 IRIS、药物反应、代谢紊乱、HPV 感染和 SCC 等其他疾病仍然常见。事实上，由于 HIV 感染者的生存期延长，这些疾病的发病率甚至可能会升高。识别 HIV 感染相关性皮肤病的疾病谱和运用恰当的诊断试验，有助于及时治疗，取得良好的疗效。

（陈小玫译　刘宏杰校　蒋献审）

参考文献

1. CDC. Pneumocystis pneumonia – Los Angeles. MMWR Morb Mortal Wkly Rep 1981;30:250–2.
2. Gottlieb MS, Schroff R, Schanker HM, et al. *Pneumocystis carinii* pneumonia and mucosal candidiasis in previously healthy homosexual men. N Engl J Med 1981;305:1425–31.
3. Hymes KB, Greene JB, Marcus A, et al. Kaposi's sarcoma in homosexual men: a report of eight cases. Lancet 1981;318:598–600.
4. Friedman-Kien AE. Disseminated Kaposi's sarcoma syndrome in young homosexual men. J Am Acad Dermatol 1981;5:468–71.
5. CDC. Kaposi's sarcoma and *Pneumocystis* pneumonia among homosexual men – New York City and California. MMWR Morb Mortal Wkly Rep 1981;30:305–8.
6. CDC. Task Force on Kaposi's Sarcoma and Opportunistic Infections. Epidemiologic aspects of the current outbreak of Kaposi's sarcoma and opportunistic infections. N Engl J Med 1982;306:248–52.
7. Barre-Sinoussi F, Chermann JC, Rey F, et al. Isolation of a T-lymphotropic retrovirus from a patient at risk for acquired immune deficiency syndrome (AIDS). Science 1983;220:868–71.
8. UNAIDS Fact Sheet July 2017. <www.unaids.org/sites/default/files/media_asset/UNAIDS_FactSheet_en.pdf>; 2017.
9. UNAIDS Global AIDS Update 2016. <www.unaids.org/sites/default/files/media_asset/global-AIDS-update-2016_en.pdf>; 2016.
10. Beyrer C, Baral SD, Collins C, et al. The global response to HIV in men who have sex with men. Lancet 2016;388:198–206.
11. Cohen S, Van Handel MM, Branson B, et al. Vital signs: HIV prevention through care and treatment – United States. MMWR Morb Mortal Wkly Rep 2011;60:1618–23.
12. Sharp PM, Hahn BH. Origins of HIV and the AIDS pandemic. Cold Spring Harb Perspect Med 2011;1:006841.
13. Cicala C, Arthos J, Fauci AS. HIV-1 envelope, integrins and coreceptor use in mucosal transmission of HIV. J Transl Med 2010;9(Suppl. 1):S2.
14. Liao HX, Lynch R, Zhou T, et al., the NISC Comparative Sequencing Program. Co-evolution of a broadly neutralizing HIV-1 antibody and founder virus. Nature 2013;496:469–76.
15. Paiardini M, Müller-Trutwin M. HIV-associated chronic immune activation. Immunol Rev 2013;254:78–101.
16. Lavreys L, Baeten JM, Chohan V, et al. Higher set point plasma viral load and more-severe acute HIV type 1 (HIV-1) illness predict mortality among high-risk HIV-1-infected African women. Clin Infect Dis Off Publ Infect Dis Soc Am 2006;42:1333–9.
17. SPARTAC Trial Investigators, Fidler S, Porter K, et al. Short-course antiretroviral therapy in primary HIV infection. N Engl J Med 2013;368:207–17.
18. Lingappa JR, Celum C. Clinical and therapeutic issues for herpes simplex virus-2 and HIV co-infection. Drugs 2007;67:155–74.
19. Rollenhagen C, Lathrop MJ, Macura SL, et al. Herpes simplex virus type-2 stimulates HIV-1 replication in cervical tissues: implications for HIV-1 transmission and efficacy of anti-HIV-1 microbicides. Mucosal Immunol 2014;7:1165–74.
20. Vafai A, Berger M. Zoster in patients infected with HIV: a review. Am J Med Sci 2001;321:372–80.
21. Wauters O, Lebas E, Nikkels AF. Chronic mucocutaneous herpes simplex virus and varicella zoster virus infections. J Am Acad Dermatol 2012;66:e217–27.
22. Gnann JW. Varicella-zoster virus: atypical presentations and unusual complications. J Infect Dis 2002;186(Suppl. 1):S91–8.
23. Gur I. The epidemiology of Molluscum contagiosum in HIV-seropositive patients: a unique entity or insignificant finding? Int J STD AIDS 2008;19:503–6.
24. Jacobelli S, Laude H, Carlotti A, et al. Epidermodysplasia verruciformis in human immunodeficiency virus-infected patients: a marker of human papillomavirus-related disorders not affected by antiretroviral therapy. Arch Dermatol 2011;147:590–6.
25. Denslow SA, Rositch AF, Firnhaber C, et al. Incidence and progression of cervical lesions in women with HIV: a systematic global review. Int J STD AIDS 2014;25:163–77.
26. Tong WWY, Hillman RJ, Kelleher AD, et al. Anal intraepithelial neoplasia and squamous cell carcinoma in HIV-infected adults. HIV Med 2014;15:65–76.
27. Grulich AE, van Leeuwen MT, Falster MO, Vajdic CM. Incidence of cancers in people with HIV/AIDS compared with immunosuppressed transplant recipients: a meta-analysis. Lancet 2007;370:59–67.
28. Meys R, Gotch FM, Bunker CB. Human papillomavirus in the era of highly active antiretroviral therapy for human immunodeficiency virus: an immune reconstitution-associated disease? Br J Dermatol 2010;162:6–11.
29. Hidalgo-Tenorio C, Rivero-Rodriguez M, Gil-Anguita C, et al. Antiretroviral therapy as a factor protective against anal dysplasia in HIV-infected males who have sex with males. PLoS ONE 2014;9:e92376.
30. Minkoff H, Zhong Y, Burk RD, et al. Influence of adherent and effective antiretroviral therapy use on human papillomavirus infection and squamous intraepithelial lesions in human immunodeficiency virus-positive women. J Infect Dis 2010;201:681–90.
31. Seaberg EC, Wiley D, Martínez-Maza O. Cancer incidence in the multicenter AIDS Cohort Study before and during the HAART era: 1984 to 2007. Cancer 2010;116:5507–16.
32. Simard EP, Pfeiffer RM, Engels EA. Cumulative incidence of cancer among individuals with acquired immunodeficiency syndrome in the United States. Cancer 2011;117:1089–96.
33. Rigopoulos D, Paparizos V, Katsambas A. Cutaneous markers of HIV infection. Clin Dermatol 2004;22:487–98.
34. Porras B, Costner M, Friedman-Kien AE, Cockerell CJ. Update on cutaneous manifestations of HIV infection. Med Clin North Am 1998;82:1033–80.
35. Daudén E, Fernández-Buezo G, Fraga J, et al. Mucocutaneous presence of cytomegalovirus associated with human immunodeficiency virus infection: discussion regarding its pathogenetic role. Arch Dermatol 2001;137:443–8.
36. Crum-Cianflone N, Weekes J, Bavaro M. Recurrent community-associated methicillin-resistant Staphylococcus aureus infections among HIV-infected persons: incidence and risk factors. AIDS Patient Care STDS 2009;23:499–502.
37. Vyas KJ, Shadyab AH, Lin C-D, Crum-Cianflone NF. Trends and factors associated with initial and recurrent methicillin-resistant Staphylococcus aureus (MRSA) skin and soft-tissue infections among HIV-infected persons: an 18-year study. J Int Assoc Provid AIDS Care 2014;13:206–13.
38. Shadyab AH, Crum-Cianflone NF. Methicillin-resistant Staphylococcus aureus (MRSA) infections among HIV-infected persons in the era of highly active antiretroviral therapy: a review of the literature. HIV Med 2012;13:319–32.
39. Plettenberg A, Lorenzen T, Burtsche BT, et al. Bacillary angiomatosis in HIV-infected patients—an epidemiological and clinical study. Dermatol Basel Switz 2000;201:326–31.
40. Zetola NM, Klausner JD. Syphilis and HIV infection: an update. Clin Infect Dis Off Publ Infect Dis Soc Am 2007;44:1222–8.
41. Tucker JD, Shah S, Jarell AD, et al. Lues maligna in early HIV infection case report and review of the literature. Sex Transm Dis 2009;36:512–14.
42. CDC. Diseases Characterized by Genital, Anal, or Perianal Ulcers – 2010 STD Treatment Guidelines. <www.cdc.gov/std/treatment/2010/genital-ulcers.htm#a2>; 2010.
43. Thompson GR, Patel PK, Kirkpatrick WR, et al. Oropharyngeal candidiasis in the era of antiretroviral therapy. Oral Surg Oral Med Oral Pathol Oral Radiol Endod 2010;109:488–95.
44. Pienaar ED, Young T, Holmes H. Interventions for the prevention and management of oropharyngeal candidiasis associated with HIV infection in adults and children. Cochrane Database Syst Rev 2010;(11):CD003940.
45. Ramos-E-Silva M, Lima CMO, Schechtman RC, et al. Superficial mycoses in immunodepressed patients (AIDS). Clin Dermatol 2010;28:217–25.
46. Gupta AK, Taborda P, Taborda V, et al. Epidemiology and prevalence of onychomycosis in HIV-positive individuals. Int J Dermatol 2000;39:746–53.
47. Ramos-e-Silva M, Lima CMO, Schechtman RC, et al. Systemic mycoses in immunodepressed patients (AIDS). Clin Dermatol 2012;30:616–27.
48. Sandler B, Potter TS, Hashimoto K. Cutaneous Pneumocystis carinii and Cryptococcus neoformans in AIDS. Br J Dermatol 1996;134:159–63.
49. Hennessey NP, Parro EL, Cockerell CJ. Cutaneous Pneumocystis carinii infection in patients with acquired immunodeficiency syndrome. Arch Dermatol 1991;127:1699–701.
50. Murakawa GJ, Harvell JD, Lubitz P, et al. Cutaneous aspergillosis and acquired immunodeficiency syndrome. Arch Dermatol 2000;136:365–9.
51. Fong K, Tee S-I, Ho MSL, Pan JY. Cutaneous prototothecosis in a patient with previously undiagnosed HIV infection. Australas J Dermatol 2015;56:e71–3.
52. Alvar J, Aparicio P, Aseffa A, et al. The relationship between leishmaniasis and AIDS: the second 10 years. Clin Microbiol Rev 2008;21:334–59.
53. Lindoso JA, Barbosa RN, Posada-Vergara MP, et al. Unusual manifestations of tegumentary leishmaniasis in AIDS patients from the New World. Br J Dermatol 2009;160:311–18.
54. Jarvis JN, Lockwood DN. Clinical aspects of visceral leishmaniasis in HIV infection. Curr Opin Infect Dis 2013;26:1–9.
55. Siegel MO, Simon GL. Is human immunodeficiency virus infection a risk factor for Strongyloides stercoralis hyperinfection and dissemination. PLoS Negl Trop Dis 2012;6:e1581.
56. Galarza C, Ramos W, Gutierrez EL, et al. Cutaneous acanthamebiasis infection in immunocompetent and immunocompromised patients. Int J Dermatol 2009;48:1324–9.
57. Giamarellou H. AIDS and the skin: parasitic diseases. Clin Dermatol 2000;18:433–9.
58. Hicks MI, Elston DM. Scabies. Dermatol Ther 2009;22:279–92.
59. Delfos NM, Collen AFS, Kroon FP. Demodex folliculitis: a skin manifestation of immune reconstitution disease. AIDS Lond Switz 2004;18:701–2.
60. Aquilina C, Viraben R, Sire S. Ivermectin-responsive Demodex infestation during human immunodeficiency virus infection. A case report and literature review. Dermatol Basel Switz 2002;205:394–7.
61. Smith KJ, Skelton HG, Vogel P, et al. Exaggerated insect bite reactions in patients positive for HIV. Military Medical Consortium for the Advancement of Retroviral Research. J Am Acad Dermatol 1993;29:269–72.
62. Mathes BM, Douglass MC. Seborrheic dermatitis in patients with acquired immunodeficiency syndrome. J Am Acad Dermatol 1985;13:947–51.
63. Morar N, Willis-Owen SA, Maurer T, Bunker CB. HIV-associated psoriasis: pathogenesis, clinical features, and management. Lancet Infect Dis 2010;10:470–8.
64. Fernandes S, Pinto GM, Cardoso J. Particular clinical presentations of psoriasis in HIV patients. Int J STD AIDS 2011;22:653–4.
65. Menon K, Van Voorhees AS, Bebo BF Jr, et al. Psoriasis in patients with HIV infection: from the medical board of the National Psoriasis Foundation. J Am Acad Dermatol 2010;62:291–9.
66. Chiricozzi A, Saraceno R, Cannizzaro MV, et al. Complete resolution of erythrodermic psoriasis in an HIV and HCV patient unresponsive to antipsoriatic treatments after highly active antiretroviral therapy (Ritonavir, Atazanavir, Emtricitabine, Tenofovir). Dermatol Basel Switz 2012;225:333–7.
67. Wu IB, Schwartz RA. Reiter's syndrome: the classic triad and more. J Am Acad Dermatol 2008;59:113–21.
68. Neumann S, Kreth F, Schubert S, et al. Reiter's syndrome as a manifestation of an immune reconstitution syndrome in an HIV-infected patient: successful treatment with doxycycline. Clin Infect Dis Off Publ Infect Dis Soc Am 2003;36:1628–9.
69. Siberry GK, Leister E, Jacobson DL, et al. Increased risk of asthma and atopic dermatitis in perinatally HIV-infected children and adolescents. Clin Immunol Orlando Fla 2012;142:201–8.
70. Resnick SD, Murrell DF, Woosley JT. Pityriasis rubra pilaris, acne conglobata, and elongated follicular spines: an HIV-associated follicular syndrome? J Am

Acad Dermatol 1993;29:283.

71. Miralles ES, Núñez M, De Las Heras ME, et al. Pityriasis rubra pilaris and human immunodeficiency virus infection. Br J Dermatol 1995;133:990–3.

72. Eisman S. Pruritic papular eruption in HIV. Dermatol Clin 2006;24:449–57, vi.

73. Smith KJ, Skelton HG, DeRusso D, et al. Clinical and histopathologic features of hair loss in patients with HIV-1 infection. J Am Acad Dermatol 1996;34:63–8.

74. Paul LJ, Cohen PR, Kurzrock R. Eyelash trichomegaly: review of congenital, acquired, and drug-associated etiologies for elongation of the eyelashes. Int J Dermatol 2012;51:631–46, quiz 643–4, 646.

75. Woods EA, Foisy MM. Antiretroviral-related alopecia in HIV-infected patients. Ann Pharmacother 2014;48:1187–93.

76. Prose NS, Abson KG, Scher RK. Disorders of the nails and hair associated with human immunodeficiency virus infection. Int J Dermatol 1992;31:453–7.

77. Mirmirani P, Hessol NA, Maurer TA, et al. Hair changes in women from the Women's Interagency HIV Study. Arch Dermatol 2003;139:105–6.

78. Cribier B, Mena ML, Rey D, et al. Nail changes in patients infected with human immunodeficiency virus. Arch Dermatol 1998;134:1216–20.

79. Tosti A, La Placa M, Fanti PA, et al. Human papillomavirus type 16-associated periungual squamous cell carcinoma in a patient with acquired immunodeficiency syndrome. Acta Derm Venereol 1994;74:478–9.

80. Patel N, Patel N, Khan T, et al. HIV infection and clinical spectrum of associated vasculitides. Curr Rheumatol Rep 2011;13:506–12.

81. Muratori S, Carrera C, Gorani A, Alessi E. Erythema elevatum diutinum and HIV infection: a report of five cases. Br J Dermatol 1999;141:335–8.

82. Gregory N, DeLeo VA. Clinical manifestations of photosensitivity in patients with human immunodeficiency virus infection. Arch Dermatol 1994;130:630–3.

83. Mansourati FF, Stone VE, Mayer KH. Porphyria cutanea tarda and HIV/AIDS: a review of pathogenesis, clinical manifestations and management. Int J STD AIDS 1999;10:51–6.

84. Wong SN, Khoo LSW. Chronic actinic dermatitis as the presenting feature of HIV infection in three Chinese males. Clin Exp Dermatol 2003;28:265–8.

85. Alves MD, Brites C, Sprinz E. HIV-associated lipodystrophy: a review from a Brazilian perspective. Ther Clin Risk Manag 2014;10:559–66.

86. Grinspoon S, Carr A. Cardiovascular risk and body-fat abnormalities in HIV-infected adults. N Engl J Med 2005;352:48–62.

87. Guaraldi G, Baraboutis IG. Evolving perspectives on HIV-associated lipodystrophy syndrome: moving from lipodystrophy to non-infectious HIV co-morbidities. J Antimicrob Chemother 2009;64:437–40.

88. Lichtenstein KA, Ward DJ, Moorman AC, et al. Clinical assessment of HIV-associated lipodystrophy in an ambulatory population. AIDS Lond Engl 2001;15:1389–98.

89. Leung VL, Glesby MJ. Pathogenesis and treatment of HIV lipohypertrophy. Curr Opin Infect Dis 2011;24:43–9.

90. Sheth SH, Larson RJ. The efficacy and safety of insulin-sensitizing drugs in HIV-associated lipodystrophy syndrome: a meta-analysis of randomized trials. BMC Infect Dis 2010;10:183.

91. Peterson S, Martins CR, Cofrancesco J. Lipodystrophy in the patient with HIV: social, psychological, and treatment considerations. Aesthetic Surg J Am Soc Aesthetic Plast Surg 2008;28:443–51.

92. Faintuch J, Soeters PB, Osmo HG. Nutritional and metabolic abnormalities in pre-AIDS HIV infection. Nutr Burbank Los Angel Cty Calif 2006;22:683–90.

93. Irlam JH, Visser MM, Rollins NN, Siegfried N. Micronutrient supplementation in children and adults with HIV infection. Cochrane Database Syst Rev 2010;(12):CD003650.

94. Rongioletti F, Ghigliotti G, De Marchi R, Rebora A. Cutaneous mucinoses and HIV infection. Br J Dermatol 1998;139:1077–80.

95. O'Moore EJ, Nandawni R, Uthayakumar S, et al. HIV-associated granuloma annulare (HAGA): a report of six cases. Br J Dermatol 2000;142:1054–6.

96. Dalmau J, Alegre M, Domingo P, Alomar A. Major oral aphtous ulceration in HIV-1 infection: successful response after highly active antiretroviral therapy. J Eur Acad Dermatol Venereol 2007;21:126–7.

97. Fallon T, Abell E, Kingsley L, et al. Telangiectases [corrected] of the anterior chest in homosexual men. Ann Intern Med 1986;105:679–82.

98. Deeken JF, Tjen-A-Looi A, Rudek MA, et al. The rising challenge of non-AIDS-defining cancers in HIV-infected patients. Clin Infect Dis 2012;55:1228–35.

99. Tam HK, Zhang ZF, Jacobson LP, et al. Effect of highly active antiretroviral therapy on survival among HIV-infected men with Kaposi sarcoma or non-Hodgkin lymphoma. Int J Cancer 2002;98:916–22.

100. Wilkins K, Turner R, Dolev JC, et al. Cutaneous malignancy and human immunodeficiency virus disease. J Am Acad Dermatol 2006;54:189–206.

101. Silverberg MJ, Leyden W, Warton EM, et al. HIV infection status, immunodeficiency, and the incidence of non-melanoma skin cancer. J Natl Cancer Inst 2013;105:350–60.

102. Chaturvedi AK, Madeleine MM, Biggar RJ, Engels EA. Risk of human papillomavirus-associated cancers among persons with AIDS. J Natl Cancer Inst 2009;101:1120–30.

103. Hoffmann C, Horst HA, Weichenthal M, Hauschild A. Malignant melanoma and HIV infection – aggressive course despite immune reconstitution. Onkologie 2005;28:35–7.

104. Lanoy E, Dores GM, Madeleine MM, et al. Epidemiology of nonkeratinocytic skin cancers among persons with AIDS in the United States. AIDS 2009;23:385–93.

105. Levine AM, Scadden DT, Zaia JA, Krishnan A. Hematologic aspects of HIV/AIDS. Hematology Am Soc Hematol Educ Program 2001;463–78.

106. Myskowski PL, Ahkami R. Dermatologic complications of HIV infection. Med Clin North Am 1996;80:1415–35.

107. Lascaux AS, Hemery F, Goujard C, et al. Beneficial effect of highly active antiretroviral therapy on the prognosis of AIDS-related systemic non-Hodgkin lymphomas. AIDS Res Hum Retroviruses 2005;21:214–20.

108. Centers for Disease Control and Prevention and Association of Public Health Laboratories. Laboratory Testing for the Diagnosis of HIV Infection: Updated Recommendations. stacks.cdc.gov/view/cdc/23447; 2014.

109. Günthard HF, Saag MS, Benson CA, et al. Antiretroviral drugs for treatment and prevention of HIV infection in adults: 2016 Recommendations of the International Antiviral Society-USA Panel. JAMA 2016;316:191–210.

110. DHHS Panel on Antiretroviral Guidelines for Adults and Adolescents. Guidelines for the use of antiretroviral agents in HIV-1-infected adults and adolescents. aidsinfo.nih.gov/ContentFiles/AdultandAdolescentGL.pdf; 2017.

111. Antiretroviral Treatment of Adult HIV Infection 2014 Recommendations of the International Antiviral Society–USA Panel. JAMA 2014;312:410–25.

112. EACS. European Guidelines for Treatment of HIV-infected Adults. Version 8.2 <www.eacsociety.org/files/guidelines_8.2-english.pdf>

113. World Health Organization. Consolidated Guidelines On The Use Of Antiretroviral Drugs for Treating and Preventing HIV Infection. Recommendations for a Public Health Approach. <www.who.int/hiv/pub/guidelines/arv2013/download/en/>; 2013.

114. Cohen M, Chen YQ, McCauley M, et al. Prevention of HIV-1 infection with early antiretroviral therapy. N Engl Med. 2011;365:493–505.

115. Rodger AJ, Cambiano V, Bruun T, et al.; PARTNER Study Group. Sexual activity without condoms and risk of HIV transmission in serodifferent couples when the HIV-positive partner is using suppressive antiretroviral therapy. JAMA 2016;316:171–81.

116. Grant RM, Lama JR, Anderson PL, et al. Preexposure chemoprophylaxis for HIV prevention in men who have sex with men. N Engl J Med 2010;363:2587–99.

117. Choopanya K, Martin M, Suntharasamai P, et al. Antiretroviral prophylaxis for HIV infection in injecting drug users in Bangkok, Thailand (the Bangkok Tenofovir Study): A randomised double-blind, placebo-controlled phase 3 trial. Lancet 2013;381:2083–90.

118. McCormack S, Dunn DT, Desai M, et al. Pre-exposure prophylaxis to prevent the acquisition of HIV-1 infection (PROUD): effectiveness results from the pilot phase of a pragmatic open-label randomised trial. Lancet 2016;387:53–60.

119. Auvert B, Taljaard D, Lagarde E, et al. Randomized, controlled intervention trial of male circumcision for reduction of HIV infection risk: The ANRS 1265 Trial. PLoS Med 2005;2:e298.

120. Gray R, Kigozi G, Serwadda D, et al. Male circumcision for HIV prevention in men in Rakai, Uganda: A randomized trial. Lancet 2007;369:657–66.

121. Bailey RC, Moses S, Parker CB, et al. Male circumcision for HIV prevention in young men in Kisumu, Kenya: A randomised controlled trial. Lancet 2007;369:643–56.

122. Dhasmana DJ, Dheda K, Ravn P, et al. Immune reconstitution inflammatory syndrome in HIV-infected patients receiving antiretroviral therapy: pathogenesis, clinical manifestations and management. Drugs 2008;68:191–208.

123. Martin-Blondel G, Mars LT, Liblau RS. Pathogenesis of the immune reconstitution inflammatory syndrome in HIV-infected patients. Curr Opin Infect Dis 2012;25:312–20.

124. Müller M, Wandel S, Colebunders R, et al. Immune reconstitution inflammatory syndrome in patients starting antiretroviral therapy for HIV infection: a systematic review and meta-analysis. Lancet Infect Dis 2010;10:251–61.

125. Fleischer R, Boxwell D, Sherman K. Nucleoside analogues and mitochondrial toxicity. Clin Infect Dis 2004;38:e79–80.

126. Taburet AM, Piketty C, Chazallon C, et al. Interactions between atazanavir-ritonavir and tenofovir in heavily pretreated human immunodeficiency virus-infected patients. Antimicrob Agents Chemother 2004;48:2091–6.

127. Pirmohamed M, Park B. HIV and drug allergy. Curr Opin Allergy Clin Immunol 2001;1:311–16.

128. Introcaso CE, Hines JM, Kovarik CL. Cutaneous toxicities of antiretroviral therapy for HIV: part I. Lipodystrophy syndrome, nucleoside reverse transcriptase inhibitors, and protease inhibitors. J Am Acad Dermatol 2010;63:549–61.

129. Introcaso CE, Hines JM, Kovarik CL. Cutaneous toxicities of antiretroviral therapy for HIV: part II: Nonnucleoside reverse transcriptase inhibitors, entry and fusion inhibitors, integrase inhibitors, and immune reconstitution syndrome. J Am Acad Dermatol 2010;63:563–9.

130. Finkelstein M, Berman B. HIV and AIDS in inpatient dermatology. Dermatol Clin 2000;18:509–20.

第79章　人乳头瘤病毒

Reinhard Kirnbauer，Petra Lenz

同义名： ■ 寻常疣（verrucae vulgares）（单数：verruca vulgaris）——寻常疣（common warts）■ verrucae palmares et plantares——手足疣（hand and foot warts）■ 扁平疣（verrucae planae-flat warts，plane warts）■ 尖锐湿疣（condylomata acuminata）（单数：condyloma acuminatum）——生殖器疣（genital warts）■ 扁平湿疣-宫颈扁平湿疣，扁平湿疣（condylomata plana-flat cervical condylomas，plane condylomas）■ 鳞状上皮内病变（squamous intraepithelial lesion，SIL）——宫颈上皮内瘤变（cervical intraepithelial neoplasia，CIN），外阴上皮内瘤变（vulvar intraepithelial neoplasia，VIN），阴道上皮内瘤变（vaginal intraepithelial neoplasia，VaIN），阴茎上皮内瘤变（penile intraepithelial neoplasia，PIN），肛门上皮内瘤变（anal intraepithelial neoplasia，AIN）■ Buschke-Löwenstein 肿瘤——巨型尖锐湿疣，巨大尖锐湿疣（giant condylomata acuminata，condylomata acuminata gigantea）■ 菜花样口腔乳头瘤病（florid oral papillomatosis）-阿克曼肿瘤（Ackerman tumor）■ 乳头状疣皮肤癌（papillomatosis cutis carcinoides）——Gottron 肿瘤 ■ 局灶性上皮增生（focal epithelial hyperplasia）-赫克病（Heck disease）

要点

■ 人乳头瘤病毒（human papilloma virus，HPV）由一大组 150 多种基因型病毒组成，感染皮肤或黏膜上皮细胞，最常引起良性乳头状瘤或疣。

■ 疣状表皮发育不良（epidermodysplasia verruci-formis，EV）是一种遗传性疾病，其特征在于泛发性扁平或花斑糠疹样斑丘疹，由 β 型 HPV 慢性感染引起；患者曝光部位常发展成鳞状细胞癌（squamous cell carcinomas，SCC）。

■ 在皮肤癌和正常皮肤中也检测到与 EV 相关的 HPV 类型。这些病毒通过紫外线照射、免疫抑制和特定的宿主遗传背景（EV）被激活。

■ 肛周生殖器 HPV 是一种高度流行的性传播感染（sexually transmitted infection，STI），主要见于青壮年。尖锐湿疣或良性肛门生殖器疣通常由 HPV-6 或 -11 引起，属低危型。

■ 持续高危型 HPV 感染，以 HPV-16 和 -18 为主，是导致宫颈癌和肛门癌的主要原因，也是部分阴道癌、外阴癌、阴茎癌、口咽癌和罕见指部 SCC 的原因。

■ 细胞免疫缺陷患者发生持续 HPV 感染和疾病进展的风险更高。

■ 疣，缺乏有效的特异性抗病毒治疗，大多数疗法的重点是破坏可见病变或诱导细胞免疫应答。

■ 病毒样颗粒（virus-like particle，VLP）基础上的高效预防性 HPV 疫苗已获准用于预防生殖器疣和（或）相关的宫颈癌、外阴癌、阴道癌和肛门癌。

引言

乳头瘤病毒是广泛分布于动物和人类中的一大组 DNA 病毒，通常引起良性乳头状瘤或疣[1]。反复发作的皮肤和肛门生殖器疣可能导致外形毁损，造成患者很大的心理负担，并且是就医的常见原因。命名为高危型的一类人乳头瘤病毒（HPV）亚型，最常见的是 HPV-16 和 -18，目前认为是以下疾病的原发性病原体：宫颈癌及其前驱病变；在其他肛门生殖器和上呼吸消化道的部分恶性肿瘤；以及罕见的指（趾）鳞状细胞癌（SCC）。与此相反，感染常见皮肤 HPV 类型 1，2，4，27，57 等，目前认为并无潜在致癌风险[1]。在免疫功能低下的患者，HPV 感染往往会持续存在，并增加肛门生殖器新生物形成的风险。因缺乏有效的抗病毒治疗，生殖器 HPV 感染的高发病率在性活跃年轻人中是一个很大的问题。二十多年前，基于病毒样颗粒（VLP）的预防性疫苗在乳头瘤病毒感染动物模型中证明可防止 HPV 传播[2-4]。随后的研究显示，人类 HPV 疫苗不仅安全性高，而且可预防 90% 以上的疫苗类型特异性生殖器 HPV 感染及相关的新生物形成[5-7]。

历史

长期以来，人们一直在探索疣的传染性病因[1]，并在 100 多年前就已用无细胞提取物的实验室方法展示了寻常疣的传播[8]。在 1933 年对棉尾兔乳头瘤病毒（cottontail rabbit papillomavirus，CRPV）和罕见的遗传性皮肤病**疣状表皮发育不良**（EV）的描述则阐述了乳头瘤病毒的潜在致癌性。随着第一个乳头状瘤病毒的基因组在 20 世纪 70 年代后期成功克隆，大多数人类和动物乳头瘤病毒得以认识[9]。基于基因组测序，HPV 的类型可归类为与生物行为具有明显关系的系统进化树，例如黏膜和皮肤类型、高危和低危的生殖器 HPV，EV 相关的 HPV 等[9]。目前，超过 150 种 HPV 的基因组特征已明确，并获得了额外的部分 DNA 序列，表明至少有 200 种 HPV 基因型存在[10]。1976 年，zur Hausen 提出乳头瘤病毒与宫颈癌之间的关联[11]，随后的分子研究使存在于大部分宫颈癌的 HPV 亚型得以识别。对"高危"和"低危"黏膜 HPV 之间生物学差异的鉴定证实了致癌 HPV 感染是宫颈癌及其前驱病变的主要原因[12]。

流行病学

皮肤疣由一小组特定的 HPV 类型引起，发病率在小学生中高达 30%，随年龄增长而下降[13-15]。常有报道显示共同居住在大家庭的患者发生相同感染，提示皮肤疣可经人对人传播。大部分疣在 1～2 年内会自发退化。当痊愈后，很少有相同类型的 HPV 再次感染，提示可能产生了类型特异性的保护性免疫。

生殖器 HPV 感染最常见于亲密接触，非生殖器皮肤感染可能通过皮肤直接接触或间接通过受污染的表面和物体（如游泳池，体育馆）而发生。作为 HPV 感染的主要靶细胞，基底层角质形成细胞，可通过轻度擦伤而暴露于病毒，经浸渍致感染。常可观察病毒经疣灶到邻近皮肤发生自动接种，特别易发生于指疣或扁平疣。应用敏感的聚合酶链反应（PCR）检测，HPV 相关皮损周围外观正常的皮肤，甚至健康志愿者的皮肤都可能含有 HPV DNA。这些观察结果有助于解释疣的高复发率（例如生殖器尖锐湿疣的复发率为 20%～50%），以及治疗并不能阻止病毒的进一步传播。由于缺乏病毒包膜，乳头瘤病毒对热和干燥具有抵抗性，甚至激光烟雾也可能包含感染性病毒颗粒[16]。

青春期以前儿童的生殖器疣并不常见，他们的诊断引起了特别关注。虽然病毒的传播途径包括分娩、家庭成员的密切接触或皮肤疣的自身接种，但始终应该考虑到这些皮损可能是由于性虐待而导致（见下述）[17]。

在美国，肛门生殖器的 HPV 感染是最常见的性传播感染（STI）[18-21]，在 19～59 岁成人的总体发生率可达 40%[18]。然而，自从引入 4 价 HPV 疫苗以来，HPV 6、11、16 和 18 亚型在 14～19 岁的女性宫颈阴道涂片标本中的检出率从疫苗出现前（2003—2006 年）

的 11.5% 降低到了 5%（2007—2010 年）[19]。行为危险因素包括低龄性生活和一生中的性伴侣数量[9]。已行包皮环切的男性较不易携带和传播 HPV 感染。在男男性接触者（men who have sex with men，MSM）中，肛门 HPV 感染非常普遍（高达 75%）。生殖器 HPV 感染对公共卫生的影响可以从生殖器疣的首次就医（如美国 2013 年有 40 万例）和后续事件，异常子宫颈涂片和宫颈新生物形成等的频率来证明。在美国，生殖器 HPV 感染的年度医疗费用估计为 60 亿美元，使其成为继 HIV 感染后费用第二高的性传播感染[20]。

大多数生殖器乳头瘤病毒感染可自愈，使 PCR 检测不到 HPV DNA。女性高危型 HPV 感染的中位时间为 8 个月，30% 患者持续到 1 年后，9% 持续到 2 年后[9]。发展为宫颈上皮内瘤变（cervical intraepithelial neoplasia，CIN）和肿瘤需宫颈持续感染高危型 HPV。在约 50% 宫颈癌和高级别 CIN 中检测到 HPV-16。同时，在约 90% 宫颈癌中发现 HPV-16、-18、-31、-33、-45、-52 和 -58 的感染[9]。

全世界每年诊断的宫颈癌估计约 525 000 例，导致约 275 000 例死亡[9]。这种疾病主要发生在缺乏有效宫颈癌筛查规划的低收入国家。在美国，预防和早期发现计划将宫颈癌发病率降低了约 75%，达到了每年每 10 万妇女 8 人。根据美国癌症协会的统计，2015 年估计有 12 900 例新发宫颈癌病例，致 4000 多人死亡。虽然高危致癌型 HPV 占观察到的宫颈癌发病风险的大部分，但吸烟、宫颈炎症、胎次和口服避孕药被认为是辅助因素[9]。尽管几乎没有证据显示 HPV 血源性扩散，但约 60% 的肛门生殖器感染患者在感染过程中会产生低滴度的特异性抗体[22]。滴度趋于缓慢下降，可能在病毒清除后持续数年。

HIV 感染后免疫抑制患者和器官移植受者感染 HPV 更频繁、持久，更易进展为上皮内新事物，CD4$^+$ T 细胞消耗和 HIV 病毒携带是重要的危险因素。在肛门拭子分析的研究中，HIV 感染的 MSM 者有 93% HPV DNA 阳性，而 HIV 阴性者只有 60% 的阳性率[23]。HPV 相关性肛门上皮内瘤变，一种可能的肛周癌前病变，在 HIV 感染的 MSM 中有 1/3 人患有，而 HIV 阴性的 MSM 仅有 20%。抗逆转录病毒治疗对肛周/宫颈上皮内瘤样变无效或疗效较差。与之相似的是，器官移植受者发生疣和生殖道新生物的危险增加[24]，他们更容易发生癌前或恶性皮肤病变，如光线性角化病、Bowen 病或 SCC，特别是在日光曝露部位。

来自器官移植受者的皮肤肿瘤，以及来自自免疫活性患者的"健康皮肤"或是拔落头发中通常含有来自 β HPV 的 DNA（见下文）[9, 24]。只有患有 EV 和免疫抑制宿主的患者，β 型 HPV 感染导致高度活跃的病毒复制，具有细胞病变效应和临床皮疹[24]。在皮肤试子样本中，1 个月到 4 岁儿童 HPV DNA 的检出率很高（50% ~ 70%）[25]，表明正常人在生活中皮肤很早就被多种 β 型 HPV 定植，最可能是通过皮肤-皮肤接触传染。进行 PUVA 治疗患者的银屑病样皮损和皮肤肿瘤中也能检测到 β 型 HPV DNA[26]；然而，检测需要基于 PCR 的高敏感方法，病毒基因转录检测尚未见报道。

复发性呼吸道乳头瘤病（recurrent respiratory papillomatosis，RRP）的特征是呼吸道外生型病变，有青少年型和成人型，通常由 HPV-6 和 HPV-11 引起。尽管每 100 000 人中仅有 0.4 ~ 1.2 的低发生率[18]，RRP 是喉部最常见的良性肿瘤。目前公认儿童型 RRP 是通过感染的产道分娩期间母婴之间的垂直 HPV 传播所致[27]。尽管应该对患有湿疣的妊娠期妇女考虑治疗以减少病毒载量，但没有足够的证据支持剖宫产可以防止后代发生 RRP。成人型 RRP 更可能是通过生殖器-口传播。

发病机制

乳头瘤病毒演变

从历史上看，乳头瘤病毒与多瘤病毒组合在一组，但根本的生物学和基因结构不同，2000 年将其重新分类成为独立的家族[10]。国家生物技术信息中心（National Center for Biotechnology Information，NCBI）核酸序列数据库（www.ncbi.nlm.nih.gov）目前列出了 150 多种不同的 HPV 类型以及许多不完全确认的推测的新 HPV 类型。根据定义，新类型与三种 HPV 基因（E6，E7，L1）的 DNA 序列至少有超过 10% 的差异。2% ~ 10% 和 < 2% 的差异分别定义为亚型和变种[10]。

通过比较不同类型的乳头瘤基因组的保守序列部分，产生了确定这些类型之间相关程度的系统发育树[10]。α-和 β-乳头瘤病毒这两种属包括几乎所有已知的 HPV 类型。其中 α 属包含正常宿主中具有致病性的黏膜和皮肤 HPV 类型，β 属包含与 EV 相关的类型。γ，μ 和 ν 属包含其他的皮肤类型。在每个属中，HPV 类型根据物种序列同源性分组，通常具有相似的生物学和病理学特征（例如 HPV-16 和 HPV-31）。目前的模型假设 HPV 与我们人类祖先共同进化，并且通过采用基因漂移或对异特生态环境适应的自然选择来产生新的 HPV 类型或变异，但 HPV 类型之间的基因重组并未发生。

病毒学

乳头瘤病毒是无包膜的双链 DNA 病毒，直径为 55 ~ 60 nm[9]。球形衣壳由两种病毒编码蛋白构成，主要结构蛋白 L1 和次要结构蛋白 L2。在细胞内的病毒组装过程中，L1 形成称为壳粒的五聚体，72 个壳粒多聚化形成 $T = 7$ 表面晶格上排列有二十面对称体的病毒衣壳。衣壳围绕病毒 DNA，从而保护其免于降解，同时使病毒能有效地与靶细胞结合。包装病毒 DNA 与 L2 和细胞组蛋白相关，并形成微型染色体。相反，早期的（或是 E）病毒蛋白并不组装到感染性病毒体上。

当在细胞培养中表达时，HPV 病毒的 L1 主要衣壳蛋白自组装成的 VLP，其形态学上与天然病毒颗粒相似（图 79.1）[3]。乳头瘤病毒 VLP 具有特异性和中和抗原表位的特点，可用于检测血清抗体和预防性疫苗的基础（见下文）[4, 28]。

HPV 基因组长度约为 8 kb，由三个结构域组成：上游调控区（upstream regulatory region，URR）、早期区域和晚期区域（图 79.2）。URR 长约 1 kb，缺乏开放阅读框（open reading frame，ORF），含有复制起点和许多转录和复制的控制元件。早期区域长约 4 kb，包含在乳头瘤病毒生命周期早期表达的基因 ORF。晚期区长约 3 kb，编码衣壳蛋白（见上文）[9]。

乳头瘤病毒生命周期

乳头瘤病毒具有高度的物种特异性，在天然宿主组织外从未观察到有效感染。乳头瘤病毒的生命周期仅在完全分化的鳞状上皮细胞中完成，这阻碍了其在单层组织培养细胞中的研究，因在其中无法产生晚期基因表达和病毒粒。只有少数 HPV 类型在小鼠异种移植或筏培养系统（raft culture system）中成功繁殖，并且产生有限数量的感染性病毒颗粒[9]。

当病毒侵入增殖的基底上皮细胞时，开始产生感

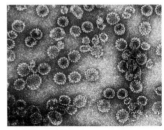

图 79.1 透射电子显微照片显示纯化的 HPV-16 病毒样颗粒（VLP）。一种预防性的亚单位疫苗包含有 HPV-6，-11，-16，-18，-31，-33，-45，-52 和 -58 的 VLP，已被证明能有效预防肛门生殖器疣和癌。在细胞培养中，L1 衣壳蛋白自装配进 VLP（一个直径为约 50 nm 的空囊，没有 HPV DNA），表现为类似天然病毒颗粒的型特异性和中和表位（Courtesy，Saeed Shafti-Keramat.）

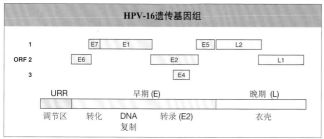

图 79.2　HPV-16 遗传基因组。这是 7.9 kb 环状双链基因组线性图谱。所有开放阅读框（ORF）都位于一条链上。早期（E）区域和晚期（L）区域如图所示。上游调控区（URR）含有用于转录和复制的起点和控制元件

染和诱导过度增殖（图 79.3）。由于上覆分化细胞构成的机械屏障，病毒通常不能接近该层细胞。因此，发生感染需要上皮的擦伤或其他创伤造成基底细胞暴露于病毒。我们对感染的早期步骤（如病毒入侵和去衣壳）了解有限。尚未明确鉴定介导病毒与上皮细胞上结合的受体，但结合似乎依赖于 L1 主要衣壳蛋白，并且细胞表面和（或）基底膜硫酸乙酰肝素是体外试验中有效感染所必需的[29-30]。然后，通过弗林蛋白酶（前蛋白转化酶）裂解 L2 次要衣壳蛋白的氨基末端，暴露 L2 上的交叉中和表位和结合位点（认为位于 L1 上）促进病毒通过假定的角质形成细胞上的第二受体促进病毒进入[30-31]。感染后，共价闭合的环状 DNA 基因组成为基底细胞的细胞核中低拷贝自主复制子，从而形成长期的病毒 DNA 库。

病毒基因表达的程序与感染细胞的分化周期密切相关。E 基因在基底细胞层和棘层以低水平转录。感染后首先表达的基因是 E1 和 E2 基因，它们可以控制其他病毒基因的转录和病毒基因组的复制。HPV 不编码病毒 DNA 转录和复制所需的酶。因此，HPV 完全依赖于细胞器对这些功能的共同作用。HPV 蛋白 E5、E6 和 E7 的一个主要作用是表皮细胞周期，其通常被基底上的细胞阻断，使得 HPV 基因组拷贝数在病毒复制期间可以扩增至高水平以组装成病毒颗粒（见图 79.3）。高危型黏膜 HPV 的 E6 和 E7 蛋白充当病毒癌蛋白，但低危型黏膜和 EV 型 HPV 相关蛋白无此功能[9]。对于致癌（例如 HPV-5，-8）和非致癌 β 型 HPV 之间可能的差异理解有限。

高危型黏膜 HPV 的 E6 蛋白在与其他细胞蛋白质结合时，引起细胞 p53 蛋白泛素诱导的降解。而 p53 水平升高阻滞细胞在细胞周期 G1 或诱导细胞凋亡，因此 E6 促进的 p53 破坏消除了对基底细胞更替的制动。高危黏膜型 HPV E7 的主要作用之一是结合未磷酸化的 RB（视网膜母细胞瘤抑制蛋白）。未磷酸化的 RB 的生理作用是结合并抑制细胞 E2F 转录因子（见第 107 章）的功能。当 HPV E7 与 RB 结合时，E2F 从抑制中释放出来，从而能够诱导 DNA 复制所需的基因

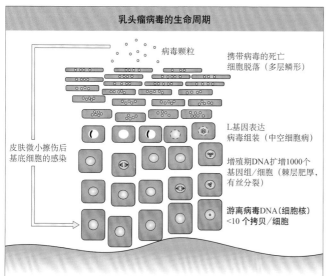

图 79.3　乳头瘤病毒的生命周期。该图描绘了一个良性疣的生成（病毒颗粒制造）过程（Adapted from Orth G. Epidermodysplasia verruciformis. In：Salzman NP，Howley PM（eds）. The Papovaviridae：Volume 2 The Papillomaviruses. New York：Plenum Press；1987：199-243.）

表达。E6 和 E7 都是多功能的蛋白，它们对 p53 和 RB 的作用是至关重要的，也具有病毒致癌潜能重要的其他靶点，这些包括通过 E6 激活的端粒酶、通过 E7 结合组蛋白脱乙酰基酶以及两种蛋白的协同作用，导致中心体异常和染色体不稳定[9]。

病毒颗粒结构蛋白的基因，即晚期（或 L）基因，在周末分化的上皮浅层表达。更浅表上皮层也具有更高水平的 E1 和 E2 的表达及病毒 DNA 的扩增。扩增的基因组被 L1 和 L2 衣壳蛋白包裹产生感染性病毒颗粒，病毒颗粒可以在上皮的颗粒层及其上皮层观察到。病毒组装并不会溶解细胞，而是在上皮表面随角质层脱落而脱落（见图 79.3）。假设 E4 蛋白破坏角质形成细胞的细胞内丝状网络，这可促进病毒从角质细胞释放[9]。

宿主免疫反应

持续性乳头瘤病毒感染很常见，表明 HPV 已经进化出逃避免疫监视机制。在生命周期中没有病毒血症期，因此避免了全身免疫反应。此外，在容易被朗格汉斯细胞识别和淋巴 T 细胞浸润的基底细胞和棘细胞只有低水平的病毒蛋白表达。只有在更多免疫豁免的终末分化层中，才会有大量病毒蛋白的表达，而感染性病毒只能从上皮外层脱落[9]。尽管乳头瘤病毒在逃避机体免疫应答方面取得了相对成功，但多达 2/3 的皮肤疣在 2 年内自发消退，多灶性感染的病变常伴随消退。在细胞免疫抑制的患者中，疣的患病率也增加。相比之下，体液免疫缺陷的患者并不对 HPV 易感，提示细胞介导的免疫反应在乳头瘤病毒感染控制中起主要作用。

虽然在下层的上皮细胞中只产生少量的病毒衣壳蛋白，但是对于低度恶性或无症状生殖道 HPV-16 感染的女性，可以检测到高危 HPV-16 的结构性病毒颗粒表位特异的血清抗体[32]。尚不清楚这些抗体是否对限制自身接种同型病毒或性伴侣传播再感染起作用。

潜伏的 HPV 感染定义为 HPV DNA 持续存在于临床和细胞学正常的上皮细胞中。然而，很难通过低水平 DNA 的 DNA 复制来区分真正的病毒潜伏持续感染[9]。

HPV 的致癌潜能

不同类型 HPV 的致癌性也显著不同。例如，绝大多数宫颈癌包含以下 5 种 HPV 亚型之一的序列：16、18、31、33、45[33]。相反，HPV-6 或 -11 感染通常发生在良性或低度恶性的上皮内损害中，很少与肛门生殖器的恶性肿瘤发展相关。HPV-5 和 -8 DNA 序列常于 EV 相关的 SCC 中检测到。

HPV 相关宫颈病变向侵袭性癌进展通常需要数十年。在目前的多阶段致癌模型中，需要持续的 HPV 感染和基因突变的累积[9]。将病毒基因组随机整合到宿主 DNA 中是常见事件，总是导致 E1 和 E2 表达的缺失。在 HPV-16 和 -18 中，E2 功能可抑制 E6 和 E7 基因的转录。因此，认为整合可以增加 E6 和 E7 的表达，这些表达在癌中选择性的保留并以升高的水平表达，表明其在致癌进展中的关键作用（见上文）[9]。

致癌型和非致癌 HPV 类型之间 E6 和 E7 基因活性的差异主要解释了不同的进展风险。源自高危型 HPV（如 16 和 18）的 E6 和 E7 蛋白降解 p53 并与 RB（分别）相互作用的效率高于源自低危型的 E6 和 E7 蛋白（如 6 和 11）[9]。E6 能更有效降解 p53。E6 引起的 p53 降解，使被感染细胞解除了"基因卫士"（在细胞 DNA 受损的情况下与细胞周期停滞有关），可导致感染细胞中基因突变的累积。因此，致癌进程被 E6 和 E7 的表达增加以及外源性致癌物质活跃所启动和促进，导致了基因组的不稳定性[9]。

临床特征

皮肤和黏膜 HPV 形成两个不同的组，感染皮肤或黏膜。然而，这种趋向性并不是绝对的，因为皮肤型 HPV 的 DNA 可能存在于生殖器和口腔疣中，并且在某些罕见病例中，黏膜型也可能与皮肤病变有关。临床表现取决于所涉及的 HPV 类型、解剖部位和宿主的免疫状态（表 79.1）。

皮肤感染

皮肤型 HPV 包括一小组病毒，感染皮肤并诱发寻常疣（拉丁文 verrucae vulgares；单数 verruca vulgaris）、手足疣（verrucae palmares et plantares）、嵌合疣、扁平疣（verrucae planae）和屠夫疣（见表 79.1）。一般而言，疣的分类基于形态学、组织学和解剖部位。

寻常疣表现为过度角化、外生性、圆顶状的丘疹或斑块，其通常与 HPV-1, -2, -4, -27 或 -57 有关。皮损通常位于手指、手背（图 79.4 和 79.5）或其他易受伤的部位，如膝关节或肘部，但也可能出现在皮肤表面的任何部位。在近端甲褶皱累及和（或）消融治疗该部位可能破坏甲母质，导致甲营养不良（见图 79.5）。寻常疣的特征是可见点状黑点，提示出血进入角质层（图 79.6）。通过刮擦自身接种可导致疣的线状排列。细长的、外生的丝状疣也可发生，特别是在面部、腔口周围（图 79.7）。

掌跖疣表现为厚的内生性丘疹，位于手掌、足

表 79.1 和 HPV 型别相关的临床表现		
	常见型别	少见型别
皮疹		
• 寻常疣，掌跖疣，蚁丘疹，嵌合疣	1，2，27，57	4，29，41，60，63，65
• 扁平疣	3，10	28，29
• 屠夫疣	7	1，2，3，4，10，28
• 指状鳞状细胞癌和 Bowen 病	16	26，31，33，34，35，51，52，56，73
• 疣状表皮发育不良（EV）	3，5，8	9，12，14，15，17，19～25，36～38，47，49，50 等
• EV- 鳞状细胞癌	5，8	14，17，20，47
黏膜损害		
• 尖锐湿疣	6，11	40，42～44，54，61，70，72，81
• 高分化上皮内瘤样变（宫颈湿疣，鲍温样丘疹病，增殖性红斑）和侵袭性肿瘤	16	18，26*，31，33，35，39，45，51，52，53*，56，58，59，62，66*，68，73，82
• 巨大尖锐湿疣（Bus-chke-Löwenstein 瘤）	6，11	
• 复发性呼吸道乳头瘤病，结膜乳头瘤	6，11	
• Heck 病（局灶性上皮病理性增生）	13，32	

* 可能具有致癌性[33]
β 属中的 HPV 类型以粗体显示

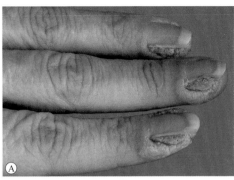

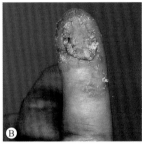

图 79.5 **甲周寻常疣**。甲基质和甲床破坏导致部分（A）或完全（B）甲板缺失。需要考虑的鉴别诊断为 Bowen 病，特别在单一的手指顽固性疣

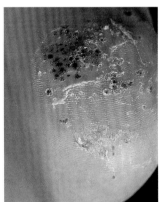

图 79.6 **跖疣**。该图摄时已刮除了角化过度的表面，黑点代表出血进入角质层

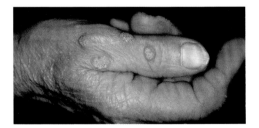

图 79.4 **寻常疣**（Courtesy，A Geusau，MD.）

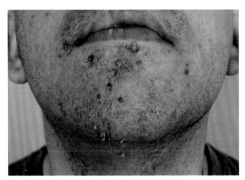

图 79.7 **面部下方多个丝状疣**

底，以及手、足的外侧缘，具有平缓的侧缘和类似蚁丘的中心凹陷［因此称为**蚁丘疣**（myrmecia）］。足底的病变向内生长很深，往往在行走时因压力而疼痛（图 79.8）。跖疣融合成大斑块称为**嵌合疣**（mosaic warts）（见图 79.8）。在免疫功能低下者，有时在无明显免疫功能异常者，广泛慢性疣病的治疗是十分

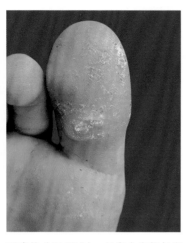

图 79.8　蚊丘疣。疣长在跗趾末梢，向内生长，疼痛，浅表疣融合成斑块（嵌合疣）

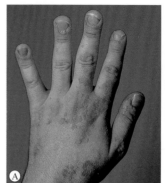

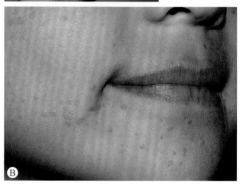

图 79.10　扁平疣。多个肤色或粉红色（A）到棕色（B），表面光滑，顶端扁平的丘疹。典型的损害由 HPV-3 或 -10 引起（B，Courtesy，Julie V Schaffer，MD.）

困难的（图 79.9）。足底含疣状包囊，已经从中分离出 HPV-4、-60、-63 和 -65[34]。在欧洲的一项研究中，掌跖疣主要由密切相关的类型 HPV-2、-27 和 -57 引起，通常发生于 6～10 岁的患者[35-36]。虽然在特应性体质的儿童中报道了更高 HPV-2 相关疣的发生率，但其他研究者并未发现这种相关性。

扁平疣 呈肤色或粉红色到棕色，相对表面光滑，略微隆起、平顶丘疹，最常见于手背、手臂和面部，常呈线状排列（图 79.10）。它们通常是 HPV-3 或 -10 引起，少数为 HPV-28 和 -29。

屠夫疣，因其见于肉类（或鱼类）加工专业人员中而得名，在手背、手掌和甲周，表现为广泛的疣状丘疹或花椰菜样病变。屠夫疣与 HPV-7 相关，而非动物乳头瘤病毒。

疣状表皮发育不良（EV），由 Lewandowski 和 Lutz 于 1922 年首次描述，是一种罕见遗传性疾病。它的特征在于对 β 型 HPV（见上文）的皮肤感染特别敏感，其在具有免疫能力个体中不产生临床皮损[37]。该病多

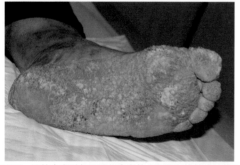

图 79.9　酒精中毒引起肝硬化患者的大面积和慢性疣状病变。从病变中分离出 HPV-27 DNA

见于儿童，具有高度多形性和广泛的病变。在 EV 患者中已经报道大约 24 种特定的 HPV 类型，其中一部分（主要是 HPV-5 和 -8）也在 EV 相关皮肤癌中检测到。EV 通常为常染色体隐性遗传，并且由两个基因 TMC6（EVER1）和 TMC8（EVER2）中的截断突变引起，所述基因编码定位于内质网的跨膜蛋白[38]。这些蛋白质形成一个复合体与锌转运蛋白 1（ZnT1）相互作用并影响细胞内锌分布，下调锌相关转录因子[39]。认为 HPV E5 蛋白抑制 ZnT1-TMC6/8 功能有助于病毒感染；β 型 HPV 缺乏 E5，但它们在 TMC6/8 缺陷的 EV 患者中有致病性[39]。

EV 患者表现为广泛分布、孤立或融合的斑块，类似于扁平疣（图 79.11），另一种特征性损害为鳞片状、粉红色或色素脱失点状斑以及薄斑块，类似于花斑糠疹（图 79.12）。在同一患者临床表现不同的疣常包含多种不同的 HPV 型，每一个皮损通常含有几种 HPV 型。EV 患者通常在 30 岁后发生光线性角化病，其中约一半患者逐渐转变为侵袭性的 SCC。肿瘤特点为低转移性和主要发生在日光曝露区域，如前额、耳朵和手，提示紫外线照射是一种重要的共致癌因素。应对 EV 患者进行有关减少日光曝露重要性的教育，并对家

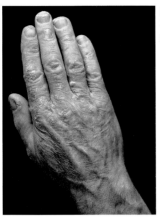

图 79.11　疣状表皮发育不良。 融合性鳞屑性丘疹和斑块类似于扁平疣

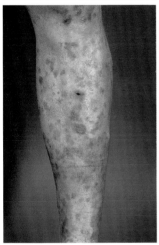

图 79.12　疣状表皮发育不良。 和图 79.11 为同一患者，可见广泛的红斑和斑块，皮疹处 HPV-8 和 -36 阳性

庭成员进行类似病变的筛查。

只根据组织学检查（见下文），可能难以区分扁平疣与 EV 相关病变，但是皮损内 β 型 HPV DNA（例如 HPV-5、-8 等）的检出可以在一个原本健康个体作出诊断。β 型 HPV 也可以在免疫抑制者，如包括器官移植受者、AIDS 或淋巴瘤患者，导致散发的 EV 样皮疹。另外，采用高敏感性 DNA 检测方法在健康人的正常皮肤也可检测到 β 型 HPV 序列，提示正常人群是这些 HPV 型的储蓄库。越来越多的流行病学和生物学证据表明 β 型 HPV 在免疫抑制者 SCC 的始动阶段、而非维持阶段起到了辅助作用[40]。

WHIM 综合征是一种罕见的常染色体显性原发性免疫缺陷性疾病，其特征在于 HPV 诱发的疣（warts）（皮肤和生殖器）、低丙种球蛋白血症（hypogammaglobulinemia）、反复细菌感染（infections）和由于髓细胞分泌造成的中性粒细胞减少症（myelokathexis）（成熟的中性粒细

胞在骨髓中的滞留）（见第 60 章）。它是由编码趋化因子 CXC 受体 4（CXCR4）的基因突变引起的，导致白细胞转运和归巢受损[41]。

WILD 综合征是一种新近发现的特征性疾病，特点为疣（warts）、细胞免疫缺陷（immunodeficiency）、原发性淋巴水肿（lymphedema）和多发性肛门生殖器发育不良（dysplasia）。患者有广泛的疣，包括尖锐湿疣和临床上（但不是组织学上）类似于 EV 的病变。在皮肤和生殖器病变中检测到多种 α 型 HPV[42]。

其他几种主要的免疫缺陷与严重的 HPV 感染有关，包括 DOCK8 缺陷，GATA2 缺陷（MonoMAC）和特发性 CD4$^+$淋巴细胞减少症[43]。

黏膜感染

超过 40 种 HPV 类型可感染肛门生殖器和上呼吸消化道的黏膜，亚临床感染比疣更多见。用 5% 醋酸（醋酸白试验）有助于将亚临床病变显示为白色，有助于诊断。

尖锐湿疣又称**肛门生殖器疣**，发生在外生殖器和会阴、肛周或皮肤黏膜交界处，如腹股沟皱褶和阴阜。病变可能会延伸到阴道、尿道或肛管（但很少超出齿状线）。皮损通常呈散在、无蒂、表面光滑的外生性乳头状或尖锐状湿疣，可以是皮色、棕色或发白（特别是潮湿部位出现浸渍）（图 79.13）。他们缺乏皮肤疣上存在的厚角质鳞片，通常直径为一至数毫米。尖锐湿疣也可表现为直径达几厘米的有蒂或广泛基底的乳头状瘤，或者表现为大的融合性斑块（图 79.14）。如果没有醋酸白和使用（放大）阴道镜，**扁平湿疣**或扁平的宫颈疣可能难以辨认。高分化上皮内瘤变常常由高危型引起，主要是 HPV-16、-18 和 -31，但低分化的病变可包含低危型和高危型 HPV。

鲍温样丘疹病主要表现为外生殖器、会阴、肛周

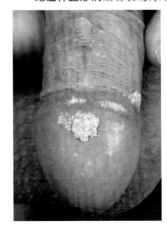

图 79.13　尖锐湿疣。 龟头和冠状沟疣状病变，阴茎和远端龟头有少量小丘疹。注意渐尖的情况，即逐渐变细成为点（Courtesy, Lorenzo Cerroni, MD.）

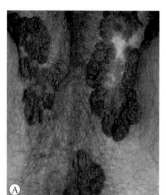

图79.14 尖锐湿疣。A.会阴和腹股沟褶皮疹融合成色素性斑块，可见予液氮冷冻治疗后留下的色素减退的瘢痕。B.一名15岁健康男孩患有大的、外生性、广泛型或带蒂乳头状瘤

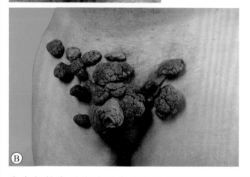

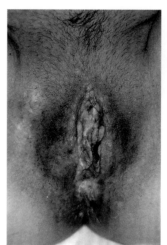

图79.15 外阴鲍温样丘疹病伴外阴上皮内瘤变（VIN）组织病理学特征。在HIV阳性患者中含有广泛高危型黏膜HPV的红棕色或白色丘疹和斑块。在肛周（AIN）和宫颈（CIN）存在类似的高分化鳞状上皮内瘤变（HSIL）

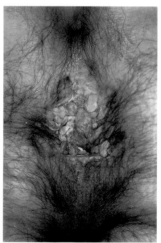

图79.16 一同性恋男性患者肛门鲍温样丘疹病中含有高危型黏膜HPV。组织学显示高度分化的肛门上皮内瘤样病变（AIN），非侵袭性SCC。然而，需要持续监测

多发红棕色丘疹或融合的斑块（图79.15和79.16）。主要感染青年人，临床上类似生殖道疣，组织学表现为高度分化的鳞状上皮内瘤样变（high-grade squamous intraepithelial lesion，HSIL）或原位SCC[44]。Queyrat增殖性红斑是临床上一类独立疾病，在阴茎、女阴或肛周区域的无毛皮肤上出现界限清楚、天鹅绒样的红色斑块，组织学为HSIL（图79.17）。对于色素沉着、糜烂、出血和（或）治疗抵抗的生殖器病变，需要进行活检以排除恶性肿瘤。鲍温样丘疹病及Queyrat增殖性红斑均包含主要为HPV-16的高危型HPV，因此可能代表外阴、阴茎或肛周癌症的前兆病变。如上所述，这些损害可以代表原位SCC的变异。

巨大尖锐湿疣（Buschke-Löwenstein瘤）、口腔菜花样乳头瘤病、足底穿掘性上皮瘤和皮肤类癌样乳头状瘤病为一组"半恶性"疣状癌，局部具有侵袭性和破坏性，但很少发生转移[45]（见第108章）。巨大尖锐湿疣是一种罕见的肛门直肠和外生殖器肿瘤，与常引起尖锐湿疣的低危型HPV-6和-11相关。尚未确定这两种病变间生物学行为的差异。在极少数情况下，原有的肛门生殖器疣可能发展为大块外生花椰菜样肿瘤块，向深部组织浸润，形成瘘管和脓肿（图79.18）。巨大尖锐湿疣组织学可表现为类似尖锐湿疣的良性病

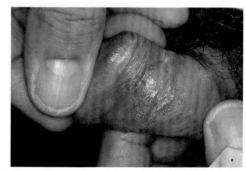

图79.17 增殖性红斑。可见边界清楚的天鹅绒般的斑块，可分离出高危型HPV，组织学检查示高度分化的阴茎上皮内瘤变（PIN）

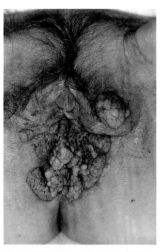

图 79.18　巨大尖锐湿疣（Buschke-Löwenstein 瘤）。一名老年女性花椰菜样、深在浸润的巨大尖锐湿疣

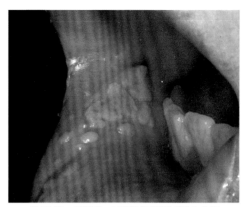

图 79.20　口腔疣。6 岁儿童唇部黏膜乳头状瘤

中相对常见。与 HPV-13 或 -32 相关。

　　HPV（尤其是 16 型）是约 25% 的头颈部癌症和大部分由舌和腭扁桃体基部来源的口咽癌的病因。不论是否接触烟草，HPV 阳性的口咽癌都可以发生[46]。尽管组织病理学分化较差，但预后好于 HPV 阴性的口咽癌，后者主要危险因素是烟酒的使用[47]。

　　在**口腔菜花样乳头状瘤**中，在口腔或鼻窦中发现多个与 HPV-6 或 -11 相关的融合的疣状病变。据信这些病变的发生与吸烟、辐射和慢性炎症相关。患有口腔乳头瘤的患者需要定期复查及反复活检，以早期诊断是否进展为疣状癌。

　　复发性呼吸道乳头状瘤（recurrent respiratory papillomatosis，RPR）特征是喉部良性外生性乳头瘤，由 HPV-6 和 11 引起[27]。经典表现为三联征：声嘶、喉喘鸣和呼吸窘迫。乳头瘤最常发生在喉和声门下的鳞状和纤毛上皮的移行部，极少情况下会延伸至远端气管、支气管，甚至是支气管肺泡。有报道，长期存在喉乳头瘤的病变可恶变为 SCC，外源性因素如 X 线照射、吸烟、化学毒素和化疗等可能为辅助共同致癌因素。

病理学

　　HPV 感染引起的组织病理改变多样，根据不同的临床表现和解剖部位表现大不相同。在增殖性 HPV 感染中，内皮细胞中在细胞质膜和细胞核之间存在细胞质空泡，具有这种独特空泡化的细胞称为挖空细胞，可用于区分疣和其他型乳头瘤病变[48]。

寻常疣和深部掌跖疣

　　寻常疣与周围皮肤界限清楚，特征是陡峭倾斜的"教堂样尖塔"乳头瘤样病变，伴有角化过度和角化

变（图 79.19），但可以自发发生或在 X 线照射后发生局灶性恶性转化。高分辨率成像和大块组织活检对鉴定浸润程度和 SCC 病变至关重要。根治性手术可能治愈该类疾病，但复发仍常见，导致高患病率。

　　口腔疣发生在颊、齿龈、唇黏膜（图 79.20）、舌或硬腭，表现为细小、柔软、粉红或白色、轻度隆起的丘疹和斑块。口腔湿疣与 6 和 11 型 HPV 相关，可能由于手指或口-生殖器性传播引起。在 HIV 阳性患者中，经常检测到口腔乳头状瘤及不常见的 HPV 类型，例如 7、71、72 和 73。**灶状上皮不典型增生**或是 Herk 病可在口腔颊部、齿龈、唇部发现多发局限性丘疹，类似于扁平疣或尖锐湿疣。该病在高加索人中罕见，多发于南美部、格林兰爱斯基摩人和南非的儿童

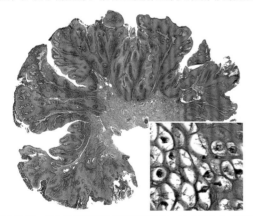

图 79.19　巨大尖锐湿疣的组织病理表现。具有乳头状表面的外生性病变和明显的不规则上皮增生，没有细胞异型性以及球茎状突起的特征性地向下延伸。注意空泡化的角质形成细胞（插图）（Courtesy，Luis Requena，MD.）

不全（图79.21）。角化不全最常见于乳头瘤的尖顶端，并伴有角质层内小的出血。有明显棘层肥厚，表皮突延长。在掌跖疣中，疣的外侧缘内陷，在乳头瘤下方形成杯状的凹陷。高倍镜显示颗粒层增厚，在颗粒层内有大小形状不等的致密粗糙胞浆角质透明蛋白样颗粒和位于乳头顶端、有时在乳突之间的空泡细胞。位于颗粒层或直接在其下方的空泡细胞是典型的表现。延长表皮突下方的真皮乳头有轻微的病理改变；可见血管增生，血管内栓塞少见。

扁平疣

扁平疣的特征包括角化过度与角化不全交替出现，棘层肥厚，无或仅有轻度乳头瘤样改变，均匀增厚的颗粒层，在颗粒层和棘层上部出现空泡样变细胞（称为"鸟眼"）[48]。

部分扁平疣患者在皮损自然消退前，疣周会出现明显的炎症反应。消退的扁平疣组织学特征包括角化不全、海绵水肿、单核细胞进入表皮下层和（偶尔）卫星细胞坏死。免疫组化显示，T辅助细胞占优势，并且在浸润淋巴细胞和一些角质形成细胞表面检测到HLA-DR抗原（免疫激活标记）。这些变化也可在消退的尖锐湿疣中观察到，提示疣消退起码部分是由迟发型超敏样细胞免疫反应介导的，针对的是表达疣抗原的角质形成细胞[49]。

疣状表皮发育不良

在EV患者中，扁平疣和花斑糠疹样病变表现为：网篮状外观的角化过度、角化不全和棘层增厚。高倍镜下，增生的棘层内部分细胞具有典型的细胞病理改变。这些细胞较大，有核周晕和蓝灰色苍白的胞浆，并含有不同大小形状的角质透明蛋白颗粒（图79.22），

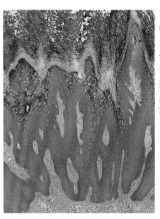

图79.21 寻常疣的组织病理特征。注意"教堂尖顶"乳头瘤病的特征性表现，伴有角化不全和角化过度，棘层松解、颗粒层增厚和挖空细胞（Courtesy，R Tyler，MD.）

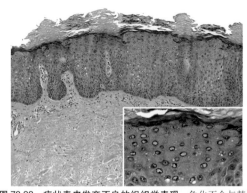

图79.22 疣状表皮发育不良的组织学表现。角化不全与棘层肥厚交替出现的正角化过度。注意上部表皮中其有蓝灰色颗粒状细胞质的细胞（插图）（Courtesy，Lorenzo Cerroni，MD.）

可能有明显的角质形成细胞增生不良和光化性角化，特别是在日光曝露处活检更明显[48]。由于组织学图像是非特异性的，因此仅基于组织学可能难以区分典型的扁平疣和EV相关病变。

肛门生殖器疣

在尖锐湿疣，最常见的组织学特征包括表皮增生、角化不全、空泡细胞和乳头瘤样增生。乳头瘤样增生比寻常疣病变更圆钝。正常黏膜上皮的上部通常有一定程度胞浆空泡化，因此只有当棘层下部存在该现象时，对尖锐湿疣才有特异性[48]。可见有丝分裂相，先用鬼白毒素（干扰有丝分裂细胞的微管形成）治疗可诱导出现异常有丝分裂，可导致误诊为SCC。

巨大尖锐湿疣

巨大尖锐湿疣（Buschke-Löwenstein瘤）的组织学与尖锐湿疣有许多共同特征，但有更明显的不规则表皮增生，特征球状突起明显向下延伸，表皮细胞空泡化较少（图79.19）。有丝分裂相较少，但可以见到。虽然通常仅与局部组织的延伸和破坏相关，但已报道在这些肿瘤中发生来自SCC病灶的局部淋巴结转移。常随扩展进入和破坏邻近组织，也有报道这些肿瘤中发生SCC，并发生局部淋巴结转移[45]。

鳞状上皮内瘤样变

持续感染高危型HPV可导致上皮内瘤样病变，并可能进展为侵袭性癌。癌前病变表现为连续的形态改变，其界限模糊不清。在宫颈上皮内瘤变Ⅰ期（CINⅠ），在上皮的下层可见核增大和深染，这些变化可伴胞浆晕（不典型空泡形成）。在Ⅱ期（CINⅡ），异

型性发展到上皮全层，角质形成细胞异常分化。非典型细胞核浆比例增大，胞核大小不一，有丝分裂相数目增加，包括异常的有丝分裂和深染。在 CIN Ⅲ 期，上皮完全被不成熟、非典型并缺乏表面分化的细胞替代。阴阜、阴道、阴茎和肛门的类似病变分别称为外阴上皮内瘤变（vulvar intraepithelial neoplasia，VIN；图 79.23）、阴道上皮内瘤变（vaginal intraepithelial neoplasia，VaIN）、阴茎上皮内瘤变（penile intraepithelial neoplasia，PIN）和肛门上皮内瘤变（anal intraepithelial neoplasia，AIN）。临床上，这些病变可能表现为红斑或发白斑块（增殖性红斑，黏膜白斑）或红棕色丘疹（鲍温样丘疹病）（见图 79.15 ～ 79.17）。一些病理学家将这些"上皮内瘤变"称为"原位 SCC"。

鉴别诊断

如果临床症状典型，皮肤和生殖器疣的诊断简单直接。但有时候，须考虑其他诊断，可能需要进行活检，以确认并识别发育不良病变。用针对乳头瘤病毒衣壳蛋白交叉反应表位抗体的免疫组织化学，可以检测掌跖疣中的病毒颗粒，这是高增殖性感染，但对生殖器疣和发育不良的敏感性有限。目前没有常规的感染性检测可用于临床样本中的病毒粒子，因此诊断测试基于乳头瘤病毒 DNA 的分子检测。商业上可用的利用核酸杂交的试验［例如 HybridCapture®2、Digene（在美国提供）；Amplicor® HPV 和 LinearArray® HPV 基因分型试验、Roche（美国不可用）］可以高灵敏度和特异性鉴定临床样品中的黏膜低危与高危 HPV 类型。基于 PCR 的技术还可以检测各种生殖器和皮肤 HPV

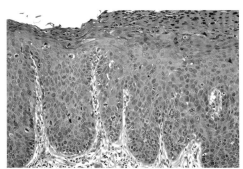

图 79.23　**女阴上皮内瘤变组织病理学特征**。注意特征性的改变为角质形成细胞的异常成熟，核多形性及角化不良。挖空细胞，由于细胞质空泡将细胞核与细胞质膜隔离，可以在颗粒层中或紧邻其下方观察到。一些病理学家将这些上皮内瘤变称为原位 SCC（Courtesy，R Tyler，MD.）

类型[50-51]。针对 L1 主要衣壳蛋白的循环抗体的开发常见，并且使用 L1 VLP 作为抗原的 ELISA 在流行病学调查中是有用的[32]。然而，由于抗体滴度低，且感染和血清转化之间时间间隔不一，该测定法不用于个体患者的诊断。

寻常疣

脂溢性角化病（seborrheic keratoses，SK）、光线性角化病（actinic keratoses，AK）、皮角（可以由 AK，SCC，SK 或疣引起，见第 109 章）、角化棘皮瘤、其他 SCC、毛鞘瘤、Spitz 痣和无黑素性黑色素瘤的皮损与寻常疣相似，甚至疣状皮肤结核、斑块状银屑病、肥厚性扁平苔藓、肥厚性红斑狼疮都可能有疣状的临床表现。手指甲周疣状斑块偶尔会是 Bowen 病的表现，并具有高危型 HPV-16 或 18。同样，无黑素性黑色素瘤也能模仿持续性的甲周疣，出现破溃或色素沉着时临床上应怀疑此病。扁平疣的鉴别诊断包括疣状肢端角化病、皮肌炎的 Gottron 斑块（通过它们在关节上的定位来区分）、光泽苔藓和扁平苔藓。虽然扁平苔藓和扁平疣皮疹都可以排列成线状，但网状白色条纹（Wickham 征）的存在指向前者的诊断。跖部鸡眼容易误诊为疣，典型的跖疣可见到黑色小斑点，而不是鸡眼那样玻璃样光滑的表面，用刀削去疣的角化表面可致位于真皮浅表的毛细血管出血。点状掌跖角化病、点状汗孔角化症、砷角化症、汗孔瘤和小汗腺汗孔瘤病可与跖疣混淆。

患有细胞免疫缺陷的患者，包括器官移植受者和患有 AIDS 或血液系统恶性肿瘤患者，皮肤和生殖器疣的数量和发生率增加，且疣体常常发生在少见部位，如面、颈部，需要与传染性软疣区别。免疫抑制的患者，斑片状和扁平状疣体可以类似 EV，但其临床表现和没有家族史有助正确诊断。其他可导致个体发展为疣的遗传性免疫缺陷包括 WHIM 综合征（见上文），特发性 CD4⁺淋巴细胞减少症，DOCK8 缺陷和 GATA2 缺陷（MonoMAC）（见第 60 章）[43]。

肛门生殖器皮损

尖锐湿疣很少和二期梅毒的扁平湿疣混淆，但仍然建议梅毒血清学检查（其他 STI 一样），梅毒螺旋体暗视野检查也可能需要。传染性软疣好发于阴阜部位，具有特征性的脐凹，皮肤镜检查显示由血管"冠状"包围的多角形、黄白色中心结构。在男性，阴茎珍珠状丘疹是正常的解剖结构，由环绕龟头和阴茎冠状沟近侧形状规则、圆顶、1 ～ 2 mm、互不融合的丘疹排列成线状而成（见第 116 章）。女性有类似的改变，称为前庭乳头瘤病，在阴道口和小阴唇上具有细小、均匀规则的指状突起。包皮和大阴唇的皮脂腺表现为灰白色至黄色，规则排列的小丘疹。阴囊的表皮样囊肿、皮脂腺囊瘤或血管角皮瘤很少出现误诊问题。

通过 5% 醋酸湿敷 3～5 min，导致皮损发白（醋白试验）来检测生殖器部位 HPV 亚临床感染，使用阴道镜放大皮损可以进一步提高诊断的准确性。然而，对于 HPV 诱导的病变，醋白试验不具有特异性。在一些感染或炎症性疾病如阴道念珠菌病或包皮龟头炎、银屑病、扁平苔藓或湿疹样皮炎，也有可能为阳性结果。

鲍温样丘疹病由红褐色丘疹组成，可融合，有时形成黏膜白斑样斑块，可能难以与尖锐湿疣鉴别（见图 79.15 和 79.16 和第 73 章）。**增殖性红斑**是发生在龟头或外阴处边界清楚的天鹅绒样酒红色斑块，其鉴别包括糜烂性扁平苔藓和 Zoon 龟头炎。**Bowen 病**常发生在老年患者外阴或阴茎，表现为孤立斑片或斑块，有时表面有鳞屑。**乳房外 Paget 病**常发生在腹股沟、耻骨区或外阴、阴茎根部或肛周，表现为边界清楚的红色斑块，有独特的组织病理学特征（见第 73 章）。

外阴癌的病因具异质性。具有基底样或疣状组织学的癌与 HPV 感染有关，而角化鳞状癌则无关[52]。基底样和疣状外阴癌常发生于年轻女性，毗邻外阴上皮内瘤变（vulvar intraepithelial neoplasia，VIN），多与高危性行为有关。接近 90% 高分化 VIN 及基底样和疣状外阴癌多含有高危型 HPV DNA（常常是 HPV-16、-31 和 -33），提示它们之间共有的病因学。相反，最常发生在老年女性的角化性外阴癌，典型者发病与硬化性苔藓和表皮增生相似，很少有 HPV DNA，认为是一种独立疾病[53]。

肛门 SCC 也体现了病原学的异质性[53-54]。在两种性别中，绝大多数肛门肿瘤都可归因于 HPV 感染。发生在年轻男性肛管的肿瘤高危型 HPV 阳性（最常见为 HPV-16，也可以为 HPV-18、-31、-33），特别是 MSM 者。在女性，具有高危性活跃的人群，有基底细胞样的组织学特征，出现在 AIN 附近。相反，HPV 阴性的肛门癌通常见于老年男性，角化良好，并且发生在没有 AIN 的肛周皮肤。病原学的异质性也可用于阴茎肿瘤（图 79.24），类似于阴道和肛门 SCC 的观察[53]。免疫抑制和 HPV 相关性恶性肿瘤史是造成 HPV 引起的（继发）肛门生殖器癌发病的显著危险因素。

儿童出现肛门生殖器疣，要怀疑性虐待（见第 90 章）。然而在大多数的病例中，非性虐待导致 HPV 传

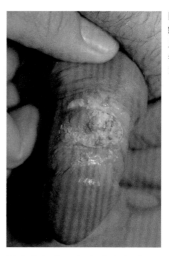

图 79.24　阴茎侵袭性鳞状细胞癌。从包皮的丘疹性皮疹发展了十多年。RT-PCR 检出 HPV-16 和 -51

播存在的若干标准存有争论。包括年龄小于 3 岁的，疣体位置稍远于肛门或阴道，检测出 HPV-2 或其他皮肤特异性 HPV 类型，母亲有生殖器尖锐湿疣，无性虐待体征或其他性传播疾病[17]。

巨大尖锐湿疣或 Buschke-Löwenstein 瘤，因其大小、瘘管或脓肿形成而临床疑诊（见图 79.18）。组织学表现良性，因此在早期阶段区别于大的良性生殖器疣有困难（见图 79.19）[44-45]。然而，高分辨率的图像揭示了浸润程度，大块组织活检连续切片可以检测局部破坏性的生长，极少数转化为 SCC 病灶。

口腔疣

口腔疣或尖锐湿疣可能与局灶性上皮增生（Heck 病）的丘疹相似；后者在高加索人中罕见。一个独特的口腔表现，描述性名称为"疣状增生性白斑病"，临床上与口腔乳头状瘤病相似，不含有 HPV DNA，且具有较高风险进展为转移性 SCC（图 79.25）[56]。其他应考虑的诊断可包括白斑病（灰白色半透明斑块，有时具有"蛀虫"外观，好发于颊黏膜，在拉伸时皮损变得不明显），白色海绵状斑痣，遗传性良性上皮角化不良病。

治疗

一般治疗

目前没有可用于治疗 HPV 感染的特异性抗病毒方法。现有的方法主要集中在破坏和消除可见病变或诱导针对受感染细胞的细胞毒效应（表 79.2）。由于疣的良性和自限性，应避免因治疗而引起瘢痕。没有证据

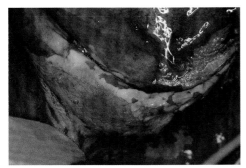

图 79.25　口腔疣状增生性黏膜白斑病。皮疹局限性进展至侵袭性鳞状细胞癌，PCR 检测未发现 HPV DNA

表 79.2　肛门生殖器部位疣的推荐阶梯治疗方法。支持依据：（1）前瞻性的对照试验；（2）回顾性研究或大样本研究；（3）少量病例或个体病例报告[58, 79]
患者应用的治疗
• 鬼臼毒素 0.5% 溶液或 0.15% 霜（1）
• 咪喹莫特 5% 霜（1）
• 赛儿茶素 10% 或 15% 软膏
医院治疗
• 冷冻疗法（液氮，冷冻刀）（1）
• 三氯乙酸（TCA）或二氯乙酸 80% ~ 90% 溶液（1）
• 电外科方法（1）
• 剪除、剃除、刮除（1）
• 激光气化（CO₂, PDL, Nd：YAG）（2）
• 外科手术（3）
PDL，脉冲染料激光

表明激进治疗可以带来更好的长期疗效，短期间断性治疗是一种选择。儿童的寻常疣常常自行消退，因此不需要治疗。图 79.26 给出了用于治疗皮肤疣的简单流程。

　　生殖器疣可能会存在局部毁损并造成重大心理负担。HPV 感染通常在肛门生殖道内广泛分布，且具有多灶性，并且常存在亚临床病变。因此，无论应用何种治疗方式，复发率都很高（25% ~ 65%），治疗是否会降低新性伴侣的传播率尚未得到证实。控制性伴侣数量仍是减少传播的主要方法。避孕套也有用，在感染同型 HPV 的伴侣中，它能促进扁平阴茎皮损、CIN 的消退和 HPV 的清除[57]。治疗耗时、不舒适，局限于可见病变和具有进展的高风险的上皮内瘤样变。图 79.27 为一个简化的治疗流程图。表 79.2 则归纳了目前针对生殖道疣的治疗，包括破坏、抗增生和免疫调节治疗[58-59]。

局部破坏性治疗

　　推荐的生殖器疣的破坏或烧蚀治疗，包括冷冻、三氯乙酸（trichloroacetic acid，TCA）或二氯乙酸（bichloroacetic acid，BCA）、电切除、剪除或剃除、刮除、激光气化和外科切除。当需要麻醉时，局麻试剂的外用或局部注射通常就足够（见第 143 章），全麻一般用于巨大病灶的手术切除或偶尔用于儿童手术。激光烧蚀治疗对阴道、会阴和肛门上皮内瘤样变也有效。在进行激光或电外科手术时，应采取预防措施以避免吸入气雾中的病毒颗粒。使用 80% ~ 90% 的 TCA 溶液常是官方提供的尖锐湿疣治疗方法，会导致局部组织毁损。尽管由于真皮损伤可能形成瘢痕，其优点是完全不具有全身毒性，且可用于孕妇。

　　液氮冷冻便宜、有效、安全，可用于孕妇，通常不需要麻醉，常作为患者用鬼臼毒素或咪喹莫特 1 ~ 4 周后，医院的一线治疗方式。液氮常通过棉签、喷枪应用或封闭系统冷冻器（见第 138 章）。控制在可见到的皮损范围内，进行 2 个冻融循环后，可导致疣坏死，有时水疱形成。多次治疗致疣体消退率是 78% ~ 88%，复发率为 20% ~ 40%。

　　皮肤疣可采用每日水杨酸/乳酸/火棉胶（1：1：4）治疗，如果可能的话，在除去增厚的角质层后予封闭治疗，也可用其他水杨酸制剂，需 3 ~ 4 个月，约 2/3 患者皮损可消退。将凡士林涂抹于周围正常皮肤可防止高浓度酸的腐蚀作用。重力压迫可导致跖疣深部内向生长（蚁疣），这种情况导致的疼痛可以通过反复削平角化过度的表面至毛细血管出血而缓解。液氮冷冻治疗（见上文）可用于持续性或复发疣，包括甲周疣，在随机对照研究中，其治愈率类似或优于水杨酸治疗[60-64]。其他室内或家庭冷冻产品（例如含有二甲醚和丙烷的产品）效果较差。不包括边缘周围环绕皮肤的冷冻疗法，或产生水疱的斑蝥剂局部应用，可能导致出现"甜甜圈疣"，原因是仅清除了中心病灶而边缘仍存在。其他破坏性方法包括刮除或剪除（特别用于丝状疣和其他外生性皮疹），电外科术（见第 140 章）和激光治疗（CO₂、Nd：YAG 或脉冲染料激光）。在破坏病灶后，联合局部应用药物治疗能减少复发率。

局部和病灶内的细胞毒性疗法

　　鬼臼树脂（podophyllin）是自北美鬼臼根或远东大黄鬼臼根中天然树脂的提取物，自 1942 以来，一直用于生殖器疣的治疗。大量使用时可能发生全身中毒，且有死亡、宫内死胎和致畸的报道。由于效力低和其潜在毒性，已不再推荐使用鬼臼树脂[57]。鬼臼毒素（podophyllotoxin）已被确认是鬼臼树脂中的主要有效成分。患者自行应用 0.5% 鬼臼毒素溶液，每日 2 次，

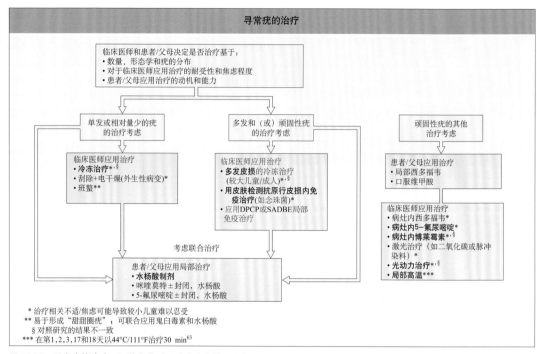

图 79.26　寻常疣的治疗。黑体代指对照试验中有效的治疗。三项双盲安慰剂对照试验未能证实西咪替丁可有效治疗顽固性寻常疣,尽管某些临床医生有采用此疗法。DPCP,二苯基环丙烯酮;SADBE,方酸二丁酯

图 79.27　肛门生殖器疣的治疗

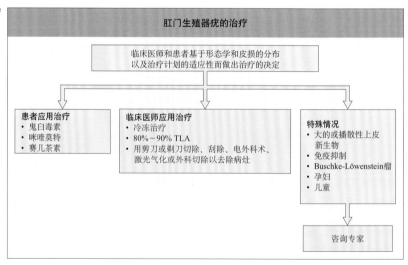

每周 3 天,已被证实有效且无全身吸收和中毒现象。红斑和局部糜烂是最常见的副作用。鬼臼树脂和鬼臼毒素均不能用于孕妇。

尿道口和尿道的疣难以处理,治疗引起的狭窄是潜在的严重并发症。5% 5- 氟尿嘧啶(5-fluorouracil,5-FU)霜每周 2 次,可以治疗尿道内湿疣,或者作为破坏性方法治疗外生殖器的上皮内瘤变的替代方案。然而,其在生殖器区域的应用受到炎症副作用的限制。

在儿童和成人也已报告每天予 5%5-FU 霜封包或与水杨酸联合应用，能成功治疗皮肤疣[65]，也有病灶内注射 5-FU 有效的报道。

皮损内应用博莱霉素偶尔用于治疗顽固性皮肤疣，但注射会引起疼痛，并可能导致过度皮肤坏死。

局部免疫调节治疗

咪喹莫特是一种具有免疫调节作用的咪唑喹啉胺类复合物，美国 FDA 已批准外用治疗尖锐湿疣。咪喹莫特可以与 Toll 样受体 7 和 8（相对少）相互作用，导致单核细胞 / 巨噬细胞（包括 α - 干扰素，白介素 -12 和 TNF-α）细胞因子的分泌活化以及刺激抗原提呈树突细胞（见第 128 章）。

在一项随机、双盲、安慰剂对照临床试验中，50% 接受 5% 咪喹莫特乳膏治疗的患者生殖器疣完全清除，而赋形剂对照组仅有 11%。两组的复发率均低（< 15%）[66]。对于黏膜部位（如女性和未经包皮环切的男性）疣的反应率比阴茎干和耻骨上区域高，表明药物穿过角质层屏障产生疗效的重要性。以后的研究证实了咪喹莫特对肛门生殖器疣的治疗效果，记载这种治疗导致病毒载量降低，大概是由于激活了细胞免疫应答。一项咪喹莫特和冷冻治疗生殖器疣的直接对比试验显示，生殖器疣对咪喹莫特的应答更早，冷冻治疗效果稍好，复发率相似[67]。临床实践中，先由医生破坏生殖器疣，随后患者应用咪喹莫特（通常需要数个周期），比单独应用有效[68]。咪喹莫特也可通过栓剂给药，并在肛门应用棉条以防止外科消融术后肛门湿疣的复发，或作为肛门尖锐湿疣和 AIN 的主要治疗方法，以避免与手术相关的肛管瘢痕形成和狭窄的风险[69]。

外用 5% 咪喹莫特能有效治疗顽固性皮肤疣。在一项对照研究中（左右对照），14 例手和（或）足部患有顽固疣的免疫抑制患者，咪喹莫特治疗（1 周 3 次用 8 周，每天 1 次用 8 周，每天封包 8 周）的有效率达 36%，未治疗组为 7%[70]。一项无对照的研究显示，在免疫活跃的患者咪喹莫特治疗寻常疣和扁平疣有效（每日应用；在寻常疣可以封包）[71]。封包和（或）同时应用水杨酸或冷冻治疗可能会增加咪喹莫特穿过角质层的渗透，这在肢端部位尤其重要。

咪喹莫特副作用包括使用部位的反应（炎症、糜烂），有时需停止治疗。咪喹莫特疗法比其他治疗方案更昂贵。

15% 赛儿茶素软膏，含有认为具有免疫刺激性和抗增殖性的绿茶叶衍生儿茶素，证明可以作为肛门生殖器疣的外用治疗药物。一项随机双盲临床试验，应用赛儿茶素 1 天 3 次，共 16 周，约 55% 的患者（频繁发生局部刺激）肛门生殖器疣完全清除，赋形剂对照仅 35%[72]。

系统性免疫调节剂

在对照试验中，干扰素已用于局部、病灶内和全身生殖器疣，未显示出一致的疗效。系统治疗价格昂贵，且易导致剂量相关性毒性副作用，因此不推荐作为常规临床应用。但在特定患者，干扰素可以作为辅助或挽救疗法[55]。

免疫治疗

越来越多证据证实细胞免疫反应对疣病灶清除发挥着重要作用，启发了多个和（或）顽固疣外用和皮疹内免疫治疗方案的进展。在一项大型的非对照研究中[73]，154 例患有顽固性掌跖疣的儿童和成人接受了二苯基环丙烯酮（diphenylcyclopropenone，DPCP）局部致敏治疗，予 0.5% ～ 4% 的 DPCP 每隔 3 周应用 1 次，至少 6 次应用，88% 患者平均 6 个月后彻底清除，仅有局部副作用（瘙痒症、水疱、湿疹样反应）。其他的接触致敏剂如正酸二丁酯（squaric acid dibutyl ester，SADBE）也有类似的清除率，应用频率从每日到每月（常为 2 周 1 次），有报告该治疗使远离部位未治疗的疣消退。

在免疫正常成人和儿童的病灶内注射念珠菌、毛癣菌和（或）腮腺炎病毒作为皮肤测试抗原，代表了免疫治疗的另一方面。在一项随机对照的临床研究中，每 3 周给予病灶内抗原治疗，共 5 次治疗，和安慰剂对比，接受病灶内抗原治疗的患者，其病灶部位和未治疗的远端部位寻常疣的清除率明显优于安慰剂组（分别为 60% vs. 22%，41% vs. 19%）[74]。有报道寻常疣和肛门生殖器疣予外用和局部注射免疫疗法有效。

抗病毒治疗

西多福韦是一种无环核苷膦酸盐，具有广谱的抗 DNA 病毒活性，包括对 HSV 和传染性软疣，已批准用于艾滋病患者的巨细胞病毒视网膜炎的全身治疗。尽管受到潜在肾毒性的限制，西多福韦的全身治疗已显示对 HPV 相关病变的疗效，包括广泛的皮肤疣和严重的 RRP 伴肺部受累。病灶内注射西多福韦和局部应用掺入软膏、乳膏或凝胶基质中的 1% ～ 3% 西多福韦已成功用于有限数量的免疫正常或免疫抑制（如 HIV 感染）的皮肤疣、尖锐湿疣、上皮内瘤变或 RRP 的患者[75-76]。

维 A 酸类

维 A 酸类对角质形成细胞分化和增殖的影响可能导致对 HPV 复制和组装的抑制。已报道在免疫正常和免疫抑制患者中口服维 A 酸类治疗（例如阿维 A，异维 A 酸）减少大量皮肤或生殖器疣[77-78]。也已有报告维 A 酸或他扎罗汀成功治疗扁平疣。

特殊考虑

Buschke-Löwenstein 瘤和其他疣状癌的早期诊断对于肿瘤扩大切除并具有清晰的切除边缘非常重要。尽管复发率很高，肿瘤最终可能导致死亡，手术仍是唯一可以治愈疾病的治疗方法。细胞毒性化疗和干扰素 - α 可以使某些个体患者肿瘤消退或治愈[44-45]。

在器官移植受者和 HIV 感染的患者中，皮肤和生殖道疣倾向于抵抗标准治疗方式，手术后作非侵袭治疗对复发疣可能是合适的。一项安慰剂对照研究，肛门生殖器区域局部使用咪喹莫特，减少了 38% HIV 感染患者的生殖器疣面积 50% 以上。咪喹莫特乳膏也用于 VIN，而通过肛门棉塞使用的咪喹莫特已用于 AIN，支持细胞免疫增强作用用于治疗 HPV 诱导的瘤形成。

在妊娠期间，生殖器疣体积可能增大，破坏性治疗方式包括手术、冷冻、TCA 和激光均适合用于消除病灶，理论上可降低新生儿获得复发性呼吸道乳头状瘤（RRP）的风险[27]。然而，该假设未得到证实，并且尖锐湿疣的存在并不是剖宫产分娩的指征。鬼臼毒素和鬼臼树脂具有致畸性，妊娠妇女禁用。

对上皮内瘤样变（鲍温样丘疹病、Queyrat 增殖性红斑和鲍温病）的治疗应较尖锐湿疣更为积极[79]。在治疗之前，需进行针对性活检（例如阴道镜检查）以排除组织学上的（微）侵袭。对于年龄小于 45 岁的鲍温样丘疹病和增殖性红斑患者，适合浅表破坏治疗（如冷冻或激光气化），以避免毁损[80]。在低于 35 岁免疫正常的患者中，鲍温样丘疹病被认为是一种良性和自限性的疾病[81]。然而，仍需要长时间随访，以发现可能出现的复发。

HPV 疫苗

20 多年前，重组 DNA 技术用于生成预防性亚单位疫苗，由 L1 大衣壳蛋白组成，自组装成空壳体，称为病毒样颗粒（VLP）（见图 79.1）[3]。VLP 在形态学和免疫学上类似于天然病毒颗粒，并且它们在表面携带中和表位。安全的是，VLP 不携带潜在的致癌病毒DNA，且不能复制。用 VLP 进行系统免疫可产生高滴度、长效、特异性的中和抗体[4, 82]。

几种乳头瘤病毒感染动物模型中，预防性疫苗接种在预防天然或实验室皮肤黏膜感染取得了巨大成就[2, 83]。在 I 期和 II 期人体试验中，使用基于 VLP 疫苗的系统免疫是无毒和高免疫原性的，诱导强烈的中和抗体反应[82]。基于这些有希望的结果，进行了大规模预防性接种试验，以评估两种药剂在预防年轻女性生殖器 HPV 感染和相关病变中的安全性和有效性：① HPV-6，-11，-16，-18VLP 四 价疫苗（Gardasil®；Merck）和 ② HPV-16，-18VLP 二价疫苗（Cervarix®；GlaxoSmithKline）。研究的终点是检测出 HPV DNA，发育不良（鳞状上皮内病变）或（对于四价疫苗）肛门生殖器疣。研究表明针对疫苗型 HPV 感染接近完全保护（＞90% 疫苗效力）。此外，HPV 疫苗可 100% 预防由疫苗相关 HPV 型所导致的生殖器疣、低度和高度 CIN，VaIN 和 VIN（至少 8 年）[5-7, 84-85]。发现四价疫苗在年轻男性由 6 型和 11 型 HPV 引起的生殖器疣和 AIN 中预防几乎 90% 有效。尽管上市后对疫苗疗效持续时间的评估仍在进行，但试验结果显示疫苗接种后至少 5 年的稳定抗体滴度，表明其诱导了强烈的 B 细胞记忆应答。此外，在 10 ～ 15 岁的女孩和男孩接种疫苗的研究中，超过 99% 的患者发生了血清转化，并且抗体滴度甚至高于 16 ～ 23 岁的女性[86]。

两种最初的商品 HPV 疫苗含有 HPV-16 和 -18 VLP，能够抵抗引起宫颈癌的约 70% 和高分化 CIN 的高危型 HPV。值得注意的是，他们可能对密切相关的 HPV-31，-33 和 -45 提供有限的交叉保护，因此妇女需要持续进行宫颈涂片检查。然而，最近已经开发和批准了含有用于 HPV-6 和 11 的 VLP 以及高风险 HPV 类型 16，18，31，33，45，52 和 58 的 9 价疫苗（Gardasil®9）[87]。在约 90% 的宫颈癌中，这 7 种高危型 HPV 已被确定[9, 21]。

过去十年，在全球范围内推出的 3 种 HPV 疫苗，旨在实现儿童和青少年的普遍接种，理想情况是在 12 岁以前，在性行为发生前及最强的免疫反应产生之前，CDC 建议 13 ～ 26 岁可补充接种。Gardasil® 和 Gardasil®9 批准用于年龄超过 9 岁的女性和男性个体，以防止肛门生殖器疣以及生殖器和肛门不典型增生和癌症。Cervarix® 批准用于 9 岁以上的女性，以预防生殖器官不典型增生和癌症（2015 年，由于市场需求低，Cervarix® 从美国市场撤出）。在澳大利亚全国实施针对女孩和年轻女性的四价 HPV 疫苗项目 4 年后，覆盖率达到 70%，女性和异性恋男性＜21 岁时生殖器疣几乎消失[21]。此外，高度宫颈病变的发生率显著下降[88]，这两项结果均表明疫苗在人群中的有效性。

由于 HPV 疫苗没有被证明对先前存在的感染或疾病有治疗效果，接种老年患者的益处要小得多。虽然给男性接种疫苗（如用 Gardasil®）比给女性接种的效价比要低，但这种干预措施由于群体免疫，可能提高疫苗在总体人群中的有效性[4, 82]。疫苗接种也会使肛门不典型增生和癌症（尤其是 MSM）急剧减少，口咽癌发病率估计减少三分之一。

目前，根据年龄，HPV 疫苗批准用作两剂或三剂的方案。然而，关于疫苗效力的持续时间以及与两次剂量相比的三次剂量的交叉保护问题仍然存在。迄今为止，数以亿计的 HPV 疫苗已被应用，并保持了良好的安全性。目前还没有非疫苗靶向针对 HPV 类型的替代产品。

从正在进行的研究中获得的信息将有助于回答额外的问题，包括：保护期限（何时增加）；预防再次感染可能的长期益处；用于中和抗体的（伪病毒粒子）替代测定的效用和保护的相关性。

作为广谱疫苗的替代方法，已经用基因工程来开发 L1 VLP，其也表达次级衣壳蛋白 L2 的类型共同表位（例如含有交叉中和表位的 HPV-16 L2 高度保守的"RG1"肽），它可以诱导对各种黏膜甚至皮肤 HPV 类型的交叉保护性免疫[89-91]。在临床前生殖器接种动物模型中，用 HPV16-RG1 VLP 接种提供了对几乎所有高风险黏膜 HPV 的广泛保护，还包括针对低风险黏膜类型，常见皮肤类型（HPV-2, -27, -57, -3）和致癌 β 型（HPV-5, -8）的交叉中和保护。这种单价 VLP 疫苗可能成为实施国家 HPV 疫苗计划的成本-效益的替代策略，特别是在无法承受多价 HPV 疫苗或细胞学（宫颈涂片 Pap）筛查的低收入国家中，但仍是全球 80% 以上宫颈癌的负担[93-94]。

动物实验成功鼓励了人们努力开发针对 HPV 感染的治疗性疫苗。大多数乳头瘤病毒感染是自限性的，一般认为细胞免疫应答（尽管知之甚少）是清除感染所必需的。由于衣壳蛋白既不在含有 HPV DNA 的基底细胞中表达，也不在不产生病毒颗粒的进展皮疹中表达，细胞介导对 L1 或 L2 的免疫力不可能表现出治疗功效。候选排斥抗原是在宫颈不典型增生和癌症中选择性保留和表达的 E6 和 E7 癌蛋白，以及维持病毒基因组作为附加体所需的 E1 或 E2 蛋白。已经采用了多种策略，包括除了减毒的病毒或 DNA 表达载体之外，将乳头瘤病毒蛋白与免疫刺激剂或树突细胞融合或与免疫刺激剂或树突细胞结合的疫苗接种（综述，见参考文献 95）。

嵌合 VLP 已工程化，将早期蛋白质如 E7 嵌入 L1 或 L1/L2 衣壳。除针对 L1 衣壳蛋白的抗体外，诱导细胞毒性 T 淋巴细胞对 E7 癌蛋白的应答在小鼠肿瘤模型中提供治疗和预防的益处[96]。这些策略可能证明对低度不典型增生或尖锐湿疣有很高自发性消退的可能性。然而，免疫逃逸机制如 MHC I 型表达的下调可能减少治疗性疫苗的成功，因此，赞成他们的应用作为烧蚀治疗的辅助方法。另外，与活减毒或 DNA 载体及含有 E6 或 E7 癌蛋白的疫苗相关的安全问题较为复杂[89, 97]。

免责申明

该项目全部或部分由美国国立卫生研究院国家癌症研究所的联邦基金资助，合同号为 HHSN261200800001E。本出版物的内容不一定反映卫生与公众服务部的观点或政策，或提及的贸易名称、商业产品或美国政府认可的隐含组织代言。

（黎静宜译　易　勤校　李　薇审）

参考文献

1. zur Hausen H. Papillomavirus infection – a major cause of human cancers. Biochim Biophys Acta 1996;1288:F55–78.
2. Kirnbauer R, Chandrachud L, O'Neil B, et al. Virus-like particles of bovine papillomavirus type-4 in prophylactic and therapeutic immunization. Virology 1996;219:37–44.
3. Kirnbauer R, Booy F, Cheng N, et al. Papillomavirus L1 major capsid protein self-assembles into virus-like particles that are highly immunogenic. Proc Natl Acad Sci USA 1992;89:12180–4.
4. Kirnbauer R. Papillomavirus-like particles for serology and vaccine development. Intervirology 1996;39:54–61.
5. Paavonen J, Naud P, Salmerón J, et al. HPV PATRICIA Study Group. Efficacy of human papillomavirus (HPV)-16/18 AS04-adjuvanted vaccine against cervical infection and precancer caused by oncogenic HPV types (PATRICIA): final analysis of a double-blind,

randomised study in young women. Lancet 2009;374:301–14.
6. Koutsky LA, Ault KA, Wheeler CM, et al. A controlled trial of a human papillomavirus type 16 vaccine. N Engl J Med 2002;347:1645–51.
7. Ault KA. Future II Study Group. Effect of prophylactic human papillomavirus L1 virus-like-particle vaccine on risk of cervical intraepithelial neoplasia grade 2, grade 3, and adenocarcinoma in situ: a combined analysis of four randomised clinical trials. Lancet 2007;369:1861–8.
8. Ciuffo G. Infesto positivo con filtrato di verruca volgare. Giorn Ital Mal Venereol 1907;48:12–17.
9. Howley PM, Lowy DR. Papillomaviruses. In: Knipe DM, Howley PM, editors. Fields virology. 5th ed. Philadelphia: Lippincott Williams & Wilkins; 2001. p. 2299–354.
10. Bernard HU, Burk RD, Chen Z, et al. Classification of papillomaviruses (PVs) based on 189 PV types and

proposal of taxonomic amendments. Virology 2010;401:70–9.
11. zur Hausen H. Condylomata acuminata and human genital cancer. Cancer Res 1976;36:794.
12. zur Hausen H. Papillomaviruses causing cancer: evasion from host-cell control in early events in carcinogenesis. J Natl Cancer Inst 2000;92:690–8.
13. Kilkenny M, Merlin K, Young R, Marks R. The prevalence of common skin conditions in Australian school students: 1. Common, plane and plantar viral warts. Br J Dermatol 1998;138:840–5.
14. Plunkett A, Merlin K, Gill D, et al. The frequency of common nonmalignant skin conditions in adults in central Victoria, Australia. Int J Dermatol 1999;38:901–8.
15. de Koning MN, ter Schegget J, Eekhof JA, et al. Evaluation of a novel broad-spectrum PCR-multiplex genotyping assay for identification of cutaneous wart-associated human papillomavirus types. J Clin

Microbiol 2010;48:1706–11.
16. Roden RB, Lowy DR, Schiller JT. Papillomavirus is resistant to desiccation. J Infect Dis 1997;176:1076–9.
17. Cohen BA, Honig P. Androphy E. Anogenital warts in children. Clinical and virologic evaluation for sexual abuse. Arch Dermatol 1990;126:1575–80.
18. Hariri S, Unger ER, Sternberg M, et al. Prevalence of genital human papillomavirus among females in the United States, the National Health and Nutrition Examination Survey, 2003–2006. J Infect Dis 2011;204:566–73.
19. Markowitz LE, Liu G, Hariri S, et al. Prevalence of HPV after Introduction of the Vaccination Program in the United States. Pediatrics 2016;137:e20151968.
20. Division of STD Prevention. Prevention of genital HPV infection and sequelae: report of an External Consultants' Meeting. Atlanta, GA: Centers for Disease Control and Prevention; 1999.
21. Read THR, Hocking JS, Chen MY, et al. The near disappearance of genital warts in young women 4 years after commencing a national human papillomavirus (HPV) vaccination programme. Sex Transm Infect 2011;87:544–7.
22. Nonnenmacher B, Hubbert NL, Kirnbauer R, et al. Serologic response to human papillomavirus type 16 (HPV-16) virus-like particles in HPV-16 DNA-positive invasive cervical cancer and cervical intraepithelial neoplasia grade III patients and controls from Colombia and Spain. J Infect Dis 1995;172:19–24.
23. Chin-Hong PV, Palefsky JM. Human papillomavirus anogenital disease in HIV-infected individuals. Dermatol Ther 2005;18:67–76.
24. Pfister H. Chapter 8: Human papillomavirus and skin cancer. J Natl Cancer Inst Monogr 2003;31:52–6.
25. Antonsson A, Karanfilovska S, Lindqvist PG, Hansson BG. General acquisition of human papillomavirus infections of skin occurs in early infancy. J Clin Microbiol 2003;41:2509–14.
26. Favre M, Orth G, Majewski S, et al. Psoriasis: a possible reservoir for human papillomavirus type 5, the virus associated with skin carcinomas of epidermodysplasia verruciformis. J Invest Dermatol 1998;110:311–17.
27. Silverberg MJ, Thorsen P, Lindeberg H, et al. Condyloma in pregnancy is strongly predictive of juvenile-onset recurrent respiratory papillomatosis. Obstet Gynecol 2003;101:645–52.
28. Lowy DR, Frazer IH. Chapter 16: Prophylactic human papillomavirus vaccines. J Natl Cancer Inst Monogr 2003;31:111–16.
29. Shafti-Keramat S, Handisurya A, Kriehuber E, et al. Different heparan sulfate proteoglycans serve as cellular receptors for human papillomaviruses. J Virol 2003;77:13125–35.
30. Kines RC, Thompson CD, Lowy DR, et al. The initial steps leading to papillomavirus infection occur on the basement membrane prior to cell surface binding. Proc Natl Acad Sci USA 2009;106:20458–63.
31. Richards RM, Lowy DR, Schiller JT, et al. Cleavage of the papillomavirus minor capsid protein, L2, at a furin consensus site is necessary for infection. Proc Natl Acad Sci USA 2006;103:1522–7.
32. Kirnbauer R, Hubbert NL, Wheeler CM, et al. A virus-like particle enzyme-linked immunosorbent assay detects serum antibodies in a majority of women infected with human papillomavirus type 16. J Natl Cancer Inst 1994;86:494–9.
33. Munoz N, Bosch FX, de Sanjose S, et al. Epidemiologic classification of human papillomavirus types associated with cervical cancer. N Engl J Med 2003;348:518–27.
34. Egawa K. New types of human papillomaviruses and intracytoplasmic inclusion bodies: a classification of inclusion warts according to clinical features, histology and associated HPV types. Br J Dermatol 1994;130:158–66.
35. Rubben A, Kalka K, Spelten B, Grussendorf-Conen EI. Clinical features and age distribution of patients with HPV 2/27/57-induced common warts. Arch Dermatol Res 1997;289:337–40.
36. de Koning MN, ter Schegget J, Eekhof JA, et al. Evaluation of a novel broad-spectrum PCR-multiplex genotyping assay for identification of cutaneous wart-associated human papillomavirus types. J Clin Microbiol 2010;48:1706–11.
37. Majewski S, Jablonska S. Epidermodysplasia verruciformis as a model of human papillomavirus-induced genetic cancer of the skin. Arch Dermatol 1995;131:1312–18.
38. Ramoz N, Rueda LA, Bouadjar B, et al. Mutations in two adjacent novel genes are associated with epidermodysplasia verruciformis. Nat Genet 2002;32:579–81.
39. Lazarczyk M, Pons C, Mendoza JA, et al. Regulation of cellular zinc balance as a potential mechanism of EVER-mediated protection against pathogenesis by cutaneous oncogenic human papillomaviruses. J Exp Med 2008;205:35–42.
40. Pfister H. Association between betapapillomavirus seropositivity and keratinocyte carcinoma – prospects for prophylactic vaccination? J Invest Dermatol 2015;135:1211–13.
41. Hernandez PA, Gorlin RJ, Lukens JN, et al. Mutations in the chemokine receptor gene CXCR4 are associated with WHIM syndrome, a combined immunodeficiency disease. Nat Genet 2003;34:70–4.
42. Kreuter A, Hochdorfer B, Brockmeyer NH, et al. A human papillomavirus-associated disease with disseminated warts, depressed cell-mediated immunity, primary lymphedema, and anogenital dysplasia: WILD syndrome. Arch Dermatol 2008;144:366–72.
43. Leiding JW, Holland SM. Warts and all: human papillomavirus in primary immunodeficiencies. J Allergy Clin Immunol 2012;130:1030–48.
44. Schwartz RA, Janniger CK. Bowenoid papulosis. J Am Acad Dermatol 1991;24:261–4.
45. Handisurya A, Rieger A, Horvath Z, et al. Rapid progression of an anal Buschke-Löwenstein tumor into a metastasizing squamous cell carcinoma in an HIV-infected patient. Sex Transm Infect 2009;85:261–3.
46. D'Souza G, Kreimer AR, Viscidi R, et al. Case-control study of human papillomavirus and oropharyngeal cancer. N Engl J Med 2007;356:1944–56.
47. Gillison ML, Lowy DR. A causal role for human papillomavirus in head and neck cancer. Lancet 2004;363:1488–9.
48. Lever WF, Elder DE. Lever's histopathology of the skin. 8th ed. Philadelphia: Lippincott-Raven; 1997.
49. Coleman N, Birley HD, Renton AM, et al. Immunological events in regressing genital warts. Am J Clin Pathol 1994;102:768–74.
50. Boxman IL, Berkhout RJM, Mulder LH, et al. Detection of human papillomavirus DNA in plucked hairs from renal transplant recipients and healthy volunteers. J Invest Dermatol 1997;108:712–15.
51. Iftner A, Klug SJ, Garbe C, et al. The prevalence of human papillomavirus genotypes in nonmelanoma skin cancers of nonimmunosuppressed individuals identifies high-risk genital types as possible risk factors. Cancer Res 2003;63:7515–19.
52. Trimble CL, Hildesheim A, Brinton LA, et al. Heterogeneous etiology of squamous carcinoma of the vulva. Obstet Gynecol 1996;87:59–64.
53. Gillison ML, Shah KV. Chapter 9: Role of mucosal human papillomavirus in nongenital cancers. J Natl Cancer Inst Monogr 2003;31:57–65.
54. Frisch M, Fenger C, van den Brule AJ, et al. Variants of squamous cell carcinoma of the anal canal and perianal skin and their relation to human papillomaviruses. Cancer Res 1999;59:753–7.
55. Geusau A, Heinz-Peer G, Volc-Platzer B, et al. Regression of deeply infiltrating giant condyloma (Buschke-Löwenstein tumor) following long-term intralesional interferon alfa therapy. Arch Dermatol 2000;136:707–10.
56. Hansen LS, Olson JA, Silverman S Jr. Proliferative verrucous leukoplakia. A long-term study of thirty patients. Oral Surg Oral Med Oral Pathol 1985;60:285–98.
57. Hogewoning CJ, Bleeker MC, van den Brule AJ, et al. Condom use promotes regression of cervical intraepithelial neoplasia and clearance of human papillomaviruses: a randomized clinical trial. Int J Cancer 2003;107:811–16.
58. Lacey CJN, Woodhall SC, Wikstrom A, Ross J. 2012 European guideline for the management of anogenital warts. J Eur Acad Dermatol Venereol 2013;27:263–70.
59. CDC Centers for Disease Control and Prevention. 2015 STD Treatment Guidelines. www.cdc.gov/std/tg2015/warts.htm.
60. Kwok CS, Holland R, Gibbs S. Efficacy of topical treatments for cutaneous warts: a meta-analysis and pooled analysis of randomized controlled trials. Br J Dermatol 2011;165:233–46.
61. Cockayne S, Hewitt C, Hicks K, et al. Cryotherapy versus salicylic acid for the treatment of plantar warts (verrucae): a randomised controlled trial. BMJ 2011;342:d3271.
62. Bruggink SC, Gussekloo J, Berger MY, et al. Cryotherapy with liquid nitrogen versus topical salicylic acid application for cutaneous warts in primary care: randomized controlled trial. CMAJ 2010;182:1624–30.
63. Huo W, Gao XH, Sun XP, et al. Local hyperthermia at 44 degrees C for the treatment of plantar warts: a randomized, patient-blinded, placebo-controlled trial. J Infect Dis 2010;201:1169–72.
64. Sterling JC, Gibbs S, Haque Hussain SS. British Association of Dermatologists' guidelines for the management of cutaneous warts 2014. Br J Dermatol 2014;171:696–712.
65. Gladsjo JA, Alió Sáenz AB, Bergman J, et al. 5% 5-Fluorouracil cream for treatment of verruca vulgaris in children. Pediatr Dermatol 2009;26:279–85.
66. Edwards L, Ferenczy A, Eron L, et al. HPV Study Group. Self-administered topical 5% imiquimod cream for external anogenital warts. Arch Dermatol 1998;134:25–30.
67. Stefanaki C, Katzouranis I, Lagogianni E, et al. Comparison of cryotherapy to imiquimod 5% in the treatment of anogenital warts. Int J STD AIDS 2008;19:441–4.
68. Schöfer H. Evaluation of imiquimod for the therapy of external genital and anal warts in comparison with destructive therapies. Br J Dermatol 2007;157:52–5.
69. Kaspari M, Gutzmer R, Kaspari T, et al. Application of imiquimod by suppositories (anal tampons) efficiently prevents recurrences after ablation of anal canal condyloma. Br J Dermatol 2002;147:757–9.
70. Harwood CA, Perrett CM, Brown VL, et al. Imiquimod cream 5% for recalcitrant warts in immunosuppressed individuals. Br J Dermatol 2005;152:122–9.
71. Kim MB, Ko HC, Jang HS, et al. Treatment of flat warts with 5% imiquimod cream. J Eur Acad Dermatol Venereol 2006;20:1349–50.
72. Tatti S, Stockfleth E, Beutner KR, et al. Polyphenon E: a new treatment for external anogenital warts. Br J Dermatol 2010;162:176–84.
73. Upitis JA, Krol A. The use of diphenylcyclopropenone in the treatment of recalcitrant warts. J Cutan Med Surg 2002;6:214–17.
74. Horn TD, Johnson SM, Helm RM, Roberson PK. Intralesional immunotherapy of warts with mumps, *Candida*, and *Trichophyton* skin test antigens: a single-blinded, randomized, and controlled trial. Arch Dermatol 2005;141:589–94.
75. Snoeck R, Bossens M, Parent D, et al. Phase II double-blind, placebo-controlled study of the safety and efficacy of cidofovir topical gel for the treatment of patients with human papillomavirus infection. Clin Infect Dis 2001;33:597–602.
76. Field S, Irvine AD, Kirby B. The treatment of viral warts with topical cidofovir 1%: our experience of seven paediatric patients. Br J Dermatol 2009;160:223–4.
77. Choi YL, Lee KJ, Kim WS, et al. Treatment of extensive and recalcitrant viral warts with acitretin. Int J Dermatol 2006;45:480–2.
78. Georgala S, Katoulis AC, Georgala C, et al. Oral isotretinoin in the treatment of recalcitrant condylomata acuminata of the cervix: a randomised placebo controlled trial. Sex Transm Infect 2004;80:216–18.
79. von Krogh G, Lacey CJN, Gross G, et al. European course on HPV associated pathology: guidelines for primary care physicians for the diagnosis and management of anogenital warts. Sex Transm Infect 2000;76:162–8.
80. Gross G. Klinik und Therapie anogenitaler Warzen und papillomvirusassoziierter Krankheitsbilder. Hautarzt 2001;52:6–17.
81. von Krogh G. Management of anogenital warts (condylomata acuminata). Eur J Dermatol 2001;11:598–603.
82. Schiller JT, Lowy DR. Papillomavirus-like particle based vaccines: cervical cancer and beyond. Expert Opin Biol Ther 2001;1:571–81.
83. Breitburd F, Kirnbauer R, Hubbert NL, et al. Immunization with viruslike particles from cottontail rabbit papillomavirus (CRPV) can protect against experimental CRPV infection. J Virol 1995;69: 3959–63.
84. Harper DM, Franco EL, Wheeler CM, et al. HPV Vaccine Study group. Sustained efficacy up to 4.5 years of a bivalent L1 virus-like particle vaccine against human papillomavirus types 16 and 18: follow-up from a randomised control trial. Lancet 2006;367:1247–55.
85. Villa LL, Costa RL, Petta CA, et al. High sustained efficacy of a prophylactic quadrivalent human papillomavirus types 6/11/16/18 L1 virus-like particle vaccine through 5 years of follow-up. Br J Cancer 2006;95:1459–66.
86. Block SL, Nolan T, Sattler C, et al. Comparison of the immunogenicity and reactogenicity of a prophylactic quadrivalent human papillomavirus (types 6, 11, 16, and 18) L1 virus-like particle vaccine in male and female adolescents and young adult women. Pediatrics 2006;118:2135–45.

87. Joura EA, Giuliano AR, Iversen OE, et al. A 9-valent HPV vaccine against infection and intraepithelial neoplasia in women. N Engl J Med 2015;372:711–23.
88. Gertig DM, Brotherton JM, Budd AC, et al. Impact of a population-based HPV vaccination program on cervical abnormalities: a data linkage study. BMC Med 2013;11:227.
89. Pastrana DV, Gambhira R, Buck CB, et al. Cross-neutralization of cutaneous and mucosal papillomavirus types with anti-sera to the amino terminus of L2. Virology 2005;337:365–72.
90. Slupetzky K, Gambhira R, Culp TD, et al. A papillomavirus-like particle (VLP) vaccine displaying HPV16 L2 epitopes induces cross-neutralizing antibodies to HPV11. Vaccine 2007;25:2001–10.
91. Schellenbacher C, Roden R, Kirnbauer R. Chimeric L1-L2 virus-like particles as potential broad-spectrum human papillomavirus vaccines. J Virol 2009;83:10085–95.
92. Schellenbacher C, Kwak K, Fink D, et al. Efficacy of RG1-VLP vaccination against infections with genital and cutaneous human papillomaviruses. J Invest Dermatol 2013;133:2706–13.
93. Jemal A, Bray F, Center MM, et al. Global cancer statistics. CA Cancer J Clin 2011;61:69–90.
94. Baud D, Ponci F, Bobst M, et al. Improved efficiency of a Salmonella-based vaccine against human papillomavirus type 16 virus-like particles achieved by using a codon-optimized version of L1. J Virol 2004;78:12901–9.
95. Christensen ND. Emerging human papillomavirus vaccines. Expert Opin Emerg Drugs 2005;10:5–19.
96. Greenstone HL, Nieland JD, deVisser KE, et al. Chimeric papillomavirus virus-like particles elicit antitumor immunity against the E7 oncoprotein in an HPV16 tumor model. Proc Natl Acad Sci USA 1998;95:1800–5.
97. Stanley MA. Immunobiology of papillomavirus infection. J Reprod Immunol 2001;52:45–59.

第 80 章　人类疱疹病毒

Christopher Downing、Natalia Mendoza、Karan Sra、Stephen K. Tyring

人类疱疹病毒（human herpesvirus, HHV）分为三个亚类：α、β 和 γ 疱疹病毒（表 80.1）。病毒均包含一个线性双链 DNA 核心和直径 100～110 nm 的二十面体衣壳，其表面包裹含糖蛋白刺突的包膜。疱疹病毒感染一般经历原发感染、潜伏和病毒再激活的过程。本章将论述 8 种人类疱疹病毒，其中包括：单纯疱疹病毒 1 和 2 型（herpes simplex virus types 1, HSV-1, herpes simplex virus types 2, HSV-2）、水痘-带状疱疹病毒（varicella-zoster virus, VZV）、EB 病毒（Epstein-Barr virus, EBV）、巨细胞病毒（cytomegalovirus, CMV）、人类疱疹病毒 6～8 型（human herpesvirus types 6-8, HHV-6-8）。

单纯疱疹病毒（HSV-1 和 HSV-2）

同义名：■疱疹（herpes）——单纯疱疹（herpessimplex）■ 口唇疱疹（herpes febrilis）——感冒疮（cold sore）、热病性疱疹（fever blister）■ 摔跤手疱疹（herpes gladiatorum）——脓疱病（scrum pox）■ 疱疹性瘰疽（herpetic whitlow）■ 生殖器疱疹（genital herpes）——外生殖器疱疹（herpes progenitalis）

要点

■ 单纯疱疹病毒可引起好发于口唇和生殖器部位的原发性和复发性水疱。
■ 敏感性和特异性血清标志物可用于 HSV 感染的流行病学研究。
■ 抗病毒治疗能显著影响 HSV 的病程和病谱。

引言

HSV-1 和 HSV-2 是引起原发性口唇和生殖器疱疹感染的常见病原体。生殖器疱疹是世界上最常见的性传播疾病之一。敏感性和特异性血清标志物有助于 HSV 感染的流行病学研究。抗病毒治疗有效控制 HSV 感染病程和病谱。应用分子疫苗预防 HSV 感染仍是当前研究的重要任务。

历史

对疱疹性损害的描述可以追溯到古代，其中包括著名的希波克拉底和盖伦关于疱疹的描述。参照皮损蔓延的特点，希腊学者首次将"疱疹"这个词定义为"蔓延或爬行"。尽管 18 世纪末人们已首次认识到口唇疱疹损害和生殖器感染之间的因果联系，然而直到 20 世纪对疱疹感染的组织病理和发病机制的研究才逐渐取得进展。虽然 Lipschitz 首次认识到两种 HSV 之间存在抗原性差异，但是直到 1968 年 Nahmias 和 Dowdle 才证实 HSV-1 更多引起口唇疱疹，而 HSV-2 则多引起生殖器感染[1]。近几十年来对 HSV 感染的机制、诊断、治疗和预防已经取得了关键性突破。

流行病学

单纯疱疹病毒在世界上广泛分布，与人类宿主的相互作用特点包括：①原发感染：初始的 HSV 感染，无 HSV-1 或 HSV-2 抗体；②非原发性初始感染：存在一种 HSV 病毒抗体，但感染了另一种 HSV；③潜伏：病毒在感觉神经节潜伏；④再激活：反复感染出现无症状排毒或合并临床表现（复发）。原发性、非原发性初始和复发性感染均可能伴/不伴临床症状。据估计，世界上约三分之一人口已出现症状性 HSV 感染。

在 10 岁以下的儿童，80%～90% 的疱疹感染由 HSV-1 引起。全球分析报告显示 20～40 岁人群中有 50%～90% 的人存在 HSV-1 抗体。尽管 HSV-2 仍然是复发性生殖器疱疹感染的主要原因（70%～90%），在美国、加拿大和英国，HSV-1 感染的比例在增加[2]。在这些国家，HSV-1 在年轻人中是生殖器疱疹的主要病原体，尤其大学生中[3-4]。HSV-1 缺乏 HSV-2 嗜生殖器上皮性，因此 HSV-1 所致生殖器疱疹的复发较少。

在美国疾病控制和预防中心（CDC）2005—2008 年度全国健康和营养检查调查（NHANES）[5]中，14～49 岁人群中 HSV-2 的血清学阳性率 16%，女性更高（21%，男性 11.5%），黑人中阳性率 39%。值得注意的是，81% 的血清学阳性者从未诊断过生殖器 HSV 感染。生殖器疱疹传播的相关危险因素包括：15～30 岁（性活动最旺盛时期）、性伴侣增加、低收入和低教育程度人群、HIV 阳性人群。相反，生殖器

表 80.1　8 种人类疱疹病毒、分类及鉴别诊断

人类疱疹病毒	分类	主要感染细胞类型		鉴别诊断
		裂解感染	潜伏感染	
单纯疱疹病毒 1 型（HSV-1）（HHV-1）	α - 疱疹病毒亚科	上皮细胞	神经元	口唇疱疹：口糜（阿弗他口炎）、多形红斑，Stevens-Johnson 综合征，疱疹性咽峡炎，咽炎（如 EB 病毒引起）、口腔念珠菌病，化疗继发性黏膜炎
单纯疱疹病毒 2 型（HSV-2）（HHV-2）	α - 疱疹病毒亚科	上皮细胞	神经元	生殖器疱疹：创伤、硬下疳（一期梅毒）、阿弗他溃疡、EBV 相关溃疡、CMV 相关溃疡（AIDS）、软下疳、腹股沟肉芽肿、性病淋巴肉芽肿
水痘-带状疱疹病毒（VZV）（HHV-3）	α - 疱疹病毒亚科	上皮细胞	神经元	水痘：水疱性病毒疹（如柯萨奇病毒 A6）、PLEVA、立克次体痘、播散性 HSV、虫咬伤、药疹、疥疮、天花
				带状疱疹：带状疱疹样 HSV、接触性皮炎、植物日光性皮炎、大疱性脓疱疮、蜂窝织炎
EB 病毒（EBV）（HHV-4）	γ - 疱疹病毒亚科	B 细胞，上皮细胞	B 细胞	A 组链球菌感染、急性病毒性肝炎、伴嗜酸性粒细胞增多和全身症状的药物反应（DRESS）、弓形虫病、淋巴瘤、原发 CMV、HHV-6 和 HIV 感染
				生殖器溃疡：见生殖器疱疹
巨细胞病毒（CMV）（HHV-5）	β - 疱疹病毒亚科	淋巴细胞、巨噬细胞、上皮细胞	淋巴细胞、巨噬细胞	EB 病毒诱发的传染性单核细胞增多症、弓形虫病、病毒性肝炎、淋巴瘤
				生殖器溃疡：见生殖器疱疹
人类疱疹病毒 6 型（HHV-6）	β - 疱疹病毒亚科	CD4$^+$ T 细胞	淋巴细胞、单核细胞	病毒性皮疹（如麻疹、风疹、肠道病毒、腺病毒、EB 病毒和微小病毒感染）、猩红热，落基山斑疹热，川崎病
人类疱疹病毒 7 型（HHV-7）	β - 疱疹病毒亚科	T 细胞	T 细胞	同 HHV-6
人类疱疹病毒 8 型（HHV-8）	γ - 疱疹病毒亚科	淋巴细胞	淋巴细胞、上皮细胞	肢端血管皮炎（假性 -KS）、杆菌性血管瘤病、瘀斑、血管瘤、血管肉瘤、化脓性肉芽肿，假性淋巴瘤 / 淋巴瘤
KS，卡波西肉瘤；PLEVA，急性苔藓痘疮样糠疹				

HSV-2 感染也增加了感染和传播 HIV 的风险[3]。

发病机制

　　HSV 传播可发生在无症状的排毒期。HSV-1 主要通过直接接触被污染的唾液或其他体液而传播，HSV-2 通过性接触传播。病毒能在感染部位复制，并经神经轴突逆行转运入神经节背侧根，开始潜伏直至被再激活。病毒的潜伏状态使其以相对非感染状态在宿主度过各个时期。HSV-1 证实可引起抗原提呈细胞中 CD1d 分子在胞内的聚集，可能以此使得病毒能逃避检测并潜伏。正常情况下，CD1d 分子被运送至细胞表面提呈脂质并刺激自然杀伤 T 细胞，因而产生免疫识别[6]。HSV 逃避免疫系统的机制还包括下调各种免疫细胞和细胞因子（表 80.2）。

　　早期宿主对 HSV 免疫反应目的是限制病毒复制和招募其他炎症细胞。Toll 样受体是天然免疫防御的首要防线，其作用包括启动 CD8$^+$ T 细胞。HSV- 特异性

记忆 CD8$^+$ T 细胞被神经节中潜伏感染的病毒选择性激活，因此对控制感染和预防症状性复发具有重要作用（见表 80.2）。

　　病毒可自发或被某种诱发因素再次激活，如情感应激、紫外线、发热、经期、免疫抑制、手术或牙科治疗以及局部组织损伤。典型表现为在皮肤局部产生水疱样损害，在免疫抑制宿主中可出现病毒血症，并出现广泛内脏累及。

临床特征

　　HSV 感染的临床表现多样，无症状感染也较常见。对于原发感染患者，典型症状常发生暴露后 3 ～ 7 天，在黏膜皮肤损害发生前往往伴随一系列前驱症状，如淋巴结触痛、乏力、厌食、发热以及局部疼痛、触痛和烧灼感。起初在红斑基础上出现疼痛性群集水疱，可呈脐凹状，继而进展成为脓疱、糜烂和（或）溃疡。2 ～ 6 周后皮损结痂、症状缓解。皮疹复发前可出现类

表 80.2　单纯疱疹病毒与免疫系统的相互作用：宿主反应和病毒逃逸机制

宿主对 HSV 感染的免疫应答

天然免疫

- HSV 被上皮细胞、抗原提呈细胞（antigen-presenting cell，APC）、浆细胞样树突细胞（dendritic cell，DC）和 NK 细胞表面 Toll 样受体（Toll-like receptor，TLR；见第 4 章）识别
  - 细胞表面 TLR 2 与病毒表面糖蛋白 * 相互作用，促进炎症前因子产生（通过激活 NF- κ B），包括 IL-1 β 、IL-6、IL-8、IL-12、TNF 和 MCP-1
  - 内涵体上 TLR 3 和双链 RNA（在 HSV 感染细胞中聚集）相互作用，促进 IFN- β 和 IFN- λ 产生 **
  - 内涵体上 TLR 9 和病毒基因组 DNA（unmethylated CpG sequences）相互作用，通过活化 NF- κ B 促进 IFN- α 产生
- HSV 也可由细胞内核酸传感器识别（如 IFN- γ - 诱导蛋白 16），可识别 HSV DNA 并刺激 I 型 IFN（IFN- α 和 IFN- β）产生
- I 型 IFN 促进 IFN 刺激基因表达；其作用包括抑制病毒 mRNA 翻译 / 促进降解，诱导 DC 成熟，以及部分通过刺激 IL-15 产生，促进 NK 细胞的存活和增殖
- NK 细胞释放 IFN- γ 并破坏病毒感染细胞，如通过释放穿孔素和颗粒酶 B
- CD8 ⁺ T 细胞在需要 TLR 3 信号的过程中被 CD8 α ⁺ DC 激活
- 上述反应限制了 HSV 复制，促进宿主细胞凋亡，并招募和激活了 DC、其他 APC、中性粒细胞和其他天然和适应性免疫的白细胞
- 证据表明天然免疫防御在控制潜伏 HSV 感染中也有作用

获得性免疫

- CD4 ⁺ T 细胞被招募至感染部位，被 DC 激活
- CD4 ⁺ T 细胞释放 IFN- γ ，诱导细胞因子分泌（如上皮细胞分泌 CXCL9 和 CXCL10），募集细胞毒性 CD8 ⁺ T 细胞
- CD8 ⁺ T 细胞，也可释放 IFN- γ ，通过穿孔素和 Fas- 介导途径清除活动性感染
- 在 T 细胞反应的启动和收缩相之后，病毒特异性的 CD8 ⁺ T 细胞（称为记忆膨胀）并提供免疫监视；病毒潜伏期和周期性亚临床 HSV 再活化维持细胞池存在
- B 细胞被招募至感染部位，并被 CD4 ⁺ T 细胞激活产生抗体
- 调节性 T 细胞存在，但它们在防止过度免疫反应和降低病毒清除效率方面的确切作用尚未确定

HSV 免疫逃避机制

- HSV 抑制 TLR 介导的信号，如 HSV-1 ICP 0 蛋白降低 TLR 2 信号
- HSV 病毒体宿主关闭（virion host shut-off，VHS）蛋白质降解了 mRNA；通过不依赖 TLR 途径防止 DC 激活
- HSV 通过 APC 降低细胞表面 CD1d 表达；这一过程可防止刺激 NK 细胞的脂质抗原表达
- HSV 降低 langerin 表达并促进朗格汉斯细胞凋亡
- HSV ICP 47 蛋白质与 TAP 结合并阻断肽与 MHC Ⅰ 类分子结合；"空" MHC Ⅰ 类分子被蛋白酶体降解
- HSV-1 糖蛋白 B 通过将 HLA-DR 从正常的运输路线上劫持到细胞表面，从而操纵 MHC Ⅱ 类处理途径
- HSV-1 糖蛋白 C 阻断补体活化，糖蛋白 E 作为 IgG Fc 受体发挥作用，可以阻断宿主反应，例如抗体依赖的细胞毒反应
- HSV 蛋白 tristetraprolin 使得 mRNA 不稳定，可靶向针对促炎细胞因子如 TNF
- HSV 可通过其他机制阻断细胞因子效应，如诱导角质形成细胞中细胞因子信号抑制因子 1（suppressor of cytokine signaling-1，SOCS-1）的表达，从而消除干扰素 - γ 的作用
- HSV 可诱导单核 / 巨噬细胞表面 Fas 配体的表达，引起相互作用的 T 细胞与 NK 细胞凋亡

* 病毒在进入细胞时包膜与宿主细胞膜融合将病毒蛋白留在细胞表面
** 编码 TLR 3 或 TLR 3 信号所需蛋白质（例如 UNC-93B，TRAF3）基因的突变会导致对 HSV 脑炎的特殊易感性，编码 IFN- λ 3（IL-28b）基因的多态性与复发性单纯性口唇疱疹的风险增加有关
HLA，人白细胞抗原；ICP，感染细胞多肽；IFN，干扰素；IL，白介素；MCP-1，单核细胞趋化肽 1；MHC，主要组织相容性复合体；NK，自然杀伤；TAP，与抗原处理相关的转运蛋白；TRAF3，肿瘤坏死因子（TNF）受体相关因子 3

似前驱表现，但水疱数量、严重程度和持续时间均较原发感染减轻。

大部分原发口唇感染无症状。有症状感染常表现为儿童的龈口炎或年轻人群的咽炎、单核细胞增多症（绝大多数原发口唇感染均无明显症状）。口唇是最常见的累及部位（图 80.1A，B），皮损主要发生于颊黏膜和齿龈。水肿和疼痛性口咽溃疡可导致吞咽困难和流涎。

在潜伏性 HSV-1 感染的个体中，20% ～ 40% 的人可因病毒再激活而导致唇疱疹复发。复发皮疹常出现在唇缘（图 80.1C）。较为少见部位包括口周皮肤、鼻黏膜、面颊和覆盖骨性部位上的附着性口腔黏膜（如牙龈、硬腭）（图 80.2）。在免疫受损宿主中，复发的疱疹感染可出现在不覆盖骨性部位的口腔内可移动黏

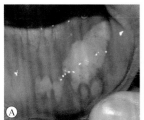
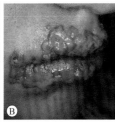
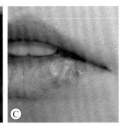

图80.1 口唇单纯疱疹病毒（HSV）感染。A.一名儿童出现由HSV-1引起的原发性疱疹性龈口炎，注意融合皮疹的锯齿状边缘。B.一名青少年出现的原发与非原发性初始HSV-2感染。在红斑基础上群集水疱，注意锯齿状边缘。C.复发性唇疱疹（寒疮，热病性疱疹）（A，Courtesy，Julie V Schaffer，MD；B，Courtesy，Jean L Bolognia，MD.）

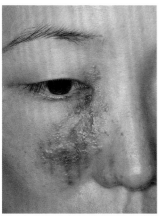

图80.2 颊部复发性1型单纯疱疹病毒感染，这些病变偶可误诊为蜂窝织炎或大疱性脓疱疮（Courtesy，Kalman Watsky，MD.）

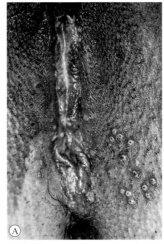
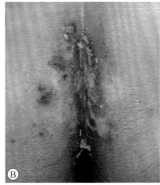

图80.3 原发性生殖器疱疹。A.除1～2mm血痂外，在毛囊周围可见水疱、脓疱。B.臀裂处群集的水疱与糜烂（B，Courtesy，Kalman Watsky，MD.）

膜上（见图72.1）。

原发性和非原发性初始生殖器疱疹感染通常无症状，但也可表现（尤其前者）为疼痛剧烈的糜烂性龟头炎、外阴炎或阴道炎。对于女性，损害也可累及宫颈、臀部和会阴部，常伴腹股沟淋巴结肿大和排尿困难（图80.3）。典型的男性生殖器损害主要发生在龟头或阴茎体，偶可累及臀部。女性出现全身症状和并发症多于男性。女性患者的生殖器外损害、尿潴留和无菌性脑脊膜炎发生率分别为20%、10%～15%和10%[7]，而原发性生殖器疱疹感染男性出现无菌性脑脊膜炎较为罕见。疱疹原发感染与复发感染的不同在于前者局部皮损更加广泛，并伴随局部淋巴结肿大和发热。

生殖器疱疹感染可导致无临床症状排毒和症状明显但相对轻微的复发，HSV-2复发概率较HSV-1更多。通常在生殖器或臀部出现数目有限的水疱（图80.4），可在7～10天内消失，而原发感染通常需要20天左右[7]，并发症并不常见。复发概率和原发感染的严重程度直接相关，并在未来几年内趋于下降。每次复发之间间隔时间不一，常见每年复发4～7次。令人惊讶的是，尽管大多数HSV-2血清阳性者否认生殖器疱疹感染史，50%患者最终出现症状性感染。

HSV感染其他临床表现

HSV感染可以发生于皮肤或黏膜的任何部位。表80.3中总结了HSV感染的其他皮肤和皮肤外表现，包括免疫功能低下的个人和新生儿的临床表现（图80.5～80.9）。

诊断与病理学

多种实验室检测方法可用于诊断HSV感染，包括病毒培养、直接荧光抗体测定（direct fluorescent antibody assay，DFA）（图80.10）、分子技术以及血清

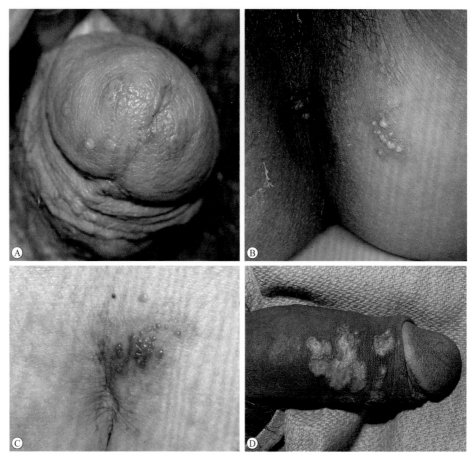

图 80.4 复发性生殖器疱疹。A ~ C. 红斑基础上完整群集水疱和（或）水疱脓疱，阴茎部位（A）、臀部内侧（B）、臀裂上方（C）。臀部是女性常见发病部位。D. 阴茎溃疡愈合形成锯齿状边缘（A，C，Courtesy，Kalman Watsky，MD；B，Courtesy，Louis A Fragola，Jr，MD；D，Courtesy，Joseph L Jorizzo，MD.）

学检查。通病毒培养鉴定 HSV 常需要 2 ~ 5 天。PCR 法是更快、更敏感和更特异性的方法，是鉴定脑脊液中 HSV 的首选方法，并已逐渐用于检测皮肤和其他器官来源标本的 HSV DNA。

对于患病率或发病率研究以及建立血清数据库而言，蛋白质印迹（Western blot）已成为血清学分析的金标准，对 HSV 抗体检测的敏感性和特异性都能达到 99%。另外还有一些便捷、可靠的商品化血清学试验可用于鉴别 HSV-1 和 HSV-2 抗体，如基于 HSV-1 型特异性糖蛋白 G-1 和 HSV-2 的特异性糖蛋白 G-2 的血清学检测法，这些检测方法的敏感性和特异性因试剂和设备的不同而存在差异。从初始感染到血清学阳性时间间隔 3 ~ 4 周[18]。

刮取早期皮损行 Tzanck 涂片法可从大多数疱疹损

害处发现上皮多核巨细胞（60% ~ 75%；图 80.11），尤其是新生无顶水疱的底部或边缘。常规活检标本行 Tzanck 涂片不能区分 HSV-1 和 HSV-2。增大的灰白色角质形成细胞核伴染色体增强是早期组织学表现。随之在水疱基底部明显出现表皮内水疱形成并伴角质形成细胞气球样变（图 80.12）。肿胀、苍白的角质形成细胞融合形成多核巨细胞，可包含人工裂隙包围的嗜酸性包涵体（Cowdry type A inclusions）。气球样变可改变附属器以及毛囊上皮结构。真皮有不同程度的淋巴细胞、中性粒细胞和嗜酸性粒细胞浸润，复发性疹中炎症略轻微。血管病变包括出血坏死灶和血管周围套袖样炎细胞浸润。表皮时有广泛坏死，尤其在播散性皮肤病变中。

表 80.3　单纯疱疹病毒感染的其他临床表现

感染形式	临床表现和 HSV 类型	皮肤和（或）皮肤外表现
皮肤黏膜表现为主		
疱疹性湿疹（卡波西水痘样疹）	• 感染患有特应性皮炎的婴儿/儿童＞成人（图80.5）；风险与丝聚蛋白基因突变有关 • 因其他原因导致皮肤屏障受损的患者可出现类似表现，如烧伤、刺激性接触性皮炎、天疱疮（落叶型、寻常型）、Darier 病、Hailey-Hailey 病、蕈样肉芽肿、Sézary 综合征、鱼鳞病、及少见的 Grover 病和出现棘层松解的毛发红糠疹、剥脱性激光术后或局部外用 5- 氟尿嘧啶 • 常 HSV-1 感染	• HSV 感染在皮炎/皮肤屏障破坏区域快速、广泛的皮肤传播 • 单形性、独立的、2～3 mm 穿凿性糜烂，伴血痂（见图 80.5），可比完整水疱更明显 • 可有发烧、不适和淋巴结肿大 • 偶可并发细菌感染（如金黄色葡萄球菌、A 群链球菌）或全身播散性 HSV 感染 • 鉴别诊断包括柯萨奇病毒 A6 感染引起的"湿疹"和链球菌感染
疱疹性瘭疽	• 年幼儿童中常因 HSV-1（图 80.6A） • 青少年/成人（图 80.6B, C）中因示指−生殖器接触感染的发病率逐步增高，常因 HSV-2 • 不戴手套的牙医和医务人员中也可出现	• 手指上疼痛、肿胀及群集水疱（图 80.6）；水疱出现可延迟 • 同一部位反复出现可为诊断提供线索 • 可被误诊为水疱性指趾炎和甲沟炎
摔跤手疱疹	• 运动中肢体接触的运动员，如摔跤手（图 80.7） • 常因 HSV-1 感染	• 分布反映了与另一名运动员皮肤接触的范围，有时分布广泛
单纯疱疹性毛囊炎	• 用刀片剃须刀剃须（如，男性胡须区的疱疹性须疮） • 常因 HSV-1 感染 • HIV 阳性或其他原因免疫抑制个体	• 迅速进展的毛囊性水疱和脓疱 • 见表 38.1
严重/慢性 HSV 感染	• 免疫抑制患者，如造血干细胞移植、实体器官移植、HIV 感染者或白血病/淋巴瘤患者	• 常见表现为慢性、逐步增大的溃疡（图 80.8A, B） • 皮疹可累及多处或泛发 • 皮疹常不典型，如疣状、外生性或脓疱 • 复发可累及口腔黏膜包括舌（图 80.8C）及不覆盖骨性部位的可移动黏膜 • 可累及呼吸道、食管
皮肤外表现为主		
眼 HSV 感染	• 新生儿中常因 HSV-2（如下） • 儿童和成人中常因 HSV-1	• 原发感染：单侧或双侧角膜结膜炎伴眼睑水肿、流泪、畏光、结膜水肿和耳前淋巴结肿大 • 病理表现为角膜树枝状改变 • 复发常见，常为单侧 • 并发症包括角膜溃疡和瘢痕、眼球破裂和失明
疱疹性脑炎	• 美国致死性散发病毒性脑炎最常见病因 • 与 Toll 样受体 3 或 UNC-93B 基因相关的突变，引起基于干扰素的细胞抗病毒反应受损（见表 80.2） • 常因 HSV-1 • 那他珠单抗是一种抗 α4 整合素单克隆抗体，用于治疗多发性硬化症和克罗恩病，可增加 HSV 和 VZV 导致脑病和脑膜炎的风险。	• 表现包括发热、精神状态异常、行为异常和局限性神经病学表现 • 颞叶常受累 • 未经治疗的致死率 ≥ 70%；大多数幸存者出现神经系统缺陷 • 可偶同发唇疱疹
直肠炎	• 常见于男性同性恋	• 症状包括腹泻、肛门疼痛和直肠肿胀感
皮肤和皮肤外表现		
新生儿 HSV 感染	• 美国新生儿中发病率约 1:10 000[8-9]，通常是在阴道分娩期间暴露于 HSV 所致 • 邻近分娩生殖器感染 HSV（常无症状）的妇女传播风险最高（30%～50%） • 复发性生殖器疱疹妇女传播的风险较低（＜1%～3%）。 • 由于 HSV-2 或 HSV-1；后者占病例的 30%～50%。	• 起病自从出生起至 2 周，但常为 ≥ 5 天 • 局限性（好发于头皮和躯干；图 80.9）或播散性皮肤损害；可发生口腔黏膜、眼睛、中枢神经系统和多个内脏 • 水疱可进展为大疱和糜烂（见第 34 章） • 脑炎可表现为嗜睡、易怒、摄食不良、体温不稳定、癫痫和囟门突起 • 对于中枢神经系统或播散性疾病，未经治疗的致死率 ＞ 50%，治疗后致死率 15%；许多幸存者出现神经功能障碍

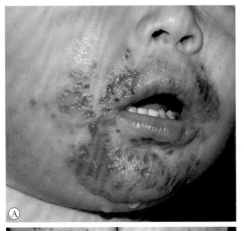

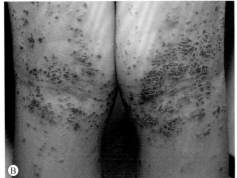

图 80.5 疱疹性湿疹。A. 面部特征性皮炎婴儿出现扇形边缘、单一形态的穿凿性糜烂面；B. 腘窝在先前特应性皮炎基础上出现单一形态、小血痂和糜烂表现（A, Courtesy, Julie V Schaffer, MD；B, Courtesy, Kalman Watsky, MD.）

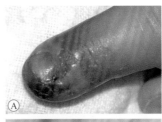

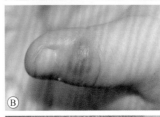

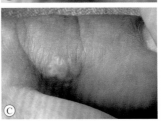

图 80.6 疱疹性瘭疽。A. 一名儿童手指远端可见聚集水疱和糜烂。B. 一名儿童拇指水肿性红斑上较小的中央水疱。C. 一名成人拇趾上群集水疱。疱疹性瘭疽有时被误诊为蜂窝织炎或水疱性远端指炎，或因分布不同，误诊为甲沟炎（C, Courtesy, Louis A Fragola, Jr, MD.）

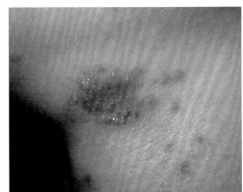

图 80.7 摔跤手疱疹。一名高中摔跤手颈部群集水疱和糜烂（Courtesy, Louis A Fragola, Jr, MD.）

鉴别诊断

　　口唇疱疹感染有时可与阿弗他口炎、多形红斑、Stevens-Johnson 综合征、疱疹性咽峡炎、其他柯萨奇病毒感染、咽炎（由 EB 病毒引起）、口腔念珠菌病、白塞病和化疗引起的黏膜炎相鉴别（见表 80.1）。口疮常为颊黏膜的单发或数个损害，不伴水疱。多形红斑（常因 HSV 感染所致）和 Stevens-Johnson 综合征有特征性皮肤和其他黏膜损伤，可与 HSV 感染鉴别。疱疹性咽峡炎常累及咽后壁，而 HSV 感染好发于口腔前部。手足口病的口腔病变一般伴有水疱，好发于肢端和（尤其是柯萨奇病毒 A6）口周区域。EB 病毒性单核细胞增多症常见表现包括渗出性扁桃体炎、口咽部广泛充血和硬腭、软腭瘀点。口腔念珠菌病的最常见表现是舌部、颊黏膜和咽部白色凝乳状假膜，但也可表现为红斑。白塞病中口疮易反复，患者有其他表现，

如生殖器溃疡、葡萄膜炎、丘疹脓疱或结节性红斑样皮损[19]。对于免疫功能低下者，应考虑到多种感染共存的可能性。

　　生殖器疱疹的诊断需要与创伤、梅毒性下疳、软下疳和性病性淋巴肉芽肿相鉴别（见第 82 章）。梅毒性下疳通常表现为既无疼痛也不复发的单发损害。软下疳常表现为数个痛性溃疡，其肉芽组织上被覆浅灰黄色渗出物。性病性淋巴肉芽肿可出现一过性丘疹、疱疹样水疱、糜烂或溃疡，软下疳和性病性淋巴肉芽

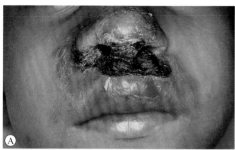

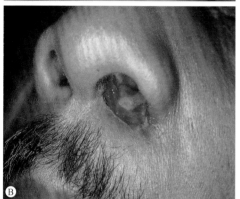

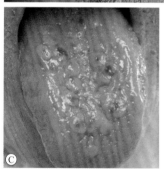

图80.8 **免疫力低下宿主单纯疱疹病毒感染**。A，B. 进行性增大的溃疡，曾被误诊为酒曲菌感染；儿童急性淋巴细胞白血病（A）和 AIDS 年轻男性（B）。C. 合并舌部圆齿状边缘的黄白色斑块样损害

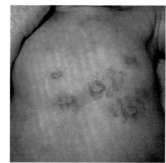

图80.9 **新生儿疱疹**。胸部红斑基础上群集丘疹水疱。注意融合区域锯齿样边缘（Courtesy, Frank Samarin，MD.）

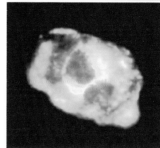

图80.10 **直接荧光抗体测定**。单纯疱疹病毒感染的角质形成细胞呈绿色荧光。此法检测快速，也可以用于检测带状疱疹病毒（Courtesy, Marie L Landry，MD.）

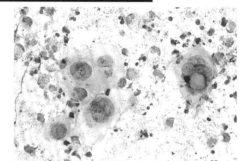

图80.11 **Tzanck 涂片法**。注意生殖器疱疹患者的上皮多核巨细胞（Courtesy, Louis A Fragola, Jr，MD.）

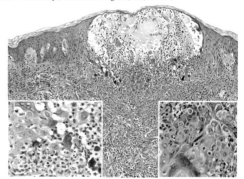

图80.12 **单纯疱疹病毒感染的组织学**。表皮内水疱伴角质形成细胞气球样变性和多核巨细胞；后者源于受染的角质形成细胞融合。注意染色质增强并内陷的铁灰色核（插图）（Courtesy, Lorenzo Cerroni，MD.）

肿均可引起腹股沟淋巴结肿大，触痛明显。如无病毒培养、DFA 或 PCR 检测结果，EBV 相关生殖器溃疡和其他生殖器溃疡与疱疹性皮疹较难鉴别。表73.6 列出了生殖器糜烂的鉴别诊断。

治疗与预防

　　FDA 批准的用于免疫健全人群复发性口腔疱疹治疗药物，包括伐昔洛韦（valacyclovir）每天 2 g，每天 2 次，用药 1 天，单剂量 1.5 g 泛昔洛韦（famciclovir）以及局部治疗（表80.4）。随机对照试验表明这些治疗可缩短皮损、病毒排出和疼痛的时间[20-23]。在复发第一症状或体征出现时用药可使疗效最大化。激光嫩肤术后使用伐昔洛韦和泛昔洛韦，可明显减少术后口面部

表 80.4 单纯疱疹病毒和水痘-带状疱疹病毒的抗病毒治疗	
疾病范畴	药物和剂量
单纯疱疹病毒感染	
口唇疱疹 *（复发）	**外用** 廿二醇：5 次 / 天，直至痊愈 喷昔洛韦：1% 乳膏，q2 h×4 天 阿昔洛韦：5% 软膏，q3 h 或 6 次 / 天 ×7～10 天 阿昔洛韦＋氢化可的松：5% 或 1% 乳膏 5 次 / 天 ×5 天 阿昔洛韦黏膜贴片：患侧 50 mg 单剂尖牙窝使用 **口服 *** 阿昔洛韦**：400 mg，po，TID×（7～10）天 泛昔洛韦：1.5 g，po×1 剂 伐昔洛韦：2 g，po，BID×1 天
生殖器疱疹（首次发作）	阿昔洛韦：200 mg，po，5 次 / 天，×10 天或 400 mg，po，TID，×10 天 泛昔洛韦：250 mg，po，TID，×10 天 伐昔洛韦：1 g，po，BID，×10 天
生殖器疱疹（复发）	阿昔洛韦：400 mg，po，TID，×5 天或 800 mg，po，BID，×5 天，或 800 mg，TID，×2 天 泛昔洛韦：1 g，po，BID，×1 天或 500 mg，单剂后 250 mg，BID 或 125 mg，po，BID，×5 天 伐昔洛韦：500 mg，po，BID，×3 天或每天 1 g，po×5 天
慢性感染	阿昔洛韦：400 mg，BID 泛昔洛韦：250 mg，BID 伐昔洛韦：500 mg，po，1 次 / 天，＜10 次复发 / 年，或 1 g，po，1 次 / 天，≥10 次复发 / 年
新生儿	阿昔洛韦：20 mg/kg，静脉滴注，q8 h，×（14～21）天
免疫力低下者	**推荐使用到所有皮肤黏膜损害痊愈后** 阿昔洛韦：400 mg，po，5 次 / 天，或 5 mg/kg（≥ 12 岁）至 10 mg/kg（＜ 12 岁），静脉滴注，q8 h 泛昔洛韦**：500 mg，po，BID 伐昔洛韦**：1 g，po，BID
疱疹性湿疹 //Kaposi 水痘样疹 **	**推荐用药 10～14 天或（尤其免疫力低下人群）至所有黏膜皮疹痊愈** 阿昔洛韦：15 mg/kg（最大 400 mg），po，3～5 次 / 天，严重时，5 mg/kg（如≥ 12 岁）至 10 mg/kg（＜ 12 岁）静脉滴注，q8 h 泛昔洛韦：500 mg，po，BID 伐昔洛韦：1 g，po，BID
合并 HIV 感染的生殖器疱疹复发	**推荐使用至所有皮肤黏膜损害痊愈后** 阿昔洛韦**：400 mg，po，TID 泛昔洛韦：500 mg，po，BID 伐昔洛韦**：1 g，po，BID
合并 HIV 感染的慢性感染	阿昔洛韦**：400～800 mg，po，2～3 次 / 天 泛昔洛韦**：250～500 mg，po，BID 伐昔洛韦：500 mg，po，BID
免疫力低下者感染对阿昔洛韦耐药的单纯疱疹病毒	膦甲酸钠：40 mg/kg，静脉滴注，q8～12 h，×（2～3）周（或直到所有损害痊愈） 西多福韦：1% 软膏 / 凝胶外用，1 次 / 天 ×（2～3）周，或（严重病例）5 mg/kg，静脉滴注，每周 1 次 ×2 周后隔周 1 次（与丙磺舒联用）
水痘-带状疱疹病毒感染	
水痘	阿昔洛韦：20 mg/kg（最大 800 mg），po，4 次 / 天，×5 天 伐昔洛韦†：20 mg/kg（最大 1 g），po，TID×5 天
带状疱疹	阿昔洛韦：800 mg，po，5 次 / 天，×（7～10）天 泛昔洛韦：500 mg，po，TID，×7 天 伐昔洛韦：1 g，po，TID，×7 天
免疫力低下患者或播散型带状疱疹	阿昔洛韦：10 mg/kg（500 mg/m²），静脉滴注，q8 h，×（7～10）天，或皮损控制（用至皮损痊愈）

* 对于免疫力正常成人口腔疱疹的初次发作，抗病毒治疗的适应证和疗效尚未明确，但该方案可用于初发生殖器疱疹发作严重病例；阿昔洛韦 15 mg/kg（最大 200 mg）po 5 次 / 天 ×7 天（起病 3 天内使用）已被证明对于儿童初发疱疹性龈口炎有效
** 非 FDA 批准适应证
† FDA 批准用于 2～17 岁；可将伐昔洛韦制成口服悬液（25 或 50 mg/ml）
外用抗病毒药物应用于无破损皮肤的手指抹药。已有研究将局部免疫调节剂 0.01% 雷西莫特凝胶用于治疗复发性生殖器疱疹，发现可延迟首次复发时间、减少总复发次数以及减少无症状性排毒[85]。BID，每天 2 次；iv，静脉滴注；po，口服；q，每；TID，每天 3 次

疱疹的发作。

治疗原发和复发性生殖器疱疹，有以下口服抗病毒药物可供选择（见表80.4）。起病24～48 h内早期使用阿昔洛韦、泛昔洛韦和伐昔洛韦可以减少病毒排出和疼痛的时间，缩短原发和复发性生殖器疱疹的治愈时间。对于新生儿HSV感染、免疫抑制宿主的严重感染以及出现全身并发症的患者，推荐静脉使用阿昔洛韦。对于免疫抑制患者，需要口服或静脉使用抗病毒药物直至皮损痊愈。对于肾功能受损的患者，需要调整系统抗病毒药物剂量（表80.5）。

临床医生对于每年发作6次以上的患者，建议使用以上抗病毒药物进行慢性抑制治疗（见表80.4）。对发作严重、间歇治疗后而前驱症状不典型者或免疫抑制者，也常放宽治疗指征。抑制疗法除可减少症状性复发频率或甚至清除外，还可减少95%的无症状排毒，从而降低生殖器疱疹向易感者传播概率[24]。对于血清阴性性伴侣的生殖器疱疹患者，建议每日抗病毒抑制治疗、联合持续使用避孕套以及复发期间避免性生活。

免疫抑制人群中对阿昔洛韦耐药HSV的出现引起越来越多的关注，膦甲酸钠（foscarnet）是FDA唯一批准用于治疗耐阿昔洛韦HSV的药物（见图127.10）。

西多福韦（cidofovir）是另一种治疗耐阿昔洛韦HSV的有效抗病毒药物。因潜在肾毒性及需静脉注射，膦甲酸钠或系统使用西多福韦受一定限制。虽然未经FDA批准，但CDC仍因其副作用小而推荐**局部外用**其复方制剂。此药尽管昂贵，但不失为静脉用膦甲酸的替代方案[25]。

HSV合并感染HIV时发疹更为严重，较无HIV合并感染排出病毒更频繁。对合并感染患者使用抗疱疹抑制疗法加HIV感染的治疗方案，患者对抗逆转录病毒治疗反应更好，且降低了生殖器和血浆HIV-1的RNA水平，但并不减少HIV-1传播风险[26]。在没有证据显示阿昔洛韦耐药的前提下，可以口服阿昔洛韦、泛昔洛韦和伐昔洛韦治疗生殖器和口唇HSV合并HIV感染。

HSV感染的预防值得特别关注。在无症状排毒期，70%～80%HSV可传播给他人。禁欲是目前预防生殖器疱疹唯一确切有效的方法，因即使使用避孕套也可能传播[27]。除早期抗病毒治疗外，对患者进行生殖器疱疹传播预防知识教育十分必要。

目前有数种用于防治HSV感染和复发的疫苗有待深入研究和进一步评估，尚无已得到许可的HSV疫苗可供使用。GEN-003是一种用于生殖器HSV-2感染治疗性疫苗，在Ⅰ/Ⅱa期临床研究中发现可降低感染率

表80.5	肾病患者阿昔洛韦、伐昔洛韦和泛昔洛韦剂量调整					
适应证	阿昔洛韦		伐昔洛韦		泛昔洛韦	
	肌酐清除率（ml/min）	调整剂量	肌酐清除率（ml/min）	调整剂量	肌酐清除率（ml/min）	调整剂量
原发性生殖器疱疹	< 10	200 mg po BID	10～29	每天 1 g	20～39	125 mg BID
			< 10	每天 500 mg	< 20	每天 125 mg
复发性生殖器疱疹			< 30	每天 500 mg	40～59	500 mg BID×1 天
					20～39	单剂 500 mg
					< 20	单剂 250 mg
单纯疱疹病毒慢性感染			< 30	500 mg q48 h 或每天	20～39	125 mg BID
					< 20	每天 125 mg
复发性口唇疱疹	< 10	200 mg po BID*	30～49	1 g BID×1 天	40～59	单剂 750 mg
			10～29	500 mg BID×1 天	20～39	单剂 500 mg
			< 10	单剂 500 mg	< 20	单剂 250 mg
带状疱疹	10～25	800 mg po TID	30～49	1 g BID	40～59	500 mg BID
	< 10	800 mg po BID	10～29	每天 1 g	20～39	每天 500 mg
			< 10	每天 500 mg	< 20	每天 250 mg
出现黏膜皮肤单纯疱疹病毒感染、静滴阿昔洛韦、病毒性脑炎和播散型带状疱疹的免疫抑制患者	25～50	5～10 mg/kg iv q12 h	10～29	每天 1 g*	20～39	每天 500 mg*
	10～24	5～10 mg/kg iv q24 h	< 10	每天 500 mg*	< 20	每天 250 mg*
	< 10	2.5～5 mg/kg iv q24 h				
*未经 FDA 批准的适应证 血液透析患者应在透析后予药物治疗。BID，每天 2 次；h，小时；iv，静脉滴注；po，口服；q，每；TID，每天 3 次						

和无症状排毒[28]。在随机对照研究中，有 HSV-2 感染生殖器疱疹病史的成人接受螺旋酶-引发酶抑制剂 pritelivir 治疗患者疱疹时间更短、HSV 排毒更少[28a]。然而美国药物研发已经暂停，因其在灵长类动物中可能导致贫血。

水痘-带状疱疹病毒（VZV；HHV-3）

同义名： ■ 水痘（varicella，chickenpox） ■ 带状疱疹（herpes zoster，shingles）

要点

- 水痘-带状疱疹病毒（varicella-zoster virus，VZV）是水痘和带状疱疹的病原体。
- VZV 在免疫抑制宿主中有较高的发病率和死亡率。
- 抗病毒治疗以及水痘疫苗接种能减少或避免疾病相关的严重后遗症，降低 VZV 感染的发生率。

引言

VZV 是水痘（varicella）和带状疱疹（herps zoster）的病原体。水痘通常有临床症状，在水痘疫苗问世以前，美国 90% 的儿童在 10 岁以前发生过感染。带状疱疹为潜伏 VZV 感染的再激活表现，可发生于约 20% 的健康成人和 50% 的免疫抑制人群，后者常具有高发病率和高致死率。早期抗病毒治疗十分关键，可减少或避免发生 VZV 感染的严重后遗症。

历史

1767 年，Heberden 首次将水痘和天花区分开来。"水痘"这个词来源于法语 "chiche-pois" 即鹰嘴豆（指水疱的大小），或古老的英语 "gican" 即"瘙痒"。1888 年，von Bokay 描述了与带状疱疹感染患者接触后的儿童可发生水痘，人们才发现水痘和带状疱疹之间的临床联系。Kundratitz（1922 年）和 Bruusgaard（1932 年）通过易感儿童接种带状疱疹患者水疱的疱液并发生水痘的事实，更加明确了两种疾病之间的联系。此后，发现两种疾病的病毒相同，进一步证实病因相同。

流行病学

VZV 全球分布广泛，98% 的成人血清学阳性。在疫苗时代之前，90%10 岁以下儿童发生出水痘，全美年发病率约 400 万，冬春季可出现大爆发。自从 1995 年水痘疫苗问世以来，水痘得以群体免疫，总发

病率降低约 85%。发病高峰年龄也从 5～9 岁转变为 10～14 岁，后一年龄段水痘的高发病率使得 2006 年在常规儿童免疫接种计划中加入了水痘疫苗二次接种[29]。

带状疱疹的发病率和严重程度在成年中后期显著增加，但它可以在任何年龄发生，尤其 1 岁内出现水痘的年轻人。总体而言，有原发水痘感染史的人群一生有 20% 的机会罹患带状疱疹。美国和欧洲每年带状疱疹发病率为 2.5/1000 人（20～50 岁人群），5/1000 人（51～79 岁人群），10/1000 人（80 岁以上人群）。然而，有证据表明，接触水痘可以使血清阳性成人避免发生带状疱疹，因此推测广泛的水痘疫苗接种可能会降低这一免疫增强作用，使得带状疱疹发病率增高。然而这种假设增长是否可以通过带状疱疹疫苗接种来平衡仍需进一步证实。带状疱疹的其他危险因素包括心理和身体压力、带状疱疹家族史、使用托法替尼或蛋白酶体抑制剂（如硼替佐米、卡非佐米）和免疫抑制状态，尤其是 HIV 感染和异体造血干细胞移植患者[30-31]。

发病机制

水痘感染主要通过空气播散飞沫的方式传播，也可通过直接接触水疱疱液传播。潜伏期为 11～20 天。水痘接触传染性很强，80%～90% 易感者日常接触即可出现临床感染。患者在出疹前 1～2 天至所有水疱结痂前均有传染性。

水痘感染时，病毒先在局部淋巴结内复制，2～4 天后释放入血形成首次病毒血症，而在暴露 14～16 天后，病毒在肝、脾和其他器官中完成第二轮复制后就形成了二次病毒血症，广泛播散至全身。在此期间，病毒通过侵入毛细血管内皮细胞进入表皮。VZV 随后从黏膜皮损部位转移至背根神经节细胞，在背根神经节细胞中保持潜伏状态直至再次激活。

带状疱疹是潜伏的 VZV 再激活的表现，可自发出现，也可因应激、发热、放射治疗、局部创伤或免疫抑制诱发。在带状疱疹发作期间，病毒在受累背根神经节中持续复制，产生疼痛的神经节炎。神经炎症和坏死可导致严重的神经痛，在病毒延及感觉神经时疼痛更为明显。带状疱疹疱液可将 VZV 传播至血清阴性个体，导致水痘而非带状疱疹。易感者日常接触带状疱疹被传染的概率约 15%，而水痘的传染概率为 80%～90%。

临床特征

水痘

通常有轻微发热、乏力和肌肉酸痛的前驱症状，尤其成人，接着出现瘙痒性红斑和丘疹，从头面部开始，

随后延及躯干和四肢（图80.13）。12小时后皮损迅速发展成直径1~3 mm大小的水疱，疱液清亮，周围有红晕（"玫瑰花瓣上的露珠"）。水疱数目从数个到数百个不等，常累及口腔黏膜（见图80.13D），四肢远端或下肢皮疹较少。陈旧水疱可在7~10天内形成脓疱并结痂愈合。不同发展阶段的皮损共存是水痘的特征表现。

健康儿童水痘病程通常自限，且预后良好。然而在水痘疫苗问世前，在美国每年有11 000人因并发症而住院。继发细菌感染后遗留的瘢痕为最常见并发症。中枢神经系统后遗症少见（< 1/1000例），可包括脑炎、急性小脑性共济失调，以及表现为脑病和脂肪肝的Reye综合征，目前后者因水痘儿童不再使用阿司匹林而较为罕见。青少年和成人的水痘感染临床症状往往比儿童严重得多，皮损数量也更多（见图80.13A）。成人感染后并发肺炎更频繁，未经治疗的死亡率可达10%~30%[32]。罕见并发症包括血小板减少、肝炎、肾小球肾炎、视神经炎、角膜炎、关节炎、心肌炎、胰腺炎、睾丸炎和血管炎。

妊娠期前20周的孕妇，水痘导致**先天性**水痘综合征（水痘胚胎病）的风险约为2%。可能的先天性缺陷包括低出生体重、皮损瘢痕形成、眼睛异常、皮层萎缩、精神运动迟缓和四肢发育不良。母亲患孕期水痘的儿童即使在出生后未出现水痘，其早年也易发生带状疱疹。母亲若在产前5天至产后2天出现水痘，新生儿由于缺乏母体抗体可出现严重的**新生儿**水痘。

免疫力低下人群的水痘可出现严重并发症甚至死亡。这类患者的皮疹常常广泛且不典型，常伴有出血性或紫癜性损害[10]，也常累及肺、肝和中枢神经系统。

带状疱疹

VZV在水痘发生后的任何时候都可能再激活。超过90%的患者前驱期出现瘙痒、刺痛、压痛、感觉过敏和（或）剧烈疼痛，可模拟心肌梗死、急腹症或牙痛。少数情况下仅有这些症状而无后续皮疹发生，被称为"无疹性带状疱疹"。然而，大部分患者沿同一感觉神经节段区出现疼痛性红斑基础上群簇的水疱（图80.14~80.16）；皮疹可累及一个以上感觉神经节段，也可能越过中线。水肿性丘疹和斑块后可出现水疱，进而发展为脓疱或大疱（见图80.15）。所有皮肤部位均可能受累，躯干最为常见，其次为面部。带状疱疹患者即使开始抗病毒治疗后，外周血和唾液中仍可检测到VZV-DNA[33-34]。

免疫系统健全的儿童和年轻人带状疱疹痊愈后常无后遗症，但随着年龄增大和免疫力低下，带状疱疹引起的疼痛、皮疹和并发症可更严重。最常见的并发症为疱疹后神经痛，特征为痛觉过敏（如灼痛或

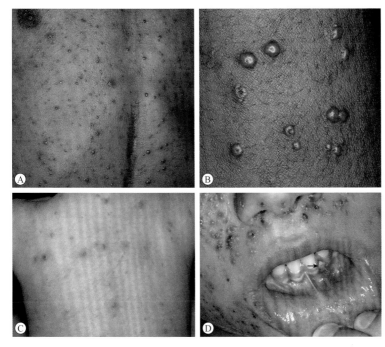

图80.13 **水痘。**A~C.不同发展阶段的皮疹，包括水疱、脓疱和血痂。水疱常有中央脐凹。D.也可出现口腔皮疹（箭头处）（A, B, Courtesy, Robert Hartman, MD; C, Courtesy, Julie V Schaffer, MD; D, Courtesy, Judit Stenn, MD.）

图 80.14　皮区分布

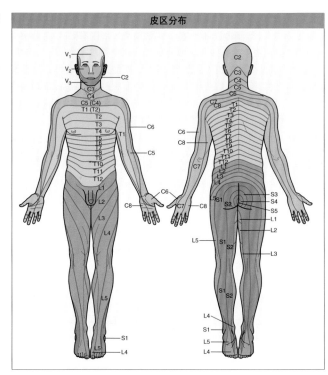

刺痛、痛觉超敏），在所有带状疱疹患者中发病率为10%～20%，随年龄发病率升高且严重程度增大[35]。带状疱疹相关皮区并发症临床表现如表80.6所示。其他并发症包括继发细菌感染、瘢痕、脑膜脑炎、肺炎及肝炎。在带状疱疹愈后同区域出现的皮肤疾病包括肉芽肿（图80.17）和假性淋巴瘤样变，如表80.7所列。

　　免疫抑制宿主的带状疱疹十分严重，并可以出现一些特殊的临床表现，比如HIV感染患者持续存在的结痂性疣状损害（图80.18）或带状疱疹后多汗[10, 36]。在大约10%免疫抑制人群中，可出现播散性皮损（定义为超过原发区域外或相邻皮肤节段外20个水疱）和（或）内脏累及（图80.19）[37]。

诊断与病理学

　　临床诊断带状疱疹通常可以根据病史（包括水痘病史或疫苗接种史）和体格检查。Tzanck涂片、PCR或DFA可有助于快速确诊（见上文和图80.10 & 80.11）。后两种方法（非Tzanck涂片）可鉴别HSV与VZV。水痘和带状疱疹与HSV感染具有同样的组织学表现（见上文和图80.12），但免疫组织化学染色可区分这两种病毒。

　　其他的实验室检查包括病毒培养和血清学检查。

病毒培养是一种非常特异的检查方法，但敏感性较差，且至少需要1周才能得到结果。只有在恢复期的患者血清滴度至少高于急性期血清滴度4倍时，血清学检查才对VZV感染具有诊断价值，因此血清学检查只适用回顾性分析。

鉴别诊断

　　水痘的鉴别诊断包括水疱性病毒疹（如柯萨奇病毒）、播散性HSV感染、急性苔藓痘疮样糠疹（pityriasis lichenoides et varioliformis acuta，PLEVA）、立克次体痘、药疹、大疱性虫咬反应以及疥疮。天花虽然不再自然发生，但天花也可出现广泛的水疱皮疹；其临床特征详见第81章。对于带状疱疹，需考虑的鉴别诊断包括带状HSV感染（同一部位反复出现）、细菌性皮肤感染（如蜂窝织炎、大疱性脓疱疮）、接触性皮炎和植物日光性皮炎。根据病史和临床表现，通常可以将上述疾病与VZV感染鉴别，但有时候也需要实验室检查与组织学评估。

治疗与预防

水痘

　　免疫健全的儿童发生水痘感染可给予对症治疗，

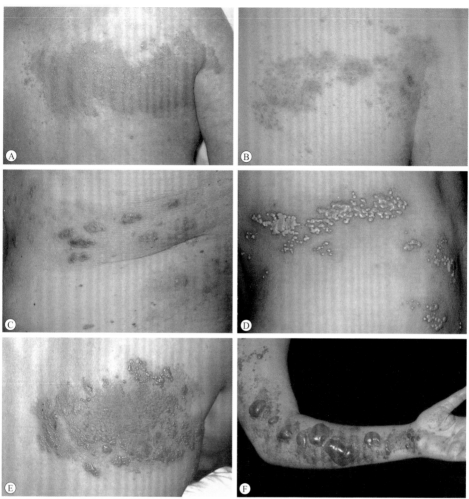

图 80.15 带状疱疹。A ～ C. 红斑、水肿性斑块伴有早期水疱形成。注意毛囊周围加重（B）。D, E. 后期出现明显脓疱形成（D）和陈旧水疱呈暗紫色（E）。F. 屈侧手臂的大疱表现（B, Courtesy, Jean L Bolognia, MD；C，D Courtesy, Louis A Fragola, Jr, MD.）

使用退热剂（如对乙酰氨基酚）、抗组胺药、炉甘石洗剂以及温浴疗法。在出疹后 24 ～ 72 h 内使用阿昔洛韦能减轻水痘的严重程度并缩短病程[38]。FDA 批准口服阿昔洛韦或伐昔洛韦用于 2 ～ 17 岁儿童的水痘治疗，阿昔洛韦可用于成人水痘（见表 80.4）。这些抗病毒药物也可用于健康青少年、成人，以及慢性皮肤病或肺炎的儿童和接受长期水杨酸治疗、吸入性糖皮质激素或间歇性口服糖皮质激素的人。然而，常规抗病毒治疗并不推荐用于健康儿童的水痘治疗，因其疾病呈自限性，治疗的收益有限[39]。对于免疫抑制患者，包括接受长期系统糖皮质激素治疗患者，其感染可较严重并出现并发症，因此推荐静脉注射阿昔洛韦。

在水痘暴露后 96 h 内肌内注射水痘–带状疱疹免疫球蛋白（125 U/10 kg，最大量 625 U），可以为免疫正常人群、孕妇及高危新生儿提供被动免疫（见上文）[40]，保护作用可持续 3 周。在美国该产品目前仅通过 FFF 企业（24 小时电话号码：800-843-7477）提供。在这些患者中，预防水痘的另一个选择是静脉注射免疫球蛋白（IVIg；≥ 400 mg/kg），其中含有高水平水痘特异性 IgG[41]。也可以从暴露后 7 ～ 10 天开始预防性口服常规剂量阿昔洛韦（见表 80.4）共1 周。另外、1 岁以上、免疫正常的水痘暴露者可在72 ～ 120 小时内接种水痘疫苗来预防或改善疾病状态。（见下文）。

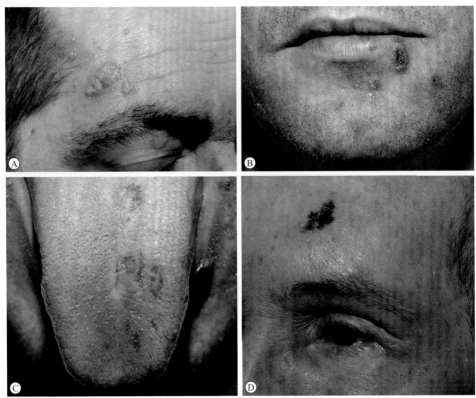

图 80.16 **面部带状疱疹**。A. V₁ 区线状排列的群集水疱。B. 在 V₃ 区，可见左侧颊部群集脓疱和下唇血痂，有皮疹超过中线。可能被误认为痤疮样疹或脓疱疮。C.同一患者左侧舌部糜烂。舌部前 2/3 由面神经（Ⅶ；味觉）和 V₃（感觉）神经支配；见表 80.6 Ramsay Hunt 综合征。D. 前额 V₁ 分布区域红斑上贝壳样边缘的局灶性血痂。注意眼眶周围水肿（Courtesy, Kalman Watsky, MD.）

表 80.6 带状疱疹累及不同皮区的临床表现		
受累皮区 / 神经	**皮肤表现**	**皮肤外表现**
三叉神经眼支（V₁；10% ～ 15% 带状疱疹患者）	**哈钦森征**指如皮损出现在鼻睫支分布区域（即鼻尖、鼻背、鼻根、内眦及角膜）眼睛累及风险增加	• 约 50% 患者累及眼睛，出现结膜炎、巩膜炎、角膜炎、葡萄膜炎、急性视网膜坏死和视神经炎 • 可能导致眼部瘢痕和视力丧失。
面神经膝状神经节——**Ramsay Hunt 综合征**	皮损累及外耳道、鼓膜、舌前三分之二和（或）硬腭	• 耳痛 • 面神经麻痹（外周） • 舌前 2/3 味觉缺失 • 口腔、眼睛干燥 • 如前庭耳蜗神经受累，耳鸣、听力丧失和（或）眩晕
颈部皮区	皮损累及颈部皮区	• 手臂外周运动神经病变，随着力量的逐渐恢复，可能出现肌肉萎缩 • 膈肌无力（C3 ～ 5）
胸部皮区	皮损累及胸部皮区	• 腹肌无力 • 腹壁假疝
腰部皮区	皮损累及腰部皮区	• 腿部外周神经病变，随着力量的逐渐恢复，可能出现肌肉萎缩

1995 年 VZV 减毒活疫苗（Oka 株，Varivax®）经 FDA 批准使用，并取得良好疗效。健康儿童单剂后血清保护率为 85%，两剂后可达 99% 以上。目前推荐对儿童 2 剂疫苗分别于 12 ～ 15 月龄和 4 ～ 6 岁接种，以期增强保护并弥补逐渐减弱的疫苗诱导的免疫（见下文）。研究表明单剂疫苗可 70% ～ 90% 有效预防感染，95% ～ 100% 预防严重干扰，接受 2 剂疫苗接种者发生水痘的概率是单剂接种者的 1/3。与未接种儿童

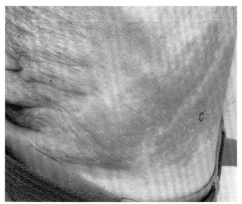

图 80.17　既往带状疱疹部位出现肉芽肿型皮炎。在带状疱疹发作后数周，同一皮区出现粉色丘疹斑块。背部可见清晰的中央分界线。组织病理学可见真皮内肉芽肿性皮炎，呈局灶神经周围分布（Courtesy, Rebecca Vaughn, MD.）

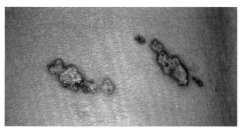

图 80.18　HIV 感染患者的慢性疣状带状疱疹

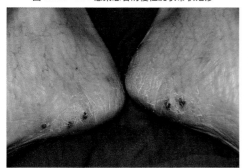

图 80.19　足部播散性带状疱疹，呈多发紫黑色丘疹。播散性皮损患者应评估是否累及内脏，如肝、肺、中枢神经系统，尤其对于免疫力低下患者

表 80.7　带状疱疹病变范围内可能出现的皮肤疾病

痤疮样疹——粉刺，疖病，"痤疮样发疹"，玫瑰痤疮（三叉神经分布区域）

皮炎和荨麻疹——接触性皮炎（刺激性和过敏性），慢性局限型荨麻疹

肉芽肿样——环状肉芽肿（包括穿通型），肉芽肿性皮炎（肉瘤样，结核样，未分类，附件周围，神经周围；见图 80.17），肉芽肿性血管炎，苔藓样和肉芽肿性皮炎 *

浸润性——假淋巴瘤 †，黄瘤性 Rosai-Dorfman 病

恶性肿瘤，血液学——白血病（特别是 CLL），皮肤淋巴瘤 **

其他恶性肿瘤——卡波西肉瘤（HIV 相关型），血管肉瘤，实体器官转移肿瘤

丘疹鳞屑性——银屑病，扁平苔藓，苔藓样 GVHD*

硬化性——硬化苔藓，硬斑病，增生性瘢痕 / 瘢痕疙瘩

溃疡性——营养综合征（三叉神经、颈神经区域）

其他——获得性穿通病（获得性穿通性胶原病），结节性日光变性，癣，大疱性类天疱疮

---

* "巨细胞苔藓样皮炎"在异体骨髓移植者中报道出现于带状疱疹瘢痕区域

† 慢性淋巴细胞白血病患者中，仅皮肤白血病排除后才能诊断"假性淋巴瘤"

** 一些实体转移性肿瘤皮肤表现可呈带状分布而无带状疱疹病史

在已愈皮肤病同样区域出现新一种不相关疾病的现象称为 Wolf 同位反应。该表格未列入常规瘢痕和急性并发症（如细菌感染）。其他可能的关联包括基底细胞癌和鳞状细胞癌。CLL，慢性淋巴细胞白血病

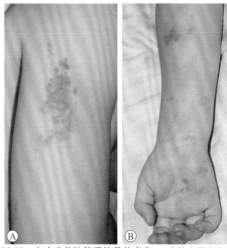

图 80.20　水痘疫苗接种后的带状疱疹。3 岁健康男童在右侧手臂 C5 和 C6 皮区出现红色丘疱疹。其在 12 月龄时接种水痘疫苗，2 周后注射区出现数个红色丘疹结节（Courtesy, Julie V Schaffer, MD.）

相比，已接种的儿童发生水痘（通常为野生型 VZV 病毒）和带状疱疹（常为减毒 Oka 株）（图 80.20）的概率较低且症状轻微。然而，一项基于 350 000 名接受单次疫苗接种人群的调查报告显示，随时间推移疫苗诱导的免疫可逐渐消退，如接种疫苗后 1 年每千人每年可新发水痘 1.6 例，而接种疫苗 9 年后每千人每年新发水痘可高达 58.2 例[42]。因其为一种活病毒疫苗，接种的禁忌证包括孕妇以及免疫抑制个体，如血液系统恶性肿瘤、HIV 感染（如 CD4$^+$ T 细胞 < 15% 或 < 200/μl）、其他 T 细胞免疫缺陷、系统性免疫抑制治疗如使用 TNF 抑制剂或泼尼松（每天 ≥ 2 mg/kg，或

体重 > 10 kg，每天 ≥ 20 mg，≥ 2 周）的患者。

带状疱疹

带状疱疹（Herpes zoster）在水疱初发 72 h 内早期抗病毒最为理想，7 天内的治疗也有效。阿昔洛韦、泛昔洛韦和伐昔洛韦均为 FDA 批准用于治疗免疫功能健全人群的带状疱疹的药物，可明显缩短病程并减轻疼痛（见表 80.4）。在 50 岁以上免疫正常人群带状疱疹的对照研究中，泛昔洛韦和伐昔洛伟对于减少带状疱疹神经痛发生频率和缩短时间疗效相当（类似或优于阿昔洛韦）[43]。静脉用阿昔洛韦推荐用于治疗免疫抑制以及合并严重并发症的带状疱疹患者。

多种方法可用于治疗带状疱疹后神经痛。小剂量三环类抗郁药具有明显疗效，其中机制似乎异于其抗抑郁作用。在一项随机对照多中心研究中，加巴喷丁（达每天 3600 mg）可有效治疗带状疱疹后遗神经痛的疼痛感和睡眠干扰[44]。在另一项随机对照试验中，联合去甲替林和加巴喷丁治疗疼痛效果优于单一治疗[45]。在一项开放性研究中，联合加巴喷丁和伐昔洛韦治疗急性带状疱疹可较单用伐昔洛韦更有效预防带状疱疹后神经痛，故在中重度疼痛患者中推荐采用联合治疗方案[46-47]。虽然泼尼松与阿昔洛韦联合治疗可减轻带状疱疹患者的急性疼痛，但几项对照试验未能证明联合治疗较阿昔洛韦单一治疗可更好地降低带状疱疹神经痛的发生率或严重程度[48]。有研究发现 8% 辣椒素贴片使用 1 小时后可有效缓解带状疱疹神经痛 12 周[49]。其他治疗神经痛的方法包括止痛药、EMLA 霜、利多卡因贴片、麻醉性镇痛药、普瑞巴林、神经阻滞和生物反馈治疗。尽管一些证据表明接受 TNF 抑制剂治疗各种免疫相关疾病的患者发生带状疱疹的概率较高，但这些患者出现带状疱疹后神经痛并不常见[50-51]。

由于 VZV 重新激活与细胞免疫力下降有关，故已有针对预防带状疱疹的水痘疫苗的研究。两份初步调查结果显示疫苗可增强老年人对 VZV 的免疫，但第三份研究表明疫苗接种后增强的免疫力只持续 1 年，且 10% ~ 15% 的疫苗接种者的免疫力未获提高。最近一份大规模试验数据显示，在大约 40 000 名患者中接种更为浓缩的水痘疫苗（14 倍）后，带状疱疹发生率降低 51%，带状疱疹后神经痛发生率降低 67%[52]。以上结果促使 FDA 于 2006 年批准此减毒活疫苗（Zostavax®）用于 50 岁以上人群。免疫接种咨询委员会（the Advisory Committee on Immunization Practices，ACIP）建议为 60 岁以上免疫正常人群单剂预防接种，无论是否有水痘或带状疱疹病史[53]。但这并不表明可用于治疗活动性带状疱疹或带状疱疹后神经痛。最近的一项研究发现，疫苗降低带状疱疹疾病负担的作用持续至接种后 10 年，但其降低带状疱疹发病率的作用仅持续 8 年[54]。到目前为止，尚无研究资料支持该疫苗的重复接种。在一项 III 期临床研究中，50 岁以上人群接受两剂间隔 2 个月的含 VZV 糖蛋白 E 和 AS01B 佐剂系统（HZ/su）的重组亚单位疫苗减少带状疱疹及后遗神经痛的概率分别约 97% 和 90%[54a]。疫苗疗效不随年龄增长而减弱，可持续至少 3 年。约 10% 患者可出现严重注射部位不良反应和系统症状。

EB 病毒（HHV-4）

同义名： ■传染性单核细胞增多症（infectious mononucleosis）—腺热（glandular fever）

要点

■ EB 病毒与许多临床疾病有关，最为显著的是传染性单核细胞增多症；它还与淋巴增生性疾病和淋巴瘤有关。

■ 临床医生需要掌握 EB 病毒特异性血清学及其他实验室检查知识。

引言与历史

EB 病毒（Epstein-Barr virus，EBV）是一种普遍存在的人类疱疹病毒（human herpesvirus，HHV-4），可以引起一系列临床疾病，包括传染性单核细胞增多症、口腔毛状白斑（见第 78 章）、牛痘样水疱病（见第 78 章），以及多种淋巴细胞增生性疾病、淋巴瘤（B- 和 T- 细胞）以及其他恶性肿瘤（表 80.8）。EBV 在 B 细胞中复制良好，并诱导 B 细胞永生化。1964 年两位研究者在一例非洲 Burkitt 淋巴瘤中发现疱疹病毒，之后此病毒就以他们的名字命名为 EBV。1968 年发现传染性单核细胞增多症与 EBV 有关，自此之后人们发现许多疾病与 EBV 有关，并以感染的细胞类型和感染阶段进行了分类。

流行病学

在发达国家人口中，在成年早期 EBV 感染率可达 95%，感染率高峰在 1 ~ 6 岁和 14 ~ 20 岁。而发展中国家儿童 EBV 血清阳性率可达 60% ~ 80%，而美国低于 50%。大多数原发 EBV 感染的儿童可无任何症状，也可出现轻微的非特异性发热。相反，青壮年期

表 80.8　EBV 相关疾病

传染性单核细胞增多症
Gianotti-Crosti 综合征
生殖器溃疡 *
牙周疾病
口腔毛状白斑
种痘样水疱病及相关疾病
- 典型牛痘样水疱病
- 严重牛痘样水疱病样复疹 **
- 牛痘样水疱病样淋巴细胞增生性疾病 ***
蚊咬严重的超敏反应 *
淋巴腺炎，包括菊池病
淋巴细胞增生性疾病和淋巴瘤
- 移植后淋巴细胞增生性疾病 / 淋巴瘤（通常患有类风湿关节炎的患者）
- 甲氨蝶呤相关淋巴细胞增生性疾病（通常患有类风湿关节炎的患者）
- 儿童系统性 EBV ＋ T 细胞淋巴瘤
- EBV ＋黏膜溃疡
- X- 连锁淋巴细胞增生性综合征
- 淋巴组织学检查噬红细胞作用（易发生）
- 淋巴性肉芽肿
- Burkitt 淋巴瘤，区域性≫散发性
- 鼻外 NK/T 细胞淋巴瘤，鼻型
- EBV ＋弥漫大 B 细胞淋巴瘤，NOS
- 血管免疫母细胞 T 细胞淋巴瘤
- 其他霍奇金淋巴瘤（包括 T 细胞），尤其 HIV 感染患者
- 霍奇金瘤
其他肿瘤
- 鼻咽癌
- 胃癌
- 平滑肌肉瘤
平滑肌肿瘤

---

* 溃疡处可有 / 无 EBV 感染证据；EBV 或其他感染（如巨细胞病毒、流感、肺炎支原体）可在青春期少女中诱发复发性非性行为相关急性生殖器溃疡（正式又称为 Lipschütz 溃疡）；这被认为是以溃疡为代表是口疮病的一种形式，可以复发并与阿弗他口腔溃疡病病史有关

** 表现为大疱、坏死和溃疡性复疹，伴有发热、淋巴结病、肝脾大和 NK 细胞增多

*** 可进展为 T 细胞或 NK 细胞淋巴瘤或噬血性组织细胞症
其他与 EBV 部分有关的皮肤疾病包括结节性红斑、荨麻疹、多形红斑、远心性环状红斑、并发嗜酸性粒细胞增多和系统症状（DRESS）的药物反应，小血管血管炎，环状肉芽肿样皮损和苔藓样糠疹
NOS，未有特殊说明

人群中，原发 EBV 感染约 50% 可引起传染性单核细胞增多症。在美国，常见的 EBV 相关性疾病为免疫抑制人群的 B 细胞淋巴瘤（～ 20%）和淋巴细胞增生性疾病（多克隆与单克隆）。世界范围内 EBV 感染主要与 Burkitt 淋巴瘤（尤其非洲型）和鼻咽癌（主要在亚洲）的发生相关（见表 80.8）。

发病机制

EBV 主要通过唾液传播，少数情况可经输血传播，也有研究发现 EBV 存在于生殖器分泌物和乳汁中[55-56]。病毒易于侵犯人黏膜上皮细胞和 B 淋巴细胞，原发感染始于口咽部上皮。传染性单核细胞增多症始于病毒复制，止于宿主免疫反应。

当临床症状消失后，EBV 与循环 B 淋巴细胞表面的补体受体 CR2 或 CD21 特异性结合后进入细胞从而形成潜伏感染。B 淋巴细胞分裂时表达 EBV DNA 复制所必需的 EBV *EBNA-1*。EBNA 蛋白和病毒 LMP-2 对 EBV 潜伏和逃避细胞免疫具有重要作用[57]。免疫系统健全人群，针对 EBV 抗原的细胞免疫能阻止大部分 B 淋巴细胞的转化和无限增殖；而在细胞免疫缺陷的患者，B 淋巴细胞可以无限增殖，并引发 EBV 诱导的淋巴细胞增生性疾病。

针对 EBV 感染的细胞免疫长期存在，可保护机体免受日后病毒重复感染引发的传染性单核细胞增多症。体液免疫虽然能产生多种抗 EBV 抗体，但不具有保护性。潜伏于 B 淋巴细胞中的 EBV 随后可再次感染口咽部上皮组织，引起周期性 EBV 再激活和排出。然而，EBV 的再激活并不如其他疱疹病毒常见。

临床特征

EBV 引起的传染性单核细胞增多症好发于 15 ～ 25 岁的青少年和成人，经过 30 ～ 50 天的潜伏期后，80% 以上患者出现咽炎、可持续 10 天的发热和淋巴结肿大（尤其颈部）临床三联征。在三联征前可出现头痛、不适和疲乏等前驱症状。如无颈淋巴结肿大和乏力诊断该病需慎重。50% 以上的患者可出现脾大，伴有肝大。其他临床表现包括渗出性咽炎（灰白色分泌物）、食欲减退、恶心、呕吐、咳嗽和关节痛。

EBV 感染可出现一系列皮肤表现。传染性单核细胞增多症住院患者中 70% 和所有患者中 10% 可出现非特异性淡红色斑疹[58]。一般在发病后 4 ～ 6 天开始出疹，持续 1 周，可呈麻疹样、荨麻疹、猩红热样、水疱、多形红斑样、瘀点或瘀斑样，首先出现在躯干和上肢近端，随后扩散到面部和前臂。也可见眼睑瘀点、眶周水肿和软硬腭交界处瘀点。病情常在 2 ～ 3 周后缓解，而疲劳和不适可持续较长时间。

偶有患者（尤其青春期少女）可出现 EBV 感染所致疼痛性生殖器溃疡，通常大于 1 cm（图 80.21）；一些病例中经 PCR 或原位杂交证实了皮损区 EBV 的存在[59]。已报道的原发性 EBV 感染的少见皮肤表现有：Gianotti-Crosti 综合征（见第 81 章）、结节性红斑、荨麻疹、肢端青紫症、多形红斑、离心性环形红斑和苔藓样糠疹。

传染性单核细胞增多症患者（达 90%）使用氨苄西林、阿莫西林、青霉素或者头孢菌素较少见后可出

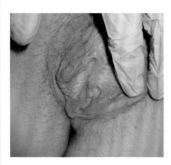

图 80.21 原发性 EBV 感染所致外阴溃疡。与 EBV 相关的生殖器溃疡在少女中最为常见，经常被误诊为单纯生殖器疱疹，在一些患者中是口疮病的亚型（见表 80.8）

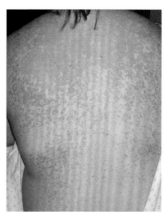

图 80.22 一例 EBV 感染致传染性单核细胞增多症患者氨苄西林所致皮疹。上躯干出现融合性红斑丘疹

现"超敏反应"皮疹，常发生于使用抗生素后 7 ~ 10 天，典型皮疹为瘙痒性、粉色至铜红色猩红热样或多形红斑样斑疹，先发于四肢伸侧和压力点，随后向躯干和肢端扩散并融合（图 80.22），1 周后出现脱屑。在 EBV 感染情况下对氨基青霉素过强免疫反应出现的原因尚不明了。若患者此前无对此类药物过敏史，在传染性单核细胞增多症消退后该类药物并非禁忌。

EBV 诱导的传染性单核细胞增多症可引起严重并发症。0.2% 感染的成人在外伤后可出现脾破裂。口咽部淋巴样组织明显增大可导致气道阻塞。其他潜在并发症还包括肝炎、血小板减少、溶血性贫血、肾小球肾炎和中枢神经系统紊乱。

诊断与病理学

传染性单核细胞增多症患者的实验室检查结果包括轻度至中度升高的肝转氨酶水平，轻度血小板减少以及绝对或相对的淋巴细胞增多（淋巴细胞数高达 50 000/dl），有 20% ~ 40% 不典型淋巴细胞。不典型淋巴细胞增多并非 EBV 感染所特有，许多感染性病原体和药物也可以引起这种现象。诊断通常依据传染性单核细胞增多症检测试剂盒阳性（一种简单的玻片试验用于检测 IgM 异嗜性抗体）或异嗜性抗体滴度上升，约 90% 感染 EBV 的青年人抗体滴度大于 1 : 40。异嗜性抗体可

以凝集羊、马或牛的红细胞，在症状开始后 1 周至 1 个月可出现阳性结果，并可持续 3 ~ 18 个月。

因为异嗜性抗体只在少数原发性 EBV 感染儿童中出现阳性，所以该年龄阶段确诊需进行 EBV 特异性血清学检查，而判断 EBV 不同的感染阶段需测定三种不同抗体的滴度来区分 EBV 感染的不同阶段，包括急性原发性、既往 / 潜伏以及再激活感染（表 80.9）[58]。

也可以用 PCR 检测外周血或组织样本中 EBV DNA。传染性单核细胞增多症患者和 EBV 相关淋巴细胞增生性疾病免疫缺陷患者，外周血 EBV DNA 水平显著增高。值得注意的是，在 EBV 潜伏感染的健康人，外周血也可以检测到 EBV DNA。在皮肤或其他组织中进行 EBV 编码的小 RNA（EBV-encoded small RNA，EBER）原位杂交是一种敏感、特异并广泛使用的检测 EBV 感染细胞的方法。该方法可用于石蜡包埋标本，在 EBV 相关皮肤病（如种痘样水疱病的 T 细胞，图 87.10）和肿瘤中可见明显 EBER 阳性细胞，但在与 EBV 感染无关的炎症性皮肤病和淋巴瘤中则无此类细胞。

表 80.9 EBV 血清学表现					
抗体	出现时间	消失时间	急性原发感染	既往 / 潜伏感染	再激活（RA）/ 慢性活动性（CA）* 感染
VCA IgM	症状出现前	通常 3 个月内	阳性	阴性	RA 呈阳性 /CA 中结果不定
VCA IgG	症状出现时	持续终生	阳性	阳性	阳性
EA IgG†	症状出现时	常在 3 ~ 6 个月内；感染活跃呈阳性‡	阳性	阴性‡	阳性
EBNA IgG	出现症状后 1 ~ 6 个月，潜伏形成时	持续终生	阴性	阳性	RA 阳性 /CA 中结果不定

* 与噬淋巴组织细胞症、淋巴细胞增生性疾病和淋巴瘤有关
† 常规血清学检查不包括该项目
‡ 正常人感染消退后约 20% 可持续阳性
EA，早期抗原；EBNA，EBV 核抗原；VCA，病毒衣壳抗原

原发性 EBV 感染没有特异性组织病理学表现。其组织学表现与其他病毒性皮疹相似，如轻度海绵水肿、角化不全和血管周围淋巴细胞浸润。其他表现包括局灶性角质形成细胞坏死、轻度气球样变性和极为少见的多核角质形成细胞，但不如 HSV 和 VZV 感染明显。传染性单核细胞增多症的氨基青霉素药疹常表现为界面空泡变性、棘细胞间水肿伴真皮内显著炎性浸润。受累淋巴结活检可见反应性淋巴样增生。

鉴别诊断

EBV 引起的传染性单核细胞增多症需要与以下疾病相鉴别：包括药物反应引起的嗜酸粒细胞增多症和系统症状（DRESS，详见第 21 章和后续 HHV-6 章节）、A 组链球菌感染、急性病毒性肝炎、弓形体病、淋巴瘤、原发性 CMV、HHV-6 和 HIV 感染。结合病史、体格检查以及实验室检查可助于这些疾病鉴别。

治疗

传染性单核细胞增多症大多自限，主要采取支持治疗。虽然阿昔洛韦可以抑制 EBV 复制，但近期研究表明采用阿昔洛韦以及阿昔洛韦联合系统皮质激素治疗对临床效果无明显影响[60]。考虑到皮质激素的多种副作用，目前其只适用于复杂病例，如溶血性贫血、严重血小板减少、肝衰竭和危及气道的淋巴结肿大。在 EBV 相关的淋巴细胞增生性疾病中减轻免疫抑制可出现自发缓解，尤其对于多克隆性疾病。

巨细胞病毒（HHV-5）

要点

■ 巨细胞病毒（cytomegalovirus，CMV）是先天性耳聋和智力发育迟缓（TORCH 综合征）以及 AIDS 患者失明（视网膜炎）最重要的感染因素。
■ 新生儿和免疫抑制人群是严重临床感染的高危人群。

引言

CMV 在全球呈地方性分布，为人类宫内感染的最常见原因。在免疫正常人群中，95% 感染为无症状或亚临床状态；而新生儿和免疫抑制人群感染 CMV 后可能出现严重临床症状，尤其 AIDS 患者、同种异体造血干细胞移植受者、阿仑单抗（alemtuzumab）治疗的患者。

历史

1881 年，Ribbert 首次在疑诊患有先天性梅毒的死产儿器官中观察到"类原虫细胞"。在发现病毒病因之前，此病以其特征性增大细胞（巨细胞）和核内包涵体而被称为"巨细胞包涵体病"。1956 年，Weller、Rowe 和 Smith 领导的三个研究小组独立在体外成功分离出人类 CMV，最初被称为"唾液腺病毒"或"唾液包涵体病毒"，直至 1960 年 Weller 及其同事才将其命名为巨细胞病毒[63]。

流行病学

CMV 感染率与社会经济状况成反比。例如，80% ～ 100% 非洲人群 CMV 血清学阳性，而美国和西欧人群阳性率仅 60% ～ 70%。拥挤的生活环境、落后的卫生条件和婴儿多人看护成为低收入国家人群血清阳性率增高的主要原因。在美国，年龄相关的流行病学调查显示幼童期、青春期和生育期感染 CMV 的风险较高。

日托中心的幼儿 CMV 血清阳性率特别高，且有报道发现从幼儿到母亲的传播[64]。成人常通过性接触感染 CMV。输血时每个输血单位可增加 3% ～ 4% 的 CMV 感染风险[65]。使用去白细胞血液可减少免疫抑制人群 CMV 的感染风险。

由于全球 HIV 血清阳性人群、实体器官移植受者以及使用免疫抑制药物人群的增多，播散性 CMV 感染发病率也逐渐升高。CMV 是 AIDS 患者高发病率（如失明、胃肠炎）和致死率的重要原因。在美国，新生儿先天性 CMV 感染发病率为 0.5% ～ 1.5%。

发病机制

CMV 通过体液传播，包括唾液、血液、尿液、精液、乳汁、宫颈阴道分泌物，以及器官和造血干细胞移植，也可通过如玩具等污染物而间接传播。原发性 CMV 感染的母亲经胎盘将 CMV 感染传递给胎儿的比例约 40%；而复发性 CMV 感染的母亲通过胎盘传染概率低于 1%。

CMV 潜伏期一般 4 ～ 8 周，而后出现病毒血症，由受感染的血白细胞播散至各器官。作为一种细胞毒性病毒，它可引起细胞增大（巨细胞）和核浓缩（核内包涵体）。在免疫正常人群，病毒诱导高水平特异性抗 CMV CD4+ 和 CD8+ T 细胞[67]。CMV 感染可能为原发或复发，后者可由病毒再激活或另一抗原型再感染所致。

CMV 原发感染后，病毒潜伏于宿主体内，很少致病。而在免疫抑制人群，潜伏病毒再激活可引起复发感染，表现为持续性病毒复制、病毒血症及播散至远处器官。细胞损伤和组织破坏能改变细胞功能、引起炎性反应，最终导致器官损伤。

感染器官取决于宿主年龄。在健康儿童和成人感染常累及淋巴组织，在新生儿和胎儿通常感染影响唾液腺和神经元，而在免疫力抑制人群感染常累及视网膜、肺、肝和胃肠道。

临床特征

超过 90%CMV 感染均为亚临床状态，但在免疫正常人群中可出现与 EBV 感染相似的 "单核细胞增多症样综合征（mononucleosis-like syndrome）"（表 80.10）。有报道在免疫正常和免疫抑制患者输血后出现该综合征。感染者可出现非渗出性咽炎、发热、不适、肌痛、淋巴结肿大和肝脾大，也可见不典型淋巴细胞增多和肝酶升高。少部分患者可发生皮疹，表现为麻疹样、荨麻疹样、瘀斑或紫癜。和传染性单核细胞增多症一样，症状患者使用氨苄西林或相关药物后 80% ～ 100% 可出现皮疹。CMV 诱发的单核细胞增多症呈自限性，但也可出现少见并发症，包括溶血性贫血、血小板减少症、肉芽肿性肝炎、Guillain-Barré 综合征、脑膜脑炎、心肌炎、间质性肺炎、关节炎、胃肠道和泌尿生殖道症状。

在美国，先天性 CMV 感染是引起耳聋和智力发育迟缓的主要感染原因。5% ～ 10% 感染婴儿在出生时即出现症状，表现为黄疸、宫内发育迟缓、血小板减少、脉络膜视网膜炎、癫痫和（或）颅内钙化。皮肤除出现瘀点、紫癜和水疱外，还可出现紫癜性丘疹

表 80.10 巨细胞病毒感染的皮肤表现
免疫功能正常宿主
单核细胞增多症样综合征
• 斑丘疹 / 麻疹样皮疹
• 瘀点和瘀斑
• 氨苄西林诱发的皮疹
• 荨麻疹
• 结节性红斑
先天性感染
• "蓝莓松饼" 样皮损（髓外造血，见第 121 章）
• 瘀点和瘀斑
• 水疱
免疫抑制宿主
皮下血管炎
斑丘疹 / 麻疹样皮疹
瘀点和瘀斑
溃疡
水疱
疣状斑块
结节和色素沉着斑块

和真皮造血结节，后者亦被称为 "蓝莓松饼" 样皮损（图 80.23；见第 121 章）。无症状 CMV 感染的儿童 10% ～ 15% 以后可出现后遗症，最常见为感觉神经性耳聋。围生期 CMV 感染通常无明显症状，少数感染婴儿可发生肺炎、淋巴结肿大或肝脾大。

CMV 可引起 AIDS 患者会阴部和下肢慢性溃疡、脉络膜视网膜炎、食管炎、结肠炎、肺炎以及内分泌、骨髓、中枢神经系统和肾异常。皮肤表现常不典型，可呈水疱、结节以及疣状斑块。而在实体器官和造血干细胞移植患者中 CMV 感染后可出现严重临床表现，包括胃肠道累及和间质性肺炎。

诊断与病理学

在人成纤维细胞中培养 CMV 是传统的诊断 "金标准"，但这需要数天至数周的时间。载玻片培养法采用了针对 CMV 早期抗原的特异性单克隆抗体，故在培养组织中 24 ～ 48 h 即可检测到 CMV。除了 CMV 特异性血清学外，检测白细胞 CMV 抗原（如 pp 65）或经 PCR 检测 CMV DNA（在中性粒细胞减少患者中是必需的）是常用的发现和监测病毒血症和系统感染的方法[68]。AIDS 患者的 CMV 视网膜炎需要眼科学检查。

与其他病毒感染一样，急性 CMV 感染病理表现为轻度海绵样水肿、真皮上部血管周围稀疏淋巴细胞浸润。CMV 不感染角质形成细胞，因此表皮改变很小。CMV 感染内皮细胞后可出现特异性 "鹰眼" 样改变，胞体增大 2 ～ 3 倍，内含深色结晶核内包涵体，外周环绕透亮光晕（图 80.24）。溃疡部位巨细胞更为明显，且可出现血管扩张。CMV 血管炎是播散性 CMV 感染的表现，特征表现为内皮肿胀和炎症。

鉴别诊断

需与 CMV 感染相鉴别的疾病包括：EBV 所致

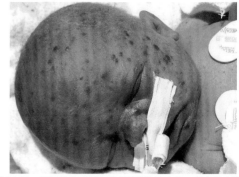

图 80.23　巨细胞病毒引起的 TORCH 综合征。真皮造血所致多发性紫癜性丘疹（ourtesy，Mary S Stone，MD.）

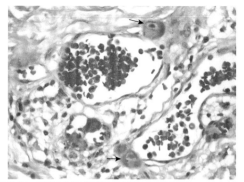

图 80.24 巨细胞病毒（CMV）感染的组织学表现。CMV 感染的典型特征是内皮细胞增大，并伴有明显的核内包涵体（箭头所示）

传染性单核细胞增多症（症状更重，常出现渗出性咽炎）、弓形虫病、病毒性肝炎、DRESS 和淋巴瘤。诊断 CMV 所致溃疡及免疫抑制人群非典型皮肤表现须高度谨慎。

治疗与预防

应针对易感免疫抑制人群进行预防性抗病毒治疗以及对症状性感染患者予抗病毒治疗。而针对 CMV 所致单核细胞增多症只能支持治疗。

作为一种预防性措施，CMV 血清阴性的造血干细胞或其他组织供体应优先供给血清阴性受者。一些临床医生采用移植前和移植后 CMV 预防措施［尤其当供体和（或）受体血清学阳性时］，根据外周血 CMV 抗原或 DNA 水平制订治疗方案，在这些指标升高、症状出现前给予治疗，因一些抗病毒药可抑制骨髓。

免疫抑制患者治疗和预防 CMV 感染的一线药物是静脉注射更昔洛韦或口服伐昔洛韦；玻璃体内注射或灌注更昔洛韦可用于局限性视网膜炎。当这些方法疗效不明显或出现明显不良反应时，可选择膦甲酸和西多福韦（表 80.11）[69]。也可选择高滴度 CMV 免疫球蛋白[69]。但抗病毒药物停用后病情亦可出现反复。

一种 CMV 减毒活疫苗已用于健康志愿者和移植受者，可诱导体液免疫产生中和抗体并持续 4 年以上，也能缓解 CMV 感染器官移植受者的症状。目前正在对几种减毒活疫苗和重组 CMV 疫苗进行研究。

人类疱疹病毒 6 型（HHV-6）

同义名： ■ 幼儿急疹（roseola infantum）——猝发疹（exanthem subitum），第六病（sixth disease）

表 80.11 免疫抑制患者巨细胞病毒感染的治疗方案		
药物	途径	主要不良反应
更昔洛韦	iv；玻璃体内灌注或注射	骨髓移植，消化道症状＞肾衰竭，神经病
缬更昔洛韦	po	
西多福韦	iv*；玻璃体内注射	肾毒性
膦甲酸	iv；玻璃体内注射	肾毒性
福米韦生	玻璃体内注射	

* AIDS 相关 CMV 角膜炎初始每周一次，共 2 周
Letermovir 目前正在进行Ⅲ期临床试验。iv，静脉给药；po，口服

> **要点**
>
> ■ HHV-6 是婴幼儿期常见发热性疾病幼儿急疹的病因。
>
> ■ 虽然 HHV-6 感染常是一种良性疾病，无远期后遗症，但在免疫抑制情况下可重新激活并可能危及生命。
>
> ■ HHV-6 和 其 他 疱 疹 病 毒（如 EBV、CMV、HHV-7）与 DRESS 综合征的发病机制密切相关。

引言

HHV-6 是幼儿急疹的病原体。幼儿急疹也称为猝发疹，是婴幼儿最常见的病毒性皮疹之一。虽然 HHV-6 感染为良性疾病，没有长期后遗症，但在免疫抑制情况下病毒能持续潜伏，一旦病毒复燃可危及生命。

历史

1910 年，Zahorsky 将幼儿急疹从其他皮疹中区分开来并首次描述。1988 年，Yamanishi 和同事采用血清学方法证实了 HHV-6 导致幼儿急疹[70]。随后的一项研究发现了该病毒的两个不同的亚型：HHV-6A 和 HHV-6B，各自具有不同的生物学、免疫和遗传特性。B 亚型是幼儿急疹的主要病因，而 A 亚型的致病作用不明，在 AIDS 患者中更常见。

流行病学

HHV-6 全球分布，常感染幼儿，95% 为 6 月龄至 3 岁的婴幼儿，而其中 6 ～ 12 月龄发病率最高，感染无性别差异。血清流行病学调查显示母亲抗 HHV-6 的 IgG 抗体可传递给 70% ～ 97% 的胎儿。出生后 6 个月内抗体水平逐渐下降，但 90% ～ 100% 幼儿在 3 ～ 4 岁时达到峰值浓度，此后抗体水平再次下降，至成年人时抗体阳性率在 66% ～ 94%[71]。尽管血清阳性率

很高，只有30%的幼儿急疹儿童出现临床症状。发病高峰期在春、夏和秋季。

发病机制

HHV-6有嗜CD4⁺淋巴细胞性，但也能感染其他类型细胞如神经元。虽然宫颈分离出的HHV-6 DNA可引发围生期感染，但仍主要通过唾液传播。HHV-6初次感染后，病毒终身潜伏在$CD4^+$ T淋巴细胞中，以后也可再次激活。免疫抑制患者HHV-6重新激活的危险性尤其高，可能导致严重后果[72]。血清学研究提示HHV-6还可通过移植组织传播。

HHV-6在HIV感染患者体内的作用尚不清楚。有研究显示在此类患者中HHV-6的血清阳性率增高，而其他人群则呈下降趋势或与总人群略有差异。体外研究发现在合并HHV-6和HIV-1感染的细胞中HIV-1的复制可增加或减少。但目前尚无证据证实HHV-6干扰影响HIV-1进程[70, 72a]。

患有霍奇金病、滤泡性大细胞淋巴瘤、急性髓性白血病、Burkitt淋巴瘤或血管免疫母细胞性T细胞淋巴瘤的患者体内HHV-6的抗体滴度均较正常人高，同样现象也出现在系统性红斑狼疮、多发性硬化和慢性疲劳综合征的患者中。值得注意的是，HHV-6 DNA还可见于Rosai-Dorfman病的皮损处[73]。HHV-6（与HHV-7一起）可能与玫瑰糠疹发病有关（见下文）。HHV-6与其他疱疹病毒（如EBV、CMV和HHV-7）可能参与DRESS综合征发病（见第21章）。据推测，药物相关免疫抑制或诱导病毒复制可使得病毒重新激活，刺激产生直接针对疱疹病毒的细胞免疫反应，而这可能与药物存在交叉反应。

临床特征

30%原发HHV-6感染患者出现幼儿急疹的典型临床表现，潜伏期5～15天，常见9～10天。典型表现为婴儿出现高热（102～105°F；38.9～40.6℃），持续3～5天后，热退疹出。发热可呈间歇性，常在傍晚达峰值。皮疹常持续24～48 h，出现于体温降至正常前或此后2天。皮损散在分布，呈圆形或椭圆形"玫瑰红"斑疹或斑丘疹，直径2～5 mm，偶有环绕白晕，皮疹常累及躯干（图80.25）、四肢近端和颈部，面部较少累及。皮疹外观与风疹或麻疹类似。也可见软腭上的红色丘疹（Nagayama点），悬雍垂和腭舌交界处溃疡也是一种特征性表现。还可见眼睑水肿、轻微上呼吸道症状、鼓膜炎症、颈或枕淋巴结病以及囟门前凸。

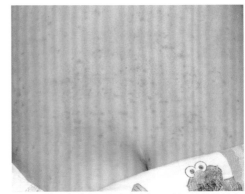

图80.25　幼儿急疹（婴儿玫瑰疹），一例9月龄男性患儿，5天高热后躯干和颈部出现小粉红至红色细小斑疹和丘疹（Courtesy，Julie V Schaffer，MD.）

幼儿急疹最常见并发症是高热惊厥，婴幼患儿中发生率为10%～15%。免疫力缺陷患者HHV-6感染或重新激活可出现发热、皮疹，以及肝炎、肺炎、骨髓抑制、脑炎和移植排斥等更严重后果。

诊断与病理学

健康人HHV-6感染依据典型临床诊断，血清学检查有助于诊断疑似病例。IgM抗体阳性提示原发感染，但不能用于病毒再激活检测。疾病急性期和恢复期配对样本中IgG升高4倍可回顾性确诊HHV-6的再激活。

其他诊断方法包括PCR检测和病毒培养。血清或血浆中无细胞HHV-6 DNA的PCR检测结果具有诊断价值。然而，细胞标本（如外周血单核细胞）的定性PCR无法准确区分潜伏感染和活动性感染。

组织病理学为非特异性改变，如表皮内海绵样水肿，海绵样水疱形成及淋巴细胞胞吐。真皮浅层少量炎症细胞浸润，真皮乳头水肿明显。

鉴别诊断

幼儿急疹需与其他病毒疹（麻疹、风疹、肠病毒、腺病毒、EB病毒、细小病毒感染）、猩红热、落基山斑疹热和川崎病相鉴别（见第81章）。

治疗

大多数HHV-6感染常为自限性，但免疫抑制患者可出现严重并发症。对于免疫抑制人群抗病毒药物及剂量，目前仍缺乏循证医学证据指导。有研究显示膦酸乙酯、膦甲酸和更昔洛韦可抑制HHV-6，但使用膦甲酸和更昔洛韦成功治愈严重感染病例的报道并不多。

人类疱疹病毒 7 型（HHV-7）

要点

- 人类疱疹病毒 7 型（human herpesvirus type7, HHV-7）是一种嗜淋巴细胞病毒，与部分幼儿急疹患者的 HHV-6 再活化有关。

HHV-7 是一种普遍存在的嗜淋巴细胞疱疹病毒，由 Frenkel 等人在 1990 年首次分离成功[74]。超过 95% 成人 HHV-7 血清学检查阳性[75]。HHV-7 感染主要发生在 5 岁以内（高峰期 1～2 岁），而后潜伏于人体。由于 HHV-7 只能在人类唾液腺内复制，故其通过唾液传播可能性最大。然而，在宫颈分泌物中也曾发现 HHV-7。

目前对 HHV-7 致病机制知之甚少，只知道 CD4 分子为其受体。HHV-7 下调淋巴细胞上 CD4 分子表达，由于与 HIV 竞争相同受体，因而可降低 HIV 的传染性。

该病毒在脐带血淋巴细胞中生长最好。虽然近来在人类肺、乳腺和皮肤中发现 HHV-7 抗原，但与 HHV-6 比较，HHV-7 能感染的宿主组织有限，较少引起细胞病变，且与细胞联系更为紧密，培养生长相对缓慢。HHV-7 和 HHV-6A（非 HHV-6B）之间存在明显的同源性以及少量抗原交叉反应[72]。但是，HHV-7 血清学特性与 HHV-6 截然不同，HHV-6 抗体不能为 HHV-7 提供免疫保护，反之亦然。

虽然 HHV-7 与一些疾病相关，但目前尚未明确其为某种疾病确切病因。部分幼儿急疹与原发性 HHV-7 感染后 HHV-6 再活化相关（尤其 B 亚型）。与原发 HHV-6 感染相比，HHV-7 所致幼儿急疹皮疹颜色较浅，出疹时间较晚[76]。HHV-7 所致幼儿急疹有神经系统并发症如高热惊厥和急性偏瘫的报道。一些研究提示 HHV-7 可能是肾移植患者出现症状性 CMV 感染的辅助因素[77-78]。

有研究从 12 例玫瑰糠疹（pityriasis rosea，PR）患者的血液单核细胞、血浆和皮损中经 PCR 检测到 HHV-7 DNA，而对照组则结果阴性，自此认为 HHV-7 与 PR 有关[79]。虽然进一步研究无法从 PR 病损处分离出 HHV-7 DNA，但越来越多证据支持 HHV-7（也可能 HHV-6）在 PR 致病中的作用[80]。

HHV-7 感染的检测方法包括血清学试验、PCR、病毒培养和免疫组织化学。鉴别诊断与幼儿急疹类似。目前尚无治疗 HHV-7 感染的有效治疗方法。

人类疱疹病毒 8 型（HHV-8）

同义名： ■ 卡波西肉瘤相关疱疹病毒（Kaposi sarcoma-associated herpesvirus，KSHV）

要点

- 人类疱疹病毒 8 型（human herpesvirus type 8, HHV-8）是一种潜伏病毒，广泛存在于全球各种类型的卡波西肉瘤（Kaposi sarcoma，KS）。
- HHV-8 血清学阳性率与 KS 发病率相对应，并随地域分布而异。
- 原发性 HHV-8 感染的特征尚不明确，其相关疾病被认为是病毒再活化的结果。

引言

HHV-8，曾名为卡波西肉瘤相关疱疹病毒（Kaposi sarcoma-associated herpesvirus，KSHV），是一种潜伏病毒，可见于全球范围的各种卡波西肉瘤（Kaposi sarcoma，KS）。第 114 章将详述 KS。

历史

1994 年，一例 AIDS 患者的 KS 皮损中发现了疱疹样 DNA 序列，HHV-8 与 KS 的关系首次被发现，随后 HHV-8 与 Castleman 病及体腔淋巴瘤的关系被关注。

流行病学

HHV-8 存在于所有类型的 KS，包括：①**经典型**：好发于地中海或德系犹太人后裔中老年男性；②**非洲型**：好发于男性和年轻人群；③**医源性免疫抑制相关型**：多发生于实体器官移植患者；④ **AIDS 相关型**：主要发生于男性同性恋者（见表 114.3）。

HHV-8 血清阳性率有地域差别，北美洲、英国和北欧的阳性率低于 5%，南欧约 10%，而非洲则为 30%～80%。在北美洲和欧洲，30%HIV-1 感染的男性同性恋中 HHV-8 抗体阳性[81]。

发病机制

HHV-8 的传染途径尚不明确。男性同性恋者中 HHV-8 血清学阳性率高于女性 HIV 患者，提示肛交可增加传播概率。感染的危险因素还包括男男性伴侣数目以及 HIV 感染状态[70]。有证据表明，亲密的非性行为接触如唾液也是 HHV-8 的传播途径。在非洲 HHV-8 流行地区，幼儿中血清学阳性率很高，部分研究发现这与母婴水平传播有关；垂直传播是不常见的[82-83]。HIV

感染婴儿对 HHV-8 易感[83]。也有研究发现 HHV-8 可通过输血传播[84]。

HHV-8 可感染淋巴管和血管的内皮细胞，诱导转录重编程，故可形成淋巴管／血管混合表型（见第 114 章）。HHV-8 在原发性渗出性淋巴瘤和多中心 Castleman 病中的确切作用尚待明确。

临床特征

HHV-8 原发性感染的临床表现不明。尽管四种 KS 的特征性表现均为红色、棕色或紫红色丘疹、斑块和结节（图 80.26），但亦有不同临床表现与病程（见第 114 章）。所有类型均可出现水肿。**经典型 KS** 好发于小腿，可呈角化过度或湿疹样改变，进展缓慢。**AIDS 相关型 KS** 通常皮损分布更为广泛，常累及躯干、面中部、口腔黏膜和内脏（如肺、胃肠道；见第 78 章）。KS 的复发可为免疫重建炎症综合征（immune reconstitution inflammatory syndrome，IRIS）的一种表现。**免疫抑制相关型 KS** 逐步进展，停止免疫抑制治疗后可好转或消退，还可以选用西罗莫司代替钙调神经磷酸酶抑制剂，西罗莫司可抑制 HHV-8 裂解复制，并具有抗肿瘤、抗血管生成以及免疫抑制作用。**非洲型 KS** 可为惰性、局部进展或呈爆发性淋巴腺病性儿童亚型。

诊断与病理学

KS 诊断依赖于对疑似皮损的活检（见第 114 章）。HHV-8 的血清学检测并非必需，但潜伏期相关核抗原（latency-associated nuclear antigen，LANA-1）免疫组化染色可查见 HHV-8 存在（图 80.27）。

治疗

KS 治疗详见第 114 章。

结论

8 种人类疱疹病毒可出现不同临床表现。免疫抑制患者增多使得人疱疹病毒感染的临床表现多样性和严重

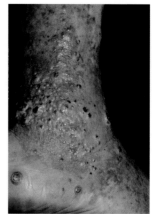

图 80.26　经典卡波西肉瘤。足踝和足部多发性紫红结节伴血痂和斑块（Courtesy，Joyce Rico，MD.）

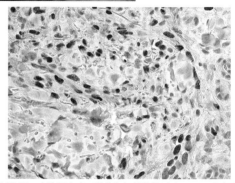

图 80.27　卡波西肉瘤。潜伏期相关核抗原（LANA-1）免疫组化染色示 HHV-8（Courtesy，Shawn Cowper，MD.）

性明显增加。因此，了解这些病毒感染的各种表现以及选择合适的诊断检查方法十分必要。临床医生还必须了解抗病毒药物的适应证、禁忌证、剂量和局限性。目前，只有两种人类疱疹病毒的疫苗，即水痘和水痘-带状疱疹疫苗。因此控制这些病毒传播的公共卫生措施仍是关键。针对人类疱疹病毒感染的更好诊断方法、抗病毒药物尤其是疫苗有望在不远的将来成为现实。

（许　阳译　王大光校　鲁　严审）

参考文献

1. Wildy P. Herpes: history and classification. In: Kaplan AS, editor. The herpesviruses. New York: Academic Press; 1973.
2. Nahmias AJ, Lee FK, Bechman-Nahmias S. Sero-epidemiological and sociological patterns of herpes simplex virus infection in the world. Scand J Infect Dis 1990;69:19–36.
3. Gupta R, Warren T, Wald A. Genital herpes. Lancet 2007;370:2127–37.
4. Peña KC, Adelson ME, Mordechai E, et al. Genital herpes simplex virus type 1 in women: detection in cervicovaginal specimens from gynecological practices in the United States. J Clin Microbiol 2010;48:150–3.
5. Centers for Disease Control and Prevention (CDC). Seroprevalence of herpes simplex virus type 2 among

persons aged 14-49 years – United States, 2005-2008. MMWR Morb Mortal Wkly Rep 2010;59:456–9.
6. Yuan W, Dasgupta A, Cresswell P. Herpes simplex virus evades natural killer T cell recognition by suppressing CD1d recycling. Nat Immunol 2006;7:835–42.
7. Corey L, Adams H, Brown A, Holmes KK. Genital herpes simplex virus infections: clinical manifestations, course, and complications. Ann Intern Med 1983;98:958–72.
8. Corey L, Wald A. Maternal and neonatal herpes simplex virus infections. N Engl J Med 2009;361:1376–85.
9. Flagg EW, Weinstock H. Incidence of neonatal herpes simplex virus infections in the United States, 2006. Pediatrics 2011;127:e1–8.
10. Wauters O, Lebas E, Nikkels AF. Chronic mucocutaneous herpes simplex and varicella zoster virus

infections. J Am Acad Dermatol 2012;66:217–27.
11. Barnes DW, Whitley RJ. CNS diseases associated with varicella zoster virus and herpes simplex virus infections: pathogenesis and current therapy. Neurol Clin 1986;4:265–83.
12. Whitley RJ. Herpes simplex virus infections. In: Remington JS, Klein JO, editors. Infectious diseases of the fetus and newborn infant. Philadelphia: WB Saunders; 1990. p. 282–305.
13. Fine AJ, Sorbello A, Kortepeter C, et al. Central nervous system herpes simplex and varicella zoster virus infections in natalizumab-treated patients. Clin Infect Dis 2013;57:849–52.
14. Kwiatkowski A, Gallois J, Bilbault N, et al. Herpes encephalitis during treatment with natalizumab in

multiple sclerosis. Mult Scler 2012;18:909–11.
15. Klausner JD, Kohn R, Kent C. Etiology of clinical proctitis among men who have sex with men. Clin Infect Dis 2004;38:300–2.
16. Downing C, Ramirez-Fort MK, Doan HQ, et al. Coxackiecirus A6 associated hand, foot and mouth disease in adults: clinical presentation and review of the literature. J Clin Virol 2014;60:381–6.
17. Mathes Ef, Oza V, Frieden IJ, et al. Eczema coxsackium and unusual cutaneous findings in an enterovirus outbreak. Pediatrics 2013;132:149–57.
18. Ashley RL, Militoni J, Lee F, et al. Comparison of Western blot (immunoblot) and glycoprotein G-specific immunodot enzyme assay for detecting antibodies to herpes simplex virus types 1 and 2 in human sera. J Clin Microbiol 1988;26:662–7.
19. Criteria for diagnosis of Behçet's disease. International Study Group for Behçet's Disease. Lancet 1990;335:1078–80.
20. Spruance SL, Rea TL, Thoming C, et al. Penciclovir cream for the treatment of herpes simplex labialis. A randomized, multicenter, double-blind, placebo-controlled trial. Topical Penciclovir Collaborative Study Group. JAMA 1997;277:1374–9.
21. Spruance SL, Nett R, Marbury T, et al. Acyclovir cream for treatment of herpes simplex labialis: results of two randomized, double-blind, vehicle-controlled, multicenter clinical trials. Antimicrob Agents Chemother 2002;46:2238–43.
22. Sacks SL, Thisted RA, Jones TM, et al. Clinical efficacy of topical docosanol 10% cream for herpes simplex labialis: a multicenter, randomized, placebo-controlled trial. J Am Acad Dermatol 2001;45:222–30.
23. McCarthy JP, Browning WD, Teerlink C, Veit G. Treatment of herpes labialis: comparison of two OTC drugs and untreated controls. J Esthet Restor Dent 2012;24:103–9.
24. Corey L, Wald A, Patel R, et al. Once-daily valacyclovir to reduce the risk of transmission of genital herpes. N Engl J Med 2004;350:11–20.
25. Martinez CM, Luks-Golger DB. Cidofovir in acyclovir-resistant herpes infections. Ann Pharmacother 1997;31:1519–21.
26. Celum C, Wald A, Lingappa JR, et al. Acyclovir and transmission of HIV-1 from persons infected with HIV-1 and HSV-2. N Engl J Med 2010;362:427–39.
27. Wald A, Langenberg AG, Link K, et al. Effect of condoms on reducing the transmission of herpes simplex virus type 2 from men to women. JAMA 2001;285:3100–6.
28. Bernstein DI, Wald A, Warren T, et al. Therapeutic vaccine for genital herpes simplex virus-2 infection: findings from a randomized trial. J Infect Dis 2017;215:856–64.
28a. Wald A, Timmler B, Magaret A, et al. Effect of pritelivir compared with valacyclovir on genital HSV-2 shedding in patients with frequent recurrences: a randomized clinical trial. JAMA 2016;316:2495–503.
29. Marin M, Meissner HC, Seward JF. Varicella prevention in the United States: a review of successes and challenges. Pediatrics 2008;122:e744–51.
30. Chanan-Khan A, Sonneveld P, Schuster MW, et al. Analysis of herpes zoster events among bortezomib-treated patients in the phase III APEX study. J Clin Oncol 2008;26:4784–90.
31. Hernandez PO, Javed S, Mendoza N, et al. Family history and herpes zoster risk in the era of shingles vaccination. J Clin Virol 2011;52:344–8.
32. Weber DM, Pellecchia JA. Varicella pneumonia: study of prevalence in adult men. JAMA 1965;257:843–8.
33. Satyaprakash AK, Tremaine AM, Stelter AA, et al. Viremia in acute herpes zoster. J Infect Dis 2009;200:26–32.
34. Mehta SK, Tyring SK, Gilden DH, et al. Varicella-zoster virus in the saliva of patients with herpes zoster. J Infect Dis 2008;197:654–7.
35. Ragozzino MW, Melton LJ III, Kurland LT, et al. Population-based study of herpes zoster and its sequelae. Medicine (Baltimore) 1982;61:310–16.
36. Chopra KF, Evans T, Severson J, Tyring SK. Acute varicella zoster with postherpetic hyperhidrosis as the initial presentation of HIV infection. J Am Acad Dermatol 1999;41:119–21.
37. Glesby MJ, Moore RD, Chaisson RE. Clinical spectrum of herpes zoster in adults infected with human immunodeficiency virus. Clin Infect Dis 1995;21:370–5.
38. Dunkel LM, Arvin AM, Whitley RJ, et al. A controlled trial of acyclovir for chickenpox in normal children. N Engl J Med 1991;325:1539–44.
39. American Academy of Pediatrics Committee on Infectious Diseases. The use of oral acyclovir in otherwise healthy children with varicella. Pediatrics 1993;91:674–6.
40. Ross AH, Lencher E, Reitman G. Modification of chickenpox in family contacts by administration of gamma globulin. N Engl J Med 1962;267:369–76.
41. Maranich AM, Rajnik M. Varicella specific immunoglobulin G titers in commercial intravenous immunoglobulin preparations. Pediatrics 2009;124:e484–8.
42. Chaves SS, Gargiullo P, Zhang JX, et al. Loss of vaccine-induced immunity over time. N Engl J Med 2007;356:1121–9.
43. Tyring SK, Beutner KR, Tucker BA, et al. Antiviral therapy for herpes zoster: randomized, controlled clinical trial of valacyclovir and famciclovir therapy in immunocompetent patients 50 years and older. Arch Fam Med 2000;9:863–9.
44. Rowbotham M, Harden N, Stacey B, et al. Gabapentin for the treatment of postherpetic neuralgia. JAMA 1998;280:1837–42.
45. Gilron I, Bailey JM, Tu D, et al. Nortriptyline and gabapentin, alone and in combination for neuropathic pain: a double-blind, randomised controlled crossover trial. Lancet 2009;374:1252–61.
46. Lapolla W, Digiorgio C, Haitz K, et al. Incidence of postherpetic neuralgia after combination treatment with gabapentin and valacyclovir in patients with acute herpes zoster: open-label study. Arch Dermatol 2011;147:901–7.
47. Green CB, Stratman EJ. Prevent rather than treat postherpetic neuralgia by prescribing gabapentin earlier in patients with herpes zoster: comment on "incidence of postherpetic neuralgia after combination treatment with gabapentin and valacyclovir in patients with acute herpes zoster". Arch Dermatol 2011;147: 908.
48. Whitley RJ, Weiss H, Gnann JW Jr. Acyclovir with and without prednisone for the treatment of herpes zoster. A randomized, placebo-controlled trial. The National Institute of Allergy and Infectious Diseases Collaborative Antiviral Study Group. Ann Intern Med 1996;125:376–83.
49. Backonja M, Wallace MS, Blonsky ER, et al. NGX-4010, a high-concentration capsaicin patch, for the treatment of postherpetic neuralgia: a randomised, double-blind study. Lancet Neurol 2008;7:1106–12.
50. Javed S, Kamili QU, Mendoza N, et al. Possible association of lower rate of postherpetic neuralgia in patients on anti-tumor necrosis factor-a. J Med Virol 2011;83:2051–5.
51. Winthrop KL, Baddley JW, Chen L, et al. Association between the initiation of anti-tumor necrosis factor therapy and the risk of herpes zoster. JAMA 2013;9:887–95.
52. Oxman MN, Levin MJ, Johnson GR, et al. A vaccine to prevent herpes zoster and postherpetic neuralgia in older adults. N Engl J Med 2005;352:2271–84.
53. Harpaz R, Ortega-Sanchez IR, Seward JF. Prevention of herpes zoster: recommendations of the Advisory Committee on Immunization Practices (ACIP). MMWR Recomm Rep 2008;57:1–30.
54. Morrison VA, Johnson GR, Schmader KE, et al. Long-term persistence of zoster vaccine efficacy. Clin Infect Dis 2015;60:900–9.
54a. Cunningham AL, Lal H, Kovac M, et al. Efficacy of the herpes zoster subunit vaccine in adults 70 years of age or older. N Engl J Med 2016;375:1019–32.
55. Junker AK, Thomas EE, Radcliffe A, et al. Epstein-Barr virus shedding in breast milk. Am J Med Sci 1991;302:220–3.
56. Israele V, Shirley P, Sixbey JW. Excretion of the Epstein-Barr virus from the genital tract of men. J Infect Dis 1991;163:1341–3.
57. Miller CL, Burkhardt AL, Lee JH, et al. Integral membrane protein 2 of Epstein-Barr virus regulates reactivation from latency through dominant negative effects on protein-tyrosine kinases. Immunity 1995;2:155–66.
58. Mendoza N, Diamantis M, Arora A, et al. Mucocutaneous manifestations of Epstein-Barr virus infection. Am J Clin Dermatol 2008;9:295–305.
59. Halvorsen JA, Brevig T, Aas T, et al. Genital ulcers as initial manifestation of Epstein-Barr virus infection: two new cases and a review of the literature. Acta Derm Venereol 2006;86:439–42.
60. Tynell E, Aurelius E, Brandell A, et al. Acyclovir and prednisolone treatment of acute infectious mononucleosis: a multicenter, double-blind, placebo-controlled study. J Infect Dis 1996;174:324–31.
61. Hoshino Y, Katano H, Zou P, et al. Long-term administration of valacyclovir reduces the number of Epstein-Barr virus-infected B cells but not the number of EBV DNA copies per B cell in healthy volunteers. J Virol 2009;83:11857–61.
62. Schooley RT. Epstein-Barr virus (infectious mononucleosis). In: Mandell GL, Bennett JE, Dolin R, editors. Principles and practice of infectious diseases. 4th ed. New York: Churchill Livingstone; 1995. p. 1364–77.
63. Riley HD Jr. History of the cytomegalovirus. South Med J 1997;90:184–90.
64. Pass RF, Little EA, Stagno S, et al. Young children as a probable source of maternal and congenital cytomegalovirus infection. N Engl J Med 1987;316:1366–70.
65. Bowden RA. Transfusion-transmitted cytomegalovirus infection. Hematol Oncol Clin North Am 1995;9: 155–66.
66. Whitley RJ, Cloud G, Gruber W, et al. Ganciclovir treatment of symptomatic congenital cytomegalovirus infection: results of a phase II study. National Institute of Allergy and Infectious Diseases Collaborative Antiviral Study Group. J Infect Dis 1997;175:1080–6.
67. Gillespie GM, Wills MR, Appay V, et al. Functional heterogeneity and high frequencies of cytomegalovirus-specific CD8(+) T lymphocytes in healthy seropositive donors. J Virol 2000;74:8140–50.
68. Hudnall SD, Chen T, Tyring SK. Species identification of all eight human herpesviruses with a single nested PCR assay. J Virol Methods 2004;116:19–26.
69. Meyers JD. Prevention and treatment of cytomegalovirus infection. Ann Rev Med 1991;42:179–87.
70. Drago F, Rebora A. The new herpesviruses: emerging pathogens of dermatological interest. Arch Dermatol 1999;135:71–5.
71. Leach CT, Sumaya CV, Brown NA. Human herpesvirus 6: clinical implications of a recently discovered, ubiquitous agent. J Pediatr 1992;121:173–81.
72. Levy JA. Three new human herpesviruses (HHV6, 7, and 8). Lancet 1997;349:558–63.
72a. Munawwar A, Singh S. Human herpesviruses as copathogens of HIV infection, their role in HIV transmission, and disease progression. J Lab Physicians 2016;8:5–18.
73. Scheel MM, Rady PL, Tyring SK, Pandya AG. Sinus histiocytosis with massive lymphadenopathy: presentation as giant granuloma annulare and detection of human herpesvirus 6. J Am Acad Dermatol 1997;37:63–6.
74. Frenkel N, Schirmer E, Wyatt L, et al. Isolation of a new herpesvirus from CD4+ T cells. Proc Natl Acad Sci USA 1990;87:748–52.
75. Wyatt LS, Rodriguez WJ, Balachandran N, Frenkel N. Human herpesvirus 7: antigenic properties and prevalence in children and adults. J Virol 1991;65:6260–5.
76. Tanaka K, Kondo T, Torigoe S, et al. Human herpesvirus 7: another causal agent for roseola (exanthem subitum). J Pediatr 1994;125:1–5.
77. Tong CY, Bakran A, Williams H, et al. Association of human herpesvirus 7 with cytomegalovirus disease in renal transplant recipients. Transplantation 2000;70:213–16.
78. Kidd IM, Clark DA, Sabin CA, et al. Prospective study of human betaherpesviruses after renal transplantation: association of human herpesvirus 7 and cytomegalovirus co-infection with cytomegalovirus disease and increased rejection. Transplantation 2000;69:2400–4.
79. Drago F, Ranieri E, Malaguti F, et al. Human herpesvirus 7 in patients with pityriasis rosea. Dermatology 1997;195:374–8.
80. Broccolo F, Drago F, Careddu AM, et al. Additional evidence that pityriasis rosea is associated with reactivation of human herpesvirus-6 and -7. J Invest Dermatol 2005;124:1234–40.
81. Gao SJ, Kingsley L, Li M, et al. KSHV antibodies among Americans, Italians, and Ugandans with and without Kaposi's sarcoma. Nat Med 1996;2:925–8.
82. Bourboulia D, Whitby D, Boshoff C, et al. Serologic evidence for mother-to-child transmission of Kaposi sarcoma-associated herpesvirus infection. JAMA 1998;280:31–2.
83. Minhas V, Crabtree K, Chao A, et al. Early childhood infection by human herpesvirus 8 in Zambia and the role of human immunodeficiency virus type 1 coinfection in a highly endemic area. Am J Epidemiol 2008;168:311–20.
84. Hladik W, Dollard SC, Mermin J, et al. Transmission of human herpesvirus 8 by blood transfusion. N Engl J Med 2006;355:1331–8.
85. Mark KE, Corey K, Meng TC, et al. Topical resiquimod 0.01% gel decreases herpes simplex virus type 2 genital shedding: a randomized, controlled trial. J Infect Dis 2007;195:1324–31.

第81章　其他病毒性疾病

Anthony J. Mancini，Ayelet Shani–Adir，Robert Sidbury

引言

　　病毒感染常伴有皮肤表现，尤其是儿童，是小儿皮疹最常见的病因。皮疹常常是全身性疾病在皮肤上的特征性表现。病毒疹的皮肤表现可为特异性或非特异性，有时会增加诊断的难度[1]。皮肤科医生经常会遇到不典型或少见的皮疹，无论是常见或罕见的皮肤表现，丰富的知识储备都是必不可少的[1a]。

　　本章节主要就经典的儿童皮疹、罕见皮疹、痘病毒感染相关皮疹、肝炎病毒感染相关皮肤表现，以及与病毒综合征表现相似的川崎病（以多形性皮疹和皮肤黏膜等全身各系统受累为特征）进行讨论。与多数病毒疹的处理不同，川崎病应做好早期诊断和治疗，这有利于预防各种危及生命并发症的发生。疱疹病毒感染（包括传染性单核细胞增多症）已经在第 80 章介绍。图 81.1 介绍了感染人类的主要病毒类型的结构和大小。

　　非特异性病毒疹是儿童皮疹最常见的类型。这些皮疹缺乏特异性，如特定的皮损形态、分布特点、自然病程和鉴别性皮疹（黏膜疹）。最常见的表现是躯干、四肢广泛分布的可褪色的红色斑疹和斑丘疹，较少累及面部，可伴有低热、肌痛、头痛、流涕以及胃肠道不适等症状。尽管很多感染性病原体可引起皮疹表现，但感染儿童的最常见病原体是非脊髓灰质炎肠道病毒（见下文）和呼吸道病毒（包括腺病毒、副流感病毒和呼吸道合胞病毒）。前者好发于夏、秋季节，后者好发于冬季。这些非特异性皮疹往往具有自限性，通常可以在 1 周内自行消退，给予对症支持处理即可。虽然明确病原体很重要，但在许多情况下临床上不必要或很难明确病因。患者表现为麻疹样或斑丘疹样病毒疹时，疾病诊断需要根据不同病原体引起临床特征的异同点进行评估（如图 81.2 所示）。对伴发热和皮疹表现的患者的诊断见图 0.12。

肠道病毒感染

要点

- 好发于夏季和秋季。
- 皮疹多为红斑型、水疱型和瘀点型。
- 可能并发脑炎及脑膜炎。

引言

　　肠道病毒（enteroviruses）属小核糖核酸病毒科的一个亚型，可引起多种皮疹表现。非脊髓灰质炎肠道病毒包括埃可病毒以及柯萨奇病毒 A 型和 B 型，其中感染人类的基因型超过 100 种。这些病毒由单链 RNA 及无包膜衣壳组成。

流行病学

　　肠道病毒感染在世界范围流行，主要通过粪–口途

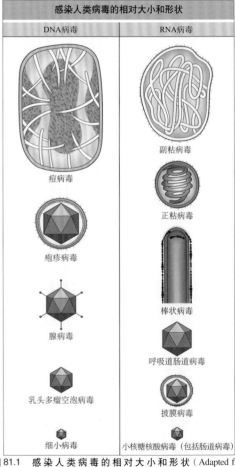

感染人类病毒的相对大小和形状

DNA病毒	RNA病毒
痘病毒	副粘病毒
疱疹病毒	正粘病毒
腺病毒	棒状病毒
乳头多瘤空泡病毒	呼吸道合胞病毒
细小病毒	披膜病毒
	小核糖核酸病毒（包括肠道病毒）

图 81.1　**感染人类病毒的相对大小和形状**（Adapted from Hsiung's Diagnostic Virology，Yale University Press，1994.）

疑似麻疹样或红斑/丘疹性病毒疹患者的临床途径

1. 排除其他原因
- 药物反应
- 川崎病
- 细菌性，如A组β型溶血性链球菌、**溶血性隐秘杆菌***，脑膜炎球菌血症（常有瘀斑）、埃立克体病、钩端螺旋体病、立克次体、梅毒

2. 具体特点

- 其他病毒疹，HIV血清皮疹（见第78章），基孔肯雅热、登革热、寨卡、巴马林和罗斯河病毒

临床体征和症状		麻疹	风疹	细小病毒B19	人类疱疹病毒6或7	EB病毒	腺病毒	肠道病毒	巨细胞病毒†	尼罗河病毒
皮疹	从头至脚蔓延	✓	✓							
	粉红色斑片		✓		✓	✓	✓	✓	✓	
	面颊绯红，呈网状或花边状			✓						
	四肢点状皮疹			✓						
	退热时发疹				✓					
	使用抗生素后最明显					✓				
	瘀斑	✓				✓			✓	
黏膜疹	黏膜灰白色丘疹（Koplik）	✓								
	软腭红斑（Forschheimer）		✓							
	软腭/悬雍垂红色丘疹（Nagayama）				✓					
	悬雍垂-腭舌弓交界处溃疡				✓					
	咽后壁痛性糜烂			✓					✓	
	咽炎					✓	✓			
淋巴结肿大	全身性	✓				✓			✓	
	局限性；枕部、耳后、颈部 Localized; cervical		✓							
肌肉骨骼	关节痛-关节炎		✓	✓						✓
	肌无力							✓		✓
眼睛	结膜炎	✓	✓				✓			
肝/脾	肝脾大	✓				✓			✓	
中枢神经系统	脑炎、脑膜炎	✓(E)	✓(E)		✓(E**)		✓(E,M)	✓(E,M)	✓(E,M)	✓(E,M)
肺部	肺炎								✓	
心脏	心肌炎							✓		

3. 实验室检查

血清学　抗原检测
病毒分离　特异性抗体
xxxxx PCR　非典型淋巴细胞增多症

CSF = 脑脊液
NP = 鼻咽
V = 疱液
U = 尿
T = 咽喉
S = 粪便

麻疹	风疹	细小病毒	人类疱疹	EB病毒	腺病毒	肠道病毒	巨细胞病毒	尼罗河病毒
NP / xxxxxx	NP/U/CSF / xxxxxx	xxxxxx	xxxxxx	xxxxxx	T/S NP / xxxxxx	T/S/V / xxxxxx	Blood ab / Ub	also CSF

注：a 免疫抑制宿主　b 免疫健全宿主

图81.2 疑似麻疹样或红斑/丘疹性病毒疹患者的临床途径。* 革兰氏阳性杆菌；在青少年和青年人中可引起严重的咽炎和猩红热样皮疹。** 通常为热性惊厥。† 内皮细胞内可找到包涵体

径或呼吸道途径在人群中传播，一般具有 3 ～ 6 天潜伏期。也可以在围生期通过母婴垂直传播，接触含有病毒的粪便污染的水源，如游泳池，或食用被污染的牡蛎也可引起疾病的传播。临床上低龄儿童感染最常见，尤其是社会经济状况落后地区的幼儿。肠道病毒感染多于夏、秋季节流行，但柯萨奇病毒 A6 型可以于冬季在成年人中出现爆发流行。

发病机制

肠道病毒首先侵犯咽部和下消化道上皮细胞，然后进入淋巴组织中进行复制，少量病毒播散入血形成病毒血症，随后在多个解剖部位进行病毒复制，包括中枢神经系统、心脏、肝、肾上腺、呼吸道、皮肤和黏膜[2]，进而出现相关临床症状。肠道病毒在继发感染部位大量复制期间，可引起严重的病毒血症。

临床表现与鉴别诊断

图81.3 描述了肠道病毒感染的各种临床表现。

肠道病毒感染引起的最具特征性的发疹性疾病为**手足口病**（hand-foot-and-mouth disease，HFMD）。该病以掌跖部位水疱（图81.4A）和口腔糜烂为特征性表

现，手足背部、臀部、会阴部也可以同时受累；口腔病变最常累及舌、颊黏膜、上颚、悬雍垂和扁桃体前柱。少数患者在手足口病发病 1 ～ 2 月后，由于病毒感染引起暂时性甲母质生长停滞，导致甲脱落[3]。

手足口病患者在发疹前常有轻微的前驱症状，患者常表现为发热、乏力。已经发现多种柯萨奇病毒血清型可以引起此病，最常见的是 A16 型，而近期欧洲和亚洲手足口病的爆发流行与 A10 型感染有关。尽管手足口病为良性自限性疾病，但自 1998 年以来，亚太地区多次爆发肠道病毒 71 型感染，引起心肺和神经系统的并发症，甚至导致患儿死亡[4]。

柯萨奇病毒 A6 型（coxsackievirus A6，CVA6）自 2008 年以来已经成为全球重症、非典型手足口病爆发和散发的主要病因（美国自 2011 年开始）[5]。皮疹表现为广泛的水疱、丘疱疹，有时甚至引起大疱和瘀点，皮损通常累及口周、四肢及躯干部位，手掌、足底、臀部也可以同时受累（图 81.4B ～ G）。约半数手足口病患者可有口腔受累，其他常见的症状包括延迟性肢端脱屑和甲脱落[6]。若在皮肤破损处或湿疹基础上发生病毒疹，可引起发疹加重，后者称为 **"柯萨奇湿疹"**

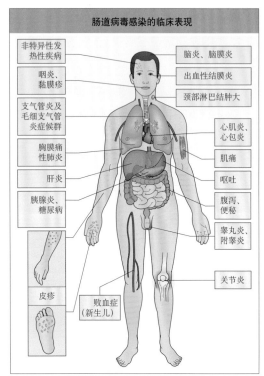

肠道病毒感染的临床表现

非特异性发热性疾病

咽疹、黏膜疹

支气管炎及毛细支气管炎症候群

胸膜痛性肺炎

肝炎

胰腺炎、糖尿病

皮疹

脑炎、脑膜炎

出血性结膜炎

颈部淋巴结肿大

心肌炎、心包炎

肌痛

呕吐

腹泻、便秘

睾丸炎、附睾炎

关节炎

败血症（新生儿）

图 81.3　肠道病毒感染的临床表现

（图 81.4F）。该病需与疱疹性湿疹、水痘、播散性带状疱疹、Gianotti-Crosti 综合征、多形红斑、自身免疫性大疱性疾病相鉴别。此外，由 CVA6 感染的手足口病患者常伴有发热症状，一般无神经系统及其他并发症。

疱疹性咽峡炎主要由柯萨奇病毒 A 组、B 组以及埃可病毒引起，是一种好发于 3～10 岁儿童的发热性疾病，特征性的表现为累及软腭、悬雍垂、扁桃体、咽和颊黏膜等部位的疼痛性水疱和糜烂，通常无皮疹。

肠道病毒皮疹变化多样，除了手足口病和疱疹性咽峡炎，还可以表现为麻疹样、风疹样、玫瑰疹样、荨麻疹样、猩红热样皮疹以及水疱、脓疱、瘀点。绝大多数肠道病毒感染的皮疹表现为广泛分布的红斑、斑疹和丘疹。瘀点也很常见，尤其是感染埃可病毒 9 型时，甚至可以引起严重的感染，如脑膜炎球菌血症。非脊髓灰质炎肠道病毒通常感染新生儿，表现为非特异性红斑以及各种伴随症状，如发热、胃肠炎、肝炎、肺炎以及脑膜脑炎[7-8]。

1969 年，Cherry 等报道了 4 例与埃可病毒 25 型或 32 型感染有关的儿童病例[9]，其表现为发热以及突然出现、压之褪色的血管瘤样皮疹，组织学上可见

扩张的血管，随后提出了**发疹性假性血管瘤**这一概念，另外，在成人和儿童中又相继报道了超过 100 例相似病例，除埃可病毒外，偶有肠道病毒、巨细胞病毒（cytomegalovirus，CMV）、EB 病毒（Epstein-Barr virus，EBV）潜在感染的文献报道。

经典的手足口病和疱疹性咽峡炎临床诊断并不困难，而其他肠道病毒感染所致的疾病因缺乏特异性皮疹，须要进行鉴别诊断。季节、暴露史、地理位置、临床体征和症状均有助于鉴别诊断。

病毒培养和逆转录聚合酶链反应（reverse transcription polymerase chain reaction，RT-PCR）检测可明确肠道病毒感染的诊断，但病毒培养的敏感性较低（尤其是 CVA6）[5]；目前通过 RT-PCR 进行基因测序明确肠道病毒的特定类型仅用于研究或公共卫生实验室 [如美国疾病控制中心（Centers for Disease Control，CDC）]。可从疱液（首选手足口病）、咽拭子、粪便和脑脊液中进行病毒检测。由于血清型种类繁多以及反应时间延迟，给血清学诊断带来了困难，故其在临床中应用较少。表 81.1 列出了血清学分析的方法。

病理学

皮肤活检对肠道病毒感染引起的皮疹诊断意义有

表 81.1	抗体反应的血清学分析
检测	**原理**
中和	用测试血清单层培养感染细胞，寻找 CPE 抑制
放射免疫分析	抗体和抗原结合后，加入放射性标记的抗球蛋白，或用放射性标记的抗原与抗体结合，然后检测放射性
酶联免疫吸附试验	微孔板包被抗原，加入血清和酶标记的抗球蛋白，再加酶和底物，根据颜色变化进行检测
蛋白质印迹	电泳分离抗原混合物，转移至膜上，加入血清和标记的抗球蛋白；可见色带
乳胶凝集	用血清孵育抗原包被的乳胶颗粒，抗体颗粒凝集
红细胞凝集抑制试验	将连续稀释的测试血清与病毒抗原混合，然后加入动物红细胞，测量凝集抑制
补体结合	在连续稀释的血清中加入抗原，抗原抗体复合物与补体结合，当红细胞抗体存在时，后者无法溶解缩绵羊红细胞
免疫扩散	抗体与可溶性抗原结合，在凝胶中产生可见的线状沉淀
免疫荧光	将检测血清添加到感染的单层细胞，然后加入荧光标记的 IgG 抗体，用荧光显微镜检测
CPE, cytopathic effect，细胞病变效应	

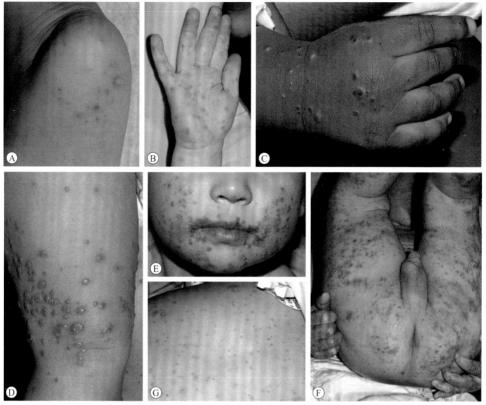

图 81.4　手足口病。A. 经典手足口病足底的红斑水疱；B～G. 柯萨奇病毒 A6 感染表现为多发性红斑、丘疹伴手掌类似于早期多形性红斑的靶型损害（B）；手背（C）和大腿（D）上的水疱和丘疱疹；口周类似疱疹样湿疹的皮损（E）；患有特异性皮炎的幼儿泛发的"柯萨奇湿疹"（F）；广泛分布的非褪色皮疹（Courtesy，Julie V Schaffer，MD.）

限。手足口病水疱损害的病理特征包括表皮坏死伴表皮内水疱，缺乏病毒包涵体或多核细胞形成，真皮中可见非特异性炎症表现。

治疗

　　大多数肠道病毒感染引起的皮疹具有自限性，预后良好，一般予以对症支持治疗即可，但在某些患者（如免疫抑制者或新生儿），肠道病毒感染可合并某些致命的并发症。普可那利是一种通过与病毒蛋白质衣壳结合干扰肠道病毒黏附和脱壳的一种抗病毒药物，在体外试验和临床研究中均被证实有效，最近一项关于新生儿肠道病毒性败血症的随机、安慰剂对照试验也证明了其疗效[10]。作为一种针对肠道病毒感染的特异性抗病毒药物，其为严重的肠道病毒感染患者带来治疗希望[11]。两种灭活肠道病毒 -71 型疫苗已在我国获准使用，但其他肠道病毒疫苗还在研发中。

麻疹

同义名：■麻疹（rubeola）

要点

- 接种疫苗后发病率明显降低。
- 前驱症状有咳嗽、鼻炎、结膜炎和 Koplik 斑。
- 出疹顺序从上向下。

引言与历史

　　自 1963 年麻疹活疫苗问世以来，麻疹（measles）的发病率明显下降。尽管麻疹接种率很高，但在发达国家和发展中国家中仍有麻疹疫情爆发的情况，这一疾病仍被视为威胁健康的重要原因。据统计，与疫苗问世前相比，麻疹疫苗已使全球麻疹发病率和死亡率分别减少了 74% 和 85%[12]。

流行病学

麻疹的潜伏期为 10 ~ 14 天，在此期间本病具有高度的传染性，可通过飞沫进行传播。在疫苗问世前，麻疹在人口密集地区呈地方性全年流行，任何年龄或性别均可发病。1985—1988 年，美国平均每年确诊 3000 例麻疹，1989 年—1990 年疫情期间，麻疹病例数增加了 6 ~ 9 倍。疫情流行期间主要受累人群为 5 岁以下未接种疫苗的儿童和接种疫苗但没有对病毒产生免疫力的学龄儿童，后者提示疫苗接种需超过一次，因此，在 1989 年，推荐接种两次疫苗的方案，这一改进措施明显降低了美国的麻疹发病率[13]。尽管美国每年诊断的麻疹病例中位数小于 50，但仍有爆发流行的情况发生，如 2014 年 12 月至 2015 年初，在加利福尼亚的一个游乐场发生麻疹疫情，共出现 147 名患者[14]，故普及麻疹疫苗接种仍然任重道远。

发病机制

麻疹病毒是 RNA 病毒，属于副粘病毒科，人类是其自然储存宿主。病毒首先在呼吸道上皮细胞内复制，然后扩散至淋巴组织和血液，引起病毒血症，随后播散至肺、肝和胃肠道。

临床表现与鉴别诊断

麻疹常见的前驱症状包括发热、咳嗽、鼻塞和鼻结膜炎。Koplik 斑是前驱期特征性的黏膜疹，表现为颊黏膜上的灰白色丘疹。发疹历时 2 ~ 4 天，表现为红斑、丘疹。皮疹初发于额头、发际和耳后，逐渐向下发展（图 81.5）。第 5 天起皮疹按出疹顺序逐渐消退。

其他病毒感染也可引起麻疹样发疹，如肠道病毒、EB 病毒、细小病毒 B19、人类疱疹病毒 6 型（human herpesvirus-6，HHV-6）[15]。除此以外还需要与药疹和川崎病相鉴别（图 81.2）。

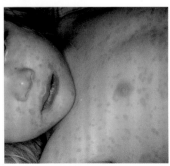

图 81.5　麻疹。粉红色斑疹和粟粒性丘疹（Courtesy, Louis A Fragola, Jr, MD.）

已有野生型病毒感染引起非典型麻疹皮损的报道，受感染人群包括 1963 年至 1968 年间接种过灭活麻疹疫苗，疫苗接种失败以及免疫缺陷群体。其主要临床表现为高热、咳嗽和肺部浸润，提示免疫复合物沉积与非保护性、补体固定性抗体有关，一般无鼻炎和结膜炎表现，皮疹表现多样，包括水疱、瘀斑、紫癜和肢端水肿。

麻疹的并发症包括中耳炎、肺炎、脑炎和心肌炎。亚急性硬化性全脑炎是一种迟发性神经退行性疾病，可在麻疹急性发病多年后出现，以癫痫发作、人格改变、昏迷和死亡为特征。麻疹的实验室诊断手段包括从鼻咽分泌物或尿液中分离病毒或通过 RT-PCR 检测病毒核酸，以及通过检测血清中麻疹特异性抗体 IgM 或 IgG 来明确诊断。

病理学

组织病理学表现非特异性，可见浅表血管周围淋巴细胞浸润伴海绵形成及角化不良。

治疗

目前尚无针对麻疹病毒的特效疗法。维生素 A 缺乏，会增加麻疹的发病率和死亡率，世界卫生组织（World Health Organization，WHO）建议所有急性麻疹患儿补充维生素 A，具体剂量如下：≥ 12 个月的患儿每日予以 200 000 IU，6 ~ 11 个月的患儿每日予以 100 000 IU，< 6 个月的患儿每日予以 50 000 IU，疗程两天，每天一次。

接种麻疹疫苗是降低麻疹发病率和死亡率最有效的方法。目前推荐的麻疹疫苗接种方案是在 12 ~ 15 月龄进行首次接种，4 ~ 6 岁时进行第二次接种[16]。对于未接种疫苗的个体，接触麻疹后 3 天内接种疫苗或 6 天内静脉注射免疫球蛋白（IM/IVIg）可以起到保护作用。

风疹

同义名：■ 德国麻疹

要点

- ■ 皮疹为粉红色的斑疹，从上向下发展。
- ■ 淋巴结肿大、触痛（尤其是枕后及耳后淋巴结）。
- ■ 常有关节受累。
- ■ 胎儿感染后可出现多种先天畸形。

引言与历史

风疹病毒系 RNA 病毒，属于披膜病毒科（Togaviridae family）。儿童和成人风疹（rubella）通常为症状较轻，具有自限性，但胎儿在宫内被感染可引起严重的并发症，包括流产、死产和严重的先天畸形。

流行病学

风疹的潜伏期为 16～18 天，主要通过飞沫传播。自 1969 年麻疹–腮腺炎–风疹（Measles-mumps-rubella, MMR）疫苗获得批准以来，风疹的发病率显著下降。例如，在过去的十年里，美国风疹的发病率下降了 98% 以上，每年向 CDC 报告的病例小于 15 例。风疹可在全球范围内流行，好发于春季。

发病机制

风疹病毒首先侵入鼻咽部，然后蔓延到局部淋巴结，随后形成病毒血症。

临床表现与鉴别诊断

风疹通常伴有轻度的前驱症状，如发热、头痛和上呼吸道感染。在儿童中，许多病例为亚临床感染。经过 1～5 天的前驱期后，面部出现发疹性的红斑和丘疹，并从头至脚向下蔓延，软腭也可出现红色斑点（Forchheimer 征）。发疹往往伴随着淋巴结肿大，尤其是枕后、耳后和颈部淋巴结。2～3 天后皮疹沿着发疹的顺序消退。

风疹并发症包括关节痛和关节炎，尤其是在青春期后的女孩和妇女；肝炎、心肌炎、心包炎、溶血性贫血和血小板减少性紫癜等较少发生。脑炎发生率为 1/6000 [17]。

检测到风疹病毒特异性 IgM 抗体或 IgG 抗体增加 4 倍即可诊断风疹；也可通过鼻腔清洗液、咽拭子或尿样的组织培养进行病毒分离或 RT-PCR 检测病毒核酸。风疹的皮疹没有特异性，鉴别诊断包括其他发疹性疾病（如腺病毒、肠病毒、麻疹、EB 病毒感染）及毒素介导的发疹如猩红热。枕部淋巴结肿大及典型的发疹过程有助于诊断。

无免疫力的孕妇可将病毒传给胎儿导致先天性风疹，妊娠前 16 周感染最常发生婴儿出生缺陷。先天性风疹综合征的特点是白内障、耳聋、先天性心脏病（动脉导管未闭、室间隔缺损）以及中枢神经系统异常（小脑、发育迟缓）。偶而可见因真皮造血导致所谓的"蓝莓松饼婴儿"表现（见第 121 章）。

病理学

组织病理学发现包括浅层血管周围炎细胞浸润，伴有轻度海绵水肿。在皮肤浸润区或外周血中可观察到非典型淋巴细胞。

治疗

风疹的治疗为支持治疗，预防的最佳方式是及时接种疫苗。目前的计划免疫建议风疹疫苗与麻疹和流行性腮腺炎疫苗（MMR 疫苗）联合接种，初始接种年龄为 12～15 月龄，第二次接种年龄为 4～6 岁[16]。孕妇暴露于风疹病毒后，应进行血清学检验（IgG 和 IgM）。孕早期暴露于风疹的易感妇女可考虑通过静脉注射免疫球蛋白来预防风疹，但它无法可靠地预防胎儿感染。如果检测到特异性 IgM 抗体或 IgG 抗体滴度的上升有诊断意义（但静注免疫球蛋白后 IgG 滴度无诊断意义），应给患者提供产前咨询。

传染性红斑

同义名：■ 第五病（fifth disease）■ 拍红性面颊病（"slapped cheek" disease）■ 细小病毒 B19 感染（parvovirus B19 infection）

要点

■ 主要皮疹为四肢网状红斑，后出现面颊部红斑，好发于儿童。
■ 青少年和成人的皮疹可表现为肢端或屈侧分布的瘀点和（或）瘀斑。
■ 母红细胞对细小病毒 B19 有明显的亲和力。
■ 胎儿感染可能导致贫血、胎儿积水或死亡。

引言与历史

人类细小病毒 B19（human parvovirus B19, B19）是已知的只感染人类的细小病毒，由 Cossart 和他的同事在 1975 年对血液样本筛选乙型肝炎病毒时意外发现。这种小型的单链 DNA 病毒，以其发现时在血清板中的位置（19 号，B 排）命名，于 1983 年被确定为传染性红斑（erythema infectiosum）病因。随后对人类细小病毒 B19 感染发病机制的阐明，发现它与许多疾病相关（表 81.2）。

流行病学

B19 的感染有明显的季节性，传染性红斑的发病

表 81.2　与细小病毒 B19 有关的临床疾病

相关疾病

皮肤黏膜疾病
- 传染性红斑
- 丘疹紫癜性手套和短袜样综合征
- 泛发性瘀点，累及躯干、肢端和（或）口周
- 黏膜疹伴糜烂和瘀点
- Degos 样皮疹

非皮肤疾病
- 关节病
- 胎儿水肿
- 高危个体的暂时性再生障碍危象 *
- 慢性贫血
- 血小板减少、中性粒细胞减少、全血细胞减少症
- 肝炎

可能相关疾病

血管炎
- 小血管炎
- 过敏性紫癜
- 冷球蛋白血症血管炎
- 结节性多动脉炎
- 肉芽肿性血管炎

其他皮疹
- 微疱疹
- 单侧侧胸壁发疹性疾病
- Gianotti-Crosti 综合征

其他
- 神经系统病
- 慢性疲劳综合征
- 系统性红斑狼疮样综合征
- 噬血细胞淋巴组织细胞增生症
- 肌炎

* 患者红细胞生成减少（如缺铁性贫血、地中海贫血）或红细胞破坏增加（如镰状细胞性贫血、遗传性球形红细胞增多、丙酮酸激酶缺乏症、葡萄糖-6-磷酸脱氢酶缺乏症），以及艾滋病毒感染患者和接受同种异体造血干细胞或实体器官移植的患者

无症状感染也可发生

高峰在冬季和春季，通过呼吸道分泌物、血液制品传播和母婴垂直传播。感染的潜伏期为 4 ～ 14 天。病毒 B19 感染呈全球分布，最常见于学龄儿童。病毒 B19 感染似乎存在周期性流行模式，每 6 年有一高峰期，个别社区流行可持续 3 ～ 6 个月[18]。B19 病毒的血清抗体阳性率随年龄而增加，1 ～ 5 岁以下儿童中 2% ～ 15% 有免疫力，5 ～ 19 岁达 15% ～ 60%，成年人有免疫力的比例达 30% ～ 80%。

发病机制

病毒 B19 对红系祖细胞有很强的趋向性，红细胞中的 "P 抗原"（红细胞糖苷脂）是病毒结合的细胞受体。事实上，缺乏 P 抗原的个体（P_1^k 血型或 p 表型）

似乎天生对 B19 感染有抵抗力[19]。

经过最初的呼吸道感染后，发生 B19 病毒血症，当接种 8 ～ 10 天后出现病毒 B19 型 IgM 抗体时，病毒从血液消失（图 81.6）。在病毒血症期间，可出现网织红细胞减少，持续 7 ～ 10 天[18]。IgM 抗体产生 1 周后，IgG 抗体产生，与此同时出现皮疹和关节痛症状。病毒血症与临床症状的暂时分离现象提示了免疫介导的过程。

贫血和网状细胞减少在正常个体中往往微不足道，但在有危险的个体可能会造成暂时再生障碍性危象，如红细胞破坏增加或产生减少、血小板减少症、中性粒细胞和全血细胞减少症也可能发生（见表 81.2）。宫内病毒传播所致的胎儿宫内感染同样可引起胎儿贫血（见下文）

临床特征与鉴别诊断

由病毒 B19 感染所造成的最常见疾病是传染性红斑，最常见于 4 ～ 10 岁儿童。在典型皮疹出现前 7 ～ 10 天可能有轻度的前驱症状，如低烧、肌痛和头痛等。初始阶段脸颊出现鲜红色斑，很少及鼻梁和口周（图 81.7A）。1 ～ 4 天后进入第二阶段，最常发生于四肢的红斑和丘疹，躯干少量分布，并发展成网状（图 81.7B，C）。皮疹持续 1 ～ 3 周或更久，期间呈消退状态，但可能因各种物理因素如阳光或过热而加重。传染性红斑的鉴别诊断包括猩红热、肠病毒感染和风疹，当有特征性表现时诊断通常是明确的。虽然系统性幼年特发性关节炎（仍是疾病）的皮疹消退时也会因受热加重，但它伴有周期性高热，病程更长，而且往往有 Koebner 现象。

在感染 B19 的青少年和成人中，皮疹通常表现为瘀点瘀斑，分布于肢端及屈侧（表 81.2）[20]。一种独特的**丘疹–紫癜手套和袜子综合征（papular-purpuric gloves and socks syndrome，PPGSS）**在 1990 年被首次描述[21]，随后被证明与急性 B19 感染有关，但其他感染性病原体也有报道，包括柯萨奇病毒 B6、人类疱疹病毒 6 和 EB 病毒。这种综合征常发生在春季，虽可发生于任何年龄，包括儿童，但年轻人似乎更易受感染。其特征性表现为水肿和手足红斑，特别是手掌和足底，以及瘀斑和紫癜（图 81.8）。偶可累及手足背侧，患者诉烧灼感和瘙痒。其他症状包括腭、咽及舌部可能存在糜烂及瘀点，伴有发热和轻微的前驱症状。

治疗为对症处理，1 ～ 2 周后症状自行消退。尽管有关 PPGSS 的免疫反应研究很少，但现有数据显示，患者在病毒血症时就已有皮肤黏膜病变，这意味着此时疾病具有传染性，因此，具有不同于经典传染性红

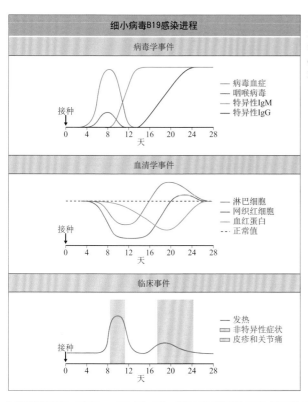

细小病毒B19感染进程

病毒学事件

接种

0 4 8 12 16 20 24 28
天

—— 病毒血症
—— 咽喉病毒
—— 特异性IgM
—— 特异性IgG

血清学事件

接种

0 4 8 12 16 20 24 28
天

—— 淋巴细胞
—— 网织红细胞
—— 血红蛋白
---- 正常值

临床事件

接种

0 4 8 12 16 20 24 28
天

—— 发热
▦ 非特异性症状
▦ 皮疹和关节痛

图 81.6 **细小病毒 B19 感染进程**。细小病毒 B19 感染的志愿者，记录其病毒学、血液学及临床事件（Reprinted from Cohen J，Powderly WG. Infectious Diseases，2nd edn，2004，Mosby，St Louis，with permission from Elsevier.）

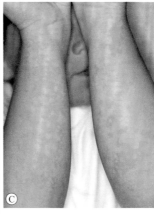

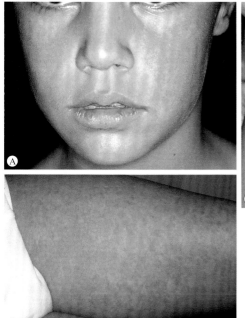

图 81.7 **传染性红斑**。两颊明亮红斑（**A**）。病程第二阶段，大腿上出现网状皮疹（**B**）。C. 病程第二阶段，手臂上出现网状皮疹（A，Courtesy，Louis A Fragola，Jr，MD；B，Courtesy，Julie V Schaffer，MD；C，Courtesy，Kalman Watsky，MD.）

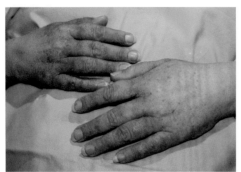

图 81.8 丘疹紫癜性手套和短袜样综合征。手指、手掌背侧可见红斑、水肿、瘀点及紫癜性小丘疹（Courtesy, Luis Requena, MD.）

斑的流行病学意义。

10% 的传染性红斑患者发生关节痛或关节炎，绝大部分是自限性的，在 1 ～ 3 周内症状可消失，但有时会持续数月。往往累及手部的小关节以及腕、膝和踝关节。与病毒 B19 感染有关的关节病变更常见于成年人，尤其是妇女，在急性感染中发生的比例高达 30% ～ 60%[22]。关节病变也可见于无皮疹的患者。

胎儿感染病毒 B19 可能会导致自限性贫血、胎儿水肿、自发性流产或死胎。妊娠前 20 周最易发生感染，且大多数胎儿流产发生于妊娠 20 ～ 28 周。妊娠晚期也可能发生胎儿死亡，但很少发生胎儿水肿[23]。孕期急性感染 B19 使胎儿流产的整体风险为 2% ～ 6%[24-26]。然而，感染了 B19 的母亲所生的婴儿大多数无症状。目前没有证据表明受过感染的婴儿会出现长期的神经系统后遗症，先天性畸形也未最后证实。

当须要确诊病毒 B19 感染时，检测血清抗病毒 B19 IgM 抗体是首选方法，其存在表明最近 2 ～ 4 个月内受过感染。PCR 技术检测对免疫功能低下宿主的感染诊断可能有用。

病理学

皮肤活检一般对临床诊断病毒 B19 感染无诊断价值。在 PPGSS 患者，组织病理显示真皮中淋巴细胞浸润，用抗病毒 B19 抗体进行免疫组化染色见真皮血管内皮细胞具有阳性染色。

治疗

对于病毒 B19 的感染没有特定的抗病毒治疗。传染性红斑儿童患者通常感觉良好且往往不需要治疗。如果有关节病变的症状，非甾体消炎药有用。易患再生障碍危象的患者需要输入红细胞。已证实有病毒 B19 原发感染的孕妇，在头 6 个月内应进行一系列的

胎儿超声检查；对于严重感染的胎儿，需要胎儿宫内输血和其他措施进行干预。

婴儿玫瑰疹

同义名：■ 幼儿急疹（exanthem subitum）■ 第六病（sixth disease）

要点

■ 高热后，退热期出现广泛皮疹。

■ 主要影响婴幼儿。

■ 可能发生热性惊厥。

婴儿玫瑰疹（roseola infantum）是一种常见的婴儿发热性疾病，主要由人类疱疹病毒 6（human herpesvirus-6, HHV-6）感染引起，并与人类疱疹病毒 7（HHV-7）感染有关联（见第 80 章）。大多数原发感染发生在儿童 6 月龄（此时母体保护性抗体水平下降）以及 3 岁时，发病高峰年龄为 6 ～ 12 个月。40% ～ 80% 幼儿在 13 个月时对 HHV-6 的血清反应呈阳性[21, 27]，且多数持续 3 年之久；然而，只有不到 1/3 的感染导致了婴儿玫瑰疹的典型临床表现。婴儿玫瑰疹全年可发病，但春季最常见，潜伏期通常为 9 ～ 10 天。

典型表现为婴儿高热（40 ～ 40.5℃；104 ～ 105℉）持续 3 ～ 5 天，而一般情况良好。小于 10% 患者发热期可出现惊厥。退热后随即出现皮疹，表现为躯干、颈部、四肢近端玫瑰红色的斑片及丘疹，偶可累及面部。有轻微上呼吸道症状、鼓膜充盈，或可能出现枕颈淋巴结肿大、眼睑水肿和前囟膨隆。软腭和悬雍垂可以见到红色丘疹的黏膜疹（Nagayama spots），悬雍垂和舌腭交界处的溃疡是特征性表现[28]。皮疹持续数天后消退。婴儿发生非特异性发热或发热性中耳炎可能是由于 HHV-6 感染导致。

在第 80 章中，讨论了 HHV-6 感染的其他致病特点和临床表现，包括免疫抑制和伴嗜酸性粒细胞增多和系统症状的药物反应（drug reaction with eosinophilia and systemic symptoms, DRESS）中的再激活。

单侧性胸侧疹

同义名：■ 儿童非对称性屈侧周围疹（asymmetric periflexural exanthem of childhood）

引言与历史

单侧性胸侧疹（unilateral laterothoracic exanthem，ULTE）于1962年被首先报道[29]，1992年起则用"单侧侧胸壁发疹性疾病"描述该病[30]。该病最初分布于一侧的屈侧周围（通常为腋部），随病程推移皮疹向对侧呈离心性蔓延。

流行病学

ULTE最常见于幼儿和学龄前儿童，发病年龄为6个月至10岁。男女比例是1∶2，大多数病例都发生在白种人。该病在欧洲和北美流行，多在春季发病。

发病机制

尽管多次试图找出细菌性或病毒性致病因子，该病病因仍不明。本病呈季节性流行，伴有前驱症状，有家庭内病例报告和对系统性抗生素治疗无效等，均提示为病毒性致病因子。在发表的研究中，多种病毒（如EB病毒、巨细胞病毒、HHV-6、HHV-7和其他病毒）被筛查，但均未证实为本病的病因。个别病例显示或与**螺原体感染**、细小病毒B19和EB病毒感染有关[31-32]。

临床特征与鉴别诊断

皮疹起初呈单侧分布（图81.9），最常见于腋窝区域，然后累及躯干、手臂和大腿，皮疹通常为麻疹样或湿疹样性质，向对侧蔓延，但仍以单侧为主。

发疹前有60%的患者会出现低烧、腹泻和（或）鼻炎，瘙痒常见。淋巴结肿大也可出现。病程持续3～6周，然后自行消退，通常无复发。

本病最易误诊为接触性皮炎，其余鉴别诊断还包括非特异性病毒疹、药疹、非典型玫瑰糠疹、疥疮、痱子和足癣。如果显著累及四肢，也可考虑Gianotti-Crosti综合征。传染性软疣皮损处可出现湿疹样损害，可以与ULTE分布相似。一般不需要实验室检查。

病理学

组织学改变不具特异性，包括轻度海绵水肿、表皮淋巴细胞浸润以及淋巴细胞为主的浅层血管周围浸

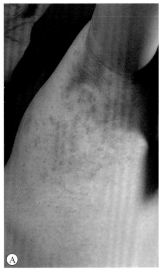

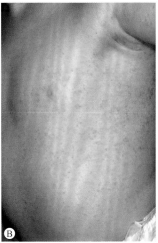

图81.9　单侧性胸侧疹。左腋窝和上侧面的红斑丘疹（A），左外侧躯干的分布稍广泛（B）

润，真皮炎症细胞浸润集中在汗腺导管周围。

治疗

局部应用糖皮质激素作用很小，对有症状患者应给予支持治疗。可告知患儿父母皮疹可于3～6周后自行消退。

Gianotti-Crosti 综合征

同义名：■ 儿童丘疹性肢端皮炎（papular acrodematitis of childhood）■ 丘疹水疱肢端局限性综合征（papulovesicular acrolocated syndrome）

要点

- 四肢、面部及臀部对称性丘疹性皮疹。
- EB 病毒和乙型肝炎病毒感染为最常见诱因。

引言与历史

Gianotti-Crosti 综合征（Gianotti-Crosti syndrome，GCS）是由 Gianotti 和 Crosti 于 20 世纪 50 年代首先报道。此综合征的特点是急性发作的位于肢端、面部和臀部的对称性丘疹，主要发生于儿童。1964 年，Gianotti 和 Crosti 报告的病例同时伴有无黄疸性肝炎，并在 20 世纪 70 年代的一些病例中发现其与乙型肝炎病毒有潜在关系。随后的报告表明，Gianotti-Crosti 综合征可与多种病毒有关（表 81.3）。

Giantti 于 1985 年用"丘疹水疱性肢端综合征"来区别有更多有水疱、无肝炎、瘙痒更重和病程更长的病例[33]。随后的报告表明，但这些不同的临床表现一般与病原体无关[34]，这种亚型现在被归入到 Gianotti-Crosti 综合征的疾病谱内。

流行病学

Gianotti-Crosti 综合征在全球范围内分布，最常于春季和初夏时发生于幼儿。在大样本中，发病年龄范围为 6 个月至 14 岁，平均年龄 2 岁。

表 81.3 已报道与 Gianotti-Crosti 综合征有关的潜在病因	
病毒性	
• 乙肝病毒 *	• 轮状病毒
• EB 病毒 †	• 细小病毒 B19
• 甲型、丙型肝炎病毒	• 腮腺炎病毒
• 巨细胞病毒	• 人类疱疹病毒 -6
• 柯萨奇病毒	• 人类单纯疱疹病毒 1
• 呼吸道合胞病毒	• 流感病毒
• 腺病毒	• 人类免疫缺陷病毒
• 副流感病毒	
非病毒性	
• A 组 β 溶血性链球菌	• 巴尔通体
• 肺炎支原体	• 脑膜炎奈瑟菌
疫苗	
• 脊髓灰质炎	• 乙型肝炎＞甲型肝炎
• 白喉-百日咳-破伤风（DPT）	• 流感
• 麻疹-腮腺炎-风疹（MMR）	

* 欧洲最常报道
† 美国最常见病因
传染性软疣患者也可出现瘙痒性 Gianotti-Crosti 综合征样皮疹（见表 81.3）。最常见病毒感染病因用**黑体**标注

发病机制

Gianotti-Crosti 综合征被认为是对各种感染的一种自限性皮肤反应。致病因子中，乙型肝炎病毒和 EB 病毒报道得最多，在美国 EB 病毒是最常见的病因。其他可能潜在病因列于表 81.3。虽然 Gianotti-Crosti 综合征的发病机制尚不清楚，但也有一些迹象表明免疫接种或免疫失衡的患者在某些感染后发病风险可能会增加。

临床特征与鉴别诊断

Gianotti-Crosti 综合征往往是先有上呼吸道症状和轻度全身症状。皮疹突然发生，为单一形态、皮色至粉红色的水肿性丘疹，对称分布于面部、臀部和四肢伸侧（图 81.10）。一些患者皮损仅局限于面部[35]。躯干通常无皮疹，偶尔也可有丘疹[36]。皮疹往往无症状，有时可有水疱或紫癜。全身表现包括低热和淋巴结肿大（主要是腹股沟及腋窝），可以持续数月，肝脾大较少发生。

Gianotti-Crosti 综合征的鉴别诊断包括药疹、丘疹性荨麻疹、其他病毒疹、多形性红斑和传染性软疣。皮损形态和分布特征有助于缩小诊断。传染性软疣的炎症反应预示皮疹的消退，这种自身反应与 Gianotti-Crosti 综合征极为相似，通常表现为单一形态的红色丘疹，常累及肘部和膝盖，但它瘙痒剧烈，局部糖皮质激素治疗有效[37]。

病理学

组织病理学表现不具特异性，可以包括皮肤棘细胞层水肿、苔藓样改变以及淋巴细胞性血管炎。可见表皮下部淋巴细胞外移及细胞毒 T 细胞数量增多[38-39]。

治疗

Gianotti-Crosti 综合征的治疗为支持治疗，局部使用皮质类固醇往往没有益处。应详细询问患者病史并进行彻底的体格检查，如果有临床症状，则须进行肝炎或特定病毒因子（如乙型肝炎病毒，EB 病毒）的实验室检查。通常 3～6 周内皮疹自行消退，偶尔呈爆发性，可以持续 8 周以上。

痘病毒感染

要点

- 1980 年天花被宣布消灭。
- 传染性软疣是人类最常感染的痘病毒。

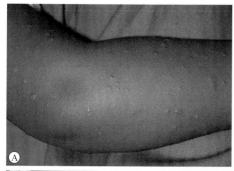

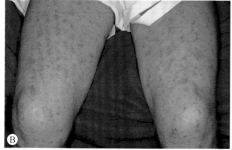

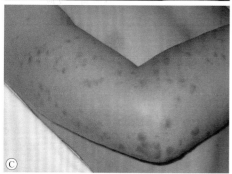

图 81.10　Gianotti-Crosti 综合征。A. 肘部单形小红斑丘疹。B. 大腿和膝盖部更加旺盛的聚集性水肿性红斑丘疹。C. 肘部更大的水肿型红斑丘疹

　　痘病毒（poxviridae）家族是最大的、砖形或卵形的双链 DNA 病毒，其特点是胞浆内复制。痘病毒引起的疾病包括天花、牛痘、猴痘、特纳河痘、羊痘、挤奶人结节和传染性软疣（表 81.4）[40-44]。最具有历史意义的是天花，曾在世界各地流行并致数百人死亡。美国最后一次的天花爆发于 1949 年。1980 年，世界卫生大会宣布天花被根除。美国和俄罗斯保存了病毒样本。与天花临床特点最相似的感染是水痘，二者的比较列在表 81.5。

　　由于担心天花病毒被用作生物武器[45-47]，广泛采纳的建议是处理可能爆发的疫情（emergency.cdc.gov/agent/smallpox/ ）。目前疫苗的"环围接种"策略包括隔离疑似感染、免疫接种所有接触者以及他们的接触者。如果接触时间在 3～4 天内，天花疫苗可以预防或减轻疾病的严重程度。所有接触疑似患者的相关人员和医务工作者均应事先接种天花疫苗[48]。

　　随着天花被根除，**传染性软疣**（molluscum contagiosum，MC）成为唯一能感染人类并造成特定影响的痘病毒。传染性软疣病毒（MC virus，MCV）是**痘病毒科软疣属**，已证实 MCV 的两个分子亚型 MCV Ⅰ 和 MCV Ⅱ 型能够引起类似的皮损[49]。儿童的传染性软疣是一种常见的、自限性疾病。它也可发生于成年人，多通过性接触传播。近来发现它越来越频繁地发生于免疫功能低下的个体，尤其是 HIV 感染者。本病主要通过直接接触传播，污染物传播不常见。

　　传染性软疣的皮损为坚实、有脐凹的珍珠样丘疹。表面呈蜡样光泽。可发生于皮肤表面的任何部位，最常见于皮肤褶皱部位（如：腋窝，颈部），侧躯干、大腿、臀部、以及生殖器区域（图 81.13A）。偶尔累及面部皮肤，常使患者自觉痛苦（图 81.13B）。泛发性受累面积较大的变异损害（deforming lesion），偶可见于免疫抑制者，特别是艾滋病患者（见第 78 章）。

　　与传染性软疣相关的皮炎较常见（图 81.13C），尤其是在儿童特应性皮炎患者中。传染性软疣的炎症病变时，常伴有脓疱或疖样改变（图 81.13D）；多数情况下可以看做是机体免疫反应的信号。上文提到，传染性软疣会有类似机体自身反应性的炎症反应，表现为好发于肘部和膝盖的瘙痒性红斑丘疹。

　　传染性软疣的鉴别诊断包括皮肤附属器肿瘤、寻常疣、尖锐湿疣、基底细胞癌、幼年黄色肉芽肿、黑素细胞痣（特别是 Spitz 痣）、丘疹性环状肉芽肿和脓皮病。免疫抑制的个体，隐球菌或组织胞浆菌病的感染表现可能与传染性软疣类似。软疣性皮炎的炎症反应可能类似于丘疹性皮炎、葡萄球菌疖病、Gianotti-Crosti 综合征和 ULTE。传染性软疣的组织学检查特征是表皮角质细胞胞浆内可见大的包涵体（软疣小体或 Henderson-Patterson 小体），其体积随其向皮肤表面移动而逐渐增大（图 81.13E）。易变的致密的真皮浸润有时可能有假性淋巴瘤特征。

　　免疫功能健全儿童的传染性软疣病程是自限性的，发病至痊愈，间隔时间几个月到几年不等。病变数目较多或影响美观时需要治疗。治疗方法包括刮除、人工挤压、冷冻疗法、局部化学起疱剂、局部角质剥脱剂和局部西多福韦制剂（表 81.6）。尽管咪喹莫德已被用于治疗传染性软疣，其疗效在大量对照试验中并未

表 81.4　选定痘病毒感染

疾病	病毒/属	宿主	临床表现	治疗	评论
天花	天花/正痘病毒属	人类	**主要标准 *** ● 前驱发热［＞101°F（38.3℃），发病前 1～4 天有头痛、皮疹、背部或腹痛］ ● 坚实、深在以及局限性的水疱/脓疱 ● 病变在同一阶段可发生于身体的任何部位 **次要标准** ● 离心分布 ‡ ● 初发病变在咽部、口腔黏膜 ● 患者出现 "中毒" 症状 ● 慢演变皮疹（即 1～2 天的时间每一个阶段：斑疹、丘疹、水疱） ● 掌跖部病变 其他表现见表 81.5	支持治疗；预防与接种疫苗	● 通过呼吸道进入 ● 潜伏期 7～17 天 ● 重症天花＝严重形式并有高死亡率；轻症天花（亚天花）＝轻度形式 ● 并发症：全眼球炎、失明、关节炎、脑炎 ● 常见死因：毒血症、免疫复合物沉积、低血压 ● 高风险——3 个主要标准；中度风险——前驱发热＋1 条其他主要标准或≥4 条轻微标准；低风险——无前驱发热或前驱发热＋＜4 条轻微标准 ● 实验室诊断：天花实时 PCR（＋），正痘病毒实时 PCR（＋），非天花正痘病毒属实时 PCR(－)，EM(如有)，病毒培养（接收标本：水疱 "触摸准备"、疱顶、水疱拭子、活检标本） ● 理论上根除：有用于生物恐怖主义制剂的潜在危险
接种后牛痘	牛痘/正痘病毒属	人类	● 接种部位丘疹（通常为三角肌或大腿）发展为脓性水疱，以后结痂（图 81.11A） ● 偶有卫星病灶 ● 常有淋巴结肿大、发热、疲倦	支持治疗；愈合时有凹点结痂	● 用于天花疫苗；历史上来看，一般民众；如今，军事和第一反应者，包括医务工作者 ● 活疫苗（ACAM2000™）开始在 2008 年使用的从前一个疫苗中通过细胞培养无菌繁殖的分离出的活疫苗（Dryvax®；最近生产于 1978 年），在美国战略国家储备中有超过 2 亿个剂量 ● 可能的不良反应 §： 　－ 接种部位或区域淋巴结严重感染 　－ 无意中自体接种（不可见） 　－ 接触传播（不可见） 　－ 眼部牛痘 　－ 全身牛痘（在免疫功能低下宿主中更严重） 　－ 湿疹性种痘（异位性皮炎，Darier 病）（图 81.11B） 　－ 种痘后非病毒性脓疱病 　－ 进行性牛痘（免疫功能低下的宿主） 　－ 多形红斑（图 81.11C），Stevens-Johnson 综合征 　－ 胎儿牛痘 　－ 种痘后 CNS 疾病 　－ 心肌炎/心包炎 　－ 扩张性心肌病（有争议） ● 另外，种痘后 1～3 周皮肤表现包括荨麻疹和发疹型药疹，分别持续 4～15 天和 7～20 天 ● 实验室诊断：天花实时 PCR（－），正痘病毒实时 PCR（＋），非天花正痘病毒属实时 PCR（＋），病毒培养（可接受标本：与天花相同）
猴痘	猴痘/正痘病毒	猴子（特别是圈养的猴子），啮齿动物，人类	● 倦怠、发热和感冒样症状 ● 皮损数量从数个至 100 个以上 ● 丘疹进展为脓疱然后结痂 ● 不同阶段的皮损可同时并存 ● 通常呈离心性分布 ‡，常累及掌跖 ● 常有淋巴结肿大和呼吸道症状	支持治疗；后显露种痘；严重病例可用西多福韦；病程通常自限；愈后结痂	● 主要发生在非洲 ● 获得性皮肤接种或吸入；可能人－人传播[40-41] ● 潜伏期 10～12 天 ● 美国 2003 年爆发此病，是由于草原狗接触了来自加纳的冈比亚患病巨鼠[42] ● 实验室诊断：天花实时 PCR（－），正痘病毒实时 PCR（＋），非天花正痘病毒属实时 PCR（＋），病毒培养（可接受标本：与天花相同） ● 天花疫苗的保护

表 81.4　选定痘病毒感染（续表）

疾病	病毒/属	宿主	临床表现	治疗	评论
牛痘	牛痘/正痘病毒输	牛（现罕见），猫，啮齿动物，人类	● 受感染动物接触部位皮损有疼痛性丘疹（通常是猫） ● 手和脸最常见受累 ● 红斑、水肿性丘疹迅速成为水疱、脓疱，然后出血 ● 发展为溃疡，有脱屑和结痂 ● 淋巴结肿大、发热和类似流感症状	支持治疗；超过4周瘢痕愈合；瘢痕通常大而深	● 主要发生在欧洲和中亚 ● 较羊痘和挤奶人结节少见 ● 可通过猫亚临床感染 ● 潜伏期：7天 ● 偶有病情严重，全身性发疹合并特应性皮炎
羊痘（传染性臁疮，痛性口腔疾病口疮疹，传染性脓疱疮皮炎，感染性脓疱疮皮炎）	羊痘/正痘病毒属	绵羊，山羊，驯鹿，人类	● 受感染动物前肢接触部位1至数个丘疹（病变易发生于口周和母羊乳腺），兽体或污染物（如围栏、谷仓门；图 81.12A） ● 进展经过几个阶段： 　－ 斑丘疹 　－ 靶样 　－ 哭泣结节 　－ 带有黑点的干燥再生阶段 　－ 乳头状 　－ 干性皮屑的消退阶段 ● 可能伴随淋巴管炎、淋巴结炎、倦怠、发热	支持治疗；局部使用咪喹莫特可刺激早期消退；通常无瘢痕愈合	● 在绵羊和山羊中流行 ● 高风险职业：牧羊人、屠夫、收益、剪羊毛工人 ● 病理结果取决于病期，包括表坏死、空泡角质形成细胞、密集混合皮肤渗透和表皮向真皮中纤细指状突起；嗜酸性包涵体大多见于胞质，有时见于核内（图 81.12B） ● 实验室诊断：皮损组织学检查±EM；副痘病毒实时 PCR（＋），羊痘病毒实时 PCR（＋） ● 10～14 天后偶可发生多形红斑
挤奶人结节（牛丘疹口腔炎、假牛痘）	副牛痘病毒/副痘病毒属	牛，人类	● 受感染部位丘疹（如犊牛鼻部，奶牛乳头） ● 通常单一病灶；易发生于手和前臂 ● 皮肤病灶几乎与羊痘完全相同	支持治疗	● 牛中流行 ● 危险的职业：奶农、牧场主、屠夫、兽医 ● 实验室诊断：病理结果±EM（见羊痘）；副痘病毒实时 PCR（＋），副牛痘病毒属实时 PCR（＋）
鹿相关副痘病毒感染	副痘病毒属	鹿，人类	● 在野鹿屠宰场中非愈合切口处的可卷曲的紫质结节 ● 手指上的单一皮损 ● 一患者活检后发热	支持治疗	● 美国东部的猎鹿人中有报道[43] ● 组织学表现为表皮增生、坏死、角质形成细胞内嗜酸性粒细胞包涵体、扩张的血管内皮细胞肿胀、淋巴组织细胞浸润和中性粒细胞浸润 ● 副痘病毒实时 PCR（＋）
树鼠痘	树鼠痘/亚塔痘病毒属	非人类灵长类，人类	● 孤立的皮肤病灶，通常在腿部 ● 红斑、丘疹、脓疱、溃疡和结痂阶段 ● 通常局部水肿和淋巴腺肿大 ● 合并发热和流感样症状	支持治疗；超过6～8周瘢痕性愈合	● 非洲赤道地区流行 ● 通过节肢动物载体可传给人类，也可直接传给人类[44]

* 急诊准备及应对机构（emergency.cdc.gov/agent/smallpox/）.
† 集中于面部和肢端
§ 病例定义见参考文献［45］
‡ 集中于面部和肢端

得到证实[50]。儿童局部外用斑蝥素（见第 129 章）是一种安全有效的治疗，具有无痛和无创伤的优点，但它比刮除需要更多次的回访治疗；另外，此方法尚未获得且较难获得 FDA 认可[51]。局部皮质类固醇治疗软疣皮炎可以帮助减轻瘙痒，防止因搔抓引起的自体接种。

病毒性出血热，包括登革热

　　出血热（hemorrhagic fever）是一组动物源性病毒感染性疾病，从轻度的自限性发热性疾病到严重威胁生命的疾病，严重程度不等。出血热的皮肤表现为非特异性，包括瘀斑、紫癜和黏膜出血。严重感染的患者可出现休克、出血和多脏器功能衰竭，死亡率很高。尽管某些媒介呈全球分布，但病毒性出血热最常见于南美洲和非洲。表 81.7 列出了几种病毒性出血热的流行病学特征。

　　登革热（dengue）是由登革热病毒引起的发热性疾病，包括严重的**登革出血热**（dengue hemorrhagic fever，DHF）和**登革热休克综合征**（dengue shock syndrome，DSS），有四个不同的血清型：DENV-1-4。这些病毒属于黄病毒科家族，经蚊子传播。在流行地区（图

表 81.5 水痘/播散性带状疱疹与天花的比较		
	水痘/播散性带状疱疹	天花
前驱症状	无或轻微	发疹前有 1～4 天的发热 ≥ 101°F（38.3℃），另有虚脱、头痛、寒战、背痛和（或）胃肠道症状
病变分布	初发于面部/头皮，躯干部累及多于肢端，可有黏膜疹	皮损集中于面部与四肢，可进展累及整个体表，黏膜疹常在皮疹之前发生
阶段病变	不同阶段皮损（丘疹、水疱、脓疱）在任何皮肤部位可同时见到	邻近病灶处于相同的发展阶段（同步）
病变类型	相对浅表，从斑疹/丘疹演变为水疱/脓疱	开始为丘疱疹，然后变成坚实的、深在性的脓疱，有融合趋势
病程	皮损往往在 3 天以上分批出现	皮损扩散持续 1～2 周结痂过程 1 周以上
瘢痕	无并发症病例中罕见	常见，标志性

81.14），可以出现垂直传播（由母亲传给胎儿）[52]。由旅行者将病毒引入新的地域后，导致疾病的流行。

临床表现从无症状感染到致命性疾病[53]。经过 3～8 天的潜伏期，出现包括双相发热、头痛、肌痛、恶心、呕吐和后眼眶疼痛在内的临床表现。高达 50% 的患者出现皮疹，可表现为麻疹样或猩红热样红斑，皮疹间可见未受累皮肤，形成"红海中的白色岛屿"状外观。可能发生轻度的出血现象，包括瘀斑、鼻出血和牙龈出血[54]。严重的登革热（包括 DHF 和 DSS）常见于儿童再感染第二血清型病毒后，其特征为血浆渗漏导致休克和呼吸窘迫，以及严重的出血和器官损害。近来发现，岩藻糖基化的非中和 IgG1 抗体可以结合活化的 Fc 受体 Fcγ Ⅲ A 并与血小板抗原交叉反应，导致血小板减少和严重疾病[55]。

登革热的诊断可通过血清学检测、RT-PCR 分析或检测病毒非结构蛋白 1（nonstructural protein 1，NS1）抗原来证实。目前对登革热没有具体的治疗方案，但强有力的支持治疗可以使死亡率降低至 1%[54]。

西尼罗河病毒感染

西尼罗河病毒（West Nile virus，WNV）属于黄病毒科家族的一种单链 RNA 病毒，以动物为传播媒介，最常见于非洲、欧洲和亚洲。该病毒由库蚊叮咬在野生鸟类间传播（如乌鸦、大乌鸦和蓝鸟）。自 1999 年，该病毒在美国的分布范围迅速扩大，迄今为止所有临

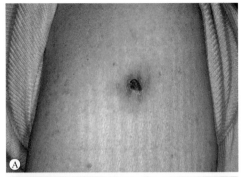

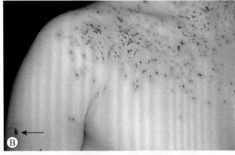

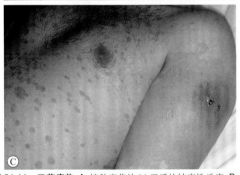

图 81.11 天花疫苗。A. 接种疫苗处 14 天后的结痂性丘疹。B. 特应性皮炎患者的痘疹。从疫苗接种部位（箭头）传播到皮肤屏障受损引起的湿疹区域。C. 多形红斑样反应与接种部位明显红斑和水肿有关（B，C，Courtesy，Louis A Fragola，Jr，MD.）

近州有近 2000 例死亡病例[56-58]。虽然蚊子叮咬是主要的传播途径，但输血、实体器官移植及母乳喂养亦可传播该疾病[59-61]。

西尼罗河病毒感染常发生于蚊子活动频繁的时期（晚春至初秋）。约 80% 感染无临床症状。有症状的患者表现为发热、头痛、倦怠、食欲缺乏、恶心、呕吐、眼痛、淋巴结肿大、脑炎、肌痛和肌肉无力。老年患者存在发生更严重的神经系统病变的高风险。

25%～50% 的西尼罗河病毒感染的患者有皮疹表现，为非特异性的斑疹、丘疹、银屑病样皮损和红斑

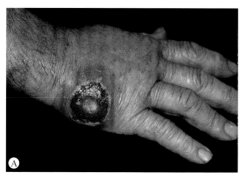

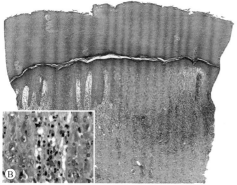

图 81.12 **羊痘**。A. 手背部渗出伴中央溃烂的红斑结节。B. 组织学显示表皮坏死，空泡角质形成细胞和胞浆内包涵体（插图）(A, Courtesy Luis Requena, MD；B, Courtesy Lorenzo Cerroni, MD.)

疹[59]，主要表现为四肢斑点状病变。皮疹的演变可能与西尼罗河病毒性脑炎及其死亡的风险降低有关[62]。通过血清或脑脊液酶联免疫吸附试验或 RT-PCR 测得 IgM 抗体可以确诊。治疗以支持治疗为主；预防措施包括减少蚊子数量和避免被蚊子叮咬。

寨卡病毒感染

　　寨卡病毒（Zika virus）是黄病毒科的一个成员，最初于 1947 年在乌干达被发现，主要通过**埃及伊蚊**和**白纹伊蚊**传播，也可以通过性接触、输血和母婴传播。2007 年，密克罗尼西亚首次发生大面积的寨卡病毒爆发，随后在其他太平洋岛屿、美国中南部、加勒比群岛、墨西哥、佛罗里达州和德克萨斯州也有发生。2016 年，有报道显示，胎儿小头畸形可能与孕妇的寨卡病毒感染有关。约 20% 的寨卡病毒感染有临床症状，表现为发热、关节痛 / 关节炎、头痛和结膜炎。麻疹样或猩红热样疹通常始于面部，并蔓延到躯干和四肢[63]；也可以累及毛囊和手掌。寨卡病毒感染相关

表 81.6　**传染性软疣的治疗**。大型随机、安慰剂对照临床研究提示咪喹莫特无效。循证医学证据重点在于：(1) 前瞻性对照临床研究；(2) 回顾性研究或大型病例系列报道；(3) 小型病例系列报道或个案报道
不治疗
免疫力健全的患者最终可自行消退 有扩散危险（特别是过敏患者），伴有皮炎和瘙痒症
物理疗法
冷冻疗法（2） 刮除（1） 电干燥法（3） 人工取出（3）
局部和皮损内疗法
斑蝥素（2*） 西多福韦（1） 鬼臼毒素（1） 5% ～ 10% 氢氧化钾溶液（1） 水杨酸和乳酸（2） 维甲酸（3） 硝酸银膏（2） 三氯乙酸（1） 念珠菌抗原皮损内注射（2） 干扰素 - α 皮损内注射（3）
激光疗法
二氧化碳（3） 脉冲染料（2）
系统治疗
西多福韦（HIV 感染者）（3） 西咪替丁（2） 灰黄霉素（3） 抗逆转录病毒治疗（HIV 感染者）（3） 干扰素 - α 皮下注射（3）
* 最近的一项随机、安慰剂对照的小研究发现没有益处，但它的动力不足，有缺陷，包括治疗间隔和治疗组和对照组之间的基线差异非常短[51]

的格林-巴利综合征（Guillain-Barré syndrome）也有报道。通过 RT-PCR 检测血清或尿液以及血清学检查可以诊断。疫苗开发正在进行中。

切昆贡亚热

　　切昆贡亚热（Chikungunya fever）是由切昆贡亚病毒引起的，该病毒属于披膜病毒科家族，主要通过受感染的**埃及斑蚊和伊蚊**传播。以往感染主要发生在印度、印度洋群岛、南亚和非洲，最近在意大利、法国、中美洲、南美洲、加勒比群岛、墨西哥和佛罗里达州也有爆发。患者表现为发热、头痛、肌痛、恶心和呕吐。皮肤表现包括麻疹样发疹，肢端或面部（有时局限于鼻部）红斑、水肿，生殖器、间擦部位和口腔溃疡，面部和四肢可见炎症后色素沉着（如雀斑样、鞭

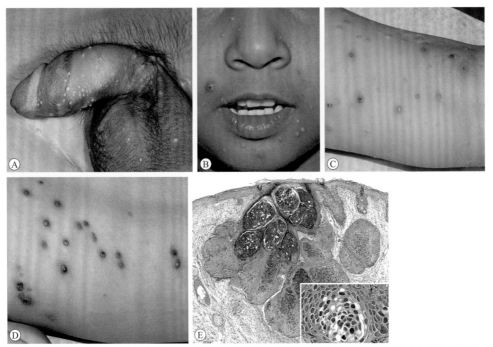

图 81.13 传染性软疣。 生殖器区域（A）和面部（B）可见多个珍珠白色、脐凹状丘疹；右侧面颊可见炎症表现（炎症反应是宿主对病毒免疫应答的标志）。C. 炎性病灶周围可见"软疣皮炎"。D. 炎性软疣的脓疱样损害表现，培养显示正常皮肤菌群。E. 组织学检查可见大量软疣小体（插图）。生理盐水制备皮损内容物观察到软疣小体可以用作床边诊断技术（B-D, Courtesy, Julie V Schaffer, MD；E, Courtesy, Lorenzo Cerroni, MD.）

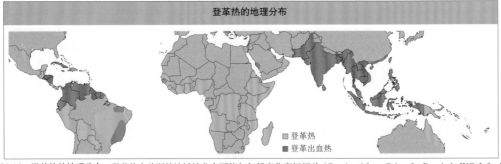

图 81.14 登革热的地理分布。 登革热在美洲的地域性分布可能与气候变化密切相关（Reprinted from Cohen J, Powderly WG. Infectious Diseases, 2nd edn, 2004, Mosby, St Louis, with permission from Elsevier.）

答样及弥漫性）[64]。婴儿常见广泛性水疱样皮疹，偶尔见于年长儿童和成人中[65]。其特征性表现为严重的腰背痛和退行性关节痛，后者可持续数周至数月。目前无特异性治疗方法。

巴马森林和罗斯河病毒感染

巴马森林和罗斯河病毒（Barmah Forest and Ross River virus）属于披膜病毒科家族成员，在澳大利亚呈地方性流行，通过**伊蚊**传播给人类[60-61]。患者可出现发热、嗜睡、肌痛、关节痛或关节炎等症状。约90%感染巴马森林病毒的患者可伴随皮疹表现，通常最初表现为面部红斑、水肿（尤其是鼻部和耳部），随后出现广泛红斑样、斑丘疹样、水泡样或紫癜样皮疹。两者感染均可通过血清学或PCR诊断。

表 81.7 部分病毒性出血热的流行病学特征

	沙粒病毒科 *		丝状病毒科		布尼亚病毒科			黄病毒科
	拉沙热病毒	巨宁，马丘波，瓜纳里多，沙比亚病毒	埃博拉病毒 †	马堡病毒 †	汉坦病毒 **	克里米亚-刚果出血热病毒 †	Rift山谷热病毒	黄热病病毒
地理	西非	南美、北美	非洲中部和西部	非洲东部和中部	世界各地	欧洲、亚洲、非洲	非洲、阿拉伯半岛	南美、非洲
主要感染源	啮齿动物（多乳房鼠类）	啮齿动物（暮鼠属和茎鼠属）	迁徙的果蝠	果蝠	啮齿动物（物种取决于所处地理位置）	蜱（硬蜱，特别是璃眼蜱属）	蚊	蚊（伊蚊和趋血蚊属）
传播	医源性、接触病鼠、水平传播	动物源性传播（啮齿动物）	接触感染蝙蝠、灵长类动物和丛林羚羊；水平传播（包括医源性和尸体）	接触感染蝙蝠、灵长类动物；水平传播（包括医源性和尸体）	动物源性传播（啮齿动物）	感染蜱虫或接触感染动物宿主的血液（如牛、山羊）；水平传播（包括医源性）	蚊虫叮咬；接触感染动物	虫媒传播（蚊子）（疾病流行时人可为储存宿主）
危险因素	西非农村地区与乳鼠属密切接触；与感染者密切接触	南美或北美的某些农业地区，与啮齿类动物接触	与受感染的人或动物的血液或分泌物密切接触（见上文）（埃博拉和马尔堡病毒）；可能与洞穴相关（马尔堡病毒）		接触啮齿类动物或其分泌物（尿液）尘埃；在啮齿动物类实验室工作	蜱虫叮咬；接触感染牲畜；接触感染者的血液或分泌物	非洲农村被蚊子叮咬	非洲和南美洲的热带雨林被蚊子叮咬
治疗	早期利巴韦林治疗有效	早期免疫血浆治疗对巨宁病毒有效；利巴韦林对所有病毒均有效	针对埃博拉的3种单克隆抗体的鸡尾酒疗法（Zmapp）正在进行临床研究；核苷/核酸类似物可能有效，如法匹拉韦		利巴韦林对旧世界汉坦病毒引起的肾综合征出血热有效，但对汉坦病毒肺综合征无效	利巴韦林体外试验敏感；有报道称其有一定益处	无特定疗法；大多数情况下病情较轻，有自限性	无有效治疗；利巴韦林无效
疫苗	牛痘苗载体糖蛋白疫苗保护灵长类动物；人类疫苗正处于研发阶段	巨宁病毒的减毒疫苗大大减少阿根廷地区的发病率；其他病毒无有效疫苗	人类疫苗处于研发的最后阶段，被证明是安全有效的	灵长类动物的保护性疫苗正处于研发阶段	疫苗已被证明在猴子体内可诱导中和抗体；人类灭活病毒疫苗已在亚洲地区使用	东欧地区可接种灭活疫苗；目前无安全有效的人类疫苗	动物减毒活疫苗；目前还没有人类疫苗	20世纪40年代以来减毒活疫苗已投入使用，是最有效的人类疫苗之一
预防	避免接触啮齿动物	避免接触啮齿动物	避免接触受感染的动物或人类的体液		避免接触啮齿动物	避免接触蜱虫和受感染的动物	防止蚊虫叮咬	防止蚊虫叮咬

* 沙粒病毒已经从美国西南部木鼠体内分离出来——它们引起人类疾病的机制仍不清楚

† 瘀斑在这些感染中最为突出

** 在美国，汉坦病毒可引起以呼吸衰竭和心血管衰竭为特征的疾病，但血小板减少症并不像旧世界汉坦病毒感染那样显著

有关登革热的讨论详见正文（Adapted with permission from Cohen J，Powderly WG. Infectious Diseases, 2nd edn，2004，Mosby, St Louis, with permission from Elsevier.）

肝炎病毒感染相关的皮肤病

甲型、乙型和丙型肝炎病毒（hepatitis A，B，and C viruses）的感染（特别是后两种）与多种皮肤表现相关。甲型肝炎病毒是一种肠道RNA病毒，感染后偶尔会出现皮肤损害，可表现为脂膜炎、荨麻疹和猩红热样皮疹 [66]。乙型肝炎病毒和丙型肝炎病毒感染引起的皮肤表现详见表81.8。乙型和丙型肝炎病毒的血清学病毒

表 81.8　乙型和（或）丙型肝炎病毒感染的皮肤表现	
小血管炎（乙型，丙型）	Gianotti-Crosti 综合征（乙型>丙型）
冷球蛋白血症性血管炎（丙型>乙型）	坏死松解性肢端红斑（丙型）
荨麻疹性血管炎（乙型，丙型）	迟发性皮肤卟啉病（乙型，丙型）
结节性多动脉炎［乙型（经典）>丙型］	瘙痒症（乙型，丙型）
	扁平苔藓，糜烂型口腔表现为主（丙型）
网状青斑（丙型）	结节病［使用干扰素和（或）利巴韦林治疗 *；丙型>乙型］
血清病样综合征（乙型，丙型）	多形性红斑（乙型，丙型）
荨麻疹（乙型，丙型）	结节性红斑（乙型>丙型）
* 目前已较少使用	

核酸检测（nucleic acid testing，NAT）是一种敏感的检查手段[67]，可以用来监测患者对抗病毒治疗的反应性，以及监测患者接受免疫抑制药物治疗的病毒再激活情况（见表 128.8）。

棘状毛发发育不良

同义名：■病毒相关性毛发发育不良（免疫抑制性）■环孢素诱导的毛囊营养不良 ■免疫抑制性毛囊营养不良 ■毛母质发育不良 ■免疫抑制性毛发发育不良

棘状毛发发育不良（trichodysplasia spinulosa）于 1999 年被首次报道[67]，之后逐渐被人们所认识，被认为其与一种新型的毛发发育不良相关性多瘤病毒（trichodysplasia spinulosa-associated polyomavirus，TSPyV）有关[68-69]。该病主要发生于接受实体器官移植的患者进行免疫抑制药物治疗时或白血病、淋巴瘤患者进行化学治疗时。最近一篇报道描述了使用维莫德吉治疗一例棘状毛发发育不良性皮肤角化病伴基底细胞痣综合征的病例[70]。

棘状毛发发育不良的临床表现为红色或肤色丘疹，中间可见棘状突起，主要见于面部（尤其是面中部）及耳部，较少累及四肢和躯干（图 130.8）。可伴有眉毛和睫毛脱落，较少累及面部其他区域以及躯体毛发，还可表现为皮肤增厚呈现狮面外观。组织病理学特征是生长期毛囊扩张、异常成熟，可见嗜酸性角质细胞内含大毛发透明蛋白颗粒[71]。受累的角质形成细胞内含大嗜酸性包涵体，其多瘤病毒中 T 抗原免疫组织化学染色阳性，电子显微镜观察可见细胞核内二十面体病毒颗粒。PCR 检测皮肤刮片或活检标本，测得病毒核酸可以确诊。减量或停用免疫抑制药物后，病情可

能会有所改善，有报道称局部使用西多福韦、口服缬更昔洛韦和来氟米特治疗有效[71a]。

狂犬病

虽然狂犬病（rabies）不伴随皮肤损害表现，但皮肤科医生可能被要求行项部皮肤活检术，标本用于检测狂犬病病毒抗原或 PCR 检测狂犬病病毒 RNA。

川崎病

同义名：■皮肤黏膜淋巴结综合征

要点

■ 发热，结膜充血，口腔黏膜改变，肢端肿胀和颈部淋巴结肿大。
■ 多型性发疹，通常早期累及会阴。
■ 美国儿童获得性心脏病的第一位病因。

引言与历史

川崎病（Kawasaki disease，KD）是一种急性发热性多系统疾病，好发于 5 岁以下婴幼儿。本病由川崎在日本儿童中首次发现并报道[72]，随后世界各地亦有报道。川崎病被认为是导致美国儿童获得性心脏病的最常见病因。未经治疗的川崎病患者中，有 15%～25% 发生冠状动脉瘤或冠状动脉扩张，导致相当高的发病率和死亡率。川崎病需要早期及时治疗，防止出现潜在的致命性并发症，然而其临床表现与多种疾病相似，特别是病毒疹，故对这些疾病进行鉴别诊断至关重要。

流行病学

川崎病的发病高峰期为 2 岁及 2 岁以下儿童，85% 川崎病患者的年龄小于 5 岁，亦有成年人川崎病发病的报道。男孩发病率约为女孩的 1.5 倍[72]。北美地区发病高峰为冬末至初春。日本和美国均有流行，其特征为每 2～4 年出现一次流行高峰（呈波浪式分布）[73]。川崎病在亚裔儿童中更常见。心血管后遗症发生的危险因素是男性、年龄小于 1 岁或大于 6 岁，后一组可能与诊断延迟有关[74]。

发病机制

本病病因尚不清楚，但一些观察结果如临床特征、季节性发病、社区暴发、6 个月以下婴儿发病罕见（体内含潜在的母源保护性抗体）以及该病较少复发，均

表明川崎病可能与感染有关[72]。然而，传统的微生物培养和血清学检测未能确定病原体。现已提出一种细菌毒素作为超级抗原参与致病的假说，虽然仍未得到证实，但川崎病患者与其他发热或健康儿童相比，其粪便中超级抗原编码基因的检出率高支持该理论[75]。

在死亡的川崎病病例中，冠状动脉、胰腺、肾和上呼吸道发现了产 IgA 的浆细胞，其中累及上呼吸道的组织学表现与儿童致命性呼吸道病毒感染类似[76]。体外合成的寡克隆川崎病抗体可以与川崎病患者近端支气管上皮细胞、冠状动脉和巨噬细胞中的细胞质抗原结合。此外，电子显微镜显示川崎病患者纤毛支气管上皮细胞内可见含病毒样颗粒的包涵体[77]。这些发现提示存在一种易累及脉管组织的呼吸道病原体。

川崎病的特征是免疫系统的异常活化，活化的淋巴细胞（T 细胞和 B 细胞）、单核细胞数量以及促炎性细胞因子水平增加。已经发现在美国和日本儿童中 1,4,5-三磷酸肌醇 3-激酶 C 基因（inositol 1,4,5-trisphosphate 3-kinase C gene，ITPKC）的功能性多态位点与川崎病易感性和冠状动脉病变风险增加有关。ITPKC 通过活化 T 细胞核因子（nuclear factor of activated T cells，NFAT）信号通路作为 T 细胞活化的负性调控因子起作用，多态位点降低 ITPKC 的剪接作用可能是导致川崎病免疫高反应性的机制[78]。

临床特征与鉴别诊断

川崎病的诊断标准包括发热持续 5 天或更长，并伴随以下 5 项标准中的 4 项：

- 双侧非化脓性结膜充血。
- 口咽改变包括弥漫性充血、草莓舌和唇部皲裂。
- 颈部淋巴结肿大（通常为单侧）。
- 肢端改变包括红斑、水肿以及指趾尖端脱屑。
- 多形性发疹。

任何儿童较长时间的不明原因发热，并伴随皮肤表现时，应强烈考虑川崎病的诊断。川崎病引起的发热通常为高热（＞ 39℃；102°F），解热治疗可能无效[72]。

超过 80% 川崎病患者可伴随皮疹表现。通常表现为红斑样和红斑丘疹样皮疹，常呈麻疹样发疹，也可呈多形性红斑样（图 81.15A）、荨麻疹样、猩红热样甚至脓疱样发疹。很少出现瘀点、结痂，几乎从不表现为水疱样皮疹。部分患者在病程中可以观察到接种卡介苗（bacillus Calmette-Guérin，BCG）的部位出现溃疡的表现。早期皮肤特征性表现为会阴红斑，常在 48 小时内脱皮（图 81.15A～C）。疾病早期，手足部水肿、硬结也很常见（图 81.15D），后期甲周处出现脱屑。偶尔会发生四肢末梢坏疽。在川崎病的亚急性期，可出现甲床内片状出血引起的横向橙棕色甲表现[78a]。

川崎病结膜充血表现通常位于角膜缘周围（虹膜

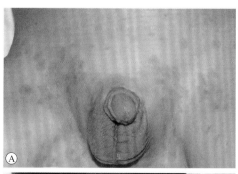
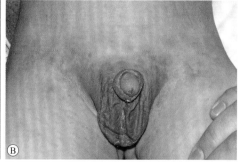
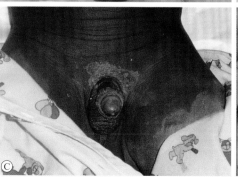
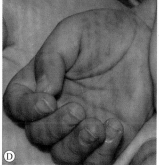

图 81.15 川崎病。发热第二天，会阴部出现多形性红斑样表现（A），并于 2 天后出现脱皮（B）。C. 红斑（患者皮肤颜色较深而不明显）和生殖器区域脱屑。该部位皮肤受累是川崎病早期特征性表现。D. 疾病初期掌部红斑、水肿（A，B，D，Courtesy，Julie V Schaffer，MD.）

周围的无血管区），不伴泪液或渗出物增多。角膜炎和畏光表现罕见，如果出现该症状应考虑其他诊断。口咽部改变包括干燥、唇裂、草莓舌（图81.16），部分患者可见弥漫性口腔黏膜充血。

心脏受累包括心肌炎、心包积液、充血性心力衰竭和冠状动脉瘤，后者在川崎病患者中发病率最高。也可以表现为瓣膜病变，通常累及二尖瓣或主动脉瓣。心脏听诊可以闻及心动过速、杂音、奔马律或心音遥远。其他可能累及的区域包括中枢神经系统（引起极度烦躁、无菌性脑膜炎、颅神经麻痹、感觉神经性耳聋），胃肠道（引起腹痛、腹泻、肝功能异常、阻塞性黄疸、胆囊积水），骨骼肌肉系统（引起关节痛、关节炎）和泌尿生殖系统（引起尿道炎、尿道口炎、无菌性脓尿）。

持续性发热合并冠状动脉疾病（经超声心动图或冠状动脉造影确诊），但少于四项额外标准（见上文）的患者，可以诊断为"不完全性"或"非典型性"川崎病[73, 79]。不完全性川崎病在婴儿中更常见，其疾病诊断往往难以明确。现已提出不完全性川崎病疑似病例的诊断标准，并于2017年更新[79, 79a]。儿童不明原因发热持续5天或5天以上，符合2～3项川崎病临床诊断标准，伴红细胞沉降率（ESR）升高（≥40 mm/h）和（或）C-反应蛋白（CRP）水平升高（≥3.0 mg/dl），应

行超声心动图检查，并在出现心脏受累迹象时开始治疗。虽然急性期反应物升高不作为川崎病的诊断标准，但对于持续性发热，符合2～3项川崎病临床诊断标准，伴3项及以上急性期反应物升高的患者，推荐使用超声心动图检查和治疗（不论反应物检验结果），急性期反应物升高包括低白蛋白血症、贫血、丙氨酸转氨酶升高、白细胞计数≥15 000/mm³（通常伴中性粒细胞增多）、发病7天后血小板增多以及无菌性脓尿，偶尔可观察到血小板减少。由于6月龄以下婴儿符合川崎病诊断标准的较少，但其冠状动脉疾病的发病风险较高，因此建议该年龄组所有不明原因发热持续7天或更久，ESR和（或）CRP水平升高的患者均应进行超声心动图检查[80]。

川崎病相关性心脏受累的心电图检查，可发现R波低电压、ST段压低和T波低平或倒置。血清N端脑利钠肽（NT-proBNP）水平升高与冠状动脉疾病发病风险和IVIg耐药风险增加有关[81]，NT-proBNP也可作为诊断婴儿川崎病的标记物[82]。巨噬细胞活化综合征是一种罕见的难治性KD并发症，表现为肝脾大、血细胞减少、低纤维蛋白原血症和高铁蛋白血症[83]（见表91.1）。

川崎病的鉴别诊断包括病毒疹（如腺病毒、肠道病毒、EB病毒、麻疹）、猩红热、中毒性休克综合征、葡萄球菌性烫伤样皮肤综合征、多形红斑、药疹、血

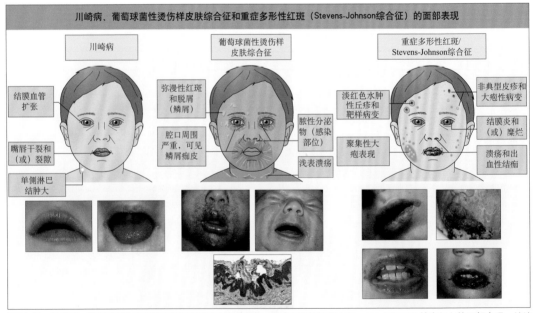

图81.16　川崎病、葡萄球菌性烫伤样皮肤综合征和多形性红斑/重症多形性红斑（Stevens-Johnson综合征）的面部表现。单纯疱疹病毒、寻常型天疱疮和副肿瘤性天疱疮引起的早期龈口炎中也可以观察到唇红部分出血性结痂和糜烂。葡萄球菌性烫伤样皮肤综合征引起的迟发性无菌脓疱的组织学检查显示在颗粒层或其下方可见裂隙（参见插图）

清病样反应、复发性毒素介导性会阴红斑、全身型幼年特发性关节炎、婴儿环形红斑、小儿多发性动脉炎和周期性发热综合征等。图 81.16 列出面部皮疹表现在川崎病、葡萄球菌性烫伤样皮肤综合征、多形红斑中的鉴别要点。

病理学

组织学表现非特异性，包括真皮水肿和血管周围单核细胞浸润[73]。

治疗

川崎病急性发病期的治疗目的为抑制炎症反应，目前一线治疗是在 8 ～ 12 小时内一次性静脉输注 2 g/kg 剂量的丙种免疫球蛋白（IVIg）。该方案在预防冠状动脉瘤方面比以往多次输注 IVIg 更有效[84]。但是，静脉输注 IVIg 治疗川崎病的作用机制尚不清楚。随着静脉输注 IVIg 的使用，冠脉动脉瘤的发病率从 25% 降至 5% ～ 10% 或更低，死亡率从 2% 降至 0.3%。同时主张在急性期使用阿司匹林，初始剂量为每天 30 ～ 100 mg/kg（最高剂量 4 g/天）分 4 次口服，连续服用 14 天或直至退热 48 ～ 72 小时，维持剂量为每天 3 ～ 5 mg/kg，通常疗程为 6 ～ 8 周[79]。

10% ～ 20% 的川崎病患儿接受单剂量静脉输注 IVIg 后出现持续性或复发性发热，这些患者冠状动脉疾病的发病风险更高。首次静脉输注 IVIg 后 24 ～ 48 小时内未能退热的患者，可以给予第二剂静脉输注 IVIg 治疗。高风险或难治性川崎病可以采用静脉输注 IVIg 联合皮质类固醇和英夫利昔单抗治疗，或在静脉输注 IVIg 治疗无效后，单独使用皮质类固醇和英夫利昔单抗治疗。一项大型随机双盲试验发现，初始采用常规治疗（静脉输注 IVIg 和阿司匹林）联合冲击性皮质类固醇治疗与单独采用常规治疗在住院天数、发热天数、静脉输注 IVIg 再次治疗率和不良事件发生方面无任何益处[85]。然而，另一项随机对照研究发现，难治性川崎病的高危患者初次治疗采用静脉输注 IVIg 联合皮质类固醇冲击治疗可减少发热天数以及降低冠状动脉扩张的可能性[86]。随机对照研究显示，对于静脉输注 IVIg 耐药的川崎病儿科患者，尽管英夫利昔单抗联合静脉输注 IVIg 和阿司匹林作为初次治疗给药时[90]，并不能降低疾病耐药的可能性，但英夫利昔单抗的耐受性良好，疗效与第二剂静脉输注丙种免疫球蛋白相同或比其更有效[87-89]。

建议对川崎病患者进行长期心脏随访，有川崎病病史的成年人可能伴血管内皮功能障碍，并且其动脉粥样硬化的早发风险增加。

（熊喜喜　尹 智译　张承中　许 阳校　鲁 严审）

参考文献

1. Chuh AA, Zawar V, Sciallis GF, et al. Pityriasis rosea, Gianotti-Crosti syndrome, asymmetric periflexural exanthem, papular-purpuric gloves and socks syndrome, eruptive pseudoangiomatosis, and eruptive hypomelanosis: do their epidemiological data substantiate infectious etiologies? Infect Dis Rep 2016;8:6418.

1a. Biesbroeck L, Sidbury R. Viral exanthems: an update. Dermatol Ther 2013;26:433-8.

2. Cherry JD. Enteroviruses: polioviruses (poliomyelitis), coxsackieviruses, echoviruses and enteroviruses. In: Feigin RD, Cherry JD, editors. Textbook of pediatric infectious diseases. Philadelphia: WB Saunders; 1998. p. 1787-838.

3. Davia JL, Bel PH, Ninet VZ, et al. Onychomadesis outbreak in Valencia, Spain associated with hand, foot, and mouth disease caused by enteroviruses. Pediatr Dermatol 2011;28:1-5.

4. Solomon T, Lewthwaite P, Perera D, et al. Virology, epidemiology, pathogenesis, and control of enterovirus 71. Lancet Infect Dis 2010;10:778-90.

5. Bian L, Wang Y, Yao X, et al. Coxsackievirus A6: a new emerging pathogen causing hand, foot and mouth disease worldwide. Expert Rev Anti Infect Ther 2015;13:1061-71.

6. Mathes EF, Oza V, Frieden IJ, et al. Eczema coxsackium and unusual cutaneous findings in an enterovirus outbreak. Pediatrics 2013;132:e149-57.

7. Syriopoulou VP, Hadjichristodoulou CH, Daikos GL, et al. Clinical and epidemiological aspects of an enterovirus outbreak in a neonatal unit. J Hosp Infect 2002;51:275-80.

8. Abzug MJ. Presentation, diagnosis, and management of enterovirus infections in neonates. Pediatr Drugs. 2004;6:1-10.

9. Cherry JD, Bobinski JE, Horvath FL, Comerci GD. Acute hemangioma-like lesions associated with ECHO viral infections. Pediatrics 1969;44:498-502.

10. Abzug MJ, Michaels MG, Wald E, et al; National Institute of Allergy and Infectious Diseases Collaborative Antiviral Study Group. A randomized, double-blind, placebo-controlled trial of pleconaril for the treatment of neonates with enterovirus sepsis. J Pediatric Infect Dis Soc 2016;5:53-62.

11. Abzug MG. The enteroviruses: a problem in need of treatment. J Infect 2014;68(Suppl. 1):S108-14.

12. Cutts FT, Henao-Restrepo A, Olive JM. Measles elimination: progress and challenges. Vaccine 1999;17(Suppl. 3):S47-52.

13. Centers for Disease Control and Prevention. Epidemiology of measles – United States, 2001–2003. MMWR Morb Mortal Wkly Rep 2004;53:713-16.

14. Zipprich J, Winter K, Hacker J, et al. Measles outbreak, California, December 2014–January 2015. MMWR Morb Mortal Wkly Rep 2015;64:153-4.

15. Davidkin I, Valle M, Peltola H, et al. Etiology of measles-and rubella-like illnesses in measles, mumps, and rubella-vaccinated children. J Infect Dis 1998;178:1567-70.

16. American Academy of Pediatrics Committee on Infectious Diseases. Recommended childhood and adolescent immunization schedule: United States, 2005. Pediatrics 2005;115:182.

17. Rosa C. Rubella and rubeola. Semin Perinatol 1998;22:318-22.

18. Cherry JD. Parvovirus infections in children and adults. Adv Pediatr 1999;46:245-69.

19. Brown KE, Hibbs JR, Gallinella G, et al. Resistance to parvovirus B19 infection due to lack of virus receptor (erythrocyte P antigen). N Engl J Med 1994;330:1192-6.

20. Mage V, Lipsker D, Barbarot S, et al. Different patterns of skin manifestations associated with parvovirus B19 primary infection in adults. J Am Acad Dermatol 2014;71:62-9.

21. Harms M, Feldmann R, Saurat JH. Papular-purpuric "gloves and socks" syndrome. J Am Acad Dermatol 1990;23:850-4.

22. Balkhy HH, Sabella C, Goldfarb J. Parvovirus. A review. Bull Rheum Dis 1998;47:4-9.

23. Norbeck O, Papadogiannakis N, Petersson K, et al. Revised clinical presentation of parvovirus B19-associated intrauterine fetal death. Clin Infect Dis 2002;35:1032-8.

24. Gratacos E, Torres PJ, Vidal J, et al. The incidence of human parvovirus B19 infection during pregnancy and its impact on perinatal outcome. J Infect Dis 1995;171:1360-3.

25. Miller E, Fairley CK, Cohen BJ, Seng C. Immediate and long term outcome of human parvovirus B19 infection in pregnancy. Br J Obstet Gynaecol 1998;105:174-8.

26. Young NS, Brown KE. Parvovirus B19. N Engl J Med 2004;350:586-97.

27. Zerr DM, Meier AS, Selke SS, et al. A population-based study of primary human herpesvirus 6 infection. N Engl J Med 2005;352:768-76.

28. Chua KB, Lam SK, AbuBakar S, et al. The predictive value of uvulo-palatoglossal junctional ulcers as an early clinical sign of exanthem subitum due to human herpesvirus 6. J Clin Virol 2000;17:83-90.

29. Brunner MJ, Rubin L, Dunlap F. A new papular erythema of infancy. Arch Dermatol 1962;85:539-40.

30. Bodemer C, de Prost Y. Unilateral laterothoracic exanthem in children: a new disease? J Am Acad Dermatol 1992;27:693-6.

31. Taieb A, Megraud F, Legrain V, et al. Asymmetric periflexural exanthem of childhood. J Am Acad Dermatol 1993;29:391-3.

32. Duarte AF, Cruz MJ, Baudrier T, et al. Unilateral laterothoracic exanthem and primary Epstein-Barr virus infection: case report. Pediatr Infect Dis J 2009;28:549-50.

33. Gianotti F, Gianni E. The infantile acrodermatitis syndrome and Epstein-Barr virus infection. Hautarzt 1985;60:1789–90.

34. Caputo R, Gelmetti C, Ermacora E, et al. Gianotti-Crosti syndrome: a retrospective analysis of 308 cases. J Am Acad Dermatol 1992;26:207–10.

35. Yoshida M, Tsuda N, Morihata T, et al. Five patients with localized facial eruptions associated with Gianotti-Crosti syndrome caused by primary Epstein-Barr virus infection. J Pediatr 2004;145:843–4.

36. Chuh AA. Truncal lesions do not exclude a diagnosis of Gianotti-Crosti syndrome. Australas J Dermatol 2003;44:215–16.

37. Berger EM, Orlow SJ, Patel RR, Schaffer JV. Experience with molluscum contagiosum and associated inflammatory reactions in a pediatric dermatology practice: the bump that rashes. Arch Dermatol 2012;148:1257–64.

38. Stefanato CM, Goldberg LJ, Andersen WK, Bhawan J. Gianotti-Crosti syndrome presenting as lichenoid dermatitis. Am J Dermatopathol 2000;22:162–5.

39. Smith KJ, Skelton H. Histopathologic features seen in Gianotti-Crosti syndrome secondary to Epstein-Barr virus. J Am Acad Dermatol 2000;43:1076–9.

40. Lewis-Jones S. Zoonotic poxvirus infections in humans. Curr Opin Infect Dis 2004;17:81–9.

41. Ligon BL. Monkeypox: a review of the history and emergence in the Western hemisphere. Semin Pediatr Infect Dis 2004;15:280–7.

42. Reed KD, Melski JW, Graham MB, et al. The detection of monkeypox in humans in the Western Hemisphere. N Engl J Med 2004;350:342–50.

43. Roess AA, Galan A, Kitces E, et al. Novel deer-associated parapoxvirus infection in deer hunters. N Engl J Med 2010;363:2621–7.

44. Dhar AD, Werchniak AE, Li Y, et al. Tanapox infection in a college student. N Engl J Med 2004;350:361–6.

45. Casey C, Vellozzi C, Mootrey GT, et al. Surveillance guidelines for smallpox vaccine (vaccinia) adverse reactions. MMWR Recomm Rep 2006;55:1–16.

46. Gooze LL, Hughes EC. Smallpox. Semin Respir Infect 2003;18:196–205.

47. Breman JG, Henderson DA. Diagnosis and management of smallpox. N Engl J Med 2002;346:1300–8.

48. American Academy of Pediatrics Committee on Infectious Diseases. Smallpox vaccine. Pediatrics 2002;110:841–5.

49. Gottlieb SL, Myskowski PL. Molluscum contagiosum. Int J Dermatol 1994;33:453–61.

50. Katz KA, Swetman GL. Imiquimod, molluscum, and the "Best Pharmaceuticals for Children Act". Pediatrics 2013;132:1–3.

51. Coloe-Dosal J, Stewart PW, Lin JA, et al. Cantharidin for the treatment of molluscum: a prospective, double blinded, placebo-controlled trial. Pediatr Dermatol 2014;31:440–9.

52. Sirinavin S, Nuntnarumit P, Supapannachart S, et al. Vertical dengue infection: case reports and review. Pediatr Infect Dis J 2004;23:1042–7.

53. Mairuhu AT, Wagenaar J, Brandjes DP, van Gorp EC. Dengue: an arthropod-borne disease of global importance. Eur J Clin Microbiol Infect Dis 2004;23:425–33.

54. Ligon BL. Dengue fever and dengue hemorrhagic fever: a review of the history, transmission, treatment, and prevention. Semin Pediatr Infect Dis 2005;16:60–5.

55. Wang TT, Sewatanon J, Memoli MJ, et al. IgG antibodies to dengue enhanced for FcγRIIIA binding determine disease severity. Science 2017;355:395–8.

56. Nash D, Mostashari F, Fine A, et al. The outbreak of West Nile virus infection in the New York City area in 1999. N Engl J Med 2001;344:1807–14.

57. Petersen LR, Marfin AA. West Nile virus: a primer for the clinician. Ann Intern Med 2002;137:173–9.

58. Rossi SL, Ross TM, Evans JD. West Nile virus. Clin Lab Med 2010;30:47–65.

59. Anderson RC, Horn KB, Hoang MP, et al. Punctate exanthem of West Nile virus infection: report of 3 cases. J Am Acad Dermatol 2004;51:820–3.

60. Pealer LN, Marfin AA, Petersen LR, et al. Transmission of West Nile virus through blood transfusion in the United States in 2002. N Engl J Med 2003;349:1236–45.

61. Rizzo C, Esposito S, Bartolozzi G, et al. West Nile virus infection in children: a disease pediatricians should think about. Pediatr Inf Dis 2011;30:65–6.

62. Huhn GD, Dworkin MS. Rash is a prognostic factor in West Nile virus. Clin Inf Dis 2006;43:388–9.

63. Farahnik B, Beroukhim K, Blattner CM, Young J 3rd. Cutaneous manifestations of the Zika virus. J Am Acad Dermatol 2016;74:1286–7.

64. Bandyopadhyay D, Ghosh SK. Mucocutaneous features of Chikungunya fever: a study from an outbreak in West Bengal, India. Int J Dermatol 2008;47:1148–52.

65. Robin S, Ramful D, Zettor J, et al. Severe bullous skin lesions associated with Chikungunya virus infection in small infants. Eur J Pediatr 2010;169:67–72.

66. Parsons ME, Russo GG, Millikan LE. Dermatologic disorders associated with viral hepatitis infections. Int J Dermatol 1996;35:77–81.

67. Hans R, Marwaha N. Nucleic acid testing benefits and constraints. Asian J Transfus Sci 2014;8:2–3.

68. Haycox CL, Kim S, Fleckman P, et al. Trichodysplasia spinulosa – a newly described folliculocentric viral infection in an immunocompromised host. J Invest Dermatol Symp Proc 1999;4:268–71.

69. Van der Meijden E, Janssens RW, Lauber C, et al. Discovery of a new human polyomavirus associated with trichodysplasia spinulosa in an immunocompromised patient. PLoS Pathog 2010;6:e1001024.

70. Richey JD, Graham TA, Katona T, Travers JB. Development of trichodysplasia spinulosa: case report of a patient with Gorlin syndrome treated with vismodegib. JAMA Dermatol 2014;150:1016–18.

71. Sperling LC, Tomaszewski MM, Thomas DA. Viral-associated trichodysplasia in patients who are immunocompromised. J Am Acad Dermatol 2004;50:318–22.

71a. Kassar R, Chang J, Chan AW, et al. Leflunomide for the treatment of trichodysplasia spinulosa in a liver transplant recipient. Transpl Infect Dis 2017;19:e12702.

72. Kawasaki T. Acute febrile mucocutaneous syndrome with lymphoid involvement with specific desquamation of the fingers and toes. Arerugi 1967;16:178–222.

73. Sundel R. Kawasaki disease. Rheum Dis Clin N Am 2015;41:63–73.

74. Barron KS. Kawasaki disease in children. Curr Opin Rheumatol 1998;10:29–37.

75. Suenaga T, Suzuki H, Shibuta S, et al. Detection of multiple superantigen genes in stools of patients with Kawasaki disease. J Pediatr 2009;155:266–70.

76. Rowley AH, Shulman ST, Mask CA, et al. IgA plasma cell infiltration of proximal respiratory tract, pancreas, kidney, and coronary artery in acute Kawasaki disease. J Infect Dis 2000;182:1183–91.

77. Rowley AH, Baker SC, Shulman ST, et al. Ultrastructural, immunofluorescence, and RNA evidence support the hypothesis of a "new" virus associated with Kawasaki disease. J Infect Dis 2011;203:1021–30.

78. Onouchi Y, Gunji T, Burns JC, et al. ITPKC functional polymorphism associated with Kawasaki disease susceptibility and formation of coronary artery aneurysms. Nat Genet 2008;40:35–42.

78a. Tessarotto L, Rubin G, Bonadies L, et al. Orange-brown chromonychia and Kawasaki disease: a possible novel association? Pediatr Dermatol 2015;32:e104–5.

79. Newburger JW, Takahashi M, Gerber MA, et al. Diagnosis, treatment, and long-term management of Kawasaki disease: a statement for health professionals from the Committee on Rheumatic Fever, Endocarditis, and Kawasaki Disease, Council on Cardiovascular Disease in the Young, American Heart Association. Pediatrics 2004;114:1708–33.

79a. McCrindle BW, Rowley AH, Newburger JW, et al. Diagnosis, treatment, and long-term management of Kawasaki disease: a scientific statement for health professionals from the American Heart Association. Circulation 2017;135:e927–99.

80. Son MB, Newberger JW. Kawasaki disease. Pediatr Rev 2013;34:151–61.

81. Yoshimura K, Kimata T, Mine K, et al. N-terminal pro-brain natriuretic peptide and risk of coronary artery lesions and resistance to intravenous immunoglobulin in Kawasaki disease. J Pediatr 2013;162:1205–9.

82. Bae HK, Lee DK, Kwon JH, et al. Clinical characteristics and serum N-terminal pro-brain natriuretic peptide as a diagnostic marker of KD in infants younger than 3 months. Korean J Pediatr 2014;57:357–62.

83. Wang W, Gong F, Zhu W, et al. Macrophage activation syndrome in Kawasaki disease: more common than we thought? Semin Arthr Rheum 2015;44:405–10.

84. Newburger JW, Takahashi M, Beiser AS, et al. A single intravenous infusion of gamma globulin as compared with four infusions in the treatment of acute Kawasaki syndrome. N Engl J Med 1991;324:1633–9.

85. Newburger JW, Sleeper LA, McCrindle BW, et al. Randomized trial of pulsed corticosteroid therapy for primary treatment of Kawasaki disease. N Engl J Med 2007;356:663–75.

86. Ogata S, Ogihara Y, Honda T, et al. Corticosteroid pulse combination therapy for refractory Kawasaki disease: a randomized trial. Pediatrics 2012;129:e17–23.

87. Youn Y, Kim J, Hong YM, Sohn S. Infliximab as the first retreatment in patients with Kawasaki disease resistant to initial intravenous immunoglobulin. Pediatr Infect Dis J 2016;35:457–9.

88. Burns JC, Best BM, Mejias A, et al. Infliximab treatment of intravenous immunoglobulin-resistant Kawasaki disease. J Pediatr 2008;153:833–8.

89. Son MB, Gauvreau K, Burns JC, et al. Infliximab for intravenous immunoglobulin resistance in Kawasaki disease: a retrospective study. J Pediatr 2011;158:644–9.

90. Tremoulet AH, Jain S, Jaggi P, et al. Infliximab for intensification of primary therapy for Kawasaki disease: a phase 3 randomised, double-blind, placebo-controlled trial. Lancet 2014;383:1731–8.

第 82 章　性传播传染病

Georg Stary, Angelika Stary

引言

"性病（venereal disease）"一词历来指传播疾病，即：梅毒、淋病、软下疳、性病淋巴肉芽肿和腹股沟肉芽肿，这些疾病现称为"性传播疾病（sexually transmitted disease, STD）"或"性传播感染（sexually transmitted infection, STI）"。这些术语直观地反映人们认为性病主要是通过与感染者接触引起的。对于以非性传播途径为主的病原体引起的感染，如酵母或巨细胞病毒，则使用"性传播感染"一词。表 82.1 列出了常见的性传播或传染性病原体的名称。

梅毒

同义名：■ lues

要点

- 梅毒是一种由**苍白螺旋体**（*Treponema pallidum*）通过性传播获得的慢性感染性疾病，可有多系统受累，临床表现多样。
- 可在出生前获得（先天性）。
- 病程呈阶段性，包括一期、二期和三期梅毒以及在三期梅毒出现症状前的隐性梅毒（潜伏梅毒）。
- 皮肤黏膜病变表现多样，包括生殖器溃疡、丘疹鳞屑性皮疹以及肉芽肿样结节等。
- 梅毒可促进 HIV 的传播，尤其在两种传染病高发的国家。

历史

梅毒（syphilis）在历史上具有重要的意义，在几百年的医学史中起着重要的作用。该病于 1530 年因一名叫 Syphilus 的牧师感染而得名。关于该病的起源是否在 15 世纪晚期目前仍有争议。一种理论认为哥伦布和他的船员从居住在加勒比群岛的美洲印第安人处感染梅毒，并于 1493 年将它带回了欧洲，使得众多缺乏免疫力的人感染上这一疾病，从哥伦布发现美洲新大陆前印第安人的骨骼中发现了梅毒螺旋体可证明这一理论[1]。另一种理论是，梅毒可能早已是地方病，但由于当时欧洲的战争，使其变得更加普遍和严重。最后，环境理论认为梅毒是一种由**密螺旋体**引起的其他疾病的一种变异，并且受环境因素，尤其是温度的影响[2-3]。

对未经治疗梅毒，自然病程的认知主要来自两项大型研究（图 82.1）。Oslo 研究在 1890 年到 1910 年期间对感染梅毒未经治疗的患者进行前瞻性调查[4]，随访期为 50 年，大约有四分之一的感染者通常在第一年（90%）至少有一次二期梅毒复发。大约 15% 感染者会出现晚期的皮肤梅毒树胶肿（70%）、骨梅毒（10%）和皮肤黏膜损害（10%），近 14% 的男性和 8% 的女性出现了心血管梅毒，10% 的男性和 5% 的女性则出现了神经梅毒。并且，这一研究显示 17% 的男性和 8% 的女性死于未经治疗的梅毒。

1932 年塔斯基吉的研究主要是针对黑人感染者进行定期检查，以了解未经治疗的梅毒患者短期和长期预后，因该实验未取得患者知情同意，没有给予青霉素治疗而违反伦理。调查的主要结论是，梅毒组死亡率比对照组高。在 12 年间隔中，预期寿命损失约 20%。在 20 年的评估中，有 14% 的男性感染者出现了晚期梅毒的特异性病变，而有 12% 的男性晚期病变出现在 30年之后，其中心血管梅毒和神经梅毒是主要的死因[5-7]。

流行病学

梅毒在全世界都有分布，尤其是在低收入国家。

表 82.1　性传播或传播性病原体

细菌	淋病奈瑟菌，梅毒螺旋体，杜克雷嗜血杆菌，沙眼衣原体
	生殖支原体，解脲支原体，阴道加特纳菌，阴道阿托波氏菌
	克氏动弯杆菌，肉芽肿克雷伯氏（荚膜）杆菌，志贺菌属，弯曲菌属，同性恋螺旋体
病毒	人类免疫缺陷病毒 1 型和 2 型
	单纯疱疹病毒 2 型 > 1 型
	人乳头状瘤病毒（几种类型），
	肝炎病毒乙型 > 丙型和（经粪口接触）A 型巨细胞病毒
	传染性软疣病毒
	人类 T 细胞白血病 / 嗜淋巴细胞病毒 I 型和 II 型
	人类疱疹病毒 8 型
原虫	阴道毛滴虫，溶组织内阿米巴，贾第鞭毛虫
真菌	白色念珠菌
外寄生虫	阴虱，疥螨

在这些国家，梅毒是生殖器溃疡的主要病因。世界范围内，由于二战后青霉素治疗的问世，使得一期梅毒和二期梅毒的发病率显著下降。20世纪80年代末期，美国相比于西欧国家，其南部城市和乡村地区的感染率有所上升。从1941年开始的报道表示，虽然美国感染梅毒的病例在逐年下降，且在2000年下降至最低水平，但是在过去的15年里，男性每年诊断的一期梅毒和二期梅毒的病例则超过了4倍。根据疾病控制与预防中心（Centers for Disease Control and Prevention, CDC）调查，2015年美国一期梅毒和二期梅毒的发病率，男性平均10万人中有13.7例，女性平均10万人中有1.4例。在美国，黑人和西班牙人的发病率是其他人群的2～5倍，但是风险最高的人群则是男同性恋（men who have sex with men, MSM），在2015年的一期梅毒和二期梅毒的病例中男同性恋所占比例＞60%[8]。

20世纪90年代东欧梅毒卷土重来，该地区性工作者也迁移到了西欧，因此在过去15年里，梅毒在西欧国家发病率逐渐上升。

梅毒螺旋体生物学特点

苍白螺旋体是螺旋菌属中**密螺旋体**种，在1905年由Schaudinn和Hoffmann发现（表82.2）[9]。表82.3概述了苍白螺旋体的特性，图82.3为光学显微镜暗视野下的苍白螺旋体。

未经治疗梅毒的发病机制

梅毒是慢性系统性感染，可由活动期进展至潜伏期（图82.4）。螺旋体通过黏膜表面或者破损的皮肤直接侵入组织，之后附着在宿主细胞上并进行增殖，几个小时内，螺旋体就会播散到区域淋巴结及内脏中[10]。

一期梅毒

感染后10～90天（平均3周）出现早期皮损，多表现为无痛性丘疹，随后表面发生坏死，形成典型的边

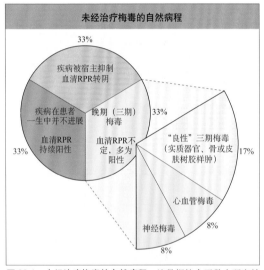

图82.1　未经治疗梅毒的自然病程。该数据综合了数个研究结果。特异性抗体测定（如HNA-TP）常持续阳性。RPR，快速血浆反应素环状卡片试验

图82.2　美国报道的一期梅毒和二期梅毒发病率（性传播1990—2015）。注：自2000年以来，女性比例上升。预防性抗逆转录病毒治疗的使用与减少避孕套的使用有一定的联系，包括男男同性恋之间（From www.cdc.gov/std/.）

表82.2　密螺旋体种的分类			
螺旋体目：钩端螺旋体属，包柔螺旋体属，密螺旋体属			
	疾病	分布	传播方式
苍白螺旋体	性病	全球	性传播
苍白亚种	梅毒		母婴垂直传播
苍白螺旋体细弱亚种	雅司病	热带	非性传播（所有年龄）
苍白螺旋体地方性亚种	地方性梅毒（非性病梅毒）	沙漠	非性传播（所有年龄）
斑点病密螺旋体	品他病	热带	非性传播（所有年龄）
齿密螺旋体	牙周病	全球	非性传播
密螺旋体属的鉴定：形态学，抗原特性，DNA序列，血清检测，生化性质 密螺旋体的鉴别特征：传播方式，地理分布，年龄，皮损的临床病变表现			

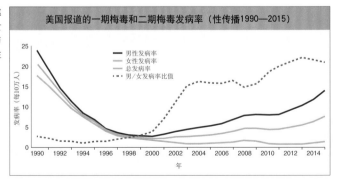

表 82.3　苍白螺旋体的特征

- 长度 $6 \sim 20\mu m$，直径 $0.1 \sim 0.18\mu m$
- 规则紧密螺旋
- 动物宿主外无法生存
- 无法体外长时间培养
- DNA 修复能力有限
- 外膜
  - 脂质丰富
  - 包含统一大小的少见跨膜蛋白（transmembrane rare outer membrane proteins，TROMP）
  - 缺少脂多糖
- 周质鞭毛

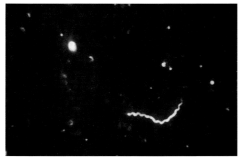

图 82.3　暗视野显微镜检查阳性。 密螺旋体的外形为螺旋样，绕其长轴前后转动（From Morse SA，et al. Atlas of Sexually Transmitted Diseases and AIDS，3rd edn. London：Mosby，2003.）

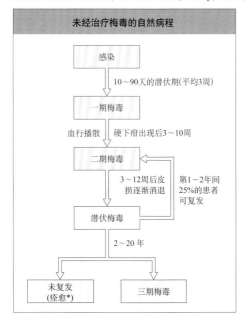

未经治疗梅毒的自然病程

感染

↓ 10～90天的潜伏期(平均3周)

一期梅毒

血行播散　↓ 硬下疳出现后3～10周

二期梅毒

↓ 3～12周后皮损逐渐消退　　第1～2年间25%的患者可复发

潜伏梅毒

↓ 2～20年

未复发(痊愈*)　　三期梅毒

图 82.4　未经治疗梅毒的自然病程。 * 或者临床无症状表现〔Adapted from Rein MF，Musher DM. Late syphilis. In：Rein MF（ed）. Atlas of Infectious Diseases，Vol V：Sexually Transmitted Diseases. New York：Current Medicine，1995；10.1-10.13.〕

缘隆起的溃疡，触之坚硬（硬下疳），可伴区域淋巴结肿大。从组织病理学看来，螺旋体诱导以 Th1 占主导的细胞免疫反应，引起巨噬细胞活化并杀灭大量螺旋体。目前已提出多个发病机制，包括螺旋体表面无抗原活性，吞噬细胞抵抗以及局部宿主免疫反应过早下调。

二期梅毒

二期梅毒的特点是在不同组织中，病原体大量播散和繁殖，可与一期梅毒同时出现，也可在一期梅毒皮损愈后 6 个月出现。几乎在所有没有接受适当治疗的一期梅毒患者中均会出现二期表现。循环免疫复合物（含有密螺旋体外膜蛋白）、人类抗纤连蛋白抗体和补体都会在此期出现，并且三者在不同皮损发病机制中起到了很大的作用。

二期梅毒临床表现多样，包括皮肤及全身症状，如乏力、发热和全身淋巴结肿大等。这些症状会持续数周至数月，有约 25% 的患者会复发。孕妇可通过胎盘将病原体传染给胎儿。

潜伏梅毒

在皮损消失后至晚期临床表现出现之前这段时间称为潜伏，可持续数年。大约 70% 未经治疗的患者会维持这一阶段直至死亡，并且对再次感染免疫（见图 82.1）。潜伏期梅毒分为早期（1 年或更短）和晚期（超过 1 年），虽然没有临床表现，但可以特征性地保持特异性抗体血清学试验阳性。由于血液中存在螺旋体，可能会出现间歇性的传染性，处于潜伏期的孕妇可能会传染给胎儿。

三期梅毒

三期梅毒也叫晚期梅毒，本期梅毒的特征是体内感染的螺旋体数量减少，而针对螺旋体的细胞免疫反应强烈。近 1/3 未经治疗的患者会在感染螺旋体数月至数年后出现晚期梅毒临床表现（见图 82.1）。螺旋体可侵入中枢神经系统和心血管系统及皮肤（也包括其他器官），引起宿主迟发型超敏反应对组织产生局部炎症反应以及树胶样肿等损害。

梅毒与 HIV

梅毒和其他导致生殖器溃疡的性传播感染会进一步增加感染 HIV 的风险。HIV 传播风险增加的原因包括：

- 由于皮肤黏膜溃烂，缺乏上皮屏障。
- 大量巨噬细胞和 T 细胞上有 HIV 受体。
- 巨噬细胞被梅毒螺旋体脂蛋白激发后产生大量细胞因子。

另外，梅毒的临床表现在 HIV 阳性患者中会有所不同[12]，神经症状更多见，此外，二期梅毒患者溃疡性皮损更多见。

临床特征

梅毒通常通过性接触获得，但也可在出生前被感染（先天梅毒）。病程呈阶段性，分为一期、二期和三期梅毒，也包括在有症状的三期梅毒出现之前，潜伏时间未知的潜伏期梅毒（早期、晚期）（见图82.4）[13]。目前CDC和世界卫生组织（World Health Organization，WHO）对早期和晚期梅毒的定义略有不同。**早期梅毒**包括一期梅毒，二期梅毒以及早期潜伏期梅毒（CDC：潜伏期＜1年；WHO：潜伏期＜2年），晚期梅毒从晚期潜伏期到三期梅毒（CDC：潜伏期＞1年；WHO：潜伏期＞2年）

一期梅毒

硬下疳通常表现为单个、无痛性、圆形或椭圆形溃疡，质硬（图82.5）。常伴局部淋巴结肿大。也有一些患者在此之前会出现无痛性丘疹，数日后逐渐增大并形成溃疡。皮疹常出现在接触后10～90天（平均3周）。如不经治疗，数周后皮损可自愈（图82.6）。

由于有些硬下疳无法被识别，无症状感染多见，

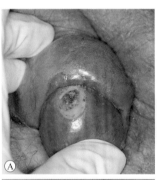
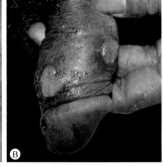
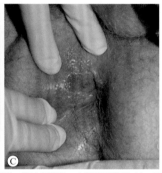
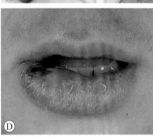

图82.5 **一期梅毒硬下疳**。皮疹触之坚硬，偶呈多形性。皮损位于阴茎（A，B）、肛周（C）和嘴唇（D）。偶尔也可累及其他部位，如手指

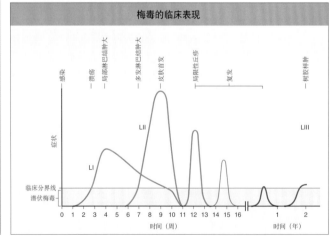

图82.6 **梅毒的临床表现**。L：梅毒；L1：一期梅毒；LⅡ：二期梅毒；LⅢ：三期梅毒［Adapted from Fritsch P，Zangerle R，Stary A. Venerologie. In：Fritsch P (ed). Dermatologie und Venerologie. Berlin：Springer，2004：865-86.］

尤其当硬下疳位于女性宫颈部。在这些病例中，梅毒常常在二期时才被确诊。同样的道理，在男性同性恋患者中，肛门、肛周或直肠处的硬下疳也常常被忽视（见图 82.5C）。硬下疳未经治疗而自愈的机制目前尚不清楚，可能与局部免疫反应有关。

一期梅毒的实验室诊断包括：

- 硬下疳表面液体涂片，用暗视野显微镜检查，是诊断一期梅毒最灵敏和最有效的方法（见图 82.3）。
- 抗心磷脂抗体在 80% 有临床症状的患者中可测得。心磷脂是哺乳动物细胞的成分，被螺旋体修饰后能在感染者体内产生抗体，并可通过快速血浆反应素环状卡片试验（rapid plasma reagin，RPR）或性病研究室（Venereal Disease Research Laboratory，VDRL）试验进行检测。
- **苍白螺旋体**表面蛋白抗体在 90% 有症状的一期梅毒患者体内可测得，可以通过红细胞凝集试验检测[螺旋体红细胞凝集试验（T. pallidum hemagglutination test，TPHA），螺旋体抗体微量血凝试验（microhemagglutination assay for antibodies to T. pallidum，MHA-TP）]或荧光法检测螺旋体抗体（fluorescent treponemal antibody absorption，FTA-ABS）试验检测。因为感染者一生中梅毒抗体保持阳性，所以鉴别此次为初次感染还是陈旧性感染较为困难，这时就需要用暗视野检测来鉴定。

二期梅毒

二期梅毒是螺旋体经血液和淋巴传播所致，发生于接触数周或数月后（3 ～ 10 周），其特点是易复发，伴有黏膜和全身表现，前驱症状包括低热、乏力、咽喉痛、淋巴结肿大、体重减轻、肌肉疼痛，有时还可出现因脑膜刺激征引起的头痛（表 82.4）。

二期梅毒期间，最常见的临床表现（80%）是一种泛发的非瘙痒性鳞屑性丘疹（图 82.7）。皮损直径从 1 ～ 2 mm 到 15 ～ 20 mm 不等，颜色可以从粉红色到紫色再到红棕色。黏膜损害包括从无痛、浅小溃疡变成大的灰色斑块（图 82.8A，B）。由于病原体的局部播散，在肛门生殖器等潮湿区域可见到扁平湿疣（图 82.8C，D）。大多数患者可出现淋巴结肿大，偶尔会出现局部神经系统症状。

二期梅毒的其他临床表现包括中央部有色素沉着的环状或多边形斑疹（图 82.9A），非瘢痕性 "虫蚀状" 脱发，口角裂隙状丘疹（图 82.9B），肉芽肿结节和斑块（图 82.9C）和陈旧性病变坏死（图 82.9D）。恶性梅毒极为罕见，其播散性皮损类似于一期梅毒的

表 82.4　二期梅毒的临床特征

- **前驱症状和体征**：体重下降，低热，不适感，头痛（脑膜刺激），咽喉痛，结膜炎（虹膜睫状体炎），关节痛（骨膜炎），肌痛，肝脾大（轻度肝炎）
- **全身无痛性淋巴结肿大**（50% ～ 85%）
- **皮肤表现**：
  早期（10%）：全身性皮疹，初发在肋部和肩部的非瘙痒性、玫瑰疹样、散在的斑疹。
  晚期（70%）：全身性的斑丘疹和鳞屑性丘疹，浸润明显，常为铜红色；面部环状斑疹；花伞型梅毒疹（中央较大的皮损周围绕卫星状斑疹）；连续的波浪形和多形性局限性梅毒疹（螺旋体特异性浸润，暗视野检查阳性）
  - 手掌和脚底：对称性丘疹和斑疹，表面颈圈状鳞屑（Biett 圈）
  - 肛门-生殖器区：扁平湿疣
  - 皮脂丰富区：额发缘梅毒疹
  色素减退斑主要分布在颈部（炎症后反应；"项链征"）
- **黏膜表现**（30%）：
  梅毒性口角炎，裂隙状丘疹
  黏膜斑：咽喉部黏膜斑（等同于生殖器周围的扁平湿疣）
  梅毒性咽炎：炎症布及整个咽部
- **斑秃**（7%）："虫蚀状" 脱发，静止期

硬下疳（图 82.9E）。

若不经治疗，皮损在数周至数月内就会消退，1 年内会有约 20% 的患者复发，通常伴随肛门外生殖器部位皮肤黏膜的改变。

二期梅毒的实验室诊断包括以下内容：

- 皮肤、黏膜（口腔除外，见下文）局部损害的血清渗出液在显微镜暗视野检查时发现梅毒螺旋体。
- 与一期梅毒相比，二期梅毒的血清学试验可提供更多直接和明确的证据，心磷脂抗体（如 RPR 或 VDRL 实验）和特异性抗体在二期梅毒患者中均为阳性。由于前带现象和 HIV 感染，很少出现非密螺旋体试验阴性（见表 82.8）。
- 在大多数活检标本中，可通过免疫组化检测螺旋体。

二期梅毒患者管理包括：

- 所有患者都应检测 HIV 感染情况，对治疗无效的患者更应多次检测。
- 有眼部症状的患者（如畏光，视力变化）应至眼科行裂隙灯等检查，评估葡萄膜炎和神经视网膜炎。
- 对有眼部或神经症状（如头痛，听觉丧失，颅神经病变）或怀疑治疗失败者（如持续性/复发性症状/非密螺旋体试验在 6 ～ 12 月内滴度没有下降 4 倍），应对患者行腰椎穿刺，做脑脊液分析。感染 HIV 的梅毒患者患神经性梅毒风险增加，尤其当 CD4 计数 < 350 个细胞/毫升和（或）RPR 滴度 ≥ 1：32 时。然而，除非存

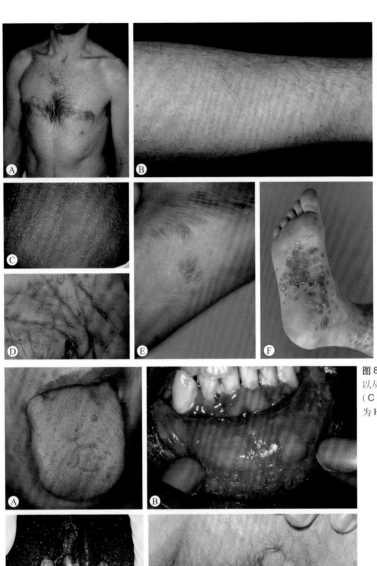

图 82.7 **二期梅毒**。泛发性粉色丘疹（A），一位 HIV 患者手臂上可见炎症性微小皮损（B）以及丘疹鳞屑性皮损（C）。手掌（D）以及足底（E、F）部皮损可见领圈样脱屑（B，Courtesy，Kalman Watsky，MD.）

图 82.8 **二期梅毒黏膜皮损**。口腔皮损可以从浅小溃疡（A）到黏膜斑（B）。外阴（C）和肛周（D）的扁平湿疣可能被误诊为 HPV 感染（如，尖锐湿疣）

在神经系统症状，否则 HIV 患者脑脊液检查情况与临床结果改善无关。

潜伏梅毒

3～12 周后，未经治疗的二期梅毒症状通常会自行消退，进入无症状期。在没有螺旋体感染的临床证据下，此期的诊断主要依赖于阳性血清学试验结果。潜伏期梅毒分为以下两期：

- 早期潜伏期：病期小于 1 年（CDC 定义），梅

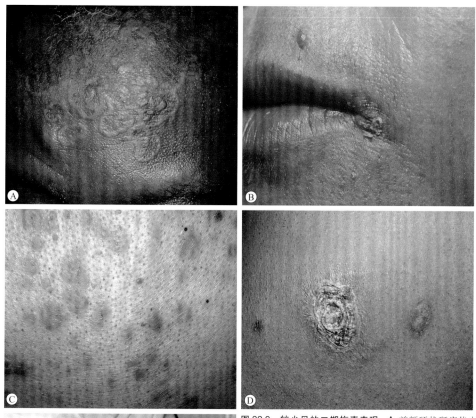

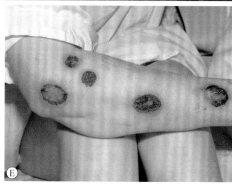

图 82.9 较少见的二期梅毒表现。 A. 前额环状斑疹伴中央色素沉着；B. 口角皲裂性丘疹；C. 肉芽肿结节和斑块；D. 一名艾滋病患者可见坏死性皮损上覆鳞屑状硬痂；E. "恶性"梅毒可见多发性坏死、溃疡和结痂，并伴有严重的全身症状（D, Courtesy, Judit Stenn, MD.）

毒有复发的可能，约 90% 患者在第 1 年复发。

• 晚期潜伏期：病期大于 1 年（CDC 定义），1 年后梅毒复发极少见，此期可持续数月至数年。

根据多个研究结果，未经治疗的晚期潜伏梅毒预后不尽相同。约 1/3 感染者 RPR 试验无反应，且终生病情不活动，只有特异性抗体试验（如 MHA-TP，FTA-ABS）阳性（见图 82.1）。另外 1/3 患者终生无症状，但心磷脂抗体（如 RPR，VDRL）试验始终阳性，伴 MHA-TP 或 FTA-ABS 试验阳性，在剩下 1/3 人群中，出现三期梅毒的临床表现。

潜伏梅毒的诊断主要依靠 RPR 或 VDRL 的活动性试验阳性，MHA-TP 或 FTA-ABS 试验阳性，无任何临床表现。如果有硬下疳病史或皮损符合梅毒的临床表现，诊断就很容易。然而，在许多病例中，对于数周或数月前的临床症状或治疗情况，病史提供的信息通常没有参考意义。在这种情况下，早期和晚期潜伏梅毒很难鉴别，患者常会被误认为晚期潜伏梅毒（见下文）。潜伏梅毒的疗效可通过 RPR 或 VDRL 的滴度下降来衡量。滴度持续高（如在 12 ～ 24 个月内滴度没有下降 4 倍）或滴度上升都是治疗失败的表现，这时应行脑脊液检查。

三期（晚期）梅毒

未经治疗的梅毒患者可发展为典型的三期梅毒，现今非常少见，在感染数月至数年后可出现多种临床表现（图 82.10），可累及皮肤、骨骼、心脏及大血管等。近一半的三期梅毒患者表现为良性晚期梅毒，出现树胶样肿，约 1/4 患者有心血管系统疾病，1/4 患者出现神经系统症状（图 82.1）。

在三期梅毒中非密螺旋体血清学试验一般为阳性，且滴度高。三期梅毒患者（或有三期梅毒相关表现者）应行腰穿和脑脊液检测，来判定是否在开始治疗前就存在神经梅毒。

晚期良性梅毒

晚期梅毒最常见的特征是树胶样肿，可累及皮肤、骨骼、肝和其他器官。皮肤上树胶样肿表现为结节或结节性溃疡，通常呈弓状（图 82.11）。皮疹可持续数周至数月，并形成瘢痕，但最后的新结节又可出现。经过治疗，皮损可以很快痊愈。单个的皮下树胶样肿可出现坏死，类似"冷"脓肿，从而导致皮肤或黏膜溃疡，甚至累及骨骼。

骨骼受累如同皮肤一样多见。骨骼中的树胶样肿具有破坏性，通常伴发骨膜炎和骨炎。临床表现包括疼痛、肿胀和运动受限，树胶样肿可以累及的其他部位包括：舌、口腔、上呼吸道、心肌、消化系统和神经系统。

心血管梅毒

心血管梅毒（cardiovascular syphilis）发病较晚，潜伏期为 15 ～ 30 年，在未治疗梅毒患者中有 8% ～ 10% 会出现。在梅毒早期，梅毒螺旋体侵犯近端主动脉弓的滋养血管，产生透壁性炎症病变，从而导致血管内膜炎，随后病菌在此处潜伏多年。

神经梅毒

虽然神经梅毒（neurosyphilis）是三期梅毒的典型表现，但神经梅毒在疾病任何阶段都可发生。神经性梅毒通常是慢性（有时为急性）。脑膜炎的表现伴大脑和脊髓的血管和脑实质后遗症（表 82.5）[14]。无症状神经梅毒指脑脊液异常而无任何神经系统症状和临床表现。在某些个体中，脑脊液异常会自发恢复正常或持续存在，无症状神经梅毒会进展为晚期有症状性神经梅毒。

脑血管梅毒的基本发病机制是继发于梅毒性动脉内膜炎的梗死形成，从而导致偏瘫。脑实质的神经梅毒（全身性麻痹、麻痹性痴呆、麻痹性神经梅毒）是因为螺旋体直接侵犯大脑所致，这是神经梅毒少见的晚期表现，可伴有痴呆等神经系统症状，若不治疗，麻痹进展，最终可导致死亡。

经较长的潜伏期后，1/3 的神经梅毒患者可出现脊髓痨。脊髓痨有多种典型的症状和体征，包括眼复视、抽痛（疼痛感觉异常，尤指四肢）、失去振动觉和位置觉、腿部反射减弱、共济失调、括约肌功能障碍、内脏危象（腹痛、肠管痛和咽喉痛）和 Argyll Robertson 现象（瞳孔对光反射异常：直接反射和间接反射消失，调节反射存在）。即使未经治疗，脊髓痨也会自愈。

HIV 感染者中的神经梅毒

在 20 世纪 70 年代中期，人们报道了第一例"非典型神经梅毒"，随着对梅毒合并 HIV 感染的认识，人们发现在 HIV 感染患者中神经梅毒很常见。患者表现为早期发作的神经梅毒。

神经梅毒的实验室诊断

除了临床表现之外，神经梅毒的诊断（包括急性

图 82.10 晚期梅毒的临床表现［Adapted from Fritsch P, Zangerle R, Stary A. Venerologie. In: Fritsch P（ed.）. Dermatologie und Venerologie. Berlin: Springer, 2004: 865-86.］

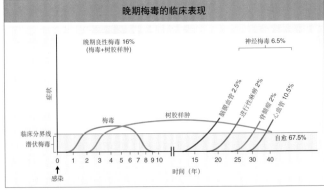

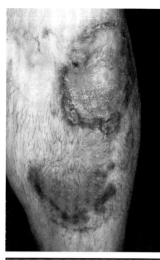

图 82.11 三期梅毒的皮肤树胶样肿。弓形、红色侵蚀性斑块，中央瘢痕增生

表 82.5 神经梅毒的分类	
● **无症状**	**脑实质**
－ 早期	－ 麻痹性痴呆
－ 晚期	－ 脊髓痨
● **脑膜炎**	－ 脊髓痨麻痹性痴呆（混合型）
－ 急性梅毒性脑膜炎	－ 视神经萎缩
－ 脑脊膜血管（梅毒）	● **树胶样肿**
－ 脑血管（梅毒）	－ 脑型
－ 脊髓样	－ 脊髓型
	－ 脑脊髓型

梅毒性脑膜炎，脑血管梅毒，实质性神经梅毒）要依赖于阳性的血液和脑脊液血清学指标。脑脊液异常包括脑脊液压力、蛋白质浓度和免疫球蛋白水平升高及单核细胞增多。脑脊液中存在特异性螺旋体抗体是诊断神经梅毒所必需的，但是脑脊液中存在这一抗体并不一定是神经梅毒，因为 IgG 会弥散入脑脊液或因脑脊液中混入少量血液而出现 IgG 抗体。通过计算脑脊液 -IgG 指数，即将脑脊液与血清 IgG 比例除以脑脊液与血清球蛋白比例可以推算出脑脊液抗体合成水平。若指数大于 0.7 说明颅内存在炎症而导致蛋白合成增加。鞘内螺旋体指数可通过计算脑脊液中 THPA 滴度除以脑脊液与血清白蛋白比值乘以 1000 所得。指数大于 100，提示中枢神经系统内有螺旋体特异性抗体合成。在大部分病例中可观察到非螺旋体特异性抗体阳性，如脑脊液 VDRL 和 RPR 阳性，但阴性结果并不能排除神经梅毒。

先天性梅毒

先天性梅毒（congenital syphilis）最早在 1497 年提出，这也是最早认识的先天性感染疾病。在 1906

年，Wassermann 试验证实胎传梅毒首先需感染孕妇。

上世纪 90 年代末，东欧国家先天梅毒出现小范围爆发，这与当时成人及青壮年梅毒的发病增加相平行。在 20 世纪 90 年代早期，美国一些城市的少数民族人口先天性梅毒的发病人数也出现了增长[15]。在美国，目前每 10 万新生儿中会有约 12 个患有先天性梅毒。未治疗梅毒母婴传播的风险及其潜在的后果在表 82.6 中概述。

早期先天性梅毒

婴儿通常在围生期或出生后 3 个月内出现症状（图 82.12），最迟在出生后 2 年内出现症状。典型表现为消耗性梅毒（即恶病质）以及与二期梅毒相似的皮肤表现（图 82.13）。不同的是先天性梅毒可出现大疱（梅毒性天疱疮），并出现更多的侵蚀性损害。另外，还可出现"梅毒性鼻炎"（血或脓性黏液性鼻分泌物）、口周及肛周皲裂，淋巴结肿大和肝脾大，骨骼受累（如骨软骨炎），由于肢体疼痛而减少运动可出现 Parrot 假性瘫痪。其他症状包括贫血、血小板减少、梅毒性肺炎（白色肺炎）、肝炎、肾病和先天性神经梅毒。

晚期先天性梅毒和疾病标记

儿童或青少年晚期先天性梅毒相当于成人的三期梅毒，且无传染性。疾病的标志性损害为螺旋体感染部位局限性炎症反应的迟发表现（表 82.7）。在约 1/3 的儿童中，可见到间质性角膜炎，伴典型的牙齿异常（Hutchinson 齿）和神经性耳聋，统称为 Hutchinson 三联征。

先天性梅毒的实验室诊断

先天性梅毒的确诊需要行梅毒螺旋体的实验室检查和儿童特异性抗体检测。由于胎儿体内的 IgG 抗体可能是经胎盘从母体获得的，故先天梅毒的血清学诊断目前存在一定的困难。非密度螺旋体试验的血清滴度比母体高 4 倍提示感染，但感染的新生儿可能滴度

表 82.6 未经治疗梅毒的母婴传播及其后果
风险
● 怀孕前 7 个月感染：100% 胎传（严重先天性梅毒）
● 怀孕前至少 2 年内感染：胎传风险可减小到 50% 甚至更少
● 在怀孕第 7、8、9 个月早期感染：胎传风险降低
● 在分娩前 3 ～ 6 周感染：无胎盘传播，有围生期感染风险
感染后果
● 自然流产（第二次或第三次怀孕）（10%）
● 死胎（10%）
● 婴儿死亡（20%）
● 先天性梅毒（20%）
● 健康婴儿（40%）

图 82.12　先天性梅毒的临床表现 [Adapted from Fritsch P, Zangerle R, Stary A. Venerologie. In: Fritsch P (ed). Dermatologie und Venerologie. Berlin: Springer, 2004: 865-86.]

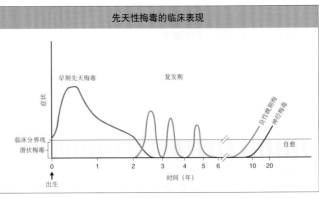

先天性梅毒的临床表现

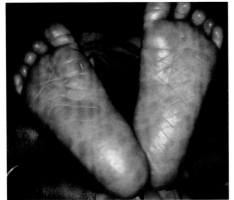

图 82.13　足跖表面的红褐色斑。足跖表面红褐色斑

较低。用 FTA-ABS-19S-IgM 抗体检查 19S 染色体分离抗体敏感性可达 90%，与 ELISA 检测 IgM 相似。最近，已经证实了通过 PCR 检测螺旋体可以提高诊断新生儿先天性梅毒的灵敏性。

晚期先天性梅毒主要依靠临床表现，结合血清学试验来进行诊断。

梅毒的实验室诊断

梅毒的诊断依靠螺旋体直接镜检或通过分子生物学技术发现螺旋体 DNA，血清学试验可评估针对心磷脂（非螺旋体实验）或螺旋体抗原（螺旋体实验）的抗体水平变化。对梅毒不同阶段的诊断须结合实验室结果、临床症状和体征以及患者的病史。所有感染梅毒的患者均应行 HIV 检测。

苍白螺旋体的鉴定

由于苍白螺旋体无法在体外常规培养，主要通过镜检或抗原检测来鉴定。对于实验室研究，可通过接种在兔子的睾丸中进行培养。

表 82.7　先天梅毒的临床表现
皮肤
● 鞍裂腔口周围放射状（口，鼻，眼，肛门）瘢痕
牙齿
● 哈钦森牙——齿桩样，锯齿状切牙 *
● 桑葚齿——第一白齿上有多个圆形的退化尖角
● 牙釉质受损引起的龋齿
骨骼
● 马鞍鼻——因骨和软骨的破坏而导致鼻根部塌陷
● 额骨隆起（"奥林匹斯山状额头"）
● 上颌骨发育不全，下颌骨相对突出
● 高腭弓 ± 穿孔
● Higouménakis 征——内侧锁骨骨质增厚
● 舟状肩胛骨
● 佩刀胫——胫骨前端弯曲
● Clutton 关节——无痛性滑膜炎和膝关节积液
其他
● 神经性耳聋 *
● 间质性角膜炎所致的角膜溃疡和浑浊 *
* 构成哈钦森三联征

显微镜检查

皮损处暗视野显微镜检查发现活动的螺旋体可明确诊断梅毒（图 82.3）。但是，此方法需要仔细采集标本，仅有血清，而不混有红细胞，梅毒螺旋体特征性的运动特点有助于诊断。由于在口腔中，存在腐寄生性螺旋体定植，因此，一般不选取该部位的渗出液进行暗视野显微镜检查。用荧光素标记的苍白螺旋体抗体进行间接免疫荧光抗体试验，对口腔部位的螺旋体检测尤其有效。

对于显微镜检查阴性的患者，建议重复检查。另外还需行血清学试验检测。

聚合酶链反应检测

在某些情况下可利用 PCR 技术检测苍白螺旋体

DNA，如神经梅毒、先天性梅毒、生殖器外原发梅毒。

梅毒血清学

非螺旋体试验

　　VDRL 和其他诸如 RPR 的不加热血清反应素（unheated serum reagin，USR）、反应素筛查试验（reagin screen test，RST）和甲苯胺红不加热血清试验（toluidine red unheated serum test，TRUST）等，都可用来检测心磷脂抗体。心磷脂是哺乳动物细胞的成分，被螺旋体修饰后能在宿主体内产生抗体（与滋生磷脂抗体比较；见第 23 章）。所有这些试验都是通过检测针对损伤的宿主细胞和螺旋体释放的脂蛋白样物质的 IgG 和 IgM 抗体。

　　这些抗体的滴度与疾病的活动相关，故在筛查和治疗评估等方面可起到参考作用（图 82.14）。非螺旋体**定性**试验适用于筛查，而滴度试验可用于判断病情活动度。即使暗视野检查阳性，仍须行非螺旋体抗体**定量**检测，以便为抗生素治疗效果及随访提供参考依据。抗体滴度下降 4 倍表明治疗成功，而滴度上升了 4 倍则表明复发或再感染。经早期有效治疗的非梅毒螺旋体试验常能转为阴性。这些试验的局限性见表 82.8。

螺旋体试验

　　梅毒螺旋体抗原血清学试验的主要意义是确诊非螺旋体试验阳性的病例。通常在感染后的第四周就能检测到 IgG 和 IgM 抗体，精确的定量分析一般没有意义。特异性的螺旋体试验将一直保持阳性，只有非常早期的治疗才能转阴。这种检测方法的特异性非常高，且假阳性很少，其敏感性根据梅毒病期的不同而变化：一期梅毒中，敏感性在 70% ～ 100% 之间，在二期梅毒和潜伏梅毒中，敏感性为 100%，在晚期梅毒中，敏感性则约为 95%[16]。苍白螺旋体抗体与其他密螺旋体和微螺旋体之间并无区别。

　　具体检测包括以下内容：

- TPHA，MHA-TP，苍白螺旋体颗粒凝集试验（*T. pallidum* particle agglutination test，TPPA）：这些试验由家兔红细胞作为黏附苍白螺旋体表面蛋白（高频分裂的螺旋体碎片）的抗原载体，来检测螺旋体特异性抗体，可用于大样本检查及筛查试验。阳性结果意味着患者曾经或者现在仍然为活动性梅毒，但不能用于评价病情的活动性。90% 的硬下疳患者治疗期间呈阳性。

- FTA-ABS 试验：血清与螺旋体反应形成抗原-抗体复合物，用荧光染色则能观察到此复合物。为避免抗体与腐生螺旋体的非特异性反应，还须使用 Reiter 螺旋体吸附非特异性抗体。通过吸附选择性抗 Ig- 抗体，用来区分 IgG 与 IgM。

- FTA-ABS-19S-IgM 试验：分离的 IgM 抗体碎片被分开测定，相比其他实验具有更高的特异性，但仅限于某些特殊情况，如：先天性梅毒或梅毒复发与再感染的鉴别诊断。

- 固相红细胞吸附试验（solid phase hemadsorption test，SPHA）或 IgM ELISA 试验：SPHA 试验用于检测与家兔红细胞作为抗原载体的螺旋体抗原吸附于固相微量滴定扳上的特异性 IgM 抗体。也可利用 ELISA 技术来检测 IgM 抗体。这些试验对于诊断先天性梅毒、神经梅毒（阳性，但低滴度）和再感染是很有用的。

病理学

　　在**一期梅毒**中，表现为溃疡和真皮内浆细胞，淋巴细胞和组织细胞弥漫性浸润，以及血管内皮细胞肿胀。螺旋体可通过涂片染色法或免疫组织化学染色来检测。

　　在**二期梅毒**中，表皮可正常呈银屑病样改变、坏死及溃疡，表皮内可见脓疱、真皮内浆细胞、淋巴细胞和组织细胞血管周围浸润，呈苔藓样、结节样或弥

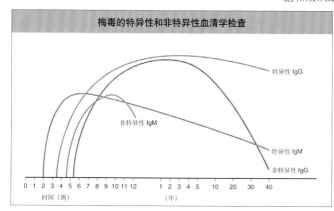

梅毒的特异性和非特异性血清学检查

特异性 IgG

非特异性 IgM

特异性 IgM

非特异性 IgG

| 0 | 1 | 2 | 3 | 4 | 5 | 6 | 7 | 8 | 9 | 10 | 11 | 12 | | 1 | 2 | 3 | 4 | 5 | 6 | 7 | 8 | | 10 | 20 | 30 | 40 |

时间（周）　　　　　　　　　　　　（年）

图 82.14　梅毒的特异性和非特异性血清学检查[Adapted from Fritsch P，Zangerle R，Stary A. Venerologie. In：Fritsch P（ed）. Dermatologie und Venerologie. Berlin：Springer，2004：865-86.]

表 82.8　非螺旋体试验和螺旋体试验的局限性
非螺旋体试验
• 在一期梅毒早期暗视野检查缺乏反应性
• 经过有效治疗后通常转为阴性（约 15% 的早期梅毒患者在适当治疗后 1 年内滴度没有下降 4 倍，这表明治疗失败）
• 假阴性结果 　－ 前带现象：抗体高滴度时抑制凝集，需要稀释血清 　－ 暂时阴性结果：二期梅毒合并 HIV 感染，反应出现在后续的试验中
• 由于组织损伤造成生物学假阳性 　－ 怀孕 　－ 自身免疫疾病（如：红斑狼疮） 　－ 滥用禁药 　－ 淋巴瘤 　－ 传染性疾病（如：疟疾） 　－ 疫苗接种 　－ 肝硬化 　－ 抗心磷脂抗体综合征 　－ 先天性，遗传性
• 假阳性：地方性密螺旋体病和莱姆疏螺旋体病
密螺旋体试验
• 早期暗视野阳性的早期梅毒无反应
• 持续性阳性，因此对检测疗效无用
• 生物学假阳性：自身免疫疾病，HIV 感染，高丙种球蛋白血症
• 假阳性：地方性密螺旋体病和莱姆疏螺旋体病

漫性（图 82.15A）。二期梅毒较陈旧的皮损可呈肉芽肿表现，与结节病或其他肉芽肿性皮肤病相似，但二期梅毒皮损中有浆细胞。在二期梅毒中也能看到血管内皮细胞肿胀和血管增生。通过免疫组化检测，大多数情况下都能检出螺旋体（图 82.15B）。恶性梅毒则表现为血管炎。

在**三期梅毒**中，可见结核样肉芽肿（有或无干酪样变），伴浆细胞浸润，血管内皮细胞肿胀明显，但很难检出病菌。

鉴别诊断

各病期梅毒的鉴别诊断见表 82.9。

治疗

青霉素 G 仍是所有病期梅毒的首选治疗。表 82.10中列出了推荐的治疗方案。血清中必须达到有效抑制螺旋体的血药浓度，若为神经梅毒，则在脑脊液中须达到有效浓度。青霉素最低有效浓度为 0.018 mg/L，但体外试验最大有效浓度则高出很多（0.36 mg/l）[17-18]。至今仍未发现苍白螺旋体对青霉素的耐药趋势。若不能使用青霉素，四环素可作为二线用药。虽 2 g 剂量的阿奇霉素治疗有效[19]，但有报道苍白螺旋体会对其产生耐药性而使治疗失败的案例。

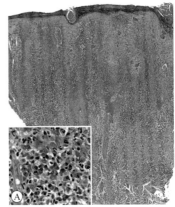

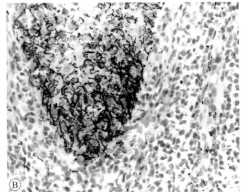

图 82.15　二期梅毒的组织病理。A. 银屑病样表皮增生，真皮内大量浆细胞、淋巴细胞及组织细胞浸润；B. 梅毒螺旋体抗体以及免疫组化检测阳性；梅毒螺旋体表现为细长的螺旋状（Courtesy, Lorenzo Cerroni, MD.）

表 82.11 中总结了怀孕期间梅毒和先天性梅毒的推荐治疗方案。尽管感染 HIV 的患者神经系统并发症的风险增加，且治疗失败率更高，但通过改变治疗方案而阻止这些情况的发生还没得到证实。CDC 和国际抗性传播感染联盟（International Union Against Sexually Transmitted Infections, IUSTI）目前推荐对感染 HIV 的梅毒患者与未感染 HIV 的梅毒患者使用相同的治疗方案。CDC（www.cdc.gov/mmwr）和 IUSTI（www.iusti.org）提供了治疗指南和其他信息[20]。值得注意的是，吉海反应（Jarisch-Herxheimer reaction）的特征是在梅毒治疗早期时，出现发热头痛和肌痛。

IUSTI 建议早期梅毒抗生素治疗后的第 1、2、3和 6 个月时行非螺旋体试验（如：VDRL，RPR），然后在治疗的前 2 年每 6 个月复查一次[20]。CDC 建议对非复杂病例在第 6 和 12 个月行临床及血清学评估。

表 82.9　梅毒的鉴别诊断
一期梅毒
引起生殖器溃疡的其他病因也应考虑： ● 生殖器疱疹 ● 生殖器创伤 ● 固定药疹 ● 溃疡性生殖器肿瘤（如：鳞状细胞癌） ● 软下疳：锯齿状边缘，黄色渗出物，疼痛 ● 性病淋巴肉芽肿：暂时性，质硬，无痛性 ● EBV 早期感染 ● 白塞病
二期梅毒
● 皮肤：玫瑰糠疹，银屑病，病毒疹，扁平苔藓，慢性苔藓样糠疹，早期 HIV 感染，药疹，钱币状湿疹，毛囊炎 ● 黏膜：扁平苔藓，慢性阿弗他溃疡，手足口病，疱疹性咽峡炎，传染性口角炎 ● 扁平湿疣：HPV 感染疣，Bowen 病，鳞状细胞癌
三期梅毒
● 皮肤：寻常狼疮，着色真菌病，真菌二重感染，利什曼病，红斑狼疮，蕈样真菌病，肉瘤样病，肿瘤，静脉溃疡

对感染 HIV 的梅毒患者则进行更频繁和更广泛的评估（如在第 3、6、9、12、24 个月时）。晚期梅毒在 3 年内每 6 个月评估一次。在脑脊液异常情况下，建议每 6 个月行一次脑脊液检查，直到细胞计数正常，且脑脊液 VDRL 转为阴性。在许多国家，患者性伴侣的评估和报告是强制性的。

淋病

同义名： ■ 淋病："clap" ■ 播散性淋球菌感染：关节-皮肤综合征

要点

■ 高收入国家中淋病是最常见的性传播感染。

■ 它是由淋病奈瑟菌引起的。与感染的人直接接触（常为性行为）后，淋病奈瑟菌会感染生殖道的黏膜表面（和肛门、直肠、嘴）。

■ 血液播散会导致皮肤脓疱和系统性症状，如关节炎、发热（但只有一小部分感染者会发生）。

■ 尽管近期东欧的发病率上升，但总体来说，在过去的几十年里，淋病的发病率呈下降趋势。

■ 过去的几十年里，淋病奈瑟菌对各种抗菌药物的耐药频率已逐渐上升。

表 82.10　梅毒的推荐治疗方案
早期梅毒［一期、二期、早期潜伏期（病程＜1 年）］
推荐方案：
● 苄星青霉素，240 万 U*，肌内注射，单次剂量 ● 普鲁卡因青霉素，120 万 U，肌内注射，每天 1 次，共 10 天[†]
青霉素过敏者的替代方案[‡]：
● 多西环素，每天 200 mg（100 mg 口服每天 2 次，优于单剂量 200 mg） ● 四环素，500 mg，口服，每天 4 次，共 14 天 ● 头孢曲松钠，1～2 g，肌内注射或静脉注射，每天一次，共 10～14 天 ● 阿奇霉素，2 g，口服，单次剂量[§]
晚期潜伏期梅毒（病程＞1 年或未知感染时间），心血管梅毒，树胶肿；一期梅毒、二期梅毒、潜伏梅毒首次治疗失败后[¶]
推荐方案：
● 苄星青霉素，240 万 U*，肌内注射，每周 1 次，共 3 次 ● 普鲁卡因青霉素，120 万 U，肌内注射，每天 1 次，共 20 天[†]
青霉素过敏者的替代方案[‡]：
● 多西环素，200 mg，每天 1 次（100 mg 口服每天两次优于单次 200 mg 口服），共 28 天 ● 四环素，500 mg，口服，每天 4 次，共 28 天
神经梅毒或眼梅毒
推荐方案：
● 水剂青霉素 G，300～400 万 U，静脉滴注，每 4 h 一次（或 1800～2400 万 U 每天 1 次），连续 10～14 天 ● 普鲁卡因青霉素，240 万 U，肌内注射，每天 1 次＋丙磺舒，500 mg，口服，每天 4 次，两者联用连续 10～14 天
青霉素过敏者的替代方案：
● 头孢曲松钠，2 g，肌内注射或静脉滴注，每天 1 次，连续 10～14 天 ● 考虑脱敏治疗

* 儿童，5 万 U/kg 至成人剂量
[†] 替代方案：WHO 指南（http://apps.who.int/iris/bitstream/10665/249572/1/9789241549806-eng.pdf）和国际防治性传播感染联盟（http://www.iusti.org/sti-information/guidelines/）
[‡] 有限的数据
[§] 报道有耐药性
[¶] 例如，如果 RPR/VDRL 滴度不能下降 4 倍或症状持续/进展；必须首先进行脑脊液检查以排除神经梅毒
CDC 指南（http://www.cdc.gov/std/tg2015/tg-2015-print.pdf.）

历史

中国、埃及、罗马帝国、希腊和基督教《旧约全书》[21] 的古典文学中都提及过淋病（gonorrhea）。几个世纪以来，有许多名字用来表示淋病奈瑟菌感染，包括：希波克拉底使用的"痛性尿淋沥"；"clap"是

表 82.11　特殊梅毒（syphilis in special situation）的推荐治疗方案
妊娠期
推荐方案：
• 苄星青霉素，240 万 U，肌内注射，每周 2 次（早期梅毒）或 3 次（晚期梅毒）
• 普鲁卡因青霉素，适用于不同阶段梅毒的方案（见表 82.10）
青霉素过敏的方案：
• 青霉素脱敏
• 替代方案 *：
– 阿奇霉素，500 mg，每天 1 次，连续 10 天
– 头孢曲松钠，1 g，肌内注射或静脉滴注，每天 1 次，连续 10 ～ 14 天
胎传梅毒
已确诊或高度可能患病或母亲是未经治疗的早期梅毒的新生儿 †：
• 水剂青霉素 G，5 万 U/kg，静脉滴注，每 12 h 一次至持续出生头 7 天，随后每 8 h 1 次，持续 3 天（每天 10 ～ 15 万 U/kg，共 10 天）
• 普鲁卡因青霉素，5 万 U/kg，肌内注射，每天 1 次，持续 10 ～ 14 天
经治疗的梅毒母亲生下的无临床表现的新生儿 ‡：
• 苄星青霉素，5 万 U/kg，肌内注射，单次剂量
* 有限数据；CDC 不推荐但是 WHO 和 IUSTI 欧洲分会的指南中推荐 † 应该在治疗之前行脑脊液检测 ‡ 物理检查无异常和血清非梅毒螺旋体抗体滴度低于母亲 4 倍的新生儿；如果母亲在妊娠前痊愈，那么治疗方案是可选择的

源于巴黎卖淫区的"Les Clapiers"；"淋病"是 Galen（公元 130 年）为了描述尿道分泌物是"源源不断的种子"的样子而选出的名字；"M. Neisser"，是由 Albert Neisser 命名的，1879 年，他在阴道、尿道和结膜分泌物的染色涂片中发现了微生物。

1882 年，Leistikow 和 Lüffler 首次描述了淋病奈瑟菌的培养，1964 年 Thayer 和 Martin 完善了培养方法，他们在特殊的琼脂平板上设计了选择性的生长环境[22]。了解淋球菌的毒力差异及淋球菌分子生物学研究，可以深入了解机体的病理过程[23]。淋球菌感染的治疗一直悬而未决，直到 1936 年引进磺胺类药物和 1943 年引进青霉素类药物。几十年来，淋病可以简单地用一种抗生素治疗。然而，在过去的 25 ～ 30 年里，已经观察到淋病奈瑟菌对青霉素或其他抗生素，如四环素类和喹诺酮类药物的耐药性，耐药性成为了一个难题。最近，淋球菌对头孢克肟的体外敏感性下降改变了治疗指南，因此推荐头孢曲松和阿奇霉素的双重疗法作为非复杂淋病的治疗方案。

流行病学

在过去一个世纪，淋病的发病率受政治影响，第一次和第二次世界大战结束时发病率最高。青霉素和其他有效抗菌药物引进后，报告病例突然减少。随后，1970 年性自由再一次提高了淋病的发病率。然而，随着艾滋病的流行，由于对艾滋病传播的担忧，性行为再次发生改变，这对于淋病的发病率有显著的影响。20 世纪 70 年代中期，美国淋病总发病率达到顶峰，在过去的 20 年中都保持着相对低和稳定的水平。

20 世纪 90 年代东欧政治的改变提高了淋病（和梅毒）的发生率，特别是在性工作者和那些与性工作者发生性接触的人。高感染率的性工作者的迁徙也增加了欧洲其他地区淋病报告病例的数量，特别是在城市地区和高危人群（如男同性恋者）。这可能反映了不安全性行为的增加，尤其是在年轻人和高危人群中。

和其他性病一样，淋病发病率在不同年龄不一样，15 ～ 24 岁的群体发病率最高，其中女性的发病率高于男性。在美国，非裔美国人的淋球菌感染率是白种人的 10 倍。这可能反映了他们性行为模式和暴露的区别，还有非裔美国人更经常使用公共卫生机构的报告系统。

传播途径

淋病奈瑟菌是一种只以人类为宿主的病原菌，主要通过性接触传播。最有效的传播方式是阴道性交或肛交，这样能与无症状或有轻微症状感染的性伴侣的黏膜进行身体接触。有一种例外是间接传播，青春期前的女孩共同使用了污染的物品。没有证据表明淋球菌可以通过空气微粒传播，而脑膜炎球菌可以。分娩时，受感染的母亲与新生儿之间可发生垂直传播，可能导致淋球菌结膜炎、肺炎，甚至外阴阴道感染。

淋病奈瑟菌的生物学

淋球菌（gonococci）为革兰氏阴性双球菌，通常成对存在。在含有 3%CO_2 环境下的血红蛋白培养基上生长时，它们表现出多种菌落形态。淋病奈瑟菌具有典型革兰氏阴性细菌的外膜结构，但是与脑膜炎奈瑟菌相反，它缺乏代表脑膜炎球菌毒力的多糖荚膜。外膜表面分子和黏附、侵袭、宿主损伤相关，它们也是重要的抗原结构，特别是纤状的菌毛（由 18 kD 菌毛蛋白组成）[24]。

淋球菌的生长需要铁元素，其来源包括转铁蛋白、乳铁蛋白、血红蛋白；他们通过特异受体的介导结合在宿主蛋白上来获取铁元素。微生物不耐受干燥和低温，适宜生长在 35 ～ 37℃、5%CO_2 的环境下，含无机铁、葡萄糖、维生素、辅助因子以及抗生素的复合培养基上。

发病机制

虽然目前对这种微生物致病性的了解越来越深入，但是淋球菌侵入宿主细胞的具体分子机制仍不明确。黏附、炎症反应和黏膜侵袭过程中涉及多种毒力因子[25]。因为菌毛增加了淋球菌对宿主的黏附能力，且能够运动，所以菌毛也在发病机制中起到了重要的作用；这也许能够解释为什么无菌毛的淋球菌感染人的能力较低。淋球菌对人上皮细胞和中性粒细胞的黏附不仅依赖于菌毛，还依赖于 Opa 配体。抗菌毛抗体可以阻断上皮黏附和增加吞噬细胞的杀伤能力。转铁蛋白受体和全长脂寡糖（lipo-oligosaccharide，LOS）的表达似乎增加了其感染性。淋球菌可以在细胞内繁殖和分裂，在细胞内他们对宿主的防御机制免疫。某些 Opa 蛋白和非唾液酸化 LOS 的表达有利于淋球菌侵袭细胞。

淋球菌通过产生各种酶和脂质（如：磷脂酶、肽酶、脂质 A）来破坏组织。这在输卵管损害和炎症后关节炎的发展中起着重要作用。

临床特征

淋病在男性和女性中均有多样的临床表现，包括无症状感染、有症状的局部黏膜感染（有或无局部并发症）和系统性播散（表 82.12）。症状根据感染部位和菌株的变化而变化。

淋病的潜伏期相对较短；感染淋球菌后出现症状和体征只需要 2 ~ 5 天。高达 10% 的感染男性和 50% 的感染女性是无临床症状的，特别是在直肠或咽部的感染[26]。

男性淋球菌感染

男性淋球菌感染最常见的临床表现为急性前尿道炎、伴排尿困难和尿道分泌物，通常为脓性，且量大（图 82.16）。大约四分之一的感染男性，尿道症状不明显，类似于非淋菌性尿道炎，并且仅在尿道操作（"剥离"）后出现。未经治疗，6 个月后大部分患者的症状会消失。局部并发症可包括 Cowper 和 Tyson 腺炎和淋球菌性脓皮病；感染上行可导致附睾炎、前列腺炎和精囊腺炎。淋球菌性附睾炎患者表现为单侧睾丸疼痛和肿胀并伴有尿道炎。

女性淋球菌感染

在大约 50% 的感染女性中，淋球菌感染是无症状的，因此感染未被察觉。女性淋球菌感染的最常见部

表 82.12　淋病的临床表现
播散性感染
● 关节炎
● 发热
● 腱鞘炎
● 肢端皮肤脓疱病
● 头皮脓肿（新生儿进行胎儿头皮电极监测的部位）
● 心内膜炎
● 脑膜炎
直接黏膜感染
● 尿道炎
● 宫颈炎
● 直肠炎
● 咽炎
● 外阴阴道炎（儿童）
● 新生儿眼炎
局部扩散
● 前列腺炎
● 精囊炎
● 附睾炎
● 输卵管炎
● 卵巢炎
● 盆腔炎

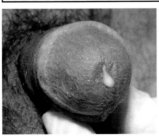

图 82.16　伴脓性分泌物的淋球菌性尿道炎

位是宫颈管，相关临床症状包括阴道分泌物增多、排尿困难、月经间期出血和月经过多。临床检查显示化脓性宫颈分泌物，宫颈红肿；宫颈管拭子呈黄色具有高度特征性。70% ~ 90% 的感染女性存在淋球菌的尿道定植，尿道是女性行子宫切除术后常见的感染部位。当出现阴唇急性肿胀，挤压腺体时有脓性分泌物出现，偶可见巴氏腺炎。

由于微生物的上行感染，女性最常见的局部并发症是急性输卵管炎或盆腔炎（pelvic inflammatory disease，PID），发生于 10% ~ 20% 的感染女性（常在月经期后立即发生），并可能导致不孕、慢性盆腔疼痛和异位妊娠等远期并发症。PID 的临床表现各不相同，包括下腹痛、附件压痛、ESR 升高、白细胞增多和发热。淋球菌肝周围炎（Fitz Hugh-Curtis 综合征）合并邻近腹膜炎，是一种罕见的并发症，它的症状是 PID 的症状伴随右上腹疼痛，和急性胆囊炎很类似。

非生殖器的淋病

咽部淋病

咽部淋病（pharyngeal gonorrhea）可能发生在男性和女性口交后。常常是无症状的，感染通常在几周内未发现就自发缓解了[27]。咽部淋病可能是男性同性恋者患尿道淋病重要的原因。

直肠淋病

直肠淋病（rectal gonorrhea）主要见于男同性恋者和进行肛交的异性恋女性。至少50%的直肠淋病患者是无症状的，但它可能导致淋球菌性直肠炎，症状包括炎症、直肠分泌物增多、肛门瘙痒、出血、里急后重、便秘。

淋球菌性眼炎（包括新生儿眼炎）

淋球菌性眼炎（gonococcal ophthalmia）在成人中不常见，但是在一些低收入的国家仍然是致盲的主要原因。主要是由于自我接种和不寻常的性行为，它最初表现为化脓性结膜炎，如果不及时治疗，可以迅速进展为严重角膜炎，其次是角膜混浊。

分娩时胎儿经过感染的产道，淋球菌的接种导致新生儿淋球菌感染，最常表现为化脓性的结膜炎（新生儿眼炎）。由于出生后及时预防性地使用了抗菌药膏（通常是红霉素），淋球菌感染的发生率显著降低。

播散性淋球菌感染

关节炎-皮肤病综合征（淋球菌血症）

淋球菌血症（gonococcemia）最常见的临床表现是急性关节炎-皮炎病综合征（acute arthritis-dermatosis syndrome），只发生在0.5%～1%黏膜淋病的患者[28]。播散性淋球菌感染的危险因素包括：①月经，多数病例在经期或经后立即发生；②共同末端通路补体成分C5～C9缺陷（见第60章）。经典的症状包括发热、关节痛、出血性脓疱的暴发。淋球菌性腱鞘炎主要波及大关节（如膝关节、肘关节、腕关节、踝关节），有时可见肌腱上红斑。

皮肤病变包括分散脓疱，由于栓塞性脓毒性血管炎而经常出现坏死。主要发生在四肢的远端（图82.17），其内含有淋球菌。随着症状持续时间的延长，血培养阳性率下降。

实验室诊断

实验室诊断是通过染色涂片、分子生物学技术和（或）细菌培养（图82.18），对感染性黏膜分泌物中淋病奈瑟菌进行鉴定。女性取阴道分泌物、男性取尿道分泌物（子宫切除的女性也取尿道分泌物），（当有症状时）咽也可取分泌物。核酸扩增法（见下文）也

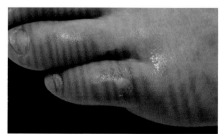

图82.17 淋球菌血症（关节炎-皮炎综合征）。 脚趾上脓疱，围以红斑

可使用阴道拭子或者尿样。条件允许的情况下，肛门直肠样品应通过肛门镜检查直接获得。

涂片法

直接镜检发现革兰氏染色或亚甲基蓝染色涂片上中性粒细胞内有革兰氏阴性双球菌能即时诊断疾病（图82.19），这对有症状患者的诊断很有意义。男性有症状感染者，尿道分泌物革兰氏染色的检出率在95%～98%，而宫颈分泌物的革兰氏染色敏感性只有50%。革兰氏染色分泌物的特异性主要基于镜检者的经验和分泌物恰当的收集，在最佳条件下检出率可达100%。然而，因为在无症状患者的低敏感性，所以以革兰氏染色阴性并不足以排除这些患者感染。直肠和咽部淋病的检测，涂片没有帮助，因为这些地方存在大量的其他细菌。

淋球菌诊断的非培养技术

淋球菌感染的分子诊断技术被广泛应用，当样品的运输和储存仍是潜在的问题时，分子学诊断比细菌培养有更多优势。当感染无症状时，分子技术对非生殖器感染的诊断比细菌培养更敏感[29]。此外，分子测试可以检测衣原体感染，不需要额外的样品（见图82.18）。它们主要的劣势是缺乏抗菌药敏感性的检测。因此，如果非培养技术常规用于淋球菌感染的诊断，基于培养技术的抗生素敏感性区域检测仍是必要的。

核酸扩增技术

核酸扩增技术（Nucleic acid amplification techniques，NAAT）有很好的总体敏感性、特异性和样品的运输力，它优于目前用于诊断衣原体（Chlamydia trachomatis，CT）和淋球菌（N. gonorrhoeae，NG）感染的很多检测方式。NAAT用来检测淋球菌和衣原体的DNA和RNA：① PCR，例如cobas® 4800 CT/NG检测（Roche）、RealTime CT/NG检测（Abbott）；②转录介导的扩增，例如Aptima Compo 2® 用于CT/NG检测；③链置换扩增，如BD ProbeTec™ ET CT/GC。Xpart® CT/NG检测试剂盒（Cepheid）也是基于NAAT技术，它可以在90

图 82.18　尿道分泌物或排尿困难的诊断程序

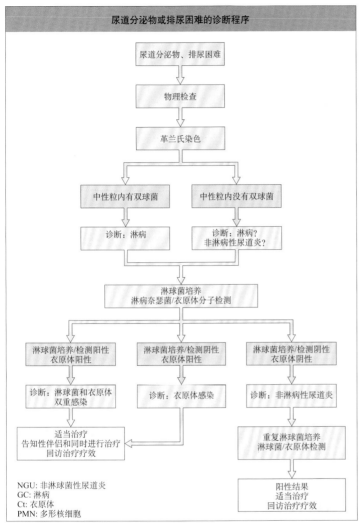

分钟内检测淋球菌并能扩增 CT 和 NG。除了以上列出的优点外，样品可以通过"非侵袭性"的方法获得，例如，尿样，阴道或阴道前庭拭子[30]。

非扩增的 DNA 杂交

非扩增的 DNA 探针测试 Gen-Probe PACE® 2 是基于淋球菌 RNA 的杂交，这项技术在一些地区应用。它的灵敏度和特异性与细菌培养相当，不建议常规使用。

培养技术

通过培养法进行淋病奈瑟菌的分离是诊断淋球菌感染诊断的金标准，涂片染色获得的阳性结果需经淋球菌培养进一步证实。它是强奸或法医学鉴定时唯一推荐的方法，并可进行药物敏感试验。淋球菌血症引起的脓疱应穿刺培养。

根据被感染者出现的症状，目前可应用的含有抗生素的选择性培养基（Thayer-Martin）或选择性 New York 培养基对直接接种的生殖器样品敏感性为 80% ～ 95%。对于非生殖器感染的样品（如直肠来源的），其敏感性会更低（< 50%）。从生殖器部位取材进行培养的特异性约为 95%。培养阳性时建议采用淋球菌的特异检测用来进一步确诊（尤其对于生殖器外感染必不可少）。

病理学

对淋球菌血症的皮肤损害进行活检，可见表皮坏死，伴表皮或真皮内脓疱，出现中性粒细胞坏死性血管炎、红细胞外渗和血栓形成，很少见微生物。

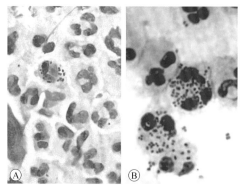

图 82.19　**尿道分泌物涂片的淋球菌革兰氏染色（A）和亚甲蓝染色（B）。** 中性粒细胞内包含革兰氏染色阴性或亚甲蓝染色阳性的双球菌，与淋病奈瑟菌一致，是感染的证据（B，Courtesy，Harald Moi，MD.）

鉴别诊断

本病须与其他会造成男性和女性的尿道或阴道宫颈分泌物增多的疾病鉴别，包括沙眼衣原体、阴道毛滴虫、真菌、厌氧菌。播散性淋球菌血症的皮肤病损需要和毛囊炎鉴别（如，细菌性的），它是一种播散性的感染，一种嗜中性皮肤病，还要和皮肤血管炎或脓疱型药疹相鉴别。

治疗

尽管许多抗生素都可以用于治疗淋病，但是治疗方案的选择仍取决于分离的淋球菌（或区域分布的种类）的敏感性、感染部位、临床症状、治疗费用（特别是在资源贫乏的地区）和药物可能的副作用。在过去的几十年中，出现了很多对抗生素耐药的淋球菌菌株，包括磺胺类、青霉素、四环素、红霉素、大观霉素，以及近期对喹诺酮也出现耐药。淋球菌的耐药性明显是对公共健康急迫的威胁。这些年来，不同类型耐药性的发展使淋球菌治疗指南定期修订。例如，在 2007 年，CDC 建议氟喹诺酮不再用于治疗美国淋球菌的感染。随后第三代头孢成为了治疗淋球菌感染所选择的抗生素（表82.13）[31]，然而，有报道治疗失败（特别是在亚洲地区使用口服头菌素）和体外敏感性的下降，如头孢克肟[32]。因此，目前 CDC 发布的非复杂性淋球菌感染双重疗法治疗指南是头孢曲松钠（单次肌内注射 250 mg）加阿奇霉素（单次口服 1 g）[30]。另外，感染淋球菌的人通常会合并感染沙眼衣原体，进一步支持使用包括阿奇霉素在内的双重疗法。值得注意的是，进行基于 DNA 的快速检测，可以用于确定治疗方案内淋病奈瑟菌对环丙沙星的敏感性，并减少头孢曲松钠的使用[32a]。

表 82.13　淋球菌感染的治疗推荐

尿道、宫颈、直肠、咽部的非复杂型淋球菌感染

推荐方案 *
- 头孢曲松钠，250 mg，肌内注射，单次剂量＋阿奇霉素，1 g，口服，单次剂量

替代方案 *
- 头孢克肟，400 mg，口服，单次剂量＋阿奇霉素，1 g，口服，单次剂量

淋球菌性结膜炎
- 头孢曲松钠，1 g，肌内注射，单次剂量＋阿奇霉素，1 g，口服，单次剂量

播散性淋球菌感染

推荐方案
- 头孢曲松钠，1 g，肌内注射，每 24 h 一次＋阿奇霉素，1 g，单次剂量
  头孢曲松使用 24～48 h，明显缓解出现；然后头孢克肟，400 mg，口服，每天 2 次，至少 1 周疗程

替代方案
- 头孢噻肟或头孢替肟，1 g，静脉滴注，每 24 h 一次＋阿奇霉素，1 g，口服，单次剂量
  头孢菌素使用 24～48 h，明显缓解出现；然后头孢克肟同上

新生儿感染

播散性淋球菌感染和新生儿淋球菌头皮脓肿
- 头孢曲松钠，25～50 mg/kg，静脉滴注或肌内注射，每天 1 次，共 7 天（脑膜炎使用 10～14 天）
- 头孢噻肟，25 mg/kg，静脉滴注或肌内注射，每 12 h 一次，共 7 天（脑膜炎使用 10～14 天）

新生儿眼炎或未治疗淋病母亲出生的无症状新生儿
- 头孢曲松钠，25～50 mg/kg，静脉滴注或肌内注射，单次剂量，不超过 125 mg

*国际反性传播疾病联盟（IUST）指南中的替代治疗方案（www.iusti.org/regions/Europe/pdf/2012/Gonorrhoea_2012.pdf）
基于 CDC2015 指南（www.cdc.gov/std/tg2015/tg-2015-print.pdf）

对于播散性淋球菌感染，治疗指南建议静脉注射头孢曲松钠（每 12～24 h 使用 1 g，至少 7 天）加单剂量口服阿奇霉素（1 g）。最后，某些国家对淋球菌治疗和预防的法规中制定了判愈标准、依从制度和性伴侣通知等规定。

软下疳

同义名： ■ 软下疳（soft chancre）■ 软下疳（ulcus molle）

要点

- 软下疳（chancroid）的特点是急性生殖道溃疡和腹股沟淋巴结炎。

- 它是由性传播致病，偶尔能发现革兰氏染色阴性的厌氧菌杜克雷嗜血杆菌。
- 在高收入国家，这是一个很罕见的疾病，其发生通常和卖淫密切相关。

历史

1850 年，首次将软下疳从梅毒中独立出来成为一个新病种。1889 年，Ducrey 将致病生物体描述为杆状链球菌，他能够通过连续自体接种到患者的前臂[33-34]。

流行病学

这种疾病在非洲、加勒比、东南亚很普遍，流行于很多低收入的国家（图 82.20），每年全世界有 7 百万人发病[35]。高收入国家偶尔也报道这种疾病的爆发，主要是美国。在美国，20 世纪 90 年代早期软下疳的病例数到达了顶峰，在过去的 25 年间，发病率都很低。在许多疾病的流行地，性工作者是这种微生物的储存地，男性比女性更容易感染（比例 10∶1）。在一些低收入国家，软下疳是感染性生殖器溃疡最常见的病因（表 82.14），甚至比生殖道疱疹更常见。

传播途径

传播途径几乎都是与有生殖道溃疡的感染女性进行性接触。单次性交后传播软下疳的概率是 35%，未经治疗的感染女性估计其在 45 天内具有传染性（当临床表现存在的时候）[36]。无症状的携带者似乎很罕见，没有证据证明女性可在相当长时间内携带微生物而不出现临床症状。

软下疳和 HIV

软下疳和其他导致生殖器溃疡的疾病均为获得和传播 HIV 的重要危险因素。HIV 阳性的男性和 HIV 阴性的男性相比，更常有生殖器溃疡感染的病史[37]。患生殖器溃疡性疾病，但未行包皮环切术的男性与 HIV 阳性的女性性接触后，感染 HIV 的危险性比有或没有生殖道溃疡性疾病但已行包皮环切术的男性更高（感染比例 29%∶6%∶2%）。女性感染 HIV 的危险性也会随着生殖器溃疡性疾病的发生而增加。

因为杜克雷嗜血杆菌的感染，溃疡部位有大量的

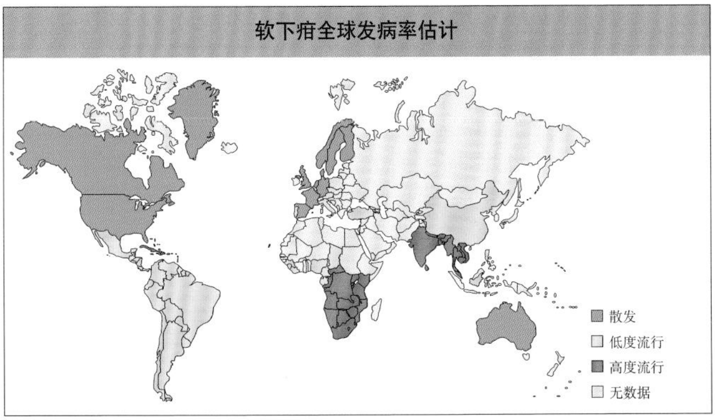

图 82.20 软下疳全球发病率估计[34]（散在分布、低流行率、高流行率、无数据）

软下疳全球发病率估计

散发
低度流行
高度流行
无数据

表 82.14 生殖道溃疡性疾病感染原因

疾病	潜伏期	临床病损	诊断	微生物（病原体）
生殖道疱疹	3～7 天	小水疱、糜烂、溃疡、疱疹病毒感染史，疼痛	PCR，培养，DFA，Tzanck（如果有小水疱）	HSV 2 > 1
一期梅毒	10～90 天，平均 3 周	非化脓性溃疡，通常单个、质硬，疼痛不明显	暗视野显微镜，血清学，PCR	梅毒螺旋体
软下疳	3～10 天	化脓性溃疡，通常多个质软，边缘潜行，疼痛	培养，PCR	杜克雷嗜血杆菌
LGV	3～12 天	一过性溃疡，质硬，疼痛不明显	PCR，培养，血清学试验	沙眼衣原体血清型 L1～3
杜诺凡病	2～12 天	慢性溃疡，质硬，色鲜红质脆	涂片，病史	克雷伯杆菌属（肉芽肿荚膜杆菌）

DFA，直接荧光抗体反应；LGV，性病性淋巴结肉芽肿

CD4⁺淋巴细胞和巨噬细胞的存在，它们为潜伏期的HIV感染进一步扩大化提供了有利的机会，并将病毒分泌到溃疡部位的分泌物中。因此生殖道的病损既是病毒进入未感染者的门户，也是已感染HIV者排出病毒的出口[38]。

病原体生物学特性

杜克雷嗜血杆菌是一种革兰氏染色阴性、兼性厌氧杆菌，形态较小，在革兰氏染色上显示典型的链状结构（图82.21）。它与嗜血杆菌属中的其他菌株的相似之处不多。

发病机制

病原体通过表皮的细微屏障缺损进入机体，诱导了Th1为主的细胞介导免疫反应和化脓性炎症，淋巴细胞、巨噬细胞、粒细胞的浸润导致了炎症反应的种种表现。由于感染的扩散和随后的化脓性炎症，软下

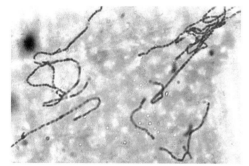

图82.21 软下疳革兰氏染色涂片。生殖道溃疡的分泌物涂片显示了特征性的杜克雷嗜血杆菌的链状排列征象

图82.22 软下疳。A.阴茎上有明显界限的疼痛溃疡；B.多发化脓性边缘缺损的溃疡；C.单侧淋巴结炎伴周围红肿（B，Courtesy，Joyce Rico，MD.）

疳可出现局部腹股沟淋巴结炎。

临床特征

潜伏期为3～10天；临床症状通常发生在第4～7天。在男性，损害最开始是丘疹，周围围绕红斑，很快会发展为脓疱，然后破溃形成疼痛性溃疡。典型溃疡的基底覆盖脓性分泌物，边缘柔软而不整齐，呈潜行性，边界清楚（图82.22A，B）。约1/2的感染男性中，少数溃疡会因为初始病变的存在而进展，溃疡可以合并成巨大溃疡。大多数病变位于包皮内侧或外侧的表面，冠状沟内（特别是在未环切的男性），或系带周围。常伴包皮水肿。

偶见位于阴茎或包皮过长处所谓的"脓疮"，脓液积聚在皮肤内，而没明显的溃疡。脓液中富含微生物[33]。与衣原体感染相反，软下疳所有感染者均有症状出现。

软下疳可能合并梅毒或者单纯疱疹病毒感染。在肯尼亚，患生殖器溃疡性疾病的男性中，4%都合并感染梅毒螺旋体和杜克雷嗜血杆菌，大约同百分比的男性合并单纯疱疹病毒和杜克雷嗜血杆菌的感染，这就让基于临床检查的病因学诊断变得很难。

在女性，大多数病变都位于阴道口，也可以发生在宫颈或者阴道壁上，或者肛周，但是很少发生在生殖道以外的部位。女性的病变有时只有轻微的症状，但是多发的。

不论是男性还是女性，疼痛性腹股沟淋巴结炎可能会伴随生殖器病变。腹股沟淋巴结炎多见于男性（大约40%的患者），多为单侧（图82.22C）。腹股沟

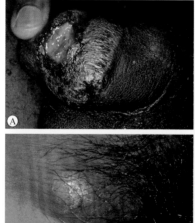

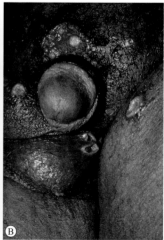

淋巴结炎可能会破裂最后形成腹股沟溃疡。

病理学

对典型的软下疳进行活检可发现溃疡下有三个炎性区域。第一层有坏死组织、纤维和中性粒细胞，中间层有肉芽组织，最深的一层包括了淋巴细胞和浆细胞。革兰氏阴性球菌在革兰氏染色或吉姆萨染色的组织中极少发现，最好用涂片染色观察。

诊断

通常用棉拭子取材，棉拭子上的微生物如果不在 4℃ 下冷藏则只能存活几个小时。分泌物涂片后给杜克雷嗜血杆菌革兰氏染色，可以看到小的由革兰氏阴性杆菌组成的"鱼群"或者"铁轨"的形状（见图 82.21）。其表现是非特异性的，因为其他细菌也有同样的排列方式；且敏感性也不高，因为病原菌只在 $1/3 \sim 1/2$ 的感染者中被检出。

软下疳的确诊需在特定的培养基中分离出杜克雷嗜血杆菌；在 $33 \sim 35℃$，$5\% \sim 10\%CO_2$ 的环境中，培养 $24 \sim 72$ h，生长出小的、非黏液的半透明或透亮菌落并进行进一步的确诊试验，如卟啉试验，以证明生长需要氯化血红素（因子 X）。培养基有许多变化（培养基不能从商业渠道获得），培养的敏感性在 $60\% \sim 80\%$，敏感性取决于样本的质量和对样本的处理，培养条件和实验室的经验。

如果不能培养或者培养没有结果，诊断须依据临床表现并排除其他可能导致生殖道溃疡的微生物感染，例如，梅毒、生殖道疱疹。也可以利用流行病学资料，来制订治疗方案。在一些国家，一种经过实时 PCR 来检测单纯疱疹病毒 -1、单纯疱疹病毒 -2，梅毒螺旋体菌、杜克雷嗜血杆菌等生殖道溃疡性疾病的检测板已上市[39]。

其他的诊断过程，例如抗原检测的方法或者血清学试验，仍然在发展中，但不建议用作常规诊断方法。

鉴别诊断

必须考虑引起生殖器溃疡的其他感染（见表 82.14），以及创伤、固定药疹和癌症。

治疗

合用几种抗菌药是治疗成功的关键（表 82.15）。溃疡在 3 天内可有明显改善，通常在 14 天左右愈合，这取决于最初病变。含阿奇霉素和头孢曲松单剂量的不同治疗方案治愈了大约 95% 的感染者。环丙沙星禁用于孕妇和哺乳期妇女。对 HIV 感染的女性，推荐治疗的方法相同，但需要更长的疗程，密切监测是重要

表 82.15　软下疳治疗方案

- 阿奇霉素，1 g，口服，单次剂量
- 头孢曲松钠，250 mg，肌内注射，单次剂量
- 环丙沙星，500 mg，口服，一天 2 次，共 3 天 *,†
- 红霉素，500 mg，口服，一天 4 次，共 7 天 †

* 孕妇和哺乳期妇女禁用
† 世界范围内，呈中度耐药的菌株（Worldwide, isolates with intermediate resistance）

的，因为延迟愈合可能治疗失败。

在症状出现前 10 天内，无论微生物是否能被培养或临床症状是否存在，性伴侣均应进行检查并治疗。

性病性淋巴肉芽肿

同义名：■ Durand-Nicolas-Favre 病（Durand-Nicolas-Favre disease）■ 性病性淋巴肉芽肿（climatic bubo）■ 性病性淋巴肉芽肿（strumous bubo）■ 性病性淋巴肉芽肿（poradenitis inguinale）■ 腹股沟淋巴肉芽肿（lymphogranuloma inguinale）

要点

- 性病性淋巴肉芽肿（lymphogranuloma venereum，LGV）是由沙眼衣原体血清型 L1 ~ 3 感染引起的少见型 STI（性传播感染）。
- LGV 是一种地方性疾病，见于非洲、亚洲、南美洲的一些地区，在世界上其他地区偶发。
- 这种疾病经过下面三个阶段：①生殖器黏膜的初次感染，②单侧腹股沟淋巴结炎，③质硬的腹股沟淋巴结自发破溃和退化，常伴有直肠结肠炎和直肠周围或肛周淋巴组织炎症。

历史

性病性淋巴肉芽肿（lymphogranuloma venereum，LGV）和其他一些致淋巴结炎的疾病相混淆，特别是梅毒、生殖器疱疹、软下疳。Frei 试验有助于本病的诊断，为 1925 年设计的一种特异性皮肤抗原试验[40]。1930 年通过将衣原体接种在猴子的大脑内第一次分离出了衣原体，随后 1935 年在受精卵中培养成功[41]。

流行病学

LGV 在东非、西非、东南亚、印度、南美、加勒比流域流行，世界上的其他地区散发。LGV 主要波及流行地区的海员、士兵和旅行者。LGV 流行性数据是基于血清学试验的结果和 Frei 皮肤试验，两者都无特异性，与其他泌尿生殖-眼部衣原体感染有交叉反应。

有报道，性病性淋巴肉芽肿男性比女性多，高峰年龄是和性行为高峰时间相关的。然而，性交后感染的发生率尚未研究。2003 年以来，西欧和美国出现一系列 LGV 的爆发。感染者主要是生活在大城市男同性恋，大多数合并 HIV 感染和溃疡性结肠炎。

发病机制

LGV 是由特异的**沙眼衣原体血清型 L1 ～ 3** 造成的，主要波及生殖器直肠区域的淋巴组织。病原体通过黏膜或皮肤上细微缺损进入体内。随后进入淋巴组织，导致淋巴管炎、淋巴管周围炎及淋巴结感染。数周至数月后，炎症扩展并导致腺体周边的炎症，波及邻近的几个淋巴结，发展成为脓肿（可以破溃），形成瘘管和狭窄。在直肠，可能发生黏膜的破坏和溃疡。宿主的免疫力能影响局部的进展和系统播散的过程。微生物在感染组织中可持续潜伏数年。

临床特征

LGV 的临床表现可以分为初疮、腹股沟和肛门生殖器直肠综合征，以及其他的临床表现（表 82.16）。

早期的临床表现多样，在 3 ～ 12 天潜伏期之后出现（见表 82.16）。超过一半的感染者，感染部位出现疱疹样病变，愈合迅速，不留瘢痕。这种短暂的病变

表 82.16　性病性淋巴肉芽肿的临床表现
初期表现：3 ～ 12 天
● 丘疹
● 糜烂或溃疡
● 疱疹样水疱
● 非特异性尿道炎或宫颈炎
腹股沟综合征：10 ～ 30 天至 6 个月
● 局部淋巴结病变（腹股沟的、大腿部的、直肠周围的、髂骨深部）
● 周围红斑
● 系统性症状
● 腹股沟淋巴结炎
● 盆腔炎（Pelvic inflammatory disease，PID），背痛
肛门-生殖器-直肠综合征：数月至数年
● 直肠结肠炎
● 小肠和直肠周围的淋巴组织增生
● 直肠周围脓肿
● 坐骨直肠和直肠阴道瘘
● 肛瘘
● 直肠狭窄
其他
● 尿道-生殖道-会阴综合征
● 阴茎阴囊象皮病（peno-scrotal elephantiasis）
● 结节性红斑（erythema nodosum）
● 下腭或宫颈淋巴结病合并口咽部病损

常见于男性的冠状沟和女性的后阴道壁，伴局部淋巴结炎。宫颈炎和尿道炎较轻，常难以发现。直肠感染可能会导致直肠结肠炎伴随直肠分泌物增多、肛门疼痛、里急后重。有时也能发现合并感染其他病原体。

第二阶段是以**腹股沟综合征**为特点的，单侧淋巴结肿大（取决于原发感染部位）伴局部皮肤红斑，腹股沟淋巴结炎最初坚硬，随后迅速增大，疼痛加剧。最终皮肤变成蓝色，肿大的腹股沟淋巴结最终破溃，脓液能通过许多窦道流出（图 82.23），后逐渐愈合。如未经治疗，20% 的患者可复发。全身症状如脑膜刺激症状、肝炎、关节炎很少见，可能由于病原体的全身扩散而发生。腹股沟淋巴结肿大仅见于 1/3 的女性感染者，直肠炎和下腹部疼痛可能是仅有的症状。

肛门生殖器直肠综合征的临床症状包括直肠结肠炎以及小肠和直肠周围淋巴组织增生。其导致的晚期表现主要包括局部脓肿伴肛门瘘管和直肠狭窄[45]。

其他的临床表现包括由女性尿道黏膜的乳头瘤样增生所致的尿失禁，而因口交感染造成的口咽部等生殖器以外的病变是很难诊断的。

病理学

组织学上可见皮肤溃疡改变。真皮中可见中性粒细胞、组织细胞、浆细胞和多核巨细胞的弥漫性混合浸润。虽然皮肤可能发生脓疡，但是特征性星状脓肿通常只在淋巴结中观察到。微生物几乎不能在吉姆萨染色的组织细胞中找到。**抗沙眼衣原体抗体**成功证实了皮肤活组织检查中存在微生物。

诊断

LGV 的诊断主要基于通过 PCR 或其他核酸扩增试验在病变组织中发现沙眼衣原体的 DNA。这种方法比通过组织培养分离生物体敏感性更高。通常，直肠分

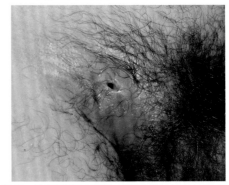

图 82.23　性病性淋巴肉芽肿。腹股沟淋巴结炎已破溃和脓液已流出

泌物可用来检测沙眼衣原体的存在，若为阳性，则进行基因分型以诊断 LGV。血清学试验仅推荐在做 DNA 检测时结合应用。血清学试验，如补体结合试验或检测沙眼衣原体血清型 L1 ~ 3 特异性抗体的其他试验，抗体滴度是高的。L1 ~ 3 抗体与其他血清型抗体的鉴别是困难的，采用免疫荧光试验则有可能进行区分。这种诊断程序的缺点是缺乏商业可行性。

鉴别诊断

生殖器部位淋巴结疾病（例如，软下疳、淋巴瘤、猫爪病）或生殖器溃疡及糜烂的其他原因应该通过另外的诊断流程被排除（见表 82.14）。化脓的和分枝杆菌的感染也需要考虑，特别是在肛门生殖器直肠综合征中的克罗恩病也需要排除。推荐梅毒和 HIV 血清学常规检查，3 ~ 6 个月后复查。

治疗

多西环素是首选治疗药物，其次是大环内酯类抗生素（表 82.17）。抗生素能治愈感染，但是较大的腹股沟淋巴结炎需要手术介入。

如果性接触发生在症状出现的 30 天前，性伴侣必须进行检查和治疗。HIV 阳性的患者因为症状延迟出现，所以需要延长治疗疗程。

杜诺凡病（腹股沟肉芽肿）

同义名： ■性病性肉芽肿 ■热带腹股沟肉芽肿 ■生殖器腹股沟性病性肉芽肿 ■生殖器腹股沟肉芽肿 ■溃疡硬化性肉芽肿 ■（女性）外阴溃疡性肉芽肿 ■腹股沟匐行性溃疡 ■腹股沟溃疡的狼疮型

要点

■ 杜诺凡病（Donovanosis）是一种罕见、慢性、逐渐进展的溃疡性疾病，感染肉芽肿克雷白杆菌（起初命名为肉芽肿荚膜杆菌），革兰氏染色阴性。

■ 溃疡主要发生在生殖器。

■ 涂片或活检标本内可见病原位于巨噬细胞内（杜诺凡小体）。

表 82.17　性病性淋巴结肉芽肿的治疗方案

- 推荐方案：多西环素，100 mg，口服，一天 2 次
- 替代方案和孕妇方案：红霉素碱，500 mg，口服，一天 4 次

以上两种方案的疗程： 至少 3 周

历史

该疾病最初在印度，描述为溃疡，随后发展为生殖器象皮肿。1905 年杜诺凡首次发现这种微生物，他在巨噬细胞内和表皮生发层的上皮细胞中发现特征性的杜诺凡小体[46]。1950 年，Marmell 和 Santora 提出了"杜诺凡病"[47]。直到 20 世纪 90 年代才成功培养出这种微生物，这也是杜诺凡病研究进展缓慢的原因。

流行病学

在抗生素诞生前，杜诺凡病遍布全球，但是现在主要分布于一些低收入的国家。多数病例发生在 20 ~ 40 岁的人群，有报道多发生在南美、印度、巴布亚新几内亚、澳大利亚的一些地区（图 82.24）。

尽管杜诺凡病被列入了性传播感染，但本病仍可发生于没有性行为的个体，有报道称性伴侣的感染率（0.4% ~ 52%）有很大的波动[49]。这可能是由于不同的诊断手段和长达一年的潜伏期。粪便污染是否代表非性传播途径还不清楚。

发病机制

杜诺凡病的致病菌是肉芽肿克雷白杆菌（起初命名为肉芽肿荚膜杆菌），它是细胞内革兰氏阴性杆菌。原发病变是小丘疹或结节，其中单核细胞细胞质的空泡里聚集了很多微生物。细胞质空泡会破裂，释放出球状、球杆状、杆状的双极杜诺凡小体[50]。

临床特征

平均潜伏期是 17 天，但 1 天到 1 年均有报道。起初损害为小丘疹或结节，最后进展为溃疡。杜诺凡病的病变几乎是无痛的或只有轻微疼痛，在几周或几个月内缓慢进展。损害内常常富含血管，呈红色，有出血倾向（图 82.25）。坏死性杜诺凡病的特征是大量破溃伴恶臭的渗出物。高达 20% 的患者会出现腹股沟病变，往往合并生殖器病变。男性最常见的病变部位是包皮、龟头、系带、冠状沟。女性的好发部位是外阴，可见大型溃疡、肉芽肿状或疣状丘疹。

由于自体接种或继发性的播散，生殖器外的病变可见于皮肤、骨骼、腹腔、口腔；也可波及一些器官，骨最易受侵犯。一些患者可见原发性生殖器以外的病变。

病理学

组织学上可见溃疡内肉芽组织高度增生。溃疡边缘可能有假性上皮瘤样增生。真皮中弥漫浸润组织细胞、浆细胞和少量淋巴细胞，有时可见含中性粒细胞的小脓肿。涂片比组织切片更易找到病原体，存在于

图 82.24 杜诺凡病在全球的分布

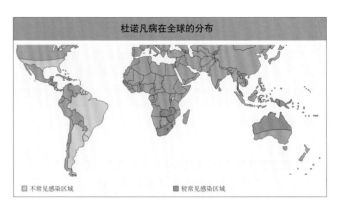

杜诺凡病在全球的分布

□ 不常见感染区域　　　　　　　　　□ 较常见感染区域

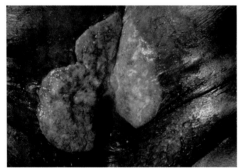

图 82.25 杜诺凡病（性病性肉芽肿）。大溃疡呈"牛肉样"表现（Courtesy, Joyce Rico, MD.）

表 82.18 杜诺凡病治疗方案
推荐治疗方案
● 阿奇霉素，1 g，口服，一周 1 次，或 500 mg，口服，每日
替代方案
● 多西环素，100 mg，口服，一天 2 次
● 甲氧苄啶-磺胺甲噁唑，1 片剂量（160 mg/800 mg）口服，一天 2 次
● 环丙沙星，750 mg，口服，一天 2 次
● 红霉素碱，500 mg，口服，一天 4 次
疗程： 直到所有的病损全部愈合（至少 3 周）
对任何一种方案如果在治疗前几天内没有反应，应考虑加入氨基糖苷类药物（如庆大霉素）

组织细胞内，直径 1～2 μm，这也是利什曼病、鼻硬结症和组织胞浆菌病的特征（见表 77.18）。生物体的两端（杜诺凡小体）观察到双极染色，使它们像"安全别针"的形状。

诊断

杜诺凡病的诊断通常基于 Giemsa、Wright 或 Leishman 染色，显示活动性病变涂片中的杜诺凡小体。涂片是用刮下的碎屑组织或病变部位真皮或皮下活组织制备的。

没有诊断杜诺凡病的血清学测试。核酸扩增试验比如 PCR 正在研究中，但他们尚未商用。尽管有报道肉芽肿克雷白杆菌在人类外周血单核细胞和 Hep2 细胞中培养成功，但尝试在受精卵或常规人造培养基中培养这种微生物并没有取得成功。

鉴别诊断

杜诺凡病经常与其他肛门生殖器部位的疾病相混淆。必须考虑生殖器溃疡性疾病的其他感染原因（见表 82.14）；二期梅毒的早期病变，特别是扁平湿疣，它和杜诺凡病的临床表现很相似。其他可能诊断是恶性肿瘤、阿米巴病、结核病、双重真菌感染、增殖性脓皮病、克罗恩病、坏疽性脓皮病。

治疗

推荐治疗是阿奇霉素，但是不同区域的治疗方案反映了抗生素的疗效；例如，在巴布亚新几内亚会使用氯霉素。多西环素、甲氧苄啶-磺胺甲噁唑、喹诺酮类、红霉素（孕期推荐使用）治疗杜诺凡病有效。有报道阿奇霉素治疗成功的方案，一天使用 500 mg，疗程 1 周[51]。然而，CDC2015 年指南推荐 1 周 1 g 或每日 500 mg 至少使用 3 周，直到所有的病变全部治愈。如果 60 天前发生过性接触或性伴侣有症状，建议对性伴侣进行检查。即使初次治疗有效，6～18 个月后仍可能复发。

（尹志强　黄贺群译　夏济平校　鲁　严审）

参考文献

1. Rosahn PD. Autopsy studies in syphilis. J Vener Dis 1947;649(Information Suppl.# 21):US Public Health Service, Venereal Disease Division, Washington DC, 1–67.

2. Hollander DH. Treponematosis from pinta to venereal syphilis revisited: hypothesis from temperature determination of disease patterns. Sex Transm Dis 1981;8:34–7.

3. Fieldsteel AH. Genetics of treponema. In: Schell RF, Musher DM, editors. Pathogenesis and immunology of treponemal infection. New York: Marcel Dekker; 1983. p. 39–55.

4. Gjestland T. The Oslo study of untreated syphilis: an epidemiologic investigation of the natural course of syphilis infection based on a restudy of the Boeck-Bruusgaard material. Acta Derm Venereol Suppl (Stockh) 1955;35(Suppl. 34):3–368. Annex I-LVI.

5. Olansky S, Schuman SH, Peters JJ, et al. Untreated syphilis in the male Negro: X. Twenty years of clinical observation of untreated syphilitic and presumably non-syphilitic groups. J Chronic Dis 1956;4:177–85.

6. Heller JR Jr, Bruyere PT. Untreated syphilis in the male Negro: II. Mortality during 12 years of observation. J Vener Dis Inf 1946;27:34–8.

7. Rockwell DH, Yobs AR, Moore MB Jr. The Tuskegee study of untreated syphilis. Arch Intern Med 1964;114:792–8.

8. Centers for Disease Control and Prevention (CDC). Sexually transmitted diseases (STDs). www.cdc.gov/std/.

9. Smibert RM, Genus III. Treponema Schaudinn 1905, 1728. In: Krieg NR, Holt JG, editors. Bergey's manual of systematic bacteriology, vol. 1. Baltimore: Williams; 1984. p. 49–57.

10. Lukehart SA, et al. Biology of *Treponemes*. In: Holmes KK, Sparling PF, Stamm WE, editors. Sexually transmitted diseases. New York: McGraw-Hill; 2008. p. 647–59.

11. Baughn RE, McNeely MC, Jorizzo JL, Musher DM. Characterization of the antigenic determinants and host components in immune complexes from patients with secondary syphilis. J Immunol 1986;136:1406–14.

12. Marra CM. Syphilis and human immunodeficiency virus infection. Semin Neurol 1992;12:43–50.

13. Sparling PF. Clinical manifestations of syphilis. In: Holmes KK, Sparling PF, Stamm WE, et al., editors. Sexually transmitted diseases. New York: McGraw-Hill; 2008. p. 661–84.

14. Merritt HH, Adams RD, Solomon HC. Neurosyphilis. New York: Oxford University Press; 1946.

15. Shafii T, Radolf JD, Sanchez PJ, et al. Congenital syphilis. In: Holmes KK, Sparling PF, Stamm WE, et al., editors. Sexually transmitted diseases. New York: McGraw-Hill; 2008. p. 1577–612.

16. Larsen SA, Steiner BM, Rudolph AH. Laboratory diagnosis and interpretation of tests for syphilis. Clin Microbiol Rev 1995;8:1–21.

17. Rolfs RT. Treatment of syphilis 1993. Clin Infect Dis 1995;29(Suppl.):S23–38.

18. van Voorst Vader PC. Syphilis management and treatment. Dermatol Clin 1998;16:699–711.

19. Riedner G, Rusizoka MJ, Todd J, et al. Single-dose azithromycin versus penicillin G benzathine for the treatment of early syphilis. N Engl J Med 2005;353:1236–44.

20. French P, Gomberg M, Janier M, et al. 2008 European guidelines on the management of syphilis. Int J STD AIDS 2009;20:300–9.

21. Morton RS. Gonorrhea. In: Rook A, editor. Major problems in dermatology, vol. 9. London: WB Saunders; 1977.

22. Thayer JD, Martin JE. Selective medium for the cultivation of *N. gonorrhoeae* and *N. meningitidis*. Public Health Rep 1964;79:49–57.

23. Kellogg DS Jr, Peacock WL Jr, Deacon WE, et al. *Neisseria gonorrhoeae*: 1. Virulence genetically linked to clonal variation. J Bacteriol 1963;85:1274–9.

24. Parge HE, Forest KT, Hickey MJ, et al. Structure of the fibre-forming protein pilin at 2.6A resolution. Nature 1995;378:32–8.

25. Sparling PF. Biology of *Neisseria gonorrhoeae*. In: Holmes KK, Sparling PF, Stamm WE, et al., editors. Sexually transmitted diseases. New York: McGraw-Hill; 2008. p. 607–26.

26. Handsfield HH, Lipman TO, Harnisch JP, et al. Asymptomatic gonorrhea in men: diagnosis, natural course, prevalence, and significance. N Engl J Med 1974;290:117–23.

27. Wiesner PJ, Tronca E, Bonin P, et al. Clinical spectrum of pharyngeal gonococcal infections. N Engl J Med 1973;288:181–5.

28. Hook EW III, Handsfield HH. Gonococcal infections in the adult. In: Holmes KK, Sparling PF, Stamm WE, et al., editors. Sexually transmitted diseases. New York: McGraw-Hill; 2008. p. 627–45.

29. Stary A, Ching SF, Teodorowicz L, Lee H. Comparison of ligase chain reaction and culture for detection of *Neisseria gonorrhoeae* in genital and extragenital specimens. J Clin Microbiol 1997;35:239–42.

30. Smith KR, Ching S, Lee H, et al. Evaluation of ligase chain reaction for use with urine for identification of *Neisseria gonorrhoeae* in females attending a sexually transmitted disease clinic. J Clin Microbiol 1995;33:455–7.

31. Centers for Disease Control (CDC). Update to CDC's Sexually Transmitted Diseases Treatment Guidelines, 2010: oral cephalosporins no longer a recommended treatment for gonococcal infections. MMWR Morb Mortal Wkly Rep 2012;61:590–4.

32. Cole MJ, Spiteri G, Chisholm SA, et al. Emerging cephalosporin and multidrug-resistant gonorrhoea in Europe. Euro Surveill 2014;19:20955.

32a. Allan-Blitz L-T, Humphries RM, Hemarajata P, et al. Implementation of a rapid genotypic assay to promote targeted cirprofloxacin therapy of *Neisseria gonorrhoeae* in a large health system. Clin Infect Dis 2017;64:1268–70.

33. Ducrey A. Experimentelle Untersuchungen über den Ansteckungsstoff des weichen Schankers und über die Bubonen. Monatshr Prakt Dermatol 1889;9:387–405.

34. Ronald A. Chancroid. In: Mandell GL, (editor-in-chief), Rein MF, editor. Atlas of infectious diseases, vol. 5.

Sexually Transmitted Diseases. New York: Current Medicine; 1995. p. 16.1–10.

35. González-Beiras C, Marks M, Chen CY, et al. Epidemiology of *Haemophilus ducreyi* infections. Emerg Infect Dis 2016;22:1–8.

36. Brunham RC, Ronald AR. Epidemiology of sexually transmitted diseases in developing countries. In: Wasserheit J, Aral S, Holmes KK, editors. Research issues in human behavior and sexually transmitted diseases in the AIDS Era. Washington, DC: American Society for Microbiology; 1991. p. 61–80.

37. Simonsen JN, Cameron DW, Gakinya MN, et al. Human immunodeficiency virus infection among men with sexually transmitted diseases. Experience from a center in Africa. N Engl J Med 1988;319:274–8.

38. Spinola SM. Chancroid and *Haemophilus ducreyi*. In: Holmes KK, Sparling PF, Stamm WE, et al., editors. Sexually transmitted diseases. New York: McGraw-Hill; 2008. p. 689–99.

39. Orle KA, Gates CA, Martin DH, et al. Simultaneous PCR detection of *Haemophilus ducreyi, Treponema pallidum*, and herpes simplex virus types 1 and 2 from genital ulcers. J Clin Microbiol 1996;34:49–54.

40. Frei W. Eine neue Hautreaktion bei Lymphogranuloma inguinale. Klin Wochenschr 1925;4:2148–9.

41. Favre M, Hellerstrom S. The epidemiology, aetiology and prophylaxis of lymphogranuloma inguinale. Acta Derm Venereol Suppl (Stockh) 1954;34:1–68.

42. French P, Ison CA, Macdonald N. Lymphogranuloma venereum in the United Kingdom. Sex Transm Infect 2005;81:97–8.

43. Stary G, Stary A. Lymphogranuloma venereum outbreak in Europe. J Dtsch Dermatol Ges 2008;935–40.

44. de Vrieze NH, de Vries HJ. Lymphogranuloma venereum among men who have sex with men. An epidemiological and clinical review. Expert Rev Anti Infect Ther 2014;12:697–704.

45. Stamm WE. Lymphogranuloma venereum. In: Holmes KK, Sparling PF, Stamm WE, et al., editors. Sexually transmitted diseases. New York: McGraw-Hill; 2008. p. 595–606.

46. Donovan C. Medical cases from Madras General Hospital. Ind Med Gaz 1905;40:411–14.

47. Marmell M, Santora E. Donovanosis: granuloma inguinale. Am J Syph 1950;34:83–90.

48. Kharsany AB, Hoosen AA, Kiepiela P, et al. Culture of *Calymmatobacterium granulomatis*. Clin Infect Dis 1996;22:391.

49. Hart G. Donovanosis (granuloma inguinale). In: Mandell GL, (ed-in-chief), Rein MF, editors. Atlas of infectious diseases, vol. 5. Sexually Transmitted Diseases. 1999. p. 1–10.

50. O'Farrell N. Donovanosis. Holmes KK, Sparling PF, Stamm WE, et al., editors. In: Sexually transmitted diseases. New York: McGraw-Hill; 2008. p. 701–8.

51. Bowden FJ, Mein J, Plunkett C, Bastian I. Pilot study of azithromycin in the treatment of genital donovanosis. Genitourin Med 1996;72:17–19.

第83章　原生动物与蠕虫

Francisco G. Bravo

要点

- 原虫引起许多热带疾病，不仅影响了世界上大多地区，而且在新旧大陆还可以有不同的临床表现（如利什曼病）。
- 原虫感染在免疫缺陷患者及有免疫能力人群中易发病，前者如弓形虫感染，后者如阿米巴虫病。
- 蠕虫是遍布全球的常见寄生虫；皮损多变，可为瘙痒症，也可以象皮肿。
- 尽管蠕虫病有一定的区域限制性，如丝虫病、包虫病，但由于移民、旅行、灾难、兵役等原因，致使非流行区也可见散在病例。

原生动物

利什曼病

同义名：■ 旧大陆皮肤利什曼病（old world cutaneous leishmaniasis）：东方疖（oriental sore），德里疖（Delhi boil），巴格达疖（Baghdad boil）■ 新大陆皮肤黏膜利什曼病（new world cutaneous and mucocutaneous leishmaniasis）：糖胶树胶样溃疡（墨西哥）[chiclero ulcer（Mexico）]，美洲利什曼病（秘鲁）[uta and espundia（Peru）]，包鲁溃疡（巴西）[ulcera de Bauru（Brazil）]，树丛或森林雅司疹（bush or forest yaws），雅司（圭亚那）[pian boi（Guyanas）]■ 弥漫性皮肤利什曼病（diffuse cutaneous leishmaniasis）：无变应性利什曼病（anergic leishmaniasis），麻风结节性利什曼病（lepromatous leishmaniasis），假性麻风结节性利什曼病（pseudolepromatous leishmaniasis）■ 内脏利什曼病（visceral leishmaniasis）：黑热病（kala-azar）和杜姆杜马病（Dumdum fever）

要点

- 慢性寄生虫（原虫）常见于单核吞噬细胞系统的吞噬溶酶体内。

- 利什曼病的临床表现多样，取决于寄生宿主的免疫反应能力及所感染利什曼虫类型；临床亚型包括皮肤型（局限性、播散性、弥漫性），黏膜皮肤型 / 黏膜型，内脏型利什曼病。
- 最常见的皮损是在疫苗接种处产生的丘疹，之后扩大、溃疡。
- 传播媒介是被前鞭毛体寄生的白蛉。
- 世界性分布，但在拉丁美洲、地中海及亚非的部分地区更为流行。

引言

利什曼病（leishmaniasis）包含了一系列人和动物的慢性感染，可由超过 20 种利什曼原虫引起（表83.1），鞭毛原虫属于动基体目。该病由白蛉属或罗蛉属的雌性白蛉叮咬所致。

利什曼病在全世界范围分布，影响南美、地中海盆地，以及亚非部分地区[1]（图83.1和83.2）数百万人民。主要有四种类型：①皮肤型，表现仅限于皮肤，旧大陆常见；②黏膜皮肤型，可影响皮肤及黏膜表面，几乎仅见于新大陆；③弥漫性皮肤型，主要见于新大陆；④内脏型，可影响内脏器官的单核吞噬系统，如肝、脾[2-3]。

流行病学

目前全世界大约有 1200 万人感染利什曼病[4]，且每年新增约 200 万感染病例，其中皮肤型或黏膜皮肤型占比超过 75%。超过 90% 的皮肤利什曼感染发生在中东地区（阿富汗、阿尔及利亚、伊朗、伊拉克、沙特阿拉伯、叙利亚）及南美（巴西、秘鲁和哥伦比亚）（表83.2），但也可见于地中海盆地、撒哈拉大沙漠以南非洲、中亚及印度（见图83.1）。德克萨斯中南部是美国唯一流行皮肤利什曼病的地区，而其中大部分确诊的感染病例是境外获得的[5]。黏膜型利什曼病主要局限在中美洲及南美洲的北部地区。尽管内脏型利什曼病在全世界范围内均存在，但最常见于非洲和亚洲[1-2, 6]。

旧大陆皮肤利什曼病常常由 L.major 或 L.tropica 引起，少数由 L.infantum（欧洲）或 L.aethiopica（埃塞俄比亚和肯尼亚）引起（见表83.1）。但是，在新大陆，皮肤

表 83.1　利什曼原虫主要种类的流行病学和临床表现

复合体	主要种类	主要宿主	主要地理分布	临床类型（皮肤型除外）	皮肤型临床表现
杜氏利什曼原虫	*L. donovani*	人类	苏丹，肯尼亚，坦桑尼亚，印度，孟加拉国	VL，PKDL，ML（少见）	（不常见）
	L.infantum	狐类，犬类	地中海区域	VL（儿童易感），PKDL*，ML†（少见）	儿童易感（不常见）
	*L.infantum chagasi***	狐类，犬类，负鼠	中南美洲		
热带利什曼原虫	*L. major*	啮齿动物	非洲干燥地区（撒哈拉北部和南部），阿拉伯和中亚	ML（少见）	**旧大陆人畜共患型/乡村型**（渗出，快速进展伴早期溃疡形成），复发性（少见），狼疮样（少见）
	L. tropica	人类，犬类	地中海国家东部城市，亚洲的中部和中东地区	VL（少见），ML（少见）	**旧大陆人型/城市型**（干燥，缓慢进展，晚期形成溃疡），复发性，狼疮样
	L. aethiopica	蹄兔	塞俄比亚，肯尼亚，委内瑞拉	DCL，MCL	干燥/晚期溃疡或渗出/早期溃疡
墨西哥利什曼原虫	*L. mexicana*	森林啮齿动物	墨西哥和中美洲	DCL（少见）	**新大陆型**包括溃疡性、斑块状、脓疱性、脓疱病样、丹毒样、肉瘤样、丘疹结节样、疣状、孢子丝菌病样、湿疹样
	L. amazonensis	森林啮齿动物	南美洲	DCL，MCL，VL（少见），PKD（少见）	
	L. venezuelensis, pifanoi, garnhami	未知	委内瑞拉	DCL（少见）	
利什曼原虫（圭亚那）巴西亚种	*L. braziliensis*	森林啮齿动物	中南美洲	MCL，VL†	
	L. guyanensis	树獭，穿山甲	圭亚那，巴西	MCL	
	L. panamensis	树獭	巴拿马，哥斯达黎加，哥伦比亚	MCL	
	L. peruviana	犬类	秘鲁，阿根廷		

* 有争议：在儿童及经高效抗逆转录病毒治疗后免疫恢复的 HIV 感染成人患者中有报道
** 出现在新大陆的 *L.infantum* 亚型，初称为 *L.chagasi*
† 特别是在免疫功能不全宿主
特殊类型的常见临床分型已加粗。其他种类包括：*L.garnhami，naiffi，lainsoni，colombiensis，shawi，archibaldi* 以及 *martiniquensis*。*Vianna* 是利什曼原虫的亚属。CL，皮肤利什曼病；DCL，弥漫性皮肤利什曼病；LR，复发性利什曼病；ML，黏膜利什曼病（如口鼻部的损伤不伴有或不晚于皮肤表现）；MCL，黏膜皮肤利什曼病；PKDL，热病后皮肤利什曼病；VL，内脏利什曼病（Modified from Lupi O，Barlett BL，Haugen RN，et al. Tropical dermatology；tropical diseases caused by protozoa. J Am Acad Dermatol. 2009；60：897-925 and Peters W，Pasvol G. Tropical Medicine and Parasitology，6th edition. London：Mosby，2007.）

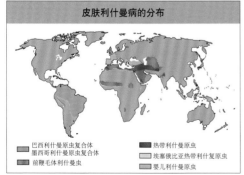

图 83.1　皮肤利什曼病的分布 [Adapted with permission from Davidson RN. Leishmaniasis. In：Cohen J，Powderly WG（eds）. Infectious Diseases. Edinburgh：Mosby，2004.]

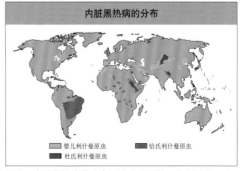

图 83.2　内脏黑热病的分布。 这些病原体，特别是 *L. infantum* 和 *L. donovani* 也能导致皮肤利什曼病（Adapted with permission from Davidson RN，Leishmaniasis. In Cohen J，Powderly WG，eds，Infectious Diseases. Edinburgh：Mosby，2004.）

表 83.2　利什曼病高发国家	
旧大陆皮肤利什曼病	阿富汗，阿尔及利亚，伊朗，伊拉克，沙特阿拉伯，叙利亚
新大陆皮肤利什曼病	巴西，秘鲁，哥伦比亚
黏膜皮肤/黏膜利什曼病	玻利维亚，巴西，秘鲁
内脏利什曼病	巴西，埃塞俄比亚，印度，肯尼亚，索马里，南部苏丹，苏丹
内脏利什曼病发病率在孟加拉国、尼泊尔及印度有所降低。更多信息可在 http://www.who.int/mediacentre/factsheets/fs375/en/ 及 http://new.paho.org/leishmaniasis	

利什曼病常常最初是由 L.mexicana 及 L.braziliensis 的亚种引起，而皮肤黏膜型的发病则与后者相关。弥漫性利什曼病最常见是与 L.amazonensis 相关[3]。L.donovani（如印度、孟加拉国、苏丹），L.infantum（如欧洲，特别是 HIV 感染者）及 L. infantum 的亚种 chagasi（如美国中南部；原称 L.chagasi）的感染是内脏利什曼病的主要原因（表 83.3）。利什曼原虫的种类在特定的地理区域内也可以发生变化。例如，在中东，L.major 常分布于流浪啮齿类动物多见的农村，L.tropica 则主要分布在城市[6]。

犬类或啮齿类动物是利什曼原虫的主要宿主（见表 83.1）。利什曼原虫通过白蛉在这些宿主间传播，通常是通过白蛉属（旧大陆）和罗蛉属（新大陆）。人与人之间传播 L.tropica 也可发生。通常，人类接触利什曼原虫是因为偶然侵入了白蛉的栖息地。大致上，该病最常见于 20～40 岁男性，但在旧大陆皮肤利什曼病更多发生于小孩[2]。

发病机制

利什曼原虫属于细胞内寄生物，以两种形式存在：前鞭毛体及无鞭毛体。在白蛉的肠道内，前鞭毛体不断繁殖，然后迁移到白蛉的吻部，通过白蛉叮咬传播。一旦接种皮肤，即迅速地被宿主的单核吞噬细胞吞噬，然后转变为无鞭毛体并通过二分体繁殖（图 83.3）。利什曼病感染后至出现首发临床表现的潜伏期差异较大，皮损出现时间可≤2 周（通常为数周至 2 个月），黏膜损害或内脏累及>2 年（通常为 3～9 个月）[7]。

利什曼病的临床表现取决于利什曼原虫的亚种（表 83.1），宿主细胞应答能力，以及寄生虫入侵宿主防御机制的能力[7a]。有力的 Th1 应答能产生白介素 2（IL-2）与干扰素 γ（IFN-γ），常伴随感染的消退，反之，疾病的恶化伴随的是 Th1 应答的缺失或 Th2 应答的出现（例如 IL-4 和 IL-10 的产生）[8-10]。根据不同的免疫应答类型，L-鸟氨酸在被感染巨噬细胞中的存在 2 种代谢途径：① Th2 细胞因子通过精氨酸酶促

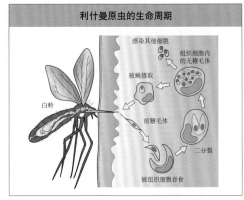

图 83.3　利什曼原虫的生命周期。在白蛉的原肠中发育为前鞭毛体，然后移行至吻突

表 83.3　内脏利什曼病的流行病学和临床类型		
疾病类型	**主要种类**	**主要地理分布**
黑热病（60% 患者年龄 10～20 岁）	L.donovani	印度，中国（扬子江的北部），肯尼亚，苏丹
婴儿黑热病（90% 患者年龄 <10 岁）	L. infantum	亚洲中部，中国，伊拉克，法国，意大利，埃及，地中海盆地的其他地区，沙特阿拉伯
	L. infantum chagasi	巴西，哥伦比亚，委内瑞拉，中美洲，墨西哥
口鼻黑热病	L. infantum*	法国
黑热病后皮肤利什曼病	L.donovan	印度，中国，肯尼亚
	L. infantum†	地中海盆地，南美洲
	L.amazonensis	
不典型黑热病复合症（典型者见于成人）	L. tropica	沙特阿拉伯东北地区
	L.amazonensis	南美洲
	L. brazilensis*	中南美洲
* 特别见于免疫功能不全者		
† 有争议（见表 83.1）		

进其分解代谢，同时产生的 L- 鸟氨酸有利于寄生虫的生长；或② Th1 细胞因子促进一氧化氮合酶诱导的 L- 瓜氨酸及一氧化氮的合成，后者通过 NLRP3（NLR family pyrin domain-containing-3）炎性小体衍生 IL-1β 而增强宿主抵抗[10a]。*L.amazonensis* 和 *L.braziliensis* 前鞭毛体在体外对一氧化氮存在抵抗，表现为更弱的临床结果。黏膜皮肤利什曼病与利什曼原虫 RNA 病毒 -1（*Leishmania* RNA virus-1，LRV-1）感染相关，LRV-1 可被人体 Toll 样受体 3 识别，引起级联炎症反应并破坏针对利什曼原虫的免疫应答，推动疾病进展[11]。有研究表明 *L.donovani* 可通过诱导巨噬细胞 DNA 甲基化引起表观遗传学改变，从而下调宿主抵抗机制，寄生虫得以生存复制[11a]。人类遗传因素也影响着利什曼病的发生，HLA 变异可提高利什曼病感染风险，*IL2RA* 变异可减少 IL-2 依赖性应答并增加皮肤利什曼病与内脏利什曼病易感性[11b]。

IFN-γ 是参与抵抗有机体在巨噬细胞溶酶体中存留的最有力的细胞因子。它导致有氧物质的产生并活化幼稚的 CD4⁺ 细胞向 Th1 细胞转换（见图 4.10）。后者分化过程是在 IL-12 的辅助下完成的，IL-12 可刺激自然杀伤（natural killer，NK）细胞产生 IFN-γ[8, 10, 12]。肿瘤坏死因子（tumor necrosis factor，TNF）由巨噬细胞和 NK 细胞产生，能增强 IFN-γ 对巨噬细胞的活化作用[9, 13]。因此，使用 TNF 抑制剂增加了利什曼病感染的风险，尤其是内脏利什曼。近几年有研究强调了 TNF 依赖性 IL-32γ 在新大陆利什曼原虫感染患者体内的作用，即刺激巨噬细胞中促炎细胞因子与灭菌分子的产生[13a]。此外，Th17 细胞可同时引起利什曼病患者的宿主抵抗及组织损伤。

感染了 *L.tropica* 或 *L.donovani* 的动物在病愈后能获得免疫力而不会再次被同种利什曼原虫感染，但对其他种类的利什曼原虫无免疫力。同样，新大陆的人类患皮肤利什曼病后能对 *L.tropica* 产生免疫（反之亦然）。然而也有人报道，曾患内脏利什曼病后存活下来的人能够获得对所有种类利什曼原虫的终身免疫。

临床特征

皮肤利什曼病

皮肤利什曼病（cutaneous leishmaniasis）根据感染部位分为两种类型：新大陆型和旧大陆型。这两型的致病微生物、带菌者、传染源、临床表现及预后有所不同[3]。新大陆型和旧大陆型皮肤利什曼病均通常以接种部位小而局限的丘疹起病。在几周内皮疹缓慢扩大变成结节或斑块，并形成溃疡或疣状物（图 83.4 和图 83.5）。面、颈、臂、腿等暴露部位最易受累。例如，从糖胶树上收集糖胶的墨西哥或中美洲森林工人耳部感染引起的胶工溃疡。利什曼病的皮疹通常固定而多样化，同时有卫星灶形成及淋巴传播（孢子丝菌样皮疹；图 83.6）。大部分急性皮肤感染可在几个月内自行恢复，形成瘢痕[14]（瘢痕期；图 83.7），但也有一小部分会转为慢性或是播散型。

研究已经对旧大陆型皮肤利什曼病的一些临床形式进行了描述，包括动物源性、人源性、复发性和狼疮样。动物源性皮肤利什曼病（乡村型、渗出性或早期溃疡形成）通常病程急而轻微，由硕大利什曼原虫引起。人源性利什曼病（城市型、干燥或晚期溃疡形成）通常病程缓慢，由热带利什曼原虫引起[3]。复发性利什曼病具有慢性、破坏性的特点，以原溃疡处再次发生皮损为特点，这种情况多在 2 年内发生并通常发生在瘢痕边缘[14]。人源性或少数动物源性皮肤利什

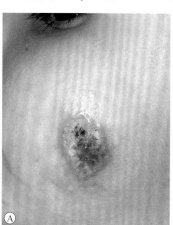
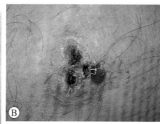
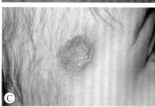

图 83.4 皮肤利什曼病变化表现。溃疡斑块边缘卷曲（A），中央结痂（A，B）。表现为毛细血管扩张的边界半透明的斑块和中央瘢痕的皮肤利什曼病（C）有时会被误认为是基底细胞癌（A，C，Courtesy，Julie V Schaffer，MD.）

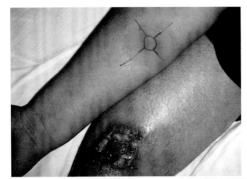

图 83.5　腿部的溃疡型皮肤利什曼病及蒙特尼格罗试验。扩张的溃疡常被误诊为坏疽性脓皮病（Courtesy, Omar P Sangüeza, MD.）

图 83.6　孢子丝菌病样皮肤利什曼病

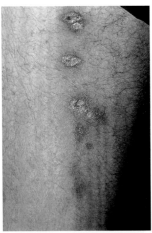

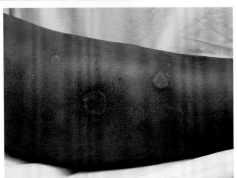

图 83.7　皮肤利什曼病所致瘢痕。在先前皮肤利什曼病处出现环状瘢痕常是之前感染的唯一表现（Courtesy, Omar P Sangüeza, MD.）

曼病偶尔会发展成为慢性狼疮样型利什曼病，其临床和组织学（周围淋巴细胞浸润的上皮样肉芽肿）类似于皮肤结核的寻常狼疮。狼疮样利什曼病中无鞭毛体的数量很少，使得狼疮样利什曼病的诊断更加困难。

新大陆皮肤利什曼病具有广泛的临床表现，包括斑块状、孢子丝菌病样、脓疱性、脓疱病样、湿疹样、肉瘤样、狼疮样、丹毒样、丘疹结节状、疣状、播散型和弥漫型。

播散型皮肤利什曼病（disseminated cutaneous leishmaniasis）多由巴西利什曼原虫和亚马逊利什曼原虫感染引起，以大量（10 ～ 300 或以上）继发性皮疹为特征，继发性皮损可以发生在最初皮损的临近或远隔部位。皮损与经典皮肤利什曼病类似，包括丘疹和痤疮样外观的小结节，以及常见的溃疡（图 83.8B）。多达 25% 的受感染者伴有黏膜损害，患者也可能有全身症状，如发热等不适。播散性皮肤损害很可能是由于早期血液传播引起的，并与 IFN-γ 和 TNF15 产生减少有关[15]。

弥漫型皮肤利什曼病（diffuse cutaneous leishmaniasis）是一种比较少见的形式，多在细胞免疫降低的基础上形成，类似于瘤型麻风。*L.aethiopica*（非洲）和 *L.amazonensis*（美洲）是最常见的病原（见表 83.1）。常在面部和四肢出现多发结节状和瘢痕疙瘩样病变[3]（图 83.8A）；溃疡罕见，偶尔会继发于创伤。邻近皮肤病变扩散可引起鼻腔浸润和黏膜溃疡，但少有鼻中隔损毁，也可能有喉部和咽部受累[4]。

皮肤黏膜 / 黏膜利什曼病

在感染了利什曼原虫（巴西利什曼原虫复合体）后数月甚至 20 余年后，部分的患者可出现皮肤黏膜 / 黏膜损害。最常见的是 *L.braziliensis*（巴西利什曼原虫），偶尔也有 *L. panamensis*（巴拿马利什曼原虫）、

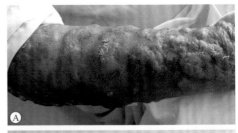

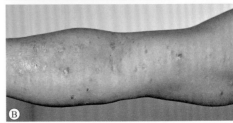

图 83.8　弥漫型和传播型皮肤利什曼病。A.弥漫型皮肤利什曼病表现为大结节，类似瘤型麻风。B.播散型皮肤利什曼病的小丘疹表现

L.guyanensis（圭亚那利什曼原虫）或混合基因型[16]。黏膜病变从口唇鼻部水肿到鼻中隔穿孔，有时可有喉软骨或腭穿孔。典型特征是鼻、唇、咽部黏膜表面浸润和（或）溃疡（图83.9和83.10）；眼部或生殖器受累十分罕见。一些患者可发生口唇和鼻部组织广泛毁损缺失，造成典型的"獏脸"，称为鼻咽黏膜利什曼病。声带受累可能导致声音嘶哑。

内脏利什曼病（黑热病）

当寄生虫传播到骨髓、脾、肝时，会出现内脏利什曼病（visceral leishmaniasis）或黑热病（kala-azar）[3]。在成人中主要由 *L.donovani*（杜氏利什曼原虫）引起，在儿童中由 *L. infantum*（婴儿利什曼原虫）或 *L.chagasi*（恰氏利什曼原虫）引起。潜伏期1～36个月不等。最常见的全身表现包括发热、消瘦、咳嗽、淋巴结肿大和肝脾肿大（表83.4）。突然发作或缓慢起病，可持续性或间歇性发热。其他并发症包括肠炎、口鼻或消化道出血、肺炎、肾炎，甚至可能导致死亡[14]。皮肤表现可以是感染部位的特异性丘疹、结节或溃疡，以及非特异性表现如紫癜、色素沉着、皮肤干燥以及恶性营养不良病样的头发变色。

黑热病后皮肤利什曼病发生在治疗或未治疗的内脏利什曼病后（图83.11）[3]。这种形式的皮肤利什曼

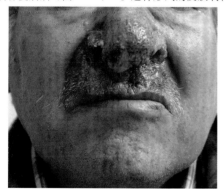

图83.9　皮肤黏膜利什曼病。鼻子和上唇明显浸润。注意鼻翼和上嘴唇的破坏（Courtesy，Jaqueline Luque，MD.）

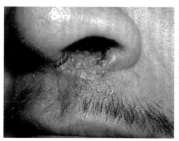

图83.10　巴西利什曼原虫引起的皮肤利什曼病。鼻前庭延伸到唇部皮肤的溃疡和硬结（Courtesy，Kalman Watsky，MD.）

表83.4　内脏利什曼病的系统特征（杜氏利什曼原虫）	
临床特征	**影响比例（%）**
年龄＜9岁	20（婴儿利什曼原虫和恰氏利什曼原虫更常影响儿童和婴儿）
年龄＜15岁	45
发热	85～100
消瘦	70～100
食欲减退	60～75
咳嗽	70～85
鼻衄	45～55
腹泻	25～55
呕吐	2～35
脾大	90（成人）；＞95（儿童）
肝大	55～65
淋巴肿大	55～85（在非洲以外）
黄疸	2～7
水肿	2～7
实验室结果	
球蛋白＞30 g/L	95
白蛋白＞30 g/L	90
贫血	60～90
白细胞减少症	85
血小板减少症	75
胆红素升高	15
肝转氨酶升高	20
碱性磷酸酶升高	40
血清学利什曼原虫阳性	95
寄生虫实验	95

症状持续时间通常为2～4个月，但儿童通常较短［With permission from Davidson RN. Leishmaniasis. In：Cohen J，Powderly WG (eds). Infectious Diseases. Edinburgh：Mosby，2004.］

病最常见于苏丹和印度，分别发生在50%和10%的内脏利什曼病治愈的患者[17]。治疗后可能长达20年才发病[17]。皮肤表现为色素减退斑、颊部红斑、皮肤色结节和疣状丘疹[18]。

利什曼病与HIV

HIV和利什曼病的共同感染可改变利什曼病的进展和表现，尤其是内脏表现[19]（见第78章）。HIV感染将内脏利什曼病的风险增加到100～2000倍或以上。合并感染常导致临床表现不典型，治疗效果降低，死亡率增加。利什曼原虫感染的慢性免疫活化可能导致的HIV病毒载量增加以及艾滋病进展加快，而HIV感染的免疫抑制状态为寄生虫生长提供了理想的环境[18]。在利什曼原虫流行地区的内脏利什曼病患者

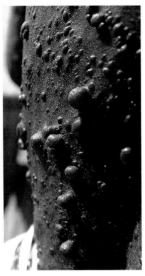

图 83.11 黑热病后皮肤利什曼病。 可见各种大小的结节，部分有蒂，该患者于 20 年前对黑热病进行为期 6 个月的治疗（With permission from Peters W, Pasvol G. Tropical Medicine and Parasitology, 6th edition. London：Mosby, 2007.）

中，有 2% ～ 10% 或以上的人合并感染 HIV[19]。

病理学

组织学上，皮肤病变通常表现为溃疡、假性上皮瘤样增生，以及由组织细胞、淋巴细胞、浆细胞和中性粒细胞组成的混合炎症细胞浸润。在 50% 皮肤活检中都能明显观察到真皮，尤其真皮乳头中巨噬细胞内的鞭毛体（图 83.12）。随着时间的推移，皮损处巨细胞增加、寄生虫减少；长期皮肤利什曼病中，可观察到伴有干酪样坏死的结核性肉芽肿。在瘢痕形成阶段，真皮纤维化区域表皮变得平坦并出现色素沉着。黏膜病变也有相同的变化。弥漫型皮肤利什曼病中，泡沫细胞内可出现大量的无鞭毛体；相反，播散型的

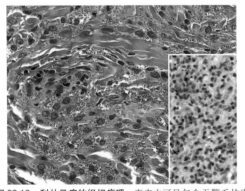

图 83.12 利什曼病的组织病理。 真皮内可见包含无鞭毛体寄生的巨噬细胞，并通过 CD1a 染色突出（插图）。每个无鞭毛体在对立的两极都有一个细胞核和动基体（不可见）（Courtesy, Luis Requena, MD; inset, courtesy, Lorenzo Cerroni, MD.）

特点主要是淋巴浆细胞浸润，很少无鞭毛体。在内脏利什曼病患者的淋巴结、骨髓和脾中可检出寄生虫。

诊断

皮肤活检标本、组织印片（印片标本）、皮肤刮片或皮损穿刺涂片中发现真皮巨噬细胞内无鞭毛体，即可确诊皮肤利什曼病[2, 14, 20]。虽然常规苏木精-伊红染色下可见到无鞭毛体，吉姆萨染色、瑞氏染色或 Feulgen 染色可以帮助识别涂片和组织中的微生物：细胞质呈蓝色，细胞核呈粉红色，动基体呈深红色[14]。CD1a 免疫组化也可以突显无鞭毛体（见图 83.12）。多选择相对较新的溃疡边缘获得皮肤刮片、活检或穿刺标本。后两种取样方法可用于培养以及聚合酶链反应（PCR）（见下文）。

在利什曼病的长期病灶中，寄生虫十分罕见。在这种情况下，采用利什曼抗原诱导细胞介导的延迟皮肤反应试验（蒙特尼格罗皮肤试验或是利什曼原虫素试验）已经成为传统意义上一种重要的诊断方法。通常在前臂掌侧皮内注射含死亡前鞭毛体的酚化悬液。如果在接种后 48 ～ 72 h 后丘疹直径 > 5 mm，检测结果为阳性（见图 83.5）[14]。在病程超过 3 个月的皮肤及黏膜利什曼病患者中，90% 以上患者结果为阳性[3]，而在弥漫型（无变应性）皮肤利什曼病患者中，这一比例为阴性[14]。然而，这项测试［未经美国食品药品监督管理局（Food and Drug Administration，FDA）批准］不能区分过去和现在的感染，因此，多用于居住在非利什曼病流行地区的患者；皮损仍然活跃时，阳性结果持续存在，自愈后检测结果仍保持阳性。在内脏利什曼病的发热期，检测结果通常是阴性的，但治愈后常呈阳性反应。

培养杜氏利什曼原虫，特殊培养基是必需的，如诺-麦-尼三氏（Nicolle-Novy-MacNeal，NNM）培养基或鸡胚培养基。大约 40% 的病例培养结果是阳性的。也可进行血清学和免疫学检查，如间接免疫荧光、ELISA、免疫沉淀和同工酶电泳。血清学检测对于内脏及少数皮肤黏膜是最有效的，虽然由于交叉反应，不具有特异性（如与南美锥虫病抗体）[21]。基于 PCR 的诊断方法是最敏感和最具特异性的，其可用性正在逐步增加[2, 14]。FDA 批准的诊断利什曼病的实时 PCR 方法可通过疾病控制和预防中心（Centers for Disease Control and Prevention，CDC）获得[20]。

鉴别诊断

皮肤利什曼病的鉴别诊断包括持久性节肢动物叮咬反应、基底细胞癌、肺结核、非结核分枝杆菌感染、皮

下真菌病；其他感染引起的皮肤淋巴管病变见表 77.17。黏膜皮肤利什曼病可类似于副球孢子菌病和梅毒。当面中部出现溃疡性皮肤黏膜病变时，应考虑肉芽肿血管炎（原名韦氏肉芽肿病）和血管中心性 NK/T 细胞淋巴瘤。可卡因诱导的鼻溃疡也可能类似于利什曼病的黏膜受累。组织学检查可以区分这些疾病[16]。假性上皮瘤样增生存在时，组织学鉴别诊断包括以被寄生的巨噬细胞（见表 77.18）为特征的其他感染，甚至肿瘤如鳞状细胞癌。弥漫型皮肤利什曼病的形态和分布可类似于瘤型麻风；然而前者不影响眉毛且病变通常浸润较少。

治疗

在治疗利什曼病时，需要考虑的因素包括感染地区、利什曼原虫的种类、感染部位和严重程度，以及免疫状况和年龄等宿主因素。治疗时需与药物毒性最小化的目标相平衡。如果不治疗，旧大陆型皮肤利什曼病通常会在 2～4 个月（*L.major*）或 6～15 个月（*L.tropica*）内恢复。旧大陆型皮肤利什曼病的全身治疗适应证包括：①免疫功能低下的宿主；②＞4 个大尺寸皮损（如大于 1 cm）或单个病灶 ≥ 5 cm；③局部淋巴结明显增大；④累及黏膜、面部、耳朵、生殖器、手指、脚趾或关节处的皮肤。不符合这些标准的患者可局部治疗，如果病变在 6 个月内自愈也可选择观察。

在＞75% 的病例中，由 *L. mexicana*（墨西哥利什曼原虫）引起的新大陆型皮肤利什曼病在 3 个月内痊愈。相比之下，由 *L.braziliensis*（巴西利什曼原虫）和 *L. panamensis*（巴拿马利什曼原虫）引起的皮肤利什曼病自愈率则分别低于 10% 和 35%。因此，当怀疑巴西利什曼原虫复合体感染时，为了加速愈合、减少瘢痕形成（尤其是美容性部位）、防止传播、复发或发展为黏膜疾病，需要全身治疗[24]。

肠外五价锑剂及米替福新是系统治疗皮肤及皮肤黏膜/黏膜利什曼病的一线药物，而两性霉素 B 脂质体是治疗内脏利什曼病的首选药物[22, 24]。表 83.5 总结了用于皮肤及皮肤黏膜/黏膜利什曼病的治疗方案。表 83.6 列出治疗利什曼病药物的常见不良反应。其他干预措施，如热疗[31]、冷冻疗法、光动力疗法、口服别嘌呤醇对皮肤及（与其他药物联合应用）皮肤黏膜/黏膜利什曼病有一定疗效。

目前尚未开发出完全预防利什曼原虫感染的药物或疫苗。最好的保护方式是避免白蛉叮咬和消除动物宿主。个人防护包括应用胺基避蚊剂、蚊帐、氯菊酯处理过的衣服，以及睡在风险最小的区域。人在清晨和傍晚被叮咬的风险更高[25]。

表 83.5　利什曼病的治疗推荐指南		
皮肤利什曼病		
药物的选择	葡萄糖酸锑钠 * 葡甲胺锑 *	20 mg/（kg·d）IV 或 IM×20 天 各种皮损病例如 0.2～5 ml（每个皮损内注射 5 个点，0.1 ml/cm² 直到变白）每 3～21 天 5～8 个皮损，直到治愈
	米替福新 **	体重在 30～44 kg：50 mg BID 体重 ≥ 45 kg：50 mg TID×28 天
替代选择	15% 巴龙霉素和 12%MBCL 软膏	局部使用，BID×10 天，间隔 10 天再使用
	15% 巴龙霉素和 0.5% 庆大霉素乳膏	局部使用，×20 天
	喷他脒	3～4 mg/kg IV 或 IM 隔天一次×3～4 剂
	氟康唑†	200 mg/d 或者 6～8 mg/（kg·d）口服 6 周
	脂质体两性霉素 B†	3 mg/（kg·d）IV 1～5 天，第 10 天再一次或者 1～7 天
	两性霉素 B 脱氧胆酸碱	0.5～1 mg/kg IV 每天或者隔天一次剂量是 15～30 mg/kg
皮肤黏膜利什曼病		
药物的选择	葡萄糖酸锑钠 * 葡甲胺锑 *	20 mg/（kg·d）×28 天 IV 或 IM
	脂质体两性霉素 B	≤ 3 mg/（kg·d）IV，总量 20～60 mg/kg
	两性霉素 B 脱氧胆酸碱	0.5～1 mg/kg IV 每天或者隔天一次，总量 20～45 mg/kg
	米替福新 **	体重在 30～44 kg：50 mg BID 体重 ≥ 45 kg：50 mg TID×28 天
	喷他脒	2～4 mg/kg IV 或 IM，隔天一次或者一周三次，≥ 15 次

* 剂量是指五价锑的毫克数—葡萄糖酸锑钠是 100 mg/ml（Pentostam®），葡甲胺锑是 85 mg/ml（Glucantime®）

** FDA 批准用于治疗 12 岁以上，由 *L.braziliensis*（巴西利什曼原虫）、*L.guyanensis*（圭亚那利什曼原虫）和 *L. panamensis*（巴拿马利什曼原虫）引起的皮肤和黏膜利什曼病。

† 有效的证据有限，其他已使用的唑类抗真菌剂（有多种结果）包括酮康唑 [600 mg/d 或者 10 mg/（kg·d）×4 周，口服]，伊曲康唑 [7 mg/（kg·d）×3 周，口服]

治疗的选择（药物、剂量、疗程）取决于地理位置、利什曼病的种类、地区和严重性（例如皮损数量和大小）及宿主因素。疾病控制和预防中心（CDC）、世界卫生组织（WHO）和泛美卫生组织（PAHO）代表着最新信息资源。葡萄糖酸锑钠未获美国食品及药品管理局（FDA）批准，但被 CDC 批准。葡甲胺锑和巴龙霉素在美国很难获得。最近一项随机对照试验发现添加已酮可碱和葡萄糖酸锑钠中对皮肤利什曼病的治疗无益。BID，每天两次；IM，肌内注射；IV，静脉滴注；MBCL，氯化甲基苄乙氧铵；PO，口服；TID，每天三次

表 83.6 利什曼病常用药物的不良反应		
药物	副作用	发生率
五价锑皮损内注射	局部疼痛、红斑、水肿	25% ~ 50%
注射五价锑	淀粉酶／脂肪酶升高和（或）LFT 升高	> 50%
	肌痛、关节痛	25% ~ 50%
	腹痛／恶心	25% ~ 50%
	血小板／白细胞减少	< 25%
	心电图改变、心脏毒性	< 25%
米替福新	晕动病	> 50%
	恶心、呕吐、腹泻	25% ~ 50%
	血清肌酐升高	25% ~ 50%
	LFT 轻微升高	< 25%
	致畸 *	> 50%
喷他脒	恶心、呕吐、腹泻	25% ~ 50%
	高血糖	< 25%
	心脏毒性	< 25%

* 怀孕时禁忌。给药期间以及停药 2 个月内避孕
ECG，心电图；LFT，肝功能检测

阿米巴引起的皮肤病

阿米巴（阿米巴原虫，ameboid protozoa）是单细胞真核生物，以通过伪足（临时扩展细胞质）运动为特征。能够产生皮肤疾病的病原体包括肠道病原体（溶组织内阿米巴）及自由生活阿米巴，如棘阿米巴和狒狒巴拉姆希阿米巴。溶组织内阿米巴呈世界性分布，可通过胃肠道接种或从胃肠道蔓延感染皮肤。狒狒巴拉姆希阿米巴和棘阿米巴在免疫功能低下和免疫功能正常（狒狒巴拉姆希阿米巴）的患者中可导致皮肤感染和肉芽肿性脑炎。棘阿米巴病可出现丘疹、结节，晚期 HIV 感染患者可出现躯干和四肢溃疡（见第 78 章）。

溶组织内阿米巴

要点

- 由溶组织内阿米巴（*Entamoeba histolytica*）引起的阿米巴病通常会侵犯胃肠道，而较少累及皮肤。
- 皮肤损害是由于直肠阿米巴病蔓延至肛门、肛周、阴部皮肤，或是肝阿米巴脓肿通过瘘管蔓延至腹壁皮肤。
- 皮损通常呈溃疡或疣状斑块。

引言

人阿米巴病主要由溶组织内阿米巴感染胃肠道所致。但是，肠外症状如皮肤损害也有发生[32]。

流行病学

阿米巴感染每年在全世界造成大约 5000 万侵袭性阿米巴病，导致 10 万人死亡[3]。高发病率和卫生条件差、拥挤的居住环境以及较低的社会经济地位相关。在发达国家，危险因素包括在疫区旅游或居住史、免疫抑制和性行为（尤其是男−男性交）。人是阿米巴病的天然宿主，一个无症状携带者每天可在粪便中排泄多达 4500 万个阿米巴包囊。阿米巴病的传播途径是通过污染的手、水、食物和口−肛门的性传播。

发病机制

一旦包囊被咽下，它将到达结肠并形成滋养体。尽管滋养体能被排泄，但是包囊是主要的排泄形式[32-33]。肠黏膜是否能被感染取决于阿米巴表面的凝集素与肠上皮的糖蛋白的相互作用[34]。溶组织内阿米巴导致疾病的主要发病机制是组织溶解[33]。滋养体通过直接接触或者释放蛋白酶（如组织蛋白酶 B 和胶原酶）来杀死靶细胞。滋养体也可以破坏中性粒细胞，从而导致其内容物的释放，进一步破坏宿主组织。机体对抗组织内阿米巴的机制包括：黏膜免疫应答（如抗阿米巴 IgA 抗体）、细胞介导的免疫防御（如激活的细胞毒性 T 淋巴细胞及细胞因子如 IFN-γ，后者可激活巨噬细胞以杀死滋养体）和非免疫宿主防御（如结肠黏膜产生的黏液可以抑制阿米巴的附着和黏膜溶解）。

临床特征

溶组织内阿米巴感染患者的典型症状为结肠炎，表现为腹痛、里急后重、血性腹泻和黏膜溃疡[32]。肠外并发症的发生是由于胃肠道上皮血管血行播散所致，包括肝脓肿、脓胸和心包积液[32, 34]。阿米巴病患者中皮肤受累者少于 1%。皮肤受累是由于直肠阿米巴扩散到肛门、肛周、外阴皮肤；结肠造口或肝阿米巴脓肿外科引流后侵犯腹壁皮肤；或者肛交过程中阴茎种植。外源接种引起的原发皮肤阿米巴病极少，但也有发生在面部的相关报道[35-36]。

皮肤损害可以表现为疣状斑块或者伴有灰白色坏死基底的溃疡（图 83.13）。溃疡损害通常是疼痛的、椭圆形、边缘不规则且向周围正常皮肤蔓延。这些溃疡的一个特点是广泛的组织破坏。

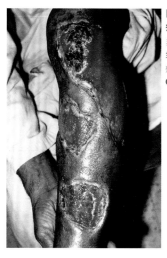

图83.13 皮肤阿米巴病。皮肤阿米巴患者腿部多处大溃疡。注意广泛的组织破坏及与坏疽性脓皮病的相似性（Courtesy，Omar P Sangüeza，MD.）

病理学与诊断

组织学上，皮肤阿米巴病的溃疡性损害常有中央坏死伴有周围组织假性上皮瘤样增生。真皮内可见大量的炎性细胞浸润，并可深达皮下组织。在溃疡和坏死区域，可找到溶组织内阿米巴滋养体，具有丰富的颗粒状嗜酸性细胞质、偏心的细胞核和突出的核仁；有些可能含有被吞噬的红细胞。慢性病灶可见明显的不规则的表皮增生和炎性浸润，很少存在活的阿米巴。还可以利用来自脓液的湿滴剂制剂来检测滋养体[3]。新鲜粪便中检出滋养体的概率小，因而需要获得更多的粪便[32]。条件允许时，可用PCR检测可能的生物体。一旦确诊，建议对身体其他部位进行排查。

鉴别诊断

对肛门和生殖器疼痛性溃疡的患者应考虑阿米巴病的诊断。在发达国家，具有结肠炎和坏死性皮肤溃疡的患者更可能是炎症性肠道疾病相关的脓皮病，其他导致皮肤溃疡的感染因素，如链球菌、双相或条件致病性真菌、结核以及混合菌群（崩蚀性溃疡或热带溃疡）也要排除。如前所述，在肛门生殖器周围，疣状损害常常与鳞状细胞癌或尖锐湿疣难以鉴别。

治疗

口服甲硝唑是治疗溶组织内阿米巴的首选药物。对于成人，500～750 mg/次，一天3次，连服7～10天。对于儿童，35～50 mg/（kg·d），分3次口服，服用10天，其他药物包括二氯尼特、替硝唑和喷他脒和双碘喹啉。

狒狒巴拉姆希阿米巴感染

要点

- 狒狒巴拉姆希阿米巴是一种自由生活的阿米巴，在免疫能力强的个体中能导致罕见的、致命的脑炎。
- 皮肤感染出现在血源性传播至中枢神经系统前数周至数月前。
- 缓慢生长，硬化斑块好发于面中部，在四肢发生率较低。

引言

狒狒巴拉姆希阿米巴（*Balamuthia mandrillaris*）是一种自由生活的阿米巴，可侵犯皮肤同时引起致命的脑炎。

流行病学

至少有3种自由生活的阿米巴能使人类致病，包括耐格里属、棘阿米巴属和狒狒巴拉姆希阿米巴[37]。这些阿米巴可在全世界的土壤（尤其是前两种）及淡水中被发现。皮肤感染棘阿米巴属和狒狒巴拉姆希阿米巴可能会首先发展成肉芽肿性脑炎。这样的感染可能会通过皮肤上微小磨损或开放性伤口暴露在土壤或者水中造成。脑炎可以通过鼻腔、呼吸道黏膜的吸入病原体而获得。福氏耐格里阿米巴可导致是急性的且致命的脑炎，但皮肤表现不为人知。

狒狒巴拉姆希阿米巴病不常见，但引起脑炎的例数越来越多，至今全球大约有200例报道，其中有90多例在美国[38]。大多数感染的个体居住在温暖的地区，包括拉丁美洲和南美洲[39]。与棘阿米巴不一样，棘阿米巴只侵犯免疫力低下的机体，而大多数狒狒巴拉姆希阿米巴感染免疫活性强的机体，易感染儿童和老人。男女比例是（2～3）：1[39-40]。另外，在美国，接近50%的狒狒巴拉姆希阿米巴感染者是西班牙人[41-42]。器官移植传播狒狒巴拉姆希阿米巴也曾有报道。

发病机制

狒狒巴拉姆希阿米巴是一种自由生活的阿米巴，它可以休眠期的包囊形式和有感染性的滋养体形式存在。因为阿米巴能引起有免疫活性的宿主致病，故被认为比棘阿米巴有危险性。临床上未感染的个体有狒狒巴拉姆希阿米巴抗体[43]。皮肤和黏膜屏障的局部损坏等事先存在的因素使机体更易受感染。滋养体寄生于人体细胞中并通过血液传播影响中枢神经系统[44]。

临床特征

狒狒巴拉姆希阿米巴可引起亚急性、慢性肉芽肿脑炎且致死率高于80%[40, 45]。在一部分患者中，中枢神经系统受累之前，会在面中部出现缓慢扩大的、硬化的无症状斑块，而在其他部位如四肢（尤其是膝盖周围）、臀部或口腔黏膜则很少出现[37]（图 83.14）。病原体扩散到中枢神经系统的 5 ~ 8 个月前，皮肤皮损已出现[3]。随着斑块的扩大，其可浸润（见第 83.14B）甚至形成溃疡。尽管通常只有单一的皮损，但局部会形成"卫星"灶或多部位受累。神经系统的表现类似于其他脑膜炎的表现形式，包括头痛、精神状态改变、颅神经功能紊乱和癫痫。但这些症状起病隐匿且是慢性过程。

病理学与诊断

狒狒巴拉姆希阿米巴感染的诊断通常通过尸检或皮肤活组织检查[3]。在感染皮肤的真皮层中，发现伴有大量巨细胞的肉芽肿浸润，但通常很少发现可识别的滋养体[45a]。对于标本的免疫组化染色或者基于 PCR 的分析可提供明确的诊断[46]。分离培养狒狒巴拉姆希阿米巴需要比较复杂的含有胎牛血清或者特定的细胞类型（例如猴源性肾细胞，人源性肺成纤维细胞）的复合性培养基。脑脊液检查可以观察到有伪足形态的活动的阿米巴滋养体。晚期患者脑部影像显示钙化、团块状病变[47]。

治疗

考虑到狒狒巴拉姆希阿米巴脑炎的不良预后，当疾病局限于皮肤时进行早期诊断至关重要。推荐长疗程（例如 12 个月）的联合治疗，已经报道过的方案包括米替福星联合喷他脒、磺胺嘧啶、氟胞嘧啶、唑类抗真菌剂、脂质体两性霉素 B、大环内酯类抗生素（克拉霉素和阿奇霉素）以及阿苯达唑等多药组合（2 ~ 5 种药）[45, 47-48]。然而，缺乏有效的临床试验。必要时考虑外科切除皮肤病变[48]。

锥虫病

> **同义名：** ■ Chagas：美洲锥虫病（American trypan-osomiasis），查加斯马萨病（Chagas-Mazza disease）

■ 非洲锥虫病：非洲睡病（African trypanosomiasis：African sleeping sickness）

虽然锥虫属包括至少 20 种原虫生物，但已知的只有两种与人类疾病相关。Chagas 病（美国锥虫病）由克氏锥虫（*T.cruzi*）感染所致，并通过猎蝽传播。非洲锥虫病则由布氏锥虫（*T.brucei*）感染所致，通过采蝇传播。

Chagas 病

> **要点**
>
> ■ 是一种发生在美国中南部很多地区的地方性疾病。
> ■ *T.cruzi* 可通过猎蝽传播，偶可通过被污染的血液传播。
> ■ 是一种严重的系统性疾病，分为三个阶段（急性期、隐匿期、慢性期）。慢性期主要影响心脏和胃肠道。
> ■ 皮肤接种了寄生虫后，局部皮肤出现红斑、水肿的同时会有淋巴结肿大。
> ■ 当累及眼结膜时，可见眼睑和眼周水肿（Romaña 征）。

流行病学

从美国南部到阿根廷南部，到处可以发现 *T.cruzi* 和它的节肢动物传播媒介（猎蝽或者接吻昆虫）[49]（图 83.15）。猎蝽主要吸食人类、动物或者禽类的血液，但是它们有时以同类为食或者以粪便为食，导致了 *T.cruzi* 在媒介之间的传播。这些昆虫喜爱的栖息地是乡村房屋泥墙上的裂缝。而且因为它们叮咬人类面部的习性，又被称为接吻蝽。*T.cruzi* 可通过受污染的血液直接传播导致疾病；2007 年起，美国将 *T.cruzi* 列为献血筛查项目[50]。此外，*T.cruzi* 经胎盘传播可导致先天性的感染。

据估计，美国有 600 万人感染 *T.cruzi*，包括居住在德克萨斯州和加利福尼亚的 30 万来自拉丁美洲的移民[51, 51a]。每年美洲锥虫病导致 1 万人死亡[52]，其中大多数是拉丁美洲农村居民。这代表了 *T.cruzi* 不仅是拉

图 83.14 **狒狒巴拉姆希阿米巴感染。**A. 鼻部硬化斑块；B. 侵及面部大部分；C. 另一常见部位，臀部的硬化斑块［A，B，with permission from Tyring S，Lupi O，Hengge U（eds）. Tropical Dermatology. Churchill Livingstone，2005.］

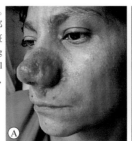
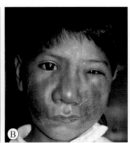
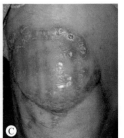

丁美洲寄生虫病致死的主要原因，而且是世界范围内寄生虫病致死的第三大原因。该病的急性发作更常见于儿童，而且在一些地区，85%的年龄小于10岁的儿童患病。

发病机制

吸血猎蝽从脊椎动物外周血中摄取锥鞭毛体（图83.16）。一旦猎蝽被感染，则其一生都是这种状态。锥鞭毛体变换成上鞭毛体，并在猎蝽的肠中繁殖，之后在它的肠道变成发育后期的锥虫成虫期。当感染的

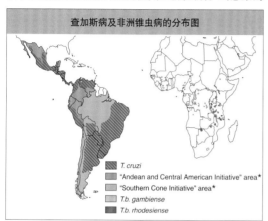

图 83.15　查加斯病及非洲锥虫病的分布图。消灭家庭传播媒介的主要项目开始于20世纪90年代（Adapted with permission from Peters W，Pasvol G. Tropical Medicine and Parasitology，6th edition. London：Mosby，2007.）

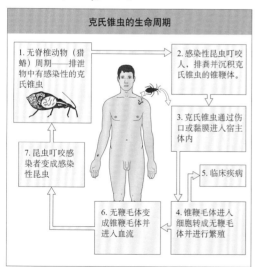

图 83.16　克氏锥虫的生命周期。* 心脏平滑肌和骨骼肌［Adapted with permission from Keusch GT. Host response to infection. In：Cohen J，Powderly W (eds). Infectious Diseases，2nd edition. London：Mosby，2004.］

猎蝽再次吸食人血液时，在吸血时或吸血后它会排出粪便，那么具有感染性的发育后期的锥虫便沉积在人皮肤表面。锥虫常常通过受叮咬的伤口或者黏膜（通常是结膜）穿透皮肤。侵入宿主细胞后，无鞭毛体在细胞质中繁殖，随后发展成锥鞭毛体。当细胞裂解时，锥鞭毛体被释放出来，从而可以感染其他细胞或者进入血液中繁殖，在血液中成为传染源，来感染新的媒介昆虫。此疾病可通过胎盘、血液、器官移植、实验室暴露传播，偶尔通过被污染的食物传播。

控制心脏和胃肠道的自主神经系统是该病的主要靶目标。急性期神经元的损伤可致内脏慢性受累（见下文）。这可能是由于患者机体在慢性期发生自身免疫反应所致。此外，锥鞭毛体可以侵入心脏平滑肌和胃肠道壁。

临床特征

美洲锥虫病有急性期和慢性期两个发病阶段，不同的阶段有各自的临床表现。虽然急性期可以发生在任何年龄的患者，但通常见于儿童，尤其在年龄小于2岁的儿童中表现更严重[54]。寄生虫进入皮肤后（见图83.16），一些患者会出现局部红斑和肿胀并伴有局部淋巴结肿大，被称为美洲锥虫肿。当从结膜进入时，上睑和眼周组织无痛性水肿被称为Romaña征或眼神经节综合征[3]（图83.17）；通过这种途径感染的患者中大约80%会发生上述情况。一些患者表现为肿胀伴有耳前淋巴结病（Parinaud征）[49]。

这些最初的临床表现可伴随发热、厌食、全身乏力和面部、身体低垂部位的水肿。一些患者可以出现皮肤红斑、肝脾大、血小板增多、白细胞和（或）嗜酸性粒细胞增多。急性期可以持续2个月，但常常自行缓解。此外，寄生虫侵犯部位的炎症可以持续数周[49]。偶尔，患者可发生心肌炎或脑膜炎而危及生命[53]。

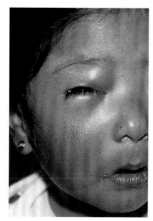

图 83.17　美洲锥虫病。本病特征性表现：当病原体从结膜侵入时出现的小孩单侧眶周水肿（Romaña征）（Courtesy，Omar P Sangüeza，MD.）

急性期症状缓解后，患者会进入美洲锥虫病的隐匿期。这个阶段的特征是无症状寄生虫血症和血清学阳性。然后，最初感染后的几年或几十年后，30%的患者发展为慢性美洲锥虫病[55]。心脏是最常受累的器官，临床表现包括充血性心力衰竭，心律失常和心脏传导阻滞[53]。胃肠道也常常受累，表现为巨结肠和食管扩张。

如果慢性感染 T.cruzi 的患者发生免疫抑制，疾病会再复发。当疾病复发时，病情会比典型的美洲锥虫病的表现更为严重，这些患者会发生常见于下肢的结节和斑块[49, 54a]。

病理学

组织学上，在寄生虫的侵入部位可以看到间质水肿和单核细胞浸润。在皮下组织和肌肉的细胞中，可以看到无鞭毛体聚集物，可见增生性的淋巴结肿大和细胞间无鞭毛体。在慢性期，锥虫在感染的器官中难以被发现。

诊断与鉴别诊断

急性美洲锥虫病的确诊，依靠显微镜下在血液或者脑脊液中发现鞭毛体，或者在组织中发现无鞭毛体。由于即使在急性期，寄生虫的含量很少，因此采用血液浓缩技术以提高检出率。PCR 是目前急性期最敏感的诊断方法，阳性结果较显微镜观察早出现数天或数周；PCR 特别适用于诊断垂直感染，器官移植或实验室暴露引起的感染[54]。血液、脑脊液或者组织培养对急性 T.cruzi 感染检测不敏感。

血清学检查如 ELISA 和间接免疫荧光染色检查（immunofluorescent antibody assay，IFA）可用于慢性美洲锥虫病的诊断。基于 PCR 的检测对于慢性美洲锥虫病诊断的敏感度不稳定，且实用性有限，一般不用于诊断，但它可以作为判断治疗失败和病情复发的敏感指标[51a]。病媒接种诊断法是一种最特异、最敏感（≤ 50%）的诊断方法；但是，这项技术非常昂贵，而且只有疫区的大型实验室才能使用。具体来说，将无锥虫感染的锥猎蝽接种于患者身上，10 ～ 30 天后锥猎蝽的粪便和肠内容物用来检测血鞭毛虫。这个方法可以被用来证实慢性患者的血清学诊断[49]。

在美洲锥虫病急性期发生的非特异性症状，如皮疹和流感样症状，需要和多种疾病鉴别。当感染部位是眼睛时，还要和其他类型的昆虫叮咬、血管性水肿和细菌性蜂窝织炎相鉴别。

治疗

在美洲锥虫病的发病早期进行治疗最为有效[55]。苄硝唑和硝呋替莫（都能从美国疾控中心获得）能够减少急性期症状的严重程度和持续时间。然而，只有60% ～ 90% 接受治疗的患者能清除寄生虫[51a, 56]。由于苄硝唑的耐受性更好，受到更多专家的青睐[51a]。两种药物的副作用参见表83.7。

苄硝唑、别嘌呤醇、伊曲康唑和泊沙康唑也被用于治疗慢性美洲锥虫病[57, 57a, 57b]。尽管这些药物可以减少血清寄生虫，但到目前为止，没有证据证明该病的病理改变及慢性病程可以被这些药物所逆转和阻断。因此，慢性美洲锥虫病的治疗以支持治疗为主（如抗心律不齐药）[53]。

该病的预防包括卫生教育和杀虫剂的使用。相关疫苗正在研制当中，尚未投入临床应用。

非洲锥虫病

要点

- 在西非，此病由冈比亚布氏锥虫引起；在东非则由罗德西亚布氏锥虫引起。
- 传播媒介为多种采采蝇。
- 皮损包括局部叮咬反应（锥虫性下疳）及伴热峰出现的环形红斑。

流行病学

每年罹患非洲锥虫病（African trypanosomiasis）的人数由 2009 年的约 10 000 例下降至 2015 年的小于 3000 例[58]。这种疾病未经治疗的话几乎是致命的。该病分为两型，基于各自的地理分布命名（见图 83.15）。由冈比亚布氏锥虫（Trypanosoma brucei gambiense）导致的非洲西部型是一种慢性的、累及神经功能的人类传染病。而由罗德西亚布氏锥虫（T.b.rhodesiense）引起的非洲东部型，是一种急性的致死性人畜共患病，通常以羚羊为宿主。罗德西亚布氏锥虫只偶尔感染人类，主要受累人群是农民、猎人和游客[59-60]。两种布氏锥虫的传播媒介是非洲特有的吸血采采蝇（舌蝇属）。通过吸食受感染哺乳动物宿主的血，这些采采蝇变得具有传染性（图 83.18）。垂直传播或经血制品传播也可能发生。

发病机制

接种之后，锥虫可产生局部下疳，然后通过淋巴管转移到局部或远处的淋巴结。锥虫可以扩散到血液，最终到达中枢神经系统，并进行二分裂增殖[61]。锥虫的免疫逃逸机制主要通过不断改变其表面的糖蛋白[59-60]。

表 83.7　抗蠕虫药物：治疗用途、副作用和禁忌

药物	治疗用途	毒性和副作用		警惕和禁忌
		直接药物作用	过敏反应	
噻苯唑	类圆线虫病，皮肤幼虫移行症（二线治疗），龙线虫病	• 胃肠道：恶心，呕吐，食欲减退>腹泻，腹痛>转氨酶升高，胆汁淤积 • 神经系统：眩晕，嗜睡>头痛，感觉异常，虚弱>耳鸣，癫痫发作，幻觉 • 眼部：刺激，视物模糊，干眼症 • 其他：结晶尿不伴有血尿，暂时性白细胞减少，口干燥	• 皮肤：荨麻疹（3%），发疹样皮疹（<5%）>固定性药疹，瘙痒症，肛周皮疹，潮红，血管性水肿，接触性皮炎，类赫氏反应，Stevens-Johnson 综合征 • 发热，过敏反应	• FDA 妊娠分级 C • 哺乳期间中止 • 肝病患者慎用
甲苯咪唑	胃肠道线虫感染（如：蛲虫病，蛔虫病，钩虫病），弓蛔虫病，旋毛虫病，裂头蚴病	• 胃肠道：恶心，呕吐，腹泻，腹痛>转氨酶升高 • 神经系统：眩晕，嗜睡>耳鸣，癫痫发作 • 血液系统：贫血，血小板减少症，白细胞减少症>粒细胞缺乏症 • 其他：脱发，精子减少	• 皮肤：发疹样皮疹，荨麻疹，血管性水肿，瘙痒症，潮红	• FDA 妊娠分级 C • 小于 2 岁的儿童慎用
阿苯达唑	皮肤幼虫移行症，胃肠道线虫感染（如上），腭口线虫病，棘球蚴病，神经系统囊虫病，弓蛔虫病	• 胃肠道：恶心，呕吐，腹泻，腹痛，转氨酶升高>胆汁淤积 • 神经系统：头痛，眩晕>颅内压增高（神经系统囊虫病治疗后），癫痫发作 • 血液系统：白细胞减少>血小板减少，粒细胞缺乏症，全血细胞减少 • 其他：脱发	• 皮肤：发疹样皮疹，荨麻疹>血管性水肿，Stevens-Johnson 综合征 • 发热，过敏反应	• FDA 妊娠分级 C • 哺乳期间避免使用 • 肝病患者慎用
乙胺嗪	丝虫病，恶丝虫病，罗阿丝虫病，弓蛔虫病（二线治疗）	• 胃肠道：恶心，呕吐，厌食 • 神经系统：头痛	• Mazzotti 反应：瘙痒，淋巴结病>丘疹，发热，心动过速，关节痛，头痛 • 沿淋巴分布的结节性水肿 • 白细胞增多，嗜酸性粒细胞增多 • 眼部：角膜缘炎，点状角膜炎>葡萄膜炎，视网膜色素上皮萎缩>视网膜出血（L. loa） • 脑炎（L. loa） • 蛋白尿	• 孕期使用似乎很安全（对照研究未发现胎儿危害） • 盘尾丝虫病或罗阿丝虫病流行区域人群避免使用
伊维菌素	盘尾丝虫病，丝虫病（二线治疗），皮肤幼虫移行症，腭口线虫病蛔虫病，类圆线虫病	• 胃肠道：恶心，呕吐，腹泻，腹痛，转氨酶升高>胆汁淤积 • 神经系统：头晕>嗜睡，头痛，震颤 • 其他：白细胞减少症	• 马佐蒂反应及眼部副作用（盘尾丝虫，见上文） • 瘙痒，荨麻疹，周围性水肿 • 直立性低血压	• FDA 妊娠分级 C • 哺乳期安全
吡喹酮	血吸虫病，肝吸虫病和绦虫感染（如囊虫病，裂头蚴病）	• 胃肠道：恶心，呕吐，腹部不适>血性腹泻，转氨酶升高 • 神经系统：头痛，眩晕>嗜睡 • 其他方面：心律失常	• 皮肤：瘙痒>荨麻疹，发疹样皮疹 • 关节痛，肌痛 • 发热 • 假性脑膜炎，脑脊液细胞增多，癫痫发作（在神经系统囊虫病中）	• FDA 妊娠分级 B • 哺乳期间避免使用 • 眼部囊虫病禁用
左旋咪唑	胃肠道线虫感染（如蛔虫病，钩虫病，二线治疗）	• 胃肠道：恶心，呕吐，腹泻，腹部不适 • 神经系统：头痛>眩晕，失眠，感觉异常>多灶性脑白质病 • 血液系统：白细胞减少症，贫血，血小板减少症>粒细胞缺乏 • 其他：味觉障碍，干燥症，秃发，关节痛	• 皮肤：发疹样皮疹（5%～10%）>瘙痒，荨麻疹，血管性水肿，固定性药疹，苔藓样皮疹，血管炎/血管病（好发于耳部），Stevens-Johnson 综合征 • 口腔炎（5%） • 发热，过敏症	• FDA 妊娠分级 C • 哺乳期安全

表 83.7 抗蠕虫药物：治疗用途、副作用和禁忌（续表）

药物	治疗用途	毒性和副作用		警惕和禁忌
		直接药物作用	过敏反应	
硝呋替莫	美洲锥虫病	• 胃肠道：恶心，呕吐，厌食症＞腹痛，腹泻 • 神经系统：感觉异常，虚弱，头痛，失眠＞精神失常，癫痫 • 其他：肌痛＞白细胞减少，少精症	• 皮肤：发疹样皮疹，荨麻疹，血管性水肿 • 发热，过敏反应	• FDA 妊娠分级 C
苄硝唑	美洲锥虫病	• 胃肠道：恶心，呕吐，厌食 • 神经系统：感觉异常，虚弱 • 血液系统：白细胞减少＞血小板减少，粒细胞缺乏 • 其他：肌痛	• 皮肤（比硝呋替莫更常见）：发疹样皮疹，荨麻疹，血管性水肿，泛发性外周性水肿 • 发热，淋巴结肿大，过敏反应	• FDA 妊娠分级 C
舒拉明	非洲锥虫病	• 胃肠道：恶心，呕吐＞腹泻，腹痛，转氨酶升高，胆汁淤积 • 神经系统：掌拓感觉过敏/感觉异常，虚弱，头痛＞癫痫 • 眼部：睑缘炎，结膜炎，畏光，过度流泪 • 血液系统：白细胞减少＞粒细胞缺乏，溶血性贫血，血小板减少症 • 其他：不适，味觉障碍，蛋白尿＞肾功能不全或肾上腺功能不全	• 皮肤：皮疹，荨麻疹＞剥脱性皮炎，泛发性外周性水肿 • 口腔炎 • 发热，过敏反应（1：2000）	• FDA 妊娠分级 C • 肾病患者慎用
依氟鸟氨酸	非洲锥虫病（布鲁斯锥虫病）	• 胃肠道：腹泻（40%）＞恶心，呕吐，腹痛 • 神经系统：眩晕，头痛，癫痫（～5%） • 血液系统：贫血（50%）＞白细胞减少（25%）＞血小板减少 • 其他：秃发＞听力丧失	• 皮肤：发疹样皮疹 • 发热	• FDA 妊娠分级 C

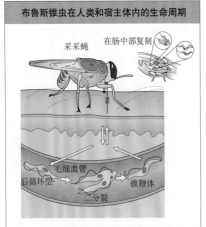

布鲁斯锥虫在人类和宿主体内的生命周期

图 83.18　非洲锥虫病：布鲁斯锥虫的生命周期

临床特征

在锥虫侵入的部位，患者可有硬性、痛性叮咬反应，被称为"锥虫性下疳"（图 83.19）。在感染罗德西亚布氏锥虫的非洲东部型中更为常见（见于 70% ～ 80%

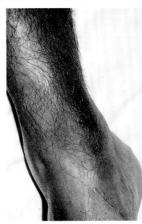

图 82.19　锥虫性下疳。叮咬反应的早期临床表现为锥虫性下疳，这种皮疹外观类似于疖子但通常为无痛性。结节内的液体常含有活动性锥虫。与冈比亚亚种相比，这种反应在罗德西亚亚种感染时更加常见（With permission from Peters W, Pasvol G. Tropical Medicine and Parasitology, 6th edition. London：Mosby, 2007.）

的病例）[49]。皮损在采采蝇叮咬后 1 ～ 2 周出现，几周后自愈。

血液淋巴期发生在锥虫感染后 1 ～ 3 周，锥虫进入淋巴和血液系统，患者很快出现高热，全身不适和对称性淋巴结肿大。颈后三角区淋巴结肿大被称为 Winterbottom 征，是冈比亚布氏锥虫所致的非洲西部型的典型表现。患者可出现四肢或面部水肿、肝脾大和腹水[3]。在发病后 6 ～ 8 周，可出现与热峰相应的环状和靶型红斑或荨麻疹样皮损。皮损好发于躯干部，发生于约 50% 的浅肤色患者中[3, 62]。

疾病最终阶段（脑膜脑炎期）的主要特点是神经症状，包括易怒、性格改变、注意力不集中、白天嗜睡和夜间失眠，术语称为昏睡病[63]。轻拍或轻捏患者后出现深度迟发性感觉过敏（Kerandel 征）说明中枢神经系统受累[62]。脑脊液检查提示淋巴细胞性的脑脊液细胞增多和蛋白质含量增加。一些患者脑脊液离心后可以发现锥虫。

非洲东部锥虫病病程较急，疾病的阶段不如非洲西部锥虫病容易区分。非洲东部锥虫病的中枢神经系统症状症状出现较早，而非洲西部锥虫病则在患病后几个月或几年才出现。此外，非洲东部锥虫病会造成心肌损害，导致心力衰竭，甚至出现在中枢神经系统症状之前[64]。

病理学与诊断

明确诊断需要在皮肤、血液（尤其是血沉棕黄层）、淋巴结或脑脊液中找到寄生虫。常规皮肤病理切片显示浅表的血管周围淋巴细胞浸润伴轻度海绵水肿；锥虫常常难以被发现。血清学检查在感染 2 周后出现阳性[3]。PCR 是最敏感的检查[49]。

鉴别诊断

下疳的鉴别包括其他感染性疾病，如一期梅毒硬下疳和原发性肺结核接种。其他导致环状红斑的疾病将在第 19 章讨论。

治疗

非洲东部和西部锥虫病早期 / 血液淋巴期的一线治疗药物分别是舒拉明和喷他脒。对于脑膜炎期，美拉胂醇用于非洲东部锥虫病，而依氟鸟氨酸 ± 硝呋替莫是非洲西部锥虫病的一线治疗方案。

弓形虫病

> **要点**
> ■ 是一种常见的由刚地弓形虫感染引起的寄生虫疾病，世界各地均有发生。
> ■ 皮损不常见，偶尔发生于免疫缺陷者、孕妇及新生儿。
> ■ 在先天性感染的患者中，皮损常为坏疽性或出血性丘疹。

弓形虫（*Toxoplasma gondii*）是一种肠道球虫，寄生在家猫和其他哺乳动物中（图 83.20）。在人类，弓形虫感染可为获得性或者先天性。在免疫功能正常的宿主中，绝大多数感染是无症状的，或只出现流感样症状，少数患者可以发生淋巴结肿大和视网膜炎。在免疫抑制的患者中，病情会更严重[65]。皮肤损害罕见，可以发生于获得性或者先天性弓形虫感染中[66]。该病的流行病学、临床特征、诊断和治疗参见表 83.8。

蠕虫（寄生虫）

医学上重要的蠕虫（worm），属于两种不同的门类：线形动物门（线虫）和扁形动物门（扁虫）。线虫包括自由体与寄生体，不分节段，有两种性别、一个体腔及一个完整消化道。扁虫是一种原始的寄生蠕虫，它没有体腔，可分节段或不分节段，大多数是雌雄同体。扁虫可进一步分为两个不同类别：吸虫（血吸虫病的病原体）和绦虫（猪囊尾蚴病和棘球蚴病的病原体）。蠕虫感染在本章的后面会有更详细的讲解，更多的疾病概述可见表 83.9。

值得注意的是，另一种蠕虫的分类方法是其生命周期[67]。此方法将相关感染分为四种类型：①土壤传播的疾病，包括那些由钩虫（如钩虫病、皮肤幼虫移行症；图 83.21）和其他线虫（如类圆线虫病；图 83.22）引起的疾病（图 83.23）；②主要由昆虫传播的疾病，包括盘尾丝虫病、丝虫病、罗阿丝虫病（图 83.24）；③由吸虫引起的感染，其生命周期与螺有关，如肝片吸虫和血吸虫病（图 83.25）；④经口感染的蠕虫疾病，如腭口线虫病、囊虫病和棘球蚴病（图 83.26 ～ 83.28）、蛲虫病、旋毛虫病和弓蛔虫病。

皮肤幼虫移行症

同义名： ■ 匐行疹（creeping eruption）

> **要点**
> ■ 由钩虫幼虫（肠线虫）感染引起。
> ■ 皮损为葡行性、瘙痒性，呈现出生物体在表皮内的移行轨迹。
> ■ 移行速率为每天 1 ～ 2 cm。
> ■ 为自限性疾病。

皮肤幼虫移行症（cutaneous larva migrans）是线

图 83.20 刚地弓形虫的生命周期。哺乳动物宿主范围很广，最重要的是家养猫。*注释：在人类及其他哺乳动物体内也有类似的发育周期（Adapted from Peters W，Pasvol G. Tropical Medicine and Parasitology，6th edition. London：Mosby，2007.）

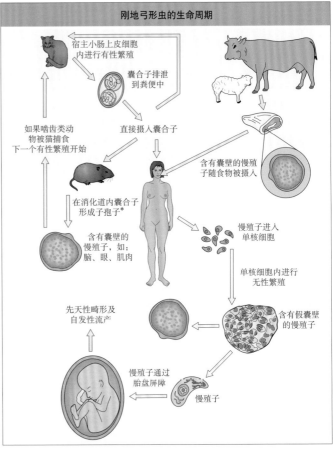

刚地弓形虫的生命周期

- 宿主小肠上皮细胞内进行有性繁殖
- 囊合子排泄到粪便中
- 如果啮齿类动物被猫捕食下一个有性繁殖开始
- 直接摄入囊合子
- 含有囊壁的慢殖子随食物被摄入
- 在消化道内囊合子形成子孢子*
- 含有囊壁的慢殖子，如：脑、眼、肌肉
- 慢殖子进入单核细胞
- 单核细胞内进行无性繁殖
- 先天性畸形及自发性流产
- 含有假囊壁的慢殖子
- 慢殖子通过胎盘屏障
- 慢殖子

虫幼虫穿透皮肤并在表皮内迁移中造成的一种匐行疹。全球均有分布，最常发生在气候温暖的地方。皮损通常有自限性[67]。

流行病学与发病机制

皮肤幼虫移行症通常是由于钩虫幼虫感染家养的狗和猫所致，多数是巴西钩口线虫和犬钩口线虫，少数是窄头钩虫和牛仰口线虫。虽然皮肤幼虫移行症在世界分布较广[68]，但在气候温暖的地区最为常见，如美国东南部、中、南美洲，非洲和其他热带地区[67]。感染通常是因为赤脚走在被动物粪便污染的地面上所致，但臀部或身体其他部位亦可以通过接触受污染的土壤而受到感染。幼虫进入皮肤后，开始了在表皮长期的迁移过程。除了在极少数情况下，寄生虫仍然局限于表皮，产生肉眼可见的隧道并引起剧烈的瘙痒。寄生虫缺乏破坏基底膜所必需的胶原酶。

临床特征

在钩虫穿透皮肤后不久，患者就会出现剧烈的局部瘙痒。几天后会出现伴有瘙痒症状的小水泡和一个或多个水肿性、匐行性隧道（图 83.21）。每个幼虫产生一个隧道且每天迁移 1 ～ 2 cm。通常它们多好发于下肢远端和臀部。其他感染部位包括双手、大腿，而肛门周围则很少[67-69]。

感染严重时，可在一个人身上发现上百个这种皮损。如果不予治疗，幼虫隧道可进一步发展，然后消失几天，再次出现，发展为更多，以此类推，持续几个星期或几个月；平均 2 ～ 4 周后自然缓解。不同于人钩虫病和类圆线虫病，因为幼虫很少转移出皮肤，全身表现如转移性肺部浸润和外周血嗜酸粒细胞增多（Loeffler 综合征）较少见。这些疾病系统性检查唯一共同点是外周血嗜酸性粒细胞中度增多。由于剧烈的瘙痒和搔抓，继发的细菌感染可使临床症状看起来复

表 83.8　弓形虫病

流行病学	● 刚地弓形虫在全世界分布 ● 在美国，10% ～ 15% 人口有抗弓形虫抗体 ● 先天性弓形虫病：新生儿中 1/1000（拉丁美洲）～ 1/10 000 或更低（美国）
主要宿主	● 猫及野生猫科动物
感染途径	● 摄入生肉或未煮熟的肉中含有囊壁的慢殖子（特别是猪肉、羊肉和鹿肉） ● 摄入猫粪中的卵囊（如通过受污染的土壤和水） ● 胎盘传播：最可能发生在妊娠晚期，若发生于妊娠早期病情更重 ● 器官移植、输血也可以导致疾病传播
皮肤外的临床特点	● 急性获得性感染：无症状（约90% 的免疫正常个体）或淋巴结肿大及流感样症状（发热、全身乏力、肌痛） ● 免疫缺陷患者：脑炎、肺炎、心包炎、肌炎和肝炎 ● 慢性获得性感染：偶尔出现脉络膜视网膜炎 ● 先天性感染：无症状（70% ～ 90%）或不同程度的脉络膜视网膜炎、耳聋、小头畸形、脑积水、癫痫、发育迟缓、肝脾大、肺炎、发热、血小板减少
皮肤表现	● 获得性感染：玫瑰疹样皮疹、多形性红斑、丘疹性荨麻疹，很少表现为红皮病、硬皮病、皮肌炎样 ● 先天性感染：出血性或坏死性丘疹，好发于躯干
皮肤病理	● 真皮可发现淋巴细胞、巨噬细胞、浆细胞和组织细胞在浅层和深层血管周围浸润；此外，可见扩张的毛细血管和真皮出血灶，偶见小血管炎 ● 在巨噬细胞细胞质中可发现弓形虫，呈单独分布或存在假性包裹，50% 的皮肤病理切片中可发现弓形虫 ● 免疫组化染色具有特异性
诊断	● 在急性和恢复期血清中可检测到抗弓形虫特异性 IgM 和 Ig 抗体 ● PCR 检测血液、脑脊液、房水和支气管肺泡灌洗液中寄生虫的 DNA
鉴别诊断	● 获得性感染：单核细胞增多症、其他病毒疹、脑膜炎球菌血症、梅毒、多形红斑、自身免疫性结缔组织病和荨麻疹性血管炎 ● 先天性感染：其他 TORCH 感染（见第 80 和 121 章）
严重的急性期、活跃的慢性期、先天性感染及免疫缺陷患者的治疗	● 磺胺嘧啶（成人每天 4 次，每次 0.5 ～ 1.5 g；儿童每天 4 次，每次 25 ～ 50 mg/kg）结合乙胺嘧啶［成人每天 50 ～ 75 mg，儿童 1 mg/（kg·d）］，以及亚叶酸 ● 若对磺胺类药物过敏，可用克林霉素代替磺胺嘧啶

表 83.9　导致疾病和人类皮肤病的主要寄生螨虫

疾病	生物	分布	传播模式	皮肤表现	系统表现	诊断	治疗 *	图
蛔虫病（线形动物）肠道线虫	蛔虫属蛔虫	分布广泛及流行性高，尤其在热带国家	食入虫卵	无	腹痛，腹泻，肠梗阻，营养不良，Loeffler 综合征	肠道检出虫卵	甲苯咪唑阿苯达唑羟萘酸噻嘧啶伊维菌素	83.23
蛲虫病（蛲虫）肠道线虫	蠕形住肠蛲虫	分布广泛及流行性高，尤其在温带国家	食入虫卵	肛周和会阴瘙痒	烦躁不安，大部分患者无症状	透明胶纸黏拭法在肛周皮肤发现虫卵	甲苯咪唑阿苯达唑羟萘酸噻嘧啶	83.23
钩虫病（钩虫）肠道线虫	十二指肠钩虫，美洲板口线虫	热带，亚热带	经皮接触感染幼虫的土壤	幼虫进入部位的皮炎	缺铁性贫血，胃肠道的症状，Loeffler 综合征，嗜酸性粒细胞增多症	粪便直接涂片检查虫卵	甲苯咪唑阿苯达唑羟萘酸噻嘧啶	83.23
类圆线虫病肠道线虫	肠类圆线虫	在全球范围发生，尤其在热带地区，气候较冷的地区可出现在温暖湿润的深矿中	经皮接触幼虫传播，偶尔在入幼虫，穿破肛周皮肤自身感染，免疫缺陷者可由于穿破肠黏膜而高度感染	全身或局部泛发的风团，始于肛周，扩展至臀部、大腿、腹部（肛周匍形疹），拇指纹，高度感染者可有紫癜（见图 83.22）	腹泻，十二指肠炎，嗜酸性粒细胞增多症，肺部症状，免疫缺陷者症状更明显	粪便检查虫卵，偶尔通过肺活检和肺细胞学做出诊断	噻苯唑伊维菌素	83.23

表 83.9　导致疾病和人类皮肤病的主要寄生蠕虫（续表）

疾病	生物	分布	传播模式	皮肤表现	系统表现	诊断	治疗 *	图
罗阿丝虫病，组织线虫	罗阿丝虫	西非和中非	通过携带传染性幼虫的斑虻属虻蝇（斑虻）的叮咬传播，在结缔组织中成熟	短暂的局部皮下水肿（Calabar 肿），通常发生在手部、腕部、前臂，代表成虫的移行道，合并有瘙痒和疼痛	结膜炎（由于成虫在结膜下的移行），嗜酸性粒细胞增多症，肾病	白天在血液中发现微丝虫，偶尔可以从眼中取出成虫	二乙基胺嗪	83.24
恶丝虫病动物的组织线虫	犬恶丝虫（犬心脏蠕虫）；细弱恶丝虫（浣熊丝虫）；D. repens 丝虫（犬、猫丝虫）；D.ursi 丝虫（熊丝虫）	犬恶丝虫世界范围分布；细弱恶丝虫分布于美国东南部；D.repens 丝虫分布于欧洲和亚洲；D.ursi 丝虫分布于北美和日本	通过感染了幼虫的蚊子传播，不能在人体内成熟	细弱恶丝虫、D. repens 丝虫、D. ursi 丝虫引起小的疼痛性的皮下结节，伴或不伴炎性反应	犬恶丝虫引起的肺部结节	活检出幼虫	手术取出二乙基胺嗪	
麦地那龙线虫病（几内亚蠕虫）组织线虫	麦地那龙线虫	非洲，尤其是加纳和苏丹	饮用污染的水，饮用水中的剑水蚤由肠道移行至皮下组织，尤其是腿部	丘疹结节，然后发生水疱和（或）溃疡，通常发生在下肢末端	过敏性休克，风湿症状	找到皮下组织中的蠕虫，免疫诊断，如 18S RNA 的 ELISA 序列分析	逐渐取出虫体 ± 甲硝唑或噻苯咪唑	83.24
旋毛虫病组织线虫	旋毛虫	温带地区广泛分布	从生肉或未煮熟的肉中食入带囊幼虫，通常是猪肉	严重感染时眶周水肿，出血	大多数感染是亚临床感染，重型感染常导致发热、肠炎、肌炎和嗜酸性粒细胞增多，偶尔发生心肌炎和脑炎	在骨骼肌中找到带囊幼虫，荧光抗体检测；ELISA	暂无满意的治疗方法，症状严重者可用泼尼松加甲苯咪唑治疗	
弓蛔虫病（内脏幼虫移行），犬蛔虫的幼虫阶段，幼虫线虫	犬弓蛔虫	世界范围分布	食入犬类排出的虫卵，幼虫通过内脏移行，因其不能在人体内发育成成虫	荨麻疹，皮肤结节	咳嗽，发热，肝大，嗜酸性粒细胞增多症；眼部和肝肉芽肿	临床表现常提示该诊断，通过组织活检确诊不常见，血清学检测（蛋白质印迹法）	甲苯咪唑阿苯达唑羟萘酸噻嘧啶（二线）	
裂头蚴病，犬类和猫类绦虫的幼虫阶段，绦虫	迭宫绦虫	散发于大多数国家，远东最常见	通过中间宿主摄入幼虫（如蛇、青蛙、鱼）偶尔见于用青蛙敷眼	在幼虫繁殖部位无痛的皮下小结节	累及肺部和中枢神经系统，少见	活检找到幼虫	手术取出甲苯咪唑吡喹酮	83.28
肝片吸虫病（肝吸虫），吸虫	肝片吸虫	南美，欧洲，非洲，中国，澳大利亚	食入水生植物，如野生水田芥上的后囊蚴	异位肝片吸虫病偶有报道，皮肤结节	发热，肝大，胆管梗阻（罕见），嗜酸性粒细胞增多症	粪便或胆汁内发现虫卵，腹部 CT	硫氯酚三氯苯达唑	83.25
并殖吸虫病（肺吸虫），吸虫	并殖吸虫	并殖吸虫属分布在远东，其他种类分布在西非，中南美洲	进食含有活的后囊蚴的淡水甲壳类生物的肉	皮肤肺吸虫病少见，但有报道	排痰性咳嗽，咯血，支气管炎，肺脓肿，胸腔积液，与异位蠕虫相关的腹部、脑部等部位的症状	痰及粪便中查虫卵ELISA	吡喹酮硫氯酚	83.25

* 关于这些药物的详情见表 83.7
在此文本中包括皮肤幼虫移行症、腭口线虫病、盘尾丝虫病、丝虫病、血吸虫病、囊虫病和包虫病

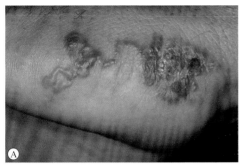

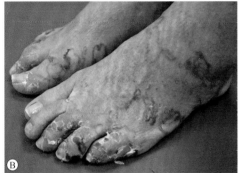

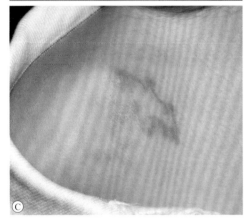

图 83.21 **皮肤幼虫移行症**。注意足外侧（A）、双足（B）及肩部（C）特征性的匍匐性红斑性隧道。有时可见水疱和结痂（B）（B, Courtesy, Peter Klein, MD; C, Courtesy, Julie V Schaffer, MD.）

杂化。之前已致敏的患者可出现小水疱和大疱[67, 70]。

病理学

虽然根据特征性的皮损及近期暴露史（即赤脚走路）此病即可诊断，有时还可进行活检来进一步明确。在活检标本内看到寄生虫并不常见，但有时可在

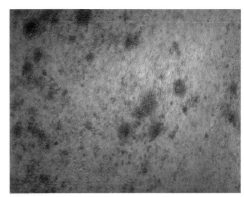

图 83.22 **类圆线虫病高度感染**。免疫缺陷患者腹部出现大量的紫癜样皮损（有时被称为"拇指纹"样紫斑）（Courtesy, Jean L Bolognia, MD.）

表皮内看到幼虫。更常见的是角质层内寄生虫留下的孔洞和与之相关的海绵水肿。在真皮层，有混合性炎性浸润，包括淋巴细胞、组织细胞和大量的嗜酸性粒细胞。偶尔，在表皮和毛囊中可见嗜酸性粒细胞的聚集[67]。

鉴别诊断

皮损的临床表现较有特征性，诊断通常比较容易。人类肠道钩虫（十二指肠钩口线虫和美洲钩虫）穿透皮肤之后可能迁移到静脉（图 83.23），引起瘙痒性的非特异性的局部皮疹，持续 1～2 周，被称为"钩虫痒病"[67, 71]。不同于皮肤幼虫的迁移，十二指肠钩口线虫和美洲钩虫感染可发展为全身钩虫病，表现为贫血、营养不良、肺和胃肠道症状（见表 83.9）。这些钩虫可以通过粪便中的幼虫发生自身感染，有时甚至在初次感染后数年出现。

鉴别诊断还包括过敏性接触性皮炎、脓疱病、炎性癣、疥疮、蝇蛆病和其他线虫类感染（如类圆线虫病）。肛周匐行疹是免疫功能正常的人自体接种粪类圆线虫导致的一种局限性或更为广泛的荨麻疹样疹（图83.9）；皮损出现后迅速以每天 5～10 cm 的速度蔓延，累及臀部、大腿和腹部[72]。该病皮损出现时间相对短暂，持续数小时至数天，但常常复发[73]。

治疗

尽管皮肤幼虫移行症有自限性，但因瘙痒剧烈及病情迁延往往需要治疗。

成人和 2 岁以上的儿童口服单剂量 400 mg 阿苯达唑的治愈率为 45%～100%，且有人建议成人服用此药

图83.23　重要人类线虫的生命周期：成体寄生于肠内。*幼虫可以从小静脉移行至右心和肺，然后通过肺泡进入气管，最后被吞入［With permission from Cross JH. Helminths. In Cohen J，Powderly W（eds）. Infectious Diseases, 2nd edition. London：Mosby, 2004.］

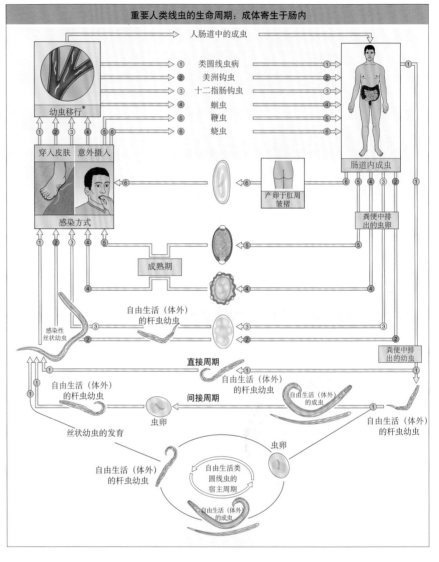

重要人类线虫的生命周期：成体寄生于肠内

人肠道中的成虫

① 类圆线虫病
② 美洲钩虫
③ 十二指肠钩虫
④ 蛔虫
⑤ 鞭虫
⑥ 蛲虫

幼虫移行*

穿入皮肤　意外摄入

感染方式

产卵于肛周皱褶

肠道内成虫

成熟期

自由生活（体外）的杆虫幼虫

感染性丝状幼虫

粪便中排出的虫卵

粪便中排出的幼虫

直接周期

自由生活（体外）的杆虫幼虫

自由生活（体外）的杆虫幼虫

自由生活（体外）的成虫

间接周期

虫卵

自由生活（体外）的杆虫幼虫

丝状幼虫的发育

自由生活类圆线虫的宿主周期

虫卵

自由生活（体外）的杆虫幼虫

自由生活（体外）的成虫

剂量每天 400 ～ 800 mg［儿童 10 ～ 15 mg/（kg·d），最高每天 800 mg］3 ～ 5 天，疗效更佳（治愈率 80% ～ 100%）[70]。另外，成人口服伊维菌素 12 mg（儿童 150 ～ 200 mcg/kg）治愈率为 80% ～ 100%。局部外用伊维菌素未观察到有效性[74]，但是局部外用 10% ～ 15% 噻苯唑溶液或软膏，每日 3 次，连续 15 天对局限性皮损有效（此方法在英国不适用）。虽然口服噻苯唑也是有效的，但其耐受性较阿苯达唑或伊维菌素差[70]。

颚口线虫病

同义名： ■ 结节性迁移性嗜酸性脂膜炎（nodular migratory eosinophilic panniculitis）■ 上海风湿病（Shanghai rheumatism）■ Tuao chid ■ 扬子江水肿（Yangtze edema）

要点
■ 主要通过生食淡水鱼感染。

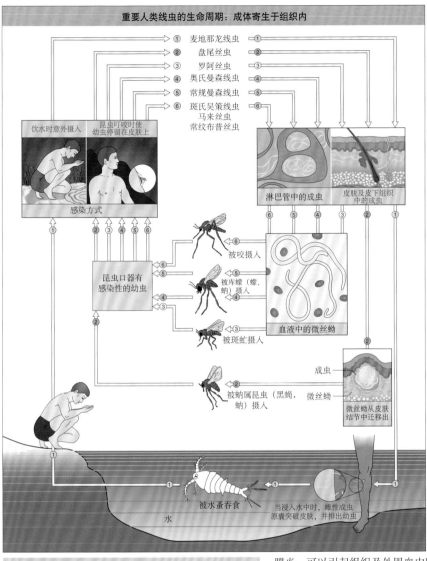

图 83.24　重要人类线虫的生命周期：成体寄生于组织内

重要人类线虫的生命周期：成体寄生于组织内

① 麦地那龙线虫
② 盘尾丝虫
③ 罗阿丝虫
④ 奥氏曼森线虫
⑤ 常规曼森线虫
⑥ 斑氏吴策线虫
　　马来丝虫
　　常纹布普丝虫

饮水时意外摄入

昆虫叮咬时使幼虫停留在皮肤上

感染方式

淋巴管中的成虫

皮肤及皮下组织中的成虫

昆虫口器有感染性的幼虫

被咬摄入

被库蠓（蠓、蚋）摄入

被斑虻摄入

血液中的微丝蚴

被蚋属昆虫（黑蝇，蚋）摄入

成虫

微丝蚴从皮肤结节中迁移出

被水蚤吞食

当浸入水中时，雌性成虫原囊突破皮肤，并排出幼虫

水

图 83.24　重要人类线虫的生命周期：成体寄生于组织内［With permission from Cross JH. Helminths. In Cohen J, Powderly W (eds). Infectious Diseases, 2nd edition. London：Mosby, 2004.］

■ 临床表现包括结节性迁移性脂膜炎，表皮型的皮肤幼虫移行症及疖样皮疹，外周血中常出现嗜酸性粒细胞增多。

引言

颚口线虫病（gnathostomiasis）是由颚口线虫的幼虫感染所致。颚口线虫常见的终末宿主包括猫、狗和猪。但是，人类也可以通过生食淡水鱼而被感染，淡水鱼因此而成为这种寄生虫生命周期中的一个中间宿主（图 83.26）。颚口线虫病最常见的临床表现是迁移性脂

膜炎，可以引起组织及外周血中嗜酸性粒细胞增多。

流行病学

颚口线虫病在东南亚及日本多见，同时也可见于亚洲其他地方以及墨西哥、美国中部、南部和南非[75]。因生食当地或进口的淡水鱼、鳗鱼、青蛙、鸟类或爬行动物而感染，旅客们可能在旅行结束后疾病才发作[76]。

发病机制

人颚口线虫病大多由棘颚口线虫引起。其他病原类型包括刚棘颚口线虫、陶氏颚口线虫、日本颚口线

图83.25 重要人类吸虫的生命周期：成虫寄生于肝、肺和血液［Adapted with permission from Cross JH. Helminths. In Cohen J，Powderly W（eds）. Infectious Diseases，2nd edition. London：Mosby，2004.］

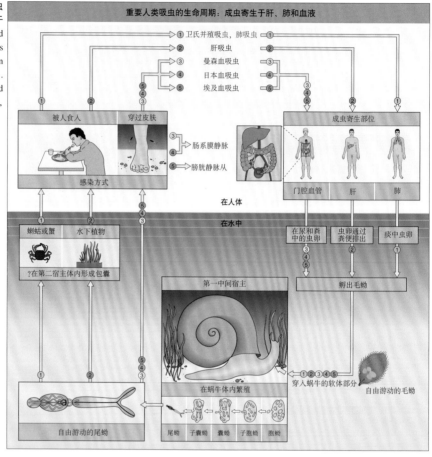

虫、马来颚口线虫和巴西颚口线虫[77]。

颚口线虫成虫是猫、狗、猪、野生猫科动物、鼬鼠和大鼠的肠道寄生虫（图83.26）。颚口线虫卵通过这些感染宿主的粪便排出。当虫卵接触水时孵化。第一期幼虫被桡足动物（剑水蚤）吞食并发育为第二期幼虫。然后，剑水蚤被鱼或者水栖中间宿主吞食，颚口线虫幼虫进入其第三期，在此期幼虫可被终末宿主或人类吞食。幼虫侵入人体胃肠黏膜并开始迁移，首先进入腹腔，随后进入皮下组织及内脏器官。

临床特征

早期感染时可出现发热、腹痛及其他胃肠道症状。皮肤症状主要发生在摄入幼虫后的2～4周，典型表现为迁移性脂膜炎，这种脂膜炎的特点为孤立性、深在性、痒性炎症结节，可在数日至数周内自发消失，而后在几厘米之外或身体不同的区域出现类似皮损。

有时，这种寄生虫迁移的模式变得更加表浅，类似皮肤幼虫移行症。以上两种类型可以同时发生而形成一种混合形式（图83.27A）。治疗过后，这种寄生虫倾向于定植在皮肤表面，形成表面有水疱或脓疱的丘疹结节，被称为疖病性颚口线虫病。少数情况下，寄生虫可透过皮肤被肉眼所见[78]。

幼虫迁移到深部组织可导致肺部、胃肠道、肾及眼部受累。幼虫侵入神经系统可引起高达25%的致死率，并导致脊髓神经根炎、嗜酸性脑膜炎和蛛网膜下腔出血。神经系统症状时起时消，反映了感染的迁移状态。大脑受累可引起觉醒与昏迷交替的精神状态。

病理学

结节性皮损显示嗜酸性小叶性脂膜炎伴线状出血。在浅表的病变中，嗜酸性粒细胞浸润出现在真皮中部

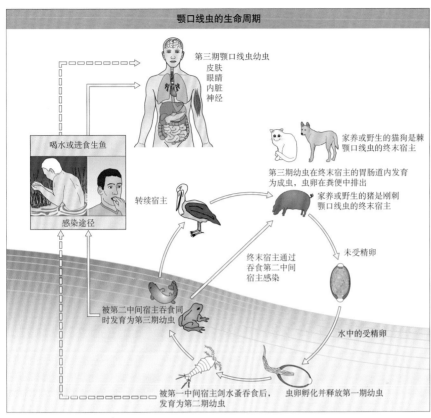

图 83.26 颚口线虫的生命周期

颚口线虫的生命周期

第三期颚口线虫幼虫
皮肤
眼睛
内脏
神经

喝水或进食生鱼

感染途径

转续宿主

家养或野生的猫狗是棘颚口线虫的终末宿主

第三期幼虫在终末宿主的胃肠道内发育为成虫，虫卵在粪便中排出

家养或野生的猪是刚刺颚口线虫的终末宿主

未受精卵

终末宿主通过吞食第二中间宿主感染

被第二中间宿主吞食同时发育为第三幼虫

水中的受精卵

被第一中间宿主剑水蚤吞食后，发育为第二期幼虫

虫卵孵化并释放第一期幼虫

图 83.26 颚口线虫的生命周期。已假定桡足类生物通过饮用水传染给人类，但尚未得到证实（Modified from www.cdc.gov/parasites/gnathostoma/biology.html.）

及深部。有时可见虫体，特别是在疖病型中。这种蠕虫呈圆柱形，直径 0.2 ~ 0.4 mm，具有外层表皮及中央肠道结构（图 83.27B）。

诊断与鉴别诊断

迁移性脂膜炎或皮炎的患者，特别是那些曾食用过生鱼或其他生食的人群，应被怀疑为颚口线虫病感染。外周血（≤ 50% 病例）及组织嗜酸性粒细胞浸润可帮助诊断。泰国及瑞士的专业检测中心提供一种血清学检测，通过基于特殊 L3 抗原的免疫印迹法排查感染。

鉴别诊断包括有移行性皮损的其他线虫感染，例如皮肤幼虫移行症、类圆线虫病和弓蛔虫病。类似的炎性结节可见于裂头蚴病、片吸虫病及蝇蛆病。

治疗

推荐的治疗为口服阿苯达唑每天 400 ~ 800 mg，治疗 21 天；或伊维菌素 200 μg/(kg·d) 口服 1 ~ 2 天。此病常复发[79]。

盘尾丝虫病

同义名：■ 河盲症（River blindness）■（Enfermedad de Robles）■ Erysipelas（erisipela）de la costa ■ 克罗病（Craw-craw）

要点

■ 盘尾丝虫是一种寄生于组织的线虫，主要发现于非洲，由黑蝇（蚋属）传播。

■ 大多数临床症状由微丝蚴侵袭皮肤和眼部而引起。

■ 皮损表现为含有成虫的皮下结节、瘙痒性丘疹、苔藓样变和皮肤白斑。

■ 通过对皮肤样本的显微镜检查或眼睛的裂隙灯检查发现微丝蚴，可以确定诊断。

引言

盘尾丝虫病（onchocerciasis），亦称河盲症，是一种由盘尾丝虫引起的寄生虫病，主要影响皮肤及眼组

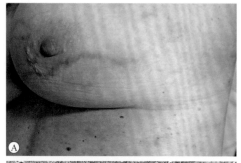

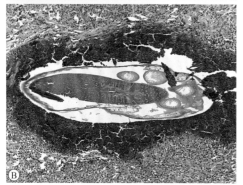

图 83.27　颚口线虫病。A. 显著的弥漫性红斑和类似于脂膜炎的硬结，胸前的匐行疹类似幼虫移行症。B. 皮肤病理活检有时可见颚口线虫第三期幼虫

织[80]。盘尾丝虫病最常见于热带非洲的居民，偶尔也发生在南美洲和中东的热带地区。在疾病的早期，皮肤表现为皮下结节及瘙痒性丘疹，随后出现皮肤增厚和皮肤白斑。由其引起的进行性硬化性角膜炎可能导致失明。

流行病学

　　盘尾丝虫病虽然不是一种致命的疾病，但它严重使人衰弱，全世界估计有 1800 万人受其影响，尤其是那些长期生活在疫区水源附近的居民[81]。含氧较高的水源在疾病传播中发挥了重要作用。因为盘尾丝虫幼虫发育过程中需经历一个水生阶段，在此期间他们需要一个高氧环境[80, 82]。多年反复接触才会导致严重的疾病。大约有 99% 的病例发生在赤道非洲，但也有一些地方性疫源地在中东、委内瑞拉及巴西（图 83.29）。截至2016 年，盘尾丝虫病已在哥伦比亚、厄瓜多尔、墨西哥和危地马拉被消灭[83]。另外，阿布汗默德和苏丹已被证实为非洲地区中第一个消灭盘尾丝虫病的国家[83a]。

发病机制

　　盘尾丝虫病是受感染的黑蝇（蚋属）叮咬传播。

由于这些苍蝇往往呈现"驼峰背"的姿势，它们有时被称为"水牛蚊"。黑色的苍蝇磨锉皮肤表面直到血液流出，再舔干净。微丝蚴首先寄居在昆虫真皮的血管中，然后穿透肠壁，迁移到其胸部肌肉，并在那里发育为幼虫。幼虫随后迁移到喙，并在黑蝇吸血时转移到人体内[82]（见图 83.24）。盘尾丝虫幼虫及虫卵的正常发育需要沃尔巴克氏体属细菌的共生，这种细菌可通过免疫反应引起疾病[84]。

　　一旦到达人类宿主体内，幼虫大约需要一年才能成熟。成虫很大，可达 50 cm 长。它们被包裹在纤维组织中，并停留于在靠近皮肤表面或关节附近的结节内。这些结节被称为"盘尾丝虫瘤"（图 83.30）。每个雌性蠕虫产生数以百计的微丝蚴，这些微丝蚴可存活1～2 年并迁移至皮肤、结缔组织、眼部和淋巴结，引起盘尾丝虫病大多数严重的临床表现[85]。直到微丝蚴退化时才产生炎症反应，引发超敏反应，在皮肤上引起剧烈瘙痒及皮炎。

临床特征

　　盘尾丝虫病的主要临床表现包括眼睛和皮肤。皮肤表现分为以下几型：急性丘疹性盘尾丝虫皮炎、慢性丘疹性盘尾丝虫性皮炎、苔藓化盘尾丝虫性皮炎、盘尾丝虫性萎缩和色素脱失[86]（图 83.31）。皮损首先表现为骨隆突处的皮下结节，南美洲患者的结节好发于上半身，而非洲患者的结节则多见于下半身。皮下结节代表成虫周围的纤维组织。随后是间歇发作的、剧烈瘙痒性的急性丘疹性盘尾丝虫皮炎，在微丝蚴周围形成小丘疹（在非洲称为"克罗病"）。

　　慢性丝虫病表现为皮肤增厚，纹理增粗，并伴有苔藓样变和色素沉着，有时被称为"蜥蜴"或"大象"皮。常发生于背部、大腿和躯干下部。色素沉着常发生于一侧肢体下端，伴腹股沟淋巴结肿大（见图83.31）。毛囊周围皮肤的萎缩和色素脱失也见于晚期盘尾丝虫病。后者的改变，有时也被称为"豹"皮，最常见于小腿[87]（见图 83.31；见第 66 章）。慢性淋巴阻塞和腹股沟淋巴结累及可导致腹股沟肿大或生殖器象皮肿（见图 83.31）。

　　在美国中部，感染较严重的年轻患者可能在面部或躯干上部出现红斑。老年患者可能出现紫红色丘疹或斑块，导致狮样面容。

　　除了皮肤病变，微丝蚴也可累及眼结膜，并通过角膜进入眼睛前、后房，导致结膜炎、硬化性角膜炎、葡萄膜炎、脉络膜视网膜病变、视神经萎缩、青光眼[80]。严重的可导致失明。角膜中死亡的微丝蚴可引起组织

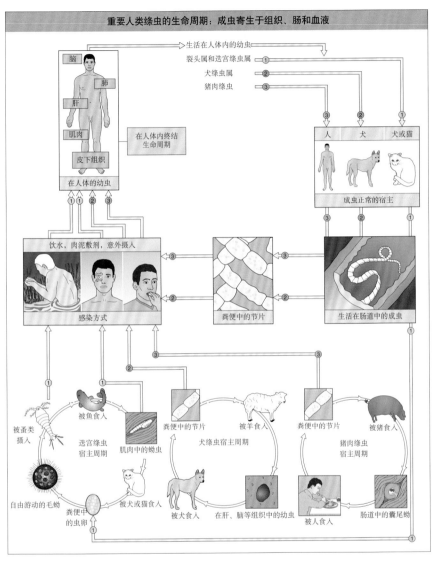

图 83.28　重要人类绦虫的生命周期：成虫寄生于组织、肠和血液

[Adapted with permission from Cross JH. Helminths. In Cohen J, Powderly W(eds). Infectious Diseases，2nd edition. London：Mosby，2004.]

反应，产生特征性的"雪花样"浑浊。

病理学

　　盘尾丝虫皮炎，微丝蚴可见于皮肤各层，但最集中于真皮乳头层，黑蝇叮咬时，真皮乳头层的微丝蚴进入黑蝇体内。微丝蚴长约 250 μm，有 2 或 3 对前核。早期以大量嗜酸性粒细胞浸润为主，后期以淋巴细胞、巨噬细胞、浆细胞和肥大细胞浸润为主。摩擦可致表皮增生，最终导致微丝蚴周围伴有轻微炎症的纤维化[88]。

　　皮下结节处可发现成年雌性蠕虫。它们最初被大量嗜酸性粒细胞浸润，进行性地发展为纤维化。

诊断

　　在流行地区，盘尾丝虫病的临床诊断一般不难。选取小腿、髂嵴或肩胛骨处的皮肤结节周边小而薄的皮片（包括真皮浅层）放入生理盐水中，显微镜下见微丝蚴即可诊断[89]。盘尾丝虫病也可通过在切除的结节内发现成虫来诊断。在严重感染者中，微丝蚴可在血液、痰液和尿液中发现。眼部感染时，通过裂隙灯检查，在眼的前房内很容易观察到微丝蚴（存在时）。当皮肤检查阴性，可通过"马佐蒂试验"诊断盘尾丝虫病：口服 50 mg 乙胺嗪（diethylcarbamazine，

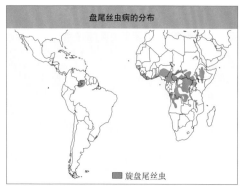

图 83.29　**盘尾丝虫病的分布**。该病主要出现在非洲和南美亚马逊地区的中心地带

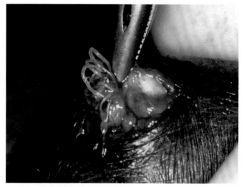

图 83.30　**盘尾丝虫病**。从臀部的一个盘尾丝虫瘤中找到的成虫提取物

图 83.31　**盘尾丝虫病的皮肤表现**。左图：毛囊周围不累及的色素脱失（"豹"皮）；中图：慢性淋巴管阻塞及淋巴结受累所致悬垂性腹股沟；右图：苔藓化皮炎（黑皮病）（Insets, courtesy, David O Freeman, MD.）

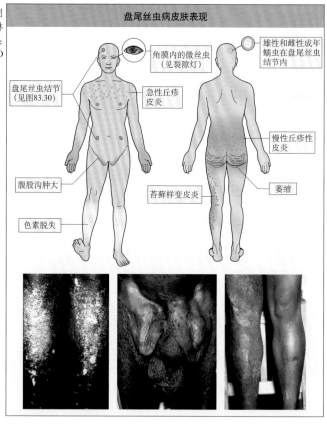

DEC）。患者感染后 15 min 内出现阵发性的剧烈瘙痒（因为微丝蚴死亡）。在"马佐蒂斑贴试验"中，DEC局部应用（例如 10% 洗剂）于小面积皮肤，24 h 后观察是否出现丘疹、水肿；"马佐蒂斑贴试验"不如"马佐蒂试验"敏感，但这种诊断方法不易产生全身反应。

试纸检测尿液或眼泪中盘尾丝虫抗原的敏感性＞90%，特异性为 100%[90]。高度特异性及敏感性 PCR 也可用于检测。抗体检测不能区分现症感染和既往感染。

鉴别诊断

　　盘尾丝虫性皮炎早期病变必须与昆虫叮咬、疥疮、特应性皮炎或过敏性接触性皮炎鉴别。慢性皮肤病变可能被误诊为伴有炎症后色素改变的慢性湿疹、麻风病或硬皮病的皮肤白斑。象皮肿鉴别诊断包括其他类型的丝虫感染（见图 83.24），如果组织被带有丝虫尤其是常现曼森氏线虫或罗阿丝虫的血液污染，皮肤检查可出现假阳性。

治疗

自从 1987 年口服伊维菌素被广泛使用，盘尾丝虫病的治疗已得到显著进步[91]。作为首选药物，它能有效快速杀灭微丝蚴，防止它们从妊娠期的雌虫体内逃脱。伊维菌素很少或没有不良反应，也不会引起马佐蒂反应，而较老的药物，如乙胺嗪和舒拉明，易引起严重的过敏或毒性反应。伊维菌素是单剂量给药，150 μg/kg，每 3～12 个月一次。治疗后，皮肤微丝蚴通常在 1 周内消失，眼内微丝蚴 3 个月内消失。虽然多次口服伊维菌素可以杀死成虫，但疗程通常会持续整个成虫的寿命（10～15 年）。以沃尔巴克氏体内共生菌属为靶点的多西环素（每天 100～200 mg 共 6周）是一个很好的治疗方法，可明显减少或消除微丝蚴达 18 个月以上[92-93]。在头部结节比较普遍的国家，结节切除术（见图 83.30）是一种流行的治疗方法。结节切除可以减少眼部疾病的机会。

预防性的措施，例如在黑蝇繁殖处喷涂杀幼虫剂在流行病学上对该病没有显著改善。相反，每年一次或两次使用伊维菌素大规模治疗流行人群，在美洲消除该病取得了重大进展，并有望在接下来的几十年，在非洲也实现目标[94]。

丝虫病

同义名： ■ 淋巴管丝虫病（lymphatic filariasis）
■ 象皮肿（elephantiasis）

要点

■ 丝虫病（filariasis）是由蚊虫叮咬传播组织线虫（蛔虫）感染引起的、主要侵犯淋巴系统的疾病。
■ 分为急性、慢性和无症状三型。
■ 急性期表现包括淋巴管炎和睾丸炎。
■ 慢性期特点是淋巴管阻塞的后遗症，如淋巴水肿、象皮肿、阴囊积液和乳糜尿；相关的皮肤表现为表皮角化过度、疣状改变、软组织肥厚和纤维化。

引言

淋巴管丝虫病是由两种丝虫线虫属（蛔虫）感染淋巴系统的一种疾病。几种蚊子作为媒介（见图 83.24）。皮肤急性期和慢性期表现包括淋巴管炎和淋巴水肿伴随象皮肿改变。

流行病学

两种主要的丝虫病，一种是班氏丝虫病（由班氏丝虫引起），导致 90% 的感染；另一种是马来丝虫病（由马来丝虫和帝汶丝虫引起）。该病影响了居住在 73个国家的大约 1.2 亿人，这些国家主要分布在南美洲、非洲、亚洲和太平洋岛屿的热带和亚热带地区。班氏丝虫遍布全世界，马来丝虫则局限于南亚和东亚。帝汶丝虫的分布仅限于印尼群岛[95]。

蚊子是丝虫幼虫的传播媒介。班氏丝虫最重要的有致倦库蚊、冈比亚按蚊、漏斗按蚊、波利尼西亚伊蚊、肩胛伊蚊和伪齿伊蚊。马来丝虫和帝汶丝虫均可由巴氏按蚊传播。马来丝虫也可以由其他伊蚊和曼森尼亚蚊传播[95-96]。

发病机制

受感染蚊子的多次叮咬后可引起感染的症状，潜伏期从 2 个月到 18 个月不等。幼虫进入淋巴管，一旦成熟，成虫在淋巴管或淋巴结交配并释放带鞘膜的微丝蚴到血液中[95]。蚊子叮咬后感染微丝蚴。几天后，微丝蚴在蚊子体内发育成幼虫，在随后的叮咬中，蚊子可将幼虫传递给其他人引起感染（见图 83.24）。

淋巴丝虫病的临床表现反映了寄生虫的致病性、宿主的免疫反应以及继发的细菌和真菌感染之间的复杂相互作用。成熟的成虫刺激淋巴管周围嗜酸性粒细胞浸润和慢性炎性细胞浸润，导致淋巴管扩张和瓣膜损伤，最终导致瘢痕和淋巴回流受阻。淋巴管和淋巴结内的蠕虫死亡引起肉芽肿性变化和坏死的强烈炎症反应[95]。沃尔巴克氏细菌内共生菌是蠕虫的发育、胚胎形成和生存所必需的；沃尔巴克氏细菌内共生菌也刺激先天免疫和适应性免疫反应，导致血管内皮细胞生长因子（vascular endothelial growth factor，VEGF）的表达，促进淋巴管生成、淋巴管内皮细胞增殖以及淋巴管的扩张[92]。

临床特征

分为急性、慢性和无症状三型。急性发作性逆行性淋巴管炎通常持续 1 周，每年复发 1～10 次，腹股沟淋巴结最常累及。早期，感染部位无临床表现。男性感染班氏丝虫常表现为睾丸炎和附睾炎。另一种临床表现是皮肤或皮下炎性斑块，同时有向心性淋巴管炎、区域性淋巴结炎和发热，这也可能是由于细菌或真菌感染，通常有交叉感染[97]。急性症状被认为是对丝虫抗原缺乏耐受的表现，感染最常见于青年和老年患者，居住在流行区的儿童在青春期前通常没有症状，青春期后通常会发展为慢性表现[98]。

感染后 10 ～ 15 年，可见到慢性感染的临床症状，即由成虫和肉芽肿性炎症引起的淋巴管阻塞后遗症[97]。其中包括淋巴水肿、象皮肿、鞘膜积液和乳糜尿。在某些流行地区，40% ～ 60% 的成年男性有鞘膜积液。在有淋巴水肿和象皮肿的同时，皮肤可出现角化过度、疣状增生、纤维化合并软组织的肥厚褶皱；也可发展为裂隙、溃疡和坏疽。继发的细菌和真菌感染也很常见。

丝虫病好发于下肢和生殖器有两个主要原因：① 雌蚊子靠近地面飞行，因而更容易叮咬下肢，其次是腹股沟区；② 由于重力作用，腿部发生静脉高血压、瓣膜功能不全的风险更大，因此更容易发展为慢性淋巴水肿[95]。

一些丝虫感染患者可出现**热带性肺嗜酸细胞浸润症**。临床表现包括咳嗽、气喘、呼吸困难、胸痛、发热伴明显嗜酸粒细胞增多和肺部浸润。这可能发展为限制性肺病[99]。

在疫区感染的旅行者感染后并没有表现出典型的丝虫病症状。相反，他们有一种高反应性的临床表现，称为"外籍综合征"，是对丝虫更激烈的炎症反应。临床表现为淋巴管炎、淋巴结炎、相关的淋巴炎症引起的生殖器疼痛，以及荨麻疹、非特异性皮损和外周嗜酸性粒细胞增多症[80]。

诊断

循环丝虫抗原检测是诊断班氏丝虫病的首选方法；通常用免疫卡或测试条测试[92]。马来丝虫病尚无类似的检测方法，可以通过针对布鲁氏菌抗原 BmR1 的特异性 IgG4 抗体的试纸测试来诊断。另外，可以通过血液、尿液或其他体液和组织中检出微丝蚴或成虫确诊[100-101]（图 83.32）。利用超声检查感染的淋巴管可以观察到成虫的活动。寄生在人体的丝虫表现出夜间周期性。晚上 10 点到凌晨 2 点是采集血液或其他体液进行直接涂片的最佳时间段。使用孔径为 3 μm 的过滤器提高了血液和尿液中微丝蚴的检出率。然而，寄生虫检测并不是一个特别可靠的方法，因为许多有症状的患者无微丝蚴血症。基于特异性 PCR 为基础的检测已被开发和并用于对丝虫的研究[102]。

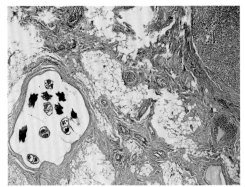

图 83.32　**丝虫病组织病理学表现。**扩张的淋巴管和成熟的成年蠕虫以及周围腹股沟淋巴结肿大

实验室检查常见周围嗜酸性粒细胞增多和血清 IgE 升高。此外，超过 50% 感染班氏丝虫微丝蚴患者有血尿和（或）蛋白尿[98]。

鉴别诊断

鉴别诊断取决于感染的阶段。急性感染可能会被误诊为细菌性淋巴管炎。淋巴水肿和象皮肿有多种病因，包括复发性细菌性淋巴管炎、严重的静脉高压、淋巴结清扫术后、象皮病、米尔罗伊病（Milroy disease）和克利佩尔-特伦奥奈伊综合征（Klippel-Trenaunay syndrome）[103]（见第 105 章）。

治疗

首选药物是乙胺嗪，它对微丝蚴有效，但对成虫的作用有限。丝虫病患者的常规方案为 6 mg/(kg·d)，12 天为一个疗程[92]。每年为高危人群提供单剂量乙胺嗪的大规模药物管理计划，是疫区国家消灭丝虫的战略基础。多西环素（每天 200 mg，4 ～ 8 周）针对班氏共生菌，也可以消除微丝蚴，杀死成虫，并改善淋巴回流。治疗期间，抗组胺药和糖皮质激素有助于减少由微丝蚴大量崩解引起的过敏反应。因为罗阿丝虫病或盘尾丝虫病患者使用乙胺嗪会出现严重的反应，在治疗前排除其他蠕虫病史非常重要[103]。其他措施包括抬高患肢、弹力袜、消炎药、治疗继发感染以及保护患处免受创伤[103]。

血吸虫病和游泳者痒疹

同义名：■ 血吸虫病（schistosomiasis）：裂体吸虫病（bilharziasis）■ 游泳者痒疹（swimmer's itch）：蛤肉挖掘者痒疹（clam digger's itch）

要点

- 血吸虫病是由五种可寄生于人体的血吸虫感染所致，它们各自都有特定的地理分布及中间宿主（螺）。
- 这种病常见于非洲、远东、中东及南美地区。
- 临床表现包括尾蚴性皮炎、钉螺热、慢性肝纤维化、肠道及泌尿道梗阻。
- 20 多种血吸虫的尾蚴可以穿透人的皮肤，引起名为"游泳者痒疹"的"短暂性皮炎"。

引言

血吸虫病流行于热带和亚热带地区，由裂体科吸虫感染所致[104]。这种疾病在世界各地分布，影响了超过 75 个国家的 2 亿多人。其中 5 种类型可以引起人类感染，最常见如引起泌尿系统感染的埃及血吸虫，感染胃肠道的日本血吸虫及曼氏血吸虫[104]。此外，当通常感染鸟类和哺乳动物的其他种类的尾蚴侵入人体皮肤同样可以引起"游泳者痒疹"，这是一种伴有显著瘙痒的局部炎症反应。

流行病学

血吸虫有两个宿主生命周期（见图 83.25）。螺是中间宿主，终末宿主则由血吸虫种类决定。人类是五种类型血吸虫主要的终末宿主[104]，且每一种血吸虫都有其特定的地理分布（见图 83.33）：曼氏血吸虫分布在非洲、南美洲和加勒比地区；日本血吸虫分布在日本、中国和菲律宾；埃及血吸虫分布在非洲和中东地区；湄公血吸虫在东南亚地区；间插血吸虫分布在非洲西部和中部。

近几十年来，血吸虫的地理分布发生了很大的变化。日本和加勒比地区的血吸虫基本被清除，非洲北部、菲律宾、沙特阿拉伯及委内瑞拉也阻断了血吸虫的传播周期。然而，随着水资源的开发及人口流动，血吸虫病也在一些非流行的地区蔓延开来，如撒哈拉以南的非洲地区。血吸虫病目前主要出现在巴西东北部的几个主要城市及周边地区。在中国一些地区，血吸虫病也是重要的公共卫生问题。

游泳者痒疹（尾蚴性皮炎）由 20 余种通常感染鸟类及哺乳类动物的血吸虫（比如毛毕吸虫属，巨毕吸虫属，鸟毕吸虫属）感染人体引起，是一种除了南极洲外各洲均有分布的皮肤疾病。在美国，这种病通常出现在中北部各州。而暴发性游泳者痒疹通常是偶发性的。

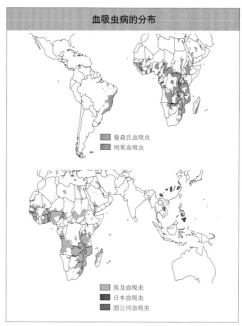

图 83.33　血吸虫病的分布（Adapted from Peters W，Pasvol G. Tropical Medicine and Parasitology，6th edition. London：Mosby，2007.）

发病机制

成虫生活在终末宿主肝的静脉系统、直肠或者膀胱内。侵入直肠或者膀胱的虫卵会随着粪便和尿液排出体外（见图 83.25）。在淡水环境中，虫卵孵化后释放毛蚴穿透入中间宿主螺的体内。各种血吸虫都有特定的螺作为其中间宿主。在螺体内，毛蚴发育成尾蚴，接着可以通过接触穿透人体皮肤[105]。

导致游泳者痒疹的血吸虫在鸟类和动物（如鸭、奶牛、山羊和龋齿类动物）体内完成它们的生命周期。与亲人型血吸虫会导致系统性疾病不同，亲动物血吸虫侵入人体皮肤后会死亡，仅引起局部炎症反应。由于这些血吸虫在人体内并不能正常发育，因此它们在人体中的感染是偶发的，且此时，人作为这些血吸虫的终末宿主[104-106]。

临床特征

亲人型血吸虫导致的皮肤临床表现可以分为五类：尾蚴性皮炎、钉螺热、晚期非特异性变应性皮炎、生殖器周围肉芽肿性浸润和生殖器外浸润性皮损[107-109]。尾蚴性皮炎与尾蚴入侵皮肤有关。尽管相当普遍，但患者接种的部位很少出现迅速发生的红斑、瘙痒性丘疹或者荨麻疹。这个反应相对来说是非特异性的，且当感染日本血吸虫和曼氏血吸虫时更为严重。在接触后的几个小时内，斑块会逐渐变大，接着就会消失，或者更常见的是被小的瘙痒性丘疹所取代，这种丘疹可能会持续很多天。

一些中重度感染的患者会在急性期发生全身过敏反应（钉螺热）。感染者会出现急性发作的发热、寒战、盗汗、头痛，伴外周血嗜酸性粒细胞增多及荨麻疹。钉螺热是由于循环免疫复合物的产生而发生，最常见于日本血吸虫感染。大约4～6周后，一些患者会出现短暂的非特异性的皮肤反应，包括荨麻疹、紫癜样皮疹及眶周水肿等一些非特异性的反应[106-107, 109]。

血吸虫病的迟发性皮损包括丘疹、肉芽肿或者会阴部位真皮血管中虫卵沉积继发的疣状皮损[106, 109]。有时，"异位"皮损可以由于机体对虫卵的炎症反应而发生。一些患者可表现为过度色素沉着性苔藓样丘疹，并且在躯干部位带状疱疹样分布[107]。

日本血吸虫及曼氏血吸虫的慢性感染会导致肝纤维化及肝硬化（虫卵反应），门静脉高压，包括腹水、食管静脉曲张及脾大。更有研究表明还会导致结肠息肉（含虫卵），在肝、肺及直肠中形成包裹虫卵的肉芽肿（Hoeppli 反应）。泌尿生殖道感染埃及裂体吸虫会产生含大量虫卵、纤维化及钙化的息肉样改变。通过萎缩的上皮细胞可以看到钙化虫卵，在膀胱镜下表现为特征性的"沙斑"[110]。此外，大量虫卵沉积还会导致泌尿道梗阻和肾积水。膀胱癌则是一种危及生命的并发症。

游泳者痒疹的皮损表现类似于尾蚴皮炎，即接触部位的瘙痒性丘疹（见图83.34）。有衣服遮盖的皮肤可以幸免[111]。这些丘疹会持续数天且有自限性。

病理学

尾蚴皮炎组织学上表现为海绵形成和混合炎细胞浸润，包括组织细胞、淋巴细胞、中性粒细胞和嗜酸性粒细胞等。可见真皮水肿。血吸虫迟发性皮肤反应的生殖器和会阴区皮损显示角化过度、棘层增厚及偶尔出现的假性上皮瘤样增生。真皮可见大量虫卵，可能与肉芽肿反应有关。生殖器等"异位"皮损的真皮浅层也含有虫卵参与肉芽肿的形成。

诊断

通常以显微镜下检测到粪便或尿液里面含有虫卵为诊断标准。日本血吸虫和曼氏血吸虫感染时，可以通过黏膜活组织检查和显微镜观察来确诊。血清学

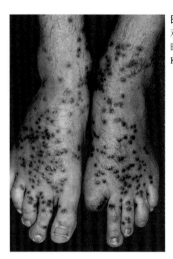

图 83.34 游泳者痒疹。双脚及脚踝大量水肿性暗红色丘疹（Courtesy, Kalman Watsky, MD.）

试验（如 ELISA）可以检测出抗成虫及虫卵的 IgG、IgM 和 IgE 抗体。单克隆抗体检测循环抗原的方法特异性和敏感度都很高，如尿循环阴极抗原（urine circulating cathodic antigen，CCA）试纸，既可以用来确定诊断，又可以评价疗效[112]。此外，敏感和特异性的 PCR 检测可以检测粪便、尿液及血清中血吸虫 DNA[113]。

鉴别诊断

尾蚴皮炎或者游泳者痒疹的诊断需要有疫水接触史。病变可与节肢动物叮咬混淆，但是其皮损分布与海水浴者皮疹有明显区别，海水浴者皮疹一般出现在泳衣遮盖部位。肛门生殖器皮损和异位虫卵沉积皮损的鉴别诊断包括二期梅毒（特别是有肉芽肿形成）、尖锐湿疣、皮肤克罗恩病、腹股沟肉芽肿和扁平苔藓。

治疗

吡喹酮是一种安全、有效的驱虫剂，它对 5 种亲人型血吸虫均有疗效[114]。推荐的治疗方案是 40 mg/kg（曼氏血吸虫、埃及裂体吸虫和间插血吸虫），60 mg/kg（日本血吸虫和湄公血吸虫），分 2～3 次在超过一天的时间口服[113]。用于大量人群控制时可单剂量使用 40 mg/kg，通常其有效率可达到 65%～95%。在 4～6 周内再次治疗可以提高治愈率[113]。副作用轻微，包括腹部不适、发热、头痛等。

虽然推荐用局部外用药（如炉甘石）和抗组胺药治疗游泳者痒疹，但是目前还没有研究出最有效的治疗方案[111, 115]。如果不处理，急性发作也会在 7～10 天内自行消退。

预防游泳者痒疹最好的办法就是避免接触被感染的水源或者至少避开尾蚴最多的时期，即温带地区夏天初期和中期。

囊虫病和棘球蚴病

同义名：■ 棘球蚴病（echinococcosis）；包虫病（hydatidosis，hydatid disease）

要点

■ 绦虫（如猪带绦虫、细粒棘球绦虫）主要寄生于动物，也可以侵犯人类。

■ 皮肤囊尾蚴病表现为多个无症状丘疹结节；大脑（神经囊尾蚴病）、眼睛、心脏、肌肉、腹腔均可受累。

■ 包虫病主要侵犯肝和肺，并形成一个或多个包虫囊。过敏症状如荨麻疹、哮喘、过敏反应并不常见。

引言

绦虫（cestode）在生命的两个阶段（成虫和幼虫）均可引起人类疾病。成虫定居在**终末**宿主的肠道内（包括人类），其临床症状较轻微（见图 83.28）。在**中间**宿主中，幼虫即可导致临床疾病，如囊虫病（cysticercosis）和棘球蚴病（echinococcosis）[116]。

流行病学

四种常见的人类绦虫分别是**猪带绦虫**（猪肉绦虫）、**牛带绦虫**（牛肉绦虫）、**阔节裂头绦虫**（鱼绦虫）和**微小膜壳绦虫**。在人体，绦虫主要引起胃肠道症状，但是猪带绦虫的幼虫可以导致猪囊尾蚴病。猪和牛囊尾蚴病可能分别由猪带绦虫和牛带绦虫的幼虫引起。囊虫病分布于世界各地，超过 5000 万人口受到感染，农村地区更为常见。流行区包括中美洲、南美洲、非洲撒哈拉以南地区、印度及东亚地区[117-118]。

棘球蚴病是一种由棘球蚴导致的人畜共患病，其终末宿主是狗或者其他犬科动物。人类作为中间宿主时只会感染幼虫并在内脏发展成囊肿。大多数人类疾病是由细粒棘球绦虫和多房棘球绦虫的幼虫引起。棘球蚴病出现在全球热带及亚热带国家，主要是牛羊聚集的地区。流行区包括巴西南部、中东、亚洲部分地区以及非洲北部和东部。在黎巴嫩和希腊尤为常见[116-117]。

发病机制

绦虫成虫在终末宿主的肠道内可以长到 30 英尺（9.114 m）长。它的身体主要由两部分组成：用于吸附宿主的头节和若干节片，每个节片均有各自的两性器官。各节的子宫角累积了大量的受精卵，它们可以直接释放到宿主的肠道或者整个含受精卵的节片一起被宿主排泄到体外[116]。在宿主的粪便中可以发现虫卵和节片（见图 83.28）。

虫卵和节片被易感的中间宿主摄入体内后可以发育成幼虫，叫做六钩蚴。在人类，六钩蚴可以形成囊肿（囊虫病的囊尾蚴）或者在囊肿内产生生发组织（棘球蚴病的棘球蚴）。随后易感终宿主摄入含囊肿的组织后，幼虫发育到成虫并结束生命周期[119]。

人类是牛带绦虫和猪带绦虫唯一的终末宿主，可以在食用未煮熟的患病动物后感染成虫（见图 83.28）。人类也是猪带绦虫的中间宿主，通过食入被感染者粪便污染的食物或水而感染，或者通过从肛门到口腔自体感染。相反的是，人类（羊和牛也是）只是细粒棘球绦虫的中间宿主，由于食用被狗粪便污染的食物感染绦虫。狗是其终宿主，在食用受感染的牛肉或者羊肉后感染绦虫成虫。

当人类被猪带绦虫（明确的终末宿主）的成虫感染，小肠内的绦虫通常不会造成黏膜或黏膜下层形态学改变。一些患者可能出现外周血嗜酸性粒细胞中度升高。在感染成虫阶段，免疫应答作用有限，且对感染期间或再感染的易感性作用不大。然而，当人类作为中间宿主时，免疫系统则对发展成囊虫病起到重要作用。六钩蚴可以穿透宿主小肠壁，经血液向全身传播，并且在 10 周内发育成囊尾蚴。囊肿一般直径 0.5～1.0 cm，且在退化前 3～5 年一直保持活力。这个时候，炎症反应明显加剧并伴随着钙化灶形成[117, 120-121]。由这些反应引发的症状和体征取决于囊肿的位置。如果说囊肿发生在大脑，那么就会发生囊尾蚴性脑膜炎。大脑囊肿的钙化则会导致癫痫的发生。

当人类食入细粒棘球绦虫的虫卵后，六钩蚴会渗透到肠系膜血管。大部分虫卵会积聚在肝血窦中，还有一部分会绕过肝随血流到达其他器官组织。炎症反应在几个小时内就会发生。幼虫存活后会在 5 天内形成包虫囊肿。在早期感染阶段，细胞免疫可以控制其播散。

临床特征

囊虫病中，囊肿几乎可以长在全身任何组织器官内。在皮肤上表现为皮下丘疹结节，往往更容易摸到而不是看到[120, 122-123]。它们通常表现多发且无症状。脑、眼睛、心脏、肌肉以及腹腔都有可能受到感染。在大约 1% ～ 20% 患者会出现皮下转移[122-123]，且这一现象在亚洲及非洲较拉丁美洲更常见[124]。在巴西的一项研究中，30 例囊虫病患者中，90% 囊肿出现在皮下组织、肌肉或者黏膜中，而对中枢神经系统的影响不到 10%[117]。

棘球蚴病中，囊肿可呈单个或多个，主要影响肝（50% ～ 75%）及肺组织（20%）。只有不到 2% 的人累及皮肤。囊肿以每年 1 cm 的速度增长。其临床特征变化很大，且能够反映囊肿的大小及部位。大部分症状是由于囊肿的机械压力或者对渗漏的囊液中异物抗原的过敏反应（荨麻疹、哮喘、过敏症）而产生的[117]。

软组织囊肿可以表现为质硬的皮下结节或者有波动感但无触痛的包块。多房棘球绦虫可以造成多个脐上真皮及皮下结节，同时伴溃疡，局部炎症及无痛性皮肤瘘形成[117]。

诊断

囊虫病通常通过头部或四肢的 X 线检查来确定，X 线检查可以显示钙化囊肿。CT 或 MRI 也可以显示病变。ELISA 和血凝试验利用囊肿泡内的液体作为抗原来检测，敏感性和特异性可达 80% ～ 90%。酶联免疫印迹试验是选择性的血清学试验，因为它的敏感性和特异性分别接近 100% 和 94%。其他方法包括检测循环囊虫抗原及基于 PCR 的方法。

棘球蚴病的诊断基于超声、CT 或 MRI 对囊肿检测。在囊肿中检测到寄生虫就可以确诊。三分之一患者会有外周血嗜酸性粒细胞增多。免疫印迹技术和 ELISA 也可以用于诊断，对囊虫病有高度的交叉反应性。病变区钙化会降低检测的敏感性，当只有一个囊肿或者包虫囊肿不位于肝才可以确诊[89]。

治疗

皮肤囊虫病陈旧的、非活动性病变可以通过手术切除。处于活动期的患者可以用阿苯达唑［15 mg/(kg · d)，最多 800 mg，≥ 8 天］或者吡喹酮［50 ～ 100 mg/(kg · d)，分 3 次口服，持续 2 周］。阿苯达唑比吡喹酮更便宜，杀胞活性高 20%[125]。对皮肤囊虫病患者进行神经囊虫病评估是必要的。对有多发中枢神经系统囊肿的患者行驱虫治疗可能会引起大脑炎症和水肿，加重神经系统症状。所以推荐对于这类患者系统应用糖皮质激素和住院密切监护[124]。

手术切除完整的囊肿是治疗棘球蚴病的首选。阿苯达唑 10 mg/ (kg · d)，持续 8 周，适用于不能手术的患者和手术前 4 天的预备治疗[125]。

对人类粪便进行管理是预防囊虫病很重要的措施。此外，肉类检验猪带绦虫可以减少传播[117]。妥善处置绵羊、牛和猪的尸体和内脏，保护狗免于感染，可以切断棘球蚴的传播途径。

（周炳荣 刘 娟译 孙蔚凌校 骆 丹审）

参考文献

1. DeNigris EJ, Garvin DF, Grogl M, et al. Leishmaniasis. In: Connor DH, Chandler FW, Schwartz DA, editors. Pathology of infectious diseases, vol. II. Stamford: Appleton & Lange; 1997. p. 1205–21.
2. Samady JA, Schwartz RA. Old World cutaneous leishmaniasis. Int J Dermatol 1997;36:161–6.
3. Lupi O, Barlett BL, Haugen RN, et al. Tropical dermatology: tropical diseases caused by protozoa. J Am Acad Dermatol 2009;60:897–925.
4. den Boer M, Argaw D, Jannin J, Alvar J. Leishmaniasis impact and treatment access. Clin Microbiol Infect 2011;17:1471–7.
5. Wright NA, Davis LE, Aftergut KS, et al. Cutaneous leishmaniasis in Texas: a northern spread of endemic areas. J Am Acad Dermatol 2008;58:650–2.
6. Peters W, Pasvol G. Tropical medicine and parasitology. 5th ed. London: Mosby; 2001.
7. Wirth DF, Rogers WO, Barker R Jr, et al. Leishmaniasis and malaria: new tools for epidemiologic analysis. Science 1986;234:975–9.
7a. Geiger A, Bossard G, Sereno D, et al. Escaping deleterious immune response in their hosts: lessons from Trypanosomatids. Front Immunol 2016;7:212.
8. Pirmez C, Yamamura M, Uyemura K, et al. Cytokine patterns in the pathogenesis of human leishmaniasis. J Clin Invest 1993;91:1390–5.
9. Da Cruz AM, de Oliveira MP, de Luca PM, et al. Tumor necrosis factor-alpha in human American tegumentary leishmaniasis. Mem Inst Oswaldo Cruz 1996;91:225–9.
10. Carvalho LP, Passos S, Schriefer A, Carvalho EM.

Protective and pathologic immune responses in human tegumentary leishmaniasis. Front Immunol 2012;3:301.
10a. Lima-Junior DS, Costa DL, Carregaro V, et al. Inflammasome-derived IL-1β production induces nitric oxide-mediated resistance to Leishmania. Nat Med 2013;19:909–15.
11. Ives A, Ronet C, Prevel F, et al. Leishmania RNA virus controls the severity of mucocutaneous leishmaniasis. Science 2011;331:775–8.
11a. Marr AK, Maclsaac JL, Jiang R, et al. Leishmania donovani infection causes distinct epigenetic DNA methylation changes in host macrophages. PLoS Pathog 2014;10:e1004419.
11b. Oliveira PR, Dessein H, Romano A, et al. IL2RA genetic variants reduce IL-2-dependent responses and aggravate human cutaneous leishmaniasis. J Immunol 2015;194:2664–72.
12. Bacellar O, Lessa H, Schriefer A, et al. Up-regulation of Th1-type responses in mucosal leishmaniasis patients. Infect Immun 2002;70:6734–40.
13. Xynos ID, Tektonidou MG, Pikazis D, et al. Leishmaniasis, autoimmune rheumatic disease, and anti-tumor necrosis factor therapy, Europe. Emerg Infect Dis 2009;15:956–9.
13a. Dos Santos JC, Heinhuis B, Gomes RS, et al. Cytokines and microbicidal molecules regulated by IL-32 in THP-1-derived human macrophages infected with New World Leishmania species. PLoS Negl Trop Dis 2017;11:e0005413.
14. Machado-Pinto J, Azulay RD. Leishmaniasis. In: Tyring S, Lupi O, Hengge U, editors. Tropical dermatology.

London: Elsevier; 2006. p. 41–8.
15. Turetz ML, Machado PR, Ko AI, et al. Disseminated leishmaniasis: a new and emerging form of leishmaniasis observed in northeastern Brazil. J Infect Dis 2002;186:1829–34.
16. Sangueza OP, Sangueza JM, Stiller MJ, et al. Mucocutaneous leishmaniasis: a clinicopathologic classification. J Am Acad Dermatol 1993;28:927–32.
17. Salotra P, Sreenivas G, Beena KR, et al. Parasite detection in patients with post kala-azar dermal leishmaniasis in India: a comparison between molecular and immunological methods. J Clin Pathol 2003;56:840–3.
18. Berman JD. Human leishmaniasis: clinical, diagnostic, and chemotherapeutic developments in the last 10 years. Clin Infect Dis 1997;24:684–703.
19. Alvar J, Aparicio P, Aseffa A, et al. The relationship between leishmaniasis and AIDS: the second 10 years. Clin Microbiol Rev 2008;21:334–59.
20. CDC Parasitic Diseases Branch. Practical guide for laboratory diagnosis of leishmaniasis. <www.cdc.gov/parasites/leishmaniasis/resources/pdf/cdc_diagnosis_guide_leishmaniasis.pdf>.
21. Vexenat A de C, Santana JM, Teixeira AR. Cross-reactivity of antibodies in human infections by the kinetoplastid protozoa Trypanosoma cruzi, Leishmania chagasi and Leishmania (vanni) braziliensis. Rev Inst Med São Paulo 1996;38:177–85.
22. Murray HW, Berman JD, Davies CR, et al. Advances in leishmaniasis. Lancet 2005;366:1561–77.
23. Anonymous. Drugs for parasitic infections. Med Lett Drug Ther 2007;5(Suppl.):e1–15.

24. Aronson N, Herwaldt BL, Libman M, et al. Diagnosis and Treatment of Leishmaniasis: Clinical practice guidelines by the Infectious Diseases Society of America (IDSA) and the American Society of Tropical Medicine and Hygiene (ASTMH). Clin Infect Dis 2016;63:1539–57.
25. Magill AJ. Cutaneous leishmaniasis in the returning traveler. Infect Dis Clin North Am 2005;19: 241–66.
26. Arevalo J, Ramierz L, Adaui V, et al. Influence of *Leishmania* (*Viannia*) species on the response to antimonial treatment in patients with American tegumentary leishmaniasis. J Infect Dis 2007;195:1846–51.
27. Soto J, Arana BA, Toledo J, et al. Miltefosine for New World cutaneous leishmaniasis. Clin Infect Dis 2004;38:1266–72.
28. Arana B, Mendoza C, Rizzo N, et al. Randomized, controlled, double-blind trial of topical treatment of cutaneous leishmaniasis with paromomycin plus methylbenzethonium chloride ointment in Guatemala. Am J Trop Med Hyg 2001;65:466–70.
29. Sundar S, Jha TK, Thakeu CP, et al. Injectable paromomycin for visceral leishmaniasis in India. N Engl J Med 2007;356:2571–81.
30. Alrajhi A, Ibrahim E, De Vol E, et al. Fluconazole for the treatment of cutaneous leishmaniasis caused by *Leishmania major*. N Engl J Med 2002;346:891–5.
31. Reithinger R, Mohsen M, Wahid M, et al. Efficacy of thermotherapy to treat cutaneous leishmaniasis caused by *Leishmania tropica* in Kabul, Afghanistan: a randomized, controlled trial. Clin Infect Dis 2005;40:1148–55.
32. Lack EE, Picken CP, Connor DH. Amebiasis – infection with *Entamoeba histolytica*. In: Connor DH, Chandler FW, Schwartz DA, editors. Pathology of infectious diseases, vol. II. Stamford: Appleton & Lange; 1997. p. 1123–33.
33. Ravdin J. Pathogenesis of disease caused by *Entamoeba histolytica*: studies of adherence, secreted toxin and contact-dependent cytolysis. Rev Infect Dis 1986;8:247–60.
34. Stauffer W, Ravdin JI. Entamoeba histolytica: an update. Curr Opin Infect Dis 2003;16:479–85.
35. Parshad S, Grover PS, Sharma A, et al. Primary cutaneous amoebiasis: case report with review of the literature. Int J Dermatol 2002;41:676–80.
36. Al-Daraji WI, Husain EA, Robson A. Primary cutaneous amebiasis with a fatal outcome. Am J Dermatopathol 2008;30:398–400.
37. Bravo FG, Cabrera J, Gotuzzo E. Vivesvara GS. Cutaneous manifestations of infection by free-living amebas. In: Tyring S, Lupi O, Hengge U, editors. Tropical dermatology. London: Elsevier; 2006. p. 49–55.
38. Schuster FL, Visvesvara GS. Amebic encephalitides and amebic keratitis caused by pathogenic and opportunistic free-living amebas. Curr Treat Options Infect Dis 2003;5:273–82.
39. Matin A, Ruqaiyyah S, Jayasekera S. Increasing importance of *Balamuthia mandrillaris*. Clin Microbiol Rev 2008;21:435–48.
40. Siddiqui R, Khan NA. Balamuthia amoebic encephalitis: an emerging disease with fatal consequences. Microb Pathog 2008;44:89–97.
41. Bakardjiev A, Azimi PH, Ashouri N, et al. Amebic encephalitis caused by *Balamuthia mandrillaris*: report of four cases. Pediatr Infect Dis J 2003;22:447–53.
42. Schuster FL, Visvesvara GS. Free-living amebae opportunistic and non-opportunistic pathogens of humans and animals. Int J Parasitol 2004;34: 1001–27.
43. Huang ZH, Ferrante A, Carter RF. Serum antibodies to *Balamuthia mandrillaris*, a free-living amoeba recently demonstrated to cause granulomatous amoebic encephalitis. J Infect Dis 1999;179:1305–8.
44. Siddiqui R, Orteg-Rivas A, Khan NA. *Balamuthia mandrillaris* resistance to hostile conditions. J Med Microbiol 2008;57:428–31.
45. Bravo FG, Alvarez PJ, Gotuzzo E. *Balamuthia mandrillaris* infection of the skin and central nervous system: an emerging disease of concern to many specialties in medicine. Curr Opin Infect Dis 2011;24:112–17.
45a. Chang OH, Liu F, Knopp E, et al. Centrofacial Balamuthiasis: case report of a rare cutaneous amebic infection. J Cutan Pathol 2016;43:892–7.
46. Martinez AJ, Visvesvara GS. *Balamuthia mandrillaris* infection. J Med Microbiol 2001;50:205–7.
47. Healy JF. Balamuthia amebic encephalitis: radiographic and pathologic findings. AJNR Am J Neuroradiol 2002;23:486–9.
48. Martínez DY, Seas C, Bravo F, et al. Successful treatment of *Balamuthia mandrillaris* amoebic infection with extensive neurological and cutaneous involvement. Clin Infect Dis 2010;51:e7–11.
49. Semenovitch I, Lupi O. Trypanosomiasis. In: Tyring S, Lupi O, Hengge U, editors. Tropical dermatology. London: Elsevier; 2006. p. 29–39.
50. Leiby DA, Herron RM, Read EJ, et al. *Trypanosoma cruzi* in Los Angeles and Miami blood donors: impact of evolving donor demographics on seroprevalence and implications for transfusion transmission. Transfusion 2002;42:549–55.
51. Manne-Goehler J, Umeh CA, Montgomery SP, Wirtz VJ. Estimating the burden of Chagas Disease in the United States. PLoS Negl Trop Dis 2016;10: e0005033.
51a. Bern C. Chagas' disease. N Engl J Med 2015;373:456–66.
52. Barrett DP, Burchmore RJS, Stitch A, et al. The trypanosomiases. Lancet 2003;362:1469–80.
53. Hagar JM, Rahimtoola SH. Chagas' heart disease. Curr Probl Cardiol 1995;20:825–924.
54. Bern C, Kjos S, Yabsley MJ, et al. *Trypanosoma cruzi* and Chagas' Disease in the United States. Clin Microbiol Rev 2011;24:655–81.
54a. Hemmige V, Tanowitz H, Sethi A. Trypanosoma cruzi infection: a review with emphasis on cutaneous manifestations. Int J Dermatol 2012;51:501–8.
55. Bern C. Antitrypanosomal therapy for chronic Chagas' disease. N Engl J Med 2011;364:2527–34.
56. Boiani M, Boiani L, Denicola A, et al. 2H-benzimidazole 1,3-dioxide derivatives: a new family of water-soluble anti-trypanosomatid agents. J Med Chem 2006;49:3215–24.
57. Apt W, Arribada A, Zulantay I, et al. Itraconazole or allopurinol in the treatment of chronic American trypanosomiasis: the regression and prevention of electrocardiographic abnormalities during 9 years of follow-up. Ann Trop Med Parasitol 2003;97: 23–9.
57a. Morillo CA, Marin-Neto JA, Avezum A, et al. BENEFIT Investigators. Randomized trial of benznidazole for chronic Chagas' cardiomyopathy. N Engl J Med 2015;373:1295–306.
57b. Morillo CA, Waskin H, Sosa-Estani S, et al; STOP-CHAGAS Investigators. Benznidazole and posaconazole in eliminating parasites in asymptomatic *T. cruzi* carriers: the STOP-CHAGAS trial. J Am Coll Cardiol 2017;69:939–47.
58. Aksoy S, Buscher P, Lehane M, et al. Human African trypanosomiasis control: Achievements and challenges. PLoS Negl Trop Dis 2017;11:e0005454.
59. Quinn TC. African trypanosomiasis. In: Cecil RL, Goldman L, Bennett JC, editors. Cecil textbook of medicine, vol. 2. Philadelphia: WB Saunders; 1996. p. 1896–9.
60. Bryceson ADM, Hay RJ. Parasitic worms and protozoa. In: Rook A, Wilkinson DS, Ebling FJG, Champion RH, editors. Rook/Wilkinson/Ebling textbook of dermatology, vol. 5. 6th ed. Oxford: Blackwell Science; 1998. p. 1407–8.
61. Stich A, Barrett MP, Krishna S. Waking up to sleeping sickness. Trends Parasitol 2003;19:195–7.
62. McGovern TW, Williams W, Fitzpatrick JE, et al. Cutaneous manifestations of African trypanosomiasis. Arch Dermatol 1995;131:1178–82.
63. Welburn SC, Odiit M. Recent developments in human African trypanosomiasis. Curr Opin Infect Dis 2002;15:477–84.
64. Rocha LAC, Ferreira FSC. Tripanossomiase humana Africana. In: Veronesi R, Ricardo V, editors. Tratado de Infectologia, vol. 2. Sao Paulo, Brazil: Atheneu; 1996. p. 1306–15.
65. Dannemann BR, McCutchan JA, Israelski D, et al. Treatment of toxoplasmic encephalitis in patients with AIDS. A randomized trial comparing pyrimethamine plus clindamycin to pyrimethamine plus sulfadiazine. Ann Intern Med 1992;116:33–43.
66. Mawhorter SD, Effron D, Blinkhorn R, Spagnuolo PJ. Cutaneous manifestation of toxoplasmosis. Clin Infect Dis 1992;14:1084–8.
67. Assimwe FT, Hengge U. Other helminths: dracunculosis, cutaneous larva migrans and trichinellosis. In: Tyring S, Lupi O, Hengge U, editors. Tropical dermatology. London: Elsevier; 2006. p. 71–80.
68. Roest MA, Ratnavel R. Cutaneous larva migrans contracted in England: a reminder. Clin Exp Dermatol 2001;26:389–90.
69. Grassi A, Angelo C, Grosso MG, Paradisi M. Perianal cutaneous larva migrans in a child. Pediatr Dermatol 1998;15:367–9.
70. Caumes E. Treatment of cutaneous larva migrans. Clin Infect Dis 2000;30:811–14.
71. American Academy of Pediatrics. Hookworm infections. In: Pickering LK, Baker CJ, Long SS, McMillan JA, editors. Red book: 2006 report of the committee on infectious diseases. 27th ed. Elk Grove Village, IL: America Academy of Pediatrics; 2006. p. 374–5.
72. Smith JD, Goette DK, Odom RB. Larva currens. Cutaneous strongyloidiasis. Arch Dermatol 1976;112:1161–3.
73. Bravo F, Sanchez MR. New and re-emerging cutaneous infectious diseases in Latin America and other geographic areas. Dermatol Clin 2003;21:655–68.
74. Veraldi S, Angileri L, Parducci BA, Nazzaro G. Treatment of hookworm-related cutaneous larva migrans with topical ivermectin. J Dermatolog Treat 2017;28: 263.
75. Herman JS, Chiodini PL. Gnathostomiasis, another emerging imported disease. Clin Microbiol Rev 2009;22:484–92.
76. Moore DA, McCroddan J, Dekumyoy P, et al. Gnathostomiasis: an emerging imported disease. Emerg Infect Dis 2003;9:647–50.
77. Zambrano-Zaragoza JF, Durán-Avelar Mde J, Messina-Robles M, et al. Characterization of the humoral immune response against Gnathostoma binucleatum in patients clinically diagnosed with gnathostomiasis. Am J Trop Med Hyg 2012;86: 988–92.
78. Laga AC, Lezcano C, Ramos C, et al. Cutaneous gnathostomiasis: report of 6 cases with emphasis on histopathological demonstration of the larva. J Am Acad Dermatol 2013;68:301–5.
79. Strady C, Dekumyoy P, Clement-Rigolet M, et al. Long-term follow-up of imported gnathostomiasis shows frequent treatment failure. Am J Trop Med Hyg 2009;80:33–5.
80. Rehmus W, Nguyen J. Nematodal helminths: onchocerciasis. In: Tyring S, Lupi O, Hengge U, editors. Tropical dermatology. London: Elsevier; 2006. p. 62–7.
81. Stingl P. Onchocerciasis: developments in diagnosis, treatment and control. Int J Dermatol 2009;48: 393–6.
82. Hamada N, Fouque F. Black flies (Diptera: *Simuliidae*) of French Guyana: cytotaxonomy and a preliminary list of species. Mem Inst Oswaldo Cruz 2001;96: 955–9.
83. Gustavsen K, Hopkins A, Sauerbrey M. Onchocerciasis in the Americas: from arrival to (near) elimination. Parasit Vectors 2011;4:205.
83a. Zarroug IM, Hashim K, El Mubark WA, et al. The first confirmed elimination of an onchocerciasis focus in Africa: Abu Hamed, Sudan. Am J Trop Med Hyg 2016;95:1037–40.
84. Tamarozzi F, Halliday A, Gentil K, et al. Onchocerciasis: the role of *Wolbachia* bacterial endosymbionts in parasite biology, disease pathogenesis, and treatment. Clin Microbiol Rev 2011;24:459–68.
85. Stingl P. Onchocerciasis: clinical presentation and host parasite interactions in patients of southern Sudan. Int J Dermatol 1997;36:23–8.
86. Murdoch ME, Hay RJ, Mackenzie CD, et al. A clinical classification and grading system of the cutaneous changes in onchocerciasis. Br J Dermatol 1993;129:260–9.
87. Vernick W, Turner SE, Burov E, Telang GH. Onchocerciasis presenting with lower extremity hypopigmented macules. Cutis 2000;65:293–7.
88. Studeman K, Fishback JL, Connor DH. Onchocerciasis. In: Connor DH, Chandler FW, Schwartz DA, editors. Pathology of infectious diseases, vol. II. Stamford: Appleton & Lange; 1997. p. 1505–26.
89. Rosenblatt JE. Laboratory diagnosis of infections due to blood and tissue parasites. Clin Infect Dis 2009;49:1103–8.
90. Ayong LS, Tume CB, Wembe FE, et al. Development and evaluation of an antigen detection dipstick assay for the diagnosis of human onchocerciasis. Trop Med Int Health 2005;10:228–33.
91. Burnham G. Ivermectin treatment of onchocercal skin lesions: observations from a placebo-controlled, double-blind trial in Malawi. Am J Trop Med Hyg 1995;52:270–5.
92. Taylor MJ, Hoerauf A, Bockarie M. Lymphatic filariasis and onchocerciasis. Lancet 2010;376:1175–85.
93. Turner JD, Tendongfor N, Esum M, et al. Macrofilaricidal activity after doxycycline only treatment of *Onchocerca volvulus* in an area of Loa loa

co-endemicity: a randomized controlled trial. PLoS Negl Trop Dis 2010;4:e660.
94. African Programme for Onchocerciasis Control: meeting of National Onchocerciasis Task Forces, September 2013. Wkly Epidemiol Rec 2013;88: 533–44.
95. Kalungi S, Tumwine LK. Nematodal helminths: filariasis. In: Tyring S, Lupi O, Hengge U, editors. Tropical dermatology. London: Elsevier; 2006. p. 57–61.
96. Ivoke N. Rural bancroftian filariasis in northwestern Cameroon: parasitological and clinical studies. J Commun Dis 2000;32:254–63.
97. Nutman TB. Insights into the pathogenesis of disease in human lymphatic filariasis. Lymphat Res Biol 2013;11:144–8.
98. Díaz-Menéndez M, Norman F, Monge-Maillo B, et al. Filariasis in clinical practice]. Enferm Infecc Microbiol Clin 2011;29(Suppl. 5):27–37.
99. Boggild AK, Keystone JS, Kain K. Tropical pulmonary eosinophilia: a case series in a setting of nonendemicity. Clin Infect Dis 2004;39:1123–8.
100. Dey P, Walker R. Microfilariae in a fine needle aspirate from a skin nodule. Acta Cytol 1994;38:114–15.
101. Denham DA. The diagnosis of filariasis. Ann Soc Belg Med Trop 1975;55:517–24.
102. Tang TH, López-Vélez R, Lanza M, et al. Nested PCR to detect and distinguish the sympatric filarial species Onchocerca volvulus, Mansonella ozzardi and Mansonella perstans in the Amazon Region. Memórias do Instituto Oswaldo Cruz 2010;105:823–8.
103. Ottesen EA. Filariasis now. Am J Trop Med Hyg 1989;41:9–17.
104. Leutscher P, Magnussen P. Trematodes. In: Tyring S, Lupi O, Hengge U, editors. Tropical dermatology. London: Elsevier; 2006. p. 85–91.
105. Stirewald MA, Hackey JR. Penetration of host skin by cercariae of Schistosoma mansoni. I. Observed entry into skin of mouse, hamster, rat, monkey and man. J Parasitol 1956;42:565–80.
106. Gonzales E. Schistosomiasis, cercarial dermatitis, and marine dermatitis. Dermatol Clin 1989;7:291–300.
107. Amer M. Cutaneous schistosomiasis. Dermatol Clin 1994;12:713–17.
108. Farrell AM. Ectopic cutaneous schistosomiasis: extragenital involvement with progressive upward spread. Br J Dermatol 1996;135:110–12.
109. Davis-Reed L, Theis JH. Cutaneous schistosomiasis: report of a case and review of the literature. J Am Acad Dermatol 2000;42:678–80.
110. Torres VM. Dermatologic manifestations of Schistosoma mansoni. Arch Dermatol 1976;11: 539–42.
111. Mulvihill CA, Burnett JW. Swimmer's itch: a cercarial dermatitis. Cutis 1990;46:211–13.
112. Elliott DE. Schistosomiasis: pathophysiology, diagnosis and treatment. Gastroenterol Clin North Am 1996;25:599–602.
113. Gray DJ, Ross AG, Li YS, et al. Diagnosis and management of schistosomiasis. BMJ 2011;342: d2651.
114. King CH, Mahmoud AF. Drugs five years later: praziquantel. Ann Intern Med 1989;110:290–6.
115. Hoeffler DF. Cercarial dermatitis. Arch Environ Health 1974;29:225–9.
116. Cook GC. Gastrointestinal helminth infections. Trans R Soc Trop Med Hyg 1986;80:675–8.
117. Machado-Pinto J. Cestodes. In: Tyring S, Lupi O, Hengge U, editors. Tropical dermatology. London: Elsevier; 2006. p. 81–3.
118. Sammarchi L, Strohmeyer M, Bartalesi F, et al. COHEMI Project Study Group.Epidemiology and management of cysticercosis and Taenia solium taeniasis in Europe, systematic review 1990-2011. PLoS ONE 2013;8:e69537.
119. Smyth JD, Heath DD. Pathogenesis of larval cestodes in mammals. Helm Abstr 1970;39:1–23.
120. Falanga V, Kapoor W. Cerebral cysticercosis: diagnostic value of subcutaneous nodules. J Am Acad Dermatol 1985;12:304–7.
121. Vianna LG, Macedo V, Costa JM. Musculocutaneous and visceral cysticercosis: a rare disease? Rev Inst Med Trop Sao Paulo 1991;33:129–36.
122. Vidal S. Comunicación de un caso de cisticercosis subcutánea. Rev Chil Infectol 2013;30:323–5.
123. Veena G, Shon GM, Usha K, et al. Extracranial cysticercosis of the parotid gland: a case report with a review of the literature. J Laryngol Otol 2008;122:1008–11.
124. García HH, Gonzalez AE, Evans CA, et al. Taenia solium cysticercosis. Lancet 2003;362:547–56.
125. Okelo GBA. Hydatid disease: research and control in Turkana. III. Albendazole in the treatment of inoperable hydatid disease in Kenya – a report of 12 cases. Trans R Soc Trop Med Hyg 1986;80:193–5.

第84章　寄生性疾病

Craig N. Burkhart, Craig G. Burkhart, Dean S. Morrell

疥疮

同义名： ■ 瘙痒螨病（itch mite infestation）■ "七年之痒"（seven-year itch）

要点

■ 人疥疮是由人疥螨引起的瘙痒性皮肤病，人疥螨终生生活在皮肤表皮内，有宿主特异性。

■ 疥螨虽不传播系统性疾病，但可继发细菌感染，如化脓性链球菌或金黄色葡萄球菌。

■ 主要通过与患者密切接触传染，也可通过患者的污染物间接传染，尤其是结痂型疥疮。

■ 5% 扑灭司林（permethrin）乳膏是目前经典型疥疮的一线治疗。

引言

疥疮（scabies）发生在世界各国，据统计全球有 3 亿人感染。疥螨通常引起剧烈瘙痒，夜间尤甚，需杀疥螨药物治疗。

历史

疥疮与人类共存已有 2500 多年的历史[1]。

流行病学

疥疮是一个世界性的问题，任何年龄、种族、社会阶层的人群均易感，环境因素如过度拥挤、未及时治疗、公众缺乏对该病认知等均可促进该病传播。疥疮的患病率差异很大，低收入国家的发病率从 4% 到 100% 不等[1-2]。在由于自然灾害、战争、经济萧条及难民营[1-2]等造成居住环境拥挤的区域，发病率较高。疥螨可以通过个体间的密切接触、性生活或其他方式直接传播，也可通过病患的污染物间接传播。在儿童和性活跃人群中发病率较高，家庭成员间及其他密切接触者之间的传播是很常见的[2]。疥螨并不传播任何系统性疾病。

结痂性疥疮（以前称挪威疥）常见于免疫缺陷人群，如老年人、HIV 或人类 T 淋巴细胞病毒 I 型（T-cell lymphotropic virus type 1，HTLV-1）感染人群和实体器官移植患者；也可发生于感觉功能减退和（或）搔抓能力减退者（如麻风病或截瘫患者）。这些患者虽然有大量的疥螨感染，但瘙痒症状很轻，传染性较强[3]。

发病机制

宿主特异性的八足人型疥螨引起人类疥疮（图 84.1）。动物疥螨（如狗疥螨）不引起人类感染，但可以产生叮咬反应（见第 85 章），疥螨约 0.35 mm×0.3 mm 大小，肉眼不可见。疥螨 30 天的生命周期均在人体表皮中完成（图 84.2）。雌螨每日可产 3 枚卵，大约 10 天后孵育成熟。寄生于皮肤的螨虫数量依不同宿主而有较大差异，但一般少于 100 个，通常不超过 10 ～ 15 个。但结痂性疥疮患者皮肤表面可有数千个疥螨，患者生活环境中的床单、地板、窗帘和椅子的皮屑里均可找到活的疥螨[4]。一般疥螨离开人类宿主可存活 ≤ 3 天，但结痂性疥疮的疥螨因离开人体后以脱落的皮屑为食，最多可存活 7 天。

疥螨感染至出现症状的潜伏期为数天至数月不等。首次感染，宿主通常需 2 ～ 6 周才会对疥螨及其排泄物起免疫反应，出现瘙痒及皮疹。再次感染时一般在 24 ～ 48 h 内出现症状。无症状的疥疮患者并不少见，可称为"携带者"[4]。

临床特征

流行病学史（如家庭成员或其他亲密接触者有瘙痒症状）、皮损的分布、皮损类型以及瘙痒构成了临床

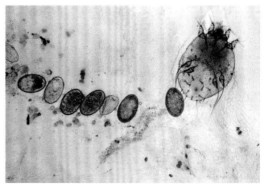

图 84.1　皮屑中见雌性疥螨、卵和粪球。 注意雌螨扁平略呈椭圆形，且有八条短足

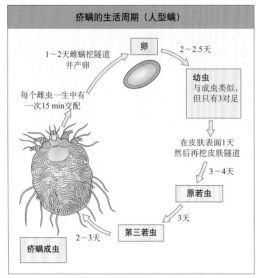

图 84.2　疥螨的生活周期（人型螨）

诊断的依据。剧烈的瘙痒在夜晚或热水浴后尤其剧烈，并且可在其他所有体征之前出现。皮损对称分布，通常累及指缝、手腕屈侧、腋下、耳后、腰部（包括脐部）、足踝、足部及臀部。男性患者，较常见于阴茎及阴囊，女性患者，乳晕、乳头及外阴最常累及。婴幼儿、老年患者及免疫抑制患者，全身皮肤均可受累，包括头皮和面部[1, 4]。

典型皮损表现为小的红色丘疹，伴有不同程度的抓痕（图 84.3），水疱、质硬结节、湿疹样皮炎和继发细菌感染也较常见。隧道是本病的特征性表现，主要为雌螨产卵时挖掘所致。临床上，隧道呈波浪状、线状、灰白色，长 1 ～ 10 mm。但体检时很多患者并不能见到隧道，尤其是在气候温暖时。

肢端水疱脓疱是诊断婴儿疥疮的线索。结痂性疥疮常表现为高度角化，好发于肢端，包括甲下（图 84.4），也可泛发；受累皮肤称为"厚皮病"；有时可继发金黄色葡萄球菌和化脓性链球菌感染。在资源匮乏的地方性疥疮感染区域，链球菌感染后肾小球肾炎已经成为一个突出问题。角化性皮肤病患者外周血中的嗜酸性粒细胞增多可能是疥疮的早期表现。

临床上刮取皮损处鳞屑加矿物油在光镜下观察，发现疥螨、虫卵和（或）粪球可以确定诊断（图84.5）。可用手术刀或刮匙取材[5]。透明胶带在感染部位粘贴后置于显微镜下观察是另外一种诊断技术[6]。

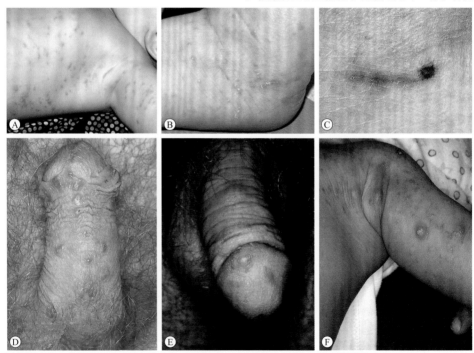

图 84.3　疥疮。A,B. 2 例婴儿疥疮表现为红色丘疹，线形隧道，结痂及肢端水疱脓疱。C. 线形隧道。D,E. 阴茎红色丘疹和结节。F. 婴儿的疥疮结节（A，B，Courtesy，Julie V Schaffer，MD. E，Courtesy，Robert Hartman，MD. F，Courtesy，Kalman Watsky，MD.）

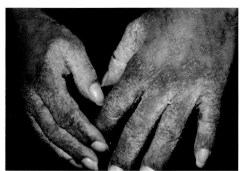

图84.4　**结痂性疥疮**。隐匿性疥疮，1例感觉功能受损患者表现为双手无自觉症状的角化过度性皮疹（Courtesy，Joyce Rico，MD.）

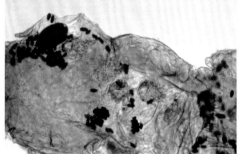

图84.5　**疥疮患者皮屑镜检**。可见4只疥螨、虫卵及粪球，疥螨与背景鳞屑融为一体，较难分辨

皮肤镜及共聚焦显微镜可以直接在患者体表观察到疥螨和虫卵（见图0.43）。皮肤活检发现疥螨或虫卵时亦可证实临床诊断。然而，通常只根据患者的临床表现和对治疗的反应做出诊断。血清学检测重组型疥螨抗原的特异性IgE的诊断技术正在研究中[7]。

病理学

真皮网状层有明显的嗜酸性粒细胞、淋巴细胞和组织细胞的片状至弥漫性浸润。表皮内偶可见横切的疥螨（图84.6）。当未发现完整的疥螨、虫卵、粪球时，附着于角质层的代表疥螨外骨骼的粉红色"猪尾"样结构可以作为诊断疥疮的一个依据[8]。

鉴别诊断

除非临床观察到皮肤隧道或用皮肤镜观察到疥螨、虫卵，否则要与很多瘙痒性皮肤病鉴别，包括特应性皮炎、变应性接触性皮炎、自身敏感性皮炎、钱币状湿疹、节肢动物叮咬皮炎、脓疱病、疱疹样皮炎以及大疱性类天疱疮。有时，疥疮在临床和病理上可与朗格汉斯组织细胞增生症类似，因为可有致密的朗格汉斯细胞浸润。婴儿疥疮在临床及病理上可类似于色素

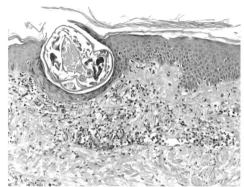

图84.6　**疥疮——病理学特点**。疥螨位于角质层，清晰可见，真皮较多嗜酸性粒细胞浸润（Courtesy，Lorenzo Cerroni，MD.）

失禁症的炎症期表现。婴儿肢端脓疱病既可与疥疮类似，又可以是疥疮后的超敏现象。

治疗

推荐隔周外用两次抗疥药物（表84.1）。婴儿和老年人从头到足趾全身皮肤过夜使用。在其他年龄群体中，头皮及面部不需涂药，但须特别着重在指（趾）缝、臀沟、脐及指甲下的区域涂药。为避免被污染物再次传染，每次治疗时，患者在此前1周内使用过的衣物、织物、毛巾须用热水清洗，并高温烘干或装在袋子中密封保存10天。由于无症状带菌者在家庭中较常见，因此必须同时治疗所有即使无瘙痒或临床症状的家庭成员和其他密切接触者。宠物不会携带人型疥螨，不需要治疗。若继发细菌感染则需要合适的抗生素治疗。

在成功治疗后，瘙痒和皮损可持续存在2～4周，甚至更长时间，尤其是婴儿肢端的水疱、脓疱和结节，称为"疥疮后瘙痒或皮炎"。应告知患者这种反应并不是治疗失败，而是代表机体对死疥螨的反应，死疥螨会在2周内随着正常表皮的剥脱而排出。然而很多患者在3天内瘙痒症状即可消失。第二次外用药治疗是为了减少可能被污染物再次传染，且确保杀死所有可在卵的半保护环境下存活并随之孵出的若虫（见图84.2）。

扑灭司林

扑灭司林（permethrin）是浓度为5%的合成的拟除虫菊酯乳剂，是目前标准局部杀疥螨药。与其他除虫菊酯一样，能抑制钠在节肢动物神经元中的转运，从而造成虫体麻痹。副作用罕见，通常为短暂的刺痛。已有人型疥螨在体外对扑灭司林耐药的报道，但临床耐药性尚无资料证明。

表 84.1 疥疮的局部和口服治疗					
治疗药物	使用方法	注意事项	疗效 & 耐药	在婴儿中使用	FDA 孕妇分级
扑灭司林乳剂（5%）	第 1 天及第 8 天夜间外用	对甲醛过敏者可发生变应性接触性皮炎	好，但出现某些耐药现象	FDA 批准≥ 2 月龄婴儿可以使用	B
林旦洗剂或乳剂（1%）	第 1 天及第 8 天夜间外用	有潜在中枢神经系统毒性，尤其是体重＜ 110 磅（50 kg）、老年患者、结痂型疥疮，或有其他皮肤病及癫痫史患者	差，耐药现象较为普遍	婴儿、儿童、哺乳期女性不推荐使用，早产儿禁用	C（不推荐使用）
克罗米通洗剂或乳剂（10%）	连续夜间外用 3 ～ 5 天	可引起刺激性接触性皮炎，尤其是破损部位	极差，有止痒效果，可用于疥疮后瘙痒	未证实，但认为安全	C
硫磺软膏（5% ～ 10%）	连续夜间外用 3 天	未做毒性研究	好	未证实，但认为安全	未分级，但认为安全
伊维菌素（每片规格 3 mg）	口服剂量 200 ～ 400 μg/kg，第 1 天、第 8 天或第 14 天口服 *, **	对婴儿及幼儿有潜在中枢神经系统毒性	非常好	体重＜ 15 kg 的儿童和哺乳期女性的安全性尚未被证实	C（但妊娠期女性不推荐使用）

* CDC（www.CDC.gov）推荐第二次给药时间为 2 周
** 对结痂型疥疮尽管给予适当的环境措施，治疗仍然失败的患者，可以考虑每 2 ～ 3 天外用一次 5% 扑灭司林乳剂，持续 1 ～ 2 周，联合口服伊维菌素，依据感染严重程度，采用 200 μg/kg，三次疗法（第 1、2 和 8 天）或五次疗法（第 1、2、8、9 和 15 天）

林旦

　　林旦（lindane）（γ - 六氯环苯）是一种有机氯，市售有 1% 的洗剂或乳剂。破损表皮的经皮吸收增加、使用不当、过量使用和误食可导致中枢神经系统副作用。因有潜在中枢神经系统毒性作用，林旦禁用于早产儿、可增加药物系统吸收的结痂型疥疮或原有皮肤病的疥疮（如广泛的特应性皮炎）和未控制好的癫痫患者。世界范围内对林旦抗药的疥疮在增加[1]。与扑灭司林、伊维菌素相比，林旦的潜在毒性、相对疗效差、耐药性的增加及对环境的污染使其成为治疗疥疮的二线药物。因其有增加神经毒性的风险，2003 年美国 FDA 对林旦类产品颁布了"黑框"警告，应慎用于婴儿、儿童、体重低于 50 kg 成人及老年患者[9]。

克罗米通

　　杀疥螨药物克罗米通（crotamiton），配制成 10% 的洗剂或乳剂。尽管其有止痒作用，但对受损皮肤有刺激。克罗米通与其他杀疥药相比，效果较差[10]。

硫磺软膏

　　以凡士林为基质的 5% ～ 10% 硫磺软膏（Sulfur ointment），需连用 3 晚，一般需药剂师配制，尚无该药的毒性研究。硫磺较污浊、有难闻的气味，且可以刺激皮肤，染污衣物。需连续使用 3 天，有效率可达 60% ～ 96%[11]。

伊维菌素

　　伊维菌素（ivermectin）是由阿维氏链霉菌产生的一种大环内酯类抗生素，虽然美国 FDA 尚未批准用于疥疮治疗，但伊维菌素是治疗疥疮及其他外寄生感染的有效药物[1, 12]。其作用机制是通过阻断以谷氨酸或 γ - 氨基丁酸（γ -aminobutyric acid，GABA）为递质的神经突触的传导，引起昆虫及螨虫周围运动功能的麻痹[1, 12]。虽然在人大脑皮质内，谷氨酸或 γ- 氨基丁酸是神经递质，但从早期婴儿以后，血脑屏障可阻止伊维菌素进入中枢神经系统。对于体重小于 15 kg 的儿童、孕妇和哺乳期女性，伊维菌素的安全性尚未建立，因此不推荐使用[1]。

　　临床研究证实伊维菌素是极安全的。世界卫生组织（WHO）盘尾丝虫根除项目统计每年有超过 1800 万 5 岁以上的人接受伊维菌素治疗。WHO、法医、科学界指出，在一项单因素回顾性研究[13]中显示老年患者使用伊维菌素的死亡率上升与该药并无相关性。

　　口服伊维菌素治疗疥疮的推荐剂量为每次 200 ～ 400 μg/kg，分 2 次口服，间隔 1 ～ 2 周[1, 12]。在疥疮高流行区域，虽仅有 1 例伊维菌素耐药的临床报道，但已有疥螨在体外暴露于伊维菌素后生存时间延长的报道[15]。在疥疮流行地区，大规模应用伊维菌素或局部外用扑灭司林可有助于控制疥疮和减少脓疱疮的发生率[15a]。局部外用 1% 浓度的伊维菌素（最近 FDA 推荐治疗酒渣鼻）对疥疮治疗亦有效，但在推荐常规治疗疥疮之前，仍需进一步研究[16]。甲下感染的患者应加外用杀疥螨药物，因为口服给药不能穿透至增厚的角质碎屑中。结痂型疥疮通常采取口服伊维菌素联合外用扑灭司林治疗（见表 84.1），局部外用角质松解剂（如水杨酸或者乳酸）可以有助于减轻与之相关的角化过度。

头虱

同义名： ■ 头虱病（pediculosis capitis）■ "虱子"（cooties）

要点

■ 由仅在头发上生活的吸血、无翅、六足昆虫引起。
■ 发现紧贴头发的 0.8 mm 虫卵（幼虫）即可诊断。
■ 头虱可由头对头直接传播或其污染物间接传播。
■ 对传统非处方药（除虫菊酯、扑灭司林）的耐药正在增加。
■ 已有新的治疗方法，包括外用伊维菌素。

引言

虱（lice）是吸血、无翅、六足的虱亚目昆虫。仅美国每年就有 1200 万以上的病例，且对传统治疗的耐药正在增加。发生耐药时，通常需要处方药（如马拉硫磷外用制剂，外用或口服伊维菌素）及更多医务人员参与。

历史

头虱感染人类已有几千年的历史，在埃及和秘鲁干尸的头发上均发现了头虱幼虫[1]。

流行病学

头虱分布于全世界，与年龄、性别、种族及社会经济地位无明显相关性。3～11 岁的儿童发病率最高，在一些国家流行率可高达 60%[1]。女孩感染头虱更为常见，可能与她们留长发或常交换使用梳子、夹子或其他头发配饰有关。头虱在非裔美国人中并不常见，因为它们很难在粗糙的卷发上找到合适的产卵位置[14]。

发病机制

头虱具有高度的宿主特异性，约芝麻粒大小（2～3 mm；图 84.7）。这种专性人体寄生虫大约每4～6 h 吸食一次宿主血液。雌虱生存周期为 30 天，此期内每天在毛干产 5～10 个卵（图 84.8）。卵圆形的虫卵长约 0.8 mm，通常在靠近头皮的部位以取暖；一般来说，距离头皮 1 cm 以内的虫卵都是未孵化的。气候温暖时，在距头皮 15 cm 甚至更远的部位都可看

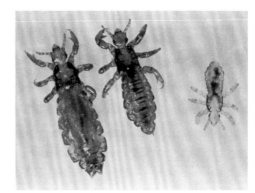

图 84.7 **头虱家族**。从左到右：雌虫、雄虫和若虫［With permission from Taplin D，Meinking TL. Infestations. In：Schachner LA，Hansen RC（eds）. Pediatric Dermatology，4 th edn. Edinburgh：Mosby，2011：1141-1180.］

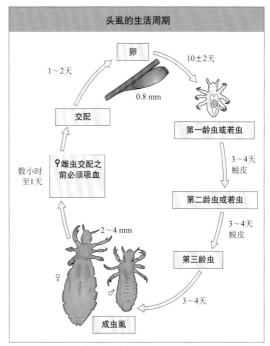

图 84.8 **头虱的生活周期**

到卵，尤其是项部以上区域。卵通过类似于人毛干氨基酸成分的蛋白质黏着在毛干上[17-18]。头虱离开宿主后吸不到血，很少存活 36 h 以上；然而，卵离开宿主 10 天后，在有适当的温度（28～32℃）和湿度（70%～90%）条件下，仍能存活并孵化。头虱通过头与头直接接触传播，或通过污染的物品如梳子、刷子、吹风机、发饰、寝具、头盔、其他的头饰等传播[19]。

临床特征

头虱感染的皮肤表现限于头皮、耳后及颈项部。典型的剧烈瘙痒症状因人而异。初次感染 2～6 周后才会出现明显的瘙痒，提示是对虱的唾液或排泄物的迟发性免疫反应。在再次感染时，感染后 24～48 h 即可出现瘙痒。有些人可以是无症状的携带者。头皮和后颈部的抓痕、红斑、脓皮病和鳞屑是常见的临床表现，确诊需要在头发毛干上见到虫卵或成虱。活卵常为棕褐色，已孵化的卵为透明或白色（图 84.9）。

偶有患者因继发细菌感染出现低热和淋巴结肿大。头虱体表可携带金黄色葡萄球菌及化脓性链球菌，是头皮脓皮病的常见原因[1]。

病理学

表皮和真皮可有非特异性炎症。

鉴别诊断

尽管有几种皮肤病，如脂溢性皮炎、银屑病可引起头皮瘙痒，但是一旦发现卵或成虱即可确诊头虱。虫卵比头皮屑、干了的护发产品（如喷雾剂、凝胶）或管型毛发更紧密地黏附于发干，需与其他可以产生发干结节的疾病如毛孢子菌病（白色或黑色）和结节性脆发病鉴别（见图 77.1）。

治疗

依据不同药物的有效性和潜在毒性、杀虫剂的地域分布抗药性、药物的可获得性来选择治疗方案。杀虫剂仍是主要的治疗方法（表 84.2）。所有的外用药（不管包装上的说明），建议使用 2 次，间隔 1 周，这是为了：①杀死治疗 1 次后仍存活的卵；②更好地防止日益增多的对多种杀虫剂的耐药；③减少污染物再次感染的风险。

有多种尚未经证实的其他非杀虫成功治疗的方法，包括凡士林油、润发油、橄榄油、蛋黄酱、植物油和矿物油等。这些油类可减慢成虱的运动，使成虱容易从头皮上梳落，但不能杀死头虱。据报道，有几种精油可以有效地治疗虱子，并已在保健食品商店出售，但还需进行恰当的临床研究，以证实其安全性和有效性。口服的甲氧苄啶-磺胺甲噁唑可能增加外用药的疗效，但不推荐常规使用[20]。

许多学校实施"无虱"政策，不允许携带虱卵（无论是否有活性）的孩子返回学校。因此，他们需要用繁琐的方法，用密齿的金属梳子梳掉卵／幼虫。当前，还没有能轻易去掉卵／幼虫的产品[21]。校董事会的灵活性和理解会比直接坚持"无虱"政策更好。

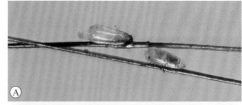

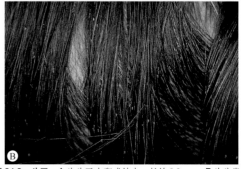

图 84.9　头虱。A 为头虱虫卵或幼虫，长约 0.8 mm。B 为头发上的虱卵［With permission from Taplin D，Meinking TL. Infestations. In：Schachner LA，Hansen RC（eds）. Pediatric Dermatology，4 th edn. Edinburgh：Mosby，2011：1141-1180.］

除虫菊酯

杀虫剂除虫菊酯（pyrethrin）是菊花的天然提取物。对菊花、豚草和相关植物过敏的患者在使用粗提物时会发生哮喘、呼吸困难。在美国，除虫菊酯和扑灭司林（见下文）是 FDA 批准的两种非处方杀虱剂。除虫菊酯目前有洗剂、香波、泡沫摩丝和营养发水。添加胡椒基丁醚可通过部分抑制昆虫的细胞色素 P450 酶，从而减慢除虫菊酯的生物转化，从而增加除虫菊酯的疗效。除虫菊酯产品应用于头部 10 min，然后冲洗掉。由于对这种杀虱剂耐药增加，现常有治疗失败[1]。

扑灭司林

扑灭司林（permethrin）是全世界唯一人工合成的用于治疗头虱的拟除虫菊酯。非处方的 1% 扑灭司林营养发水和洗剂外用 10 min，也可用治疗疥疮的 5% 乳剂外用 8～12 h。然而，即使是高浓度的产品，在治疗头虱及其他昆虫感染中也产生了耐药性。编码昆虫的电压敏感钠离子通道 α 亚基的基因点突变，常会导致扑灭司林和其他拟除虫菊酯类药物的结合亲和力降低。但是，最近的研究发现，由这些基因突变的虱引起的儿童感染用扑灭司林治疗成功率超过 85%～90%，提示拟除虫菊酯类药物耐药有其他因素参与[22]。

林旦

林旦（Lindane）是一种氯化烃，市面上有 1% 处

表 84.2 头虱的治疗

治疗	分类	第 1 天和第 8 天用法	注意事项	疗效 & 耐药
除虫菊酯（0.33%）与胡椒基丁醚（4%）有协同作用，有多种剂型 *	天然植物	涂抹于干发 10 min	对菊花、豚草和相关植物敏感的患者注意过敏反应	差-中；常有耐药
扑灭司林营养发水或洗剂（1%）*	合成拟除虫菊酯	涂抹于清洁、干燥头发 10 min	没有	差-中；常有耐药
扑灭司林乳剂（5%）†	合成拟除虫菊酯	涂抹于清洁、干燥头发，过夜	对甲醛敏感的人注意变应性接触性皮炎	差-中；常有耐药
林旦香波（1%）	有机氯杀虫剂	涂抹于清洁、干燥头发 4 min，然后加水打出泡沫，再冲洗掉	潜在中枢神经系统毒性；不推荐用于婴儿、儿童、哺乳期或怀孕妇女（C 级）	差；常有耐药
胺甲萘香波（0.5%）	氨基甲酸胆碱酯酶抑制剂	局部外用 8～12 h	可能有致癌性	差-中；常有耐药（美国没有批准使用）
苯甲醇洗剂（5%）§	乙醇	涂抹于干发 10 min	潜在皮肤刺激	好；至今尚无耐药报道
二甲硅油（4%）	硅油	局部用 15 min 或过夜	无	好
多杀菌素冲洗式乳剂（0.9%）§	细菌发酵产物	涂抹于干发 10 min	无	好；至今尚无耐药报道
马拉硫磷洗剂或凝胶（0.5%）‡	有机磷胆碱酯酶抑制剂	涂抹于干发 8～12 h（含异丙醇的 Ovide® 和凝胶 20 min 即有效）	异丙醇基质易燃；破损皮肤有烧灼感或刺痛感	非常好（在美国）；在欧洲和澳大利亚有耐药，但美国尚无耐药
伊维菌素溶液（0.5%）§	阿维菌素	涂抹于干发 10 min	可有皮肤和眼睛刺激	非常好；至今无耐药报道
口服伊维菌素（市售的为 3 mg 的片剂）		口服剂量为 200～400 μg/kg	潜在中枢神经系统毒性；不推荐用于体重低于 15 kg 的儿童、哺乳期或妊娠期女性（C 级）	

* 非处方药

† 可用于年龄 ≥ 2 个月患者；妊娠期女性 B 级

‡ 可用于年龄 ≥ 6 岁患者；妊娠期女性 B 级

§ 可用于年龄 ≥ 6 个月患者；妊娠期女性 B 级

一般而言，需两次治疗，两次间隔 1 周。但是，FDA 批准 0.5% 伊维菌素溶液治疗头虱只需单次用药。Airallé® 是 FDA 认证的通过热空气使虱卵，至少使已孵化的虱脱水，从而治疗头虱的医疗器械。0.74% 的阿巴米塔皮尔（Abametapir）洗剂是一种具有杀卵作用的金属蛋白酶抑制剂，在Ⅲ期临床试验中治疗头虱有效

方香波，外用 4 min。因该药可能有中枢神经系统的副作用，尤其在外用时间超过推荐时间时。美国 FDA 对其发布了"黑框"警告，仅慎用于对其他批准的治疗头虱方法失败的情况。林旦的耐药性也常见。

马拉硫磷

处方药有机磷马拉硫磷（malathion）是一种胆碱酯酶抑制剂。推荐的方法是外用马拉硫磷 8～12 h，如果仍有活虱，则 7 天内重复治疗。但有报道外用时间缩短至 20 min 也有很好疗效[23]。现有的美国产品（Ovide® 洗剂）含 78% 的异丙醇，可增加马拉硫磷的疗效，但是也增加了其可燃性。已有对马拉硫磷耐药的报道，尤其在欧洲和澳大利亚[24]。

卡巴立（胺甲萘）

和马拉硫磷一样，胺甲萘（carbaryl）也是一种胆碱酯酶抑制剂。在英国和其他国家有 0.5% 的洗剂和香波。目前美国没有。与马拉硫磷相比，其对患者毒性更大，而杀虱的作用更差。

伊维菌素

0.5% 的伊维菌素（ivermectin）外用制剂（Sklice® 洗剂）是 FDA 于 2012 年批准用于治疗年龄 ≥ 6 个月头虱患者的药品。外用的伊维菌素能杀死耐扑灭司林的头虱[25]，伊维菌素处理后的虫卵孵化的成虫的活性也大大受损[26]。在两个随机对照研究中（总例数 n = 765），单次使用 0.5% 伊维菌素洗剂于干发 10 min，15

天后 74% 的患者头虱阴性，基质对照组为 18% 头虱阴性（$p < 0.001$）[27]。

对耐药头虱可口服伊维菌素。一项大的多中心临床试验发现，给予既往外用药物治疗（扑灭司林或马拉硫磷）失败的患者在第 1 天和第 8 天口服伊维菌素 400 μg/kg，第 15 天 95% 受试患者头虱阴性，而外用马拉硫磷两次的患者第 15 天有 85% 受试患者头虱阴性[28]。由于头虱仅在吸血时才有药物暴露，因此口服的伊维菌素没有杀卵作用（不同于外用的伊维菌素），需要两次治疗。和前述治疗疥疮一样，口服的伊维菌素不推荐用于体重低于 15 kg 的儿童和孕妇、哺乳期妇女。

苯甲醇

2009 年，FDA 批准了 5% 的苯甲醇洗剂（Ulesfia®）作为治疗 ≥ 6 个月的儿童头虱的处方药。苯甲醇通过防止虱的呼吸气门关闭，使呼吸气门被洗剂阻塞，从而导致其窒息而死，没有杀卵作用。在两个随机、双盲、对照的临床试验中（总例数 $n = 250$），试验组用苯甲醇治疗 10 min，共两次治疗（间隔 1 周），75% 治疗结束后 14 天头虱阴性，基质对照组仅 5% ～ 25% 头虱阴性[29]。

二甲硅油

二甲硅油是一种用于护肤品的润肤剂，可以使虱窒息或阻止它们向外排水，因渗透压紊乱而死[30]。在几项随机对照研究中，试验组用 4% 二甲硅油液体凝胶或洗剂（Hedrin® 英国）15 min 或过夜，第 8 天重复一次，第 14 天 70% ～ 97% 的患者头虱阴性，疗效明显优于 1% 扑灭司林营养发水或（在英国）0.5% 马拉硫磷液[31-32]。目前正在研发在二甲硅油中添加可能提高其有效性的渗透辅料的产品。

多杀霉素

2011 年，FDA 批准外用 0.9% 多杀霉素悬液（Natroba™）用于 ≥ 4 岁儿童的头虱治疗。它是棘孢菌的发酵产物，局部外用可使虱肌痉挛和肌麻痹。一项临床试验显示，0.9% 多杀霉素营养发水保留 10 min 且不篦虫卵比用 1% 扑灭司林乳剂加篦虫卵有更好的治疗效果，且多杀菌素治疗没有明显的临床副作用和实验室异常[33]。

阴虱

同义名： ■ 耻阴虱或阴虱病（pthirus pubis or Phthirus pubis）■ 耻阴虱（pubic lice）■ "螃蟹形虱"（"crabs"）

引言

阴虱（crab lice）的感染会引起不适、瘙痒和尴尬，可与其他性传播性疾病并发。

历史

人类和阴虱之间的寄生关系可以追溯到史前。

流行病学

男性的发病率可能略高，可能因为他们有较多的粗体毛。阴虱的感染可发生在各种社会经济和种族群体中，但亚裔或阴毛极少的人很少被感染。男同性恋者中发生率最高。感染最常发生于 15 ～ 40 岁人群，与滥交性行为增加相关。虽然阴虱感染通常认为是性传播疾病，但没有性接触的人偶尔会通过被污染的衣物、毛巾或被褥被感染。

发病机制

阴虱长约 1 mm，像小螃蟹，比头虱更宽、更短（图 84.10）。附着在人毛发上的阴虱卵可存活 10 天；成虱离开宿主后可至少存活 36 h。阴虱的第 1 对足有锯齿状边缘，有助于其在人全身体表移动。因此，阴虱感染不仅发生在阴毛上，还可以在头发、眉毛、睫毛、胡须、腋毛和会阴区毛发。事实上，60% 的阴虱患者存在至少 2 个有毛部位的感染。当耻部剃除阴毛

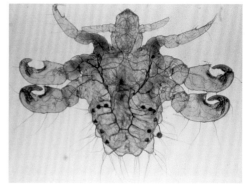

图 84.10　成年阴虱。 呼吸气门和循环系统清晰可见（45×）（Courtesy，Tony Burns，MD.）

进行治疗时，存活的阴虱可以移动到人体其他有毛区，包括头皮。

临床特征

阴虱感染的典型表现为耻骨区瘙痒。阴虱附着在毛发根部（图 84.11A），可以是棕色至肤色或类似血痂。其他特点包括毛干根部的虫卵、毛囊周围红斑、抓痕、继发细菌感染的改变和淋巴结肿大。当睫毛感染时（图 84.11B），堆积的阴虱排泄物可类似睫毛膏。黄斑蓝靛（macular caerulea）为无症状、石棉板状灰色至淡蓝色、形状不规则的斑疹，直径 0.5～1 cm，好发于躯干和大腿，通常发生在慢性阴虱感染的患者，认为是虱子唾液中的酶将胆红素分解成胆绿素所致。

阴虱患者还应考虑到有其他性传播疾病的可能性，并寻找传染源以降低复发风险。

病理学

阴虱可引起表皮和真皮的非特异性炎症改变。因为虱子生活在皮肤表面，因此在组织学上并无明显改变。

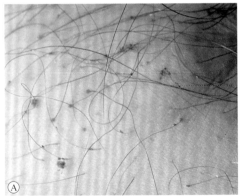

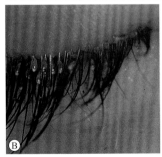

图 84.11　阴虱。A. 阴毛上可见阴虱成虫和幼虫；B. 睫毛上的阴虱幼虫和排泄物［A，Courtesy，Louis A Fragola，Jr，MD；B，With permission from Taplin D，Meinking TL. Infestations. In：Schachner LA，Hansen RC（eds）. Pediatric Dermatology，4 th edn.Edinburgh：Mosby，2011：1141-1180.］

鉴别诊断

发现阴虱 / 卵 / 幼虫即可确诊（见图 84.10）。需与瘙痒性的皮肤病相鉴别，包括其他的寄生性感染（如疥疮）和节肢动物叮咬。耻骨区或腋窝的幼虫 / 卵须与毛孢子菌病、阴毛癣和腋毛癣鉴别。

治疗

局部用杀虫剂是阴虱的标准疗法。性伴侣应同时接受治疗。最常用的是扑灭司林（1% 或 5%）和具有协同作用的除虫菊酯产品（表 84.3）。与头虱一样，应使用外用杀虫剂治疗 2 次，间隔 1 周，以确保彻底根除孵化的卵。此外，必须检查所有的有毛区有无虱子，并对可能的感染进行处理。仅在阴毛区域使用外用药可能使治愈率降至 55%[34]。

目前，最安全和最有效的局部治疗方法是在所有可能受感染的毛发区域外用 5% 扑灭司林乳剂过夜，1周后重复 1 次[28]。林旦疗效差，毒性较高，林旦香波未被批准大面积使用。口服伊维菌素（第 1 天和第 8天）可用于会阴或睫毛受累的患者，或局部治疗失败的患者（见表 84.3）[35]。

体虱

要点

- 感染人及其衣物。体虱常发生于流浪者、难民、战争和自热灾害受难者。
- 体虱不在人身上生活并产卵，而是在衣物上。
- 体虱可以传播流行性斑疹伤寒、战壕热和回归热。

引言

体虱（body lice）的感染与过度拥挤、恶劣的卫生条件、贫穷、战争和自然灾害有关。这些昆虫是引起立克次氏体、包螺氏螺旋体、巴尔通体所致疾病的主要传播媒介（见第 74 和 76 章）。体虱成虫类似头虱，但体型较大。

流行病学

体虱遍布世界各地。体虱的流行率与卫生条件差、贫困和无家可归者紧密相关，没有种族、年龄、性别限制。

表84.3 阴虱的治疗			
治疗	第1天和第8天的用法	注意事项	疗效
扑灭司林（1%）营养发水或增效除虫菊酯香波*	涂抹于清洁干发10 min	无	中
扑灭司林乳剂（5%）	局部用8～12 h	对甲醛敏感的人注意变应性接触性皮炎	好
林丹香波（1%）	涂抹于干发4 min，加水打出泡沫，再洗掉	潜在的中枢神经系统毒性；不推荐用于婴儿、儿童、哺乳期或妊娠期女性（C级）	差
伊维菌素（市售3 mg的片剂）	口服剂量250 μg/kg	潜在中枢神经系统毒性；不推荐用于体重15 kg以下儿童、哺乳期或妊娠期女性（C级）	很好

* 非处方药
所有阴虱治疗应分两次，间隔1周，即第1天和第8天各用一次

发病机制

体虱是由人虱的体亚型（*Pediculus humanus var. corporis*）感染人和衣物引起的。除了暴露于有利于感染体虱的环境中以外，不换洗衣物亦是感染的必要条件。

几种重要的人类疾病通过体虱传播，包括流行性斑疹伤寒（普氏立克次氏体引起）、回归热（回归热螺旋体引起），以及几种由巴尔通体引起的疾病——战壕热、杆菌性血管瘤病或心内膜炎[36]。体虱是否在传播鲍曼不动杆菌或鼠疫杆菌中发挥作用仍有待确定[36]。体虱传播微生物疾病不是通过叮咬，而是由于体虱的排泄物通过搔抓接种入皮肤，或吸入被褥或衣物上干燥的粉状排泄物引起。

临床特征

体虱长2.5～4.0 mm，不像头虱和阴虱，很少在患者的皮肤上发现虱和卵生存，除了吸血时，它们常存在于宿主的衣物上。感染可导致剧痒。背部、颈部、肩膀和腰部是常累及的部位。临床表现包括针尖大小的红斑、小的红色丘疹、结痂和抓痕，偶可并发脓疱病和淋巴结肿大。血和排泄物颗粒常污染衣物和被褥。检查时发现，在与颈部、腋窝和腰围接触的衣服接缝处发现卵/幼虫和成虫（图84.12）。

病理学

表皮有轻度的海绵水肿和真皮层非特异性的嗜酸性粒细胞和中性粒细胞浸润。

鉴别诊断

应与其他的可引起广泛瘙痒和抓痕的疾病鉴别，包括系统性疾病（如肝或肾损害）、药物反应、特应性皮炎、接触性皮炎和其他寄生性感染性疾病（如疥疮）。

治疗

最好的方法是将感染患者的衣服和被褥放在密封的塑料生物危害袋中，然后焚烧。如果做不到这一点，应该进行消毒，包括熏蒸衣物或用热水（温度≥130°F/55℃）洗涤，随后用机器高温烘干。也可热熨软垫家具的接缝处，2周内严格避免接触未经处理的污染的物品。与治疗疥螨相似的局部杀虫剂可以消除并发的疥疮或阴虱感染，也可杀死任何附着于毛发上的虱子。

在因为自然灾害、战争或饥荒引起的居住拥挤的人群中应大规模用粉末杀虫剂灭虱。干粉中可包含DDT、马拉硫磷、狄氏剂、林丹和扑灭司林。

潜蚤病

同义名： ■ 穿皮潜蚤（*Tunga penetrans*，*burrowing flea*）；沙蚤（*chigoe flea*，*sand flea*），恙螨（*jigger flea*）■ Pique ■ Nigua ■ pie de bicho and Pio

要点

■ 由会挖掘的跳蚤穿皮潜蚤引起的感染。
■ 是发生于加勒比岛、部分中美洲和南美洲、非洲、巴基斯坦和印度的地方病。
■ 雌蚤钻入皮肤，然后增大，形成一个有中心凹点的结节，由中心凹点处排出卵。

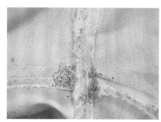

图84.12 在衣服接缝处的体虱卵

引言

穿皮潜蚤是引起潜蚤病（tungiasis）的病原体。雌蚤潜入真皮上部，然后增大至直径约 1 cm 的中央有个凹点的结节，最终从此处向外排卵（受精或未受精）。

历史

1492 年，首次报道克里斯多夫哥伦布号去新大陆的船员发生潜蚤病。

流行病学

潜蚤病可发生于在任何暴露于潜蚤环境中的无论性别、种族和年龄的人群。加勒比岛、部分中美洲和南美洲、非洲、印度和巴基斯坦是高发地区。

发病机制

穿皮潜蚤是无翅蚤，1 mm 大小，生活在温暖、干燥的土壤里。两种性别的蚤都需偶尔吸食温血动物的血才能成熟[37]。因为弹跳能力的限制，最常见的叮咬部位是足部。雌蚤不只简单地吸食血液，它们还将头钻入哺乳动物的皮肤，随后腹部明显增大至直径 1 cm 大小。潜蚤通过一个始终保持的中央凹点伸出其后锥；雌蚤和一个游离于皮肤外的雄蚤交配，不管是否受精，雌蚤在 3 周内可排出 100 个以上的卵[37]。排卵之后，雌蚤死亡并最终从表皮脱落。

临床特征

幼虫叮咬不引起症状，然而雌蚤钻入皮肤可引起明显的临床症状。钻入最初无症状，但可有不同程度的疼痛和瘙痒。该病最初症状是一个小黑点，逐渐增大为一个珍珠状的白色丘疹，然后变成一个更大的结节，就像一块手表玻璃，在黑色的中央点周围有一个清晰的白色光晕。其周围常有明显的红斑。当潜蚤死亡之后，黑痂覆盖内生的病灶。最常累及部位的是踇趾甲周，其次是足底和趾蹼（图 84.13）。可发生溃疡，继发感染和淋巴管炎，少见的并发症包括破伤风、坏疽、足趾离断[37]。超过一半的甲周感染会导致甲变形或脱落[38]。

病理学

潜蚤周围的真皮内非特异性的炎性浸润。

鉴别诊断

鉴别诊断包括蝇蛆病、蜱叮咬反应、尾蚴皮炎、脓皮病、跖疣、秘鲁疣和鳞状细胞癌。

治疗

可自愈。然而，多数临床医生和患者选择除去雌

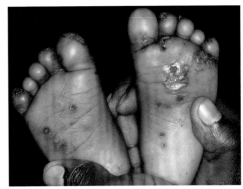

图 84.13　儿童潜蚤病

蚤。早期感染时，可用无菌针头从皮肤里挑出雌蚤，用液体石蜡或二甲硅油覆盖中央的凹孔可以防止潜蚤的生长，并加速它们的清除[38-39]。如治疗得较晚，则需要刮除、电干燥，或手术切除。仔细清洗囊腔可促进临床恢复，继发性感染可能需要抗生素治疗。尤其要注意预防破伤风。伊维菌素、美曲膦酯（敌百虫）或噻苯唑的局部应用可加速皮肤内潜蚤的死亡，但临床疗效有限[38-39]。在一项随机对照研究中，与安慰剂相比，口服伊维菌素无显著疗效。在疫区，预防措施包括穿密闭的鞋或靴，避免直接接触地面（如坐在沙滩上）。一种含有椰子油和荷荷巴油的植物驱虫剂也可以防止潜蚤的感染[39]。

皮肤蝇蛆病

同义名： ■ 与本病有关的各种蝇的名称包括，人类肤蝇（human botfly）、螺旋锥蝇（screwworm）、绿头苍蝇（blowfly）、肉蝇（fleshfly）和嗜人瘤蝇（tumfly）

要点

- 这是蝇类幼虫所致的皮肤感染。
- 幼虫侵犯皮肤伤口处（创伤性蝇蛆病）或钻入真皮，导致脓肿样损害（疖肿性蝇蛆病）。
- 尽管发病率低，但当幼虫进入鼻腔和鼻窦时可引起临床症状。

引言

皮肤蝇蛆病（cutaneous myiasis）是由多种双翅目节肢动物的发育中的幼虫感染皮肤所致。两种主要的临床类型为创伤性和疖肿性蝇蛆病。

历史

蛆虫是弗朗西斯科雷迪实验否定无生源论的核心。几个世纪以来，蛆一直被用于伤口清创，包括在美国内战以及拿破仑的军队中。

流行病学

蝇蛆病在世界各地均有发生，有季节性，其流行程度与地球纬度及不同种类蝇蛆的生活周期有关。在非洲及美洲的热带和亚热带地区发病率较高。蝇喜欢温暖潮湿的环境，因此它们仅存活于温带地区的夏季，但在热带地区能终年生存。

发病机制

蝇蛆病是由双翅类蝇的幼虫感染人体和脊椎动物的皮肤引起的疾病，以宿主的组织、体液或摄取的食物为食。蝇蛆病由几种双翅目属节肢动物引起。对致病蝇有两种分类方法：①按蝇的科别分类，②按不同的致病方式分类。

世界上最常引起人类感染的是人类肤蝇和嗜人瘤蝇。传播途径因不同种类蝇幼虫（蛆）感染人体方式而异。比如人类肤蝇把卵产在蚊子表面，转而由蚊子将卵运送到温血的哺乳动物体内（图84-14）。嗜人瘤蝇将卵产在潮湿的衣物、湿的地毯和沙地上。幼虫可不进食生存15天，一旦接触宿主即穿透皮肤，开始进一步成熟。在疫区，人们常把晾干的衣物再熨烫，以杀死虫卵。创伤性蝇蛆病中，开放的伤口或开口均可吸引蝇来产卵。身体的任何部位都可能被幼虫感染，最严重的是鼻腔、鼻窦和头皮的感染。幼虫到成虫的成熟期因不同种类的蝇而有所不同，在1～12周的范围内。

临床特征

疖肿性皮肤蝇蛆病是由人类肤蝇和嗜人瘤蝇引起疖肿样的皮损。嗜人瘤蝇感染发生于躯干、大腿和臀部，人类肤蝇感染发生于暴露部位包括头皮、面部、前臂和腿。幼虫穿入皮肤24 h内引起瘙痒性丘疹，扩大到中央有2～3 mm大凹陷的直径1～3 cm的结节，（图84.15A～C）。这些皮损可能有疼痛、触痛、结痂和化脓，可有移动的感觉。

创伤性蝇蛆病，幼虫聚集在化脓性伤口或烂肉处。螺旋锥蝇，一种苍蝇的幼虫，是美国最常见的该型蝇蛆病的病原体，而蛆症金蝇常见于非洲、澳大利亚和亚洲。当伤口表面见到幼虫时可以明确诊断（图84.15D），而当幼虫还潜在皮肤内时诊断较困难。

接触感染了的牛的患者发生的**匍行或游走性蝇蛆病**可能由牛皮下蝇引起；那些工作接触马的患者发生的匍行或游走性蝇蛆病则可能感染的是胃蝇。此型蝇蛆病类似皮肤幼虫移行症，但蝇幼虫的迁移速度较慢，持续时间更长（经常需要几个月），而且比蠕虫幼虫大[40]。

蝇蛆病是一种自限性感染病，绝大多数感染致死率极低。多数要求治疗的原因是减轻疼痛、美容要求和心理学的治疗。然而，像嗜人瘤蝇的幼虫可在头部的孔隙感染，并可钻入脑组织。

病理学

组织学上炎性反应发生在感染阶段，此时有淋巴细胞、巨细胞、中性粒细胞、嗜酸性粒细胞、肥大细胞和浆细胞参与。在横切面上可见幼虫。

鉴别诊断

疖肿性皮肤蝇蛆病应与表皮样囊肿破裂、脓肿、疖病、异物反应、盘尾丝虫病、潜蚤病、剧烈的节肢动物反应和淋巴结肿大等相鉴别。

治疗

疖肿性皮肤蝇蛆病的幼虫不能强制性地从中心凹点取出，因为其带有一排带刺和钩子的锥形形状防止简单地被挤出（见图84.15C）。可行局部麻醉下外科清创术，但如果皮肤内留下部分幼虫组织则可能发生异物反应[40]。堵塞/窒息方法包括用凡士林油、液体石蜡、蜂蜡、指甲油、重油、猪油或熏肉条涂于中心凹

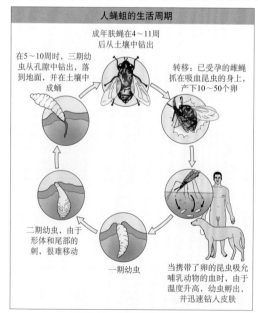

人蝇蛆的生活周期

成年肤蝇在4～11周后从土壤中钻出

在5～10时，三期幼虫从孔隙中钻出，落到地面，并在土壤中成蛹

转移：已受孕的雌蝇抓在吸血昆虫的身上，产下10～50个卵

二期幼虫，由于形体和尾部的刺，很难移动

一期幼虫

当携带了卵的昆虫吸允哺乳动物的血时，由于温度升高，幼虫孵出，并迅速钻入皮肤

图 84.14　人蝇蛆的生活周期

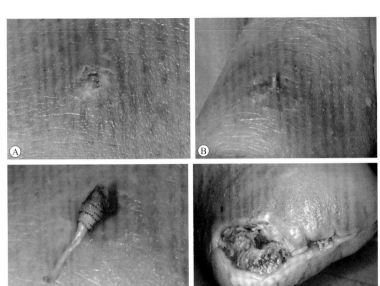

图84.15　皮肤蝇蛆病。A～C.前臂疖肿性蝇蛆病表现为中央有凹陷的丘疹结节（A），幼虫通过有呼吸气门的尾部伸出皮肤表面（B）。不是蝇蛆幼虫的特征性改变，有着平行分布的暗色刺和钩（C），D.截肢残端的创伤性蝇蛆病（A-C，Courtesy，Edward W Cowen，MD，MHSc；D，Courtesy，Louis A Fragola，Jr，MD.）

点的表面[40-41]，这种方法迫使需氧的幼虫在几个小时内浮出表面换气，此时用镊子取出幼虫。也可以选择其他治疗方法：用氯乙基喷雾剂、液氮、在植物油中混合氯仿或杀虫剂单用或联合应用。另外，可将利多卡因注射在虫的组织腔底部，或使用抽吸式毒液提取器，迫使幼虫爬出[41-42]。在幼虫移出后，局部要用抗菌敷料，如果有继发感染，要用抗生素。

创伤性蝇蛆病需行清创术，并灌洗以清除幼虫，或用外科手术清除。一旦发现隧道即采用与疖肿性皮肤蝇蛆病相同的处理办法。

口服伊维菌素对所有类型的蝇蛆病均适用，尤其对口腔和眼眶的感染有效[40]。不需外科手术去除幼虫，除非患者要求，因为2周内幼虫会自然脱落。

蝇蛆病可以成为破伤风杆菌入侵的途径，应考虑对受感染者接种破伤风疫苗。

预防

在疫区应尽量避免增加感染蝇蛆病风险的活动，比如穿潮湿的衣服或在沙地休息。用驱虫药（包括在头皮）可有效防止附着有蝇幼虫的蚊子转运蝇蛆到人体。

（苏忠兰　苏婷译　鲁严校　张美华审）

参考文献

1. Meinking TL, Burkhart CG, Burkhart CN. Ectoparasitic diseases in dermatology: reassessment of scabies and pediculosis. In: James W, editor. Advances in Dermatology, vol. 15. St Louis: Mosby; 1999. p. 67–108.

2. Burkhart CG. Scabies: an epidemiologic reassessment. Ann Intern Med 1983;98:498–503.

3. Hengge U, Currie B, Lupi O, Schwartz R. Scabies: a ubiquitous neglected skin disease. Lancet Infect Dis 2006;6:769–79.

4. Hicks M, Elston D. Scabies. Dermatol Ther 2009;22:279–92.

5. Jacks SK, Lewis EA, Elston DM. The curette prep: a modification of the traditional scabies preparation. Pediatr Dermatol 2012;29:544–5.

6. Walter B, Heukelbach J, Fengler G, et al. Comparison of dermoscopy, skin scraping, and the adhesive tape test for the diagnosis of scabies in a resource-poor setting. Arch Dermatol 2011;147:468–73.

7. Jayaraj R, Hales B, Viberg L, et al. A diagnostic test for scabies: IgE specificity for a recombinant allergen of Sarcoptes scabiei. Diagn Microbiol Infect Dis 2011;71:403–7.

8. Kristjansson AK, Smith MK, Gould JW, Gilliam AC. Pink pigtails are a clue for the diagnosis of scabies. J Am Acad Dermatol 2007;57:174–5.

9. Anonymous. Labeling changes for lindane. FDA Consum 2003;37:6.

10. Taplin D, Meinking TL, Chen JA, et al. Comparison of crotamiton 10% cream (Eurax) and permethrin 5% cream (Elimite) for the treatment of scabies in children. Pediatr Dermatol 1990;7:67–73.

11. Sharquie KE, Al-Rawi JR, Noamim AA, Al-Hassany HM. Treatment of scabies using 8% and 10% topical sulfur ointment in different regimens of application. J Drugs Dermatol 2012;11:357–64.

12. Meinking TL, Taplin D, Hermida JL, et al. The treatment of scabies with ivermectin. N Engl J Med 1995;333:26–30.

13. Barkwell R, Shields S. Deaths associated with ivermectin treatment of scabies. Lancet 1997;349:1144–5.

14. Currie BJ, Harumal P, McKinnon M, et al. First documentation of in vivo and in vitro ivermectin resistance in Sarcoptes scabiei. Clin Infect Dis 2004;39:e8–12.

15. Mounsey KE, Holt DC, McCarthy JS, et al. Longitudinal evidence of increasing in vitro tolerance of scabies mites to ivermectin in scabies-endemic communities. Arch Dermatol 2009;145:840–1.

15a. Romani L, Whitfield MJ, Koroivueta J, et al. Mass drug administration for scabies control in a population with endemic disease. N Engl J Med 2015;373:2305–13.

16. Victoria J, Trujillo R. Topical ivermectin: a new successful treatment for scabies. Pediatr Dermatol 2001;18:63–5.

17. Burkhart CN, Burkhart CG. Head lice: scientific assessment of the nit sheath with clinical ramifications and therapeutic options. J Am Acad Dermatol 2005;53:129–33.

18. Burkhart CN, Stankiewicz BA, Pchalek I, et al. Molecular composition of the louse sheath. J Parasitol 1999;85:559–61.

19. Takano-Lee M, Edman JD, Mullens BA, Clark JM. Transmission potential of the human head louse, Pediculus capitis (Anoplura: Pediculidae). Int J Dermatol 2005;44:811–16.

20. Hipolito RB, Mallorca FG, Zuniga-Macaraig ZO, et al. Head lice infestation: single drug versus combination therapy with one percent permethrin and trimethoprim/sulfamethoxazole. Pediatrics 2001;107:e30.

21. Burkhart CN, Burkhart CG, Pchalek I, et al. The adherent cylindrical nit structure and its chemical denaturation in vitro: an assessment with therapeutic implication for head lice. Arch Pediatr Adolesc Med 1998;1152:711–12.

22. Bialek R, Zelck UE, Fölster-Holst R. Permethrin treatment of head lice with knockdown resistance-like gene. N Engl J Med 2011;364:386–7.

23. Meinking TL, Vicaria M, Eyerdam DH, et al. Efficacy of a reduced application time of Ovide lotion (0.5% malathion) compared to Nix crème rinse (1% permethrin) for the treatment of head lice. Pediatr Dermatol 2004;21:670–4.

24. Kristensen M, Knorr M, Rasmussen AM, Jespersen JB. Survey of permethrin and malathion resistance in human head lice populations from Denmark. J Med Entomol 2006;43:533–8.

25. Strycharz JP, Berge AM, Alves AM, Clark JM. A new ivermectin formulation topically kills permethrin-resistant human head lice. J Med Entomol 2008;45:75–81.

26. Strycharz JP, Berge NM, Alves A, Clark JM. Ivermectin acts as a posteclosion nymphicide by reducing blood feeding of human head lice (Anoplura: Pediculidae) that hatched from treated eggs. J Med Entomol 2011;48:1174–82.

27. Pariser DM, Meinking TL, Bell M, Ryan WG. Topical 0.5% ivermectin lotion for treatment of head lice. N Engl J Med 2012;367:1687–93.

28. Chosidow O, Giraudeau B, Cottrell J, et al. Oral ivermectin versus malathion lotion for difficult-to-treat head lice. N Engl J Med 2010;362:896–905.

29. Meinking TL, Villar ME, Vicaria M, et al. The clinical trials supporting benzyl alcohol lotion 5% (Ulesfia): a safe and effective topical treatment for head lice (pediculosis humanus capitis). Pediatr Dermatol 2010;27:19–24.

30. Burgess IF. The mode of action of dimeticone 4% lotion against head lice, Pediculus capitis. BMC Pharmacol 2009;9:3.

31. Burgess IF, Brunton ER, Burgess NA. Single application of 4% dimeticone liquid gel versus two applications of 1% permethrin creme rinse for treatment of head louse infestation: a randomised controlled trial. BMC Dermatol 2013;13:5.

32. Kurt O, Balcioğlu IC, Burgess IF, et al. Treatment of head lice with dimeticone 4% lotion: comparison of two formulations in a randomised controlled trial in rural Turkey. BMC Public Health 2009;9:441.

33. Stough D, Shellabarger S, Quiring J, et al. Efficacy and safety of spinosad and permethrin creme rinses for pediculosis capitis (head lice). Pediatrics 2009;124:e389–95.

34. Kalter DC, Sperber J, Rosen T, et al. Treatment of pediculosis pubis: clinical comparison of efficacy and tolerance of 1% lindane shampoo vs. 1% permethrin crème rinse. Arch Dermatol 1987;123: 1315–19.

35. Burkhart CG, Burkhart CN. Oral ivermectin for Phthirus pubis. J Am Acad Dermatol 2004;51:1037–8.

36. Badiaga S, Brouqui P. Human louse-transmitted infectious diseases. Clin Microbiol Infect 2012;18: 332–7.

37. Eisele M, Heukelback J, Van Marck E. Investigations on the biology, epidemiology, pathology and control of Tunga penetrans in Brazil: I. Natural history of tungiasis in man. Parasitol Res 2003;90:87–99.

38. Feldmeier H, Eisele M, Van Marck E, et al. Investigations on the biology, epidemiology, pathology and control of Tunga penetrans in Brazil: IV. Clinical and histopathology. Parasitol Res 2004;94:275–82.

39. Feldmeier H, Keysers A. Tungiasis - A Janus-faced parasitic skin disease. Travel Med Infect Dis 2013;11:357–65.

40. McGraw TA, Turiansky GW. Cutaneous myiasis. J Am Acad Dermatol 2008;58:907–26.

41. Haddad V, Cardoso JLC, Lupi O, Tyring SK. Tropical dermatology: venomous arthropods and human skin. Part I. Insecta. J Am Acad Dermatol 2012;67: 331.e1–14.

42. West JK. Simple and effective field extraction of human botfly, Dermatobia hominis, using a venom extractor. Wilderness Environ Med 2013;24:17–22.

43. Currie BJ, McCarthy JS. Permethrin and ivermectin for scabies. N Engl J Med 2010;362:717–25.

第85章　咬伤和叮咬

Dirk M. Elston

昆虫

昆虫咬伤和叮咬（昆虫类）

要点

- 瘙痒性丘疹，有时进展为水疱或持续性痒疹结节样皮损。
- 丘疹性荨麻疹可能局限于咬伤部位，也可以泛发。
- 偶发假性淋巴瘤样反应。
- 速发型变态反应主要与膜翅目蜇伤有关。
- 继发感染最常见是金黄色葡萄球菌。

引言

昆虫咬伤和叮咬（insect bite and sting）在全世界普遍存在。在温带气候下，尽管在室内虫害可能会常年存在，但昆虫咬伤和叮咬主要是季节性现象。在全球范围内，昆虫是重要的疾病传播媒介，许多新出现的传染病与节肢动物媒介相关。防止叮咬的个人防护在疾病预防中起主要作用。

节肢动物可导致广泛的临床皮损。节肢动物叮咬出现的大疱反应可能提示免疫大疱性疾病的诊断，且也有报道表明其直接免疫荧光结果阳性，尤其是在感染疥疮的情况下。假性淋巴瘤反应也可发生（见第 33 和 121 章）。

流行病学

一些疾病是由单一的节肢动物媒介传播的，另外一些疾病具有多种媒介和（或）额外的传播手段。例如，蜱叮咬和接触（或饲养）感染动物是美国兔热病传播的最常见模式，但本病也可以通过鹿虻和其他马蝇咬伤获得。媒介对受特定疾病影响的患者人群具有重要影响。例如，猫的主人是猫抓病的一个危险因素，这与跳蚤传播汉赛巴尔通体（*Bartonella henselae*）有关，而无家可归者是虱子热的风险因素，这是由虱传播的五日热巴尔通体（*Bartonella quintana*）引起的；然而，这两种生物体-媒介都可能导致巴尔通体心内膜炎和细菌性血管瘤，这解释了为什么这些疾病会影响这两种患者群。媒介传播的疾病在战争期间或自然灾害发生后往往会流行起来，贫穷和无家可归会导致媒介性传播疾病的蔓延。

发病机制

昆虫的毒液和唾液很复杂。即时反应通常与组胺、血清素、甲酸或激肽有关。延迟反应通常是宿主对蛋白质变应原的免疫应答的表现。

大约四分之一患者的速发型变态反应是由膜翅目（有膜质翅膀）昆虫叮咬引起的，包括蜜蜂、黄蜂、胡蜂和蚂蚁，这些昆虫拥有特别的毒刺，并可产生含有蚁酸、激肽和蛋白质变应原等物质的复杂毒液。昆虫叮咬超敏反应在具有特应性体质的个体中更为常见，肥大细胞增多症患者可能会发生更严重的即时反应。

临床特征

特征性的昆虫叮咬反应表现为簇状或散在分布，2 ～ 8 mm 的红色荨麻疹样丘疹，常伴有明显瘙痒，经常伴抓痕（图 85.1）。皮损通常会在 5 ～ 10 天内自行消退。偶尔，咬伤反应表现为逐渐消退的风团或持续数周甚至数月的"丘疹性荨麻疹"，有时在不同位置发生新的叮咬时可使原皮损被再次激活。皮损也可表现为水肿性斑块、靶样皮损、紫癜性丘疹、结节和水疱样反应（图 85.2；见第 33 章）。慢性或消退的皮损往往遗留色素沉着（见图 67.2B 和 85.6B），并且可能发展为类似结节性痒疹的皮损，尤其在肢端。继发感染很常见，以金黄色葡萄球菌感染最常见，也会发生链球菌感染。

昆虫叮咬反应常见于 2 ～ 10 岁的儿童，皮损往往累及头部、颈部和四肢等暴露部位。皮损除了局限于

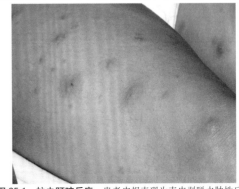

图 85.1　蚊虫叮咬反应。患者皮损表现为表皮剥脱水肿性丘疹和丘疱疹（Courtesy, Julie V Schaffer, MD.）

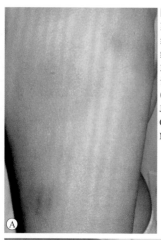

图 85.2　昆虫叮咬反应谱系。有时患者会出现大的红斑水肿性斑块（A）、单纯的（frank）大疱（B）或紫癜性皮损，可能误诊为白细胞碎裂性血管炎（C）（A，B，Courtesy，Julie V Schaffer，MD. C，Courtesy，Jean L Bolognia，MD.）

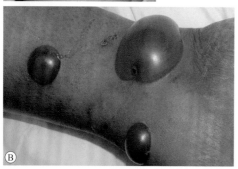

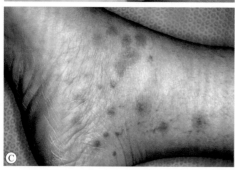

血液恶性肿瘤和潜伏 EBV 感染，如果血清学阳性，可利用原位杂交技术检测病变皮肤活检标本中的 EBV RNA。

蜜蜂和黄蜂叮咬通常会产生即刻灼痛，随后出现局部红斑和肿胀，后者通常在几个小时至几天内消退，但在致敏个体中这些症状可能更严重并持续存在。有报道称蜜蜂蜇伤后患者发生房性心律失常，但无速发型变态反应。杀人蜂和黄蜂攻击蜇伤可能与肌红蛋白尿或血红蛋白尿和急性肾小管坏死有关。虽然蜜蜂叮咬已用作炎症性关节炎的替代疗法，但养蜂人可能会发生与蜇伤有关的慢性关节病。

病理学

提示叮咬或蜇伤的组织病理特征包括楔形的血管周围淋巴细胞浸润，伴嗜酸性粒细胞，其上表皮有海绵水肿或局灶性坏死。显著的海绵水肿可导致水疱形成，并且朗格汉斯细胞可能明显增生（图 85.3）。

鉴别诊断

节肢动物反应是许多"隐蔽"的慢性皮肤疹的病因。提示节肢动物反应的特征包括簇状丘疹，与暴露相关表现的皮损以及上述组织病理特征。当怀疑皮损为节肢动物反应时，户外暴露、宠物、工作和爱好等详细的病史可能会有所帮助。

治疗

含樟脑和薄荷脑的洗剂和凝胶可用于控制瘙痒。局部麻醉剂也可能有帮助，含有普莫卡因（pramoxine）的制剂容易购买，并且发生接触性皮炎的风险很低。对于更持久的咬伤反应，通常需要局部使用糖皮质激素。对于年幼的儿童，中等强度的糖皮质激素制剂可能已足够，而年龄较大的儿童和成人推

咬伤部位外，丘疹性荨麻疹可能会在昆虫叮咬后泛发。通常，只有 1 个家庭成员受到影响，因为大多数临床症状与个体的免疫反应有关，而非咬伤本身。

严重的昆虫叮咬反应（如丘疱疹和结节）可能是慢性淋巴细胞白血病的表现，并可见于其他少见的血液系统恶性肿瘤（见第 33 章）。另外，对蚊虫叮咬出现大疱和坏死性皮损的超敏反应个体（通常是亚洲或西班牙裔儿童和青少年），可能有 EBV 慢性感染和携带 EBV 自然杀伤（natural killer，NK）细胞的增殖（见第 80 章）[1]。对节肢动物咬伤反应异常的患者，应考虑筛查

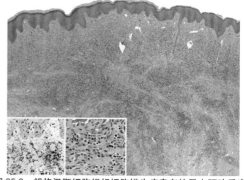

图 85.3　朗格汉斯细胞组织细胞增生症患者的昆虫叮咬反应。请注意密集的浅表和深部淋巴细胞浸润，伴明显的嗜酸性粒细胞（右侧插图）和 CD1a 阳性树突状朗格汉斯细胞（左侧插图）（Courtesy，Lorenzo Cerroni，MD.）

荐使用 1 或 2 类糖皮质激素。上述药物可以封包使用以增强其疗效，预先设定封包时间可以避免皮肤萎缩和萎缩纹等潜在不良反应。

当局部用药无效时，可能需要皮损内注射糖皮质激素（如曲安西龙 5 ~ 10 mg/ml）或切除瘙痒性结节。偶尔，假性淋巴瘤结节可能需要更高浓度的曲安西龙（如 20 ~ 40 mg/ml）。皮肤萎缩可能会发生，特别是浅表注射较高浓度的糖皮质激素。萎缩也可能发生在对应淋巴引流的分布区。

预防叮咬最好通过使用防护服和驱虫剂来完成。表 85.1 列出了最常用的驱虫剂。影响驱蚊剂选择的因素包括效果、价格、便利性、气味和潜在的刺激性，以及当地常见的节肢动物害虫、每天出现的时间、持续时间和暴露环境。DEET（N,N- 二乙基 -3- 甲基苯甲酰胺，以前称为 N,N- 二乙基 - 间苯甲酰胺）仍然是防止蚊子和其他大多数昆虫叮咬使用最广泛的驱虫剂。DEET 可用于暴露的皮肤或衣服。携带登革热病毒的蚊子往往在白天会叮咬，携带疟疾的按蚊往往会在夜间叮咬，除虫菊酯浸渍的蚊帐可作为额外的预防措施。用扑灭司林（氯菊酯）处理衣物和其他织物也是有帮助的。

DEET 的疗效持续时间主要取决于使用的剂量，对女性的保护作用低于男性，这一观察发现似乎与血清雌二醇水平无关。如果皮肤有擦伤，其药效可能会降低。罕见的毒性反应包括速发型变态反应和脑病，

高浓度的 DEET 偶尔会诱发大疱性损害。

由于 DEET 的潜在毒性，使用时应选择最低有效剂量，特别是儿童。尽管美国儿科学会已经指出，30% 浓度 DEET 可以安全地用于 ≥ 2 个月儿童（见表 85.1），但许多浓度 ≤ 10% 的产品也易于购买。已有研究证明在人造膜和动物模型中防晒剂可增强 DEET 的吸收，但并不认为在正常使用时具有临床意义。

派卡瑞丁（picaridin）、IR3535 和对 p- 薄荷烷 -3,8- 二醇对多种蚊子的效果通常优于大豆油、香茅、印度楝树油、茴香油和香叶醇（见表 85.1）[2-3]。为了防御常见的蚊虫，如埃及伊蚊（*Aedes aegypti*）和尖音库蚊（*Culex quinquefasciatus*），IR3535 效果可与 DEET 相当。地中海的一种当地天然灌木牡荆树（*Vitex agnus-castus*）果实（圣洁莓）提取物，已被证明能有效地驱除硬蜱（*Ixodes ricinus*）、吸血蜱（*Rhipicephalus sanguineus* tick）以及一些蚊子、咬蝇和跳蚤。

由于昆虫叮咬通常是意想不到的，对昆虫刺咬过敏的人应随身携带肾上腺素自动注射器，以备随时可用。EpiPen® 自动注射器含有 0.3 ml 1：1000 肾上腺素［用于体重 > 66 磅（30 kg）的个体］，而 EpiPen®Jr 含有 0.3 ml 1：2000 肾上腺素［用于体重 33 ~ 66 磅（15 ~ 30 kg）的儿童］。患者必须接受关于使用自动注射器的指导，该自动注射器需要防热和防光，以及定期检查内容物的棕色是否变色。蜜蜂刺应尽快清除。

毒液免疫疗法已证明可改善对叮咬过敏患者的生

表 85.1　通常使用的驱虫剂	
EPA 分类中的常规驱虫剂	
DEET（N,N- 二乙基 -3- 甲基苯甲酰胺）*	有效对抗各种节肢动物
	使用历史悠久
派卡瑞丁（KBR 3023）	驱除蚊子的良好证据
	少数研究支持对蜱的驱除效果
EPA 分类中的生物杀虫驱虫剂	
IR3535［3-（N- 丁基 -N- 乙酰基）- 氨基丙酸乙酯］	在有些但不是全部研究中有良好的驱除蚊虫的证据
	少数研究支持对蜱的驱除效果
p- 薄荷烷 -3,8- 二醇 †	有良好的驱除蚊虫的证据
	少数研究支持对蜱的驱除效果
植物药（如大豆油、香茅油、印度楝树油、茴香油及香叶醇）	作为"天然"驱虫剂对消费者有吸引力
	具有最佳发表的证据支持的是印楝油
	缺乏证据并不一定等同于缺乏疗效，但迄今为止可得到的证据表明其疗效不如上述列出的合成驱虫剂

* 对长效产品，30% 浓度是疗效的平台期，一般应避免较高的浓度。由于防晒霜需要频繁重新使用，而 DEET 不需要，因此不推荐与这些成分组合的产品

† 柠檬桉树油的有效成分；不推荐 < 3 岁儿童使用

药物按照疗效降低的顺序排列。用扑灭司林处理衣物和其他织物也可能有帮助，尤其是驱除蜱和恙螨（见正文）。EPA（Environmental Protection Agency，环境保护局）

活质量[4]，并可减少焦虑以及局部和全身反应的发生率和严重程度。脱敏方案各不相同，应与过敏专家讨论。紧急（加速）免疫治疗可针对有严重反应的患者，并具有合理的安全方案。在肥大细胞增多的情况下，免疫治疗可能需要无限期地持续进行，并经常诱导即刻超敏反应，且仅部分患者有效。对于标准方案难以治愈者，可采用奥马珠单抗（omalizumab）与免疫治疗联合使用，这可能有助于预防免疫治疗相关的速发型变态反应[5]。

红火蚁

> ### 要点
> - 外来红火蚁的颜色为红棕色，长度为 1 ～ 2 mm。
> - 当它们的巢穴受到干扰时，大量蚂蚁蜂拥而至。
> - 即刻灼痛，随后是剧烈瘙痒，成簇的水疱和脓疱。
> - 红火蚁过敏是流行地区速发型过敏反应的重要原因。

引言

红火蚁（Solenopsis invicta）（最初来自南美洲）的活动范围已扩展到包括美国南部和西南部的大部分地区，并且其活动区域在不断扩大。红火蚁巢穴的大小与降雨量成正比。在干旱期间，这些巢穴可能并不显眼，但在暴雨之后，它们的高度可能超过 1 英尺（30 cm）。当巢穴受到干扰时，蚂蚁大量聚集。由于红火蚁的体积很小，只有在它们收到化学信号而同时咬人时才被感觉到。红火蚁易被电箱吸引，因此易对电工造成威胁。大量红火蚁的室内攻击对于婴儿和行动不便的老年人尤其危险[6]。

发病机制

红火蚁毒液成分复杂，通过增加细胞膜的通透性而引起肥大细胞释放组胺来发挥作用。过敏反应是直接针对毒液内的蛋白质。冬季红火蚁的毒液浓度较低，所以冬季被蜇伤的刺痛反应可能较轻微。

临床特征

红火蚁叮咬开始为极度疼痛的风团，并演变成瘙痒剧烈的水疱和无菌脓疱（图 85.4）。红火蚁首先用下颚抓住皮肤；然后以此做轴，且以圆形方式进行一系列蜇刺，产生玫瑰花图案。分散的单个皮损也很常见，特别是当受害者在红火蚁再次蜇刺之前能够去除蚂蚁时。红火蚁叮咬后有时会发生继发性金黄色葡萄球菌感染。没有持续性压痛可以帮助区分无菌脓疱反应和继发感染。在美国南部，红火蚁叮咬引起危及生命的速发型变态反应已成为严重的问题[7]。

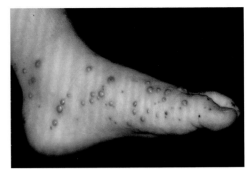

图 85.4　红火蚁叮咬表现为足部簇状无菌性脓疱

治疗

危及生命的红火蚁过敏患者应随身携带肾上腺素自动注射器。免疫治疗可以改善严重红火蚁过敏症患者的生活质量，并且紧急免疫接种方案可以成功治疗高风险叮咬患者[8-9]。不幸的是，在流行地区通常不能避免被叮咬[10]。针对局部反应，可以外用或皮损内注射强效的糖皮质激素治疗。有多种防蚁方法可供选择，包括对环境影响较小并且相当有效的诱饵杀虫剂，以及针对各个巢穴进行杀虫处理。

臭虫

> ### 要点
> - 扁平的椭圆形身体，红褐色，成虫长 5 ～ 7 mm。
> - 节段腹部和退化的翅膀。
> - 吸血的昆虫，通常在夜间觅食，且叮咬后皮损呈成串的瘙痒性水肿性丘疹。

引言

在过去十年中，臭虫（bedbug）在全球范围内死灰复燃，现在在家中、旅馆和宿舍中经常发现这种臭虫[11-13]。国际旅行的增加，移民范围的扩大，虫害防治措施的改变以及杀虫剂抗药性的发展，都很可能促成了这一趋势。

臭虫属于臭虫科（半翅目），是吸血的哺乳动物和禽类体外寄生虫，体型呈扁平椭圆形，有 1 个节段腹部，1 个后倾的喙（吸吮口器），1 个半圆形至三角形的盾片（背侧硬化板），以及 4 节触角（图 85.5）。温带臭虫和热带臭虫最常影响人类；温带臭虫也寄生于蝙蝠、鸡和其他家畜。温带臭虫大小范围为 5 ～ 7 mm，雌性略长于雄性。热带臭虫比温带臭虫长约 25%。种间交配发生在自然界中。

臭虫习惯夜行。它们白天躲藏在床垫接缝和裂缝

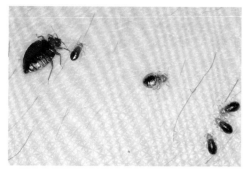

图 85.5 臭虫。红棕色，腹部分节，退化残留的翅膀

中（例如在床架和其他家具内，在护壁板后面，在剥落的油漆下），晚上觅食，特别是在黎明前。床垫接缝处常见红棕色粪便染色和类似头虱（nit-like）的卵。

发病机制

臭虫叮咬反应是由昆虫叮咬时释放的唾液蛋白质［例如硝基喋呤（nitrophorin）］引起的免疫应答。臭虫非常缓慢地消化吸入的血液，臭虫肠道中的血液保持相对不凝固，且不被膜包裹。

临床特征

臭虫叮咬典型表现为瘙痒性、红色水肿性丘疹，有时可见中央出血斑（图 85.6）。与其他昆虫叮咬一样，皮损的临床表现和持续时间取决于个体的敏感程度。有些人对臭虫叮咬几乎没有反应，而且家庭成员中只有 1 个或几个人（甚至在同一个床上睡觉的人）出现皮损是很常见的。大部分叮咬发生在暴露部位。3 个皮损排成一串（称为"早餐、午餐和晚餐"；见图 85.6B）是臭虫叮咬的特征，但并非特定于臭虫叮咬。尽管受影响的个体通常醒后发现新的皮损，但对叮咬可能需要几天才会出现反应，并且随着暴露叮咬的增加，潜伏期趋于缩短[11, 13]。

迄今为止，没有由臭虫传染给人类传染病的记录[14]。尽管在野生臭虫中检测到乙型肝炎病毒，但实验室研究未能证明病毒能增殖或传播给黑猩猩[14]。然而，臭虫作为美国锥虫病媒介的可能性在增加，最近的一项实验室研究发现，克鲁斯锥虫（*Trypanosoma cruzi*）可以通过臭虫在小鼠中传播[15]。臭虫的粪便可能在哮喘的致病中起一定的作用。

治疗

臭虫叮咬可以用如上所述治疗其他昆虫叮咬（例如用局部糖皮质激素）的方法治疗。根除臭虫窝中的臭虫很困难，通常需要专业灭虫人员的帮助。利用杀虫剂和非化学方法（如加热或蒸汽，以及冷冻等方法消除裂缝和缝隙中的虫子）的综合虫害管理策略是最有效的。

锥蝽（猎蝽）虫

同义名： ■ 接吻虫（kissing bug）

> ### 要点
> ■ 半膜质侧翼（近端硬质，远端膜质），末端重叠。
> ■ 腹部呈褐色和暗色的"虎纹"。
> ■ 美国锥虫病媒介（美洲锥虫病）。
> ■ 叮咬会产生大而持久的水肿性斑块。

引言

锥蝽虫（triatomine bug）是一种以哺乳动物和其他脊椎动物的血液为食的猎蝽虫。像臭虫一样，它们是半翅目昆虫。锥蝽虫的大小通常为 1.5 ～ 3 cm，并且具有重叠的半膜状翅膀，其特征是翅膀不能覆盖它们的"虎纹"胸腹部的外侧部分（图 85.7）。它们的触角长而细，由 4 个节段组成；触角的位置可用于臭虫的分类。唇（吸嘴）是直的，由 3 段组成。头部以下是三角形前胸背板（胸部的第一节），后基部宽阔。

锥蝽虫是美洲锥虫病的媒介（美洲锥虫病；参见第 83 章），具有明显的胃结肠反射，导致它们吃东西时排便，然后通过刮擦或摩擦将感染性的粪便接种到叮咬部位或结膜中。

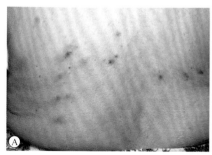
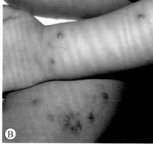

图 85.6 臭虫咬伤反应。A. 多发性粉红色水肿性丘疹，伴有中央突出点或脱皮 B. 1 例 Fitzpatrick 皮肤类型Ⅳ幼儿皮损表现为弓形阵列（"早餐、午餐和晚餐"）的脱屑性色素沉着丘疹，虫咬反应后遗留的色素沉着过度常见于肤色较深的个体，并且可以持续存在数个月（A, Courtesy, Kalman Watsky, MD. B, Courtesy, Julie V Schaffer, MD.）

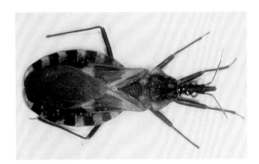

图 85.7　锥蝽虫。注意翅膀不能完全覆盖两侧胸腹，腹部有褐色的"老虎纹"

锥蝽虫主要在夜间活动，生活在住宅周围，特别是开裂的石墙和成堆的砖瓦块中。它们分布在中美洲、南美洲以及美国南部的郊区。通常以家养动物为食，而锥虫的传播可能会跨越家养和野生动物圈。控制这个传播媒介一直很困难，而且在受影响的社区喷洒杀虫剂后，往往会受到来自附近牲畜圈地或野外种群锥蝽的再感染。

临床特征

锥蝽虫叮咬通常无痛，首发征象是在叮咬部位出现延迟性红斑，肿胀和瘙痒。偶尔会出现较重反应，如大块荨麻疹或水疱大疱性皮损。这些昆虫称为"接吻臭虫"，因为他们倾向于叮咬人的脸，特别是嘴唇周围。结膜暴露于感染的锥蝽粪便 1～2 周后，单侧眼睑和眼眶肿胀，称为 Romaña 征和美洲锥虫肿。随后锥虫体感染自主神经系统，导致慢性并发症，包括心脏扩大和巨结肠（见第 83 章）。锥蝽虫和蟑螂在特应性患者中是具有强免疫原性的共同抗原。

水疱甲虫

同义名：■西班牙蝇（Spanish fly）

要点

- 长方体（1～2 cm 长）和由多个短节组成的触角。
- 各种颜色和图案。
- 与甲虫接触，其产生的可溶性蛋白质可导致水疱和大疱。

引言

水疱甲虫（blister beetle）（鞘翅目）属于芫菁科。这些昆虫会产生起疱剂斑蝥素，用来保护它们免受掠食者的侵害。拟天牛科（Oedemeridae）的成员归类为"假"水疱甲虫，但也可产生斑蝥素，而隐翅虫科（Staphylinidae）家族的隐翅虫（rove beetle）则产生另一种起疱剂隐翅虫毒素（见下文）。

关于水疱甲虫的许多知识都是从几个物种的研究中推断出来的。在豆芫菁（Epicauta funebris）中，甲虫的所有 10 个生命阶段中都能鉴定出斑蝥素，且斑蝥素在前 5 个幼虫阶段期间积累。当受到威胁时，幼虫从乳白色唾液中渗出斑蝥素，而成年甲虫则是通过从腿关节排出的血淋巴中渗出斑蝥素来保护自己。成年雄性甲虫按重量计含有高达 10% 的斑蝥素。如果不交配，雌虫会失去幼虫期储备的斑蝥素，必须交配才能保存其储存的斑蝥素。在交配期间，雌虫从配偶处获得斑蝥素作为交配礼物。然后，她将斑蝥素转移到卵中，使它们能抵抗捕食。

临床特征

接触水疱甲虫后，通常会在 12～24 h 内长出水疱和大疱。自 20 世纪 50 年代以来，局部应用斑蝥素已用于传染性软疣和疣的治疗（见第 79 和 81 章）。

病理学

水疱的组织切片显示基层上角质形成细胞的棘刺松解，也可能见到细胞轮廓破坏和细胞坏死。斑蝥素所致大疱中黏附分子丢失的状况与 Darier 病中所见相似。

治疗

避免叮咬是最好的措施。叮咬后立即使用肥皂和水清洗可能会有一些好处。

隐翅虫

同义名：■内罗毕蝇（Nairobi fly）

要点

- 狭窄的身体（5～15 cm 长），1 个红橙色腹部和短前翅。
- 与含隐翅虫毒素的虫液接触可导致水疱性皮疹。

引言

隐翅虫（rove beetle）属于隐翅虫科家族。隐翅虫属中一些隐翅虫的血淋巴中含有隐翅虫毒素，隐翅虫毒素认为是由内共生细菌产生的。隐翅虫属皮炎（线状皮炎）是一种条纹状的脓疱性皮疹，当皮肤上的隐翅虫被击碎或受伤时，会释放其毒素从而引起皮炎。据报道，世界各地气候温暖的地区都曾爆发隐翅虫属皮炎，通常发生在雨季甲壳虫种群数目增加的情况下。

有开放式窗户的军事单位和医院病房中水疱样皮肤损伤的蔓延归因于紫外线照射（例如荧光灯泡）对隐翅虫的吸引力。

临床特征

与隐翅虫接触会导致皮肤红肿，并常伴有脓疱及水疱，而斑蝥素产生的水疱炎症相对较轻。这些变化通常在暴露后 24 ～ 36 h 开始形成，并且在相邻屈侧皮肤表面可以看到"接吻病变"。"内罗毕眼睛"（Nairobi eye）表示由肯尼亚北部发现的一种罗勒甲虫（*Paederus eximius*）引起的眼周皮炎和角膜结膜炎。

病理学

组织病理特征包括基底上棘层松解、网状变性、表皮坏死以及含有中性粒细胞的炎性细胞浸润。

治疗

建议立即用肥皂和水清洗。预防措施包括在夜间使用防虫网，更换不产生紫外线的光源，以及将皮肤上的甲虫去除并避免压碎。

跳蚤

要点

- 横向压缩的躯干和粗大的后腿。
- 狗身上最常见的跳蚤是猫栉头蚤（*Ctenocephalides felis*），即猫蚤。
- 产生强烈的瘙痒性丘疹、水疱和大疱，常成簇状分布于下肢。
- 作为地方性（小鼠）斑疹伤寒、跳蚤斑点热和瘟疫的媒介。

引言

跳蚤（蚤目）是无处不在的害虫，很少有宿主特异性。最常见狗的寄生蚤是猫栉头蚤，即猫蚤。人类的寄生蚤即人蚤（图 85.8）在一些地区是常见的狗寄生蚤。它也可以在没有人类接触的野生动物身上找到。猫蚤有两个栉鳃（梳），类似鬃毛（前梳）和胡须（梳齿）（表 85.2）。

临床特征

跳蚤叮咬表现为强烈瘙痒的丘疱疹，通常位于小腿远端。身体的其他部位也可能会受到影响，特别是打理或抱过被感染的宠物。跳蚤过敏很常见，而过敏的患者往往会对各种跳蚤都产生过敏反应。跳蚤的蛹可以休眠数月，然后在感受到振动时迅速孵化。一旦有人进入空置的房间，跳蚤会迅速围困他们。

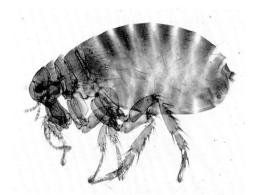

图 85.8　人蚤。躯干被横向压缩并且没有栉鳃

表 85.2　几种常见类型蚤的解剖特征

跳蚤	特征
蚤属（*Pulex*）	前额圆；触角后面有一对触须
客蚤属（*Xenopsylla*）	前额圆；触角后面有几对触须；胸膜杆（中胸背板头部肥厚）
猫栉头蚤（*Ctenocephalides felis*）	头上有 2 个栉鳃（梳）*；倾斜的额；背部后胫骨上有 6 个带有毛发的凹口
犬栉头蚤（*Ctenocephalides canis*）	头上有 2 个栉鳃（梳）*；圆形的额；背部后胫骨上有 8 个带有毛发的凹口
吸着蚤（sticktight flea）	平额；宽伞刺（锯齿刺穿矛状口器）

* 类似头发和胡须的鬃毛

跳蚤可作为地方性（小鼠）斑疹伤寒、跳蚤斑点热、鼠疫和（主要是猫）巴尔通体感染的媒介（见第 74 和 76 章）。流行性斑疹伤寒在得克萨斯州南部和加利福尼亚州很常见，其中猫蚤和印度鼠蚤（*Xenopsylla cheopis*）分别是主要媒介。本病可出现在世界范围内。单独叮咬可以传播地方性斑疹伤寒，跳蚤在叮咬时也会排出传染性的血性粪便。

潜蚤病（由跳蚤或沙蚤，即穿皮潜蚤引起）通常在足部出现丘疹性坏死皮损，常位于大趾甲旁（见第 84 章）。本病发病高峰期在干旱天气。通常在病变的上部真皮内发现处于妊娠的雌性跳蚤。感染最常发生在海滩地区和城市贫民窟，跳蚤在狗、猫和老鼠身上很常见。

治疗

氯芬奴隆（虱螨脲，lufenuron），有口服和注射剂，可防止跳蚤繁殖，可有效治疗感染的动物。局部外用氟虫腈可预防动物中的跳蚤感染。硼酸和生长调节剂如吡丙醚和杀虫剂可能是改善跳蚤感染环境的一种辅助治疗。有关治疗的最好信息来源是知识渊博的兽医。

潜蚤病通常通过手术治疗。一项双盲随机对照试验表明，口服伊维菌素（连续 2 天 300 μg/kg）对多发病灶的患者治疗无效。

鳞翅目皮炎

> **要点**
> ■ 毛虫皮炎是由蝴蝶或蛾的幼虫引起。
> ■ 成年鳞翅目的毛刺或鳞片也可导致皮炎。
> ■ 某些物种可能会发生严重的全身反应。
> ■ 结节性眼炎的重要原因。

引言

鳞翅目皮炎（lepidopterism）泛指对毛虫、茧、蝴蝶和飞蛾的不良反应。对这些生物（涉及多个物种）的皮肤反应，有些作者使用"erucism"来表示[16-17]。

发病机制

与鳞翅目的毛刺接触引起的大部分刺激本质上是纯机械的。毒素介导的反应可能与组胺、激肽、纤溶酶原激活剂以及与毛刺（刚毛）、棘或血淋巴相关的其他蛋白质毒素有关。过敏通常不会在反应中发挥重要作用。

临床表现

皮肤表现包括疼痛、瘙痒、红斑、肿胀、出血（图 85.9）、丘疹和荨麻疹。皮肤反应可伴随全身反应，例如，呼吸窘迫或伴有颅内出血的出血素质（表 85.3）。与澳大利亚的白色蛾（Chelepteryx collesi）接触会导致皮肤变黄。

由吉普赛蛾毛虫引起的皮炎可能是由于直接接触毛虫或晾晒衣服上的毛刺造成的。

红斑性荨麻疹样丘疹和伴有瘙痒的斑疹性红斑，

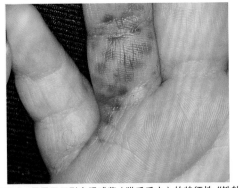

图 85.9 暴露于巨型高眼球菌（猫毛毛虫）的特征性"铁轨"图案样出血

通常局限于侧腹、足、臂、腿部内侧以及颈部区域。由毛虫毛刺（眼结节性眼病）引起的眼部病变与狼蛛毛刺相似。眼睛对毛刺的反应包括急性"毒性"结膜炎、慢性机械性角膜结膜炎、结膜下肉芽肿性结节、虹膜炎和玻璃体视网膜受累。毛刺倾向于从尖端方向向内移动。

摄入毛毛虫的儿童倾向于发展为局部或弥漫性红斑以及嘴唇、舌和颊黏膜水肿。食管和气管支气管受累也可能发生。去除毛和刺可能需要在内窥镜下进行。

蛛形类

蜱叮咬（蛛形纲：亚纲螨目）

> **要点**
> ■ 硬蜱是重要的疾病媒介（如莱姆病及落基山斑疹热）。
> ■ 纯绿蜱属软蜱传播包柔氏（borrelial）螺旋体属回归热。
> ■ 隐藏在头皮中的革蜱偶尔是导致瘫痪的原因。
> ■ 正确识别蜱可以给予患者适当的咨询。
> ■ 蜱的控制措施对预防疾病非常重要。

引言

蜱叮咬（tick bite）患者就诊时，蜱经常仍然附着在身上[18]。有些人可能会误认为"新痣"，但通常都知道蜱叮咬的诊断。革蜱属蜱附着在头皮特别常见，并且患者可能没意识到头发中隐藏着蜱。考虑到革蜱属蜱能产生一种神经毒素，当蜱附着 ≥ 4 天时可引起瘫痪[19-20]，这一点值得关注。移除蜱后患者症状迅速消退，但有罕见蜱麻痹致死的报道。一旦患儿出现迅速地进行性上行弛缓性麻痹，都应检查蜱虫。在澳大利亚，硬蜱属蜱会引起瘫痪，但这主要发生在狗身上。

正确识别附着的蜱（见图 76.1）为医生提供了讨论蜱控制措施和蜱传疾病症状的机会[21-22]。大多数硬蜱具有 3 个宿主生活史。幼虫的（虫卵）蜱有 6 条腿，以自然界的小动物为食。若虫和成虫以较大的动物为食。若虫类似小的成年蜱，有 8 条腿，但在性方面不成熟。因为蜱在生活史的每个阶段都需附着在宿主上长时间吸血进食，并为每次吸血进食寻找新宿主，所以蜱是有效的疾病传播媒介。硬蜱具有坚硬的背板（盾板），是医学上有重要意义的蜱类，传播人类疾病包括莱姆病、埃里希体病、人类粒细胞无形体病和各种立克次体感染［包括落基山斑疹热（including Rocky

表 85.3　与鳞翅目相关的皮肤和全身反应

蛾/毛虫通用名称	学名	地点	临床发现
吉普赛飞蛾毛虫	舞毒蛾	美国东北部	直接接触或晾晒衣服上的毛刺可引起"皮炎"
地蛾毛虫	玉米尺蚕蛾	美国	即刻刺痛感，"皮炎"（通常为一过性荨麻疹样丘疹）
鞍背毛虫	金线草（水飞蓟）	美国	直接刺痛感，"皮炎"（通常为一过性荨麻疹丘疹）
扁蛾毛虫	新天蛾亚科	美国东部	即刻刺痛，"皮炎"
猫毛毛虫	白蛾属 crispata（又名绒蠹属 crispata）	俄克拉荷马州和美国东部	即时烧灼感，"皮炎"；在俄克拉荷马州，毛刺中含有高浓度的单宁（从橡树中摄取）
南部的法兰绒毛毛虫，猫毛毛虫，绒毛虫	Megalopyge opercularis	美国南部，墨西哥和中美洲	即刻剧烈的放射痛；特性"铁轨"图案出血（图 85.9）；可能出现水肿、荨麻疹和全身症状
天蚕蛾毛虫　巨蚕蛾	Lonomia achelous，L. oblique	拉丁美洲	局部和严重全身反应，特别是伴有出血素质（伴有并发症如肾衰竭）者
松树军毛虫：松树、莎草属和橡树（行进时呈单线的特异路径）	T. haumetopoea pityocampa，T. wilkinsoni，T. processionea	地中海地区，欧洲中部，英国	荨麻疹（通常为免疫性），血管性水肿，速发型变态反应，结膜炎，呼吸窘迫，腹痛，高血压，指（趾）溶解性骨损害；空气中的致风团毛刺随风传播
松毛虫和茧	马尾松毛虫	中国，其他侵入的地区	"皮炎"，关节炎（通常单关节），软骨炎，结节性眼炎
柞蚕蛾毛虫	黄杉毒蛾	美国西部，特别是西北太平洋地区	"皮炎"，皮肤和眼睛瘙痒以及呼吸道症状（刺激性和过敏性机制）；林业工人
黄尾蛾（成年雌性）	Hylesia metabus，H. alinda	墨西哥和南美洲（包括委内瑞拉卡里皮托港口的 H. metabus）	丘疹性荨麻疹（卡里皮托瘙痒）；船员常受到影响

"皮炎"可以包括瘙痒性荨麻疹样丘疹和湿疹样反应。胶带剥离已用于识别毛虫的毛刺（鬃毛）。毛虫的短刺从细长轴或短锥形轴上凸起，具有套同球结构，类似于鞘翅目的异己属

Mountain spotted fever，RMSF）]（见表 76.1）。软蜱，如**钝缘蜱属蜱虫**［包柔氏（Borrelial）螺旋体属回归热的传染媒介］缺乏盾板并且具有后倾的口器。这些蜱倾向于与单个宿主密切生活。

临床特征

一旦移除蜱，会发现该部位通常发生超敏反应。表现为丘疹、结节性和水疱性皮损，常伴瘙痒。表现为红斑的超敏反应常误诊为游走性红斑。也可以发展成具有假性淋巴瘤组织学表现的结节。

治疗

轻度的蜱叮咬反应可局部外用强效（1 类或 2 类）糖皮质激素，封包治疗可以增加其疗效。更强烈的反应可能需要皮损内注射糖皮质激素或手术切除皮损。

大多数蜱传播性疾病对四环素治疗有效。疑似 RMSF 的患者需要经验性治疗，在确诊试验之前应进行治疗，而不应该延迟（见第 76 章）。延迟治疗 RMSF 导致了儿童死亡[23]。多西环素是儿童以及成人 RMSF 的首选药物。短期使用多西环素引起牙齿变色的可能性不大，而氯霉素对 RMSF 的效果较差。

环境措施

从社区和娱乐场所中清除动物宿主可能有助于控制蜱传播的疾病（表 85.4），尽管对于小动物宿主（例如小鼠和兔子）来说这可能很难。有证据表明，靠近野生动物保护区的社区蜱传疾病发病率较高。口服药物如伊维菌素，可以加在鹿吃的玉米中，以杀死以鹿为食的蜱。注射伊维菌素有助于减少牲畜的蜱感染。去除叶片碎片是蜱虫控制工作的关键部分，原因是①使杀虫剂能够到达蜱身上；②使成年蜱（需要叶片碎片维持水合作用）和卵（需要足够的湿度才能孵化）脱

表 85.4　蜱的控制措施

个人	环境
防护服系紧、折断或捆绑	清除碎叶片
穿扑灭司林处理的衣物	地域性应用杀螨剂
穿驱虫剂（如 DEET）处理过的衣物	消灭动物宿主
穿扑灭司林处理的衣物	地域性应用杀螨剂
定期查蜱	杀螨剂处理的玉米饲料

DEET，N,N- 二乙基 -3- 甲基苯甲酰胺

水以减少蜱的数量。

驱虫剂

扑灭司林（氯菊酯）作为驱蜱剂已经上市销售。喷雾配方是最广泛使用的形式。一旦应用于服装，它在几个洗涤周期都是稳定的。它也适用于处理用于防昆虫的睡袋、帐篷和织物。可以使用液体浓缩剂来浸渍织物以延长服装的使用寿命。氯菊酯特别有助于预防蜱和恙螨，因为这些爬行的节肢动物必须穿过处理过的织物，而飞虫往往直接被吸引到暴露的皮肤上。含有 DEET 的驱虫剂和氯菊酯处理的衣服组合使用，对于预防各种节肢动物的叮咬常是有效的。

一些北非骆驼蜱已经显示出对氯菊酯的高水平抗性。氯菊酯不会杀死蜱，而会产生信息素样附着反应。这种附着现象在北美洲蜱中尚未被描述，但氯菊酯抗药性确实发生。牛蜱中的高度氯菊酯抗药性与墨西哥的牛巴贝斯病和边虫病的发生有关[24]。

消除和预防狗蜱虫感染的方法包括每月局部应用含氟虫腈或氯菊酯的产品，以及用吡虫啉/氟氯苯菊酯、溴氰菊酯或双甲脒浸渍衣领[25]。

蜱移除

蜱应尽可能彻底移除，并应小心不要挤压其腹部。推荐轻轻牵拉，也可以扭转；后一种方法可能会残留下一小部分口器。市场上销售的塑料蜱移除器有几种。"Tick Nipper™"是一种便宜的塑料装置，可以夹住蜱的口器而不会切断它们。还可以通过用锋利的剪刀或热刀片在塑料或信用卡中切割 V 形凹口来制作蜱移除装置。凡士林、指甲油、异丙醇和热火烤通常无效。如果与蜱接触，应洗手。

蜱叮咬后预防性使用抗生素

蜱叮咬后抗生素的预防性使用仍存在争议，大多数权威不建议常规使用，包括预防莱姆病（参见第19章）。然而，来自流行地区的患者（蜱感染者＞20%），确定为肩突硬蜱（*I. scapularis*）若虫或成虫，已连续附着＞36 h，预防措施可在蜱取出72 h 内开始，单次剂量 200 mg 的多西环素可降低发生莱姆病的风险（在一项研究中，安慰剂组发病率为 3.2%，治疗组为 0.4%）[26-27]。一项预防性抗生素的 meta 分析得出结论，为了预防 1 例莱姆病，需要对 50 例蜱叮咬患者进行治疗，安慰剂组的风险为 2.2%，而抗生素治疗组的风险为 0.2%[28]。在硬蜱咬伤的个体中进行莱姆病的常规血清学检测没有用处，并且没有证据表明对蜱中包柔氏疏螺旋体的分子检测有助于预测该蜱咬伤的人莱姆病的风险[29]。游走性红斑的治疗方案见表19.4。

尚不清楚抗生素预防应用对预防蜱传播其他疾病的效果。例如，在 RMSF 的豚鼠模型中，如果在预期的疾病发作前不久给予单剂量的土霉素，可以预防本病。然而，任何早期的给药只会延缓临床症状的发展，这使得单剂量给药的正确时间选择变得困难。RMSF 流行区应避免使用单剂量多西环素来预防莱姆病，因为用药可能会改变 RMSF 的进程而延误治疗。

花蜱属

同义名： ■ 孤星蜱（Lone star tick）

要点

■ 有华丽的盾板（背侧硬板）。
■ 雌性美洲花蜱（*Amblyomma americanum*）仅有单个背部白色斑点。
■ 蜱的附着处出现丘疹、结节和大疱性皮损。
■ 花蜱是埃里希体病/多种立克次体感染/南方蜱相关发疹性疾病（southern tick-associated rash illness，STARI）和兔热病的传播媒介。
■ 花蜱叮咬与红肉过敏的形成有关。

引言

花蜱（*Amblyomma* tick）在美国南部特别常见。雌性美洲花蜱（*A. americanum*）的特征性白色背部斑点（图 85.10；见图 76.1）使其俗名"孤星蜱"更常用。雄性具有华丽的斑纹，在它们黑色盾板的后部通常会形成苍白的"倒转的马蹄铁"。花蜱具有突出的眼睛、印记（盾板的后缘凹槽）和长的前部口器。

美洲花蜱分布广泛，从德克萨斯州到爱荷华州和康涅狄格州（见图 76.12），由于白尾鹿数量的爆炸性增长，美洲花蜱的分布正在继续扩大[30]。花蜱的其他种类在非洲、加勒比海以及中南美洲地区很常见。一些花蜱寄生于鸟类，并且禽类宿主的迁徙与传播蜱传病有关。

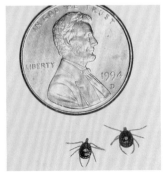

图 85.10 美洲花蜱（孤星蜱）。 注意雌性蜱的特征性白色背部斑点，雌性蜱的 10 个盾板只覆盖身体的一部分，以便进食时有充盈的空间

临床特征

花蜱喜欢附着于腿部、臀部和腹股沟，常影响在户外工作或参加户外娱乐活动的人员（例如建筑工人、渔民、猎人及远足者），特别是当新宿主取代了蜱的平常宿主时。患者通常会在蜱仍附着时发现蜱叮咬。这部分是因为常有大量的蜱附着。一旦剔除蜱，对蜱抗原的迟发型超敏反应可导致附着部位的反应。丘疹、结节性和大疱性损伤很常见。

美洲花蜱是查氏埃立克体（*Ehrlichia chaffeensis*）的主要携带者，它是人单核细胞埃立克体病的传播媒介。这种疾病在 30 多个州已有记录，其全身症状与 RMSF 相似（如发热和头痛），但皮肤表现不同（见第 76 章）。美洲花蜱也是伊氏埃立克体（*Ehrlichia ewingii*）感染的主要媒介。

与南方蜱相关的发疹性疾病（STARI；"密苏里莱姆病"）最初在密苏里州被发现，但其也可能存在于南部和东南部其他州。美洲蜱附着叮咬 3 ～ 14 天后出现环状红斑，通常伴发热、头痛、肌痛和关节痛。包柔氏螺旋体被认为是潜在的原因。

花蜱与 RMSF（立克次体主要在中美洲和南美洲，在这里可能被称为巴西斑点热）、美国蜱咬热（*Rickettsia parkeri*）、非洲蜱叮咬热（非洲立克次体）和兔热病（见第 74 和 76 章）的传播有关。美洲花蜱也被怀疑是 Heartland 病毒（Heartland virus）的传播媒介，Heartland 病毒感染是由最近发现的白蛉病毒属引起的，迄今为止在密苏里州和田纳西州已有报道。

花蜱叮咬与牛肉、猪肉和羊肉过敏有关，这是通过对非灵长类哺乳动物的血型物质半乳糖-α-1,3-半乳糖产生特异性的 IgE 抗体而发挥作用。吃红肉后通常 3 ～ 5 h，会出现荨麻疹、血管性水肿或过敏反应[32]。

革蜱

同义名：■ 安氏革蜱：落基山林蜱（*D. andersoni*：Rocky Mountain wood tick）■ 变异革蜱：美洲犬蜱（*D. variabilis*：American dog tick）

要点

- 蜱体形大。
- 带有深点的华丽盾板（硬背板）。
- 成年蜱更喜欢附着在头部、颈部和肩部。
- 变异革蜱是美国 RMSF 的主要媒介，而安氏革蜱可以传播科罗拉多蜱传热以及 RMSF。

引言

革蜱（*Dermacentor* tick）常见于植被低矮的开阔地带，很少见于森林茂密的地区。4 月份和 5 月份是蜱出没的高峰，在 7 月份开始减少。革蜱有一个华丽的盾板，突出的眼睛和缘垛（后面盾板的凹槽），小的前部口器和长方形的假头基。变异革蜱（图 85.11；见图 76.1）和安氏革蜱都有棕色的腿，而髋节 1（第一对腿附着的基部）是两裂的。髋节 4 在雄性蜱中很大，但没有腹板。在大多数硬蜱中，雌性的盾板较小，使其腹部暴露出一部分。

除了落基山州之外，变异革蜱在整个美国都有发现。在加拿大的部分地区，变异革蜱的活动范围与通常局限于落基山脉的安氏革蜱重叠。在乔治亚州和南卡罗来纳州，变异革蜱是人类身上发现的第 2 个最常见的蜱虫（美洲花蜱是最常见的）。

发病机制

在吸血过程中，安氏革蜱唾液可以下调局部细胞介导的免疫应答。这种现象可以解释许多结节性蜱叮咬反应的延迟发作。它可能代表一种自适应机制，让蜱不易被发现。

临床特征

革蜱喜欢叮咬头部和颈部；相反，美洲花蜱更倾向于叮咬小腿、臀部和腹股沟，肩突硬蜱（*Ixodes scapularis*）无部位偏好，最常见于躯干。革蜱的长期附着是美国蜱麻痹的最常见原因（见上文）。

变异革蜱是美国 RMSF 的主要媒介[33]。RMSF 发病率最高的是东部各州，特别是北卡罗来纳州（见图 76.2）。RMSF 的典型症状是发热和头痛。可能出现明显的肢端红斑和（或）瘀斑，但通常疾病早期不会出现。多达 40% 的 RMSF 患者未意识到近期被蜱叮咬。

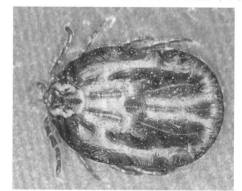

图 85.11　华丽盾板的变形革蜱（吸血后的雌性）。该物种是美国落基山斑疹热的主要传播媒介

由于 RMSF 的死亡率在很大程度上取决于症状发作与抗生素治疗开始之间的时间间隔，所以在流行区对每个发热和头痛的患者都应考虑该疾病。

安氏革蜱是落基山脉地区 RMSF 的主要媒介，也是病毒性疾病科罗拉多蜱传热（Colorado tick fever）的传播媒介。由于科罗拉多蜱传热的症状与 RMSF 的症状重叠，特异的诊断试验，如配对的血清学检测（急性和恢复期）和免疫组化，直接免疫荧光或基于 PCR 的病变皮肤活检标本分析可以帮助确认 RMSF 的诊断（尽管在获得结果之前不应延迟经验性治疗）。革蜱传播的其他疾病包括兔热病、欧洲和亚洲的立克次体感染和加利福尼亚的 364D 立克次体病［西方革蜱（*Dermacentor occidentalis*）］，偶尔也有人类单核细胞埃里希体病和 Q 热［伯纳特氏立克次体（*Coxiella burnetii*）］。

扇头蜱

同义名：■ 褐色犬蜱（brown dog tick）

🔲 要点

- 常见的犬蜱。
- 大多数为棕色，有棕色腿，泪滴形状和没有花饰的盾板（硬背板）。
- 美国西南部南欧斑疹热和（有时）RMSF 的传播媒介。

引言

扇头蜱（*Rhipicephalus* tick）（图 85.12）是常见的犬蜱，具有典型的棕色没有装饰的盾板。它具有突出的眼睛和缘垛（盾板后面的凹槽），小的口器附着在六

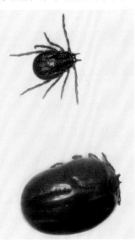

图 85.12　**扇头蜱**。常见的棕色犬蜱；下方的蜱充满血液

角形的假头基上。

临床特征

扇头蜱携带 RMSF（主要在美国西南部和墨西哥）和南欧斑疹热（见第 76 章）。它们也可能是刚果-克里米亚出血热病的媒介，尽管璃眼蜱（Hyalomma ticks）通常会传播这些疾病。

硬蜱属

同义名：■ 黑腿蜱（black-legged tick）■ 鹿蜱（deer tick）

🔲 要点

- 泪滴形状，通常有黑色的腿。
- 和雌性的大腹部比较，不加装饰的褐色盾板（背侧硬板）较小。
- 莱姆病、人类粒细胞边虫病、巴贝虫病、病毒性脑炎以及其他包柔氏和立克次体感染的传播媒介

引言

肩突硬蜱（*Ixodes scapularis*）［以前也称为硬蜱（*I. dammini*）］是东部黑腿蜱，是硬蜱里最著名的。成年雌蜱通常在晚秋和春季附着在宿主身上。它们小型的无装饰的褐色盾板与大而柔软的奶油色的充盈腹部相比，常常黯然失色（图 85.13；见图 76.1）。这些蜱具有短的前部口器，突出的宽"触角"，以及倒置的 U 形腹侧凹沟，其顶端在肛门前方。

临床特征

硬蜱是莱姆病、巴贝虫病和人类粒细胞边虫病

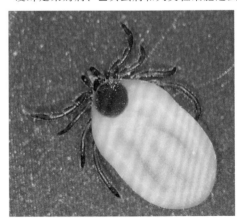

图 85.13　**肩突硬蜱**。与巨大的奶黄油色饱满的腹部相比，不加装饰的褐色盾板黯然失色

的传播媒介[34-35]。巴贝虫病是一种疟疾样疾病，而边虫病是一种以白细胞减少、血小板减少和血清肝转氨酶升高为特征的急性发热性疾病。在美国西部，太平洋硬蜱（西部黑腿蜱）是莱姆病的主要媒介（见图76.12）。在大湖区和美国东部，肩突硬蜱是主要媒介。蓖麻硬蜱（I. ricinus）和全钩硬蜱（I. persulcatus）分别是欧洲和欧亚地区莱姆病的重要媒介。由于蜱的幼虫和若虫阶段通常在春季和夏季附着于鸟类身上，鸟类迁徙（特别是知更鸟）可能是蜱和莱姆病地理分布广泛的原因。

单个硬蜱可能会传播多种病。在新泽西州乡村的一项研究中，55%的成年肩突硬蜱至少携带1种疾病（莱姆病，43%；巴贝虫病，5%；边虫病，17%），10%携带≥3种疾病。在威斯康星州和明尼苏达州，共同感染这3种疾病中的1种以上也是常见的，据报道在美国纽约市的公园里肩突硬蜱携带莱姆病和边虫病。

硬蜱在欧洲携带病毒性脑炎，在欧洲和澳大利亚传播立克次体感染（见表76.1）。由硬蜱传播的新兴传染病包括病毒样疾病或由包柔氏螺旋体引起的回归热（亚洲，欧洲，北美洲）和黄病毒引起的Powassan脑炎（美国东北部，大湖地区）。

螨类（蛛形纲：亚纲蜱螨目）

要点

■ 螨可通过口器和腿部，身体、背板和盾板（胸骨，肛门和天顶）的形状，以及后部结构上的刚毛（鬃毛或毛发）来鉴定。

■ 附着于宿主时通常是幼虫（恙螨；六足）；它们是恙虫病的传播媒介。

■ 姬螯螨属（Cheyletiella）通常在宠物身上发现，并可能在宿主中产生丘疹性或水疱性皮损。

■ 寄生在鸟类、哺乳动物和谷物的种属会诱发皮肤病；家鼠螨是立克次体痘的媒介。

引言

螨（mite）是长度为0.1～2 mm的小型蜘蛛。全世界有成千上万种（表85.5）。大多数螨是独立生活的，但有成千上万种螨寄生在动物或植物上。像跳蚤一样，大多数螨没有宿主特异性。具有医学重要性的螨可引起皮损，引发过敏反应（特别是特应性个体）或传播疾病（表85.6）。像蜱一样，螨的发育经过幼虫、若虫和成虫阶段。通常有一个幼虫阶段（在双翅螨中被称作恙螨）和几个若虫阶段。大多数螨产卵，但有些螨类，如刺鼠螨［毒厉螨（Laelaps echidninus）］

表85.5	螨家族
螨科	食物螨
儒形螨科	毛囊螨
皮刺螨科	鸟，啮齿动物螨
食甜螨科	食物螨
Haemoganasidae	稻草螨
痒螨科	结痂螨虫
蒲螨	谷螨，稻螨
疥螨科	疥螨
恙螨科	恙螨，收获螨

是胎生，产生不能动的幼虫。谷痒症螨［麦蒲螨（Pyemotes tritici）］保持其幼虫阶段，直到成为性成熟的螨。疥螨是相对物种特异性的，并在宿主身上完成其整个生命周期（见第84章）。

临床表现

皮肤对螨的反应很常见，包括丘疹、丘疱疹、大疱、荨麻疹和麻疹样发疹（图85.14）。恙螨咬伤最常见于小腿、内衣边缘的皮肤和生殖器部位。亚洲的恙螨幼虫是恙虫病的媒介，而家鼠螨则传播立克次体病（见第76章）。咬伤部位的焦痂是立克次体病的线索，血清学检测可能有帮助。与蜱传立克次体疾病一样，焦痂的活检组织可用于免疫组化或PCR以区分斑疹热中的斑疹伤寒病原体。

鉴别诊断

螨引起的皮肤病常误诊。大疱性病变特别常见，并且已有直接免疫荧光假阳性的报道。类似于昆虫叮咬的组织学特征可提示正确的诊断，该区域相应的皮疹模式也可能有助于诊断。然而，螨感染和大疱性类天疱疮的组织病理均可表现为表皮下大疱，有大量嗜酸性粒细胞浸润，因此仔细询问病史是必不可少的。

螨诱发性皮炎可能与宠物、啮齿动物、稻草被褥、鸟巢、谷物，甚至洋葱头有关（见表85.6）。禽螨皮炎也可能与啮齿类宠物，如沙鼠有关。宠物应该由知识渊博的兽医检查：皮肤刮取碎屑、胶带剥离或活组织检查可发现宠物身上的螨虫。吸尘器安装过滤器也可以用来收集螨虫（表85.7）。另一种有用的技术是用兽医师推荐的杀螨剂喷洒在宠物的头皮屑或结痂的区域，然后使用细齿梳或牙刷去除鳞屑痂皮，并放在密封袋中。袋中加入酒精后，鳞屑和毛发会下沉，而螨会浮起。

治疗

某些类型的螨会造成"咬后即跑"损害（皮损），而其他类型的螨则会附着长时间进食。刮擦、胶带剥离

表 85.6 具有医学重要性的螨	
粗脚粉螨	谷物螨：干草，谷物，房屋灰尘
	Baker 痒
姬螯螨属	**宠物的头皮屑**
马六甲肉食螨（Cheyletus malaccensis）	小麦螨
	小麦仓库痒（日本）
蠕形螨	**毛囊炎；可能酒渣鼻、睑缘炎；狗和猫的疥癣**
鸡皮刺螨，鸟刺螨	鸡螨：鸡，野鸟，啮齿动物，兔
粉尘螨，屋尘螨	粉尘螨（**过敏**）：尘埃，毛毯，床垫，枕头，宠物，储存食物和谷物
梅氏嗜霉螨	尘螨（**过敏，与其他尘螨的交叉反应**）
家甜食螨	奶酪螨，谷仓螨，杂货螨：奶酪，谷物，干草，床垫
	杂货店痒
厉螨属，阳厉螨属，真厉螨属	啮齿动物螨
害嗜鳞螨	粉尘螨，干草螨
拟脂刺螨属（皮刺螨属）	家鼠螨
	立克次体痘
秋新恙螨属（Neotrombicula autumnalis）	收获螨（北欧）
蛇刺螨属	蛇螨
林禽刺螨属（Ornithonyssus sylviarum），柏氏禽刺螨，囊禽刺螨	热带鼠螨，家禽螨，热带禽螨，北方螨：啮齿动物，鸡，野鸟，食肉动物
球腹蒲螨。麦蒲螨	稻草痒螨，谷物螨：谷物和稻草中的昆虫寄生虫
阿氏恙螨科（真恙螨属）	恙螨，红虫
Trombicula（纤恙螨属）akamushi，地里纤恙螨，弗氏纤恙螨（L. fletcheri），L. arenicola，苍白纤恙螨（L. pavlovskyi，盾纤恙螨	擦洗螨
	丛林斑疹伤寒（恙虫病）
腐食酪螨（Tyrophagus putrescentiae）	霉螨，储粮螨
	Copra 痒

表中列出了科学名称，常见名称和相关疾病（粗体），除蠕形螨和尘螨外，人类被螨叮咬后通常会出现瘙痒性丘疹性皮损

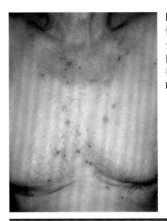

图 85.14 **螨叮咬**。多发性红色瘙痒性丘疹，部分皮疹可见血痂。患者因房子里鸟筑巢而暴露被叮咬（Courtesy, Jean L Bologni, MD.）

表 85.7 收集的螨虫进行显微镜检查的准备
首选方法
● 用乳酸或乳酚清洗（可能需要数小时至数天）
● 用水冲洗
● 放在 Hoyer 介质中 *
快速方法
● 直接在 Hoyer 介质中放置活的或酒精固定的螨虫 *
● 在 Permount™ 中放置活螨（螨的细节不太明显）
* 通过向 50 ml 蒸馏水中加入 30 g 阿拉伯胶制备，之后加入 200 g 水合氯醛，再加入 20 g 甘油；用粗棉布过滤

是一个很好的资源。如上所述，动物应该由兽医检查和治疗。在公园和训练场地，驱除动物和杀螨剂可能是有益的措施。用氯菊酯处理衣物进行个人防护也是有价值的。

对于人类，皮损可以用局部止痒剂如樟脑和薄荷，或联合局部麻醉药如普莫卡因一起治疗。局部使用强效糖皮质激素制剂可能会有帮助，尤其是封包治疗。皮损内注射糖皮质激素和切除瘙痒的结节可能是必要的。大疱和表皮擦破的皮损可能形成继发感染，此时恰当的伤口护理十分重要。流行的家庭疗法通常以去除或杀死附着螨为主，并且经常使用抗刺激剂（例如含丙二醇的除臭剂）以减少瘙痒。患者可能会出现刺激性和过敏性接触性皮炎，对防腐剂、指甲油，甚至电池酸过敏。

恙螨

引言

恙螨（chigger，trombiculid mite）是卵生的，通常将卵产在地面、叶子或草叶上。几天后，卵裂开，但螨仍处于静止的前幼虫阶段。在预备阶段之后，6 足幼虫（恙螨）积极寻找合适的宿主。幼虫螨附着在宿主身上，经过长时间的进食，幼虫脱落，其成熟的过程

或用肥皂和水用力清洗均可有效去除或杀死附着的螨。刮片、胶带剥离和标本活检可能对诊断和治疗都有帮助。

彻底治疗需要避免接触或治疗感染源。螨鉴定可能有助于确定可能的来源。针对自由生活的螨、动物源性螨和杂货螨的处理策略不同。在这种情况下，一位蜱螨学家可能具有不可估量的价值，由 Gary Mullen 和 Lance Durden 撰写的《医学和兽医昆虫学》教科书

包括 8 足可自由生活的若虫和成虫阶段。

临床表现

恙螨叮咬可引起剧烈的瘙痒，尤其是在高致敏的个体身上。在下肢或松紧带与皮肤接触的地方通常会发现成簇的丘疹、水疱或大疱。儿童季节性阴茎肿胀伴瘙痒和排尿困难，称为"夏季阴茎综合征"，可能代表对恙螨咬伤的超敏反应。

治疗

上述讨论的局部止痒和麻醉药可能会有所帮助。大多数接受皮肤科医生治疗的患者需要强效的局部或皮损内注射糖皮质激素治疗。暴露后立即用肥皂和水进行剧烈清洗很有帮助。用氯菊酯处理衣物是一种有效的预防策略。

姬螯螨属

引言

姬螯螨属（*Cheyletiella*）是非穴居螨，常见寄生于猫［布氏姬螯螨（*C. blakei*）］、兔［寄食姬螯螨（*C. parasitovorax*）］和狗［雅姬螯螨（*C. yasguri*）］。对于人类来说，它们是隐匿性螨引起的皮炎的常见原因。动物的感染表现为不同程度的瘙痒，并产生轻微的皮炎，表现为干燥的白色鳞屑，有时称其为"会移动的头皮屑"。动物应由兽医进行评估，重要的是要注意单次刮片阴性不能排除恙虫病。在对感染姬螯螨的狗进行的一项研究中发现，使用真空吸尘器收集样本的方式比胶带剥脱、拔毛或皮肤刮擦更敏感。

临床表现

典型的姬螯螨皮炎患者是年轻或中年女性，表现为瘙痒性丘疹（图 85.15）。大疱性疹也可见，但在患者身上很少能找到螨虫。

治疗

应如上所述治疗人体皮肤反应。动物治疗应由兽医指导。

蜘蛛叮咬（蜘形纲：蜘蛛目）

蜘蛛（spider）是蜘形纲动物，与蝎子、蜱和螨有关。世界各地发现了许多种有毒的蜘蛛。罗纳栉蛛属（*Phoneutria* wandering spider）的咬伤可能对儿童是致命的，但大多数蜘蛛咬伤只会导致局部皮肤反应。有毒的蜘蛛通常是区域性分布的，而且很多都没有特征。下文讨论的是最具临床意义的蜘蛛。值得注意的是，美国许多重要的蜘蛛种类并不是北美洲本地的，而是由于全球旅游和贸易，近年来才输入的，例如流浪汉

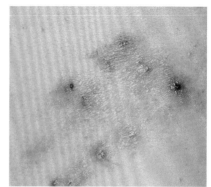

图 85.15　姬螯螨属螨咬伤。这些螨虫是非穴居的，寄生在猫、兔子和狗身上

蜘蛛和棕斜蛛（*Loxosceles laeta* spider）。

寡妇蜘蛛（红斑蛛属）

要点

■ 黑寡妇蜘蛛是大而有光泽的黑色蜘蛛，圆形腹部。
■ 世界各地都有各种黑色、棕色和红色寡妇蜘蛛。
■ 在黑寡妇蜘蛛中，腹部腹面可见红色沙漏图案。
■ 咬伤部位出现急性疼痛和水肿。
■ 全身症状类似急腹症，可能包括横纹肌溶解症。

引言

寡妇蜘蛛（widow spider，*Latrodectus* spp.）遍布世界各地，仅北美洲地区就有 5 个种类，包括黑色、棕色和红色变种。美国毒蛛是北美洲最常见的黑寡妇蜘蛛，其生存范围延伸到加勒比海岛屿。间斑寇蛛（*L. tredecimguttatus*）、库拉卡维寇蛛（*L. curacaviensis*）和黑纽扣寡妇蛛（*L. indistinctus*）分别是在欧洲、南美洲和非洲发现的黑寡妇蜘蛛（称为纽扣蜘蛛）。来自北美洲的雌性黑寡妇蜘蛛在腹部具有红色沙漏图案，而来自世界其他地区的品种具有不同的红色图案。褐色［几何寇蛛（*L. geometricus*）］寡妇蜘蛛以橙色腹侧沙漏图案为特征，其分布广泛，包括美国、南美洲和非洲。澳大利亚有红背蜘蛛（*L. hasselti*），新西兰有红色卡提波蜘蛛（*L. katipo*）。

寡妇蜘蛛通常栖身于木垛、鞋子和室外座椅下。当它们的生活环境受到干扰、无意中被困住或被压在皮肤上时，通常会蜇伤人。寡妇蜘蛛在保护卵时更具有侵略性。

发病机制

黑寡妇蜘蛛的毒液含有黑寡妇毒蛛毒素，这种毒

素可去极化神经元，增加细胞内部钙离子的浓度和刺激不受神经递质控制的胞吐作用。与 α - 黑寡妇毒蛛毒素相关的二价阳离子依赖性四聚体可以插入脂质双分子层中，形成膜孔。由此可以用于鉴别黑寡妇毒蛛毒素的钙依赖性受体。

临床特征

由寡妇蜘蛛叮咬引起的发病程度取决于蜘蛛的种类、年龄和性别（只有成年雌性有毒），以及注入毒液的量和咬伤部位。局部皮肤反应通常仅表现为短暂性红斑、水肿、出汗和竖毛。皮肤外表现则更明显，包括疼痛性肌肉痉挛（最初在咬伤部位周围，之后更广泛）和外科急腹症的症状，如头痛和恶心，全身性出汗也可能发生。棕色寡妇蛛叮咬的症状往往比较轻，并局限在咬伤部位。

治疗

苯二氮䓬类药物和静脉注射葡萄糖酸钙可能有助于改善手足抽搐的症状。一项研究显示，葡萄糖酸钙疗效优于美索巴莫（Robaxin®）。抗蛇毒素可以快速缓解手足痉挛和其并发症，如对其他药物无反应的阴茎异常勃起。纯化的马 Fab 片段的抗蛇毒蛋白与经典的抗蛇毒蛋白相比超敏反应风险较低。

棕斜蛛

> **要点**
> - 棕色隐士蜘蛛（棕色遁蛛）有一个小躯体和长腿。
> - 头、胸部呈现深棕色小提琴状。
> - 皮肤坏死性咬伤反应。
> - 全身反应包括休克、溶血、肾功能不全和弥散性血管内凝血。
> - 其他斜蛛属蜘蛛可以产生类似的反应。

引言

世界各地都发现了棕斜蛛（*Loxosceles* spiders），并且在头、胸部背侧具有经典的深棕色、小提琴样图案标记（图 85.16）。在美国，棕色遁蛛（棕色隐士蜘蛛）（*L. reclusa*）、棕斜蛛（*L. laeta*）、红平甲蛛（*L. rufescens*）、荒漠斜蛛（*L. deserta*）和亚利桑那斜蛛（*L. arizonica*）的咬伤可引起皮肤坏死，后 3 种蜘蛛的咬伤反应通常是轻微的。许多其他蜘蛛能够产生皮肤坏死或全身反应，并且这些蜘蛛的叮咬常常错误地归于棕色隐士蜘蛛。棕色隐士蜘蛛在美国中南部最常见，从田纳西州、密苏里州到俄克拉荷马州和德克萨斯州（图 85.17）。它们经常栖息在木垛、阁楼和散热器上。

大多数叮咬事件发生在蜘蛛受到干扰时。棕斜蛛是

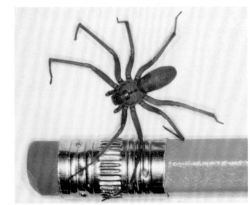

图 85.16　棕色隐士蜘蛛（棕色遁蛛）。这种蜘蛛躯干小，腿长，有 3 双眼睛，头、胸部花纹呈小提琴状

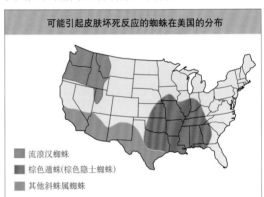

可能引起皮肤坏死反应的蜘蛛在美国的分布

■ 流浪汉蜘蛛
■ 棕色遁蛛(棕色隐士蜘蛛)
■ 其他斜蛛属蜘蛛

图 85.17　可能引起皮肤坏死反应的蜘蛛在美国的分布。流浪汉蜘蛛叮咬导致皮肤坏死的可能性在文献中有争议（Adapted from：Sams HH，Dunnick CA，Smith ML，et al. Necrotic arachnidism. J Am Acad Dermatol. 2001；44：561-73.）

非侵略性的，有报道称即使和成千上万只棕色隐性蜘蛛生活在同一间房子里，也没有人被咬。这表明棕色隐士蜘蛛咬伤被过度诊断，特别是在蜘蛛稀少的地区。酶联免疫吸附试验可以检测皮肤活检标本或采取毛发（在咬后 4 天内获得）中的棕色斜蛛毒液，另外也可以通过被动血凝抑制试验检测（在咬伤后 3 天）。除此之外，红细胞表面上的血型糖蛋白 A 减少可能提示毒液暴露。

发病机制

鞘磷脂酶 D 是棕色隐士蜘蛛毒液中的主要毒素，能与血清淀粉样蛋白相互作用。透明质酸酶允许焦痂以依赖重力的方式蔓延。中性粒细胞不能被毒液直接激活，中性粒细胞激活可能依赖于毒液和内皮细胞之间的相互作用。不同地区的蜘蛛，如棕色遁蛛（*L. reclusa*）、棕斜珠（*L. laeta*）、荒漠斜蛛（*L. deserta*），

L. gaucho 和 *L. intermedia* 的毒液具有相似的鞘磷脂酶活性和电泳图谱，主要蛋白质带在 32 ～ 35 kPa。所有毒液都含有透明质酸酶以及具有纤维蛋白原分解活性的金属蛋白酶。这些毒液成分的相似性和有交叉反应表明开发单一通用的棕斜蛛抗毒素是可能的[36]。

临床特征

大部分棕斜蛛的叮咬，包括棕色隐士蜘蛛，都不会引起严重的反应。局部疼痛常常延迟到咬后数小时，这通常发生在肢体末端（图 85.18）。皮肤反应通常以红斑开始，然后发展为中心水疱或焦痂，有白色的晕，可演变为出血性大疱和坏死[37]。皮肤坏死反应可表现为干燥、坏死的焦痂或溃疡。有报道称被棕色隐士蜘蛛叮咬颈部后，其毒液引起上呼吸道阻塞。全身反应包括血小板减少症和 Coombs 阳性溶血性贫血[38-39]。L. arizonica 是在美国西南部发现的一种蜘蛛，其引起的坏死较轻，这被认为是导致休克的原因。

病理学

兔实验室模型很好地描述了棕色隐士蜘蛛中毒的组织病理改变[40]。这些变化呈时间依赖性，早期活检标本显示中性粒细胞浸润，随后的变化包括表皮、附属器上皮和浅表真皮的"木乃伊"凝固性坏死。中性粒细胞带状浸润可作为有活力的皮肤和焦痂之间边界的标记。小血管炎和血栓形成通常在中性粒细胞带附近明显，类似于结节性多动脉炎的大血管血管炎可能解释了一些叮咬后所见的组织坏死范围。现已有报道表明动脉血栓形成导致足部坏疽[41]。

治疗

防止皮肤坏死反应的最佳治疗仍然难以实现。大多数患者被叮咬后可予休息、冰敷和抬高患肢来治疗。在咬伤 4 h 内皮下注射多克隆抗棕斜蛛 Fab 片段可以减轻动物模型的坏死；即使在咬伤后 48 h 内静脉注射抗蛇毒血清，也可以减少坏死区域的大小[42]。高压氧

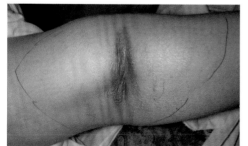

图 85.18　蜘蛛咬伤后皮肤坏死。注意中央暗淡的坏死区域。患者最初被误诊为蜂窝织炎并且予口服抗生素治疗无效后住院

治疗可能会减少溃疡的大小，但疗效尚不确切。对使用较广泛的药物，如氨苯砜、秋水仙碱和泼尼松的研究结果一直不稳定，往往令人失望[43]。氨苯砜治疗由于其存在溶血的风险而变得复杂，尤其是对患有葡萄糖 -6- 磷酸脱氢酶（glucose-6-phosphate dehydrogenase，G6PD）缺乏症的患者。目前对全身治疗的建议仅限于抗蛇毒血清（如适用）和泼尼松（用于全身反应）。个案报道和一些动物数据也表明，皮损内注射曲安西龙可能对皮肤坏死反应有一定疗效[43]。最近有研究发现补体抑制剂依库珠单抗（eculizumab）可以在体外预防棕色隐士蜘蛛毒液引起的溶血，需要进行临床研究来确定其对棕色隐士蜘蛛咬伤反应的治疗潜力。

漏斗-网蜘蛛

要点

- 大、多毛、侵略性的蜘蛛，在黑暗潮湿的地区，如地下室生存。
- 漏斗状的网。
- 在美国西北部、加拿大和欧洲发现的流浪汉蜘蛛（浪人蜘蛛，具侵略性的住宅蜘蛛），直径 4 ～ 5 cm，偶尔会引起皮肤坏死反应。
- 其他漏斗网蜘蛛可产生局部和全身反应。

引言

当浪人蜘蛛（*Tegenaria agrestis*，hobo spider）从欧洲进入到北美洲时，这种蜘蛛几乎没有竞争者，并在美国西北部的人类住宅中很常见（见图 85.17），通常在地下室与地平齐并且和混凝土或石头接触的地方织网。在欧洲，浪人蜘蛛主要栖息地是乡间，而攻击性较小的 *T. gigantea*（也称为 *T. duellica*；巨型屋蜘蛛）和家养蜘蛛（*T. domestica*）更可能在人类住宅中发现。流浪汉蜘蛛的胸骨有一个浅色的中心和侧面的深色垂直带。

最具医学重要性的 *Hadronyche* 和 *Atrax* 是澳大利亚东部特有的。这些蜘蛛会产生强效的神经毒素，叮咬会导致严重的全身症状（见下文）。类似的反应可能发生在来自罗纳栉蛛属的蜘蛛咬伤，这种蜘蛛存在于南美洲（尤其是巴西）和哥斯达黎加。

发病机制

澳大利亚漏斗网蜘蛛（funnel web spider）的毒素中含有小分子肽类神经毒素（δ- 水杨酸毒素），当人被严重蛰伤时，会减慢对河豚毒素的敏感性和电压门控钠通道失活，导致儿茶酚胺和胆碱的过量。相比之下，来自美国本土漏斗网蜘蛛（*Agelenopsis aperta*）的

毒素（agatoxins）的作用靶点为离子通道并使捕食的昆虫瘫痪，但对人体没有医学意义。

临床特征

流浪汉蜘蛛咬伤是否能产生皮肤坏死或全身症状是一个有争议的话题[44]。文献中对这种蜘蛛叮咬反应的记录极少，在动物和实验室模型研究中均未能证明流浪汉蜘蛛毒液能诱导皮肤坏死或溶血[45]。澳大利亚漏斗网蜘蛛 Hadronyche 和 Atrax 咬伤往往伴有极度疼痛、咬痕、局部发红和出血。对于这些蜘蛛而言，严重中毒的特征有自主神经兴奋（例如出汗、痉挛、心动过缓或过速以及高血压）和神经肌肉症状（例如感觉异常、肌束震颤和肌肉疼挛），如果不用抗蛇毒血清治疗可能导致心肌损伤和休克。

狼蛛（捕鸟蛛科家族）

要点

- 典型的大型多毛蜘蛛，直径达 15 cm。
- 通常不具侵略性。
- 皮肤和眼睛上被螯毛覆盖。
- 导致结节性眼炎的重要原因。

引言

狼蛛（tarantula）是美国西南部常见的大型长毛蜘蛛，世界各地都有相关物种。它们经常在宠物商店有售。大多数狼蛛叮咬不会产生严重的全身毒性。

许多品种的狼蛛在背腹部特征性的斑点上均有螯毛。这些螯毛以防御性的方式用来驱赶蜘蛛穴中的掠食者。当蜘蛛感知到攻击时，会利用振动后足的方法弹出螯毛。大多数非洲和亚洲物种中没有螯毛。

临床特征

螯毛刺入的部位瘙痒可能会持续数周。穿透角膜的螯毛可导致眼结节性眼炎，慢性肉芽肿性反应可导致视力丧失。

病理学

狼蛛螯毛穿透角质层和表皮，并可延伸至网状真皮深层。

蝎子（蜘蛛纲：蝎目）

要点

- 大的前爪。
- 当受到威胁时，长尾向上弯曲用来叮刺。
- 刺尾蝎属（Centruroides spp.）尾部有钝刺。

表85.8	临床上重要的蝎子种类	
地区	种类	评论
非洲	红粗尾蝎、金背粗尾蝎、黑粗尾蝎、Uroplectes lineatus 和黑背以色列金蝎	粗尾巴；剧毒
亚洲和北非	黄肥尾蝎和地中海黄蝎	
亚洲	土耳其黑肥尾蝎	
巴西	巴西钳蝎	黄色；引起儿童死亡的原因
美国西南部，特别是亚利桑那州	墨西哥雕像木蝎（Centruroides exilicauda）	很少与死亡有关；对公众健康危害被高估
美国中部，特别是德克萨斯州	美洲沙漠木蝎（Centruroides vittatus）	叮咬疼痛
美国、墨西哥和中美洲	中美毒蝎，南美沙漠木蝎和杜兰戈木蝎	有毒；一些归因于墨西哥雕像木蝎的死亡事件可能是由于这种蝎子引起的

引言

世界上有许多有毒的蝎子。蝎子（scorpions）通常藏在桌面、木板和鞋子中。它们在受干扰或与手脚接触时会叮咬人。表85.8列出了几种临床相关物种。

临床特征

局部和全身症状（例如疼痛和感觉异常）通常与皮肤体征（如红斑和水肿）不成比例，这些症状通常在刺痛部位表现不明显。大多数死亡与心肺功能有关，包括心源性休克和肺水肿，多发生于 < 10 岁儿童。胰腺炎也是蝎子中毒后发病的重要原因。

治疗

抗蛇毒血清可用于流行地区，与支持性护理联合治疗已被证明可降低严重蝎毒的发病率和死亡率[46-47]。然而，对于大多数小蝎子咬伤来说，使用冰敷就足够。哌唑嗪可逆转印度红蝎（Mesobuthus tamulus）导致的自主神经风暴（autonomic storm），可加速恢复并保护心肌功能。在动物模型中，他克莫司也被发现对蝎毒的全身毒性具有保护作用[48]。

蜈蚣（唇足纲）和千足虫（倍足纲）

要点

蜈蚣

- 长的蠕虫状的身体，在背腹侧呈扁平状。
- 17 节或更多节段；长达 20 cm。

- 除最后一节外，每节都有一对足。
- 咬伤部位表现为疼痛，水肿和红斑。

千足虫

- 长而圆柱状的蠕虫状身体，具有很多节段。
- 每个节段有 2 对足和 2 对呼吸道气孔。
- 不叮咬（无咬下颌骨），但会引起化学刺激性接触性皮炎。

引言

蜈蚣（centipede）是凶猛的捕食者。它们可通过下颌管注入神经毒性的毒液。千足虫（millipedes）不咬人，但可能会导致类似烧伤的反应。

临床特征

蜈蚣叮咬可能产生疼痛、红斑和水肿。叮咬可以大量流血，经常伴有感觉异常。儿童摄入蜈蚣会导致全身毒性。叮咬很少会导致严重的全身症状，如冠状动脉缺血、横纹肌溶解、蛋白尿和肾衰竭。越南巨人蜈蚣是一种大型的有攻击性的热带蜈蚣，近来成为流行的宠物，其局部的咬伤反应可能会非常严重。

千足虫不咬人，但它们可以分泌有毒物质，导致化学刺激性接触性皮炎。千足虫灼伤经常会累及眼睛，而晾晒衣服上的千足虫会导致广泛的皮炎。值得注意的是，千足虫灼伤和相关的皮肤褐色沉着（可持续数月）可能会误诊为虐待儿童。

治疗

蜈蚣叮咬一般仅需对症治疗，尽管全身症状可能会让患者觉得非常害怕。被蜈蚣咬伤的儿童经常会描述说他们被蛇咬伤。与蛇咬伤水肿相比，蜈蚣咬伤的水肿较轻，且其特征性的人字鄂形蜈蚣咬伤形状可能是有帮助的鉴别特征。蜈蚣咬伤中毒后，使用冰袋、止痛剂和热水浸泡可提供相似的疼痛改善效果[49]。

蛇咬伤

> **要点**
>
> - 疼痛和肿胀迅速发作。
> - 症状取决于蛇的种类和注入毒液的数量。
> - 抗蛇毒素可拯救生命，但并不能预防所有并发症，并可能导致过敏反应。

引言

蛇咬伤（snake bite）主要发生在从事户外活动，特别是野营和徒步旅行的人群中。职业咬伤可能也会发生在养蛇人身上，在那些提取蛇毒的人中尤为常见。在美国，蛇咬伤致死是罕见的，但在非洲和亚洲更为常见[50]。

临床特征

毒蛇咬伤后，通常在 1 h 内发病，毒素会引起明显的水肿。出血和坏死常见。通常会注意到成对的咬合痕迹。

治疗

抗蛇毒素是治疗的重要组成部分，即使延迟使用也可能有益。抗蛇毒血清的不良反应包括血清病和过敏反应。在开始抗蛇毒素治疗之前，应该准备治疗速发型变态反应的药物。对于曾经治疗过的患者来说，对抗蛇毒素过敏是一个特别的问题。由于血清病和蛇咬伤有共同的体征和症状，且反复的蛇咬伤可能与 IgE 介导的过敏反应独立相关，因此对抗蛇毒血清反应的评估很复杂。即使在从未接受过治疗的个体中，抗蛇毒素也会导致类过敏反应。

响尾蛇毒液引起的血小板减少只能被抗蛇毒素血清（响尾蛇科）部分逆转，甚至在经过抗蛇毒素治疗后，也会发生由北美响尾蛇咬伤引起的弥散性血管内凝血。服用抗血小板药物的患者出现严重出血的风险更高[51]。

限制毒液向全身扩散的止血带如果使用不当可能导致组织缺血。虽然尚未对所有蛇开展研究，但止血带的应用似乎收效甚微。

狗和猫咬伤

> **要点**
>
> - 可能无缘无故被咬，尤其是狗。
> - 感染很常见，病原体包括巴斯德菌属（Pasteurella spp.）和犬咬二氧化碳嗜纤维菌（Capnocytophaga canimorsus）。
> - 抗生素治疗通常被认为是必需的。

引言

猫咬伤（cat bite）通常由挑逗引发，而狗咬伤（dog bites）往往是无缘无故的。狗咬伤在儿童中尤其常见，并且狗通常是自家或邻居的宠物。

世界上，除了新西兰、欧洲部分地区、南美洲部分地区和偏远太平洋地区岛屿外，几乎所有地方仍然发生狂犬病。与狗咬伤相关的狂犬病在低收入国家仍然是一个问题。幸运的是，由于接种疫苗计划，高收入国家与狗咬伤有关的狂犬病罕见，大多数人类狂犬病与蝙蝠接触有关。在美国，狂犬病主要由蝙蝠、浣熊和臭鼬携带。尽管未接种疫苗的狗偶尔会从野生动物中获得狂犬病，自 2004 年以来，美国尚未发现导致狗对狗传播的犬狂犬病病毒变种。在德克萨斯州针对灰狐和土狼，美国东部针对浣熊采取的诱饵口服狂犬病疫苗接种的计划，有助于减少狂犬病的传播。

应联系当地卫生部门报告狗或猫的咬伤，并在必要时安排检疫。与脑涂片上的荧光抗体测试相比，狗唾液对狂犬病抗原的乳胶凝集测试敏感度为 95%。

临床特征

与咬伤相关的常见病原体包括链球菌、葡萄球菌素、巴斯德菌属、犬咬二氧化碳嗜纤维菌和厌氧菌。出血性败血症性巴斯德菌引起的乳房植入物感染和肺脓肿均与接触猫有关，已有报道猫咬后（没有先出现局部感染）出现葡萄球菌性心内膜炎；狗咬后观察到脑脓肿形成。在免疫功能低下的患者中，存在巴斯德菌或二氧化碳嗜纤维菌属脓毒症的显著风险。犬咬二氧化碳嗜纤维菌脓毒症死亡率高，与暴发紫癜相关。人类被咬后感染金黄色葡萄球菌（*Staphylococcus aureus*）和啮蚀艾肯菌（*Eikenella corrodens*）的可能性较高。表 85.9 列出了与咬伤感染相关的最常见病原体。

治疗

β - 内酰胺抗生素和 β - 内酰胺酶抑制剂（如阿莫西林 / 克拉维酸）的联合应用可为大多数被狗和猫咬伤的机体提供良好的保护[52-54]。备选方案包括：①具有厌氧活性的第二代头孢菌素（如头孢西丁和头孢替坦）；②青霉素加第一代头孢菌素；或③克林霉素加氟喹诺酮。对巴斯德菌感染的动物咬伤患者的住院需求与最初使用次优抗生素疗法密切相关。采用适当的抗生素治疗，对狗咬伤面部进行一期修复是合适的[55-56]。

水蛭

要点

■ 在淡水中发现。

■ 紫癜和出血。

引言

与池塘或河流等淡水体接触后发生水蛭（leech）附着。

发病机制

水蛭可阻止血液凝固，部分是通过干扰血小板聚集。医用水蛭与嗜水气单胞菌（*Aeromonas hydrophila*）伤口感染有关[57]。

表 85.9	与人和动物咬伤伤口感染有关的病原体
咬伤	病原体
人咬伤	金黄色葡萄球菌 酿脓链球菌 啮蚀艾肯菌 各种厌氧菌 †
猫咬伤	出血性脓毒症性巴斯德菌（75%）* 莫拉菌属 奈瑟球菌 *weavei* 动物溃疡伯格菌 各种厌氧菌 †
狗咬伤	巴斯德菌属（犬属＞多杀杆菌）（50%）* 金黄色葡萄球菌（20%） 酿脓链球菌 *N. weaveri* 犬咬二氧化碳嗜纤维菌 动物溃疡伯格菌 各种厌氧菌 †
马和羊叮咬	放线杆菌 巴斯德菌属 各种厌氧菌 †
海洋动物咬伤	弧菌属 嗜水气单胞菌 假单胞菌属 类志贺邻单胞菌

† 可能包括梭形杆菌属、拟杆菌属、紫单胞菌属、卟啉单胞菌属和普里沃菌属。
* 潜伏期相对较短，为 12 ～ 24 h
大多数感染是多种微生物感染，包括需氧和厌氧细菌（中位数 4 ～ 5 株），这些细菌可能来源于患者皮肤以及咬人动物或人类的口腔菌群。

临床特征

水蛭附着部位经常变成紫癜，当去除水蛭后可能会流血不止。水蛭可附着于扁桃体（导致咯血）或鼻内（引起鼻出血）。据报道，水蛭叮咬后可出现与凝血功能失常有关的大量出血和贫血。

治疗

水蛭的去除通常因出血或感染而复杂化。可使用饱和的盐溶液促进水蛭去除。

水蛭疗法

医用水蛭和高压氧联合使用可以增加静脉阻塞皮瓣的存活可能。可以通过第二胃囊（胃）切口并浸入5- 羟色胺溶液，诱导驯养的水蛭持续从皮瓣吸血进食。

海洋生物伤

要点

■ 海洋生物含有一些已知最强的毒素。

■ 中毒后，意识丧失可发生溺水。

■ 贯通伤后易于继发感染。
■ 海洋弧菌（vibrio）感染在肝病患者中更为常见。
■ 对大多数海洋生物毒液的急救措施包括将受伤部位浸泡在热水中，但不能是烫水。

引言

继发性细菌感染可能使穿透性海洋生物伤害（marine injuries）变得复杂。金黄色葡萄球菌是最常见的细菌，但也会发生海洋弧菌感染。创伤弧菌（vibrio vulnificus）脓毒症与肝病，特别是肝硬化密切相关（见第74章）。大多数感染与摄入牡蛎或咸水的伤害有关，该有机体可以在皮肤上存活超过24 h，有报道在到达干燥的陆地后，穿透性损伤感染仍可发生。海豹状指是因海豹咬到手指，造成衣原体感染引起的。猪红斑丹毒丝菌（Erysipelothrix rhusiopathiae）（见第74章）、嗜水气单胞菌（Aeromonas hydrophila）和海洋分枝杆菌（Mycobacterium marinum）（见第75章）的皮肤感染也可以从水生环境中因受伤获得。

发病机制

刺胞动物（包括海蜇、珊瑚和海葵）是水生动物，它们产生特殊的表皮细胞，称为刺细胞，刺细胞中有细胞器，称为刺丝胞或刺丝囊。物理（例如与异物接触）或渗透压改变引起刺丝囊内的盘绕、倒置的、中空的细丝弹出体外并排出其有毒物质。

临床特征

海胆是棘皮动物，其脆弱的刺在皮肤上容易折断。来自刺中的色素经常扩散到伤口中，使刺难以发现和移除。已知大约600种海胆中只有约80种对人体有害。如黑色海胆（Diadema setosum）类的长刺海胆是经常遇到的问题，它的刺嵌在关节附近，与滑膜炎和关节炎有关。海参，另一种棘皮动物，可以喷出一种刺激性的腔内液体。

海水浴疹（海虱）的特点是位于泳衣（图85.19）和间擦部位的瘙痒性丘疹。它可由各种刺激性幼虫引起，包括在南部水域（如佛罗里达海岸和加勒比海）常见的顶针水母（Linuche unguiculata）。海水浴疹在纽约长岛海岸通常是由线形爱德华氏菌（Edwardsiella lineata）引起的。相比之下，游泳者瘙痒（Swimmer's itch）仅发生于在淡水中涉水或游泳后暴露部位的皮肤；这种情况与禽类血吸虫尾蚴（自由游动的幼虫）有关（见第83章）。

水母蜇伤导致即刻剧疼痛以及迟延和偶尔反复发作的皮肤反应。可能观察到红斑、荨麻疹或出血性条纹

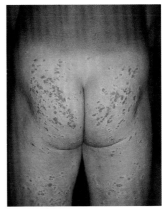

图85.19　海水浴疹。粉红色水肿性丘疹，分布与浴裤形状相同（Courtesy, Kalman Watsky, MD.）

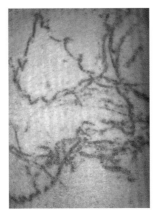

图85.20　水母蜇伤。疼痛性红色丘疹和丘疱疹呈多个线性条纹状（Courtesy, Joyce Rico, MD.）

（图85.20），与大型水母接触后，皮损长而数量少。有在远离中毒部位出现扁平苔藓样样和炎症反应的报道。箱水母（Chironex fleckeri），即太平洋立方形水母或海黄蜂，通常认为是最危险的水母，被其刺伤后常导致休克。通过胶带剥离法获得皮肤上的刺丝囊可确认中毒。在大西洋的南部水域可发现远洋僧帽水母。在太平洋地区可以看到蓝瓶僧帽水母（Physalia physalis）。霞水母（Cyanea）和金黄水母（Chrysaora）是引起水母皮炎的常见原因。风暴频繁地将水母大量地驱赶至浅水中。

滨瘤海葵（Haloclava producta），即"鬼海葵"，是一种在美国东海岸和墨西哥湾发现的穴居海葵。它是纽约长岛海岸夏季皮炎暴发的原因。珊瑚是另一组和海葵同一类（珊瑚虫）的刺人的刺胞动物。珊瑚所致的伤口愈合缓慢，应该大力冲洗。火珊瑚是假珊瑚，能产生强烈的刺痛和丘疹，可持续数天。在海藻和裸鳃亚目海蛞蝓（nudibranch sea slugs）的背侧乳突中发现的刺胞丝囊也可引起皮炎。单独接触藻类也会导致

皮炎，称为海藻皮炎（见第17章）

红海绵和火海绵（多孔动物门成员）都会导致皮炎。海绵皮炎与嵌入皮肤的刺有关，但海绵潜水员病是由附着在海绵基部的海葵的刺引起的。局部瘙痒和烧灼感会进展为红斑和水疱。最常见的全身症状为恶心、呕吐和头痛。

软体动物门中有2个纲，头足类动物和腹足动物，均与人类的毒液蜇入有关。蓝圈八爪章鱼含有强效毒液。这种小头足类动物通常只有10 cm长，常位于澳大利亚海岸附近的海域。锥形壳（海洋腹足动物）的毒液可能与20%的死亡事件相关。贝壳长约10 cm，主要在热带和亚热带气候地区的浅水中被发现。

黄貂鱼会导致软组织损伤和毒刺嵌入。据报道，黄貂鱼刺透入胸部，毒液诱发心肌坏死，导致死亡。黄貂鱼的伤害主要发生在淡水和海水中，而疼痛是主要表现。

在亚热带和热带水域，狮子鱼很常见。自2000年8月以来，从佛罗里达州到纽约州，美国东海岸沿岸都有狮子鱼的报道。狮子鱼属于蝎鱼家族（鲉科），该家族包括蓑鲉属（狮子鱼）、矮鲉（"真正的鲉"，棱须蓑鲉和锯鲉）和毒鲉属（石鱼）。虽然被它们咬伤都会产生局部疼痛以及全身症状，但石鱼毒性最大。鲶鱼脊刺刺伤发生在海水和淡水中。它们可能与局部疼痛、出血和全身症状有关。

病理学

海洋弧菌感染可引起严重的蜂窝织炎，波及皮下组织和真皮层。浅层真皮失活且缺乏炎性浸润。非炎症性大疱位于表皮下。可见许多生物体，特别在血管周围。

偏振光显微镜检查海胆棘突，呈现由方解石晶体产生的华丽对称结构。可能会产生皮肤肉芽肿性反应。

来自水母蜇伤部位的组织切片可见穿透表皮和乳头状真皮的刺丝囊。

治疗

避免接触是防止伤害的最好方法，这些损害是由海水鱼缸和海洋中的生物造成的。当游泳者受伤中毒时，应立即将患者从水中移出以防止溺水。所有海洋生物毒液蜇伤的初始治疗，包括将受伤部位浸泡在热水（不是沸水）中，使得一些毒液蛋白变性[58]。

抗动物毒血清可用于一些毒性较大的物种，例如箱水母（C. fleckeri），有动物模型实验表明抗动物毒血清可中和箱水母对心血管的毒性效应。相比之下，维拉帕米在相同的动物模型中没有改善心血管的功能，反而增加死亡率。在箱水母刺伤的动物模型中，采用箱水母抗毒血清或MgSO$_4$预处理对毒液诱导的高血压反应或随后的心血管衰竭没有任何作用。由此证明了被箱水母蜇伤后进行种类鉴定的重要性。

在针对急性夏威夷箱水母刺蜇伤的研究中，热水浸泡（40～41℃）比木瓜蛋白酶肉嫩化剂或醋更有效。可局部外用水母蜇伤的抑制剂，包括与防晒剂混合使用的乳液。可以利用海水冲洗去除水母的触手。用酸性或碱性溶液灭活可能是有风险的，因为它也可能导致刺丝囊的意外排出。局部外用糖皮质激素和钙调神经磷酸酶抑制剂治疗可能有助于延迟反应。

大部分海洋生物毒液应该用热水浸泡进行处理。一项针对淡水鳐鱼蜇伤的研究表明，热水浸泡可控制急性疼痛，但并不能防止皮肤坏死。

（吴迪　岳学状译　鲁严　吉杰校　范卫新审）

参考文献

1. Asada H. Hypersensitivity to mosquito bites: a unique pathogenic mechanism linking Epstein-Barr virus infection, allergy and oncogenesis. J Dermatol Sci 2007;45:153–60.
2. Lupi E, Hatz C, Schlagenhauf P. The efficacy of repellents against Aedes, Anopheles, Culex and Ixodes spp. - a literature review. Travel Med Infect Dis 2013;11:374–411.
3. Costantini C, Badolo A, Ilboudo-Sanogo E. Field evaluation of the efficacy and persistence of insect repellents DEET, IR3535, and KBR 3023 against Anopheles gambiae complex and other Afrotropical vector mosquitoes. Trans R Soc Trop Med Hyg 2004;98:644–52.
4. Casale TB, Burks AW. Clinical practice. Hymenoptera-sting hypersensitivity. N Engl J Med 2014;370:1432–9.
5. Palgan K, Bartuzi Z, Gotz-Zbikowska M. Treatment with a combination of omalizumab and specific immunotherapy for severe anaphylaxis after a wasp sting. Int J Immunopathol Pharmacol 2014;27:109–12.
6. Rupp MR, deShazo RD. Indoor fire ant sting attacks: a risk for frail elders. Am J Med Sci 2006;331:134–8.
7. Steigelman DA, Freeman TM. Imported fire ant allergy: case presentation and review of incidence, prevalence,

8. Stokes SC, Quinn JM, Sacha JJ, White KM. Adherence to imported fire ant subcutaneous immunotherapy. Ann Allergy Asthma Immunol 2013;111:165–7.
9. Arseneau AM, Nesselroad TD, Dietrich JJ, et al. A 1-day imported fire ant rush immunotherapy schedule with and without premedication. Ann Allergy Asthma Immunol 2013;111:562–6.
10. Letz AG, Quinn JM. Frequency of imported fire ant stings in patients receiving immunotherapy. Ann Allergy Asthma Immunol 2009;102:303–7.
11. Reinhardt K, Kempke D, Naylor RA, Siva-Jothy MT. Sensitivity to bites by the bedbug, Cimex lectularius. Med Vet Entomol 2009;23:163–6.
12. Ralph N, Jones HE, Thorpe LE. Self-reported bed bug infestation among New York City residents: prevalence and risk factors. J Environ Health 2013;76:38–45.
13. Vaidyanathan R, Feldlaufer MF. Bed bug detection: current technologies and future directions. Am J Trop Med Hyg 2013;88:619–25.
14. Delaunay P, Blanc V, Del Giudice P, et al. Bedbugs and infectious diseases. Clin Infect Dis 2011;52:200–10.
15. Salazar R, Castillo-Neyra R, Tustin AW, et al. Bed Bugs

diagnosis, and current treatment. Ann Allergy Asthma Immunol 2013;111:242–5.

(Cimex lectularius) as vectors of Trypanosoma cruzi. Am J Trop Med Hyg 2015;92:331–5.
16. Hossler EW. Caterpillars and moths. Dermatol Ther 2009;22:353–66.
17. Hossler EW. Caterpillars and moths: Dermatologic manifestations of encounters with Lepidoptera, Parts I and II. J Am Acad Dermatol 2010;62:1–10, 13–28.
18. Due C, Fox W, Medlock JM, et al. Tick bite prevention and tick removal. BMJ 2013;347:f7123.
19. Krishnan AV, Lin CS, Reddel SW, et al. Conduction block and impaired axonal function in tick paralysis. Muscle Nerve 2009;40:358–62.
20. Wikel S. Ticks and tick-borne pathogens at the cutaneous interface: host defenses, tick countermeasures, and a suitable environment for pathogen establishment. Front Microbiol 2013;4:337.
21. Javed S, Khan F, Ramirez-Fort M, Tyring SK. Bites and mites: prevention and protection of vector-borne disease. Curr Opin Pediatr 2013;25:488–91.
22. Pujalte GG, Chua JV. Tick-borne infections in the United States. Prim Care 2013;40:619–35.
23. Centers for Disease Control and Prevention (CDC). Consequences of delayed diagnosis of Rocky Mountain spotted fever in children – West Virginia, Michigan,

Tennessee, and Oklahoma, May–July 2000. MMWR Morb Mortal Wkly Rep 2000;49:885–8.

24. Foil LD, Coleman P, Eisler M, et al. Factors that influence the prevalence of acaricide resistance and tick-borne diseases. Vet Parasitol 2004;125:163–81.

25. Horak IG, Fourie JJ. Stanneck D. Efficacy of slow-release collar formulations of imidacloprid/flumethrin and deltamethrin and of spot-on formulations of fipronil/(s)- methoprene, dinotefuran/pyriproxyfen/permethrin and (s)-methoprene/amitraz/fipronil against Rhipicephalus sanguineus and Ctenocephalides felis felis on dogs. Parasit Vectors 2012;5:79.

26. Nadelman RB, Nowakowski J, Fish D, et al. Prophylaxis with single-dose doxycycline for the prevention of Lyme disease after an *Ixodes scapularis* tick bite. N Engl J Med 2001;345:79–84.

27. Wormser GP, Dattwyler RJ, Shapiro ED, et al. The clinical assessment, treatment, and prevention of Lyme disease, human granulocytic anaplasmosis, and babesiosis: clinical practice guidelines by the Infectious Diseases Society of America. Clin Infect Dis 2006;43:1089–134.

28. Warshafsky S, Lee DH, Francois LK, et al. Efficacy of antibiotic prophylaxis for the prevention of Lyme disease: an updated systematic review and meta-analysis. J Antimicrob Chemother 2010;65:1137–44.

29. Shapiro ED. Clinical practice. Lyme disease. N Engl J Med 2014;370:1724–31.

30. Paddock CD, Yabsley MJ. Ecological havoc, the rise of white-tailed deer, and the emergence of *Amblyomma americanum*-associated zoonoses in the United States. Curr Top Microbiol Immunol 2007;315:289–324.

31. Ismail N, Walker DH, Ghose P, Tang YW. Immune mediators of protective and pathogenic immune responses in patients with mild and fatal human monocytotropic ehrlichiosis. BMC Immunol 2012;13:26.

32. Ghahramani GK, Temprano J. Tick bite-related meat allergy as a cause of chronic urticaria, angioedema, and anaphylaxis in endemic areas. Int J Dermatol 2015;54:e64–5.

33. Fritzen CM, Huang J, Westby K, et al. Infection prevalences of common tick-borne pathogens in adult lone star ticks (*Amblyomma americanum*) and American dog ticks (*Dermacentor variabilis*) in Kentucky. Am J Trop Med Hyg 2011;85:718–23.

34. Aliota MT, Dupuis AP 2nd, Wilczek MP, et al. The prevalence of zoonotic tick-borne pathogens in Ixodes scapularis collected in the Hudson Valley, New York State. Vector Borne Zoonotic Dis 2014;14:245–50.

35. Corapi KM, White MI, Phillips CB, et al. Strategies for primary and secondary prevention of Lyme disease. Nat Clin Pract Rheumatol 2007;3:20–5.

36. Barbaro KC, Knysak I, Martins R, et al. Enzymatic characterization, antigenic cross-reactivity and neutralization of dermonecrotic activity of five Loxosceles spider venoms of medical importance in the Americas. Toxicon 2005;45:489–99.

37. Malaque CM, Santoro ML, Cardoso JL, et al. Clinical picture and laboratorial evaluation in human loxoscelism. Toxicon 2011;58:664–71.

38. McDade J, Aygun B, Ware RE. Brown recluse spider (*Loxosceles reclusa*) envenomation leading to acute hemolytic anemia in six adolescents. J Pediatr 2010;156:155–7.

39. Parekh KP, Seger D. Systemic loxoscelism. Clin Toxicol (Phila) 2009;47:430–1.

40. Elston DM, Eggers JS, Schmidt WE, et al. Histological findings after brown recluse spider envenomation. Am J Dermatopathol 2000;22:242–6.

41. Eckermann JM, Teruya TH, Bianchi C, et al. Arterial thrombosis and gangrene secondary to arachnidism. Vascular 2009;17:239–42.

42. Pauli I, Minozzo JC, da Silva PH, et al. Analysis of therapeutic benefits of antivenin at different time intervals after experimental envenomation in rabbits by venom of the brown spider (*Loxosceles intermedia*). Toxicon 2009;53:660–71.

43. Elston DM, Miller SD, Young RJ, et al. Comparison of colchicine, dapsone, triamcinolone, and diphenhydramine therapy for the treatment of brown recluse spider envenomation. A double blind, controlled study in a rabbit model. Arch Dermatol 2005;141:595–7.

44. McKeown N, Vetter RS, Hendrickson RG. Verified spider bites in Oregon (USA) with the intent to assess hobo spider venom toxicity. Toxicon 2014;84:51–5.

45. Gaver-Wainwright MM, Zack RS, Foradori MJ, Lavine LC. Misdiagnosis of spider bites: bacterial associates, mechanical pathogen transfer, and hemolytic potential of venom from the hobo spider, *Tegenaria agrestis* (Araneae: Agelenidae). J Med Entomol 2011;48:382–8.

46. Boyer L, Degan J, Ruha AM, et al. Safety of intravenous equine F(ab')2: insights following clinical trials involving 1534 recipients of scorpion antivenom. Toxicon 2013;76:386–93.

47. Pandurang KS, Singh J, Bijesh S, Singh HP. Effectiveness of anti scorpion venom for red scorpion envenomation. Indian Pediatr 2014;51:131–3.

48. Kabrine M, Laraba-Djebari F. Immunomodulatory and protective properties of tacrolimus in experimental scorpion envenomation. Int J Immunopathol Pharmacol 2014;27:69–78.

49. Chaou CH, Chen CK, Chen JC, et al. Comparisons of ice packs, hot water immersion, and analgesia injection for the treatment of centipede envenomations in Taiwan. Clin Toxicol (Phila) 2009;47:659–62.

50. Norris RL, Pfalzgraf RR, Laing G. Death following coral snake bite in the United States – first documented case (with ELISA confirmation of envenomation) in over 40 years. Toxicon 2009;53:693–7.

51. Levine M, Ruha AM, Padilla-Jones A, et al. Bleeding following rattlesnake envenomation in patients with preenvenomation use of antiplatelet or anticoagulant medications. Acad Emerg Med 2014;21:301–7.

52. Henton J, Jain A. Cochrane corner: antibiotic prophylaxis for mammalian bites (intervention review). J Hand Surg Eur Vol 2012;37:804–6.

53. Esposito S, Picciolli I, Semino M, Principi N. Dog and cat bite-associated infections in children. Eur J Clin Microbiol Infect Dis 2013;32:971–6.

54. Rui-feng C, Li-song H, Ji-bo Z, Li-qiu W. Emergency treatment on facial laceration of dog bite wounds with immediate primary closure: a prospective randomized trial study. BMC Emerg Med 2013;13(Suppl. 1):S2.

55. Shipkov H, Stefanova P, Sirakov V, et al. Acute paediatric bite injuries treated on inpatient basis: a 10-year retrospective study and criteria for hospital admission. J Plast Surg Hand Surg 2013;47:467–71.

56. Gurunluoglu R, Glasgow M, Arton J, Bronsert M. Retrospective analysis of facial dog bite injuries at a Level I trauma center in the Denver metro area. J Trauma Acute Care Surg 2014;76:1294–300.

57. Sartor C, Bornet C, Guinard D, Fournier PE. Transmission of Aeromonas hydrophila by leeches. Lancet 2013;381:1686.

58. Balhara KS, Stolbach A. Marine envenomations. Emerg Med Clin North Am 2014;32:223–43.

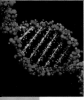

第86章　紫外线辐射

Thomas M. Rünger

要点

- 紫外线（ultraviolet ray, UV）照射皮肤可产生急性、短期和慢性、长期的影响，两者均呈波长依赖性。非红斑剂量的紫外线对皮肤也可产生深在的影响。
- 紫外线可影响皮肤的免疫系统，包括促炎症和抗炎症的作用。
- 紫外线可引起不同类型的 DNA 损伤，如嘧啶二聚体（UVB≫UVA）和鸟嘌呤氧化修饰（主要为 UVA），这是波长依赖性的。嘧啶二聚体是最主要的 DNA 损伤的诱变前体。
- 紫外线相关 DNA 损伤过程中涉及多种修复途径，包括核苷酸切除修复、碱基切除修复、跨损伤 DNA 合成和重组修复。
- 紫外线诱导的基因突变在光致癌中起着关键的作用。和其他诱变剂不同，紫外线诱导的碱基置换（如 C→T，CC→TT）是很典型的，称为"标记性突变"。
- 光致癌增加的疾病，均存在细胞或宿主对紫外线损伤反应缺陷的特征。

引言

紫外线（UV）对皮肤的作用是皮肤科医师每天都需要面对的问题，但处理方式往往看似矛盾：一方面，有告诫患者预防日光损害的责任，如晒伤、光老化和日光诱发的皮肤肿瘤；另一方面，利用紫外线来治疗皮肤病。不过，与其他治疗手段相似，应用紫外线治疗皮肤病时，皮肤科医师也需要权衡利弊。治疗炎症性皮肤病时，皮肤科医师通过选择亚红斑量（见第 134 章）以尽量避免紫外线照射引起的炎症反应（如晒斑）。这清楚地表明不引起晒斑的紫外线剂量仍可对皮肤产生深在的作用，不仅有短期作用，也有长期作用。日光性皮肤病第三个重要的方面是日光敏感性和日光加重性皮肤病的诊断和治疗（见第 87 章）。

紫外线光谱和吸收光谱

紫外线是太阳辐射的电磁波谱的一部分（见图

134.1），细分为长波紫外线［UVA（315～400 nm）］，中波紫外线［UVB（290～315 nm）］和短波紫外线［UVC（200～290 nm）］。UVA 又进一步分为 UVA1（340～400 nm）和 UVA2（315～340 nm）。抵达地球表面的紫外线超过 95% 为 UVA。因所有 UVC 和大多数 UVB 被大气层中的氧和臭氧吸收，波长小于 290 nm 的紫外线在地表水平是无法检测到的。然而，抵达地球表面的紫外线可被生物分子（DNA、蛋白质、脂质）吸收，造成细胞的损伤和死亡。

为了适应生存环境，所有生物均需建立防御紫外线杀伤的保护机制，维持基因组的稳定。这些防御包括紫外线吸收表层的形成、酶和非酶的抗氧化防御、修复程序以及清除受损细胞的功能。在进化过程中，除了头发，人类丧失了大多数能够防护紫外线的毛发。紫外线并不能穿过皮肤，皮肤本身能够十分有效地保护其他器官免受日光紫外线的损害。紫外线在皮肤的穿透深度是波长依赖性的[1-2]，即波长越长，穿透越深（图 86.1）。因此，UVA 可轻易地到达真皮至真皮深层，大部分 UVB 则被表皮吸收，仅有很少的部分能到达真皮上层。UVC 到达地球表面后，则主要在角质层和表皮上层被吸收或反射。

考虑到不同波长紫外线对不同皮肤层面的生物学效应，有必要研究一种特殊波长的紫外线，即便它不能到达，但仍能有生物学效应。例如，在表皮分泌的某种促炎症介质能够在真皮[3]甚至皮下脂肪层[4]产生后续信号。

到达皮肤的紫外线一部分被生物分子吸收。光吸收分子称为色基。色基吸收辐射能量后呈激发态，光化学反应可直接改变色基，或通过光敏反应将能量转移，改变另一个分子。紫外线的吸收是波长依赖性的，如果一个光子没被吸收（取决于波长），光化学反应就不能发生。对于 UVB 来说，最重要的色基是 DNA，而对于 UVA 和可见光，典型的吸收色基是卟啉。

了解分子的吸收光谱对于理解紫外线吸收的光生物学效应至关重要，包括 UVB 导致的 DNA 光诱变，紫外线滤器在遮光剂中的作用和通过某种特定波长的紫外线引起光线性皮肤病。吸收谱定义为分子被某种波长的光激发的可能。吸收的最大值预测某个波

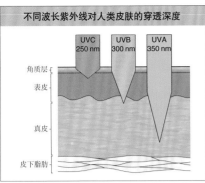

图 86.1 **不同波长紫外线对人类皮肤的穿透深度**。穿透深度因皮肤各层厚度不同和组成成分（如黑素含量）而差别很大。穿透标记中楔形起始部分代表能量密度降至入射能量密度约 1/3，其尖端部分代表降至约 1%。非标准作图

长最有可能被吸收，而其他波长也可能被吸收。例如，DNA 的最大吸收峰是 260 nm，这个波长在 UVC 的范围内。然而，UVB 仍能有效地激活 DNA，甚至 UVA 和可见光也能如此。这就解释了为什么 DNA 的光产物，一种伴随着 DNA 分子直接激活，由光化学反应导致的 DNA 损伤，不仅能被 UVB 诱导，也能被 UVA 甚至是可见光诱导产生，尽管后者的作用很弱。

紫外线照射的短期和长期效应均是波长依赖性的。然而，比较 UVB 和 UVA 光生物学特质时，应注意到 UVB 和 UVA 之间的划分是人为的，它们并不是两个不同的实体，而是一段连续变化的光谱。

紫外线的短期效应：晒斑和晒黑

紫外线辐射对皮肤产生短期、肉眼可见的作用包括晒斑（日光性红斑，可能形成水疱和脱屑）和晒黑。显微镜下可见的短期作用包括伴海绵水肿的表皮水肿，晒斑细胞形成（凋亡的角质形成细胞），棘层增厚和角化过度，朗格汉斯细胞缺失，基层和基层上黑素增加，真皮内淋巴细胞和中性粒细胞的炎性浸润和血管扩张。在细胞和分子水平，紫外线照射可诱发一系列损伤反应，包括诱导应激蛋白产生、损伤修复和细胞因子的分泌（IL-1，IL-6，TNF）。根据辐射剂量不同，暴露细胞或者发生凋亡（即组织学上可见的晒伤细胞），或者停止增殖（细胞周期停滞）以进行修复。生长停滞后可发生过度增生，组织学上可见表皮增厚。晒斑的炎症反应是由于固有免疫的激活[5]。最后，UVB 介导的角质细胞中瞬态受体电位离子通道的启动，并伴随着钙离子的内流，导致了急性晒伤疼痛[5a]。

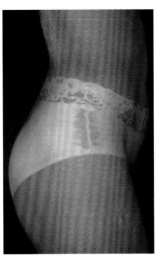

图 86.2 **晒斑**。光疗中因处方错误意外照射 10 倍剂量 UVB 后 24 h（With permission，Department of Dermatology，University of Würzburg，Germany.）

光引起晒斑（图 86.2）的能力随着波长增长而迅速降低，如 360 nm 紫外光引起红斑的能力比 300 nm 紫外光约小 1000 倍。UVB 引起的晒斑在照射后 6~24 h 内达到高峰，罕见即刻红斑反应。但暴露于高剂量 UVA 后常可见即刻红斑，6~24 h 后出现明显的迟发性红斑反应。然而，除非患者对紫外线的敏感性增高［如最小红斑量（minimal erythema dose，MED）减小］，自然光中的 UVA 剂量不足以导致晒斑。DNA 认为是引起 UVB 相关迟发性红斑的色基[6]。

晒黑是一种双相反应，并呈波长依赖性。即刻色素加深发生在照射期间和照射后即刻，由黑素改变（如氧化）和再分布引起，以 UVA 最为显著。迟发性晒黑则常发生于 UVB 照射后，约在照射后 3 天达到顶峰。皮肤白皙人群（Ⅱ型）中，引起迟发性晒黑的 UVB 剂量常大于红斑阈值（伴有晒斑）；皮肤较深的人群（Ⅲ型或更高）中，亚红斑量的照射即可有显著的晒黑反应（无晒斑）。UVB 引起晒黑的机制包括：黑素细胞数量增多，树枝状分支增加，黑素合成增加，以及运送到角质形成细胞的黑素颗粒增加（见第 65 章）。UVA 诱发的晒黑，如应用晒黑床后（图 86.3A），对后续紫外线照射的防护能力仅为 UVB 引起晒黑的 1/5~1/10，可能因为 UVA 引起的晒黑中表皮增厚和角化过度较不显著。

人们根据个体在日光照射后发生晒斑和晒黑的倾向对皮肤进行分型（见表 134.3）。这种根据日光照射短期效应的分类与个体对长期日光照射的敏感性是相关的。一般易发生急性光过敏的个体在长期紫外线照射后也更容易发生皮肤癌。

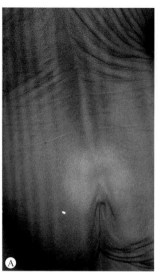

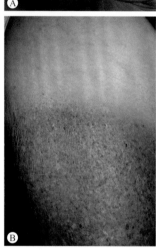

图86.3 紫外线暴露的后遗症。A. UVA 导致晒黑伴随相对缺血区的色素减低；该患者习惯使用 UVA 晒黑床。B. 一名多年持续穿紧身斯潘德克斯弹力纤维衬衫的自行车手，身上边界清楚的日光性雀斑样痣（Courtesy, Jean L Bolognia, MD.）

表 86.1	紫外线对免疫系统的影响
临床观察	
促炎和免疫刺激效应	

- 晒伤
- 光线性皮肤病（光毒性和光过敏）
- 光导的炎症性皮肤病（特应性皮炎、毛发红糠疹、银屑病）
- 结缔组织病（皮肤红斑狼疮、复发性红斑狼疮、皮肌炎）
- 紫外线治疗皮肤感染性疾病（寻常狼疮）

抗炎和免疫抑制效应

- 复发性单纯疱疹
- 免疫抑制状态下会增加光致癌风险的疾病（器官移植）
- 光疗治疗炎症性皮肤病

紫外线照射皮肤的细胞和分子事件

介导促炎和免疫激活效应（固有免疫）

- 通过定植和非定植细胞释放促炎介质（如血清素、前列腺素、IL-I、IL-6、IL-18、TNF-α）
- 诱导抗菌肽（假说用来解释为什么紫外线照射过的皮肤不容易发生细菌感染）
- 在晒伤皮肤中导致中性粒细胞和淋巴细胞的聚集

介导抗炎或免疫抑制效应（适应性免疫）

- 朗格汉斯细胞从表皮迁移至淋巴结
- 通过定植和非定植细胞释放抗炎介质（如 IL-10、α-MSH）
- 诱导抗原特异性调节性 T 细胞（朗格汉斯细胞）

对皮肤免疫系统的影响

晒斑的促炎症作用是紫外线对皮肤免疫功能影响的一个实例。这种效应和临床观察在表 86.1 中列出，提供了紫外线对皮肤的促炎症和免疫激活效应的依据。另一方面，紫外线也有抗炎和免疫抑制的特性，通过紫外线治疗炎症性皮肤病可以明确该种效应。目前，紫外线的**免疫激活效应**被认为主要是固有免疫，**免疫抑制**是对抗原特异、获得性免疫的抑制[5]。这两种作用之间不存在单一剂量阈值。紫外线促炎症、抗炎症和免疫调节作用受剂量、波长以及诸多个体因素（不仅是皮肤类型）的影响。例如个体因素，可在银屑病患者中观察到，大部分患者经过紫外线治疗可好转，但是

有一小部分患者会加重。另一个例子是多形性日光疹的患者，紫外线可导致接触性过敏反应**增强**，可能源于对光诱导的变应原或毒素的反应[7]。

紫外线对皮肤免疫系统的抑制作用不仅发生于暴露区域，同时也累及非暴露区域。系统免疫抑制的例子是，非暴露紫外线的部位发生了抗原特异性免疫耐受。这种效应是免疫抑制细胞因子如 IL-10，最终是紫外线诱导的调节性 T 细胞介导的。紫外线介导的系统免疫激活效应典型的例子是系统性红斑狼疮（lupus erythematosus，LE）。

光诱导的免疫抑制和免疫耐受的不利方面是抑制了对肿瘤抗原的识别，因此导致了光致癌。好的一面是抑制自身免疫反应，例如 LE。如果没有针对因紫外线照射是自身抗原暴露的有效免疫抑制，LE 的患病率会更高。这种平衡的例子见于多形性日光疹，紫外线导致的免疫抑制功能下降，但紫外线导致的皮肤癌风险降低[8]。

介导紫外线引起免疫反应信号通路的细胞光受体有：DNA［光诱导 DNA 损伤形成（DNA 光产物）］；角质层中的尿刊酸（紫外线作用使其由反式转为顺式异构体），以及膜脂质（紫外线导致膜氧化还原电位

改变）。目前，UVB 的免疫抑制作用已充分证实，而 UVA 在日光照射相关免疫调节中的作用仍存在争论。但已经有越来越多的证据证明 UVA 在其中也起着重要的作用。[9]

紫外线的长期效应：光老化和光致癌

慢性日光照射的长期效应包括光老化和光致癌。在光致癌过程中，紫外线照射对皮肤产生双重"打击"，一是造成 DNA 损伤，导致基因突变和恶性转化，二是免疫抑制作用，包括诱导对紫外线相关皮肤肿瘤的特异性耐受，降低宿主免疫防御系统识别和清除恶性细胞的能力。紫外线照射还可减弱宿主对致癌病毒（如某些 HPV 亚型）感染细胞的免疫监视功能，进一步促进皮肤癌的发生。这就解释了为什么免疫抑制的患者（如器官移植患者）皮肤鳞状细胞癌（squamous cell carcinoma，SCC）比基底细胞癌（basal cell carcinoma，BCC）更常见，相反，免疫增强的个体中 BCC 更常见。

紫外线照射后免疫反应活性降低的好处是可以避免对因紫外线产生一过性变化的细胞发生异常（自身）免疫反应（见上文）。但如果促炎症和抗炎症平衡改变而倾向于免疫抑制状态，如在慢性免疫抑制患者中，发生紫外线相关肿瘤的风险也随之增加。相反，如果平衡倾向于促炎症作用，则发生光线性皮肤病或光加重皮肤病如 LE 的风险增加。这种平衡的关键作用的另一个例子是：有效的光防护常可导致光线性角化病的自然缓解，即便其前驱损害已证实存在基因突变，导致细胞的生长较无突变细胞更有优势（见第 107 章）

光老化

光老化包括临床、组织病理和生理学的改变，发生在长期暴露于日光的皮肤。外源性皮肤老化很容易与内源性皮肤老化相区分，内源性皮肤老化指的是非日光暴露部位随年龄增长而发生的变化。外源性皮肤老化即光老化包括皮肤的全部结构，包括上皮、色素系统、血管、真皮，甚至是皮下脂肪[10-11]。

由于 UVA 能够穿透达到真皮深层，它在光老化引起的真皮改变中起着重要作用。图 86.4 展示了一位办公室工作人员，因 15 年工作中同一侧面部朝向窗户而形成的单侧面部光老化[12]，这不是偶发的，其他单侧老化的情况文献也有报告。因为只有 UVA，而不是 UVB，能够透过窗户玻璃，这些例子有力地证明了 UVA 导致光老化的能力。尽管如此，虽然某些波长的紫外线不能到达真皮，特别是 UVB，仍然能通过表皮

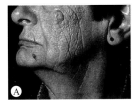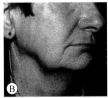

图 86.4　窗户玻璃旁单侧日光照射 15 年后发生的单侧光老化该患者在同一办公室工作 15 年，靠近窗户，且左侧面颊常朝向窗户。活检证实为结节性皮下弹性组织变性伴囊肿和粉刺（Favre-Racouchot 病）。因为 UVB 不能透过窗玻璃，这个观察证实了 UVA 是引起光老化的有效因素（Reproduced with permission from Moulin G，Thomas L，Vigneau M，Fiere A. Un cas unilateral d'élastose avec kystes et comédons de Favre et Racouchot. Ann Dermatol Venereol. 1994；121：721-3. ）

的信号通路对真皮光老化起作用[3]，这样的信号甚至能导致皮下脂肪丢失，就像在光老化时见到的那样[4]。

除了穿透深度不同，UVA 和 UVB 还能产生不同的细胞效应，很可能影响光老化。例如，UVA 在引起如下方面的作用尤为显著：线粒体 DNA 的缺失、年龄相关和衰老导致产生早老蛋白（progerin）（见第 63 章），弹性蛋白降解细胞内组织蛋白酶 K（cathepsin K）。这些效应可能是由 UVA 介导的氧化应激和氧化产物导致[14-16]。值得注意的是，内源性老化（不只限于皮肤）也与氧化应激有关。因此，光老化的有些特点可以认为是内源性老化加速的一个过程。

UVA 能穿透至更深层皮肤，在光老化中起重要作用，但在光致癌上并不认为起重要作用。因为紫外线导致的皮肤癌如 SCC、BCC 和黑色素瘤均起源于表皮中的细胞，而非真皮细胞。成纤维细胞在紧邻表皮基底层的真皮内，因此很难想象这种对紫外线致癌的敏感性差异（表皮和真皮之间）仅是由于成纤维细胞所处的、更具保护性的位置决定的。在小鼠，UVB 照射易诱发纤维肉瘤，提示成纤维细胞对紫外线同样是敏感的，因此，可能仅仅是人类表皮的厚度防止了成纤维细胞的恶性转化。

光老化被认为是慢性、反复的对紫外线所致炎症反应的结果，与光致癌相反，紫外线的抗炎效应起着关键作用。这导致了细胞外基质降解蛋白酶的上调和胶原合成的下调，随之逐渐发生真皮内胶原减少，异常变性弹性物质沉积［光线性弹性组织变性（actinic elastosis）］。然而，如果后者仅仅是紫外线导致的炎症，那么，皱纹和其他光老化的特征通过完全的光保护应该是可以被逆转的，但事实并非如此。这种不可逆性的解释包括紫外线引起的线粒体 DNA 突变[17]，

这导致细胞功能的丧失，端粒变短（由于细胞 DNA 损伤的结果），导致了细胞老化[11]。

紫外线导致的肿瘤形成

已证实皮肤暴露于紫外线是发生皮肤黑色素瘤和非黑色素瘤皮肤癌的一个主要危险因素[18]。与一般的肿瘤形成相似，是一个过程，包括单个细胞中特异性基因突变逐步积累，而后发生克隆增殖。一般需要数十年肿瘤才出现，在一项研究中，在长期暴露于光照的老化皮肤中，发现超过 25% 的表皮细胞含有导致肿瘤的突变[18a]。紫外线导致的皮肤癌（BCC、SCC、黑色素瘤）是按照图 86.5 展示的光致癌作用链过程发展的。三个主要步骤是：

- 紫外线辐射引起 DNA 损伤。
- DNA 损伤后导致基因突变。
- 在特异的癌基因和抑癌基因作用下突变形成，之后发生恶性转化。

对于紫外线光谱中哪些波长与这些效应相关仍然有一些争议。短波紫外线、特别是 UVB 的致癌作用早已被证实。因为 UVA 不易引起晒斑，一直认为 UVA 是无害的。然而，近年来发现 UVA 在小鼠可诱导皮肤 SCC 的发生，现在认为是独立的一级致癌物质。有关小鼠 SCC 致癌光谱表明肿瘤的发生率随紫外线波长增加而明显下降[19]，但并不完全排除 UVA 的作用。因为自然光中 UVA 含量远多于 UVB（根据每天时间与气候，为 20 ～ 100 倍），这至少从量的角度补偿了 UVA 的微弱效应。除此以外，UVA 不易被窗玻璃和衣服滤过，并且能够更有效地穿透表皮基底层，这两方面均支持 UVA 在日光致癌中所起的作用。

虽然对引起黑色素瘤的致病光谱了解得较少，但已经知道紫外线导致突变较低的肢端和黏膜黑色素瘤，到紫外线导致突变较高的雀斑痣样黑色素瘤，紫外线导致突变的程度是不一样的。有证据表明 UVA 可能起

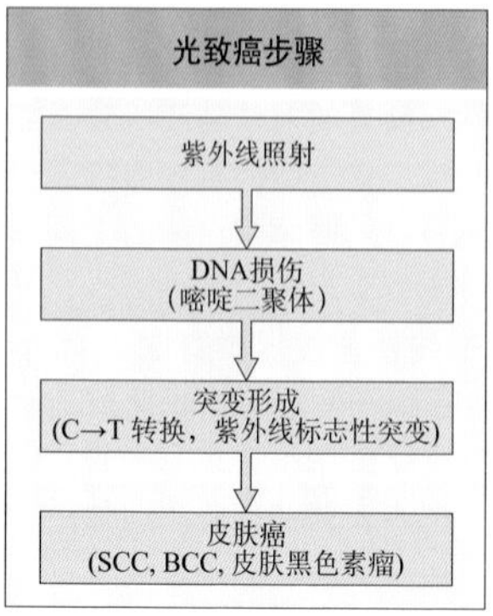

图 86.5 光致癌步骤。从皮肤日光照射到皮肤癌形成。UV 引起 DNA 损伤后突变，关键基因突变累积到一定数量后，导致角质形成细胞或黑素细胞的恶性转化，进而形成皮肤肿瘤

光致癌步骤

紫外线照射
↓
DNA 损伤
（嘧啶二聚体）
↓
突变形成
（C→T 转换，紫外线标志性突变）
↓
皮肤癌
（SCC，BCC，皮肤黑色素瘤）

到部分作用[20-21]，包括随着晒黑床（tanning beds）的应用，增加了发生黑色素瘤的危险[22-24]。一个最近的病例对照试验发现使用增强 UVB 和 UVA 室内晒黑床会分别增加黑色素瘤发生率 2.86 和 4.44 倍[25]。在小鼠黑色素瘤模型中，UVB 和 UVA 均可诱导黑色素瘤发生[26]。然而，对 UVA 而言，这需要黑素的存在，因为 UVA 不能诱导白化病小鼠产生黑色素瘤，这表明 UVA 与 UVB 诱导黑色素瘤的机制不同[27]。曾提出通过光激活黑素的氧化光敏感反应，但还没有得到证实[28]。

皮肤黑色素瘤常发生在间断日光暴露的部位，而不是长期日光暴露部位。关于这一现象有一种假说认为单次大剂量紫外线照射后，由于黑素细胞发生凋亡的能力弱，更容易发生紫外线引起的基因突变[29-30]。迄今未见晒伤诱导黑素细胞凋亡的描述，可能与黑素细胞具有较高水平的抗凋亡蛋白 Bcl-2 有关。因此，具有大量 DNA 损伤的黑素细胞较迅速凋亡的角质形成细胞更易存活。

长期暴露于日光的皮肤，反复低剂量紫外线照射形成了适应性反应，如色素沉着或 DNA 修复上调，可保护黑素细胞和角质形成细胞免受反复低剂量紫外线照射所致突变的影响。但在这种情况下，角质形成细胞更容易发生紫外线引起的基因突变，因为它们的增生更迅速，更可能复制没有修复的 DNA。这就可以解释在日光暴露皮肤，反复低剂量紫外线照射，角质形成细胞较黑素细胞更容易癌变。

紫外线诱导 DNA 损伤

不同波长的紫外线导致不同类型的 DNA 损伤。UVB 和 UVC 能直接激发 DNA 分子产生 DNA 光产物，UVA 较少产生这种作用[31]。事实上，DNA 被认为是 UVB 和 UVC 大部分生物学效应的色基，包括红斑、晒黑、免疫抑制、诱导突变和致癌作用[32]。DNA 光产物是由同一条多核苷酸链上两个相邻嘧啶共价形成的二聚体。嘧啶二聚体两种主要的类型为环丁烷型（图 86.6）和 6,4- 光产物（图 86.7）。

急性细胞损伤，包括 DNA 损伤和损伤反应途径启动，可导致细胞周期停滞、凋亡，诱导 DNA 切除修复路径，改变细胞表面蛋白表达、细胞因子分泌等。这可用于解释紫外线诱导 DNA 损伤如何引起急性反应，如红斑或免疫抑制（见表 86.1）。在许多细胞损伤反应途径中转录因子 p53 上调起着重要的作用。但最初启动损伤反应路径的细胞感受器还未阐明。对 DNA 损伤的识别和启动修复而言，DNA 光产物引起的 DNA 双

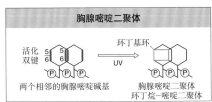

胸腺嘧啶二聚体

图 86.6 **胸腺嘧啶二聚体。**紫外线激活碱基后，两个相邻嘧啶（这里为两个胸腺嘧啶碱质）通过共价连接及环丁基环形成环丁烷-嘧啶二聚体

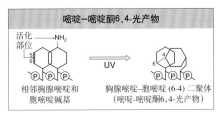

嘧啶-嘧啶酮6,4-光产物

图 86.7 **嘧啶-嘧啶酮 6,4-光产物。**紫外线激活碱基后，两个相邻嘧啶（此为胸腺嘧啶和胞嘧啶碱基）的 C4 和 C6 位点通过共价连接形成嘧啶-嘧啶酮（6,4）光产物

螺旋解链和折叠是重要的。

环丁烷嘧啶二聚体（cyclobutane-pyrimidine dimers，CPD）是紫外线照射皮肤后最常见的 DNA 光产物，它通过两个嘧啶碱基之间形成共价键，使 5,6 双键饱和，并通过环丁基环连接而成（见图 86.6）。CPD 可见于所有双嘧啶位点，最常见为胸腺嘧啶-胸腺嘧啶二聚体（T-T），其次分别为 C-T 和 T-C 二聚体，C-C 二聚体最少。CPD 并不是随机形成的：它受相关 DNA 区段序列和构象的影响。最近描述了另一个 CPD 形成的分子机制，包括黑素的光激活和过氧硝酸盐的形成。因为参与反应分子较长的半衰期，在紫外线照射后数小时，CPD 才形成，但只发生在含有黑素的细胞。这些 CPD 命名为"黑暗的 CPD"（Dark CPD）[32a]。

6,4-光产物是一种非环丁烷型嘧啶二聚体光产物，由一个嘧啶 C-6 位点与 3′端邻近嘧啶的 C-4 位点共价连接而成（见图 86.7）。T-C（6-4）二聚体是本型中最常见的，但也可见到 C-C 和 T-T 二聚体。若照射波长范围为 280 ~ 360 nm，6,4-光产物可转化为 Dewar 异构体，后者诱导突变的可能性较小，但也有报道[33]。也可见到其他一些少见的 DNA 光产物，如嘌呤复合体和嘧啶水化物，但它们在人类皮肤光生物学中的生理意义尚不清楚。

DNA 最大吸收波长为 260 nm，因此 UVC 是裸露 DNA 形成 DNA 光产物最有效的波长。但对人体而言，由于短波紫外线在表皮浅层被吸收，300 nm 波长（UVB）成为表皮基底层形成 DNA 光产物最有效的波长。图 86.8 显示了 300 nm 比 290 nm 光更能有效地引起人类表皮基底层形成环丁烷型 T-T 二聚体[32]。目前普遍认为与太阳剂量相比，UVA 也能产生吡啶二聚体，虽然频率低于 UVB[31, 34]。

UVB 诱导的嘧啶二聚体的形成是 DNA 碱基直接吸收光子的结果，紫外照射也能间接损伤 DNA[35]。当光子被脱氧核糖核酸以外的色基吸收后，能量可以转移到 DNA（Ⅰ类光敏化反应）或分子氧，而活性氧则可以损伤 DNA（Ⅱ类光敏化反应）。值得注意的是，UVA 的许多生物学特性，包括对细胞的毒性，都严格依赖于氧分子的存在[36]，这表明活性氧在其中扮演着重要的角色。尽管这些活性氧也是由 UVB 形成的，但是当细胞暴露在自然光下时，几乎所有的氧化性 DNA 损伤都是由 UVA 引起的。与 UVB 直接形成嘧啶二聚体相比，UVA 形成嘧啶二聚体可能涉及Ⅰ类光敏反应。

紫外线诱导的活性氧，包括单线态氧和其他可能如过氧化氢和超氧自由基[39]，甚至高活性氢氧自由基可能由过氧化氢与核金属通过芬顿反应而形成。这种氧化应激不仅影响 DNA，而且影响膜和蛋白质。不同类型所致的损伤，如氧化膜损伤、氧化蛋白损伤和氧化 DNA 损伤，紫外线照射不同的生物效应的机制尚未搞清。单态氧和其他活性氧主要与鸟嘌呤反应，并产生几个 DNA 的变化，包括诱变与和研究较深入的 7,8-二氢 -8-含氧鸟嘌呤核苷（8-oxoG）（图 86.9）。

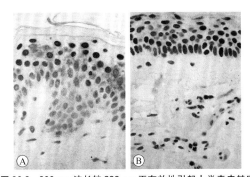

图 86.8 **300 nm 波长较 290 nm 更有效地引起人类表皮基底层胸腺嘧啶二聚体形成。**A. 以单一波长 290 nm UVB（2 MED）照射人类皮肤后以抗胸腺嘧啶二聚体抗体染色，大多数基底层细胞为蓝色淡染，而在基底层上细胞明显阳性反应。B. 相反，单一波长 300 nm UVB（2 MED）照射后，在表皮基底层细胞和真皮层细胞呈明显阳性反应（Reproduced with permission from Young AR, Chadwick CA, Harrison GI, et al. The similarity of action spectra for thymine dimers in human epidermis and erythema suggests that DNA is the chromophore for erythema. J Invest Dermatol. 1998；111：982-8.）

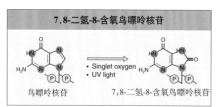

图 86.9 7,8-二氢-8-含氧鸟嘌呤核苷的形成。7,8-二氢-8-含氧鸟嘌呤核苷（异构体：8-羟基鸟嘌呤）是鸟嘌呤的氧化产物。紫外线照射后激活细胞色基，通过光敏反应而生成单态氧，后者氧化鸟嘌呤

Kielbassa 等人发表了哺乳动物细胞中二聚体形成和氧化鸟嘌呤碱基修饰的紫外作用谱（图 86.10）[40]。UVA、UVB、UVC 的 DNA 损伤性质是逐渐变化的，如前所述，UVA 只产生少量的嘧啶二聚体。越来越多的证据表明，嘧啶二聚体时最重要的诱变前 DNA 损伤，不仅在 UVB 诱导的突变形成中如此，而且在 UVA 诱导的突变形成中也是如此（见下图），氧化性 DNA 损伤在诱变中只起很小的作用[34, 41]。最后，DNA 双链的断裂可能不是由 UVB 或 UVA 形成的。[42-43]

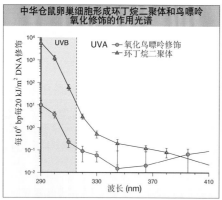

图 86.10 中华仓鼠卵巢细胞形成环丁烷二聚体和鸟嘌呤氧化修饰的作用光谱。单色仪发射不同波长紫外线辐射细胞后，通过修复酶切开 DNA 的能力来评估 DNA 损伤的数量。紫外线形成环丁烷二聚体和氧化 DNA 损伤的能力随着波长增加而迅速下降，如 320 nm 光形成环丁烷二聚体的能力比 290 nm 光减小1000 倍。这个下降的程度与 300 ~ 340 nm 光致小鼠皮肤癌发生率的下降程度平行（Utrecht-Philadelphia 皮肤癌作用光谱[19]）。这并不意味着长波长紫外线无致癌作用，因为在自然日光中长波长的 UVA 比 UVB 多得多，这至少从量的方面补偿了 UVA 的微弱作用。UVA 致碱基氧化损伤的第二高峰和发生皮肤癌的第二高峰 380 nm 平行。由于 UVA 范围内不存在致环丁烷二聚体形成的第二高峰，表明碱基氧化损伤在 UVA 致皮肤癌形成中可能起着更重要的作用。然而，更多新的数据显示，无论对 UVB 还是 UVA 而言，嘧啶二聚体都是最重要的致突变 DNA 损伤

紫外线诱导 DNA 损伤的修复

为了抵消潜在的诱变和细胞毒性作用，紫外线诱导的 DNA 损伤需要通过 DNA 修复途径切除和替换受损的核苷酸。没有一种校正程序是绝对准确无误的，如果是，紫外线诱发的皮肤癌就不会发生。

大量的 DNA 光产物（嘧啶二聚体）是诱变的，但可以通过核苷酸切除修复（nucleotide excision repair，NER）途径修复。以遗传性皮肤干燥病（xeroderma pigmentosum，XP）为例，该修复通路中的缺陷会增加细胞的紫外线敏感性和紫外线诱变，导致黑色素瘤和非黑色素瘤皮肤癌的风险增加[44-45]（图 86.11）。我们现在可以很好地理解 NER 通路，部分原因是通过对不同 XP 基因的识别和表征。XP 包括七个遗传互补组（XPA 到 XPG），他们代表不同的蛋白在 NER 通路（表 86.2），以及一个 XP 变异型。有些 XP 互补组的损伤修复能力缺陷明显较其他互补组（XPA、XPB、XPC 和 XPD）大，但单从临床表型无法确定其受累基因。另外，同一基因不同突变对 NER 和（或）临床表型的影响程度有所不同。

NER 包括 DNA 损伤识别、DNA 损伤区域切除以及 DNA 合成修补（24 ~ 32 个残基）。简要示意图见图 86.12。在活性基因中，转录链修复速度比非转录链快 10 倍。在这里，DNA 损伤的识别是通过在嘧啶二聚体位点上的 RNA 聚合酶，再加上 CSA 和 CSB（Cockayne 综合征互补 A 组和 B 组基因的蛋白产物）来介导的；这引起**转录-偶联修复**。在非转录基因和非编码区，XPC 和 XPE 蛋白与紫外线损伤的 DNA 相结合，标记后进一步加工；再启动**全部基因组的修复**。在任何形式的 DNA 损伤识别之后，NER 的所有后续步骤都是相同的。这一过程的关键是解螺旋酶 XPB 和 XPD 在 DNA 损伤周围解链形成开放的、展开的区域，

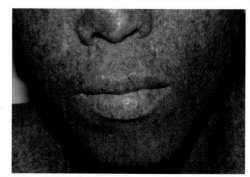

图 86.11 着色性干皮病。17 岁，V 型皮肤，色素沉着和色素减退，伴有抓痕、色素痣和脂溢性角化。注意下唇有基底细胞癌和严重的光线性唇炎表现（Courtesy, Julie V Schaffer, MD.）

表 86.2　DNA 修复基因缺陷。DNA 修复基因缺陷存在于着色性干皮病（XP）互补组 XPA 到 XPG、毛发低硫营养不良（TTD）、Cockayne 综合征（CS）和 XP 变异型中。此外，一个可能在维持细胞循环周期完整性中起作用的蛋白 TTDN1 发生突变可导致 TTD 的非光敏型

互补组或遗传病	受影响的 DNA 修复基因功能	其他相关
核苷酸切除修复		
XPA	对损伤 DNA（单链）高亲和力	
	和其他 NER 蛋白质有许多相互作用	
	可能在 DNA 损伤区域装配 DNA 修复装置中起作用	
XPB	转录因子 TFIIH 的亚单位	
	3′→5′解螺旋酶，展开 DNA 损伤区周围螺旋结构	XP/CS*，TTD
XPC	DNA 损伤识别	
	仅在全基因修复中，转录–偶联修复不需要	
XPD	和 XPB 一样为转录因子 TFIIH 的亚单位	
	5′→3′解螺旋酶，展开 DNA 损伤区周围螺旋结构	TTD
XPE	对紫外线损伤的 DNA 具有高亲和力	
	可能在 DNA 损伤识别中起辅助作用	
XPF	5′- 修复核酸内切酶	
	ERCC1/XPF 复合体切开 DNA 损伤单链与双链转换点的 5′端	XP/CS*
XPG	3′- 修复核酸内切酶	
	DNA 损伤单链与双链转换点的 3′端	
	稳定 TFIIH	
TTDA	TFIIH 的亚单位（TFB5）	
	见 XPB 和 XPD	
CSA	仅在转录–偶联修复中需要	—
	当 RNA 多聚酶在 DNA 损伤部位停止时调节修复因子趋化和染色质重塑	
CSB	仅在转录–偶联修复中需要	
	当 RNA 多聚酶在 DNA 损伤部位停止时调节修复因子趋化和染色质重塑	
跨损伤 DNA 合成		
XP 变异型	DNA 多聚酶 - η	—
	绕过 T-T 二聚体，正确插入两个 A 残基	

* 着色性干皮病 /Cockayne 综合征重叠综合征
ERCC1，切除修复交叉互补基因 1；NER，核苷酸切除修复；TFIIH，转录因子 IIH

为核酸内切酶 XPG 和 XPF-ERCCl 复合物分别提供损伤 3′端和 5′端的作用位点，24 ～ 32 个核苷酸残基被切除，然后由 DNA 聚合酶 δ 或 ε 合成修补 DNA 链上的缺口，最后由 DNA 连接酶 1 连接封口。

除了 XP 外，NER 缺陷还见于两种光敏性疾病，Cockayne 综合征和毛发低硫营养不良性脆性毛发综合征的光敏型[44, 46]。这两种疾病的临床特征偶尔与 XP 有所重叠，但一般没有肿瘤发生倾向。XPB、XPD 和 XPG 基因突变分别与不同的临床表型相关，如仅表现为 XP 或 XP/Cockayne 综合征重叠或毛发低硫营养

不良（见表 86.2）。但疾病表型与特异的突变类型或 DNA 修复缺陷的严重程度之间均没有明确的相关性。人们推荐使用转录 / 修复综合征假说来解释这种差异。根据假说，XPD 或 XPB 中的突变可以影响转录因子 IIH（TFIIH；见表 86.12）的**修复功能**，导致光敏感和癌症发生，和（或）影响 TFIIH 的**转录功能**，引起毛发低硫营养不良和 Cockayne 综合征的典型表型。

个体发生肿瘤和皮肤癌的风险并不仅取决于显著的 NER 缺陷，如 XP，DNA 修复效率的微小变异如 DNA 修复基因多态性也与之相关[47-49]，同样，老年人

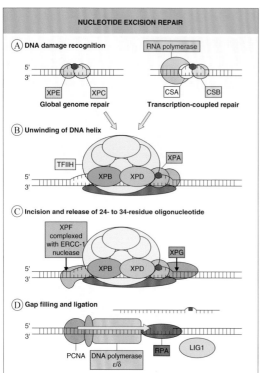

NUCLEOTIDE EXCISION REPAIR

(A) DNA damage recognition

RNA polymerase

XPE XPC
Global genome repair

CSA CSB
Transcription-coupled repair

(B) Unwinding of DNA helix

TFIIH

XPA

XPB XPD

(C) Incision and release of 24- to 34-residue oligonucleotide

XPF complexed with ERCC-1 nuclease

XPG

XPB XPD

(D) Gap filling and ligation

PCNA DNA polymerase ε/δ RPA LIG1

Fig. 86.12 Nucleotide excision repair. This pathway repairs "bulky" DNA lesions, including pyrimidine dimers (red dot). **A** DNA damage recognition in global genome repair is mediated by XPC and XPE. In transcription-coupled repair, DNA damage recognition is mediated by a stalled RNA polymerase plus recruitment of CSA and CSB. These two types of DNA damage recognition are then followed by identical steps in DNA repair. **B** Unwinding of the DNA double strand around the lesion by the helicase activity of XPB and XPD. **C** Incision 5′ and 3′ of the lesion by the endonucleases XPF and XPG. **D** Repair synthesis and gap closing after release of a 24- to 34-residue oligonucleotide. CSA/CSB, proteins that are dysfunctional in Cockayne syndrome; LIG1, DNA ligase 1; PCNA, proliferating cell nuclear antigen; RPA, replication protein A; TFIIH, transcription factor IIH; XP, xeroderma pigmentosum. *Adapted with permission from Lindahl T, Wood RD. Quality control by DNA repair. Science. 1999;286:1897–905.*

由于授权限制，本图片保留英文

皮肤癌发病风险升高，也与其 DNA 修复效率随年龄增加而降低有关[50]。

XP 变异型患者的细胞具有完整的 NER（表 86.3），但它的临床表型与其他 XP 互补组无法区别。这些患者细胞功能缺陷不在于 DNA 光产物的修复过程，而是在复制期（细胞周期 S 期）处理未修复的 DNA 光产物过程中[51]。复制性 DNA 多聚酶常停在 DNA 损伤处，并与之分离。这时，细胞中有许多特异的 DNA 多聚酶可以绕过不同的 DNA 损伤，使复制叉能够继续合成完整的子链。不同的多聚酶在跨损伤合成过程中的精确度不同。

由于多聚酶 - η 基因突变，XP 变异型患者细胞缺乏 DNA 多聚酶 - η 与 T-T 二聚体结合、正确插入两个 A 残基的能力[52]。这表明 NER 并不能修复所有的 DNA 损伤，高精确度的跨损伤 DNA 多聚酶对维持基因组稳定有重要的作用。XP 变异型患者细胞中，NER 可以清除大部分 T-T 二聚体，但由于多聚酶 - η 缺失，剩余的二聚体很可能被其他的多聚酶绕过，插入不正确的残基，形成紫外线诱导突变。如果 S 期 DNA 多聚酶 - η 或任何其他特异性跨损伤 DNA 多聚酶不能绕过 DNA 损伤，那么细胞内的复制叉就会停滞。DNA 重组修复可以使复制叉继续合成完整的子链，即引发对侧正常模板链与子链重组，从而将子链修复成完整子链[42]。

大量的嘧啶二聚体只能通过 NER 修复，少量的 DNA 碱基氧化修饰可通过碱基切除修复完成[53]。顾名思义，碱基切除修复的第一步是切除碱基而非核苷酸。这一步由 DNA 糖基化酶完成，该酶通过水解碱基与脱氧核糖之间的糖苷键，形成无嘧啶 / 无嘌呤（AP）位点。糖基化酶对不同类型碱基损伤具有底物特异性。人类 8-xoxG DNA 糖基化酶 1，如 8-xoxG（见上文，图 86.9），对氧化的鸟嘌呤碱基具有特异性，并通过碱基切除启动损伤修复。

紫外诱导的突变形成

许多先前讨论过的紫外线诱导的 DNA 损伤形式可导致突变形成。DNA 损伤导致碱基置换突变的主要机制是通过 DNA 在细胞周期的 S 期复制错误。由于几种

表 86.3　DNA 修复异常的遗传性疾病——功能障碍的类型

	全基因组修复	转录耦合修复	跨缺陷 DNA 合成	非配对 DNA 修复
着色性干皮病（XP）	+	+	+（XP 变异体）	
Cockayne 综合征（CS）		+		
XP-CS 重叠症	+	+		
毛发硫营养不良症		+		
Muir-Torre 综合征				+
NER，核苷酸切除修复				

特定基因的突变通常是正常细胞经历恶性转化所必需的，并且这些突变不太可能在单细胞中发生，遗传不稳定（变异表型）被认为是癌症发展所必需的，包括皮肤癌[54]。XP 是遗传基因不稳定的一个例子。虽然紫外线照射后皮肤中形成的 DNA 损伤量与正常个体相同，但在损伤的 DNA 位置上，损伤修复不足的个体对比损伤修复完整的个体会产生更多的突变。

p53 肿瘤抑制基因的体细胞突变是获得性紫外线突变体表型的一个例子。该基因编码 53 kDa 转录因子，其在细胞周期调节和 DNA 损伤后诱导细胞凋亡具有关键作用。p53 功能的丧失可导致紫外线照射后细胞周期停滞受损，这样就增加了 DNA 在移除紫外线诱导的 DNA 损伤之前复制的可能性，然后通过 DNA 损伤处的碱基错配增加了突变形成的频率。

p53 突变可以在大多数皮肤 SCC 和光化性角化病中发现（见第 107 章）。此外，长期暴露于阳光下的皮肤，为具有 *p53* 突变角质形成细胞的大量克隆增殖提供了条件，这是通过光学显微镜所检测不到的。这表明 *p53* 突变是紫外线诱导的皮肤 SCC 发病机制中的早期过程。大多数这些克隆，以及一些光化性角化症，在日光暴露停止后退化。这表明通过 *p53* 突变导致的 p53 功能丧失不足以引起恶变，在细胞经历完全恶变，发展成为肿瘤之前，其他突变（可能很多）需要在一个细胞中积累。

皮肤 SCC 及其前体中的大多数 *p53* 突变是二联嘧啶位点处的 C → T 单碱基转换突变[55]。在 10% 皮肤 SCC 中发现串联 CC → TT 转换突变。这种 p53 突变谱与内脏器官恶性肿瘤中发现的 p53 突变非常不同；后者没有 C → T 突变的优势，也没有任何 CC → TT 的突变。这与嘧啶二聚体最常引起 C → T 和一些 CC → TT 突变的事实一起，为嘧啶二聚体在光致癌发生中的关键作用提供了令人信服的证据。因此，C → T，尤其是 CC → TT 的突变（图 86.13），称为 UV 诱发的"标志性突变"。后者可以由 UVB 或 UVA 引发[41]，并且代表着这些波长产生的最常见类型的突变[34, 56]。

对于为什么 UVA 比 UVB 引起嘧啶二聚体更多的突变，可能解释是 UVB 诱导更具保护性、抗突变的细胞反应，这导致嘧啶二聚体位点突变形成频率的降低[57]。因此，暴露于纯 UVA 源，如高剂量 UVA1 光疗或在晒黑室中，可能比暴露于也包含 UVB 光的 UVA 源（如自然阳光）更致癌。

皮肤 SCC 和光线性角化病中，*p53* 基因中 UV- 标志性突变的识别，为这些损伤是由暴露于紫外线诱导

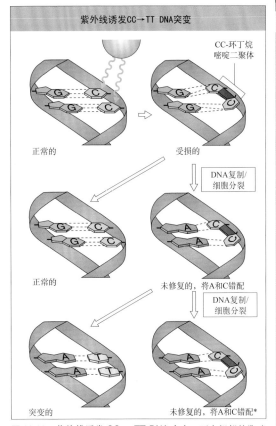

紫外线诱发CC→TT DNA突变

正常的　　　　　　　　　　受损的

CC-环丁烷嘧啶二聚体

DNA 复制/细胞分裂

正常的　　　　　　　　未修复的，将A和C错配

DNA 复制/细胞分裂

突变的　　　　　　　　未修复的，将A和C错配*

图 86.13　紫外线诱发 CC → TT DNA 突变。两个相邻的胞嘧啶之间形成嘧啶二聚体后细胞分裂，形成 CC → TT 突变。这是紫外线的标志性突变。* 可能增加 C → T 突变

提供了明确的分子证据。如前所述，这些 *p53* 突变存在于非常早期的前驱病变中，并且它们最终形成 UV- 突变体表型，明显揭示 UV 下暴露是在皮肤癌发生的最早阶段（肿瘤起始）。BCC 和皮肤黑色素瘤的情况不同，在这些肿瘤中，*p53* 突变发生在肿瘤发展过程的后期。然而，当突变真的在这两种肿瘤中发生时，*p53* 突变也常是 C → T 的转换。这些研究结果表明，紫外线照射不仅是皮肤癌的始作俑者，也是其皮肤癌进展的"贡献者"。

大多数 BCC 的特征在于刺猬信号传导途径（hedgehog signaling pathway）的异常激活，以及 *PTCH* 和 *SMO* 的突变（见第 107 章）。这些基因中的许多突变是紫外线标志性突变，明显揭示紫外线暴露也在 BCC 的病因中起作用。在皮肤黑色素瘤中，几种关键基因也证明携带 C → T 转换，包括 *PTEN* 和 *CDKN2A*[58]。

黑色素瘤的基因组测序揭示了超过 30 000 的体细胞单链和串联碱基替换突变，这是很大的突变负荷，尤其是在恶性雀斑样黑色素瘤中；大部分（～70%）是紫外标志性突变（C→T 转换突变）。尽管黑色素瘤的病因很复杂，这些发现为紫外线照射的重要作用提供了分子证据。由于 C→T 的转换可以由 UVB 和 UVA 共同激发，因此不可能从这些分子指纹中得出哪些波长引起这些突变。然而，鉴于氧化性 DNA 损伤（包括 G→T 转换）产生的突变相对稀缺，紫外线诱导的氧化过程不太可能对黑色素瘤的形成产生显著影响。

黑色素瘤和黑色素瘤痣在一个特定位点的 BRAF 中具有高频率的突变，导致在位置 600 处 BRAF 蛋白质中的氨基酸取代，通常是谷氨酸（E）取代缬氨酸（V）。因为这些 BRAF 突变主要来自间歇性暴露于阳光照射的黑色素瘤区域（来自非暴露区域或长期暴露于紫外线的黑色素瘤区域突变少得多）；有人认为这种突变是 UV 诱导的[59]。然而，这种突变不是由任何常见类型紫外线诱导的 DNA 损伤和预诱变损伤所致，造成这种类型突变的 DNA 损伤类型仍待确定。

光致癌的防护

为了确保大部分日光暴露引起的损伤不会导致皮肤癌形成，暴露于紫外线的细胞具有多级预防光致癌

的机制（图 86.14）。

表皮的组成结构及可诱导的黑素可防止紫外线辐射引起的 DNA 损伤。表皮可以增加厚度（减少紫外线对基底层的辐射），且表皮中的抗氧化酶可清除活性氧，减少氧化 DNA 损伤。细胞黑素是不同色素聚集形成的混合物，可吸收紫外线（见第 65 章）。光照后，棕色至黑色的真黑素分子内形成超氧自由基，可快速被清除。而红或黄色的褐黑素自由基捕获效率较低；紫外线照射后，褐黑素降解，伴广泛超氧化物形成。因此，褐黑素被认为是一种光致敏物，而非和真黑素一样的光保护剂。

DNA 损伤发生后，细胞有许多不同的 DNA 修复机制（见上文）及绕过损伤 DNA 而不致突变的能力来预防基因突变形成。细胞还可以停止增殖（细胞周期停滞）来获得更多时间进行修复，降低复制损伤模板的可能；当存在大量 DNA 损伤时，细胞可发生凋亡。即使突变形成导致这些损害成为永久性损害，机体仍可通过免疫监视清除大部分此类细胞。

反复紫外线照射可上调部分保护机制，促进机体形成适应性反应，包括色素沉着、皮肤增厚和抗氧化酶。DNA 切除修复在 SOS 样反应中也可上调[60]。相反，紫外线照射后可下调免疫监视（见上文），可能造成光致癌。

不能认为 UVA 照射是无害的，皮肤科医师必须告诫患者不仅要防护 UVB 也要防护 UVA。UVA 辐射增加对公共健康的危害至少体现在 3 个方面。

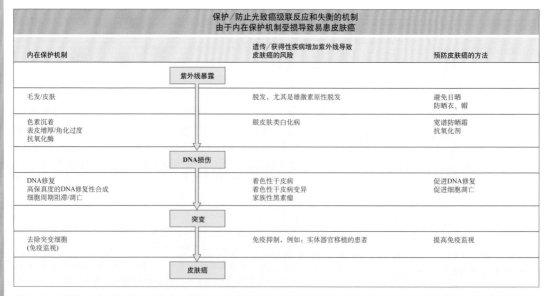

图 86.14　保护和防止光致癌的机制和内在保护机制缺陷而好发皮肤癌的疾病紫外线照射后在光致癌步骤中的一些内在保护机制。好发紫外线相关皮肤癌的疾病中这些机制功能受损。针对光致癌步骤中的每一步都可以采取措施来改变和降低皮肤癌发生的风险

（1）近来由于美容目的，越来越多晒黑室应用高剂量 UVA 辐射体，特别应用于女性青年和年轻人。冰岛黑色素瘤发病率的显著增加被认为与晒黑室的使用有关[24]。据估计，每年约有 3500 万美国人使用晒黑床或太阳灯。

（2）防晒产品的使用也可导致 UVA 照射的增加。由于使用了防晒产品，从而延长日光暴露的时间[61]，但因为广谱防晒产品对 UVA 的过滤效率仍不如 UVB，因此应用防晒产品的结果是 UVA 照射量的增加[62]。

（3）高剂量 UVA1 光疗对特应性皮炎、系统性硬化症、皮肤 T 细胞淋巴瘤和其他皮肤病是一种有效的治疗方式。然而，这项治疗的长期风险还未明确。考虑到 UVA 在皮肤黑色素瘤形成中可能的作用，在使用 UVA1 前必须权衡其利弊，尤其对儿童。

除了对抗皮肤癌形成的内在保护机制，还有外源性保护因素和保护性行为可以降低个体发生皮肤癌的风险（见图 86.14）。

为了预防或减少紫外线对皮肤的辐射，人们可限制室外活动，特别是在正午时分，可待在阴凉处，穿防护衣和（或）用防晒产品。防晒产品是外用制剂，通过反射、吸收或两者共有的方式减少紫外线对皮肤的辐射（见第 132 章），不仅可以预防日晒引起的急性皮肤损伤，也可抵抗紫外线诱导的免疫抑制、光老化和皮肤癌[63]。防晒剂的日光防护系数（sun protection factor，SPF）表明使用防晒剂防止引起光晒伤的指数（见第 132 章），但与其他非红斑性效果无关。因此，SPF 并不是非红斑性和长期效果的可靠指标[64]。

好的防晒产品应能广谱地防护 UVB 和 UVA，最理想的是提供均衡的、同等的防护功能。此外，应用具有光稳定性并且使用舒适赋形剂来保证人们规律使用。防晒产品在紫外线照射中会发生降解而需要重新涂抹。另外，降解产物可能导致进一步反应，这是不稳定性防晒产品更容易导致光敏反应的原因[65]。最后，不应使用防晒剂延长日光暴露时间，因为这会抵消其保护作用，并可能增加未过滤或过滤不佳的紫外线如 UVA 的照射。

为了防止氧化损伤，特别是氧化 DNA 损伤，提倡在防晒剂中加入抗氧化剂。然而，它们对上述提及的长期结果的防护效应还未明确，或仅有少许效果。此外，氧化 DNA 损伤并不一定在 UVA 相关突变中有显著作用（如前所述），因此抗氧化剂是否对皮肤癌的发生有保护作用也存在疑问。值得注意的是，活性氧不仅可以通过破坏细胞，也可以诱导细胞反应：包括通过诱导老化相关的早衰蛋白的生成，诱导衰老，从而防止光致癌的发生[66]。因此，从理论上讲，抗氧化剂可以促使光致癌的发生。

局部应用 DNA 修复酶可以增加皮肤细胞的 DNA 修复并加速 DNA 光产物的清除。已有报道 XP 患者局部应用 DNA 修复酶可以降低光线性角化病的发生，提示应用这种"酶防晒剂"可防止 DNA 光产物产生后突变的发生。同样，将来也许能够加速或促进损伤或突变细胞清除（如通过增加损伤细胞的凋亡）或增强免疫监视（如通过接种）。

（邱　里译　高兴华审校）

参考文献

1. Anderson RR, Parrish JA. The optics of human skin. J Invest Dermatol 1981;77:13–19.

2. Bruls WAG, Slaper H, van der Leun JC, Berrens L. Transmission of human epidermis and stratum corneum as a function of thickness in the ultraviolet and visible wavelengths. Photochem Photobiol 1984;40:485–95.

3. Yarosh D, Dong K, Smiles K. UV-induced degradation of collagen I is mediated by soluble factors released from keratinocytes. Photochem Photobiol 2008;84:67–8.

4. Li WH, Pappas A, Zhang L, et al. IL-11, IL-1alpha, IL-6, and TNF-alpha are induced by solar radiation in vitro and may be involved in facial subcutaneous fat loss in vivo. J Dermatol Sci 2013;71:58–66.

5. Schwarz T, Beissert S. Milestones in photoimmunology. J Invest Dermatol 2013;133:E7–10.

5a. Moore C, Cevikbas F, Pasolli HA, et al. UVB radiation generates sunburn pain and affects skin by activating epidermal TRPV4 ion channels and triggering endothelin-1 signaling. Proc Natl Acad Sci USA 2013;110:E3225–34.

6. Young AR, Chadwick CA, Harrison GI, et al. The similarity of action spectra for thymine dimers in human epidermis and erythema suggests that DNA is the chromophore for erythema. J Invest Dermatol 1998;111:982–8.

7. Palmer RA, Friedmann PS. Ultraviolet radiation causes less immunosuppression in patients with polymorphic light eruption than in controls. J Invest Dermatol 2004;122:291–4.

8. Lembo S, Fallon J, O'Kelly P, Murphy GM. Polymorphous light eruption and skin cancer prevalence: is one protective against the other? Br J Dermatol 2008;159:1342–7.

9. Halliday GM, Byrne SN, Damian DL. Ultraviolet A radiation: its role in immunosuppression and carcinogenesis. Semin Cutan Med Surg 2011;30:214–21.

10. Poon F, Kang S, Chien A. Mechanisms and treatments of photoaging. Photodermatol Photoimmunol Photomed 2015;31:65–74.

11. Gilchrest BA. Photoaging. J Invest Dermatol 2013;133:E2–6.

12. Moulin G, Thomas L, Vigneau M, Fiere A. A case of unilateral elastosis with cysts and comedones. Favre-Racouchot syndrome. Ann Dermatol Venereol 1994;121:721–3.

13. Gordon JR, Brieva JC. Images in clinical medicine. Unilateral dermatoheliosis. N Engl J Med 2012;366:e25.

14. Berneburg M, Grether-Beck S, Kurten V, et al. Singlet oxygen mediates the UVA-induced generation of the photoaging-associated mitochondrial common deletion. J Biol Chem 1999;274:15345–9.

15. Codriansky K, Quintanilla-Dieck MJ, Gan S, et al. Intracellular degradation of elastin by cathepsin K in skin fibroblasts – a possible role in photoaging. Photochem Photobiol 2009;85:1356–63.

16. Takeuchi H, Rünger TM. Longwave ultraviolet light induces the aging-associated progerin. J Invest Dermatol 2013;133:1857–62.

17. Krutmann J, Schroeder P. Role of mitochondria in photoaging of human skin: the defective powerhouse model. J Investig Dermatol Symp Proc 2009;14:44–9.

18. El Ghissassi E, Baan R, Straif K, et al. A review of human carcinogens – part D: radiation. Lancet Oncology 2009;10:751–2.

18a. Martincorena I, Roshan A, Gerstung M, et al. Tumor evolution. High burden and pervasive positive selection of somatic mutations in normal human skin. Science 2015;348:880–6.

19. de Gruijl FR, Sterenborg HJ, Forbes PD, et al. Wavelength dependence of skin cancer induction by ultraviolet irradiation of albino hairless mice. Cancer Res 1993;53:53–60.

20. Rünger TM. The role of UVA in the pathogenesis of melanoma and non-melanoma skin cancer. Photodermatol Photoimmunol Photomed 1999;15:212–16.

21. Autier P, Dore JF, Eggermont AM, Coebergh JW. Epidemiological evidence that UVA radiation is involved in the genesis of cutaneous melanoma. Curr Opin Oncol 2011;23:189–96.

22. Gallagher RP, Spinelli JJ, Lee TK, et al. Tanning beds, sunlamps, and risk of cutaneous malignant melanoma. Cancer Epidemiol Biomarkers Prevention 2005;14:562–6.

23. Veierød MB, Weiderpass E, Thorn M, et al. A prospective study of pigmentation, sun exposure, and risk of

cutaneous malignant melanoma in women. J Natl Cancer Inst 2003;95:1530–8.

24. Hery C, Tryggvadottir L, Sigurdsson T, et al. A melanoma epidemic in Iceland: possible influence of sunbed use. Am J Epidemiol 2010;172:762–7.

25. Lazovich D, Vogel RI, Berwick M, et al. Indoor tanning and risk of melanoma: a case-control study in a highly exposed population. Cancer Epidemiol Biomarkers Prev 2010;19:1557–68.

26. Noonan FP, Zaidi MR, Wolnicka-Glubisz A, et al. Melanoma induction by ultraviolet A but not ultraviolet B radiation requires melanin pigment. Nat Commun 2012;3:884.

27. Wang HT, Choi B, Tang MS. Melanocytes are deficient in repair of oxidative DNA damage and UV-induced photoproducts. Proc Natl Acad Sci USA 2010;107:12180–5.

28. Rünger TM. Is UV-induced mutation formation in melanocytes different from other skin cells? Pigment Cell Melanoma Res 2010;24:10–12.

29. Moan J, Grigalavicius M, Baturaite Z, et al. The relationship between UV exposure and incidence of skin cancer. Photodermatol Photoimmunol Photomed 2015;31:26–35.

30. Gilchrest BA, Eller MS, Geller AC, Yaar M. The pathogenesis of melanoma induced by ultraviolet radiation. N Engl J Med 1999;340:1341–8.

31. Cadet J, Sage E, Douki T. Ultraviolet radiation-mediated damage to cellular DNA. Mutat Res 2005;571: 3–17.

32. Young AR, Chadwick CA, Harrison GI, et al. The similarity of action spectra for thymine dimers in human epidermis and erythema suggests that DNA is the chromophore for erythema. J Invest Dermatol 1998;111:982–8.

32a. Premi S, Wallisch S, Mano CM, et al. Photochemistry. Chemiexcitation of melanin derivatives induced DNA photoproducts long after UV exposure. Science 2015;347:842–7.

33. Perdiz D, Grof P, Mezzina M, et al. Distribution and repair of bipyrimidine photoproducts in solar UV-irradiated mammalian cells. J Biol Chem 2000;275:26732–42.

34. Rünger TM, Kappes UP. Mechanisms of mutation formation with long-wave ultraviolet light (UVA). Photodermatol Photoimmunol Photomed 2008;24:2–10.

35. Piette J, Merville-Louis MP, Decuyper J. Damages induced in nucleic acids by photosensitization. Photochem Photobiol 1986;44:793–802.

36. Danpure HJ, Tyrrell RM. Oxygen-dependance of near UV (365 nm) lethality and the interaction of near UV and x-rays in two mammalian cell lines. Photochem

Photobiol 1976;23:171–7.

37. Kvam E, Tyrell RM. Induction of oxidative DNA base damage in human skin cells by UV and near visible radiation. Carcinogenesis 1997;18:2379–84.

38. Douki T, Reynaud-Angelin A, Cadet J, Sage E. Bipyrimidine photoproducts rather than oxidative lesions are the main type of DNA damage involved in the genotoxic effect of solar UVA radiation. Biochem 2003;42:9221–6.

39. Darr D, Fridovich I. Free radicals in cutaneous biology. J Invest Dermatol 1994;102:671–5.

40. Kielbassa C, Roza L, Epe B. Wavelength dependence of oxidative DNA damage induced by UV and visible light. Carcinogenesis 1997;18:811–16.

41. Rünger TM. C to T transition mutations are not solely UVB-signature mutations, because they are also generated by UVA. J Invest Dermatol 2008;128:2138–40.

42. Dunn J, Potter M, Rees A, Rünger TM. Activation of the Fanconi anemia/BRCA pathway and recombination repair in the cellular response to solar UV. Cancer Res 2006;66:11140–7.

43. Rizzo JL, Dunn J, Rees A, Rünger TM. No formation of DNA double-strand breaks and no activation of recombination repair with UVA. J Invest Dermatol 2011;131:1139–48.

44. de Boer J, Hoeijmakers JHJ. Nucleotide excision repair and human syndromes. Carcinogenesis 2000;21:453–60.

45. Kraemer KH, Lee MM, Scotto J. Xeroderma pigmentosum. Cutaneous, ocular, and neurologic abnormalities in 830 published cases. Arch Dermatol 1987;123:241–50.

46. Bootsma D. Nucleotide excision repair syndromes: xeroderma pigmentosum, Cockayne syndrome, and trichothiodystrophy. In: Vogelstein B, Kinzler KW, editors. The Genetic Basis of Human Cancer. New York: McGraw-Hill; 2002. p. 211–37.

47. Wei Q, Lee JE, Gershenwald JE, et al. Repair of UV light-induced DNA damage and risk of cutaneous malignant melanoma. J Natl Cancer Inst 2003;95:308–15.

48. Blankenburg S, Konig IR, Moessner R, et al. Assessment of 3 xeroderma pigmentosum group C gene polymorphisms and risk of cutaneous melanoma: a case-control study. Carcinogenesis 2005;26: 1085–90.

49. Torres SM, Luo L, Lilyquist J, et al. DNA repair variants, indoor tanning, and risk of melanoma. Pigment Cell Melanoma Res 2013;26:677–84.

50. Wei Q. Effect of aging on DNA repair and skin carcinogenesis: a minireview of population-based studies. J Investig Dermatol Symp Proc 1998;3:19–22.

51. Woodgate R. A plethora of lesion-replicating DNA polymerases. Genes Develop 1999;13:2191–5.

52. Johnson RE, Kondratick S, Prakash S, Prakash L. hRAD30 mutations in the variant form of xeroderma pigmentosum. Science 1999;285:263–5.

53. David SS, O'Shea VL, Kundu S. Base-excision repair of oxidative DNA damage. Nature 2007;447: 941–50.

54. Loeb LA. Cancer cells exhibit a mutator phenotype. Adv Cancer Res 1998;72:25–56.

55. Wikondahl NM, Brash DE. Ultraviolet radiation induced signature mutations in photocarcinogenesis. J Invest Dermatol Symp Proc 1999;4:6–10.

56. Ikehata H, Kawai K, Komura J, et al. UVA1 genotoxicity is meditated not by oxidative damage but by cyclobutane pyrimidine dimers in normal mouse skin. J Invest Dermatol 2008;128:2289–96.

57. Rünger TM, Farahvash B, Hatvani Z, Rees A. Comparison of DNA damage responses following equimutagenic doses of UVA and UVB: a less effective cell cycle arrest with UVA may render UVA-induced pyrimidine dimers more mutagenic than UVB-induced ones. Photochem Photobiol Sci 2012;11:207–15.

58. Hocker T, Tsao H. Ultraviolet radiation and melanoma: a systematic review and analysis of reported sequence variants. Hum Mutat 2007;28:578–88.

59. Maldonado JL, Fridlyand J, Patel H, et al. Determinants of BRAF mutations in primary melanomas. J Natl Cancer Inst 2003;95:1878–90.

60. Smith ML, Seo YR. p53 regulation of DNA excision repair pathways. Mutagenesis 2002;17:149–56.

61. Autier P, Doré JF, Négrier S, et al. Sunscreen use and duration of sun exposure: a double-blind, randomized trial. J Natl Cancer Inst 1999;91:1304–9.

62. Yarosh D, Klein J, O'Conner A, et al. Effect of topically applied T4 endonuclease V in liposomes on skin cancer in xeroderma pigmentosum: a randomized study. Lancet 2001;357:926–9.

63. Green AC, Williams GM, Logan V, Strutton GM. Reduced melanoma after regular sunscreen use: randomized trial follow-up. J Clin Oncol 2011;29: 257–63.

64. Young AR, Walker SL. Sunscreens: photoprotection of non-erythema endpoints relevant to skin cancer. Photodermatol Photoimmunol Photomed 1999;15:221–5.

65. Nash JF, Tanner PR. Relevance of UV filter/sunscreen product photostability to human safety. Photodermatol Photoimmunol Photomed 2014;30:88–95.

66. Takeuchi H, Rünger TM. Longwave UV light induces the aging-associated progerin. J Invest Dermatol 2013;133:1857–62.

第 87 章　日光性皮肤病

Henry W. Lim，John L. M. Hawk，Cheryl F. Rosen

所有皮肤都能对光反应，因为皮肤含有一些分子（色基），其化学结构能够吸收紫外线（ultraviolet radiation，UVR）或其他电磁能量。之后，这些吸收的能量或者作为非生物活性辐射被无害地重新释放，或者转化后驱动热化学反应，导致分子、细胞、组织和临床改变。这些改变随后被修复或造成永久性影响。核酸是最普遍的色基，引发紫外线诱导的变化，包括晒伤、晒黑、增生、老化和致癌。光线性皮肤病是由内源性分子吸收后的**异常**组织反应或卟啉、光敏药物、化学品吸收后的**预期**反应引起的（表 87.1）。特异性光线性皮肤病的诊断指南见图 87.1。

皮肤对光的异常反应

世界各地光线性皮肤病中心对疾病相对频率分析结果提示，多形性日光疹一直是最常见的日光性皮肤病；其他依次为日光加重的皮肤病、药物诱导的光敏感、慢性光化性皮炎和日光性荨麻疹[1]。已有文献证明，光线性皮肤病对患者的生活质量有显著的负面影响[2-3]。

免疫介导的光线性皮肤病

本组疾病见表 87.2。

多形性日光疹

同义名：■ 多形性日光疹（polymorphic light eruption）■ 良性夏季日光疹（临床变异）[benign summer light eruption（clinical variant）]■ 青少年春季疹（临床变异）[juvenile spring eruption（clinical variant）]

要点

- 最常见的光线性皮肤病。
- 日光照射数小时内出现丘疹、水疱或斑块；持续数日。
- 作用光谱：UVB，UVA，偶为可见光。
- 处理：光防护及窄谱（NB）–UVB；可短期的局部或口服皮质类固醇治疗急性发作。

表 87.1　日光性皮肤病的分类
● 特发性、可能与免疫相关（见表 87.2）
● DNA 修复缺陷和染色体不稳定疾病
● 光加重性皮肤病
● 化学和药物诱导的光敏感
－ 外源性：摄入或外用的药物或化学品
－ 内源性：皮肤卟啉病、糙皮症、Smith-Lemli-Opitz 综合征

表 87.2　特发性、可能与免疫相关光线性皮肤病的分类
● 多形性日光疹
● 光线性痒疹
● 牛痘样水疱病
● 慢性光线性皮炎
● 日光性荨麻疹

引言与历史

多形性日光疹（polymorphous light eruption，PMLE）是一种常见的、日光导致的皮肤病，所有种族和不同肤色者均可受累[4]。发作呈间歇性，在皮肤暴露于日光或人工紫外线光源数分钟到数小时（偶可数天）后发病。皮疹表现为非瘢痕性、瘙痒的红斑丘疹、丘疱疹、水疱或斑块。皮疹常在春季或初夏最重，尤其在温带地区。皮疹到秋季好转，常在冬季完全消退。一些患者 PMLE 仅发生在去热带地区旅行时。

PMLE 最初是由 Carl Rasch 于 1900 年描述，1918 年 Haxthausen 再次提及。

流行病学

一般人群中，PMLE 的患病率与纬度呈负相关，在斯堪的纳维亚半岛最高（22%）、英国和北美较高（10% ～ 15%），澳大利亚（5%）和位于赤道附近的新加坡则较低（约1%）[4]。这可能是由于 UVR 诱导的免疫耐受形成，通常称为"硬化"，源于阳光充足的气候下持续全年的太阳照射。女性发病略多于男性，多于二三十岁发病。

发病机制

PMLE 由来自日光或其他来源如晒黑床中的 UVR（偶尔可为可见光）引起。温带地区春夏季日光最容易引起发病，且诱发剂量常低于最小红斑量（minimal erythema dose，MED）。作用光谱从 UVB 至 UVA，很少为可见光。光激发试验中（几天内同一部位反复暴露于

13

物理性皮肤病

图 87.1　**成人特异性光线性皮肤病的诊断线索**。LE，红斑狼疮；PLME，多形性日光疹

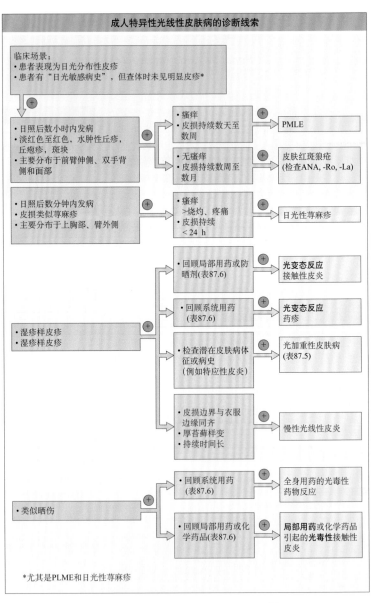

成人特异性光线性皮肤病的诊断线索

临床场景：
- 患者表现为日光分布性皮疹
- 患者有"日光敏感病史"，但查体时未见明显皮疹*

- 日照后数小时内发病
- 淡红色至红色，水肿性丘疹，丘疱疹，斑块
- 主要分布于前臂伸侧、双手背侧和面部

- 瘙痒
- 皮损持续数天至数周
→ PMLE

- 无瘙痒
- 皮损持续数周至数月
→ 皮肤红斑狼疮（检查 ANA，-Ro，-La）

- 日照后数分钟内发病
- 皮损类似荨麻疹
- 主要分布于上胸部、臂外侧

- 瘙痒
- >烧灼、疼痛
- 皮损持续<24 h
→ 日光性荨麻疹

- 回顾局部用药或防晒剂（表 87.6）
→ **光变态反应**接触性皮炎

- 回顾系统用药（表 87.6）
→ **光变态反应**药疹

- 检查潜在皮肤病体征或病史（例如特应性皮炎）
→ 光加重性皮肤病（表 87.5）

- 湿疹样皮疹
- 湿疹样皮疹

- 皮损边界与衣服边缘同齐
- 厚苔藓样变
- 持续时间长
→ 慢性光线性皮炎

- 回顾系统用药（表 87.6）
→ 全身用药的光毒性药物反应

- 类似晒伤

- 回顾局部用药或化学药品（表 87.6）
→ **局部用药**或化学药品引起的**光毒性**接触性皮炎

*尤其是 PMLE 和日光性荨麻疹

UVR 下），50% 患者 NB-UVB 呈阳性，50% 患者 UVA 呈阳性反应[5]。然而，PMLE 患者对 UVB，UVA 及可见光的 MED 是正常的[4]。

　　PMLE 可能是对尚不清楚的、内源性皮肤**光诱导**的抗原产生的迟发性过敏反应（delayed-type hypersensitivity，DTH）[4]。以约 0.6 MED 人工日光照射后，即刻组织活检可见血管周围以 CD4+（数小时内）和 CD8+（数天内）为主的浸润，真皮和表皮的

抗原提呈细胞的数量也有所增加[6]。在紫外线照射下，可观察到 PMLE 中，IL-4 和 IL-10 生成减少及中性粒细胞和肥大细胞的浸润[4]。

　　PMLE 具有遗传易感性，70% 人群有发病倾向，但由于外显率不同并非所有人都出现临床表现[7]。遗传异常表现为对正常 UVR 诱发皮肤 DTH 抑制作用**减弱**[8] 而非激发[9]。即紫外线照射后，PMLE 患者皮肤中 UVR 诱导的免疫抑制减轻（和正常个体对比），导致机体对

光抗原的反应增强，出现皮疹。可能的潜在机制包括：①在角质形成细胞中凋亡细胞清除基因表达不足，从而使抗原长期存在；和（或）②去除自由基效力不足，从而增加光抗原的产生。从进化的角度来看，UVR 诱导的皮肤免疫抑制可以防止破坏性的 PMLE，但可以增加患皮肤癌的风险。需要注意的是，PMLE 患者患皮肤癌的倾向降低[10]。

临床特征

PMLE 最常见于春季和初夏。日光照射后数分钟到数小时（偶可数天）[4]出现皮疹。暴露于雪地反射的日光或使用晒黑床或紫外线治疗后也可发病。皮疹在 UVR 照射后数小时（偶尔数分钟）后出现，持续一到数天，若持续暴露，则皮疹在一至数天，偶或数周后逐渐消退。再者，皮疹常在夏末或长期阳光假期后减少或消失，可能是发生了免疫耐受，有时称为"硬化"[4]。

皮损通常呈对称分布，任何（通常并非所有）暴露部位均可受累，但平日暴露部位常无皮疹（图87.2）。对同一患者而言，每次发作皮疹的分布和性质常常相同。通常颈部、手臂外侧和双手背侧受累（图87.3），但可泛发至日光暴露部位（图87.4）。

皮损为多形性，个体差异很大。临床表现为轻微至明显瘙痒，成群大小不等的红色或皮色丘疹，有时融合成大的、表面光滑或不光滑的斑块。肤色较深患者最常表现为成群分布的针尖大小丘疹，也可表现为水疱、大疱、丘疱疹和大片肿胀；单纯瘙痒少见。偶尔，特别是男孩，皮损主要在耳轮，称为"青少年春季疹"（juvenile spring eruption），是 PLME 的一种类型。此变异型常有水疱，患者偶可有发热、周身不适、头痛和恶心。PMLE 可持续终生，但一项对 94 例患者随访 32 年的观察中，58% 患者在 16 年内、75% 患者在 32 年内疾病改善或缓解。

病理学

表皮不同程度海绵水肿，真皮浅深层血管及附属器周围淋巴组织细胞浸润，伴有散在嗜酸性粒细胞和中性粒细胞。通常可见真皮乳头层显著水肿（图87.5）。少见情况下如果界面改变明显，与皮肤狼疮难以鉴别；真皮浸润的炎症细胞显著时难以与淋巴瘤鉴别。

鉴别诊断

根据自然病史和皮损临床表现，PMLE 常需与红斑狼疮（lupus erythematosus，LE）、光加重皮肤病（如特应性皮炎、脂溢性皮炎）、日光性荨麻疹等鉴别，少数情况下需与红细胞生成性原卟啉病（erythropoietic protoporphyria，EPP）相鉴别。偶尔，需要临床病理联

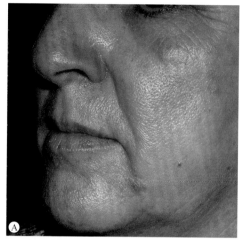

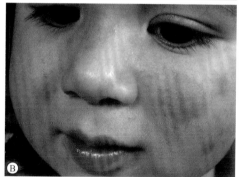

图 87.2 面部多形性日光疹。A. 鼻部的较大红斑片及颧骨隆起和颊部红斑块。B. 儿童颊部水肿性红斑

系和实验室评价（表 87.3；见图 87.1）。对于光加重性皮肤病，通常根据原发病的特异性临床特征可鉴别。

治疗

轻型 PMLE 可加强光防护，包括使用广谱、高SPF 防晒剂和物理屏障。对于病情较重的患者，通过预防性硬化治疗，即每周 2 ～ 3 次照射 NB-UVB，通常在春季照射 15 次，效果可持续数月[11]。NB-UVB 的初始起始剂量建议为 50% 的 MED，之后每次治疗剂量增加 10% ～ 15%。在光疗最初 7 ～ 10 天，可口服泼尼松（0.5 ～ 1 mg/kg）以减轻光加重反应。达到硬化效果后，患者可以通过每周一次在上午 10 点到下午 2 点之间在阳光下照射 15 ～ 20 min（不使用防晒剂）来维持硬化效果。然而，一些患者发现不需要刻意寻求阳光照射来保持硬化。

预防 PMLE 的其他方案包括口服强的松（< 0.5 mg/kg，通常在阳光充足的假期服用 5 ～ 7 天）[12]和羟氯喹[13-14]。

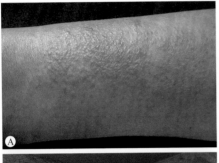

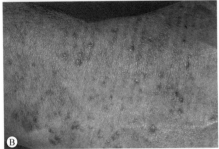

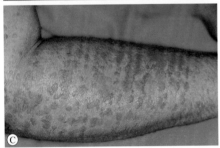

图 87.3 上肢多形性日光疹。A. 亚洲患者前臂小而淡红色水肿性丘疹融合成斑块。B. 散在分布的丘疱疹。C. 大而明显的水肿性红斑丘疹及斑块

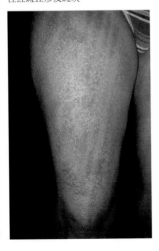

图 87.4 大腿多形性日光疹。水肿性丘疹融合成斑块（Courtesy，Jean L Bolognia，MD.）

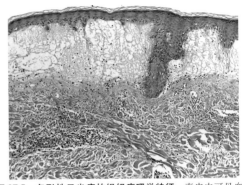

图 87.5 多形性日光疹的组织病理学特征。真皮内可见血管周围单核细胞浸润及明显的乳头状水肿（Courtesy，Lorenzo Cerroni，MD.）

表 87.3 光敏度评估-可能的实验室调查
常规组织学
抗核抗体
抗 -SSA/Ro，抗 -SSB/L 抗体
血浆卟啉，如果阳性则测卟啉谱（见第 49 章）
UVA，UVB 及可见光的光试验
光斑贴试验（见图 87.19）

对于有症状的，可以局部使用皮质类固醇以及口服泼尼松。

光线性痒疹

同义名： ■ Hutchinson 夏季痒疹（Hutchinson's summer prurigo）■ 美国印第安人家族性（或遗传性）多形性日光疹［familial（or hereditary）polymorphous light eruption of American Indians］■ 夏季水疱（hydroa aestivale）

要点

- 严重型常见于印第安人，常伴有唇炎和结膜炎。
- 所有种族都可发病。
- 儿童期发病，通常在青春期消退，可持续多年。
- 强烈瘙痒，在光暴露部位有结痂的丘疹或结节。
- 与 *HLA-DR4*（*DRB1*0401*），亚型 *DRB1*0407* 呈明显相关。
- 治疗：光防护、NB-UVB、局部外用钙调磷酸酶抑制剂、沙利度胺。

引言与历史

　　光线性痒疹（actinic prurigo，AP）是一种较少见的，表现为由日光诱导的瘙痒伴脱屑的丘疹或结节性

皮疹，主要累及暴露部位皮肤，少数也可累及遮盖部位皮肤[15]。本病于 20 世纪 60—70 年代首次描述，累及美国北部、中部和南部纯种及混血的印第安人。

1879 年 Hutchinson 首次描述；1918 年 Haxthausen 将其描述为 PMLE 的变异型。1968 年 Londoño 首次提出"光线性痒疹"这一命名。

流行病学

光线性痒疹在印第安人常见，尤其是生活在高海拔地区的混血种人（美国印地安人和欧洲人混血）。在欧洲和亚洲也有发生，但较少见。家族发病更常见。

发病机制

光线性痒疹是由紫外线照射引起的，常在春季和夏季爆发，尤其在温带地区。约 2/3 患者光试验结果异常，皮损可由 UVB 或 UVA 引起。

一项针对墨西哥混血人种 AP 患者的研究支持免疫因素在本病发病中的作用。研究显示沙利度胺对本病的显著疗效与其能有效地抑制 TNF-α 的合成，调节合成 IFN-γ 的 CD3[+] 细胞相关[16]。唇皮肤活检标本显示致密淋巴细胞浸润和淋巴样滤泡。与多个 HLA 等位基因的相关性更进一步支持这个观点[15]。

AP 可能是 PMLE 的持续性变异型，临床上曾观察到 AP 和 PMLE 相互转变，在家族研究中，两种疾病密切相关[17]。*HLA-DR4（DRB1 *0401）*和 *DRB1 *0407* 亚型与 AP 显著相关[17]，可能是 PMLE 转化为 AP 的遗传因素。事实上，这种 HLA 亚型的存在可进一步明确诊断。

临床特征

光线性痒疹通常于儿童期发病，女童多见，常在青春期消退，但也可持续[15]。在温带，患者皮疹常在夏季加重，但和日光暴露常无明显相关性。在拉丁美洲热带地区，患者皮损则常年存在。

皮损表现为红色丘疹或结节，有时伴有血痂，常累及光暴露部位，尤其是面部（包括鼻子）和肢体远端（图 87.6）。皮损可散在或密集分布，有时为湿疹样或苔藓样改变。面部丘疹消退后可留下轻微线状或点状瘢痕。在英国的患者中曾报道皮损累及遮盖部位，尤其是臀部（图 87.7）。唇炎、结膜炎较为常见，唇炎常为唯一的临床表现（图 87.8）[15]。

病理学

早期皮疹可见表皮海绵水肿、棘层肥厚及真皮血管周围淋巴细胞浸润，偶见嗜酸性粒细胞，但没有真皮乳头层水肿是与 PMLE 的不同之处[15]。后期，皮疹结痂、棘层肥厚更明显、不同程度的苔藓样变、表皮

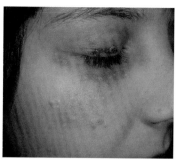

图 87.6 光线性痒疹。上颊部多形性丘疹，少数中心结痂。上眼睑下部有线状剥脱

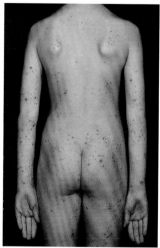

图 87.7 光线性痒疹。重症光线性痒疹，累及臀部及日光暴露部位

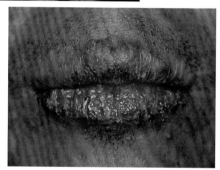

图 87.8 光线性痒疹。唇炎在下唇部表现更为严重。在上唇，慢性炎症导致朱唇与皮肤边界模糊（Courtesy，Jean L Bolognia, MD.）

剥脱、灶性真皮乳头纤维化及明显淋巴细胞浸润。后期皮损表现无特异性，可与慢性皮炎或结节性痒疹类似，极少数与皮肤 B 细胞淋巴瘤类似。唇组织活检标本可见真皮淋巴样滤泡形成[15]。直接免疫荧光阴性。

鉴别诊断

病史和临床表现初步提示诊断。病理表现及实验室检查可除外 LE 及儿童卟啉病（见表 87.3）。结节性

痒疹不限于日光暴露部位的皮肤。

治疗

严格的光防护有效。对轻型患者，可局部使用皮质类固醇和他克莫司。其次应考虑 NB-UVB 治疗，治疗方案与 PMLE 类似（见上文），尽管接受光疗可能受到条件的限制。顽固性患者最好选用沙利度胺口服（每晚 50～100 mg）[15]，需服用数周至皮疹减轻后逐渐减量，直至最低剂量维持（如每 2～3 晚 50 mg）。由于沙利度胺具有致畸和外周神经炎的副作用，选择患者和用药监测应非常小心（见第 130 章）。其他的系统治疗包括皮质类固醇、硫唑嘌呤和环孢素等。TNF-α 抑制剂的作用仍在研究中。

牛痘样水疱病

同义名：	■ Bazin's hydroa vacciniforme

要点

- 罕见，儿童期发病的光线性皮肤病。
- 丘疹和斑块形成脐状水疱，常伴有血痂（通常严重）和牛痘样瘢痕。
- 部分患者检测出 EB 病毒。
- 治疗：严格的光防护、低剂量光疗。

引言与历史

牛痘样水疱病（hydroa vacciniforme，HV）是一种少见的日光诱发、初发于儿童的疾病，间歇发作，愈后遗留瘢痕。1862 年由 Bazin 首次报道。

流行病学

HV 好发于浅肤色个体，在美国、英国、欧洲、韩国和日本均可见到，其他地方也可累及。由于本病罕见，且缺乏特异性的诊断性试验（可能部分通过早期组织学检查），很难精确地评估其分布状况。HV 通常于儿童期发病，男孩略多于女孩，且男孩重症较多。可在青春期或成年早期缓解，罕见有家族发病的报道[18]。

发病机制

通常需要热带地区日光或温带地区夏季光照来诱发皮疹的发生，但重复的单色或广谱紫外线照射的光试验反应（phototest response）可引起异常红斑，偶可引起水疱。HV 皮肤反应的确切性质尚不清楚。已有多篇文献报道 HV 皮疹中存在 EB 病毒（Epstein-Barr virus，EBV）[19-20]。这些慢性 EBV 感染患者的临床表现，从"典型"HV 至严重 HV 样疹。轻症者无血液学异常，而严重者 NK 细胞淋巴细胞增多、对蚊虫叮咬

反应重及噬血细胞综合征。此外，一些严重的 HV 样疹患者死于 EBV 相关的 NK 细胞淋巴瘤或 T 细胞淋巴瘤，或噬血细胞综合征[19-20]。

日本一个系列研究发现，94% 典型 HV 患儿（17/18）和 11/11 名有重症 HV 样皮疹伴系统症状的患儿皮疹中浸润的 T 淋巴细胞 EBV RNA 阳性，而 32 例来源于包括光线性皮肤病在内的其他多种皮肤病的皮肤活检标本则均为阴性[19]。虽然 EBV 感染与真性光敏性 HV 之间的关系尚未明确，但 HV 及重症 HV 样疹代表一种临床分型。

临床特征

夏季日光暴露后数小时内，出现对称性、成簇、瘙痒或刺痛性红色斑疹，见于光暴露部位，尤其是面部和手背。在数小时后，斑疹进展为丘疹或斑块，其上有水疱或大疱（常为出血性），呈脐凹状，数天后形成血痂（图 87.9A，B）。数周后皮疹愈合，遗留散在或融合天花样瘢痕，有时伴毛细血管扩张（图 87.9C）。罕见发热或头痛等全身不适。由于患儿不能在户外玩耍，使生活质量受到影响[18]。

病理学

进行性表皮海绵水肿是主要特征：明显的角质形成细胞网状变性；表皮内含有纤维素和急性炎症细胞

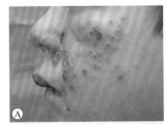
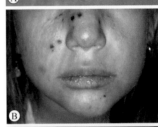
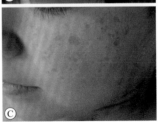

图 87.9 牛痘样水疱病。A. 光照后数日，鼻周、颊部及唇部出现丘疹水疱。B. 血痂伴天花样瘢痕：后者为反复急性发作导致后遗症。下唇部可见脱屑及糜烂。C. 颊部天花样瘢痕及炎症后色素沉着（A,C, Courtesy, Tor Shwayder, MD；B, Courtesy, Jean L Bolognia, MD.）

的水疱形成；融合性表皮坏死，偶见真皮上部灶性坏死（图87.10）[4]。早期可见血管周围淋巴细胞浸润，继而为中性粒细胞浸润。直接免疫荧光无特异性。淋巴浸润中EBV RNA原位杂交呈阳性。

鉴别诊断

LE和儿童期卟啉病可以通过临床病理表现及实验室检查排除（见表87.3），单纯疱疹可以通过阴性PCR、DFA试验或病毒培养排除。有HV样皮疹合并EBV相关系统疾病的患者（图87.11），皮损通常更严重，范围更广，并可累及非日光暴露区域；此外，还可出现面部肿胀、溃疡性结节、对蚊虫叮咬高敏感、高热和肝脾大，同时出现白细胞减少、血小板减少、转氨酶增高、NK淋巴细胞升高。通常PCR检测可见外周血EBV DNA高载量。

治疗

HV治疗困难[18]。对轻、中度损害，包括使用着色窗在内的光防护有效。有报道以下治疗方式有效：宽谱（BB）-UVB、NB-UVB、PUVA、β-胡萝卜素、抗疟药、硫唑嘌呤、沙利度胺、环孢素和食用鱼油等。

慢性光线性皮炎

同义名：■光敏性皮炎和光线性类网织细胞增生（PD/AR）综合征［photosensitivity dermatitis and actinic reticuloid（PD/AR）syndrome］■持久性光反应（persistent light reaction）■光线性类网织细胞增生症（临床重型）［actinic reticuloid（severe clinical variant）］■光敏性皮炎（轻度UVB和UVA敏感型）［photosensitivity dermatitis（milder UVB-and UVA-sensitive variant）］■光敏性湿疹（轻度仅UVB敏感型）［photosensitive eczema（milder UVB only-sensitive variant）］

要点

- 日光暴露区域的慢性湿疹样皮疹（急性、亚急性或慢性苔藓样变）或假淋巴瘤样皮损。
- 常发生于50岁以上的男性。
- 不同组合UVA、UVB及可见光的光试验阳性。
- 斑贴试验或光斑贴试验阳性常见。
- 治疗：光防护，避免（光）接触性致敏剂，间断口服及外用皮质类固醇，外用他克莫司，低剂量PUVA、环孢素、硫唑嘌呤或吗替麦考酚酯。
- 自然消退的可能性：5年内10%，10年内20%。

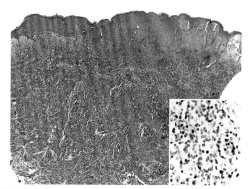

图87.10 牛痘样水疱病——组织病理学特征。表皮坏死，真皮全层血管周围致密淋巴细胞浸润。右下方插图示淋巴细胞EB病毒EBER-1原位杂交检测阳性（Courtesy, Lorenzo Cerroni, MD.）

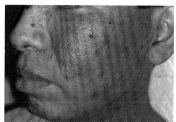

图87.11 伴EB病毒感染的牛痘水疱病样皮疹。广泛累及面部的红斑与水肿性斑块，水疱上覆血痂

引言与历史

慢性光线性皮炎（chronic actinic dermatitis, CAD）[21]是一种罕见的、持久性的、令人痛苦的皮炎，皮疹发生于暴露部位（少数情况下累及非暴露部位），好发于老年男性，夏季多见。本病由紫外线诱发，偶尔也可由可见光引起，也可能是一种对光诱导的内源性过敏原的DTH反应，类似接触性过敏。

1933年Haxthausen首先报道了本病的临床表现，20世纪60年代英国人Wilkinson和美国人Jillson和Baughman也报道了类似病例，后者称之为"持久性光反应"。1969年有人描述了本病的重症类型——光线性类网织细胞增多症（actinic reticuloid），接着很快又报道了2例轻型变型，光敏感湿疹（photosensitive eczema）和光敏感皮炎（photosensitivity dermatitis）。1979年，CAD正式由Hawk和Magnus提出，目前为世界范围通用的名称[22]。

流行病学

CAD在世界范围内均有发病。

发病机制

CAD的诱因包括：UVB；UVB和UVA；UVB、

UVA 和可见光；少数为单独 UVA，UVB ＋ UVA 是最常见的。CAD 在临床上和组织学上均为湿疹样改变，真皮以 CD8$^+$ T 淋巴细胞为主的浸润和黏附分子活化模式均与过敏性接触性皮炎 DTH 反应相似，提示 CAD 可能是一种对内源性、光诱导的皮肤抗原的反应。

CAD 最常见于老年户外工作或户外活动爱好者，尤其是已患有对菊科植物或防晒剂等外源性致敏剂过敏或光敏性接触性皮炎者[21, 23]。慢性光损害可能削弱了此类患者正常的皮肤免疫抑制反应，并且任何接触性皮炎的存在均可能进一步增强机体对一种微弱的内源性抗原的皮肤免疫反应。值得注意的是对菊科的斑贴试验阳性常见于英国的患者，而未见于美国和日本患者[23]。

在 CAD 的发病机制中，核酸很可能作为色基参与其中，原因是诱发 CAD 湿疹样皮疹的作用光谱与造成日晒伤炎症反应的相似，而核酸在后者紫外线的吸收中起主要作用[21]。

临床特征

CAD 常见于温带，所有种族均可发病，老年男性多发[1, 21]，近期年轻女性病例增多。尚无家族发病报道。皮疹可以发生于正常皮肤、原有皮炎的皮肤（特别是光过敏性或过敏性接触性皮炎），偶尔也可见于口服药物的光敏反应或 PMIE 患者。合并有对植物抗原、香料或外用药物的接触性过敏状态是很常见的。CAD 皮疹瘙痒，呈斑片状或融合，湿疹样皮疹可为急性、亚急性或慢性，后者常合并苔藓样变（图 87.12）。严重的患者可出现散在或播散的红色光泽性浸润性假性淋巴瘤样丘疹或斑块。

皮损主要发生于日光暴露部位（图 87.13 和 87.14），边界与衣服边缘同齐，而且经常在皮沟深部、上眼睑、指间、鼻唇沟或耳后区域豁免（图 87.15）。偶尔掌跖部可有湿疹样改变，眉毛或头发可能因摩擦

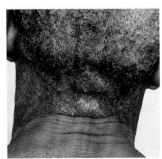

图 87.12 **慢性光线性皮炎**。患者颈部皮损呈慢性湿疹样改变及苔藓样变，皮损呈 V 型，边界清楚，与衣领边缘相同

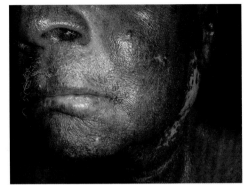

图 87.13 **慢性光线性皮炎**。日光暴露部位苔藓样变及色素沉着。皮损在避光处较轻（如鼻唇沟）

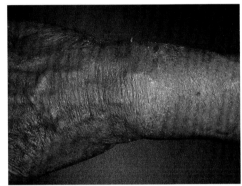

图 87.14 **慢性光线性皮炎**。手背、腕部慢性湿疹样改变伴色素沉着、脱屑。前臂远端可见皮损边界清楚

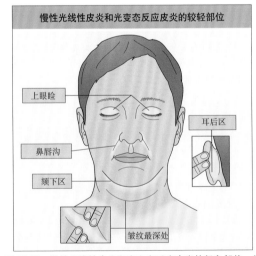

慢性光线性皮炎和光变态反应皮炎的较轻部位

上眼睑

耳后区

鼻唇沟

颏下区

皱纹最深处

图 87.15 **慢性光线性皮炎和光变态反应皮炎的豁免部位**。相对避光部位包括上眼睑、鼻唇沟、耳后区、颏下区和皮肤皱纹最深处。在空气传播接触性皮炎中，这些区域可受累

或抓伤而脱落或稀疏。极少数严重患者可进展为红皮病。CAD 通常持续多年，据估计约 10% 患者持续 5 年以后，20% 患者 10 年以后，以及 50% 患者 15 年以后可能缓解[24]。

病理学

表皮海绵水肿，棘层肥厚，淋巴细胞外渗，真皮浅、深层血管周围常为致密淋巴组织细胞浸润，常可见到嗜酸性粒细胞和浆细胞[21]。较重的皮损可见糜烂，局灶表皮坏死，Pautrier 微脓肿样表皮细胞聚集，表皮-真皮连接处纤维素沉积，真皮可见中性粒细胞和核尘，真皮乳头胶原呈垂直条纹状，和（或）真皮小而多核的巨细胞；此外，细胞浸润致密、表皮淋巴细胞浸润及多见的核异型性可能提示为皮肤 T 细胞淋巴瘤（cutaneous T-cell lymphoma，CTCL）。

鉴别诊断

通过原发性疾病特征的临床表现和正常的皮肤照射反应可与光加重性皮肤病鉴别。在药物和化学物质引起的光敏感中，常有相关药物或过敏原暴露史，或临床证据（如光斑贴试验阳性；见下文）。

与 CTCL 对比，CAD 主要浸润细胞为 $CD8^+$ 细胞[21]，且 T 细胞受体基因重排阴性。在罕见的情况下，原发性 CTCL 患者表现出严重的 CAD 特征，因此，如果按 CAD 治疗无效，则应考虑 CTCL[25]。红皮病性 CAD 需和其他原因引起的红皮病相鉴别（见第 101 章），但组织学特征可能无法鉴别，因此在红皮病控制后行光试验有助于明确诊断。

治疗

最重要的是严格光防护和避免可能的接触性变应原。须注意的是，电脑和电视荧光屏是安全的。可在家中和车窗上安置市场可购到的阻隔 UVR 的薄膜。通常需要局部使用或间断口服皮质类固醇，同时配以润肤剂，局部使用他克莫司也可能有效[21]。难治性患者可采用的方法包括低剂量 PUVA，同时予初期高剂量口服皮质类固醇及外用皮质类固醇持续数月，环孢素（每天 $3.5 \sim 5$ mg/kg）、硫唑嘌呤（如果 TPMT 活性正常，每天 $1.0 \sim 2.5$ mg/kg）、吗替麦考酚酯（每天 $1 \sim 2$ g）。

日光性荨麻疹

要点

■ 日光照射后出现的荨麻疹，皮疹在 5 ~ 10 min 内出现，1 ~ 2 h 内消退。

■ 作用光谱一般包括 UVA 和可见光，很少为 UVB。
■ 女性多见，好发于 30 ~ 40 岁。
■ 估计消退的可能性：5 年内 15%，10 年内 25%。
■ 治疗：光防护，大剂量、非镇静的抗组胺药，低剂量 UVA，PUVA，血浆置换，IVIg，奥马珠单抗。

引言与历史

日光性荨麻疹（solar urticaria）是紫外线或可见光照射后 5 ~ 10 min 内出现的一过性的皮肤风团。皮疹可在 1 ~ 2 h 内消退。日光性荨麻疹于 1905 年首次报道。

流行病学

日光性荨麻疹是一种相对少见的疾病。一项苏格兰研究报道其发病率为 3.1/10 万人口[26]。女性略多见，好发于 30 ~ 40 岁。本病可与 PMLE、CAD 同时存在，少数合并 EPP[26]。

发病机制

发病机制和其他类型的荨麻疹相似（见第 18 章），肥大细胞起主要作用，但促使它们脱颗粒的准确机制还未完全阐明。可能是 IgE 介导的对光诱导抗原的反应，其支持依据有注射体外预照射后的自体血清（可被含抗 IgE 抗体的血清阻断）可诱发日光性荨麻疹的风团；另外，血浆置换可成功地控制某些患者的皮疹。

临床特征

患者通常在日光照射后 5 ~ 10 min 内出现风团，只发生在光暴露部位，特别是上胸部和手臂外侧。偶仅出现红斑而无风团。皮疹可在 1 ~ 2 h 内消退。大多数患者伴有瘙痒，灼热感，少数有疼痛，严重患者偶伴发不适、头晕、恶心、支气管痉挛和（或）晕厥。

虽然日光性荨麻疹通常根据作用光谱进行分类，但在个别病例，作用光谱可能随时间而变化[27]。最常见的为可见光，但通常延伸到 UVA 波段。一些患者的作用光谱也可能包括 UVB[28]。

持续、有规律的紫外线照射有时可降低在暴露部位发生荨麻疹的可能性，这一现象即硬化。本病 15% 在发病 5 年内、25% 在发病 10 年内可自发消退[26]。

本病有一些不常见的表现。"固定性日光性荨麻疹"患者皮疹仅局限于特定的部位，推测可能仅该部位的肥大细胞发生了改变[28]。也有报道患者暴露于氯丙嗪、四环素或焦油后出现药物诱导的日光性荨麻疹。发光二极管管治疗后也可发生日光性荨麻疹。

病理学

日光性荨麻疹的组织学表现和其他类型荨麻疹类

似，即轻度真皮水肿，血管周围中性粒细胞和嗜酸性粒细胞混合浸润；也可见淋巴细胞浸润。此外，免疫荧光显示真皮中存在嗜酸性主要基质蛋白。

鉴别诊断

鉴别诊断包括其他形式的荨麻疹（特别是热性荨麻疹），PMLE 及少数 EPP。通过仔细的病史采集可以将本病与其他物理性荨麻疹相鉴别。光试验时患者通常在数分钟内出现典型风团（图 87.16），需在可见光源前用水过滤器去热，以除外热性荨麻疹。通过红细胞卟啉测定与 EPP 鉴别（见第 49 章）。PMLE 可根据皮疹持续时间与本病相鉴别。如果病史和查体不明确，可通过实验室检查除外红斑狼疮（见表 87.3）。

治疗

口服非镇静的抗组胺药（通常大剂量，在光照前或后约 1 小时服用）对 50% 的患者有效。轻型患者只需要光防护，然而，防晒剂一般不能有效地抵抗 UVA 和可见光[29]。逐量增加 UVA 或 PUVA 照射对治疗偶

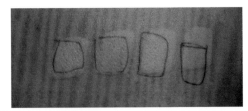

图 87.16　**日光性荨麻疹**。一名接受光试验的患者在暴露于 UVB 辐射后数分钟内出现风团和红晕

有帮助[30]，部分患者此效果可持续数年。若以上治疗方法均无效，可尝试奥马珠单抗（抗 IgE 抗体）、血浆置换[31] 或 IVIg[32] 等。

DNA 修复遗传性缺陷导致的光敏

以 DNA 修复缺陷和光敏感为特征的主要疾病将在本节讨论并列于表 87.4 中。其发病机制已在第 86 章详细描述。五种疾病与核苷酸切除修复（nucleotide excision repair，NER）蛋白缺陷有关：着色性干皮

表 87.4　与 DNA 核苷酸切除修复缺陷或染色体不稳定相关的遗传性光敏性疾病					
疾病	临床特征	遗传性	光敏感	作用光谱	实验室结果
着色性干皮病（XP）	• 日本新生儿 1/20 000；美国 1/250 000；西欧国家 2.3/100 000 人口 • 光敏感，早发黑子（典型者于 2 岁前） • 日光暴露部位基底细胞癌、鳞状细胞癌、黑色素瘤 • 第一个非黑色素瘤皮肤癌发生的年龄中位数：9 岁；黑色素瘤发病年龄中位数：22 岁 • 畏光、角膜炎、角膜混浊和血管增生 • 神经异常：反射减弱，耳聋，癫痫（A 和 D 组常见） • 上位数寿命 37 岁（神经退行性病变患者为 29 岁） • 常见死因：皮肤癌，神经退行性病变，内部恶性肿瘤 • 支持社团：www.xps.org	AR	是	290～340 nm	• A 至 G 互补组；紫外线诱导基因组 DNA 损伤（如嘧啶二聚体）全基因组核苷酸切除修复（GG-NER）缺陷 • 着色性干皮病变异型：DNA 多聚酶-η 缺陷使紫外线导致损伤的 DNA 复制过程中插入错误残基 • 所有着色性干皮病组的基因缺陷均已鉴定 * • 所有细胞对紫外线杀伤作用高度敏感
Cockayne 综合征（CS）	• 新生儿 1/360 000 • 光敏感，色素斑，皮肤变薄，脱发，杵状指（趾），肢端水肿，脂肪组织丢失导致眼睛凹陷，招风耳/蝙耳 • 性腺发育不全，弯腰体位，关节挛缩，身材矮小，极瘦体型（"恶病质性侏儒症"），小头畸形，精神发育迟缓，耳聋 • 基底神经节钙化，脱髓鞘，色素性视网膜变性，骨质疏松 • CS Ⅰ型：见于 80% 患者；2 岁时发病，呈渐进性发展，预期寿命 20～30 岁 • CS Ⅱ型：出生即发病，寿命：6～7 岁 • CS Ⅲ型：发病迟，正常的生长发育 • 合并 XP/CS：日光性雀斑样痣，皮肤癌，色素性视网膜变性，基底神经节钙化 • 支持社团：www.cockayne-syndrome.org	AR	是	UVB, UVA	• 靶目标为基因组转录活性区域的转录偶联核苷酸切除修复（TC-NER）缺陷 • CS 细胞对 UVB 形成的嘧啶二聚体光产物及 UVA 形成的 DNA 碱基氧化修复功能缺陷 • 到目前为止，ERCC8（CSA）约 30 个突变，ERCC6（CSB）约 80 个突变

表 87.4　与 DNA 核苷酸切除修复缺陷或染色体不稳定相关的遗传性光敏性疾病（续表）

疾病	临床特征	遗传性	光敏感	作用光谱	实验室结果
脑-眼-面-骨（COFS）综合征	• 小头畸形，先天性白内障和（或）小视症，关节弯曲，严重发育迟缓，出生后生长迟缓 • 面部畸形，鼻根突出，上唇突出	AR	是	UVB，UVA	• *ERCC6*（*SCB*），*ERCC2*（*XPD*），*ERCC5*（*XPG*），*ERCC1* 突变
紫外线敏感综合征（UVˢS）	• 至今报道不足 20 例 • 比 CS 更轻表型 • 临床表现与 CS（Ⅰ型和Ⅱ型）UVˢS 相同，因为突变基因与 CS 相同 • 光敏感，日光性雀斑样痣，其他基本正常	AR	是	不清	• 和 CS 类似：TC-NER 缺陷，GG-NER 正常；然而和 CS 不同，UVˢS 患者仅有 UVB 诱导光产物的修复缺陷（无氧化损伤的修复） • 突变： 1 型 -ERCC6（*CSB*） 2 型 -ERCC8（*CSA*） 3 型 -*UVSSA*
毛发低硫营养不良（TTD）	• 至今报道 110 多例 • PIBIDS：光敏感，鱼鳞病，脆发，智力缺陷，生殖力减弱，身材矮小 • 其他特征：小头畸形，下颏退缩，招风耳 • 恶性肿瘤发病率无增加 • 6 型：1～3 型为光敏型，4～6 型为非光敏型**	AR	是（50% 患者）TTD1，2，3	不清	• 毛干：浅深带交替（"虎尾带"），裂发症，结节性脆发样改变，"丝带状" • 富含半胱氨酸基质蛋白减少和毛干低硫含量 • 光敏突变型： TTD1-*ERCC2*（*XPD*） TTD2-*ERCC3*（*XPB*） TTD3-*GTF2H5*
Bloom 综合征	• 登记患者 265 例；1/4 为犹太教徒 • 面颊红斑和毛细血管扩张，咖啡斑，局部色素减退，狭长面部伴面颊发育不全和鼻突出，矮小身材 • 智力正常 • 复发性感染，尤其耳及肺部感染 • 多达一半患者患白血病、淋巴瘤、癌（如胃癌），糖尿病及慢性肺病少见 • 男性：因精子缺陷不育；女性：生育力下降 • 平均寿命 26 岁 • 患者登记：www.weill.cornell.edu/bsr/	AR	是	不清	• IgA、IgM 降低，有时 IgG 降低 • *BLM* 突变，引起姊妹染色单体互换增加，染色体断裂和重排 • 淋巴细胞和成纤维细胞中四射体有诊断意义
Rothmund-Thomson 综合征	• 至今报道 300 多例 • 出生后数月出现双颊部、面部红斑、水肿和水疱，继而出现皮肤异色，手背、前臂伸侧和臀部也有典型的表现 • 稀疏毛发（头皮，眉毛，睫毛），发育不全甲，肢端角化（青少年和成人），矮小骨（放射状缺损，股指疏松），牙科疾病，儿童白内障，婴幼儿慢性腹泻/呕吐，垂体性腺功能减退，（可能与面中发育不全/"马鞍鼻"有关） • 骨肉瘤（10%～30%），鳞状细胞癌（<5%，通常肢端） • 免疫功能，智力，寿命正常（无恶性）	AR	暂时的（幼童时期）	UVA	• 编码 DNA 解旋酶的 *RECQL4* 基因突变 • 基因组不稳定可能与恶性肿瘤倾向有关

* XPA、ERCC3（XPB）、XPC、ERCC2（XPD）、DDB2（XPE）、ERCC4（XPF）、ERCC5（XPG）

** 由于 MPLKIP、RNF113A 和 GTF2E2 无光敏性

Kindler 综合征也具有光敏性（UVA，UVB），伴早发性水疱、黏膜受累、皮肤萎缩、进行性皮肤异色病，是由 *FERMT1*（*KIND1*）突变所致伴 kindlin-1 功能障碍导致细胞黏附和增殖异常。ERCC，切除修复交叉互补；UVR，紫外线辐射

病、Cockayne 综合征、脑-眼-面-骨骼（cerebro-oculo-facio-skeletal, COFS）综合征、紫外线敏感综合征，以及毛发低硫营养不良的光敏感型[33-34]。

着色性干皮病

引言与历史

着色性干皮病（xeroderma pigmentosum, XP）是一种常染色体隐性遗传疾病，与恶性肿瘤尤其是皮肤恶性肿瘤的发生发展密切相关。已确定 8 个互补组，对应 8 个基因型。

1874 年 Hebra 和 Kaposi 首先描述 XP。

流行病学

XP 在欧洲西部新生儿的发病率约为 2.3 例 / 百万人，在日本为 1/20 000，在美国为 1/250 000[35]。

发病机制

XP 可以由 8 个基因中的一个缺陷引起。7 种遗传上不同的互补组（A 到 G），分别和不同全基因组核苷酸切除修复（global genomic nucleotide excision repair, GG-NER）功能障碍相关，如从基因组任一位点清除损伤 DNA 的功能缺陷[35]，受损的 DNA 积累，导致突变和癌症。XP-A 到 XP-G 代表 NER 路径中的不同蛋白（见图 86.12）。应注意 ERCC3（XPB）、ERCC4（XPF）和 ERCC5（XPG）基因不同的突变与不同的表现型相关——XP 或 XP/Cockayne 综合征——XPB 和 XPD 基因同时突变和毛发低硫营养不良相关（见下文）。编码 DNA 多聚酶 -η 的第 8 个基因发生突变，导致 XP 变异表型。这个酶在 DNA 复制中能够绕过未修复的 DNA 光产物，该酶基因突变导致复制过程中错误残基的插入。

XP 患者的光试验显示皮肤炎症性红斑的作用光谱为 290 ～ 340 nm。与这些波长相对应的 MED 通常很低，最大的反应常是水疱，且在一两天后出现。

临床特征

患者具有显著的光敏感，且早期即出现所有主要的皮肤肿瘤（见表 87.4）。许多患者自幼即表现出轻微日光照射后晒伤，伴有红斑、水肿和水疱。2 岁时，几乎所有的患者均出现日光性雀斑样痣（图 87.17）。随着日光照射时间的积累，皮肤逐渐变得干燥，导致"着色性干皮病"。

在青春期前即可在日光暴露部位出现光线性角化病、基底细胞癌（basal cell carcinomas, BCC）、鳞状细胞癌（squamous cell carcinomas, SCC），少数情况下出现黑色素瘤。有严重光敏性的个体比那些对光不那么敏感的个体更不容易患皮肤癌，这可能是由于前

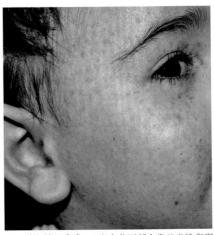

图 87.17　着色性干皮病。4 岁患儿面部多发日光性雀斑样痣，有光敏史（Courtesy, Antonio Torrelo, MD.）

者具有更严格的光保护行为所致[36]。

约 40% 患者有眼损害，常表现为严重的畏光、角膜炎、角膜混浊和血管形成，也常报道有睫毛脱失、睑外翻、光暴露部位鳞状细胞癌和黑色素瘤[36]。

20% ～ 30% 的 XP 患者可出现神经系统退行性变，尤其是 XP-D 组。最严重的是 DeSanctis-Cacchione 综合征，其表现包括小头畸形、进行性精神发育迟缓、生长发育不良、耳聋、舞蹈徐动症、共济失调和四肢轻瘫等，上述表现均可出现。但一些 XP 患者仅出现几个临床表现，如孤立的反射减弱、进行性耳聋。XP 变异型患者通常没有神经系统表现。较好的神经系统受累筛查试验包括深肌腱反射和常规听力测试。据推测神经系统的异常是由于神经细胞 DNA 修复缺陷导致神经元的死亡造成的。XP 内脏恶性肿瘤发生率升高 10 ～ 20 倍，包括脑、肺、口腔、消化道、肾和造血系统的肿瘤。

治疗

治疗包括极其严格的光防护。推荐口服补充钙剂和维生素 D。

对皮肤癌前病变和肿瘤的治疗予冷冻、外用 5-氟尿嘧啶、咪喹莫特、电干燥术、刮除、手术切除等。口服维生素 A 可作为化学预防药物。局部应用细菌 DNA 修复酶 T4 核酸内切酶 V 脂质体（enzyme T4 endonuclease V, T4N5）可成功减少光线性角化病和 BCC 的发生[37]，虽然该产品目前还未投入商用。

Cockayne 综合征

引言与历史

Cockayne 综合征（Cockayne syndrome）是一种罕

见的、进展性的、多系统的光敏性疾病，为常染色体隐性遗传（见表 87.4）[38-39]。1936 年 Cockyne 首先描述本病。

流行病学

美国、欧洲和日本均有 Cockayne 综合征的报道。西欧有超过 120 名基因确诊患者[39]。

发病机制

Cockayne 综合征中 NER 的缺陷和 XP 不同（见图 86.12）。本病为转录偶联 NER（transcription-coupled NER，TC-NER）缺陷，是一种特异性从基因组中移除转录阻断病变的修复，这种缺陷导致紫外线照射后无法恢复 mRNA 合成。相反，XP 则全基因 NER 存在缺陷（GG-NER；如上文）。

与 XP 不同的是，Cockayne 综合征在日光暴露部位发生皮肤癌，其平均寿命为 12 岁（虽然有很大个体差异）[38]。一种解释为 TC-NER 缺陷导致的损伤程度较低的细胞被消除，保护身体免受致癌作用，但以细胞加速老化为代价。严格的光防护对减少皮肤癌形成也起作用[39]。

2/3 的患者 ERCC6（也称为 CSB）突变，1/3 的患者 ERCC8（也称为 CSA）突变（见表 87.4）[39]。

临床特征

根据症状的严重程度和发病年龄分为 3 组[39]。在受累最重的患者中，有一种类型先天发病且临床表现与脑−眼−面−骨（COFS）综合征相同（见表 87.4）。在近期的 16 例 Cockayne 综合征和 COFS 患者的研究中，发现患者对 UVB 和 UVA 敏感、有色素斑、放射状瘢痕、杵状指（趾）和肢端水肿[38]。

治疗

光防护及对症治疗。

紫外线敏感综合征

紫外线敏感综合征（UV-sensitive syndrome，UVˢS）是一种少见的光敏的常染色体隐性遗传病。至今报道不足 20 例，其中大部分来自日本[40-41]。虽然它与 Cockayne 综合征同样有缺陷的 TC-NER（见上述），但临床患者仅对紫外线敏感（见表 87.4）。但作用光谱未知。除了 ERCC8（CSA）和 ERCC6（CSB）突变外，在这些患者中还发现了编码紫外线促支架蛋白质 A（UV-stimulated scaffold protein A，UVSSA）的基因突变。

毛发低硫营养不良

引言与历史

毛发低硫营养不良（trichothiodystrophy，TTD）是一种常染色体隐性遗传性疾病，至今报道 110 多例（见表 87.4）[42]。20 世纪 70 年代末期 Price 提出"毛发低硫营养不良"这一命名。

流行病学

世界范围分布，男性、女性均可发病。

发病机制

到目前为止，在光敏 TTD 患者中已经发现 3 个基因突变，即 ERCC3（XPB）、ERCC2（XPD）和 GTF2H5；在非光敏 TTD 患者中发现另外 3 个基因突变（见表 87.4）。XP 患者也存在 ERCC3（XPB）和 ERCC2（XPD）突变，而一般转录因子 IIH 亚单位 5 功能障碍仅在 TTD 中观察到（见图 86.12）。

临床特征

TTD 具有多种表型，轻症为脆发、脱屑，重症至神经发育缺陷严重、早逝[42-43]。与 XP 不同，TTD 与皮肤癌无关，色素改变少见。

TTD 的临床表现常以首字母缩写 PIBIDS 表示[42-43]。

光敏感（Photosensitivity）：据报道，50% 患者有光敏度，但其作用光谱尚不清楚。

鱼鳞病（Ichthyosis）：婴儿常可见非大疱性先天性鱼鳞病样红皮病表现，偶尔可见火胶棉样膜。随着时间推移红斑逐渐消退，最终表现不同程度的鱼鳞病（见第 57 章）。

脆发（Brittle hair）：这是 TTD 的特征性表现，存在于大多数但并非所有患者中[42-43]。偏振光显微镜下可见毛干呈明暗交替的带状（"虎尾带"）（见图 69.25）。光镜下可见毛发轮廓不规则，裂发（毛干中横行裂隙），偶尔为结节样脆发症样断裂。毛干变平，如丝带样折叠（"缎带"）。富含半胱氨酸的基质蛋白减少，导致中间角蛋白细丝交链缺陷以及毛干内低硫含量。这也可能是引起 TTD 中脆甲和鱼鳞病的原因

智力缺陷（Intellectual impairment）：轻至重度。

生殖力减弱（Decreased fertility）：两性患者均有报道，但不是主要特征。

身材矮小（Short stature）：不同程度的生长发育迟缓。

其他表现包括特征性面容（下颌回缩、招风耳）、铁粒幼细胞贫血、嗜酸粒细胞增多和肝血管内皮瘤。

治疗

无特殊治疗方法。

由于染色体不稳定所致的光敏感

Bloom 综合征

同义名： ■ 先天性毛细血管扩张性红斑（congenital telangiectatic erythema）

引言与历史

Bloom 综合征（Bloom syndrome）为常染色体隐性遗传（见表 87.4）。截止至 2009 年底，Bloom 综合征登记处（www.weill.corell.edu/bsr；2017 年 7 月）最新数据记录了 265 例患者[45]。1954 年，纽约皮肤科医师 David Bloom 首先报道本病。

流行病学

Bloom 综合征最初报道多见于北欧犹太教徒。然而，在 Bloom 综合征登记的 265 名患者中，四分之三不是犹太人[45]。

发病机制

Bloom 综合征由 *BLM* 突变引起，*BLM* 基因编码 DNA 解旋酶 RECQL3[45-46]。RECQ 家族包括 5 种 DNA 解旋酶，它们在整个进化过程中高度保守，对保持基因组稳定性至关重要。*BLM* 的突变会增加癌症的易感性。

临床特征

生后几周内即出现临床表现，患者通常会出现颊部红斑和毛细血管扩张，偶尔见于手背和前臂。下唇也可出现水疱。此外，常见咖啡斑与周围色素减退。光加重红斑的作用光谱尚不清楚。发育迟缓和矮小、头部偏小往往是患者家长就医最常见的原因（见表 87.4）[45]。

治疗

唯一的治疗方案为对症治疗和光防护。

Rothmund-Thomson 综合征

同义名： ■ 先天性皮肤异色症（Poikiloderma congenitale）

引言与历史

Rothmund-Thomson 综合征（Rothmund-Thomson syndrome）是一种罕见的常染色体隐性遗传性疾病；至今，英文文献报道了 300 多例[48]（见表 87.4）。1868 年，德国眼科医师 Auguste Rothmund 首先认识到本病；1923 年，英国皮肤科医师 Sydney Thomson 描述了类似的疾病。1957 年，William Taylor 提出"Rothmund-Thomson 综合征"这一命名。

流行病学

世界范围均有报道。

发病机制

Rothmund-Thomson 综合征是由编码 DNA 解旋酶的 *RECQL4* 突变引起。与 Bloom 综合征一样，解旋酶功能障碍导致癌症易感性增加[49]。

临床特征

患者通常在出生后数月内出现的光暴露部位如面颊部的红斑、水肿和水疱，可以扩散到臀部和四肢。数月至数年后形成皮肤异色症（见图 63.12）[48-49]。其他特征总结见表 87.4 和表 63.9。

鉴别诊断

除了表 87.4 所列的项目，鉴别诊断还包括遗传性良性毛细血管扩张和中性粒细胞减少性皮肤异色病。后者是一种罕见的常染色体隐性遗传病（迄今报道 30 例），由 *USB1* 突变引起，其蛋白产物 U6 SnRNA 生物源磷酸二酯酶 1 被认为通过 SMAD4 蛋白与 RECOL4 相互作用，从而解释了其与 Rothmund-Thomson 综合征相同的临床表现[50]。

治疗

包括定期监测癌症和对症治疗。

化学和药物诱导的光敏感

要点

■ **光毒性**的特征为加重的晒斑反应，通常由系统药物引起。

■ 光变态反应表现为湿疹样皮损，最常与局部光过敏原相关。

■ 皮肤卟啉病是内源性因素引起光毒性反应的一个例子。

■ 治疗包括确定和避免致病物质。

外源性光敏感

引言与历史

外源性因素引起的光敏性反应分为光毒性和光变态反应性二类（表 87.5）。**光毒性**是紫外线诱导光毒性物质活化直接造成组织和细胞损伤，理论上毒性反应可发生于任何个体。相反，**光变态反应**是一种迟发型超敏反应，包括致敏期，7～10 天的潜伏期（第一次接触后），以及此后所有受激发的临床反应期。只有已经致敏的个体才可发生光变态反应。

早在公元前 4000 年光毒性物质就被人们用于治疗疾病，如美索不达米亚的居民（即后来的印度人和埃

表 87.5 常见光毒性和光变态反应性药物	
常见光毒性药物	**常见光变态反应性药物**
• 抗心律失常药 　－ 胺碘酮 　－ 奎尼丁 • 抗纤维化药物 　－ 吡非尼酮 • 钙通道阻滞剂 　－ 地尔硫䓬 • 利尿药 　－ 呋塞米 　－ 噻嗪类 • 非甾体抗炎药 　－ 萘丁美酮（萘普酮） 　－ 萘普生 　－ 吡罗昔康 • 酚噻嗪类药物 　－ 氯丙嗪 　－ 丙氯拉嗪 • 光动力治疗 　－ 氨基酮戊酸 　－ 甲氨基酮戊酸盐 • 补骨脂素 　－ 5- 甲氧沙林 　－ 8- 甲氧沙林 　－ 4,5′,8- 三甲基补骨脂素 • 喹诺酮类 　－ 环丙沙星 　－ 罗美沙星 　－ 萘啶酸 　－ 司帕沙星 • 金丝桃 　－ 金丝桃素 • 磺胺类药物 • 磺脲类药物 • 焦油（外用） • 靶向治疗 　－ 维莫非尼 • 四环素 　－ 多西环素 　－ 地美环素 • 三唑类抗真菌药 　－ 伏立康唑	**局部外用药物:** • 防晒霜: 有效的紫外线吸收剂［如氧苯酮（二苯甲酮 -3）］，奥克立林 • 香料 　－ 6- 甲基香豆素 　－ 合成麝香 　－ 檀香油 • 抗微生物制剂 　－ 硫氯酚 　－ 氯己定 　－ 芬替克洛 　－ 六氯酚 • 非甾体抗炎药 　－ 双氯芬酸 　－ 依托芬那酯（除外美国） 　－ 酮洛芬 • 酚噻嗪类药物 　－ 氯丙嗪 　－ 异丙嗪 **系统性药物:** • 抗心律失常药 　－ 奎尼丁 • 抗疟药 　－ 奎宁 • 抗真菌药 　－ 灰黄霉素 • 抗微生物药 　－ 喹诺酮类（如依诺沙星、罗美沙星） 　－ 磺胺类药物 • 非甾体抗炎药 　－ 酮洛芬 　－ 吡罗昔康 *
*斑贴试验硫柳汞常为阳性	

及人）用植物来源的补骨脂素治疗白斑病。1913 年，Meyer-Betz 证明了血卟啉具有光毒性。20 世纪 70 年代人们即开始 PUVA 疗法。光变态反应则是 1939 年 Epstein 对磺胺的经典研究中首次得到认识的。

流行病学

在人群中光毒性和光变态反应确切的发病率尚不清楚，在光皮肤病治疗中心，光毒性为 5% ～ 16%，而光变态反应为 2% ～ 8%[1, 51-52]。

发病机制

光毒性的发病机制包括了氧自由基、超氧阴离子、羟基和单态氧的产生，从而导致了宿主细胞毒性反应。其他组织损伤的机制包括稳定性光产物的产生（如氯丙嗪和四环素）、光加成物的形成（如补骨脂素）、炎症介质形成（如卟啉和地美环素）[53]。

光变态反应的发病机制和接触性过敏性皮炎相同，但前者需要紫外线诱导光过敏原的形成。

临床特征

光毒性

皮肤或全身暴露于光毒性物质后，经过适量紫外线照射，几小时内即发生光毒性；对绝大部分光毒性物质而言，作用光谱在 UVA 范围内[54]。最初特征性的表现为红斑和水肿，伴烧灼和刺痛感，严重的患者出现水疱和大疱。因口服药物导致的光毒性反应表现类似于加重的晒斑。一旦停止接触光敏剂或紫外线，皮疹可自发消退，遗留脱屑和色素沉着[54]。

其他少见光毒性表现包括：假性卟啉症（常由非甾体抗炎药引起，特别是萘普生）、光性甲脱离（见于四环素和补骨脂素）、石板灰样色素沉着（见于胺碘酮、三环抑郁剂、地尔硫䓬）（图 87.18）、苔藓样皮疹（见于奎宁和奎尼丁），以及灼烧感或疼痛感（胺碘酮）。少数报道服用噻嗪（类）、奎尼丁、奎宁、辛伐他汀引起的光毒性反应可转化为慢性光化性皮炎（见上文）。最常发生光毒性的药物见表 87.5。

5- 氟尿嘧啶（5-fluorouracil, 5-FU）、甲氨蝶呤和维 A 酸这三种皮肤科常用的药物，均与"光敏感"有

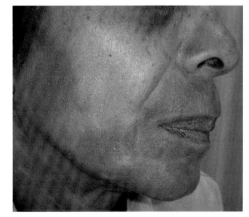

图 87.18 外源性药物引起的光敏和色素沉着。 一位患者服用地尔硫䓬，在光暴露部位出现的棕灰色斑片

关；但均与典型的光毒性及光变态反应无关。应用5-FU 的患者常在光线性角化病的部位出现紫外线加重的炎症。服用甲氨蝶呤的患者偶尔可出现反复发作的紫外线红斑（记忆性红斑），但光试验是正常的，这种"记忆性红斑"反应机制尚未阐明。应用异维 A 酸或阿维 A 脂患者的光试验通常也是正常的，他们出现紫外线红斑的倾向可能由维 A 酸引起角质层变薄所致。

植物日光性皮炎是另一种光毒性反应，其特征性表现是接触含有呋喃双香豆素的植物并暴露于日光后一天左右出现条纹状的红斑。线状炎症后色素沉着也是典型表现之一。能引起植物日光性皮炎的植物包括薯草、荷兰芹、芹菜、酸橙和无花果（见第 17 章）。因此，这种疾病最常发生于户外工作者，如蔬菜收割者或户外调酒师。屋顶工作者和修路工人在接触焦油且日光中的 UVA 而出现继发性光毒性反应。

圣约翰草（St. John's wort，金丝桃科）广泛应用于非传统医药中，可以用来治疗包括抑郁在内的多种疾病，其所含的金丝桃素是另一种已知的光毒性物质。伏立康唑作为一种预防性全身性抗真菌药物，常在免疫缺陷宿主中使用数月甚至数年。伏立康唑可引起光毒性反应，其光毒性反应包括光化性唇炎、雀斑样痣，以及发生大面积肥厚性日光性角化、侵袭性皮肤鳞状细胞癌和皮肤黑色素瘤的风险增加[55]。伏立康唑的替代药物如泊沙康唑无光毒性。BRAF 抑制剂维莫尼非已被证实有光毒性，其作用光谱为 UVA[56]。

光变态反应

已致敏的患者接触光变应原和日光照射后可出现瘙痒性湿疹样皮疹。严重的患者可发生水疱和大疱，但较光毒性反应少见。虽然光毒性反应通常类似于晒伤，而光变态反应往往类似于过敏性接触性皮炎，但这两种反应可能在临床表现上不易区分[54]。

在英国和美国，防晒剂［尤其是二苯甲酮 -3（羟苯甲酮）］是引起光过敏最常见的原因。然而，在使用防晒霜的人群中，光变态反应的总体患病率非常低。在欧洲，外用非甾体类药物，尤其是酮洛芬和依托芬那酯是最常见的原因（见表 87.5）[58]。光变态反应常可通过光斑贴试验证实，将两组相同的光变应原贴于患者背部，一组行 UVA 照射（表 87.6），另一组不照射。光斑贴试验结果判读见图 87.19。

病理学

光毒性的特征是散在坏死的角质形成细胞（"晒斑"细胞）和以真皮淋巴细胞和中性粒细胞为主的浸润。相反，光变态反应的特征是海绵水肿性皮炎伴真皮淋巴组织细胞浸润，难以与其他原因引起的海绵水肿性皮炎鉴别。

鉴别诊断

炎症性光毒性反应与单纯的晒伤鉴别，后者需要更多的紫外线照射。也需与红斑狼疮鉴别（见表 87.3）。光变态反应的鉴别诊断包括所有日光暴露区受累的皮炎，特别是空气接触性皮炎和特应性皮炎。空气接触性皮炎可累及所有暴露部位，包括上眼睑、颏下区、耳后区，而这些部位在光变态反应性接触性皮炎中不常见（见图 87.15）。

治疗

明确和避免光敏物质是最重要的。当不能避免致敏药物时，严格的光保护（UVB 和 UVA）是必需的。镇痛药可能对于光毒性和光变态反应有效。局部外用皮质类固醇对光变态反应皮炎有效，皮损严重者可短期系统应用。偶尔，可考虑在晚上服用光毒性药物，这样可使药物浓度在夜间达到高峰。

内源性光敏感

第 49 章讨论的皮肤卟啉病是内源性物质引起光敏感最常见的疾病。卟啉导致光毒性的机制包括活性氧、补体系统、肥大细胞和中性粒细胞（图 87.20）。

Smith-Lemli-Opitz 综合征是一种常染色体隐性遗传疾病，55% ～ 75% 的患者早期即发生 UVA 光敏感[59]。发病率为 1/40 000。本病编码 7- 脱氢胆固醇还原酶的 DHCR7 基因突变，导致 7- 脱氢胆固醇累积。但本病发生光敏感的机制仍未明确。由烟酰胺缺乏引起的糙皮病也与光敏感相关，其发病机制也未明确[60]。

光加重性皮肤病

要点

- 皮肤病并非直接由紫外线照射引起，而是由因紫外线照射而加重。
- 光试验通常正常（除红斑狼疮患者外）。
- 治疗重点为基础疾病。

引言与历史

许多病例并非直接由紫外线照射引起的皮肤病，而是因紫外线照射而加重（表 87.7）。然而，除了红斑狼疮外，加重的原因鲜有研究（见第 41 章）[61]。

流行病学

光加重性皮肤病在世界范围内均有发生[61]。在光皮肤病治疗中心，其发病率为 15% ～ 25%[1]。

表 87.6　常用的光斑贴试剂，同时需要一个 100% 凡士林贴片作为对照

	常用的光斑贴试剂	北美洲斑贴试剂	欧洲斑贴试剂
光过敏原类型	光过敏原	浓度 / 溶剂	
防晒剂成分	甲氧肉桂酸乙己酯（Parsol MCX）	7.5% 凡士林	10% 凡士林
	二苯甲酮 -4	10% 凡士林	2% 凡士林
	对氨基苯甲酸	5% 酒精和 5% 凡士林	10% 凡士林
	二甲基氨基苯甲酸乙基己基酯	5% 酒精和 10% 凡士林	
	二苯甲酮 -3	10% 凡士林	10% 凡士林
	乙基己基水杨酸	5% 凡士林	
	丁基甲氧基二苯甲酰甲烷（Parsol 1789）	5% 凡士林	10% 凡士林
	甲基水杨醇	5% 凡士林	
	甲基邻氨基苯甲酸盐	5% 凡士林	
	6- 甲基香豆素	1% 酒精	
	4- 甲基苄基樟脑（Eusolex 6300）		10% 凡士林
	氰双苯丙烯酸辛酯		10% 凡士林
	异戊基甲氧基肉桂酸酯		10% 凡士林
	双乙基己基苯酚甲氧基苯酚三嗪（Tinosorb® S）		10% 凡士林
	甲氧咪唑（美西泮™ XL）		10% 凡士林
	2-4- 二乙胺 -2- 羟基苯甲酸–苯甲酸己基酯（Uvinul® A Plus）		10% 凡士林
	乙基己基三唑酮		10% 凡士林
	亚甲基双苯并三唑四甲基丁基苯酚（替诺索® M）		10% 凡士林
	二乙基己基丁他米酮（Uvasorb® HEB）		10% 凡士林
杀菌剂	二氯酚	1% 凡士林	
	三氯生	2% 凡士林	
	六氯酚	1% 凡士林	
	醋酸氯己定	0.5% 水溶液	
	3,4,5- 三溴水杨酰苯胺	1% 凡士林	
	硫氯酚（硫双二氯酚）	1% 凡士林	
	2,2- 硫化双氯酚（Fentichlor）	1% 凡士林	
抗精神药物	氯丙嗪	0.1% 凡士林	
	盐酸异丙嗪	1% 凡士林	0.1% 凡士林
非甾体抗炎药	酮洛芬		1% 凡士林
	依托芬那酯		2% 凡士林
	吡罗昔康		1% 凡士林
	盐酸苄达明		2% 凡士林
其他	檀香油	2% 凡士林	
	盐酸苄达明		2% 凡士林
	癸基葡萄糖苷		5% 凡士林

与第 132 章防晒剂对照，octyl：乙基己基；Aq，水溶液；Conc，浓度

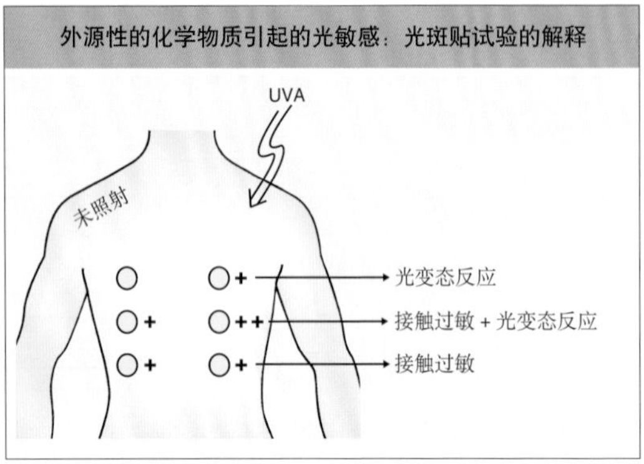

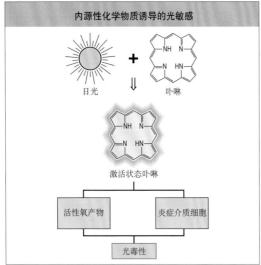

外源性的化学物质引起的光敏感：光斑贴试验的解释

UVA

未照射

○+ → 光变态反应

○+ ○++ → 接触过敏 + 光变态反应

○+ ○+ → 接触过敏

图87.19 外源性的化学物质引起的光敏感：光斑贴试验的解释。这个示意图演示了光斑贴试验的解释。UVA 的剂量通常小于 5 J/cm²，或 UVA 50% 的 MED 值

内源性化学物质诱导的光敏感

日光 + 卟啉

⇓

激活状态卟啉

活性氧产物 | 炎症介质细胞

光毒性

图87.20 内源性化学物质诱导的光敏感。皮肤卟啉病中光毒性的病理生理学

临床特征

紫外线照射通常可在数分钟至数小时内使基础皮肤病轻微或明显加重（图87.21），有时发生在一天或更长时间后。紫外线加重的皮疹可局限于基础病的特征性部位，或少数情况下累及所有光暴露部位。

病理学

组织学符合基础皮肤病的表现。

鉴别诊断

光加重性皮肤病一般通过基础疾病的特征来诊断（见表87.7）。鉴别诊断通常包括 PMLE。PMLE 典型表现为瘙痒性丘疹，狼疮血清学阴性，约80% 患者可

表87.7 光加重性皮肤病

- 寻常痤疮
- 特应性皮炎
- 大疱性类天疱疮
- 类癌综合征
- 皮肤 T 细胞淋巴瘤（Sézary 综合征）
- 毛囊角化病（Darier 病）
- 皮肌炎
- 播散性浅表光线性汗孔角化症
- 多形性红斑
- 家族性良性慢性天疱疮（Hailey-Hailey 病）
- Hartnup 综合征
- 扁平苔藓和扁平苔藓样药疹
- 红斑狼疮
- 糙皮病
- 天疱疮，包括落叶型天疱疮（红斑型）
- 毛发红糠疹
- 银屑病（部分患者）
- 网状红斑性黏蛋白沉积症（REM）
- 玫瑰痤疮
- 脂溢性皮炎
- 暂时性棘层松解性皮肤病（Grover 病）
- 病毒感染皮疹，包括单纯疱疹

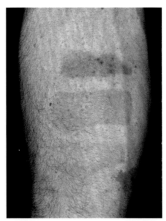

图87.21 由日光模拟器引起的光加重性特应性皮炎。照射24小时后的表现

由光激发试验诱导，但后者需每天重复进行紫外线照射，因此并不常用；约25%PMLE 患者单次曝光的光试验阳性。需要注意的是，PMLE 有时可能与光加重性皮肤病同时存在，尤其是红斑狼疮。泛发的光加重的特应性皮炎，可能与 CAD 混淆，但在 CAD 患者中光测试结果为阳性。此外，紫外线辐射引起的病情加重需与热加重性皮肤病相鉴别。

治疗

治疗应侧重于基础疾病及光防护。局部皮质类固

醇和低剂量的 NB-UVB 有时可改善病情，少数病例需要短期口服皮质类固醇。

Grover 病

　　Grover 病，又称暂时性棘皮松解皮肤病，最常发生在 40 岁以上有明显光损失的白种人男性。部分患者在夏天发病，部分在冬天发病。皮损瘙痒、常见脱屑、皮色至淡红色丘疹及丘疹水疱，好发于躯干部，主要在日光暴露部位（图 87.22）。除了紫外线照射，加剧因素还包括出汗、高温，偶有摩擦和电离辐射。虽然皮损可能会在数周至数月后消退，但通常会复发。

　　组织学表现为 Darier 病样、Hailey-Hailey 病样、寻常性天疱疮或落叶性天疱疮样及棘层松解性海绵层水肿等四种疾病的特征（有时可并发）（图 87.23）。Grover 病的鉴别诊断包括毛囊炎、粟丘疹、节肢动物咬伤、多发苔藓样角化病、早期落叶型天疱疮，以及Darier 病早期。除了后两种疾病，其余可通过组织学检查鉴别；皮损的组织学性质，免疫荧光检查阴性，以及缺乏其他临床特征（如手掌角化，红甲伴凹痕等）可确诊为 Grover 病。治疗包括外用药物（如皮质类固醇、普莫卡因、钙调磷酸酶抑制剂、维生素 D 类似物）和口服抗组胺药物，同时避免加重因素。口服类维生素 A、PUVA 和 UVA1 对一些患者治疗有效。

紫外线暴露后正常皮肤的反应

要点

- 紫外线暴露后急性和亚急性效应包括红斑（晒伤）、色素性变黑、延迟晒黑、表皮增生、免疫改变和维生素 D_3 合成。
- 慢性效应包括光老化和光致癌。
- 紫外线参与光线性角化病、鳞状细胞癌、基底细胞癌和黑色素瘤的发展。
- 在皮肤光分型Ⅳ～Ⅵ的人群中紫外线的效应减弱。

　　这一节的讨论局限在紫外线的临床效应，其基础机制在第 86 章中讨论。

急性和亚急性效应

　　这些效应主要是 DNA 和 RNA 吸收紫外线的结果，而合成维生素 D 是个例外。

急性炎症性红斑（晒伤）

　　过度的紫外线照射会导致晒伤的急性炎症反应。

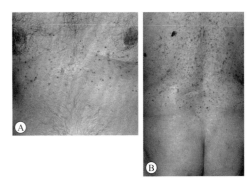

图 87.22　Grover 病。明显光损伤患者（A）躯干部结痂的红斑丘疹，（B）臀部遮光部位皮损明显减少（Courtesy，Jean L Bolognia，MD.）

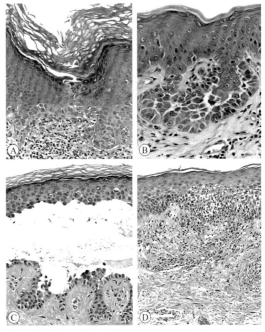

图 87.23　Grover 病——4 种组织病理学类型。A. Darier 病样，颗粒层增厚，局灶性棘层松解性角化病及柱状上皮角化不全。B. Hailey-Hailey 病样，明显的棘层松解及少数角化不良细胞。C. 寻常型天疱疮样，基底上层分裂，棘层松解细胞，点状"墓碑化"。D. 轻度棘层松解性海绵层水肿伴真皮和表皮内单核细胞增多（Courtesy，Lorenzo Cerroni，MD.）

　　在地球的阳光中，波长 300 nm 左右是最容易引起红斑的。能够诱导红斑的最低剂量即所谓最小红斑量（MED），在不同个体中，Ⅰ型皮肤宽波 UVB（280～315 nm）约为 30 mJ/cm²（300 J/m²），宽波 UVA（315～

400 nm）约为 30 J/cm^2（300 kJ/m^2）。UVB 引起的晒伤疼痛被认为是由表皮 TRPV4 离子通道激活引起。

少数人在紫外线照射后几秒钟内出现短暂性红斑，持续数分钟[62]。其他情况，UVB 暴露情况下，典型的迟发性亮红色晒伤会在其他所有明显暴露皮肤上共同出现，开始于 30 min 至 8 h，在 12～24 h 达到高峰，数小时至数天逐渐消退。然而，如果只接触 UVA，这种反应颜色会更深，而且通常较持久。过度暴露以后，可能会出现水肿和水疱，如继续蔓延，可能会导致全身症状，如寒战或不适，这种反应通常会在几天至几周的时间内引起瘙痒和脱屑。

光防护是最好的预防措施。然而，一旦出现过量的紫外线暴露，可以进行对症治疗，例如增加液体的摄入量，使用润肤霜或润肤露，若想有效，暴露后应尽快使用局部或口服非甾体抗炎药。如果晒伤严重或危及生命，则必须住院治疗热灼伤。一项由 20 名健康成人参与的安慰剂对照试验中，一次实验性晒伤后 1 h 服用 200 000 国际单位维生素 D$_3$ 可以导致促炎症介质表达减少（如 TNF），减少皮肤发红，血清维生素 D$_3$ 水平升高的受试者中，其表达抗炎介质 arginase-1 亦增加[62a]。

色素性加深和延迟晒黑

在 UVA 照射 2～12 J/cm^2 数秒内，受照皮肤会立即变灰暗，持续 10～20 min。在深肤色人群中，蓝色光谱内的可见光也会引起类似的变化，但这种变化可以持续 3 个月[63-64]。短暂的色素变化，称为**短暂色素加深**，是由光氧化黑化和黑素在表皮黑素细胞内重分布引起的。照射后持续 2 h 以上的色素加深称为**持久色素加深**，呈褐色，可以持续 24 h，这也是由于已经存在的黑素被氧化造成的。在正常个体，在暴露于约 40 mJ/cm^2 宽波 UVB（略高于 MED，尤其是浅肤色的个体），或 15～20 J/cm^2 的宽波 UVA（略低于 MED）后，持久色素加深与迟延性晒黑混合，在数小时至数天内出现，并可持续数周甚至数月。迟延性晒黑可以导致晒斑敏感性略降低 2～4 个等级。

表皮增生

持续 1 个月左右的增生发生在 UVB 后的数小时至数天内，但一般不会发生在 UVA 照射后。这是由于细胞有丝分裂率以及 DNA、RNA 和蛋白质合成在最初几个小时不活跃而后显著增加的结果。表皮增生和角质层增厚，对以后的日晒有数倍的保护作用；这可能增加，甚至超过了迟延晒黑带来的保护作用，尤其是浅肤色个

体。紫外线诱导的表皮增生既不常见，触诊也不明显。

免疫的变化

暴露在 UVB 和 UVA 辐射下会改变表皮朗格汉斯细胞功能，产生抑制 T 淋巴细胞，并改变皮肤细胞因子分泌状况。第 86 章已更详细地讨论了这个主题。

维生素 D$_3$ 的合成

UVB 照射（最大：300±5 nm）很快将表皮 7- 脱氢胆固醇转化为前维生素 D$_3$（见图 51.11）[65]；后者数天后异构化为维生素 D$_3$（胆钙化醇），然后在肝转化为 25- 羟基维生素 D，然后在肾转化为活性形式 1,25-二羟基维生素 D。亚红斑量的紫外诱导维生素 D 合成量最大。维生素 D 合成的作用机制与 DNA 损伤的作用机制相似。理想情况下，维生素 D 的体内平衡是通过偶然的户外日光照射和膳食来源来实现的，而不是通过有意识地暴露在阳光下或晒黑床上。

其他变化

有时候没有接受任何药物治疗的健康个体在强烈暴露在阳光下或晒黑床后可能会出现**日光性甲剥离**，皮肤脆性增加及水疱（**假性卟啉病**）。真皮中部弹性组织溶解症特征表现为皮肤上有小块细皱，网状真皮中部弹性纤维丧失（见第 99 章）；当然，它的出现常常与强烈紫外线暴露有关。**肱桡肌瘙痒**，以原发性外臂瘙痒为特征，常与颈椎神经根病有关；而在许多患者中，紫外线可能是症状的诱因（见第 6 章）。

慢性效应

浅肤色患者的光老化

光老化是指长时间日光照射后形成的皮肤变化（表 87.8）。特征性临床表现如下。

日光性（光线性）弹性组织变性 [solar（actinic）elastosis] 发生在长期暴露在阳光下的区域，表现为皮肤增厚，呈黄色。最常见于面部、颈部和中臂伸侧（图 87.24A）。在热带，若皮肤色素很浅，日光性弹性组织变性可更广泛（图 87.24B）。组织学上，真皮弹性组织变性明显增多。**颈部菱形皮肤**是指后颈部发生的类似变化（图 87.24C）；它的特点是皮肤纹理增粗及皮革样改变。

日光性黑子（**日光雀斑样痣**）（solar lentigo）为光暴露部位浅棕色至深棕色、均匀的斑疹或网状斑，常多发，也可孤立存在。好发于手背、前臂伸侧、躯干上部和面部（见第 112 章）。**雀斑**（ephelide）表现为浅至中度棕色斑疹，直径常小于 6 mm。发生于面部、

表 87.8　有明显光损伤的皮肤征象
日光弹性组织变性（图 87.24A、B）
后颈部菱形皮肤（图 87.24C）
起皱（粗 > 细）
Favre-Racouchot 综合征（结节性弹性组织病伴囊肿和粉刺）（图 87.24E）
Civatte 皮肤异色病（87.24D）
日光性紫斑与含铁血黄素沉积（图 87.24F，G）
脆弱（图 87.24H）
假性瘢痕
糜烂性脓疱性皮肤病（图 87.24I）
色素异常症，包括特发性点状黑素减少症
日光性雀斑样痣，雀斑
日光性角化症
鳞状细胞癌
基底细胞癌
皮肤黑色素瘤，包括恶性雀斑样痣
胶样粟丘疹
日光性弹性组织变性带
杜布瑞尔弹性体
获得性弹力纤维血管瘤
耳弹性组织结节
风化结节

肩部和手臂外侧等暴露部位。皮疹数量众多。组织学上，日光雀斑样痣有表皮突延长，黑素细胞轻度增生。雀斑仅有基底层黑素增加而无表皮突延长。

特发性点状黑素减少症（idiopathic guttate hypomelanosis）好发于四肢长期暴露在阳光的部位，尤其是前臂和胫前，但通常不影响面部。界限清楚的色素减退性斑直径常为 3 ～ 10 mm（见第 66 章）。

Civiatte 皮肤异色症（poikiloderma of Civiatte）指网状红色至红棕色斑片伴毛细血管扩张，毛囊周围皮肤则不受累。最多见于常受日晒的浅肤色个体的颈外侧皮肤（图 87.24DI），但中央颏下区皮肤不受累是为特点。可见轻度的萎缩和色素沉着。组织学上可见毛细血管扩张、轻度表皮萎缩、噬黑素细胞和真皮日光弹性组织变性。

在 **Favre-Racouchot 综合征**（Favre-Racouchot syndrome）中，眶周区域外侧和下方可见多数大的开口粉刺（图 87.24E），伴周围皮肤明显的日光弹性组织变性。在一些患者中，吸烟可能是一个辅助因素。组织学上，有扩张的毛囊皮脂腺开口和充满角质物质的囊状空隙。

日光性紫癜（solar purpura）发生在遭受创伤的累积光损伤区域，如手背、前臂伸侧、小腿（图 87.24

F，G）。随着病灶在数周内逐渐消退，可能会出现由含铁血黄素引起的褐色变色。常伴皮肤脆性增加（图 87.24H）。

胶样粟丘疹（colloid milium）以直径 1 ～ 3 mm 的半透明黄色丘疹为特征。在长期暴露于阳光的部位，尤其是颈部、面部和双手背，通常可见多数紧密排列的皮损。组织学上，乳头状真皮内可见均匀 PAS 阳性胶样团块；某些病例亦出现硫黄素 T 和刚果红染色阳性。胶体沉积物的确切性质仍有争议，但有人认为，至少在某些方面，它们可能代表弹力蛋白变性。

糜烂性脓疱皮肤病（Erosive pustular dermatosis）的典型表现为无菌脓疱、角化性结痂、糜烂和轻度炎症，发生在萎缩、光损伤秃顶的头皮[66]（图 87.24I）。然而，其他皮肤萎缩或脆弱的部位也可能出现类似的临床表现，如老年静脉曲张患者的下肢，新生儿的损伤部位。鉴别诊断包括：齿龈炎、脓皮病、增生性光线性角化病、瘢痕性包皮炎和天疱疮。已报道外用强效皮质类固醇、他克莫司、钙泊三烯（卡泊三醇）及氨苯砜凝胶，以及口服异维A酸、硫酸锌和尼美舒利特（一种抑制细胞性呼吸爆发的非甾体抗炎药）均能成功治愈。

获得性弹性血管瘤表现为在光化损伤皮肤内的红斑斑块，通常发生在颈部或上肢。组织学上，上部网状真皮毛细血管水平增生，明显的日光性弹性变性。

不同肤色的皮肤光老化

肤色较深的个体光老化出现较迟且较不明显[6]（图 87.25）。小的脂溢性角化、黄褐斑和斑状色素沉着等是东亚人（中国人、日本人、韩国人和菲律宾人）光老化常见的早期征象；皱纹较晚且 50 岁之后才出现。南亚人（印度人、巴基斯坦人、斯里兰卡人和孟加拉国人）肤色更深，其光老化表现为异常色素沉着和细小皱纹。浅肤色的拉丁美洲人的光老化和白种人类似，而棕色皮肤者则和南亚人相似。黑种人，包括非裔美国人、非裔加勒比人和非洲人，Fitzpatrick 皮肤类型为 Ⅲ 至 Ⅳ 型，常见色素沉着异常，较晚才出现细皱纹。

光致癌

慢性日晒与光线性角化病（AK）、SCC、BCC 和黑色素瘤的发生有关，尤其是恶性雀斑样痣。流行病学研究表明，SCC 在皮肤白皙的人长期暴露在阳光下的区域内有发展的趋势。例如，早年移民到澳大利亚的人比老年移民患 SCC 的风险更高。此外，原生澳大利亚人患基底细胞癌的概率要高于移民，而且间歇性

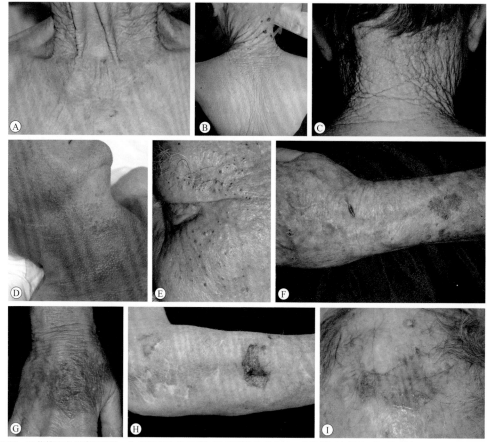

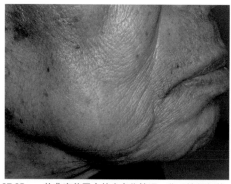

图 87.24　显著的光老化皮肤迹象。 A. 颈部和胸部 V 形区日光弹性组织变性，皮肤增厚和皱纹。B. 撒哈拉以南非洲眼皮肤白化病患者日光弹性组织变性从颈部向后延伸至背部。C. 后颈部菱形皮肤及深沟。D. Civatte 皮肤异色病，颏下区皮肤不受累。E. Favre-Racouchot 综合征，眶周区多发开口粉刺。F，G. 日光性（光线性）紫癜与含铁血黄素造成的色素沉着。也是皮肤脆弱的证据。H. 萎缩性光损伤皮肤的脆性皮肤撕裂（皮肤松解症）和先前撕裂伤后的假性瘢痕。I. 秃发区糜烂性脓疱性皮肤病（A，Courtesy，Kalman Watsky，MD；B，Courtesy，Rosemarie Moser，MD；D，G，H，Courtesy，Jean L Bolognia，MD；I，Courtesy，Harvey Lui，MD）

太阳照射与患 BCC 风险之间也有显著的统计学联系。在使用防晒霜后，AK、SCC、黑色素瘤发病率降低，在较小的程度上 BCC 的发病率也降低，这些观察与发现支持了光的致癌作用[68]。暴露于晒黑床与皮肤黑色素瘤、SCC 和 BCC 的发病风险增加有关。

对暗色皮肤人群的研究，与紫外线指数增加和较低纬度相关的高黑色素瘤发病率，仅见于非西班牙裔白人，而非黑人或西班牙裔人[67, 69]。

（吴　剑译　高兴华校　朱学骏审）

图 87.25　一位非裔美国人的光老化情况。 鉴于她的年龄，这位 93 岁的妇女除了零星的脂溢性角化外，脸上的皱纹还比较细

参考文献

1. Kerr HA, Lim HW. A comparison of photosensitivity disorders in African Americans and Caucasians. J Am Acad Dermatol 2007;57:638–43.

2. Jong CT, Finlay AY, Pearse AD, et al. The quality of life of 790 patients with photodermatoses. Br J Dermatol 2008;159:192–7.

3. Richards HL, Ling TC, Evangelou G, et al. Evidence of high levels of anxiety and depression in polymorphic light eruption and their association with clinical and demographic variables. Br J Dermatol 2008;159:439–44.

4. Gruber-Wackernagel A, Byrne SN, Wolf P. Polymorphous light eruption: clinical aspects and pathogenesis. Dermatol Clin 2014;32:315–34.

5. Das S, Lloyd JJ, Walshaw D, Farr PM. Provocation testing in polymorphic light eruption using fluorescent ultraviolet (UV) A and UVB lamps. Br J Dermatol 2004;151:1066–70.

6. Norris PG, Morris J, McGibbon DM, et al. Polymorphic light eruption: an immunopathological study of evolving lesions. J Invest Dermatol 1989;120:173–83.

7. McGregor JM, Grabczynska S, Vaughan RW, et al. Genetic modeling of abnormal photosensitivity in families with polymorphic light eruption and actinic prurigo. J Invest Dermatol 2000;115:471–6.

8. van de Pas CB, Kelly DA, Seed PT, et al. Ultraviolet-radiation-induced erythema and suppression of contact hypersensitivity responses in patients with polymorphic light eruption. J Invest Dermatol 2004;122:295–9.

9. Palmer RA, Hawk JLM, Young AR, Walker SL. The effect of solar-simulated radiation on the elicitation phase of contact hypersensitivity does not differ between controls and patients with polymorphic light eruption. J Invest Dermatol 2005;124:1308–12.

10. Lembo S, Fallon J, O'Kelly P, Murphy GM. Polymorphic light eruption and skin cancer prevalence: is one protective against the other? Br J Dermatol 2008;159:1342–7.

11. Man I, Dawe RS, Ferguson J. Artificial hardening for polymorphic light eruption: practical points from ten years' experience. Photodermatol Photoimmunol Photomed 1999;15:96–9.

12. Patel DC, Bellaney GJ, Seed PT, et al. Efficacy of short-course oral prednisolone in polymorphic light eruption: a randomized controlled trial. Br J Dermatol 2000;143:828–31.

13. Corbett MF, Hawk JLM, Herxheimer A, Magnus IA. Controlled therapeutic trials in polymorphic light eruption. Br J Dermatol 1982;107:571–81.

14. Murphy GM, Hawk JLM, Magnus IA. Hydroxychloroquine in polymorphic light eruption: a controlled trial with drug and visual sensitivity monitoring. Br J Dermatol 1987;116:379–86.

15. Valbuena MC, Muvdi S, Lim HW. Actinic prurigo. Dermatol Clin 2014;32:335–44.

16. Estrada-G I, Garibay-Escobar A, Nunez-Vazquez A, et al. Evidence that thalidomide modifies the immune response of patients suffering from actinic prurigo. Int J Dermatol 2004;43:893–7.

17. Grabczynska SA, McGregor JM, Kondeatis E, et al. Actinic prurigo and polymorphic light eruption: common pathogenesis and the importance of HLA-DR4/DRB1*0407. Br J Dermatol 1999;140:232–6.

18. Huggins RH, Leithauser LA, Eide MJ, et al. Life quality assessment and disease experience of patient members of a Web-based hydroa vacciniforme support group. Photodermatol Photoimmunol Photomed 2009;25:209–15.

19. Iwatsuki K, Satoh M, Yamamoto T, et al. Pathogenic link between hydroa vacciniforme and Epstein-Barr virus-associated hematologic disorders. Arch Dermatol 2006;142:587–95.

20. Sangueza M, Plaza JA. Hydroa vacciniforme-like cutaneous T-cell lymphoma: clinicopathologic and immunohistochemical study of 12 cases. J Am Acad Dermatol 2013;69:112–19.

21. Paek SY, Lim HW. Chronic actinic dermatitis. Dermatol Clin 2014;32:355–61.

22. Hawk JLM, Magnus IA. Chronic actinic dermatitis – an idiopathic photosensitivity syndrome including actinic reticuloid and photosensitive eczema [proceedings]. Br J Dermatol 1979;101(Suppl. 17):24.

23. Lim HW, Cohen D, Soter NA. Chronic actinic dermatitis: results of patch and photopatch tests with Compositae, fragrances and pesticides. J Am Acad Dermatol 1998;38:108–11.

24. Wolverton JE, Soter NA, Cohen DE. The natural history of chronic actinic dermatitis: an analysis at a single institution in the United States. Dermatitis 2014;25:27–31.

25. Agar N, Morris S, Russell-Jones R, et al. Case report of four patients with erythrodermic cutaneous T-cell lymphoma and severe photosensitivity mimicking chronic actinic dermatitis. Br J Dermatol 2009;160:698–703.

26. Beattie PE, Dawe RS, Ibbotson SH, Ferguson J. Characteristics and prognosis of idiopathic solar urticaria: a cohort of 87 cases. Arch Dermatol 2003;139:1149–54.

27. Ng JC, Foley PA, Crouch RB, Baker CS. Changes of photosensitivity and action spectrum with time in solar urticaria. Photodermatol Photoimmunol Photomed 2002;18:191–5.

28. Nitiyarom R, Wongpraparut C. Hydroa vacciniforme and solar urticaria. Dermatol Clin 2014;32:345–53.

29. Jansen R, Osterwalder U, Wang SQ, et al. Photoprotection. Part II. Sunscreen: development, efficacy, and controversies. J Am Acad Dermatol 2013;69:867–82.

30. Beissert S, Stander H, Schwarz T. UVA rush hardening for the treatment of solar urticaria. J Am Acad Dermatol 2000;42:1030–2.

31. Duschet P, Leyen P, Schwarz T, et al. Solar urticaria – effective treatment by plasmapheresis. Clin Exp Dermatol 1987;12:185–8.

32. Aubin F, Porcher R, Jeanmougin M, et al. Severe and refractory solar urticaria treated with intravenous immunoglobulins: a phase II multicenter study. J Am Acad Dermatol. 2014;71:948–53.e1.

33. Marteijn JA, Lans H, Vermeulen W, Hoeijmakers JH. Understanding nucleotide excision repair and its roles in cancer and ageing. Nat Rev Mol Cell Biol 2014;15:465–81.

34. Rapin I. Disorders of nucleotide excision repair. Handb Clin Neurol 2013;113:1637–50.

35. Lehmann AR, McGibbon D, Stefanini M. Xeroderma pigmentosum. Orphanet J Rare Dis 2011;6:70.

36. Bradford PT, Goldstein AM, Tamura D, et al. Cancer and neurologic degeneration in xeroderma pigmentosum: long term follow-up characterises the role of DNA repair. J Med Genet 2011;48:168–76.

37. Yarosh D, Klein J, O'Connor A, et al. Effects of topically applied T4 endonuclease V in liposomes on skin cancer in xeroderma pigmentosum: a randomized study. Xeroderma Pigmentosum Study Group. Lancet 2001;357:926–9.

38. Frouin E, Laugel V, Durand M, et al. Dermatologic findings in 16 patients with Cockayne syndrome and cerebro-oculo-facial-skeletal syndrome. JAMA Dermatol. 2013;149:1414–18.

39. Laugel V. Cockayne syndrome: the expanding clinical and mutational spectrum. Mech Ageing Dev 2013;134:161–70.

40. Nardo T, Oneda R, Spivak G, et al. A UV-sensitive syndrome patient with a specific CSA mutation reveals separable roles for CSA in response to UV and oxidative DNA damage. Proc Natl Acad Sci USA 2009;106:6209–14.

41. Schwertman P, Vermeulen W, Marteijn JA. UVSSA and USP7, a new couple in transcription-coupled DNA repair. Chromosoma 2013;122:275–84.

42. Theil AF, Hoeijmakers JH, Vermeulen W. TTDA: big impact of a small protein. Exp Cell Res 2014;329:61–8.

43. Faghri S, Tamura D, Kraemer KH, et al. Trichothiodystrophy: a systematic review of 112 published cases characterises a wide spectrum of clinical manifestations. J Med Genet 2008;45:609–21.

44. Liang C, Kraemer K, Morris A, et al. Characterization of tiger tail banding and hair shaft abnormalities in trichothiodystrophy. J Am Acad Dermatol 2005;52:224–32.

45. Bloom's Syndrome Registry. <http://www.weill.cornell.edu/bsr/>.

46. Arora H, Chacon AH, Choudhary S, et al. Bloom syndrome. Int J Dermatol 2014;53:798–802.

47. Killen MW, Stults DM, Adachi N, et al. Loss of Bloom syndrome protein destabilizes human gene cluster architecture. Hum Mol Genet 2009;18:3417–28.

48. Wang LL, Levy LL, Lewis RA. Clinical manifestations in a cohort of 41 Rothmund-Thomson syndrome patients. Am J Med Genet 2001;102:11–17.

49. Lu L, Jin W, Liu H, Wang LL. RECQ DNA helicases and osteosarcoma. Adv Exp Med Biol 2014;804:129–45.

50. Arnold AW, Itin PH, Pigors M, et al. Poikiloderma with neutropenia: a novel C16orf57 mutation and clinical diagnostic criteria. Br J Dermatol 2010;163:866–9.

51. Wong SN, Khoo LS. Analysis of photodermatoses seen in a predominantly Asian population at a photodermatology clinic in Singapore. Photodermatol Photoimmunol Photomed 2005;21:40–4.

52. Nakamura M, Henderson M, Jacobsen G, Lim HW. Comparison of photodermatoses in African-Americans and Caucasians: a follow-up study. Photodermatol Photoimmunol Photomed 2014;30:231–6.

53. Dawe RS, Ibbotson SH. Drug-induced photosensitivity. Dermatol Clin 2014;32:363–8.

54. Drucker AM, Rosen CF. Drug-induced photosensitivity: culprit drugs, management and prevention. Drug Saf 2011;34:821–37.

55. Epaulard O, Villier C, Ravaud P, et al. A multistep voriconazole-related phototoxic pathway may lead to skin carcinoma: results from a French nationwide study. Clin Infect Dis 2013;57:e182–8.

56. Dummer R, Rinderknecht J, Goldinger SM. Ultraviolet A and photosensitivity during vemurafenib therapy. N Engl J Med 2012;366:480–1.

57. Greenspoon J, Ahluwalia R, Juma N, Rosen CF. Allergic and photoallergic contact dermatitis: a 10-year experience. Dermatitis 2013;24:29–32.

58. European Multicentre Photopatch Test Study (EMCPPTS) Taskforce. A European multicentre photopatch test study. Br J Dermatol 2012;166:1002–9.

59. Anstey AV, Taylor CR. Photosensitivity in the Smith-Lemli-Opitz syndrome: the US experience of a new congenital photosensitivity syndrome. J Am Acad Dermatol 1999;41:121–3.

60. Wan P, Moat S, Anstey A. Pellagra: a review with emphasis on photosensitivity. Br J Dermatol 2011;164:1188–200.

61. O'Gorman SM, Murphy GM. Photoaggravated disorders. Dermatol Clin 2014;32:385–98.

62. Baron ED, Suggs AK. Introduction to photobiology. Dermatol Clin 2014;32:255–66.

62a. Scott JF, Das LM, Ahsanuddin S, et al. Oral vitamin D rapidly attenuates inflammation from sunburn: an interventional study. J Invest Dermatol 2017;doi:10.1016/j.jid.2017.04.040.

63. Mahmoud BH, Ruvolo E, Hexsel CL, et al. Impact of long-wavelength UVA and visible light on melanocompetent skin. J Invest Dermatol 2010;130:2092–7.

64. Duteil L, Cardot-Leccia N, Queille-Roussel C, et al. Differences in visible light-induced pigmentation according to wavelengths: a clinical and histological study in comparison with UVB exposure. Pigment Cell Melanoma Res 2014;27:822–6.

65. Kannan S, Lim HW. Photoprotection and vitamin D: a review. Photodermatol Photoimmunol Photomed 2014;30:137–45.

66. Broussard KC, Berger TG, Rosenblum M, et al. Erosive pustular dermatosis of the scalp: a review with a focus on dapsone therapy. J Am Acad Dermatol 2012;66:680–6.

67. Agbai ON, Buster K, Sanchez M, et al. Skin cancer and photoprotection in people of color: a review and recommendations for physicians and the public. J Am Acad Dermatol 2014;70:748–62.

68. Green AC, Williams GM, Logan V, et al. Reduced melanoma after regular sunscreen use: randomized trial follow-up. J Clin Oncol 2011;29:257–63.

69. Eide MJ, Weinstock MA. Association of UV index, latitude, and melanoma incidence in nonwhite populations – US Surveillance, Epidemiology, and End Results (SEER) program, 1992–2001. Arch Dermatol 2005;141:447–81.

第 **88** 章 　　环境与运动相关的皮肤病

Michael L. Smith

皮肤是人类与环境之间的主要界面。在地球上的所有生物中，人类对环境的操控能力是独一无二的，通过编织衣物、搭建住所以及加热和冷却设施，人类可以在各种环境中生存。尽管技术的进步使人类能够在这个星球的大部分环境中生活、工作和娱乐，但是有意或无意地暴露于环境中仍可导致人体损伤。本章重点讨化学、摩擦、外伤、水渍等致皮肤损伤，温度相关皮肤病，电烧伤，重金属所致皮肤病，运动相关皮肤病以及截肢者和乐器演奏者的皮肤问题。

热暴露所致损伤

热相关疾病及热烧伤

同义名：■热相关疾病：热痉挛，热晕厥，热水肿，热衰竭，中暑（heat-related illnesses：heat cramps，heat syncope，heat edema，heat exhaustion，heat stroke）■热烧伤：烧伤（thermal burns：burns）

要点

■ 当机体的体温调节功能失效时会发生热相关疾病，纠正体液及电解质紊乱是治疗的关键。
■ 对热烧伤的治疗需要评估烧伤深度（即一度、二度或三度）和面积。
■ 烧伤治疗包括预防感染、连续切除和皮肤替代品。

引言

人类与其他哺乳动物和鸟类一样，属于恒温动物。通过调节皮肤和内脏的血流量，将核心体温保持在一个很窄的范围内。正常的核心体温在 36 ～ 37.5℃（96.8 ～ 99.5 ℉）。在正常核心体温下，皮肤血流量大约占心排血量的 4%，约 250 ml/min。下丘脑通过精密调节机体产热与散热之间的平衡而改变皮肤血流量。皮肤、肌肉及脊髓的温度传感器将信号传到下丘脑前部的视前区，通过与下丘脑后部的信号连接，启动血管舒缩、发汗与寒颤的下意识体温调节机制。

机体长时间暴露于热环境中会导致核心体温升高，继而交感神经兴奋性降低，使外周血管舒张，皮肤血流量增加到 6 ～ 8 L/min。胆碱释放能的产生刺激出汗。这些变化导致辐射、传导、对流及蒸发性散热。相反，暴露于寒冷温度使交感神经兴奋性增加，外周血管收缩。在伴行的动静脉之间的反向热交换进一步减少皮肤散热，进而维持核心热量。寒战的行为反应能够通过肌肉活动产生热量[1]。

当下丘脑体温调定点被极端温度突破时即导致病理状况（表 88.1）。后面将讨论热相关疾病（heat-related illnesses）和热烧伤（thermal burn）。热诱发荨麻疹（heat-induced urticaria）在第 18 章中讨论。

历史

据说爱德华国王和他的铁十字军在圣地的决战中失利，就是因为阿拉伯骑士已经适应了当地的酷热且装束恰当。

流行病学

热相关疾病的发病率不清，因为较轻的患者仅通过简单处理即可康复。在 1979—1999 年间，美国有超过 8000 人死于热相关疾病，约占野外死亡人数的 7%[1-2]。2003 年席卷欧洲的热浪导致约 14 800 法国人死亡。热相关死亡的最高纪录发生在 2005—2009 年美国体育参加者中间[1]。热相关疾病的危险因素见表 88.2。

烧伤要常见得多，仅美国每年就有两百万患者，导致约 60 000 人住院，6000 人死亡，其中一半是儿童[3-4]。烧伤的男女比例为 2：1。儿童烧伤的主要原因是烫伤、火焰烧伤及电烧伤。虐待或疏于照顾占儿科烧伤的比例高达 20%。由于康复和外科技术的进步，近年来死亡率逐渐下降。在 20 世纪 40 年代，烧伤面积达到 50% 体表面积（body surface area，BSA）的儿童死亡率达 50%，而现在烧伤面积达 90%BSA 的儿童存活率达 50%[3-4]。

有一种特殊的烧伤形式，即烟花烧伤。2006—2010 美国有至少 25 000 名急诊患者是由于烟花造成的损伤。其中一半是小于 20 岁的年轻人，且以男性为主（约 75%）。最常见的损伤是肢体远端的烧伤，其次是眼外伤、肢体远端开放性创伤和眼烧伤[5]。

发病机制

体育活动可以产生 800 ～ 1000 kcal/h 热量，导致

表 88.1　热相关疾病[1-2]。皮肤特征用粗体字表示

疾病	核心温度	临床特征	治疗	发病机制
热痉挛	正常	大肌群的疼痛性痉挛、无力、疲劳、N/V、**明显多汗**、心动过速、**BP↑**	补液和补盐	由于水过多（而不是电解质）引起的稀释性低钠血症
热昏厥	正常	恶心、叹气、哈欠、心烦、昏厥（短暂的）	避免在高温环境中静立，伸缩下肢；若有前驱症状则平卧，置凉爽处，补液	血容量减少、外周血管扩张导致脑部血流减少，不适应环境或上了年纪的人血管舒缩力降低
热水肿	正常	对血管舒张池的**坠积性水肿**	不必要（自限性）	血管舒张池
热衰竭	正常至 39℃（102.2℉）	虚弱、眩晕、头痛、N/V、易怒、呼吸困难/过度通气、乏力、肌痛/肌痉挛、心动过速、直立性低血压、**大量出汗**、**毛发竖立**、判断力减弱、昏厥 高钠型：口渴、罕见痉挛 低钠型：疲乏、痉挛、过量水摄入史、神智变化	静脉补液及电解质、洒水、用风扇或用冰块降温、休息、使环境凉爽	血容量和（或）盐消耗
中暑	> 40℃（104℉）	**无汗到大汗**、**BP↓**、N/V、腹泻、神智变化（深度）、癫痫、昏迷、心律失常、转氨酶升高、横纹肌溶解、急性肾衰竭、DIC、呼吸性碱中毒 预后不良指征：T > 42.2℃（108℉）；昏迷 > 2 h；AST > 1000（第一天）	迅速将核心体温降到38℃（100.4℉）、静脉补液、重症监护病房	最终体温调节失败；血容量降低导致外周血管收缩，周围的热量传递减少；合成的核心热量导致器官衰竭

AST，天门冬氨酸氨基转移酶；BP，血压；DIC，弥散性血管内凝血；N/V，恶心和呕吐；T，温度

表 88.2　热相关疾病的危险因素[1-2]

- 职业暴露
- 贫穷
- 酗酒，精神疾病，痴呆
- 药物治疗（抗胆碱能药、吩噻嗪、利尿剂；见表 39.9）

- 年龄（老人，幼童）
- 环境适应不良
- 肥胖

疾病状态

- 大量丧失体液（例如：腹泻，不可控的糖尿病）
- 不适宜的出汗（例如：外胚层发育不良；见表 39.8 和 39.10）
- 过量出汗（见表 39.2、39.3 和 39.4）
- 液体摄入量不足（见上方）
- 渴感减退（例如：囊性纤维化）
- 体温调节异常（先前已患的热病、营养不良）

核心体温每 5 ~ 8 min 升高 1℃。产生的热量可以通过正常的体温调节机制散发。当体温调节机制失效时就会发生热损伤。热病不是由特定的温度而是人体对热量的异常反应所导致的。表 88.1 列举了热相关疾病的发病机制。

当皮肤暴露于温度超过 44℃（111℉）的外源性热源，受红外线照射（波长 800 ~ 170 000 nm）时会发生热烧伤。用时间与温度曲线可以确定最大热暴露阈值时间。在 47℃（117℉）下持续暴露 45 min 才会出现表皮坏死，但在 70℃（158℉）下 1 秒即可出现表皮坏死。热损伤时会出现细胞蛋白质变性、凝固。渗透压和毛细血管通透性改变导致间质水肿，同时释放一些具有血管活性和组织破坏特性的化学介质，包括前列腺素、缓激肽、血清素、组胺、脂质过氧化物和氧自由基等[4]。

临床特征

虽然热相关疾病不是皮肤的原发疾病，但可以有皮肤表现。其临床特征概括于表 88.1。

皮肤热烧伤依其损伤深度不同，其临床表现有所不同（表 88.3）[4, 6-7]。传统命名方法将皮肤烧伤分为**一度**（表浅，限于表皮）、**二度**（部分皮肤）和**三度**（皮肤全层）。二度烧伤进一步分为浅二度（图 88.1）和深二度。累及更深层次结构如肌肉等的烧伤有时称为四度烧伤。然而，由于血管的闭塞性改变，在最初 24 ~ 72 h 要精确确定创伤的深度或许是不可能的。

在真皮较薄的部位（耳部、前臂屈侧、大腿内侧、会阴），烧伤可能比最初表现的深度更深，同样情况也见于皮肤相对较薄的儿童和老人。由血凝块（变性血红蛋白）形成的暗红色创面提示皮肤全层损伤[6]。

烧伤的严重程度由受累的深度和 BSA 决定。成人皮肤 BSA 的计算采用 "九分法"（图 88.2）。但该方法不适用于儿童，因儿童头部占全身 BSA 的比例变化较大，2 岁时约占 19%，7 岁时约为 15%，12 岁时约占13%。伦德－布劳德量表能更精确地估计儿童受累面

表 88.3　热烧伤的临床和病理特征[4, 6-7]

类型	深度	临床特征	病理学
一度	仅表皮	疼痛、压痛、红斑 无水疱 愈合后无瘢痕	表皮上层坏死
浅二度	表皮和真皮浅层	严重疼痛、压痛、浆液性或出血性大疱、暗红斑、糜烂和渗出 10 ~ 21 天愈合，伴有轻度但可变的瘢痕	更广泛的表皮坏死，伴角质形成细胞纵向延长 坏死区域可见由中性粒细胞、纤维蛋白和细胞碎片组成的浆液性结痂 可能有表皮下大疱
深二度	表皮和真皮大部均破坏，包括深部的毛囊组织	剧痛但感觉减退，颜色为暗红至苍白斑点 浆液性大疱和糜烂 可能早期出现衰竭 愈合时间延长 肥厚性瘢痕和明显创伤性挛缩	整个表皮、真皮胶原和大部分附属器结构都被破坏 胶原束可融合，伴嗜酸性外观 深部血管内血栓形成 在正常和受损组织交界处可见肉芽组织形成
三度	表皮和真皮全层破坏	干燥、坚硬、烧焦、非白色、无自主感觉的凝固性坏死 小的损害有明显的瘢痕愈合 大多数需要手术矫治	整个表皮和真皮坏死，并延伸入皮下 在烧伤和正常皮肤交界处有炎症细胞浸润 如果形成瘢痕，则表现为胶原透明化、弹性组织减少、立毛肌消失

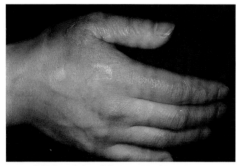

图 88.1　热烧伤。该浅二度烧伤是以浆液性大疱为特点（Courtesy, Kalman Watsky, MD.）

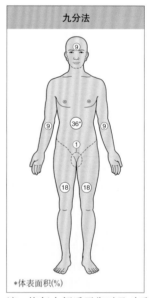

九分法

图 88.2　九分法。成人烧伤面积的估计常基于该体表面积分布图。婴儿和儿童的头 / 躯干体表面积比例相对较大[4, 6]。这种评估办法也适用于基本的皮肤疾病

*体表面积(%)

积[4, 6]。最初评估时应对呼吸道和血液循环状态进行记录，大约 25% 的烧伤患者会伴发吸入性损伤。无论烧伤的严重程度如何，对心血管系统的评估必须包括对低血容量休克的估计。必须监测尿量，因为大量体液丢失和横纹肌溶解可能累及肾功能[3-4, 6]。

病理学

热烧伤的病理特征见表 88.3。

鉴别诊断

热损伤的鉴别诊断列于表 88.1。虽然在临床特征上有许多重叠，很重要的一个鉴别点是神经累受的程度。热烧伤诊断中最重要的是烧伤深度的判断（见表 88.3）。

治疗

热相关损伤的处理包括：脱离热环境、休息、补

液、恢复电解质平衡以及对受累系统的评估（表 88.1，详情参见 Atha 等文献[1]）。

对烧伤患者的初期处理包括对心肺状态以及烧伤面积和深度的评估。关于烧伤患者的复苏部分不在本章叙述范围，可参考文献 3、4、6。对一度和二度烧伤，初期需对创面用冷流水冲洗 20 min，来减轻疼痛、减少热量以及降低烧伤深度[4]。然后，应轻柔地清创并清除所有异物。下一步是预防感染，为创面愈合创造适宜的环境。局部外用抗微生物制剂在烧伤创面处理中很

有效，包括外用磺胺嘧啶银、醋酸磺胺米隆和硝酸银。磺胺嘧啶银广泛应用于儿童和成人的烧伤治疗。但是，该药有细胞毒性，经皮吸收可导致白细胞减少。同时，磺胺嘧啶银可导致假性焦痂形成，从而干扰对烧伤深度的判断，长时间应用还可导致局部银质沉着病。因此部分学者倾向于应用醋酸磺胺米隆（mafenide acetate）。

虽然表浅的创面基本不需要额外的治疗，较深的烧伤创面需要更积极地治疗，标准方案包括连续切除和自体移植（如有充足供体区域）。三度烧伤应早期切除，对烧伤深度不确定及深二度烧伤则应延期到最大受累深度和面积明确后再行切除。生物敷料（如猪皮肤、人类异体移植物）曾流行数年，但是因存在较高的感染风险及愈合不良而基本被取代。皮肤替代品如脱细胞真皮基质（Alloderm®）、双层牛胶原–鲨鱼硫酸软骨素和硅树脂复合物（Integra®）以及培养的表皮自体移植物的应用逐渐广泛[6]（见第145章）。

火激红斑

> **同义名：** ■ 烘烤皮肤综合征（toasted skin syndrome）
> ■ 火染色（fire stains）

要点

- 局限性的网状红斑和色素沉着。
- 长期暴露于低于热烧伤阈值的热环境中。
- 常见于腰骶部（用于止痛的热疗）和胫前（室内没有集中供暖的地区）。
- 组织病理学可见鳞状上皮的异型性。
- 皮肤恶性肿瘤，尤其是鳞状细胞癌的风险增高。

引言

长期暴露于低强度红外线热环境中可导致火激红斑（erythema ab igne, EAI），表现为特征性的皮肤网状花纹，并具有恶变的风险。

历史

EAI曾经是很常见的疾病，最初英国有人描述本病是由于站在烧炭火炉边造成。在美国南部，人们在社交过程中坐在炉子边取暖的习惯也促使该病发生。虽然在许多工业化国家，集中供暖使其发病率明显降低，但文化创新及各种热疗设备的应用仍然会导致火激红斑发生[8-10]。

流行病学

过去，EAI患者中女性比男性多10倍。大多数患者为中老年人。高危因素包括缺乏集中供暖、职业性热暴露和患有需要热疗缓解的疾病或感觉减退性疾病。近来，由手提电脑导致的EAI也有报道，也见于沉溺于电脑游戏的青年人[11]。

发病机制

长期暴露于低于热烧伤阈值的热环境中是EAI的根本原因。确切的病理生理学机制不明，但临床表现模式与真皮静脉丛相关。反复暴露在低于45℃（113℉）的热环境中可导致网状红斑，继而出现网状色素沉着[9]。文献报道可导致EAI的热源见表88.4[8-10]。

临床特征

最初表现为广泛分布网状改变的暂时性红斑，颜色易变浅。皮损的大小和形状与热源范围近似。反复热暴露后，红斑变为较暗的色素沉着，皮损范围固定，颜色不再变浅（图88.3）。网状色素沉着处可出现表皮萎缩。较陈旧的皮损可有一定程度的角化，大疱也可

表88.4　文献报道可导致火激红斑的热源[8-12]	
● 电热垫	● 蒸汽散热器
● 热水瓶	● 车用暖风设备
● 电炉／电热器	● 取暖躺椅
● 开放性火源	● 电热毯
● 煤炉	● 热砖
● 泥炭火	● 红外灯
● 木柴炉	● 微波爆米花机
● 桑拿腰带	● 手提电脑 *
● 长期热浴	
* 大腿前部≫腹部	

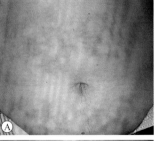
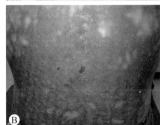

图88.3　火激红斑临床特征。 A. 早期皮损在网状色素沉着斑基础上可见显著的粉红色网状斑片。B. 晚期皮损大片网状色素沉着区域叠加粉红色中间角化斑块（A, Courtesy, Jeffrey P Callen, MD；B, Courtesy, Peter Klein, MD.）

出现。皮损多无自觉症状，偶有轻微灼热感[8]。

热源一旦确定，重要的是确定其是否用于缓解疼痛。如果是，须明确疼痛的病因。腰骶部位常提示肌肉骨骼疾病或是较少见的肿瘤骨转移。腹部、胁部及背中部 EAI 常常是为了缓解炎症性（如胰腺炎、消化性溃疡）或肿瘤性（如胰腺癌、胃癌）疼痛所致。疼痛提示医生应为患者做彻底的系统检查，并查找隐匿的疾病。因 EAI 发生于暴露部位，询问患者的职业与业余爱好也很重要，比如面包师的前臂、玻璃吹制工以及铸造厂工人的面部或手臂，以及长时间使用手提电脑者的大腿前侧和腹部[8-9, 11]。

EAI 的主要远期危害是可能发生皮肤鳞状细胞癌（squamous cell carcinoma，SCC）或 Merkel 细胞癌。潜伏期可达 30 年或更久。很明显，发生 SCC 的危险在使用碳氢化合物燃料的热暴露者最高，比如妇女胫前发生的"泥炭火癌症"，日本人的"怀炉癌症"，藏族人用衣物怀抱烤火篮取暖导致的"炭火篮溃疡"以及在中国因睡在烧炭的炕上导致的"炕癌"[8-9]。

病理学

EAI 最早期的组织病理学变化包括表皮萎缩、血管扩张及真皮色素增加（包括黑素和含铁血黄素）（图88.4）。随着皮损进展，表皮萎缩更为明显，表皮突变平。可见灶状角化过度、角化不良及鳞状细胞非典型性。有报道基底细胞空泡形成、表皮真皮交界处呈界面皮炎改变。真皮变薄，有时可见真皮水肿，伴异常弹力纤维和色素聚集及毛细血管扩张。真皮毛细血管内皮细胞肿胀，胞核深染。晚期皮损表现为结缔组织嗜碱性变。含铁血黄素沉积和显著的毛细血管扩张常见于下肢皮损。超微结构显示黑素细胞的树枝状突起明显增加，提示黑素细胞功能活跃[8-9, 13]。

鉴别诊断

EAI 需要与网状青斑鉴别，后者为好发于四肢的对温度敏感的血管病，仅部分患者继发色素沉着（见第 106 章）。大理石样皮肤和先天性毛细血管扩张性大理石样皮肤等少见病也需要与火激红斑鉴别。若毛细血管扩张伴有萎缩和色素沉着，则可能为皮肤异色病及相关原发病，如皮肤 T 细胞淋巴瘤（见第 120 章）、皮肌炎（见第 42 章）和一些遗传性皮肤病（见第 63 章）。

治疗

治疗应首先去除致热源。表皮的非典型性与光线性角化病相似，外用 5- 氟尿嘧啶已有成功的报道。如前所述，用热疗止痛提示医生应进一步明确引起疼痛的病因[8-9]。

与 X 线透视和磁共振成像有关的烧伤

> **要点**
> - 皮肤接触金属或导线产生闭合回路的传导系统时，磁共振成像（MRI）可导致一度、二度或三度烧伤。
> - X 线透视，特别是心血管患者反复透视时可导致放射性损伤。

引言

放射学文献中有很多关于 MRI 检查时发生浅表至全层热或电烧伤的报道。MRI 烧伤的危险因素见表88.5[14-15]。此外，在放射学和皮肤病学文献中，有反复 X 线透视造成背部溃疡的报道。

发病机制

虽然 MRI 烧伤的确切机制不明，但脉冲射频和脉冲梯度磁场在其中发挥一定作用。如果患者和电极之间、患者和导线之间甚至小范围的皮肤与皮肤接触形成了电传导回路，磁通量的变化会导致电流产生，引起热或电烧伤。皮肤表面的电阻可产生热损伤，而与

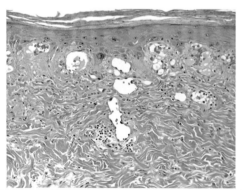

图 88.4 火激红斑组织学特点。 真皮浅层血管明显扩张。角化过度及散在炎性细胞浸润。注意表皮变薄及部分凋亡细胞和非典型细胞（Courtesy，Lorenzo Cerroni，MD.）

表 88.5 磁共振成像相关烧伤的危险因素[14-15]	
• ECG 导联	• 金属的穿刺饰物
• 监视器电缆	• 文身
• 脉冲氧计	• 肢端的皮肤与皮肤接触
• 环状固定装置的别针	• 金属线衣
• 皮肤药贴片	

ECG，心电图

耦合电容器的导线接触可产生电烧伤。另外，延长的导线形成谐振天线，产生谐振回路，从而在天线末端产生最大热效应可能是烧伤的另一个原因[14-15, 18]。

X线透视所致放射性皮炎的发生与放射剂量有关。众所周知，反复透视的风险更大[17]。伴有糖尿病、肥胖、自身免疫性结缔组织疾病（如系统性硬化）、放射损伤修复相关遗传缺陷的患者以及接受化疗者在较低放射剂量下也可发生这种并发症[16]。

临床特征

热烧伤在MRI检查后很快发生，可能累及部分至全层皮肤（见表88.3）。烧伤形态及大小取决于引起损伤的导体（如ECG电极下的环形烧伤，与金属导线形状类似或与文身后色素沉着形状一致的烧伤）[14, 18]。

X线透视所致放射性皮炎可以是急性的。但随时间推移急性损伤消退，患者可出现更多的症状，包括脱发、脱屑、持久性红斑，并最终形成溃疡（图88.5）[16]。左上背部是心血管病患者行心导管插入术重建血运的特征性部位（如：血管成形术，支架置入术）[17]。

鉴别诊断

由于MRI检查与烧伤发生的时间很接近，因此诊断较为直接。但是，在文身烧伤时，需与变应性接触性皮炎或异物肉芽肿形成相鉴别。发病时间以及烧灼感而非瘙痒感可供鉴别。

X线透视所致疾病的鉴别诊断包括固定型药疹、接触性皮炎、单纯疱疹病毒感染、脓疱疮和蜘蛛咬伤。

治疗

避免危险因素是最佳的预防措施。但如果发生了烧伤，应该按照其他烧伤的方法处理。对于X线透视

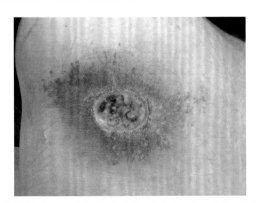

图88.5 透视导致的放射性皮炎。左上背部是患者进行冠状动脉血运重建术特征性部位（如：血管成形术，支架置入术）（Courtesy, Jeffrey P Callen, MD.）

导致的损伤，应限制放射剂量。

安全气囊烧伤

> ### 要点
> - 安全气囊的打开可以导致多种皮肤损伤，包括摩擦和钝器伤、热烧伤，还可能有化学烧伤。
> - 与安全气囊接触摩擦、安全气囊产生的热能和释放的气体、暴露于腐蚀性气雾中均可产生损伤。

引言

汽车安全气囊提供了一个附加的撞击保护，降低了30%的驾驶员和乘客的死亡率。虽然早在1953年就获得了专利，美国的汽车生产商直到1970年代中期才开始安装安全气囊。欧洲从1981年开始安装安全气囊。美国联邦机动车安全标准208于1984年进行修订，要求1989年之后生产的所有汽车须有被动束缚装置。1998年的更新版本强制要求美国新车的双前座都要配备安全气囊。尽管它有诸多益处，但使用安全气囊也产生了多种损伤，包括烧伤、擦伤和撕裂伤[19-20]。

发病机制

安全气囊的启动过程包括检测、充气和放气。由撞击导致的突然减速触发位于前减震器的传感器，点燃尼龙橡胶袋内气罐中的叠氮化钠。叠氮化钠爆炸释放热氮气以速度超过160 km/h在大约10 ms内充满气囊。热氮气及其他副产品随之从远离乘坐人员的安全气囊上方溢出，使气囊放气。放出的气体中含有氮气、一氧化碳、二氧化碳、氢氧化钠、氨气、一氧化氮、金属氧化物和其他痕量气体，因而产生一个有腐蚀性的环境。来自气囊的摩擦和压力、气囊本身和气体的热量以及接触腐蚀性气雾均可导致损伤[19-21]。

临床特征

安全气囊产生的皮肤损伤总结于表88.6。化学烧伤很少发生，但是皮肤暴露于少量的碱性腐蚀性气雾时会出现化学烧伤。气雾颗粒需溶解于皮肤含水层如泪液、汗液方可产生腐蚀性损伤。值得注意的是，除非所有的腐蚀性化学品被完全洗净，否则皮肤的碱烧伤会随着时间的推移持续加深扩大[19-21]。

鉴别诊断

损伤模式和使用安全气囊的病史使诊断很容易。但是，更重要的是确定烧伤仅仅是热烧伤，还是有化学烧伤。检测组织pH和监测烧伤范围是否持续扩大有助于确定有无碱烧伤。

表88.6　安全气囊对皮肤的损伤[19-21]

类型	发生率	临床特征
擦伤/摩擦灼伤	65%	红斑或瘀斑，常伴有浅糜烂
挫伤	40%	瘀斑
裂伤	20%	程度不等
热烧伤	8%	一度和二度最常见（见表88.3）
		金属零件或衣物熔化所致局限性全层烧伤
		面部、前臂好发，然后是手、胸部
化学烧伤	?	疼痛性、浅表性、紫红色斑和水肿
		部分至全层皮肤，常呈飞溅状
刺激性皮炎	?	上胸部、上臂、面部的红斑与水肿
		烧灼感或针刺感
		常见脱屑和炎症后色素沉着

治疗

当然，预防是最有效的手段。新的安全气囊设计包括重新调整排气阀的位置，引导排出的热气流避开可能的皮肤接触区域。座位应放置在尽量远离安全气囊模块的位置。儿童太小，无法使用为成人设计的三点式安全带，不应坐前排座椅。儿童不论在任何类型的汽车座椅或助推器中都不应该被置于前排座位。对热或摩擦灼伤，局部创伤处理及预防继发感染通常已足够。

碱烧伤需要大量冲洗以稀释腐蚀性物质。禁用酸性物质中和，因酸碱中和为放热反应可能加重损伤。当组织pH正常后，做好局部创伤处理即可。

冷暴露所致损伤

冻伤

同义名：■一度冻伤，冻结伤（first-degree frostbite, frost-nip）

要点

- 当皮肤温度低于−2℃(28℉)时就可能发生冻伤。
- 红斑、水肿和感觉麻木，继而明显充血、疼痛。
- 组织冻僵、血管收缩和炎症介质释放是冻伤的主要病理生理学过程。
- 在温水浴中迅速复温是最主要的治疗。

引言

无论是由于职业性暴露或是娱乐活动，暴露于冷环境中就有发生寒冷相关性损伤的风险。长时间的冷暴露可导致低体温、冻结伤或冻伤。低体温［即核心体温低于35℃（95℉）］是一个全身性反应，皮肤表现较少，本节不再详细讨论。

历史

冷损伤在历史中早有记载，史前人类尝试通过衣物、住所和使用火等保护自己远离冷损伤。冷损伤造成的大量人员伤亡在战争中最为常见。然而，由于户外活动的流行和无家可归者数量增加，普通人群暴露于冷环境的情况也在增加[22-23]。

流行病学

一项10年回顾性研究（1986—1995年）评价了英国南极考察队员中的冷损伤，结果表明每年每1000人中就有65.6人因冷损伤寻求医疗救助，其中95%是冻伤，3%为低体温，2%为冷水浸泡足。浅表冻伤为最常见的损伤（占病例总数的74%），面部（鼻）和耳朵为最常见的受累部位。78%的患者是在娱乐活动中受伤。虽然温度和寒风对损伤的严重程度没有影响，但随着温度的降低，冷损伤的发生率逐渐增加，气温在−25～−30℃（−13～−22℉）时冻伤发生率最高。冻伤的主要危险因素是之前的冷损伤[24]。

除了无家可归和之前的冷损伤，冻伤的危险因素包括：精神状态改变、酒精及使用非法毒品、老年人、循环损伤、吸烟、脱水、交通事故和高海拔[22]。

发病机制

冻伤的病理生理机制是冷冻、血管功能不全（收缩与闭塞）和炎症介质所致损伤的综合作用。极端寒冷时，"刘易斯狩猎反应"（血管收缩与舒张交替）就会发生，最终导致血管收缩。这是为了维持核心体温而牺牲肢体体温，因此肢体体温逐渐接近周围环境温度。除了鼻、耳以外，头部没有血管收缩反应。躯干表面可能凉一些，但核心体温得以维持。因而除非与冰块或制冷剂直接接触，一般躯干和头部（鼻、耳除外）冻伤少见。冻伤的病理生理分期及主要临床特征见表88.7[22-23]。

临床特征

与烧伤类似，根据严重程度冻伤被分为4度。这只有在复温后才能辨别。**冻结伤**（一度冻伤）表现为红斑、水肿、皮肤麻痹和短暂的疼痛（图88.6A）。皮损可以完全恢复，仅有轻度脱屑。**二度冻伤**以显著的充血、水肿和水疱为特点，疱液清亮（图88.6B）。皮损可以愈合，但许多患者遗留长期的感觉神经病变，

表88.7 冻伤的四个阶段[22-23]		
分期	**生理学事件**	**临床特征**
Ⅰ（冷却）	• 血管的周期性收缩与舒张 • 细胞外冰的形成（−2℃，28℉） • 细胞内冰晶形成（如果迅速冷冻>10℃/min或18℉/min） • 血管内结冰导致红细胞淤滞，血管闭塞	肢体厥冷 灰白外观 麻木 坚硬、木样质地
Ⅱ（冻融与复温）	• 冰融化 • 脱水的细胞开始肿胀 • 血管壁失去完整性，产生水肿 • 血管紧张度受损，导致血管舒张 • 炎症介质释放，引起血小板和白细胞聚集，血栓形成	红色至紫红色 剧痛 水疱形成
Ⅲ（损伤的扩大）	• 血栓素A2水平升高 • 血小板和白细胞的聚集延伸到边缘组织，产生血管损伤	水疱破裂
Ⅳ（消退）	• 组织上皮再生或者干燥枯竭 • 可能有血管舒缩不稳定	愈合或者截肢

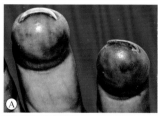

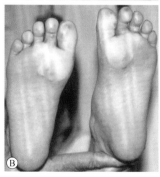

图88.6 冻伤。A.指尖一度冻伤可见红斑、水肿和出血。B.足跖远端表面的二度冻伤，可见含清亮液体的大疱（B，Courtesy，Timothy Givens，MD.）

常伴有明显的冷觉过敏。

三度冻伤包括真皮全层缺失，伴有血疱形成或蜡状、干燥、木乃伊样皮肤。后者是组织缺失导致预后不良的指征。**四度冻伤**是局部的全层缺失，包括皮肤、肌肉、肌腱和骨骼的破坏。这种严重的损伤可导致截

肢[22-24]。一些作者提倡简单地分为浅表或深度冻伤，对判定预后更有指导价值。

病理学

真皮浅层水肿和表皮下水疱形成是冻伤的典型病理表现。深度损伤时会有明显的血管通透性增高导致的出血。表皮和受累真皮坏死，伴炎症细胞浸润，与正常组织交界处有肉芽组织形成[7]。

鉴别诊断

通过暴露史和典型的表现，冻伤应该很容易识别。确定冻伤的深度（见上文）反而是更大的挑战。需要与冷水浸泡足鉴别（见表88.9）。

治疗

冻伤的基本治疗目标是迅速复温，防止进一步的冷暴露以及恢复血液循环。患者一旦处于不会再冷冻的环境，就需要快速的水浴复温。水浴温度应为37～39℃（99～102℉）。用冰块擦拭冻僵的肢体、干热或缓慢复温都是禁忌。在伴有冻伤的低体温患者，最重要的是在肢体复温以前先完成体液复苏和恢复核心体温，以预防突然出现的低血压和休克。后续治疗包括常规的伤口护理、保护局部冻伤组织以及预防破伤风。放射学评估（MRI、骨扫描、X线平片）有助于确定损伤的范围和预后。目前，三相骨扫描是损伤后最初几天评价组织活力的标准方法[22]。

其他治疗建议是基于动物研究、病例报告或小样本研究的结果。由于血液黏稠度增高和血细胞淤积，建议进行溶栓治疗（例如：肝素、组织纤溶酶原激活剂、链激酶）±血管扩张剂（例：伊洛前列素、利马前列素）。表浅的白色大疱（非出血性）可进行清创，以避免长时间暴露于疱液中的前列腺素和血栓素。真芦荟是一种血栓素抑制剂，对浅表冻伤的治疗有效。血管收缩的问题可通过交感神经切除术解决，在预防再次暴露于寒冷环境所致再损伤时效果很好。己酮可可碱以及抗炎药甲泼尼龙、甲巯咪唑和阿司匹林也有疗效[22-23，25]。

冻疮

同义名： ■冻疮（chilblains，perniosis，kibes）

要点

■ 是一种对冷敏感的炎症性疾病，表现为伴有瘙痒、灼热感或疼痛的肢端皮肤红绀、异色。

- 常因暴露于寒冷、潮湿、非冰冻环境引起。
- 须与冻疮性红斑狼疮和对寒冷敏感的恶液质区别。
- 硝苯地平可治疗中重度冻疮。

引言

冻疮（pernio）是对寒冷、潮湿、非冰冻环境的异常炎症反应[26]。在没有中央供暖的地区最常见。

历史

100多年前，冻疮在欧洲和英国非常常见，人们对该病也有较多认识。1881年，Piffard[27] 对冻疮有过很好的描述：

> "该病在寒冷季节很常见，常累及面、手、鼻和耳朵。特点是发红，通常略呈紫色，伴有不同程度的灼痛感，夏季基本没有症状，但寒冷季节开始后会出现不适。"

流行病学

暴露于寒冷、潮湿的环境是发生冻疮的主要危险因素。这种环境条件在英国和欧洲西北部很常见，尤其是那些缺乏中央供暖的家庭。妇女、儿童和老人是最常受累的人群。老年患者病程较长，而年轻患者可以自行缓解[28-30]。

发病机制

冻疮的确切发病机制不明，但考虑与长时间冷暴露后血管收缩机制导致血管缺血而出现异常炎症反应有关[26]。在儿童和成人还可能与冷球蛋白或冷凝集素有关[30-31]。

临床特征

冻疮表现为单个或多个红色至蓝紫色斑疹、丘疹或结节（图88.7A～C）。严重者可见水疱和溃疡（图88.7D）。皮损常对称分布于指（趾）远端，足跟部、鼻、耳相对少见。表面可有脱屑。深在性冻疮可见于大腿、小腿和臀部，表现为蓝色至红紫性斑块。患者可有瘙痒、灼热或疼痛等症状。皮损通常在1～3周内消退，而伴有静脉功能不全的老年患者可能经久不愈[29-30, 32-33]。

病理学

冻疮的病理表现是非特异的，包括真皮水肿、真皮浅部及深部以外泌腺为中心的淋巴组织细胞浸润（图88.7E）。浸润细胞主要为T淋巴细胞。可见坏死的角质形成细胞以及淋巴细胞性血管炎[29]。

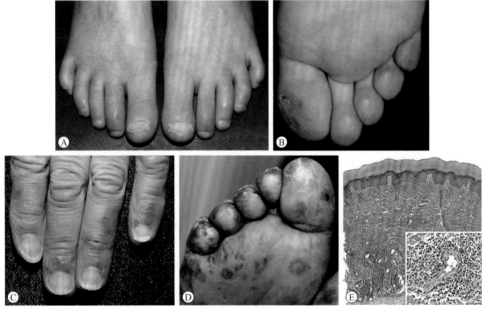

图88.7　冻疮——临床和组织学特征。A. 多个足趾远端呈对称分布的红斑和部分水肿。B. 主要在足趾的紫色斑片和薄斑块，跚趾可见脱屑。C. 手指远端有红丘疹和斑块，伴脱屑和糜烂。D. 更严重的复发病例表现为紫色薄斑疹和斑块，伴出血、脱屑、瘢痕和炎症后色素异常。E. 血管和腺体周围密集淋巴细胞浸润。进一步显示血管周围淋巴细胞为主浸润不伴细胞异型（小图）。增厚的角质层提示是肢端部位的特征（A, C, D, Courtesy, Kalman Watsky, MD；B, Courtesy, Jean L Bolognia, MD；E, Courtesy, Lorenzo Cerroni, MD.）

鉴别诊断

特发性冻疮需要与其他一些寒冷诱导的综合征相鉴别（表 88.8）[28-34]。除了临床特征，比如网状紫癜，还可以通过实验室检查评估，包括：①全血细胞计数，以排除溶血性贫血、髓细胞性白血病或者骨髓增生异常综合征；②冷球蛋白、冷凝集素和冷纤维蛋白原水平，以排除对寒冷敏感的异常蛋白血症；③血清蛋白电泳和免疫固定电泳，以排除单克隆丙球蛋白病。冻

疾病	特征	可能的相关疾病	参考章节
肢端青紫症	红色至紫红色之颜色异常 手足 无痛	红斑性肢痛症 冷沉淀蛋白 神经性厌食	106 24 51
冻疮	红绀病样 对称分布 疼痛		88
雷诺现象	边界清楚的苍白，随后是蓝色，然后呈红色的颜色异常 特发型常不形成溃疡	AI-CTD 血液病 药物 创伤	43
网状青斑	略呈蓝色的大面积网状斑片 可以是特发性的	AI-CTD 血液病 血管闭塞性疾病 感染 药物治疗	106
寒冷性脂膜炎	常见于颊部 红色硬性斑块 骑士大腿外侧 儿童 2 周内消退		100
寒冷性荨麻疹	寒冷导致的风团 可以是特发性的	冷沉淀蛋白 感染 恶性肿瘤 家族性冷自身炎症反应综合征	18
冻疮样狼疮	寒冷导致的肢端损害 红斑狼疮组织学特征 与红斑狼疮并存		41
"划船手"	在寒冷、潮湿环境中划船 丘疹至水疱 瘙痒、灼热、压痛		
冷沉淀蛋白导致的网状紫癜 *	好发于肢端		23
冷球蛋白	冷血清蛋白沉淀	浆细胞病 淋巴组织增生性疾病	
冷纤维蛋白原 †	冷血浆蛋白沉淀	感染 恶性肿瘤	
冷凝集素 †	RBC 在低温下凝集 有时 RBC 在低温下溶解	感染（如伴有支原体、EBV、CMV 感染） 淋巴组织增生性疾病	
冷溶血素 †	RBC 在低温下溶解 阵发性血红蛋白尿	感染（如病毒性、梅毒性感染）	

表 88.8　非冷冻性冷暴露所致皮肤损害的鉴别诊断 [28-30, 32-34]。I 型干扰素病患者，如 Aicardi-Goutières 综合征 / 家族性冻疮在冷暴露后也有冻疮样皮疹

* 肢端青紫症、雷诺现象、网状青斑和寒冷性荨麻疹也可与冷沉淀蛋白有关
† 罕见引起与寒冷相关的闭塞综合征
AI-CTD，自身免疫性结缔组织病；CMV，巨细胞病毒；EBV，Epstein-Barr 病毒；RBC，红细胞

疮样红斑狼疮（Hutchinson 型）的临床特征与冻疮相似，典型的组织学特征与盘状红斑狼疮一致，同时患者血清学检查有自身免疫疾病的证据（如抗核抗体阳性）。Ⅰ型干扰素病患者，如 Aicardi-Goutières 综合征/家族性冻疮样红斑狼疮和蛋白酶体相关自身炎症综合征/CANDLE 综合征也有冻疮样皮疹（见表 45.7）。对称性的掌跖（受压部位）青斑，累及指趾远端的，可能是鞋子受压所致，通常伴有多汗。鼻部的结节病，表现为狼疮样冻疮的，可通过组织学上结节病的特征明确诊断 [28, 34]。

治疗

充足的衣物、避免寒冷潮湿的环境、保持足部干燥及避免吸烟均是重要的预防措施。一项双盲安慰剂对照试验证实硝苯地平（每天 20～60 mg）治疗冻疮有效。经硝苯地平治疗的患者没有复发，而所有安慰剂治疗的患者均有新发皮损 [35]。硝苯地平对 70% 的冻疮患者有效。其他文献报告的方法包括局部外用糖皮质激素、局部外用 0.2% 硝酸甘油、口服烟酰胺、己酮可可碱、酚苄明、交感神经切除术和 UVB 红斑量照射等 [28]。

水暴露所致损害

浸渍足

同义名： ■ 战壕足（trench foot）■ 热带丛林足（tropical jungle foot）■ 防空壕足（shelter foot）■ 稻田足（paddy-field foot）■ 沼泽足（Swamp foot）■ 热带丛林腐烂（jungle rot）■ 散兵坑足（foxhole foot）■ 外周血管神经病（peripheral vasoneuropathy）

要点

- 损伤发生在足部持续暴露于潮湿、密闭的环境时。
- 存在冷水型、热水型和热带型等不同类型。
- 基本的病理过程是角质层水合过度。
- 可能同时存在神经病变。
- 已浸渍损伤的足部对再次浸渍损伤更敏感。

引言

在寒冷或炎热环境中，当足部持续暴露于潮湿的环境而没有机会保持间歇的干燥时会发生浸渍损伤。严重损伤者可产生永久周围神经病变，皮损经久不愈。

历史

第一次世界大战西部前线的士兵在堑壕战中，长时间待在湿冷泥泞的环境中。第二次世界大战则出现了另一种情形：舰船失事后士兵在部分浸没于水中的救生船上呆了很多天。朝鲜战争和越南战争中，有更多样化和巨大的伤亡。最近的军队浸渍足发生于马岛战争。民间浸渍足也零星发病或小群体发病，尤其是无家可归者 [36-39]。

流行病学

浸渍足（immersion foot）的易感因素多种多样。穿凉鞋或有开口的鞋、经常活动、修薄足跖部角质层以及间断地保持足部通风干燥等均有助于预防浸渍足发生。浸渍足的危险因素包括：职业或娱乐活动中持续暴露于潮湿环境、制动、紧身衣物、脱水、营养不良、吸烟、精神疾病、外周血管病变、未控制的糖尿病、外伤、持久站立和无家可归 [36, 38]。

发病机制

所有类型浸渍足的基本病理生理机制都是角质层水合过度。跖部皮肤的渗透系数约是足背的 10 倍，能够吸收更多的水分。跖部角质层能吸收相当于自身干重 200% 的水分，对淡水的吸收比盐水的吸收率更高。

热水浸渍足（warm water immersion foot, WWIF）是角质层严重水合过度造成，随之出现浸渍。穿着不透水的长筒靴在 19℃（66℉）温水中浸泡大约 1 h，跖部皮肤温度可达到核心体温。损伤持续存在，炎症反应发展演变为淋巴细胞性血管炎，出现血管受损及红细胞外渗［热带浸渍足（tropical immersion foot, TIF）］。最终足背皮肤受累，表现为显著的炎症。受累组织可在 3～4 天后继发感染，使治疗更加复杂，并加重病情 [23, 36-37, 40]。

冷水浸渍足（cold water immersion foot, CWIF）因为同时存在寒冷所致的血管痉挛，所以更为严重。因为水比空气导热性快 23 倍，冷水浸泡启动"温度保护性"外周血管收缩，从而对神经（开始是大的有髓鞘轴突，最后是所有类型的神经）和肌肉造成低氧损伤，随后造成皮下脂肪和血管损伤。

临床特征

浸渍足临床上分为前述讨论的三类：WWIF、TIF 和 CWIF（表 88.9）[23, 36-37]。虽然 TIF 有时被简单地视为 WWIF 更严重的迁延型，但是由于长时间的温水暴露产生不同的临床特征，以下仍会单独讨论。

病理学

所有类型浸渍足的组织病理均表现为角质层水肿、

表 88.9	浸泡足：热水、热带和冷水种类 [23, 36-37]				
种类	暴露的温度	暴露时间	临床特征	并发症	病程
热水浸渍足	15.5～32℃（60～90℉）	1～3 天	足跖增厚，变软，皱纹明显 走路疼痛（"走绳"感）		3 天
热带浸渍足	21～32℃（70～90℉）	3～7 天	长时间的热水暴露 除了足底多汗，还伴有足背炎症与水肿 瘙痒、红斑和散在水疱 之后出现紫癜、肌肉硬性水肿、浸渍、脱屑 发热、淋巴结肿大		＞5 天
冷水浸渍足	15.5～21℃（60～70℉）	＞7 天	足部寒冷、沉重、僵硬、麻木 可伴有肿胀 蜡样发白至轻度发绀	感染 肌肉萎缩 慢性静脉瘀滞 关节挛缩	
			复温后经历三个阶段： 1. 充血前期：足部寒冷、水肿和麻木，伴袜套样感觉丧失；可有紫癜、水疱和坏死；足背脉搏触不到	营养不良性溃疡 肌坏死 永久性轴突损伤 骨质改变如锤状趾	数小时至数天
			2. 充血期：血管、神经功能恢复；针刺感、疼痛感和搏动感；红斑、水肿加重；皮肤无汗、有热感、触痛；行动困难；血管收缩不稳定；抬高后相应地发红、苍白；大疱、间歇性发绀；感染风险较高		最长可达10 周
			3. 充血后期：对冷敏感、伴指（趾）发白、间歇性水肿、多汗、持续性外周神经病		数年

增厚和断裂。可有不同程度的真皮浅层水肿。严重的类型（CWIF，TIF）真皮浅层毛细血管由于水肿、甚至淋巴细胞性血管炎而变狭窄。CWIF 可出现更深层次血管（狭窄和纤维化）、肌肉、神经和骨骼等的损害。

鉴别诊断

浸渍足的鉴别诊断包括皮肤癣菌感染、蜂窝织炎、接触性皮炎、窝状角质松解症、趾间革兰氏阴性菌或复合感染、红癣以及念珠菌病（偶尔糖尿病患者可见）。后三种情况通常限于趾间，皮肤癣菌病更常见伴细碎鳞屑斑片，除趾间外无明显浸渍。窝状角质松解症可通过病史和足跖前部与足跟存在凿状凹点而鉴别。蜂窝织炎不只限于水浸泡的范围，可向邻近组织扩散。闭塞的鞋子造成的浸渍常伴有多汗，见于掌跖对称性青斑。

治疗

预防是最好的治疗。与较厚的远足靴相比，热带丛林长筒靴可以减少 WWIF 发病的风险。一旦浸渍足发生，充分且迅速地保持足部干燥，对恢复功能非常重要。由于神经系统病变会导致感觉减退从而造成热损伤风险增高，CWIF 患者还须与热源保持一定距离。WWIF 可通过经间断保持足部干燥及外用硅脂来预防。硅脂对 CWIF 无效，对 TIF 疗效甚微 [37, 39-40]。

电损伤

电烧伤

要点

■ 电烧伤的损伤程度可能远比皮肤接触部位所显示的烧伤更严重。
■ 接触点的烧伤可以是部分至全层皮肤烧伤。
■ 神经、血管、肌肉和骨骼组织可被破坏。
■ 闪电击伤可引起皮肤红斑、短暂的蕨类植物样花纹。

引言

虽然电和闪电每年都使数百人丧生，但仍有更多的非致命性损伤者。大多数电烧伤与职业有关，特别是电工、线路保养工和建筑工人。儿童也是主要的高危人群，低压电（＜1000 V）损伤更多见于 6 岁以下儿童，而高压电损伤多见于较大儿童和青年。一项对帕克兰德纪念医院（Parkland Memorial Hospital）20 年间因电损伤住院的 700 例患者调查表明，电弧（弧光灼伤，无电流）损伤最多见（40%），其后依次为高压电（38%）、低压电（20%）和闪电击伤（2%）。闪电击伤的死亡率最高[41]。

闪电击伤位列世界上天气相关致死原因的第二位，夏季发病率最高。多数闪电击伤的患者是从事户外活动的男性（通常15～45岁之间）。在美国，闪电击伤的损伤最常发生在海湾地区和落基山脉[41-42]。世界范围内，闪电击伤每年每百万人口导致0.2～1.7人死亡。10%～30%闪电击伤者死亡，约3/4幸存者有永久性后遗症[42]。

发病机制

电损伤的严重程度取决于电场强度和频率、暴露的时间、电流通路以及组织的相对电阻。强（高压电）低频电场导致的急性组织破坏是由在细胞膜上钻孔（电穿孔）、细胞外液的焦耳热以及通过电构象耦合导致的细胞膜蛋白变性造成。热效应（如焦耳热和电解热）取决于组织对电流的电阻。比如，骨骼在所有人体组织中电阻最高，因而产生的热量最大。电阻在以下组织依次减小：脂肪、肌腱、皮肤、肌肉、血管，最后是神经（电阻最低）。另外，电场产生的自由基导致脂质过氧化作用与细胞膜破坏会产生额外的间接效应[43-44]。

闪电损伤遵循类似的电热原理，但有三点重要的区别：① 电流、电压巨大，如30 000～50 000安培（A），云层与物体之间的电压差可达2 000 000 V/m；② 空气过热会产生30 000 ℃通过电流，导致高压热声休克波（雷电），在局部可产生100 atm大气压力；③ 强大的磁场通过身体时产生体内电流回路。当电流击地后呈放射状传播，或直接电击，或轰燃（电流环绕身体），或强气流效应均可产生机体损伤[42]。

临床特征

电烧伤通常造成部分到全层皮肤损伤，高压电烧伤常累及深部组织，伴有肌肉、神经和血管损伤。在20～35 mA/mm^{2}的电流下暴露20 s（皮肤温度升到50℃）时可产生红斑、水肿和水疱（部分皮肤损伤）。在75 mA/mm^{2}较高电流下暴露相同时间，温度可升高到90℃，造成皮肤穿孔及焦痂。

识别所谓的"入电口"与"出电口"创伤是没有意义的，因为60 Hz交流电（alternating current，AC）的电流方向每秒变化120次。更重要的是确定皮肤和内脏的损伤程度。在某些患者，电流可在身体不同部分呈弧形，产生"对吻样"创伤。高压电损伤可导致皮肤电镀，留下黑色金属碎屑，去除后呈烧焦的火山口样。当衣物或附近的物品被电弧点燃后，可产生其他的热损伤[42-43]。

深部组织损伤可能远比皮肤损伤所显示的严重得多。由于骨骼（有更高的电阻）比其他组织更容易潜留热量，肌肉损伤深度可能被掩盖了。深度烧伤的水肿可导致筋膜间室综合征。高压AC和直流电（direct current，DC）可引起心室停搏，而低压交流电如生活用电，更易产生心室颤动以及造成一些患者的慢性复发性心律失常。神经、血管、肌肉和骨骼损伤也很常见[42-44]。

由于接触时间短暂，闪电烧伤一般损伤较表浅。闪电击伤后皮肤损伤呈"闪电印记""羽毛状损伤"或电火花状图案样独特模式。这些印记为暂时性的红斑，呈线状蕨类植物样模式，通常在数小时到数天内消退。这些表现不是真正的烧伤，而是闪电击伤的主要特征。其他的皮肤改变还包括斑驳花纹、红斑、水疱、点状全层皮肤缺失、闪光灼伤、燃烧衣物的热烧伤和接地导致的接触烧伤。虽然因闪电击伤时间短暂，内脏烧伤不常见，但通过内脏的电流可以产生足够的能量导致心搏骤停或癫痫发作。其他的后遗症还包括深部神经肌肉活动停止（雷暴性麻痹）、意识模糊、短暂性失忆、失聪、失明，以及长期或永久性神经功能受损如外周感觉神经病变[42-43]。

病理学

电烧伤的组织学变化为表皮坏死，细胞质流入受累皮肤和正常皮肤之间的腔隙。角质形成细胞可以纵向延长，胶原均质化。严重的电烧伤破坏全层皮肤包括皮下组织，常伴深部血管壁坏死。闪电击伤后的电火花状图案提示皮下出血[7]。

治疗

电烧伤很复杂，常累及多个器官系统，因为电流通过的任何器官都可造成损伤，最初的判断常低估了损伤范围。虽然电烧伤的全部治疗应该在一级创伤中心完成，但初步治疗应使患者脱离电源、评估生命体征、固定颈椎、确定皮肤接触点，有可能的话建立静脉通道。详情参见前述热烧伤章节。

应该注意一个特殊的情况：因咬入电线发生口角处烧伤的学步儿童，有延迟出血的危险。大约烧伤后10～14天，焦痂脱落，常暴露出受伤的唇动脉。可直接加压止血，再进行后续处理[42-44]。

化学烧伤与暴露

这组疾病在不同的章节中讨论，包括刺激性接触性皮炎（第15章）、职业性皮肤病（第16章）、植物性皮肤病（第17章）和虐待儿童（第90章）。

化学暴露所致的损伤

化学性毛发变色

同义名： ■ 绿发（Green hair）——彩色发（chlorotrichosis）

要点

■ 毛发变色可以是自愿美容的结果，也可是化学或金属暴露的结果。

■ 绿发可以是暴露于铜或硒的结果。

■ 大部分毛发颜色改变可以随着时间的推移而恢复正常。

引言

修饰性染发在过去几十年间如华丽的艺术般上升到了新的高度。多元化的颜色（亮丽的粉红色、绿色、紫色、蓝色和橙色）及各种各样的风格（从短寸头到生动的五彩穗）点缀着许多现如今的年轻人。虽然其中大多数是有意装饰，但在任何年龄都会出现非有意的毛发颜色改变，甚至有时还是患者不愿发生的。

历史

早在 1654 年就发现炼铜工人中出现绿发。最近，这种毛发变色见于接触游泳池水者[45]。

流行病学

大多数出现非自愿性毛发变色的患者的头发是变为金色或白色，当然黑颜色发也可能是颜色改变后的结果。危险因素包括暴露于表 88.10 中的物质[45-49]，频繁接触加氯消毒的水（尤其是游泳者），使用碱性的香波，染发或用过氧化氢漂白头发，机械或阳光诱导的毛发损伤[45-46]。

表 88.10　非自愿性毛发颜色改变的原因 [45-49]。弥漫性头发黑素减少症的原因见表 66.9 和图 66.12		
绿色	**黄色至橙色至金黄色**	**紫色**
● 铜	● 含焦油的香波	● 碱性地蒽酚
● 硫化硒	● 地蒽酚	
● 含焦油的香波	● 米诺地尔	
● 钴	● 铜	
● 铬		
● 镍		
● 黄色氧化汞		
● 甲状腺功能减退 *		
● 苯丙酮尿症 *		
*推测		

发病机制

当金属铜在酸性条件下从管道释放入生活用水或游泳池水中时，或当用含铜灭藻剂或加氯消毒游泳池水时，即可发生铜所致绿发。永久的波浪式烫发处理、频繁的接触水和日晒可破坏毛小皮，使铜更容易渗透入毛发。在同一个体，绿发（或亚洲患者的金黄色发）中铜的含量比正常颜色毛发明显增高。血铜水平的增高可以导致毛发内铜含量增高，但并不引起毛发变绿。硒导致的毛发变绿机制不明[45-47]。

黄色毛发变色可能是由于浅色毛发染色所致，但具体机制不明[48-49]。Nanko 等[46] 推测日本游泳者的金黄色毛发是由于毛小皮在水中摩擦损伤后，游泳池水氯化处理过程中的次氯酸侵入毛皮质使黑素小体降解所致。铜似乎也起到一定作用，但机制不确定。

临床特征

最常见到的是毛发进行性变黄至变绿。头发是唯一受累的毛发，表面的头发比覆盖在下面的头发变色更明显。

病理学

电镜观察日本游泳者变为金黄色的头发可见毛小皮缺失和毛皮质磨损[46]。此外，与对照相比，变色头发的黑素小体数量和密度均有下降。X 线光谱成像显示，与对照相比，游泳者的变色头发和正常头发中含氯量均增高，但只有变色头发中硫含量减少。

鉴别诊断

毛发变色是显而易见的。确定导致毛发变色所接触的物质（见表 88.10），才能进行特异的病因诊断及有效的治疗。如含植物提取物化妆品和金属眼镜架中的铜均可引起绿发。

治疗

停止接触造成毛发变色的物质也许是最重要的方法。许多传闻的治疗方法，包括：热油、过氧化氢、碱性香波、含青霉胺或 EDTA 的香波、商品化的毛发脱色剂以及羟乙基双膦酸等[45]。

砷剂和重金属所致皮肤病

要点

■ 慢性砷暴露发生于饮用水被污染或职业暴露。

■ 慢性砷中毒的特征包括斑驳的色素沉着和色素减退，掌跖（及其他部位）角化，多发的非黑色素瘤性皮肤癌，特别是鲍温病。

■ 砷肿瘤与光化性肿瘤的组织学表现几乎一致。

引言

砷（arsenic）是普遍存在的金属，其储藏量在所有元素中排名第 20 位。暴露途径包括饮水、农业利用、采矿业以及药学应用等。慢性暴露对健康有明显危害，包括诱发各种良性及恶性肿瘤（表 88.11）[50-54]。其他有毒金属和重金属及其对皮肤的影响概于表 88.12 [50-64]。由金属所致变态反应性接触性皮炎参见第 14 章。

历史

早在希波克拉底和盖伦时代已认识到砷的药用效果。砷的早期应用包括治疗炎症性皮肤病（如：银屑病、湿疹、狼疮、荨麻疹），感染（如：疖、梅毒、麻风、疣、传染性软疣），上皮瘤和红色苔藓[27]。直到 19 世纪晚期，人们才意识到砷暴露引起的皮肤副作用，包括瘙痒、丘疹鳞屑性皮肤病和掌跖角化症。

治疗用砷的化学形式有福勒溶液（亚砷酸钾溶液）、溴化砷、碘化砷、皮尔森溶液（亚砷酸钠溶液）、砷化氢、多诺万溶液（砷与碘化汞溶液）和亚细亚丸（砷与鸦片或胡椒的混合物）[27, 52]。很明显，福勒溶液和亚细亚丸使用最广泛，后者在印度和远东至今仍在使用。传统中药中可能还在使用无机砷。虽然直到 20 世纪 60 年代美国的部分地区还在用福勒溶液治疗哮喘，但多数西方国家已经禁止使用砷剂。三氧化二砷目前用于治疗急性早幼粒细胞白血病[50-51]。

瑞士和奥地利阿尔卑斯山的食砷者大量食用金属砷，他们相信这样可以增强体力。据说拿破仑在第二次被流放圣赫勒拿岛时便是死于无机砷（毒性形式）中毒[50]。

流行病学

有 30 多个国家仍有由于饮用水污染导致意外砷暴露的情况，包括印度、孟加拉国、中国、中国台湾、菲律宾、泰国、智利、阿根廷、墨西哥和美国。由于疏忽引起的饮用水污染多由于开采含银、金、锡、铜、铅、钨、锌和钴矿石所致。目前 WHO 暂定的和美国环境保护局规定的饮用水砷含量为 0.01 mg/L 以下。低于以前规定的 0.05 mg/L，因为暴露于后一个浓度的砷剂，可诱发皮肤和内脏癌症。但是饮水中砷浓度低于 0.017 mg/L 时，不会出现慢性皮肤改变。据估计，全球有超过 1 亿人口暴露于饮用水砷含量超过 0.01 mg/L 的环境中[50-54]。

据估计引起砷角化病或皮肤癌的砷累积剂量约为 0.5 ~ 1 g。据前所示，即使饮用水中砷浓度低至 0.05 mg/L，仍可发生副作用。尽管如此，很多作者表示砷浓度高至 0.4 ~ 0.6 mg/L 时才会出现副作用[52-53]。

表 88.11　急、慢性砷中毒的临床特征 [50-54]
急性
皮肤
● 面部潮红、红斑、水肿、肢端痛、荨麻疹
● 毛发、指甲脱落
● 残存的指甲在 8 周后出现米斯线
消化道
● 恶心、呕吐、严重腹痛、严重的水样腹泻、吸收障碍
神经系统
● 急性外周神经病
● 可能进展为格林-巴利样上行性麻痹
其他
● 全血细胞减少症、呼吸有金属味、心律不齐、肾衰竭、呼吸衰竭
慢性
皮肤
● 腋窝、腹股沟、乳头、手掌、足底和压迫部位色素沉着，夹杂点滴状色素减退（"布满灰尘道路上的雨滴"）
● 脱发
● 砷角化症——常跖部位的癌前期丘疹（图 88.8）
－ 对称性、黄色、鸡眼样点状丘疹，直径 2 ~ 10 mm
－ 好发于大小鱼际隆起部位、手掌远端、手指侧缘、IP 关节背面、足底承重部位表面
－ 罕见于躯干、四肢近端、眼睑、生殖器等
－ 可融合成斑块
● 黑足病（皮肤变黑的血管闭塞性疾病）
其他
● 鼻中隔穿孔
● 外周神经病
● 骨髓再生不良
● 胃肠功能障碍
● 肝大、肝纤维化
● 阻塞性或限制性肺病
● 糖尿病
恶性肿瘤
● 鲍温病
－ 任何皮肤表面
－ 若无 HPV 感染，发生于遮光部位皮肤的鲍温病可提示砷暴露
－ 皮色至红色角化丘疹
－ 去除痂屑可见红色、湿润、乳头瘤样基底
－ 常见多发损
－ 5% ~ 20% 进展为侵袭性鳞状细胞癌
● 鳞状细胞癌
－ 发生于角化病或鲍温病基础上，更具侵袭性
－ 三分之一转移
● 基底细胞癌
－ 多发性、浅表性损害，可类似鲍温病
● 皮肤外恶性肿瘤
－ 泌尿生殖器，尤其是膀胱
－ 肺
－ 肝
HPV，人类乳头瘤病毒；IP，指（趾）间

表 88.12　有毒金属和重金属暴露相关的皮肤黏膜改变 [50-64]

金属	形式	对皮肤健康的危害	治疗与防护	IDLH*	癌症风险
铝	明矾，硫酸盐	刺激性接触性皮炎	清洗	—	—
锑	金属	刺激性接触性皮炎	立即肥皂洗	50 mg/m³	—
砷	无机物	见表 88.11	避免接触；螯合立即用肥皂水清洗	— 癌症：50 mg/m³	肺、膀胱、皮肤癌症
	砷化氢	砷化氢气体冷损伤，包括冻疮	见正文	癌症：3 ppm	肺癌，淋巴瘤
钡	氯化物，硝酸盐	刺激性接触性皮炎，灼伤	立即用水冲洗	50 mg/m³	—
铍	金属	皮炎，肉芽肿	—	癌症：4 mg/m³	肺癌
铋	碲化物	刺激性接触性皮炎，黑舌病	立即肥皂洗	—	—
硼	硼酸盐，氧化物，三溴化物，三氟化物	红斑，刺激性接触性皮炎，灼伤	迅速肥皂洗，水冲	三氟化物：25 ppm；氧化物：2000 mg/m³	—
铯	水化物，氢氧化物	刺激性接触性皮炎，灼伤	立即用水冲	—	—
铬	六价物	变态反应性和刺激性接触性皮炎，皮肤溃疡，灼伤，系统吸收可致肾衰竭、肝衰竭、贫血、凝血疾病	迅速用水冲	癌症：Cr VI：15 mg/m³	肺癌
钴	金属粉尘	皮炎，弥漫性结节性纤维化	肥皂洗	20 mg/m³	—
铜	金属粉尘	皮炎	迅速肥皂洗	100 mg/m³	—
金	元素盐	最常见：扁平苔藓，扁平苔藓样药疹，变态反应性接触性皮炎，湿疹样皮炎，玫瑰糠疹样皮疹，瘙痒，面红，糜烂性口炎较少见：金质沉着病，结节性红斑，多形性红斑，中毒性表皮坏死松解症，剥脱性皮炎	避免接触含金液体	—	—
铟	金属	刺激性和变态反应性接触性皮炎	肥皂洗	—	—
铁	盐	刺激性接触性皮炎，黏膜刺激	肥皂洗	—	—
铅	金属	刺激性接触性皮炎，牙龈铅线	迅速肥皂洗	100 mg/m³	—
锂	氢化物	刺激性接触性皮炎，灼伤	轻轻刷掉，**不能洗**	0.5 mg/m³	—
镁	碳酸盐	刺激性接触性皮炎			—
锰	环戊二烯基三羰基	刺激性接触性皮炎	肥皂洗		—
汞	元素，无机物，有机物	肢端痛，文身反应（朱砂），肉芽肿，发疹性疾病，皮肤色素沉着，变态反应性和刺激性接触性皮炎，baboon 综合征	迅速肥皂洗避免含汞化妆品	10 mg/m³（元素）2 mg/m³（有机物）	—
镍	元素	变态反应性接触性皮炎	立即水洗	10 mg/m³	肺癌和鼻癌
锇	四氧化物	刺激性接触性皮炎	立即肥皂洗	1 mg/m³	—
铂	金属	刺激性接触性皮炎	肥皂洗	—	—
钋	²¹⁰Po放射性核素	红斑，脱发；高剂量产生溃疡早期呕吐，脱发和骨髓抑制三联征是急性辐射损害的特征	避免摄入；洗掉	0.1～0.3 GBq（3～4 周死亡）	—
硒	元素，合金	刺激性接触性皮炎，皮肤灼伤	立即肥皂洗	1 mg/m³	—
银	金属	银中毒，刺激性接触性皮炎，皮肤溃疡	用水冲洗	10 mg/m³	—
钽	金属	刺激性接触性皮炎		2500 mg/m³	—
碲		皮炎，汗液中有蒜味	迅速肥皂洗	25 mg/m³	—

表 88.12　有毒金属和重金属暴露相关的皮肤黏膜改变[50-64]（续表）

金属	形式	对皮肤健康的危害	治疗与防护	IDLH*	癌症风险
铊	溶液	脱发，痤疮样丘疹，手足角化过度性斑块，米斯线，色素沉着	迅速水洗 普鲁士蓝，透析	15 mg/m³	—
锡	金属，有机物	刺激性接触性皮炎，皮肤灼伤，瘙痒	立即水冲	100 mg/m³（金属） 25 mg/m³（有机物）	—
钨		刺激性接触性皮炎	立即肥皂/水洗	—	—
铀		刺激性接触性皮炎，皮肤灼伤	立即肥皂/水洗	10 mg/m³	肺癌
钒	粉尘，烟	刺激性接触性皮炎，绿舌	迅速肥皂洗	35 mg/m³	—
锌	氯化物	刺激性接触性皮炎，皮肤灼伤（组织原位凝固性灼伤），皮肤黏膜色素沉着	—	50 mg/m³	—
锆		刺激性接触性皮炎，肉芽肿，蓝灰色皮肤变色	肥皂洗	50 mg/m³	

* 对生命和健康造成即刻威胁的浓度（IDLH）。从 1979 年起，国家职业安全和健康学会（the National Institute for Occupational Safety and Health, NIOSH）已经不允许可测到已知致癌物

无机砷慢性暴露引发多种癌症的风险更高（见表 88.11）。三价无机砷毒性最大，引起慢性病变的潜伏期可长达 30～50 年[50]。职业性砷暴露途径包括使用杀虫剂、除草剂或处理的木材，以及从事电镀、采矿、冶炼、酿酒、木工和生产砷化镓计算机微芯片等[50, 54]。

发病机制

砷的许多毒性反应是通过干扰细胞呼吸和氧化磷酸化脱偶联而产生。在体外，砷可引起染色体改变及基因扩增，诱导姐妹染色单体互换，抑制 DNA 修复，以及促使哺乳动物细胞转化。砷诱发肿瘤的确切机制不清，但可以调节一些关键转录因子包括肿瘤抑制因子 p53、NF-κB 和活化蛋白-1 的表达[50-54]。此外发现，通过高甲基化 CDK2NA 和 DAPK 的启动子区域的表观遗传学修饰是与砷诱导皮肤改变相关的高危险因素[54]。

临床特征

砷暴露分为急性和慢性。急性砷暴露（药用、谋杀、自杀）可产生多种皮肤和系统表现（见表 88.11）。慢性砷暴露（饮用水、职业）可引起色素改变、角化症和大量恶性肿瘤风险（图 88.8）。砷诱发的角化症和皮肤癌可以作为提示内脏恶性肿瘤的标志物。与那些有相似砷暴露但没有皮肤表现的相比较，出现皮肤表现的慢性砷中毒者发生肺癌和泌尿系癌症的风险比明显增高（分别为 4.64 倍和 2.02 倍）[53]。

血液、尿液、毛发和甲中的砷可以通过平常检测血液和尿液等标本的电感耦合等离子体质谱法进行定量检测[55]。患者留取血液或尿液标本前 48～72 h 应避免食用维生素、矿物质、营养补充剂、海鲜和贝壳

类。另外对于尿液砷定量检测，患者 1 个月内应避免进行含碘造影剂的检查（见附录）。血液砷含量的正常参考值为 0～13 μg/L，潜在中毒水平为 > 600 μg/L，尿液砷含量的正常参考值为 0～35 μg/L。

病理学

砷角化病的组织病理学表现为明显的角化过度，伴散在的角化不全及轻到中度角质形成细胞非典型性改变。可见角质形成细胞空泡化，附属器无受累。真皮结缔组织可见不同程度的嗜碱性变。组织学上无法将砷角化病和光线性角化病明确区别开。

砷导致的鲍温病表皮组织学特征与普通鲍温病一样（见第 108 章）。虽然浅表型是砷相关基底细胞癌（basal cell carcinomas，BCC）中最常见的类型，但所有 BCC 临床病理亚型均可见到（见第 108 章）[50, 52]。

鉴别诊断

砷角化病可以类似点状掌跖角化病（包括汗孔角化症变异型）和寻常疣。在遗传性角化病患者中，去除丘疹性损害中心的角栓后，常可见小的凹点，但砷角化病没有这种特点。家族史和早期发病有助于诊断掌跖角化病。痣样基底细胞癌综合征由于灶性角质层缺失，皮损呈持续存在的点状凹陷；其他鉴别线索还有独特的面部特征、牙源性颌骨囊肿、掌部凹点处可见典型的基底样细胞增生的组织学表现（见第 108 章）。

治疗

螯合疗法是急性砷中毒的主要治疗方法。二巯丙醇（British anti-lewisite，BAL）是使用最广泛的制剂。其他报道有效的螯合剂还有二巯丁二酸和二巯丙磺酸。

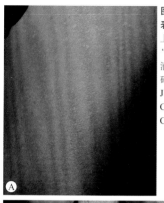

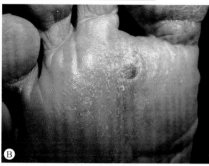

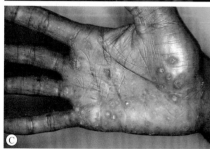

图88.8 砷暴露的皮肤表现。A. 色素沉着基础上点滴状色素减退类似"布满灰尘道路上的雨滴"。B，C. 掌跖表面的砷角化症（A，Courtesy，John Steinbaugh，MD；C，Courtesy，Jeffrey P Callen，MD.）

食用后出现鲭亚目鱼中毒时会出现弥漫潮红、面部肿胀和荨麻疹等反应。

流行病学

1990年代，鲭亚目鱼中毒占美国所有海鲜类暴发性中毒的38%，占英格兰和威尔士的32%[65]。根据食源性疾病暴发监测系统（2000—2007）和国家中毒数据系统（2005—2009）的数据分析，同时考虑到被漏报的数据，据估计美国每年有大约15 900例雪卡毒中毒和35 000例鲭亚目鱼中毒[66]。

发病机制

鲭科鱼（包括金枪鱼和鲭鱼）的鱼肉游离组胺酸含量高。这些鱼排在鲭亚目鱼中毒原因的首位，其他鱼类包括蓝鳍鱼、马林鱼、沙丁鱼、凤尾鱼、鲱鱼、琥珀鱼、剑鱼和鲑鱼，所有这些尤其最后两种鱼肉组氨酸含量也很高[65]。

当这些鱼冷冻储藏不当时，细菌的组氨酸脱羧酶催化组氨酸转变为组胺。当人们食用后会吸收大量的组胺，与组胺受体结合后产生毒副反应。然而部分反应不能单纯用组胺含量完全解释。其他可能的参与因素包括：一种未被鉴定的"鲭毒素"能强化组胺吸收、抑制组胺分解，以及可能存在组胺不耐受，尤其是那些受累非常严重的患者[65, 67]。

临床特征

典型的鲭亚目鱼中毒大约出现在食用鱼后10 min到1 h。主要包括：金属味觉、头痛、头晕、心动过速和吞咽困难。最明显的皮肤表现包括弥漫潮红、荨麻疹和面部肿胀。部分患者有恶心、呕吐、腹泻。需数天才能恢复。也有少数出现严重过敏反应的报道[65]。弥漫潮红的鉴别诊断见表106.2和106.3。

治疗

抗组胺治疗是主要治疗手段[65]。

对于慢性砷中毒，螯合疗法是有争议的，但可能减少砷的蓄积量。有报道口服维A酸类可以减轻砷角化病并减少砷BCC的形成。外科根除、刮除、冷冻、外用咪喹莫特、外用5-氟尿嘧啶和光动力治疗均有一定成功的报道。但这些治疗都是个案报道或基于小样本观察的结果[50, 52]。

水产毒素吸收所致疾病

引言

食用河豚鱼（河豚）可出现河豚毒素所致神经毒性，而食用含有腰鞭毛虫毒素的捕食性鱼类可出现雪卡毒所致的胃肠道和神经症状。但这两种情况均没有皮肤表现。相反，由于不恰当的冷藏鲭亚目鱼而导致

皮肤摩擦与创伤性损害

由植物（如刺、倒钩等）造成的机械性损伤在第17章讨论，海中的损伤（如海胆、珊瑚等）见第85章。

鸡眼与胼胝

同义名： ■ 鸡眼（corn——clavus，heloma）■ 硬鸡眼（hard corn——heloma durum）■ 软鸡眼（soft corn——heloma molle）■ 胼胝（callus——callosity，tyloma，intractable plantar keratosis）

要点

- 鸡眼和胼胝是反复创伤导致的角化性损害。
- 不合脚的鞋袜、骨性隆起和特殊活动是促发因素。
- 硬鸡眼见于足趾背侧,而软鸡眼位于趾间。
- 穿适当的鞋袜和药物治疗即可。

引言

无论是因为不合脚的鞋袜、解剖结构的畸形还是工作或休闲活动,足部反复的机械性创伤均可导致角化过度。这种对损伤的保护性反应可引起皮肤局限性增厚,产生不适感,称为鸡眼(corn)或胼胝(callus)。胼胝的基底较宽,而鸡眼的基底很窄且境界很清楚。手部的反复创伤也可形成胼胝,但通常无症状[68]。

流行病学

足部发生鸡眼和胼胝的危险因素包括骨性隆起、足部的生物力学功能异常、鞋不合脚、体育活动导致的反复创伤等[68]。

发病机制

跖、趾骨髁的骨性隆起在皮肤上产生向外的压力,鞋袜及行走奔跑等活动在这些部位产生反向压力。反复摩擦和压力引起角化过度。后者进一步挤压局部产生更大的压力。摩擦、压力和增厚的持续循环最终导致鸡眼或胼胝形成[68]。

临床特征

硬鸡眼常见于第五趾背外侧和其他足趾背面,为小而坚固的、圆顶的丘疹,中央可见半透明的核,同时伴有第二第三跖骨表面的胼胝(图88.9)。软鸡眼则是发生于趾间的疼痛性角化丘疹,常呈浸渍状。紧邻的足趾可出现对吻损害。发生在跖骨下的宽底、角化性斑块称为胼胝。

一种特殊的胼胝见于第二(有时是第三)足趾,伴有甲板横嵴、增厚和甲下出血,称为网球趾(见图88.16)或称中心胼胝。还可见于体操、足球、赛跑、橄榄球运动员和舞蹈演员,是由于趾尖与鞋之间反复碰撞所致。在许多患者,第二趾比大趾更为突出[68-69]。锤状趾的远端也可以发生胼胝(图88.10)。

鉴别诊断

这些常见皮损很少误诊,但应与寻常疣鉴别。疣与鸡眼均使皮纹中断,而胼胝则使皮纹更明显。削去皮损表面后,鸡眼可见中央半透明、黄白色的核心,

而疣会见到栓塞的毛细血管和多个出血点。胼胝则为黄色的角质,没有镶嵌型跖疣的多数点状栓塞的毛细血管。

治疗

治疗应该以缓解症状和纠正生物力学异常为目的。削去胼胝、去除鸡眼的中央核可以迅速缓解症状。可以定期用温肥皂水浸泡后锉掉损害。外用药如水杨酸或尿素有助于软化胼胝。软鞋垫(硅树脂鞋垫、羊皮)可以减少摩擦,提高舒适度。推荐使用合脚的鞋袜和使用适当的矫形器。如果上述方法都无效,应拍X线平片检查有无外生骨疣,必要时需要进行整形外科手术[68-69]。

黑踵和黑掌

同义名: ■ 黑趾(talon noir) ■ 黑斑(tache noir) ■ 皮肤角层内出血(intracorneal hemorrhage of the skin) ■ 创伤后皮肤角层内出血(post-traumatic cutaneous intracorneal blood) ■ 足跟瘀点(calcaneal petechiae) ■ 创伤后表皮内点状出血(post-traumatic punctate intraepidermal hemorrhage)

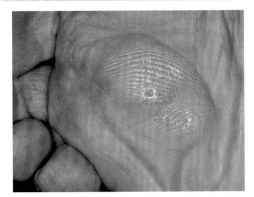

图88.9 胼胝和硬鸡眼。 胼胝是宽基底的,皮纹更加明显,而鸡眼是圆形、境界更清楚、中间半透明、皮纹消失的丘疹。第二、第三跖骨表面皮肤是这些皮损的常见位置(Courtesy, Jean L Bolognia, MD.)

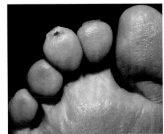

图88.10 锤状趾导致的趾端胼胝。 同时中心区域有出血结痂,第三趾有甲下角化过度(Courtesy, Kalman Watsky, MD.)

要点

- 由增厚的角质层内血红蛋白沉积导致的掌蹠部位黑斑。
- 皮损继发于撞击伤，可通过角质削除或自愈。

引言

黑踵（black heel）或黑掌（palm）是多见于运动员的创伤后表皮内出血。由于其暗黑的颜色，这种无害的自限性过程常受到过多关注。

历史

1961 年 Crissey 和 Peachey 首先描述黑踵为足跟瘀点[70]。后来不同的报道给予不同的名称（见上文），引起了一些混淆和对于正确命名的争论。一开始即已认识到黑踵与运动的关系，篮球是导致该病的典型运动。

流行病学

患者主要是青壮年。参加运动是最主要的原因，特别是篮球、长曲棍球、网球、橄榄球、体操和行军等运动。有异常掌跖创伤的老年患者也易患本病。自身的锤击样损伤可以产生类似的临床表现[70-72]。

发病机制

目前认为黑踵是由于剪切应力导致的创伤现象，常由突然在地板或地面停止或着陆造成。这种剪切应力使真皮乳头血管破裂，继而血液渗透入表皮[72]。血红蛋白在角质层经历较长的通过时间，由于吞噬细胞不能到达角质层，血红蛋白保持了完整的分子结构[71-72]。

临床特征

表现为孤立或群集的无症状黑色或紫黑色斑，可在足跟后部或后外侧呈线状或水平排列（图 88.11A）。皮损通常为单侧，多见于较厚的足跖角质边缘。皮损也可见于足前部、足趾和手掌（图 88.11B，C）。一些角化性疾病引起角质层增厚的患者，掌跖以外部位也可见皮损。削除角质层后可见红棕色至红紫色干燥的淤血点，皮肤镜也证实有效。

病理学

角化过度伴角质层中形成"色素湖"是黑踵的组织病理学特征[72]。铁染色（特别是普鲁士蓝染色）可呈阴性。或许由于角质层内没有吞噬细胞或蛋白水解活性，不能形成含铁血黄素，因此染血红蛋白的联苯胺和专利蓝 V 染色呈阳性[71-72]。

鉴别诊断

主要与皮肤黑色素瘤和寻常疣鉴别。皮损能被轻

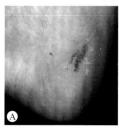
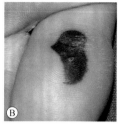
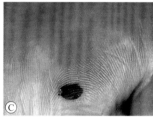

图 88.11 黑踵和黑掌。这种黑色的颜色是由于足跖（A，B）和手掌（C）皮肤增厚的角质层内血红蛋白所致（A，Courtesy, Jeffrey P Callen, MD；B, Courtesy, Julie V Schaffer, MD；C, Courtesy, Jean L Bolognia, MD.）

柔地削去可以排除黑素细胞性皮损，血红蛋白染色阳性可进一步确证。有作者发现标准便隐血试验（如潜血检测试纸）有助于证实削去的皮损中含有血红蛋白[72]。

治疗

一旦确诊，无需治疗。

老年性臀部皮肤病

该病的详细描述见表 88.13。

外耳的环境性皮肤病

外耳由于向外凸起且软骨表面皮肤薄，因此易受环境压力和外伤的影响（表 88.14）。它特别容易发生冷损伤（见上文）和慢性光损伤，尤其是男性。由于外伤、压力、摩擦和紫外线辐射，耳部会发生特殊的环境暴露诱发的疾病包括：耳轮结节性软骨皮炎（图 88.12），裂纹性棘皮瘤（图 88.13），风化结节（图 88.14）和耳郭血肿（图 88.15）[73-79]。

表 88.13　老年性臀部皮肤病。症状见参考文献 101
● 同义名：臀部角化过度性苔藓样皮损，祖父病
● 危险因素：老年，低体重，长时间坐立，男多于女
● 病因：受压和摩擦
● 临床特征：逐渐出现境界不清的棕色脊样斑块，脊为水平的，可有角化
● 位置：中上臀部内侧面，臀裂上方，超过坐骨结节
● 分布模式：通常为双侧，可能会是三角形
● 症状：无症状（～60%），瘙痒（～35%），疼痛（<10%）
● 鉴别诊断：骶部淀粉样变，慢性单纯性苔藓
● 治疗：利用垫子减缓压力

表 88.14　环境相关的外耳皮肤病[73-79]。耳的弹力组织性结节由慢性光损伤造成，常见于对耳轮

疾病	耳轮结节性软骨皮炎（和对耳轮）	裂纹性棘皮瘤	风化结节	耳郭血肿
同义名	慢性结节性耳轮软骨皮炎，耳玉米穗，慢性结节性耳轮和对耳轮软骨皮炎	裂纹肉芽肿，眼镜架棘皮瘤		摔跤手耳，菜花耳
发病机制	发病机制暂不明确，但是易感因素包括压力（常累及耳朵的突出部分）、日光损害、冷暴露和创伤等造成局部缺血，导致炎症	不合适的眼镜架造成的摩擦损伤	确切的发病机制不明，但慢性日光损害的表现提示紫外线在发病中起作用	耳郭前外侧遭受快速打击或扭转使软骨膜前部与其下的软骨剥离，外伤性剪切力使血管破裂导致软骨膜下或软骨间向外出血
临床特征	常见于老年人，男性的皮损多在早年发生于耳轮，女性多发生于对耳轮，皮色至红色、圆顶丘疹，中央结痂或有时呈充填角质的火山口状（图88.12A）可有压痛和触痛	位于耳后沟上部或鼻上侧的坚实、皮色至红色结节或斑块，皮损中央可见特征性的垂直沟或裂隙（图88.13）疼痛，严重渗出，轻度角化过度，或可见皮损周围炎性红晕	多发生于伴有慢性光损伤的肤色Ⅰ、Ⅱ型的男性沿耳轮分布的1～3 mm无症状白色或皮色丘疹（图88.14）双侧分布，沿耳轮边缘排列呈扇贝状外观	常发生于摔跤手、拳击手、橄榄球运动员，和钢琴搬运工在耳郭前上部的舟状窝或三角窝出现无痛或轻微肿痛皮损；肿胀可持续存在，尤其是若不治疗，可因纤维新生软骨形成而变坚实，或变软呈囊样颜色从皮色到浅蓝色不等反复损伤形成多发结节变形，称为菜花耳（图88.15）
病理学	境界清楚的棘层肥厚、角化不全和颗粒层增厚；表皮中断，中心呈火山口样，中央充满角质栓或真皮碎屑（图88.12B）其下真皮变性伴纤维化和不同程度淋巴组织细胞浸润；浸润延伸至增厚的软骨膜	不规则棘层肥厚，皮损边缘最明显，有时可呈上皮瘤样增生中央凹陷处可见表皮变薄，有的中央角化过度，邻近中央沟处可见片状角化不全真皮乳头可见血管扩张，有淋巴细胞、组织细胞和浆细胞组成的中等密度浸润，偶见中性粒细胞，真皮浅、中层可见轻度纤维化	纤维组织刺激软骨化生从破裂的软骨膜向上延伸无炎症浸润或表皮中断	血肿伴纤维化和灶性新软骨形成陈旧性皮损的血肿内可见钙化，甚至骨化
鉴别诊断	光线性角化病，鳞状细胞癌，基底细胞癌，皮角，疣＞角化棘皮瘤，风化结节，皮肤钙沉着症，痛风结节，反应性穿通性胶原病	基底细胞癌，原位鳞状细胞癌，慢性单纯性苔藓叠加于脂溢性皮炎或变态反应性接触性皮炎＞瘢痕疙瘩	痛风结节，皮肤钙沉着症，耳轮结节性软骨皮炎，弹力组织性结节，淀粉样变性，环状肉芽肿	耳部假性囊肿，复发性多软骨炎，表皮样囊肿
治疗	衬垫减少压力，外科手术切除，冷冻疗法，皮损内注射糖皮质激素，局部外用激素，激光剥脱，软组织填充，硝酸甘油凝胶和贴剂	停用、更换或适当调整眼镜架后，皮损在数月内消退对于持续不消退的皮损可以考虑切除皮损内注射糖皮质激素（病例报告）	基本无需治疗冷冻手术（病例报告）	清除血肿，通过抽吸或切开引流引流防止液体重新聚集（切除或不切除软骨），以及夹板固定

AK，光线性角化病；BCC，基底细胞癌；CNH，耳轮结节性软骨皮炎；KA，角化棘皮瘤；SCC，鳞状细胞癌

运动相关皮肤病

同义名： ■网球趾（Tennis toe）■慢跑者趾（Jogger's toe）■草坪脚趾（Turf toe）■冲浪者结节（Surfer's nodules）■冲浪者结节（Surfer's knots）■慢跑者乳头（Jogger's nipple）

要点

- 皮肤创伤产生擦伤、水疱、瘀斑、胼胝和独特的运动特异性表现。
- 运动员的过敏性接触性皮炎常因橡胶抗氧化剂和黏合剂造成。
- 皮肤细菌、病毒、真菌感染最常见于有密切身体接触的运动。
- 原有的皮肤病可能由于参加运动而加重。

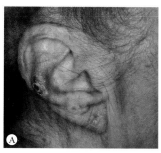

图88.12 耳轮结节性软骨皮炎。A. 一位老年妇女对耳轮中部的疼痛红斑性丘疹结节，中央可见鳞屑结痂。这是对压力所致缺血最敏感的部位。B. 组织学检查可见中央结痂、表皮增生、纤维化、肉芽组织和变性的软骨（*）（A, Courtesy, Kalman Watsky, MD; B, Courtesy, Lorenzo Cerroni, MD.）

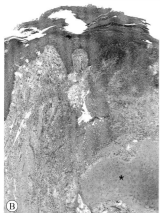

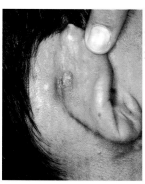

图88.13 裂纹性棘皮瘤。耳后沟角化性斑块，可见裂隙（Courtesy, Luis Requena, MD.）

引言

运动可与多种皮肤损伤或感染有关。多数仅造成轻微的不便。下面将要讨论的是机械性创伤（急性、慢性）、暴露相关的皮肤病、感染和原有皮肤病的加重。

历史

至少从古希腊时候起就认识到体育活动可导致皮肤损伤。像摔跤手"耳标"一样的特征被视为运动能力的标志。

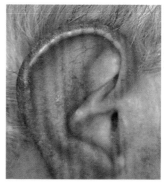

图88.14 风化结节。一位有光损伤的老年男性的耳缘有多发无症状白色小丘疹（Courtesy, Jean L Bolognia, MD.）

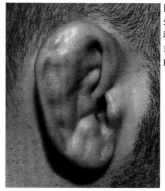

图88.15 一位柔道选手外耳的多发结节畸形，也称菜花耳。这是反复耳郭血肿的结果（Courtesy, Kalman Watsky, MD.）

流行病学

过去40年，参与运动的人数稳步上升。伴随着体育运动的普及带来的益处，运动相关的皮肤病和感染也逐渐增多。例如，单纯疱疹病毒感染在摔跤手中越来越普遍，外伤性疱疹的患病率在2% ～ 40%。类似的，摔跤手的外伤性癣的患病率在20% ～ 75%[80-81]。社区获得性耐甲氧西林金黄色葡萄球菌皮肤感染在运动员中也有发生，鼻部病原菌定植率在团体运动员中要高于普通民众（分别为4% ～ 23% *vs.* 1.3%）[82-83]。危险因素包括摩擦损伤、体重、卫生状况不佳，以及与团队成员共用衣物和毛巾。

发病机制

运动员中可导致皮肤病的摩擦和机械性创伤的种类概括于表88.15。例如，压力、热、潮湿（出汗）、摩擦和闭塞等多种因素促使皮肤局部微环境发生改变时就会发生机械性痤疮[84]。

热暴露及冷暴露对皮肤的影响在本章的其他部分讨论。

临床特征

体育运动中的**急性或慢性机械性创伤**所致的独特

表88.15　运动员的摩擦与机械性皮肤病[80-90, 102-103]。机械性痤疮和耳郭血肿分别见正文和表88.14。耳郭假性囊肿更多见于橄榄球运动员，见第110章

疾病	临床特征	运动	病因 / 发病机制	预防 / 治疗
急性损伤				
摩擦水疱（见第33章）	大疱和浅表糜烂	任何	在暖湿鞋中对足的摩擦或切线碰撞	保持足部干燥、润滑、穿合脚的鞋；抽取疱液 / 留下疱顶
挫伤	瘀斑	任何	垂直的机械创伤产生血管破坏	使用衬垫
甲下血肿		跑步，网球，篮球	足趾端与鞋的突然碰撞	用适当鞋楦扩大鞋前部分；需要引流血肿
黑踵	见正文			
草坪脚趾	踇趾疼痛、红斑、水肿	橄榄球，足球	急性背侧和跖侧跟腱炎	休息
慢跑者乳头	疼痛、红斑、裂隙、偶有出血	跑步	与粗糙的衬衫织物的反复摩擦	女性：穿慢跑胸罩男性：缠带子、润滑、穿半合成或丝质衬衫
慢性损伤				
胼胝	见正文	许多		
网球趾	趾尖胼胝、趾甲增厚、甲下角化过度（图88.16）	网球，跑步，冰上曲棍球，滑冰	最长的足趾在鞋的内侧面反复创伤	穿合脚的鞋，扩大鞋前部分，改善鞋的足弓支撑
甲营养不良	甲溶解、血肿、甲下角化过度、甲沟炎、嵌甲（内生甲）	许多	甲的反复创伤	常剪指甲
纤维性结节（如冲浪者结节）	膝、指关节、足背增厚的纤维性结节	冲浪，拳击，足球，指弹球，板球，棒球，冰上曲棍球，滑冰	在骨性突起处的慢性压力	使用衬垫、变换姿势、倾身而非跪于冲浪板
滑冰损伤	滑冰鞋舌下的斑块或假性小结	冰上曲棍球，花样滑冰	滑冰鞋对踝前和足背的压力	在滑冰鞋鞋舌上垫垫子或者提高鞋舌的柔韧性
压力性丘疹	站立时位于跟部侧面，为多发性无症状至压痛的略带黄色的向外突起（图88.17）	长跑、高碰撞运动，花样滑冰	跖部筋膜侧面的微小撕伤致皮下脂肪组织疝的形成	不明
赛跑者臀	臀沟上部的小瘀斑	跑步	伴随每一步的持续摩擦	润滑
游泳者肩	肩上红斑块	游泳	游泳划水时胡须与肩的摩擦	经常刮胡须
脱发与多毛	前臂的暂时性脱毛，接着为多毛	体操	摩擦性脱毛，代偿性再生	

皮肤损害概括于表88.15。

在夏季，一些患者肢体伸侧的慢性摩擦可引起摩擦苔藓样皮炎（夏季糠疹）。该病影响青春期前儿童（多数是男孩），特征表现为肘、膝、掌指和指间关节背面、小腿及前臂伸侧不规则簇集分布的白色至皮色平顶苔藓样丘疹。大多数儿童无症状，也可有轻度瘙痒[85]。

运动员中另一个常见的现象是膨胀纹，或称牵拉痕（见图99.6）。最常见于通过举重来加强力量训练的运动，如健美、足球、摔跤和体操。膨胀纹也可见于非竞技环境，如Cushing综合征、肥胖、妊娠和大量使用糖皮质激素等。此外，70%的青春期女孩和40%的青春期男孩也会出现膨胀纹[84]。

环境暴露是对运动爱好者的一大挑战，特别是在极端气温下的体育活动。炎热的夏季有热衰竭和中暑的风险（见上文）。登山、滑雪（下坡和北欧两项滑

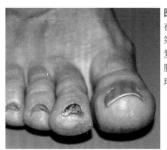

图88.16 慢性"网球趾"。在突然停止时，较长的第二趾与网球鞋内侧反复慢性创伤导致远端胼胝和甲板增厚，称为网球趾

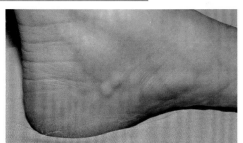

图88.17 压力性丘疹。该病有时疼痛，足跟部黄色的向外突起代表跖部筋膜皮下脂肪疝

雪）、冬季两项运动和冬季徒步旅行者等均有可能发生寒冷性损伤（见上文）。接触水的运动如游泳、跳水、浮潜和潜水也有潜在的风险。角质层的水合过度会使水疱、皮肤断裂和皮肤感染的风险增加。

变态反应性接触性皮炎在运动员与普通人中或许同样常见，但由于运动员使用专门的器械，所以有其特殊性。游泳运动员的护目镜或潜水面罩的接触区域可出现红斑（"面具灼伤"），严重者还会形成水疱、渗出、结痂、瘙痒和疼痛。这种情况通常是对橡胶抗氧化剂过敏，巯基苯并噻唑、四甲基秋兰姆和对苯二胺是主要的过敏原。运动鞋中的橡胶混合物，尤其是硫脲、巯基苯并噻唑、秋兰姆抗氧化剂等，可能诱发敏感个体出现接触过敏反应，表现为足部红斑、脱屑、水疱、裂隙、疼痛和瘙痒。这些过敏反应可能造成运动员丧失运动能力，特别是无法获得可替换的无橡胶鞋（如足球鞋、棒球鞋）时。随着聚氨酯鞋的发展，目前一些生产商为对橡胶成分过敏的跑步者提供了替代选择。胶带上的黏合剂、安息香、外用防腐剂和抗生素、染料和皮革鞣剂对运动员来说也可能是接触过敏的原因[82-83、86]。详细的体育器械接触过敏原见参考文献82。

机械性痤疮常发生于穿着封闭制服或保护性装置的运动员，这种装束营造了合适的发病微环境。橄榄球运动员于八月赛季前训练时会在额部、耳前区、下颌和肩部暴发毛囊性丘疹、脓疱和结节，分别与头盔的前额和耳部衬垫、下颌系带及垫肩相对应。枕下部瘢痕疙瘩性痤疮也可因使用头盔而加重。其他因使用保护性头盔所致机械性痤疮的运动还有曲棍球、长曲棍球和摔跤。舞蹈演员和体操运动员闭塞的合成服装、举重运动员的塑料长凳、高尔夫球袋的肩带、铅球运动员的铅球相对颈部的摆动等也可以产生机械性痤疮[84]。

炎热、潮湿、摩擦和与其他运动员或各种物品表面的接触增加了发生皮肤感染的风险（表88.16）。一些常见的绰号本身就证明了两者之间的关系，比如"运动员痒""角斗士疱疹""运动员足"和"游泳者耳"。最近一项对职业橄榄球运动员葡萄球菌感染风险的调查表明，负重和草坪损伤是危险因素。因此前锋更易发生这种感染。但是，对训练者习惯和漩涡设备使用的流行病学研究表明，感染还与不良卫生习惯有关[83]。

运动相关皮肤病的最后一个问题是原有疾病的加重。银屑病、白癜风和扁平苔藓都可以出现同形反应，可发生于皮肤损伤如擦伤处。局限型单纯型大疱性表皮松解症（Weber-Cockayne型）患者因摩擦手足可使病情加重，特别是在温暖的夏季（见第32章）。室外日光暴露可致光敏性皮肤病加重（见第87章）。繁重的体力消耗可使胆碱能性或运动性荨麻疹加重（见第18章）[82]。振动性血管性水肿也见于自行车手、散步和慢跑的人[87]。更多信息请参考美国儿科学研究院（the American Academy of Pediatrics）编制的运动参与对疾病影响的指南[88]。

病理学

这里讨论的许多摩擦所致疾病与胼胝有类似的组织学特征（见上文）。冲浪者结节可见表皮角化过度和轻度棘层肥厚，伴有正常形态的胶原束数量增加，组织学表现类似于胶原瘤[89]。感染性疾病和运动使原有皮肤病加重的情况在各自的章节中有详细描述。

治疗

在本节讨论的非感染性疾病的治疗主要是基于个案报道和小样本观察，归纳于表88.15。避免摩擦、使用衣物保护伸侧表面以及外用中效糖皮质激素治疗摩擦性苔藓样皮炎有效[82、84-86、90]。教育和改变行为习惯有助于运动员避免感染。皮肤感染的治疗方案在已在其他章节讨论。

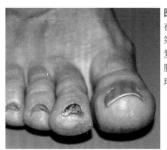 段落内图省略

表 88.16　运动员的皮肤感染 [80-86, 102, 104]

疾病	普通名称	临床特征	病原微生物	典型的运动
脓疱疮		在发亮红斑基础上的小疱至大疱，蜜黄色结痂	金黄色葡萄球菌、β溶血性链球菌	大部分运动
毛囊炎		毛囊性红色丘疹和脓疱	金黄色葡萄球菌	大部分运动
热水池毛囊炎		明显的红斑，水肿性毛囊性丘脓疱疹，数量少，常累及腋窝、乳房、耻部和臀部	铜绿假单胞菌	游泳、使用浴盆、旋涡浴或冲浪浴缸
假单胞菌热足综合征		足底的疼痛性结节	铜绿假单胞菌	使用浅水池
疖	疖子	躯干或四肢的红、热、痛性结节或脓肿	金黄色葡萄球菌（包括 MRSA）	篮球、足球、游泳、摔跤
红癣		腋窝、腹股沟或趾间的红色至棕色斑片	微小棒状杆菌	许多运动，特别是穿着封闭的衣服
窝状角质松解症	毒袜综合征	足恶臭，伴足底 1～3 mm 直径钻孔样的糜烂，仅延伸过度水合皮肤的角质层	棒状杆菌属，不动盖球菌（微球菌），刚果嗜皮菌	赛跑、网球、篮球、冰球、滑冰
外耳炎	游泳者耳	耳郭瘙痒，随之疼痛、渗液、压痛，有胀满感及听力下降	铜绿假单胞菌最常见，也有链球菌、类白喉杆菌和葡萄球菌	游泳、跳水（特应性体质者风险更高）
游泳池肉芽肿		肢端坚硬的红色丘疹	海分枝杆菌	游泳
寻常疣	疣	疣状角化丘疹和斑块	人类乳头瘤病毒	任何使用更衣室淋浴或公共浴池的运动
单纯疱疹病毒感染	外伤性疱疹	在皮肤与皮肤接触的部位，红斑基础上的群簇小水疱	单纯疱疹病毒	摔跤
传染性软疣		有光泽、有脐凹的、2～3 mm 的丘疹	副痘病毒	摔跤、游泳
足癣	运动员足	趾间的浸渍、脱屑、瘙痒，或足底弥漫性红斑、脱屑	红色毛癣菌、须癣毛癣菌、絮状表皮癣菌	任何运动
股癣	Jock 痒	环状、多环状红斑，伴脱屑，有活跃的边界，毛囊周围丘疹或脓疱	同足癣	任何运动
体癣	外伤性癣	除部位外，与股癣相同	毛癣菌属	摔跤
海水浴者丘疹	海虱子	在浴衣遮盖区域的瘙痒性丘疹	爱德华菌、顶针水母	海水游泳
游泳者痒	尾蚴皮炎	暴露处皮肤的瘙痒性红色丘疹	鸭血吸虫尾蚴	在淡水池或湖泊游泳及涉水

截肢相关皮肤病

　　不论截肢是由于创伤性损伤（车辆事故，战争相关，运动相关），环境暴露，还是慢性疾病（如糖尿病，外周动脉疾病，先天性畸形，肿瘤），皮肤病都是常见的并发症，报道的发病率在 35%～75%。例如，一项针对下肢截肢的调查发现 63% 的截肢者出现至少一种皮肤问题，最常见的有严重发汗（50%），假体移除后持续性红斑（46%）和皮肤敏感（36%）[91]。一项针对骨科门诊 124 例下肢截肢患者的临床研究发现皮肤问题的患病率为 36%，而后者导致假体使用减少，

不间断步行时间下降[92]。

　　表 88.17 列出了截肢者出现的皮肤问题。密切相关的危险因素包括高位截肢、活动水平高和软假体（相对于硅树脂）[93]。一个针对 27 项研究（3105 患者）的荟萃分析表明任何膝下或经膝关节截肢处理方式的生活质量均好于膝上截肢[93-94]。

治疗

　　尽管详细讨论这些多系统损伤的治疗会远超本章的范围，但有很多相关的重要研究。一项包含 20 例残端皮肤溃疡或创口愈合延迟的胫骨截肢者的随机对照研究发现，真空辅助主动抽吸系统能加快恢复，下床

表 88.17　截肢者的皮肤问题[91, 93-94]。残肢局部的大疱性类天疱疮也有报道

物理 / 机械影响	变态反应性接触性皮炎（最常见的过敏源）	感染	既往皮肤病加重
瘙痒	对苯二胺（PPD）	A 组 β 溶血性链球菌	银屑病
皮肤敏感和（或）疼痛	甲醛	● 脓疱病，蜂窝织炎	湿疹
温度感觉改变	环氧树脂	金黄色葡萄球菌	坏疽性脓皮病
多汗症	巯基混合物	● 脓疱病，蜂窝织炎，毛囊炎	
红斑	芳香混合物	表皮葡萄球菌	
胼胝和疣状增生		皮肤癣菌	
多毛症		念珠菌属	
水肿			
水疱			
擦伤			
溃疡			
毛囊炎（正常菌群）			
闭合性囊肿，粟丘疹			

活动时间显著改善（中位时间为 62 小时 / 周，对照为 5 小时 / 周），而 6 个月时时间组间无差异[95]。

由即时爆炸装置（improvised explosive devices, IED）造成的战场损伤会导致大体表面积损伤、污染性创伤和多处截肢。由此导致极少的健康皮肤可供移植，合并的严重系统并发症使移植更加困难。因此，替代的创伤覆盖物被使用，例如牛真皮胶原再生基质[96]。

乐器相关皮肤病

同义名： ■ 大提琴手胸或膝（cellist's chest or knee） ■ 吹木箫者唇炎（clarinetist's cheilitis） ■ 鼓手手指（drummer's digit） ■ 小提琴手颈（fiddler's neck） ■ 横笛吹奏者下颏（flautist's chin） ■ Garrod 垫（Garrod's pads） ■ 吉他手乳头（guitar nipple） ■ 竖琴师手指（harpist's fingers）

要点

- 音乐家的皮肤病包括摩擦损伤、刺激性和变态反应性接触性皮炎、多汗症、机械性痤疮和血管损伤。
- 皮肤病易于复发，除非可以避免某种姿势、避免使用乐器或避免接触。
- 确定损伤的机制是成功治疗的关键。

引言

音乐家需进行长时间的练习和演出来掌握艺术，因此呈现特殊的皮肤反应，并且皮肤和相关软组织及肌肉骨骼的改变并不少见。音乐家皮肤损伤的主要类型为接触性皮炎、反复动作的损伤和家族性自主神经异常。

历史

1713 年首先描述的"小提琴手颈"是职业性皮肤病的最早报告之一。大约在同一时期，意大利医生 Bernadino Ramazzini 注意到圆号手面颊呈现特殊的膨胀和软组织松弛，并总结了音乐节的职业性疾病[97]。

流行病学

下文中讨论到的损伤都是由于对特定乐器投入长期练习和表演的结果。其中部分表现已成为乐器演奏者特殊的标记，如大提琴手拇指。这些疾病虽然给业余爱好者和初学者带来苦恼，但对职业音乐家的影响要更大[98]。

发病机制与临床特征

乐器所致皮肤病的临床特征和发病机制概括于表 88.18。

另一种常见于音乐家的皮肤病是管乐器演奏者的"舐唇者皮炎"，表现为红斑、裂隙及脱屑。牙齿不规则或用矫正装置的患者可出现唇内侧角化过度或浅糜烂。唾液腺异常也会干扰管乐器的演奏。口腔干燥症对管乐器演奏（特别是铜管乐器）来说是灾难性的，而唾液过多对长笛吹奏者也是个问题。有学者发现涎石病与小提琴手颈有关。

共用乐器的吹口会增加感染性疾病传播的风险，如单纯疱疹病毒、EB 病毒、巨细胞病毒、甲肝和乙肝病毒。吹奏管乐器的摩擦创伤可促使潜伏的单纯疱疹病毒被激活。铜管乐器演奏者的皮损多发生在上唇，而木管乐器演奏者的皮损则在下唇[99]。

掌部多汗可致金属乐器腐蚀，或造成手部不能与乐器键和弦保持适当的接触[100]。

与乐器有关的变态反应性接触性皮炎见表 88.19。

表 88.18　乐器所致皮肤病 [97-99]

疾病（同义名）	临床特征	发病机制	相关乐器
机械性痤疮（小提琴手颈、单簧管吹奏者唇炎、横笛手下颏）	毛囊性丘疹和脓疱、苔藓样变、色素沉着	反复摩擦与压力，同时存在密闭与潮湿环境（汗液、唾液）	小提琴、中提琴、单簧管、萨克斯管、长笛
大提琴手胸	胸部皮肤压痛、红斑、水肿、色素沉着	压力与摩擦	大提琴
大提琴手膝	左膝内侧红斑、鳞屑、胼胝和色素沉着	摩擦性胼胝	大提琴
手指胼胝	手指垫上的角化过度性胼胝	反复摩擦	所有弦乐器
鼓手手指	左手无名指远端和中段桡侧的水疱、糜烂，之后形成胼胝	传统姿势下左手握鼓槌的摩擦	鼓
Garrod 垫（小提琴手垫）	左手示指、中指近端指间关节背侧的胼胝	关节伸肌腱反复伸屈紧绷	小提琴、中提琴
吉他者乳头	单侧乳腺炎、红斑、水肿、疼痛	吉他音箱压迫胸部的压力和摩擦	吉他
甲沟炎、甲剥离、甲下出血		指甲结构的反复损伤	钢琴、弦乐器（特别是演奏指弹乐器）、竖琴、吉他

表 88.19　与乐器有关的变态反应性接触性皮炎 [97-100, 105]

致敏物/接触物	皮肤分布	乐器
松香/树脂（松香酸）	手、面部、颈部	小提琴、中提琴、大提琴、低音提琴
红木	唇、下颏、面颊	弦乐、管乐
望加锡（Makassar）乌木	下颏	小提琴
黄檀木	唇	八孔长笛
非洲黑檀	唇	八孔长笛、双簧管
镍	下颏	小提琴
	手指、手	大提琴、锡塔尔琴
	唇、下颏	长笛、铜管乐器
芦苇（可能只是刺激）	唇	萨克斯管、单簧管
蜂胶	手	小提琴
铬	手	竖琴、小提琴
对苯二胺	下颏	小提琴、中提琴

病理学

此类疾病多数不需要进行组织病理检查。但是，小提琴手颈的病理检查显示表皮增生伴表皮突延长、毛囊阻塞、毛囊及毛囊周围炎和表皮样囊肿形成 [99]。

鉴别诊断

小提琴手颈需要与局限性颈淋巴结炎、炎症性表皮样囊肿、引流性牙脓肿和其他原因所致机械性痤疮（如电话、耳机）鉴别。应充分了解病史、观察特征性的发病部位和临床表现。例如伴瘘管形成的牙脓肿、瘰疬性皮肤结核或颈部放线菌病常使患病区域与其下结构粘连呈锯齿状。

治疗

几乎所有患者停止使用乐器均可以好转，但常不切实际，特别是职业性音乐家需采用其他方法。摩擦损伤可通过使用衬垫或改变乐器位置以改善。例如避免压低颈部位置可减少小提琴手颈的发病。个案报道中治疗小提琴手颈的方法还包括收敛剂、过氧化苯甲酰、角质松解剂、维 A 酸、外用红霉素和法国白兰地等。

有报道使用东莨菪碱透皮贴片治疗唾液过多。治疗多汗症的方法包括外用含铝干燥剂、离子透入法、β-肾上腺素能受体阻滞剂（尤其是"怯场"所致多汗症）、钙通道阻滞剂、肉毒素 A 和神经节切除术（见第 39 章）。因为常出现口干、视物模糊等副作用，抗胆碱能治疗对许多音乐家没有益处 [97-99]。如果疑诊变态反应性接触性皮炎，可以做斑贴试验（见第 14 章）。

附录

犹他大学 ARUP 实验室——检测血液（http://ltd.aruplab.com/tests/pub/0099045）和尿液（http://ltd.aruplab.com/tests/pub/0025000）砷含量。

Mayo Clinic 实验室——检测血液（检验 ID：ASB）和尿液（检验 ID：ASU）砷含量。

（徐学刚译　高兴华审校）

参考文献

1. Atha WF. Heat-related illness. Emerg Med Clin N Amer 2013;31:1097–108.
2. AAP Committee on Sports and Fitness. Climatic heat stress and the exercising child and adolescent. Pediatrics 2000;106:158–9.
3. Ramzy PI, Barret JP, Herndon DN. Thermal injury. Crit Care Clin 1999;15:333–52.
4. Kim LKP, Martin HCO, Holland AJA. Medical management of paediatric burn injuries: best practice. J Paediatr Child Health 2012;48:290–5.
5. Canner JK, Haider AH, Selvarajah S, et al. US emergency department visits for fireworks injuries, 2006-2010. J Surg Res 2014;190:305–11.
6. Enoch S, Roshan A, Shah M. Emergency and early management of burns and scalds. BMJ 2009;338:b1037.
7. Weedon D. Skin pathology. Edinburgh: Churchill Livingstone; 1997. p. 504–6.
8. Tan S, Bertucci V. Erythema ab igne: an old condition new again. CMAJ 2000;162:77–8.
9. Radmanesh M. Erythema ab igne following sauna belt use for abdominal obesity and cellulite. Int J Dermatol 2009;48:94–5.
10. Donohue KG, Nahm WK, Badiavas E, et al. Hot pop brown spot: erythema ab igne induced by heated popcorn. J Dermatol 2002;29:172–3.
11. Riahi RR, Cohen PR. Laptop-induced erythema ab igne: report and review of literature. Dermatol Online J 2012;18:5.
12. Takashima S, Iwata H, Sakata M, et al. Widespread erythema ab igne caused by hot bathing. J Eur Acad Dermatol Venereol 2015;29:2259–61.
13. Cavallari V, Cicciarello R, Torre V, et al. Chronic heat-induced skin lesions (erythema ab igne): ultrastructural studies. Ultrastruct Pathol 2001;25:93–7.
14. Haik J, Daniel S, Tessone A, et al. MRI induced fourth-degree burn in an extremity, leading to amputation. Burns 2009;35:294–5.
15. Muensterer OJ. Temporary removal of navel piercing jewelry for surgery and imaging studies. Pediatrics 2004;114:e384–6.
16. Vlietstra RE, Wagner LK. X-ray burns: painful, protracted, and preventable. Clin Cardiol 2008;31:145–7.
17. Frazier TH, Richardson JB, Fabre VC, Callen JP. Fluoroscopy-induced chronic radiation skin injury: a disease perhaps often overlooked. Arch Dermatol 2007;143:637–40.
18. Dempsey MF, Condon B. Thermal injuries associated with MRI. Clin Radiol 2001;56:457–65.
19. Corazza M, Trincone S, Virgili A. Effects of airbag deployment: lesions, epidemiology and management. Am J Clin Dermatol 2004;5:295–300.
20. Carter PR, Maker VK. Changing paradigms of seat belt and air bag injuries: what we have learned in the past 3 decades. J Amer Coll Surg 2010;210:240–52.
21. Masaki F. A new category of cutaneous burn resulting from air bag injuries. Burns 2005;31:118–19.
22. Hallam M-J, Cubison T, Dheansa B, et al. Managing frostbite. BMJ 2010;341:c5864.
23. Meffert JJ. Environmental skin diseases and the impact of common dermatoses on medical readiness. Dermatol Clin 1999;17:1–17.
24. Cattermole TJ. The methicillinology of cold injury in Antarctica. Aviat Space Environ Med 1999;70:135–40.
25. Long WB, Edlich RF, Winters KL, Britt LD. Cold injuries. J Long Term Eff Med Implants 2005;15:67–78.
26. Simon TD, Soep JB, Hollister JR. Pernio in pediatrics. Pediatrics 2005;116:e472–5.
27. Piffard HG. A treatise on the materia medica and therapeutics of the skin. New York: William Wood and Co.; 1881. p. 236.
28. Parlette EC, Parlette HL. Erythrocyanotic discoloration of the toes. Cutis 2000;65:223–6.
29. Cribier B, Djeridi N, Peltre B, Grosshans E. A histiologic and immunohistochemical study of chilblains. J Am Acad Dermatol 2001;45:924–9.
30. Weston WL, Morelli JG. Childhood pernio and cryoproteins. Pediatr Dermatol 2000;17:97–9.
31. Cappel JA, Wetter DA. Clinical characteristics, etiologic associations, laboratory findings, treatment, and proposal of diagnostic criteria of pernio (chilblains) in a series of 104 patients at Mayo Clinic, 2000 to 2011. Mayo Clin Proc 2014;89:207–15.
32. Wanderer AA, Grandel KE, Wasserman SI, Farr RS. Clinical characteristics of cold-induced systemic

reactions in acquired cold urticaria syndromes: recommendations for prevention of this complication and a proposal for a diagnostic classification of cold urticaria. J Allergy Clin Immunol 1986;78:417–23.
33. Wigley FM, Flavahan NA. Raynaud's phenomenon. Rheum Dis Clin North Am 1996;22:765–81.
34. Yazawa H, Saga K, Omori F, et al. The chilblain-like eruption as a diagnostic clue to the blast crisis of chronic myelocytic leukemia. J Am Acad Dermatol 2004;50(Suppl. 1):42–4.
35. Rustin MH, Newton JA, Smith NP, Dowd PM. The treatment of chilblains with nifedipine: the results of a pilot study, a double-blind placebo-controlled randomized study and a long-term open trial. Br J Dermatol 1989;120:267–75.
36. Wrenn K. Immersion foot. A problem of the homeless in the 1990s. Arch Intern Med 1991;151:785–8.
37. Zafren K. Clinical images: immersion injury. Wilderness Environ Med 2000;11:269–71.
38. Oumeish OY, Parish LC. Marching in the army: common cutaneous disorders of the feet. Clin Dermatol 2002;20:445–51.
39. Moore JK. Do jungle boots stop jungle rot? Wilderness Environ Med 2004;15:230–3.
40. Humphrey W, Ellyson R. Warm water immersion foot: still a threat to the soldier. Mil Med 1997;162:610–11.
41. Arnoldo BD, Purdue GF, Kowalske K, et al. Electrical injuries: a 20-year review. J Burn Care Rehabil 2004;25:479–84.
42. Forster SA, Silva IM, Ramos MLC, et al. Lightning burn – review and case report. Burns 2013;39:e8–12.
43. Lee RC. Injury by electrical forces: pathophysiology, manifestations, and therapy. Curr Probl Surg 1997;34:684–764.
44. Koumbourlis AC. Electrical injuries. Crit Care Med 2002;30:S424–30.
45. Sticherling M, Christophers E. Why hair turns green. Acta Derm Venereol 1993;73:321–2.
46. Nanko H, Mutoh Y, Atsumi R, et al. Hair-discoloration of Japanese elite swimmers. J Dermatol 2000;27:625–34.
47. Fitzgerald EA, Purcell SM, Goldman HM. Green hair discoloration due to selenium sulfide. Int J Dermatol 1997;36:238–9.
48. Rebora A, Guarrera M. Hair discoloration caused by minoxidil lotion. J Am Acad Dermatol 1989;21:1314.
49. Rogers MJ, Whitefield M, Marks VJ. Yellow hair discoloration due to anthralin. J Am Acad Dermatol 1988;19:370–1.
50. Schwartz RA. Arsenic and the skin. Int J Dermatol 1997;36:241–50.
51. Ratnaike RN. Acute and chronic arsenic toxicity. Postgrad Med J 2003;79:391–6.
52. Mazumder DNG. Chronic arsenic toxicity and human health. Indian J Med Res 2008;128:436–47.
53. Hsu L-I, Chen G-S, Lee C-H, et al. Use of arsenic-induced palmoplantar hyperkeratosis and skin cancers to predict risk of subsequent internal malignancy. Am J Epidemiol 2013;177:202–12.
54. Banerjee M, Paul S, Sau TJ, et al. Epigenetic modifications of DAPK and p16 genes contribute to arsenic-induced skin lesions and non-dermatological health effects. Toxicol Sci 2013;135:300–8.
55. NIOSH Pocket Guide to Chemical Hazards. U.S. Department of Health and Human Services. Cincinnati: NIOSH Publications; 2007 NIOSH Publ. No. 2005-149.
56. Russell MA, Langley V, Truett AP, et al. Lichenoid dermatitis after consumption of gold-containing liquor. J Am Acad Dermatol 1997;36:841–4.
57. Park J-D, Zheng W. Human exposure and health effects of inorganic and elemental mercury. J Prev Med Public Health 2012;45:344–52.
58. Järup L. Hazards of heavy metal contamination. Br Med Bull 2003;68:167–82.
59. Moreno-Ramirez D, Garcia-Bravo B, Pichardo AR, et al. Baboon syndrome in childhood: easy to avoid, easy to diagnose, but the problem continues. Pediatr Dermatol 2004;21:250–3.
60. Cohen PR. Black tongue secondary to bismuth subsalicylate: case report and review of exogenous causes of macular lingual pigmentation. J Drugs Dermatol 2009;8:1132–5.
61. Gamboni SE, Simmons I, Palmer A, et al. Allergic contact dermatitis to indium in jewellery: diagnosis made possible through the use of the contact allergen

bank Australia. Australasian J Dermatol 2013;54:139–40.
62. Sun T-W, Xu Q-Y, Zhang X-J, et al. Management of thallium poisoning in patients with delayed hospital admission. Clin Toxicol (Phila) 2012;50:65–9.
63. Greenberg JE, Lynn M, Kirsner RS, et al. Mucocutaneous pigmented macule as a result of zinc deposition. J Cutan Pathol 2002;29:613–15.
64. Ryu HJ, Yoon SJ, Park J-T, et al. Skin discolouration with acute onset parkinsonism secondary to systemic zirconium intoxication. Ann Clin Biochem 2013;51:97–100.
65. Hungerford JM. Scombroid poisoning: a review. Toxicon 2010;56:231–43.
66. Pennotti R, Scallan E, Backer L, et al. Ciguatera and scombroid poisoning in the United States. Foodborne Pathog Dis 2013;10:1059–66.
67. Gould LH, Walsh KA, Vieira AR, et al. Surveillance for foodborne outbreaks – United States, 1998-2008. MMWR 2013;62:1–34.
68. Freeman DB. Corns and calluses resulting from mechanical keratosis. Am Fam Physician 2002;65:2277–80.
69. Adams B, Lucky A. A center's callosities. Cutis 2001;67:141–2.
70. Crissey JT, Peachey JC. Calcaneal petechiae. Arch Dermatol 1961;83:501.
71. Urbina F, Leon L, Sudy E. Black heel, talon noir or calcaneal petechiae? Australas J Dermatol 2008;49:148–51.
72. Wilkinson DS. Black heel. A minor hazard of sport. Cutis 1997;20:393–6.
73. Öztürcan S, Öztürcan S. Dermatologic diseases of the external ear. Clin Dermatol 2014;32:141–52.
74. Colmenero CG, Garcia EM, Morente GB, et al. Nitroglycerin patch for the treatment of chondrodermatitis nodularis helicis: a new therapeutic option. Dermatol Ther 2014;27:278–80.
75. Yélamos O, Dalmau J, Puig L. Chondrodermatitis nodularis helicis: successful treatment with 2% nitroglycerin gel. Actas Dermosifiliogr 2013;104:531–2.
76. Wagner G, Liefeith J, Sachse MM. Clinical appearance, differential diagnoses and therapeutical options of chondrodermatitis nodularis chronica helicis Winkler. J Dtsch Dermatol Ges 2011;9:287–91.
77. Epstein E. Granuloma fissuratum of the ears. Arch Dermatol 1965;91:621–2.
78. Kavanagh GM, Bradfield JWB, Collins CMP, Kennedy CTC. Weathering nodules of the ear: a clinicopathological study. Br J Dermatol 1996;135:550–4.
79. Brickman K, Adams DZ, Akpunonu P, et al. Acute management of auricular hematoma: a novel approach and retrospective review. Clin J Sport Med 2013;23:321–3.
80. De Luca JF, Adams BB, Yosipovitch G. Skin manifestations of athletes competing in the summer Olympics. Sports Med 2012;42:399–413.
81. Adams BB. Tinea corporis gladiatorum. J Am Acad Dermatol 2002;47:286–90.
82. Farhadian JA, Tlougan BE, Adams BB, et al. Skin conditions of baseball, cricket and softball players. Sports Med 2013;43:575–89.
83. Creech CB, Saye E, McKenna BD, et al. One-year surveillance of methicillin-resistant Staphylococcus aureus nasal colonization and skin and soft tissue infections in collegiate athletes. Arch Pediatr Adolesc Med 2010;164:615–20.
84. Metelitsa A, Barankin B, Lin AN. Diagnosis of sports-related dermatoses. Int J Dermatol 2004;43:113–19.
85. Fisher AA. Sports-related cutaneous reactions: part I. Dermatoses due to physical agents. Cutis 1999;63:134–6.
86. Biolcati G, Berlutti G, Bagarone A, Caselli G. Dermatological marks in athletes of artistic and rhythmic gymnastics. Int J Sports Med 2004;25:638–40.
87. Schubert B, Seitz CS, Weigel C, et al. Angio-oedema induced by bicycling. Br J Dermatol 2007;156:1056–8.
88. American Academy of Pediatrics, Committee on Sports Medicine and Fitness. Medical conditions affecting sports participation. Pediatrics 2001;107:1205–9.
89. Cohen PR, Eliezri YD, Silvers DN. Athlete's nodules: sports-related connective tissue nevi of the collagen type (collagenomas). Cutis 1992;50:131–5.

90. Tlougan BE, Mancini AJ, Mandell JA, et al. Skin conditions in figure skaters, ice-hockey players and speed skaters: Part 1 – mechanical dermatoses. Sports Med 2011;41:709–19.

91. Meulenbelt HEJ, Geertzen JHB, Jonkman MF, et al. Skin problems of the stump in lower limb amputees: 2. Influence on functioning in daily life. Acta Derm Venereol 2011;91:178–82.

92. Meulenbelt HEJ, Geertzen JHB, Jonkman MF, et al. Skin problems of the stump in lower limb amputees: 1. A clinical study. Acta Derm Venereol 2011;91:173–7.

93. Koc E, Tunca M, Akar A, et al. Skin problems in amputees: a descriptive study. Int J Dermatol 2008;47:463–6.

94. Penn-Barnwell JG. Outcomes in lower limb amputations following trauma: a systematic review and meta-analysis. Injury 2011;42:1474–9.

95. Traballesi M, Delussu AS, Fusco A, et al. Residual limb wounds or ulcers heal in transtibial amputees using an active suction socket system. A randomized controlled study. Eur J Phys Rehabil Med 2012;48:613–23.

96. Foong DPS, Evriviades D, Jeffery SLA. Integra™ permits early durable coverage of improvised explosive device (IED) amputation stumps. J Plastic Reconstr Aesthtic Surg 2013;66:1717–24.

97. Liu L, Hayden GF. Maladies in musicians. South Med J 2002;95:727–34.

98. Fisher AA. Dermatitis in a musician. Part I: allergic contact dermatitis. Cutis 1998;62:167–8.

99. Gambichler T, Uzun A, Boms S, et al. Skin conditions in instrumental musicians: a self-reported survey. Contact Dermatitis 2008;58:217–22.

100. Hoppman RA, Burke WA, Patrone NA. Hyperhidrosis in the performing artist. Med Probl Perform Art 1988;3:60–2.

101. Liu H-N, Wang W-J, Chen C-C, et al. Senile gluteal dermatosis: a clinical study of 137 cases. Int J Dermatol 2014;53:51–5.

102. Tlougan BE, Mancini AJ, Mandell JA, et al. Skin conditions in figure skaters, ice-hockey players and speed skaters: Part 2 – cold-induced, infectious and inflammatory dermatoses. Sports Med 2011;41:967–84.

103. Kallini JR, Cohen PR. Rugby injury-associated pseudocyst of the auricle: report and review of sports-associated dermatoses of the ear. Dermatol Online J 2013;19:11–16.

104. Becker TM. Herpes gladiatorum: a growing problem in sports medicine. Cutis 1992;50:150–2.

105. Lombardi C, Bottello M, Caruso A, et al. Allergy and skin diseases in musicians. Allerg Immunol (Paris) 2003;35:52–5.

第89章 药物滥用的特征

Josep Genebriera de Lamo, *Mark R. Pittelkow*, *Miguel Sanchez*

引言

根据《精神疾病诊断和统计手册》（Diagnostic and Statistical Manual of Mental Disorders, DSM-5），药物滥用是指违背药物的医疗目的或社会接受准则的不适当的用药行为。反复药物滥用可发展为药物成瘾，这是药物导致中枢神经系统改变的结果，可造成自主行为适应不良以及随后再暴露于药物后行为反应异常。药物成瘾与躯体依赖有关，是同时伴有认知、行为和生理症状的综合征，表现为停药后不能自主控制用药、耐药和戒断症状（表89.1），同处方药和非法药物一样，酒精也包括在内。

作为一个世界性难题，药物滥用直接造成以下后果：从轻微的临床症状到引发威胁生命的致死性疾病和伤害，以及不良的社会影响（劳动力丧失、贫困比率增高、犯罪、占用监狱资源、家庭暴力、虐待和疏于照顾儿童等）。根据美国国家毒品情报中心（national Drug Intelligence Center）的统计，2011 年美国社会药物滥用造成的总体经济损失估计为 1930 亿美元，经济损失包括健康护理、失业率和犯罪。

可以根据皮肤表现怀疑或诊断违法使用麻醉药物。实际上皮肤是受静脉药物成瘾影响最明显的组织[1]。药物本身、掺杂物或感染因子可通过局部或全身反应（包括毒性或过敏性反应）引起多种多样的皮肤并发症。同时使用多种药物，特别是包括酒精和药物的使用，在药物成瘾者中很常见[1]。

安非他明

安非他明（amphentamines）最初是一种抑制食欲的非处方药，很快变成受欢迎的街头毒品（"摇头丸""安非他明药丸"）。结晶的甲基安非他明（"冰毒""水晶""玻璃""蒂娜"），是一种具有很高的滥用和成瘾性的刺激物，当静脉注射或吸入时可产生一种更强的"升腾"抑或"闪光"的感觉。口服药片（"快快""斯""粉笔"）或者经鼻吸入药粉只产生较强的欣快感。吸食原药

表 89.1 药物依赖的特征

- 医疗推荐或社会认可的水平上的反复过量使用药物，导致耐药和戒断症状
- 过量使用药物导致反复的社会、职业、心理或躯体问题
- 不能自主控制使用药物，尝试控制失败

烟雾（"snot"）可将"兴奋"的感觉延长到 24 h。毒瘾很强的人为维持欣快感，用药量日渐加大，出现极度体重减轻、面色苍白、出汗、身体异味、牙齿颜色改变、躯体瘢痕或开放性疮疡。"Tweaking"是一种持续使用毒品而无法入睡达 3 ～ 15 天的状态，常常是由于无法再现欣快感而产生易怒、偏执、暴力和挫折感造成。

甲烯二氧甲苯丙胺（Methylenedioxymethamphetamine，MDMA），也叫"摇头丸""爱他死""亚当斯""XTC""亲密药"或"爱药"，是与安非他明化学结构类似的合成兴奋剂和致幻剂。MDMA 引起大脑内 5- 羟色胺转运体（serotonin transporter，SERT）浓度降低[2]，长时间大剂量的 MDMA 可以引起脑组织的永久性损伤[3]。大剂量可致恶性高热、横纹肌溶解、肾衰竭和心血管崩溃。在充斥着喧闹、性和毒品的"玩乐"（"party and play，PNP"）聚会上，结晶甲基安非他明和 MDMA 能增强活力并减少性抑制，因此这类药物会造成无保护乱性行为和高风险性传播疾病的增加。近期，"浴盐"（例如"象牙波""云 9""香草天空"）中含有美芬酮，亚甲基二氧吡咯戊酮（methylenedioxypyrovalerone，MDPV），或者与卡尼酮（一种在阿拉伯茶叶中发现的安非他明样兴奋剂）相关的其他化学合成物愈来愈流行，它们可以被吸食、注射或吞服。

苯二氮䓬类

苯二氮䓬类（benzodiazepines）在美国是最常用的处方药物之一。在英国，调查发现大约 10% 的人群常规使用苯二氮䓬类镇静剂。虽然苯二氮䓬类仅仅是轻度欣快剂，但是它们常被多种药物成瘾者、酗酒者和娱乐性药物滥用者滥用。苯二氮䓬类可口服（常与酒精一起）、经鼻吸入，偶尔注射使用，可导致警觉减弱，协调力缺失。苯二氮䓬类其他副作用包括脱抑制、远事遗忘、抑郁和精神错乱。若过量服用或静脉内使用，可引起低血压和肺换气不足。

大麻

大麻（cannabis）（"marijuana""pot""herb""ganja""Mary Jane"）是最普遍使用的自行给药的违禁药物。但药用大麻近期在美国 25 个州合法化，娱乐应用在 7 个州合法化[3a]。大麻是切碎的大麻干燥的叶、花的混合物，

化学成分是 σ-9- 四氢大麻酚（σ-9-tetrahydrocannabinol，THC），常用烟卷或烟斗吸食。大麻烟卷可与其他毒品一起吸食，如快克可卡因或海洛因。产生明显精神作用所需 THC 的最小剂量为 10 μg/kg 体重。知觉改变可能伴随注意力不集中，精神运动协调能力下降和短期记忆力下降。动脉炎也有报道[4]，可能是布格尔病的特殊类型，大麻作为年轻吸烟者的辅助因素。

在许多国家，包括美国在内，应用合成大麻（"K2""香料""黑曼巴"）呈增多趋势，这些合成大麻可以与 THC 受体结合，增强血管收缩和精神作用，包括精神类疾病。大麻可以喷在干燥的植物上通过电子烟吸入。

可卡因

可卡因（Cocaine）（"coke""blow""toot""flake""snow"）是一种从古柯灌木的叶子中提取的生物碱兴奋剂和局麻药。快克（"base""rock""hubba""gravel"）是可卡因的精炼品，比海洛因的成瘾性要强。它是将可卡因溶于水、小苏打，然后加热形成结晶。可卡因经注射或经鼻吸入使用，而快克是香烟样吸食。

除了雷诺现象，可卡因与皮肤小血管炎（白细胞碎裂性血管炎）、坏死性肉芽肿性血管炎、急性泛发性脓疱病、Stevens-Johnson 综合征相关[5-6]。它的使用也会导致一些心血管方面的副作用——布格尔病、高血压危象、心肌或脑梗死以及室性心律失常。掺入左旋咪唑的可卡因与白细胞减少或缺血性血管坏死性紫癜和溃疡相关（见下文）。

伽马羟基丁酸

伽马羟基丁酸（gamma hydroxybutyrate，GHB；"liquid X""liquid ecstasy""liquid G""fantasy""gamma-oh"），一种"聚会毒品"，是一种起效迅速的中枢神经系统抑制剂，因其具有松弛、欣快和传说的壮阳作用，在饮酒狂欢者中很受欢迎。GHB 可以在精神上和躯体上使人瘫痪，并丧失记忆，它比氟硝西泮更多地作为"强奸药"使用。据说该药能助长肌肉块，常被健美运动员滥用。

麦角酸二乙胺

麦角酸二乙胺（lysergic acid diethylamide；"LSD"或"酸"），一种很受欢迎的迷幻剂，是由麦角的麦角酸制成。麦角是长在黑麦和其他谷物上的一种真菌。麦角酸二乙胺常以单剂量（20～80 μg）吸水纸张的形式出售。LSD 会导致时间、感觉、记忆的改变，通常在摄入 30～90 min 内发生。听觉、视觉的变化（例如移动的几何图形）是非常典型的。除了瞳孔扩大和心动过速，患

者还可能出现出汗、涎溢、阴茎勃起和强烈的金属味。

阿片类（包括鸦片）

阿片（Opioids，include opiates）也叫二醋吗啡、海洛因（"junk""smack""horse"），在所有阿片制剂中是起效最快和最强的。它比吗啡强 3 倍，在美国的违禁阿片类药物滥用中占了很大比例。因为它有更强的脂溶性，能更快地穿过血脑屏障，静脉注射后 7～8 s 或经鼻吸入或烟吸后 10～15 min 即可产生"飞跃感"。海洛因的使用方法不是静脉注射或皮下注射，而更多的是经鼻吸入或烟雾吸入。鸦片成瘾者可能会选择注射海洛因和可卡因（十字交叉），或注射同时含这两种成分的成瘾性很强的"快速丸"。美沙酮，一种合成的口服阿片样物质，其半衰期为 24～48 h，在麻醉药成瘾的治疗过程中作为海洛因的替代品被广泛使用，也用于治疗慢性疼痛。

阿片类仍是毒品过量致死的头号原因，还包括美沙酮和其他更常用的阿片类药物。芬太尼（"TNT""Apache"），一种比吗啡强 50～100 倍的麻醉性镇痛药，很容易过量使用。海洛因目前的价格比非法处方的阿片类便宜，更多的与芬太尼和其类似物混合应用，如初入道者混用纳洛酮。丁丙诺啡，一种比吗啡更强效且长效的止痛药，是 μ 和 κ 阿片样受体的部分激动剂，长期使用并不产生耐受，可能是因为缺乏激动剂活性。

喷他佐辛是一种口服的苯并吗啡烷阿片受体激动剂，比阿片类产生药物依赖性的风险低，但对阿片产生躯体依赖的人摄入喷他佐辛，可能会加速出现戒断症状。当该药与抗组胺药曲吡那敏（Pyribenzamine®）联合注射时，其兴奋作用与海洛因类似，副作用也与吗啡相似，但喷他佐辛更易产生幻觉。喷他佐辛的反复注射部位会发生严重的坏死以及皮肤、皮下组织和肌肉的继发感染。

脱氧吗啡（"krokodil"）是一种起效迅速，效力为吗啡 8 倍的吗啡衍生物[7-8]。这种药物可由火柴中的红磷加上可待因，结合非处方药物中提取的碘合成的。不幸的是，它经常被其他试剂污染[9]。注射这种"食肉药物"，可以引起对皮肤、血管、骨骼、肌肉的严重损伤，长期使用者可能被截肢[8]。值得注意的是，组织损伤是由碘和磷，以及其他合成后毒物质导致的，并不是阿片本身[10]。

蛋白同化类固醇

蛋白同化类固醇（anabolic steroids）能促进骨骼肌生长和男性征的发育。健美运动员通过口服（氧雄

龙、羟甲烯龙、司坦唑醇）或肌内注射（苯丙酸诺龙、睾酮、勃地酮）此类药物促进肌肉块生长，运动员则用它增强体能。习惯性使用后可能发生精神躯体依赖。

蛋白同化激素滥用的长期并发症还有心血管疾病、肝病，并增加了感染性疾病（因共用针头）的风险。对皮肤的不良反应和其他药物见表 89.2。

表 89.2 药物滥用的皮肤特征

损害类型	用药途径 / 相关药物	其他相关体征
皮肤痕迹	iv	淋巴水肿
皮肤突起的瘢痕	sc 或皮内	淋巴水肿
溃疡	iv/ 可卡因 iv/ 右丙氧芬 sc/ 巴比妥酸盐 sc，im/ 喷他佐辛（± 曲吡那敏）	环状色素沉着带
网状紫癜合并溃疡	嗅吸、iv/ 可卡因掺杂左旋咪唑 烟吸 / 快克可卡因掺杂左旋咪唑	中性粒细胞减少症，白细胞减少症 关节痛，肺动脉出血，癫痫 肾小球肾炎 自身抗体疾病：ANA，ANCA（包括抗 -PR3，弹性蛋白酶），抗 -dsDNA，狼疮抗凝剂
硬化	sc，im/ 喷他佐辛 sc/ 巴比妥酸盐 sc/ 可卡因	
掌指角化过度	烟吸 / 快克	睫毛脱落 手指、手掌线状、环状黑色斑块 唇部切割伤和水疱
鼻部疣	鼻吸 / 可卡因或海洛因	鼻部刺激 鼻中隔穿孔
假性动脉瘤	动脉注射	瘀点 / 紫癜 局部化脓 外周脉搏减弱
蜂窝织炎	iv，sc，皮内	骨髓炎和化脓性关节炎
皮肤假单胞菌感染	iv，sc，皮内 / 海洛因 sc/ 喷他佐辛 ± 曲吡那敏	毛囊炎
创伤性肉毒中毒（肉毒梭状芽胞杆菌，尤其是 A 型）	im，sc/ 黑焦油海洛因或掺奎宁的海洛因	淋巴水肿 皮肤突起的瘢痕
表皮剥脱及自发性溃疡	去氧麻黄碱	干燥皮革样皮肤 鼻部干燥发红 龋齿 / 牙齿脱落 体重减轻 妄想狂
蚁走感或寄生虫病妄想	可卡因（长期） 去氧麻黄碱	
瘙痒	海洛因 可卡因（长期） 去氧麻黄碱	海洛因： 面红 假性黑棘皮病
丘疹脓疱性痤疮样皮疹	MDMA（摇头丸）	
寻常痤疮	蛋白同化类固醇	皮肤粗糙 多毛症 男性型及女性型脱发 女性毛发生长增加 男乳女化 睾丸萎缩
	去氧麻黄碱 大麻	阴蒂肥大 表皮剥脱
鼻周、口周刺激性皮炎	鼻吸挥发性溶剂及吸入型制剂	

ANA，抗核抗体；ANCA，抗中性粒细胞胞质抗体；ds，双链；im，肌内注射；iv，静脉注射；MDMA，甲烯二氧甲苯丙胺；PR3，蛋白酶 3；sc，皮下注射

成瘾的病理生理学

使用成瘾性毒品可以在大脑的伏核及其他与调节奖赏愉快反应有关的中脑边缘系统直接或间接增强多巴胺活性，也包括额叶皮质和前扣带区，可能在毒品使用的动机、渴望和强制性行为方面发挥一定作用。磁共振成像研究显示可卡因成瘾以及海洛因成瘾者额叶体积进行性缩小，促进无限制的行为反应。

流行病学

据估计，在全球范围内，2012 年有约 2.5 亿人，相当于全世界 15 ~ 64 岁人口的 4% ~ 5%，在一年内至少使用过一次非法药物[11]。药物滥用是高收入国和低收入国均存在的普遍现象（图 89.1）。根据药物使用和健康的国家调查显示，在 2015 年，有 2710 万 12 岁或 12 岁以上的美国人（在过去的 1 个月）是非法吸毒者，约占总人口的 10%。

临床特征

瘢痕

静脉吸毒者有许多可识别的皮肤表现，通过这些特征可以辨识出他们使用违禁毒品的习惯[12]。其中最明显的是"皮肤痕迹"，表现为因反复进行无消毒措施的注射以及注射刺激性毒品和掺杂物所导致的静脉瘢痕和色素沉着（图 89.2）；静脉吸毒者早期皮损包括沿肢体静脉分布的穿刺痕迹、结痂性损害和瘀斑[5]。通常，手臂静脉最早用于注射，当出现瘢痕后，接着会使用手、指（趾）、腕、下肢、颈、腋部血管，甚至任何可见的静脉或可触及的动脉[12]。胃肠外吸毒者更多地在腿、足和腹股沟部位进行注射，以避免暴露部位的瘢痕。

组织损伤发生于皮内或皮下注射部位以及静脉注射后意外漏出的部位。如果找不到明显的血管时，毒品常被注射入皮下和真皮内[5]，其结果便是形成凹陷、不规则、环形的白色瘢痕（图 89.3）。有些成瘾者还可形成坚硬的肥大性瘢痕或瘢痕疙瘩[12]。一些吸毒者找不到完整静脉时，也可能将粉末状毒品抹入用刀片或小刀切开的切口中。

掺杂物如乳糖、甘露醇、葡萄糖、小苏打和面粉等常常用于稀释海洛因和其他粉末状毒品[12]。许多掺杂物，特别是奎宁和葡萄糖具有较强的致硬化作用，比纯海洛因对组织的损伤更大[1]。奎宁是很常用的掺杂物，其苦味与海洛因类似，并且能够强化麻醉剂的欣快感。奎宁对淋巴系统具有破坏性，反复注射可导致慢性、非凹陷性手部水肿。混合左旋咪唑的可卡因可导致网状紫癜和皮肤坏死（见下文）。

注射右丙氧芬很容易引起血栓性静脉炎和皮肤坏死，即使最坚定的吸毒者在使用数周后也会停止（见表 89.2）[5]。可卡因可引起显著的血管收缩，甚至在吸入精制可卡因后，皮肤和肌肉会发生梗死。碱性的

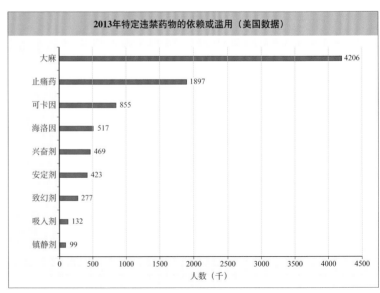

图 89.1 2013 年特定违禁药物的依赖或滥用（美国数据）。对 12 岁及以上人群的估计。致幻剂包括 MDMA（摇头丸）、麦角酸（LSD）和苯环利定（PCP）。www.drugabuse.gov/publications/drugfacts/nationwide-trends.

2013年特定违禁药物的依赖或滥用（美国数据）

药物	人数（千）
大麻	4206
止痛药	1897
可卡因	855
海洛因	517
兴奋剂	469
安定剂	423
致幻剂	277
吸入剂	132
镇静剂	99

人数（千）

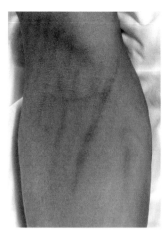

图89.2　静脉药物滥用者注射部位（"皮肤痕迹"）。由于多次非无菌注射以及注射兴奋剂和掺假剂引起的炎症，静脉出现过度色素沉着和瘢痕

巴比妥酸盐注射入皮肤会引起坚硬的疼痛性红色斑块，破溃后形成深溃疡并继发感染。抗组胺药曲吡那敏注射剂常与喷他佐辛或其他阿片类毒品联合使用，也可导致组织坏死和溃疡。喷他佐辛注射剂可造成皮肤硬化增厚和大而不规则并深及肌肉的溃疡，愈后形成明显的萎缩（图89.4）[13]。喷他佐辛相关的皮肤硬化在伴有糖尿病的成瘾者中更为常见[13]。

纤维性肌病、关节受限、肌肉挛缩、臂丛神经病、固定性关节强直和化脓性腱鞘炎是皮内和静脉注射吸毒的肌肉骨骼并发症[1]。

细菌感染

除非有计划地定期更换针头，肠道外吸毒者很少使用无菌器械，因此很容易发生感染（表89.3）。皮肤和软组织感染是吸毒者就医或住院最常见的原因[14-16]。127例静脉吸毒者中，41%发生蜂窝织炎，32%出现脓肿伴蜂窝织炎，16%仅发生脓肿，10%出现感染性皮肤溃疡，7%发生坏死性筋膜炎，5.5%发生伴蜂窝织炎的脓毒性静脉炎[16]。蜂窝织炎最常见的表现是红斑、压痛、水肿、坚硬的斑块伴皮温升高（图89.5）。但是早期可能只有明显的压痛和水肿，在深色色素沉着的皮肤，红斑甚至很难识别。对大部分人来说，静脉炎多累及上肢。

与皮肤感染有关的淋巴管炎常见。此外，在注射相关的皮肤感染中，应当考虑到潜在的骨髓炎和化脓性关节炎。一些报告显示多达三分之一伴有皮肤和软组织感染的住院吸毒者经培养确诊存在菌血症[12, 16]。少数患者发生了细菌性心内膜炎，这是静脉吸毒者中最常见的系统性细菌感染，占住院者的5%～8%[17]（见后面讨论）。

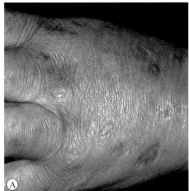

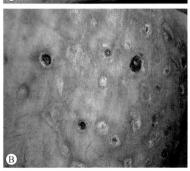

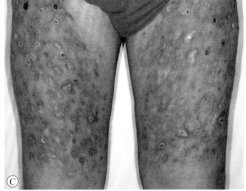

图89.3　"皮下注射麻醉毒品"瘢痕。A～C多处环形凹陷性瘢痕，部分边缘有炎症后色素沉着，溃疡合并圆形出血性结痂。可卡因于大腿部位注射

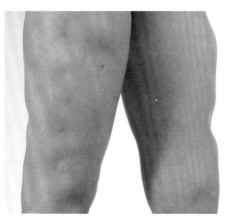

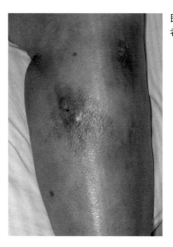

图 89.5　静脉药物滥用者下肢部位的蜂窝织炎

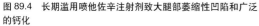

图 89.4　长期滥用喷他佐辛注射剂致大腿部萎缩性凹陷和广泛的钙化

表 89.3　药物滥用的感染性并发症	
感染类型	微生物和（或）相关特征
细菌性	
脓肿和蜂窝炎	<ul><li>金黄色葡萄球菌＞链球菌＞革兰氏阴性杆菌、厌氧菌</li><li>常为多种微生物</li><li>常见淋巴管炎</li><li>梭状芽胞杆菌（如肉毒梭状芽胞杆菌 A 型）感染，使用掺杂的海洛因（如皮下注射"黑焦油"）后发生</li><li>铜绿假单胞菌，注射喷他佐辛 ± 曲吡那敏或海洛因后发生</li><li>腐蚀埃肯菌，注射哌甲酯（特别是注入股三角）后发生</li></ul>
坏死性筋膜炎	<ul><li>60% ～ 85% 的患者有多种微生物感染</li><li>约 10% 的患者有厌氧菌感染</li></ul>
化脓性肌炎	
化脓性血栓性静脉炎	<ul><li>与心内膜炎或肺栓塞有关</li></ul>
化脓性关节炎	<ul><li>增加革兰氏阴性细菌（特别是假单胞菌）感染的可能性</li></ul>
骨髓炎	<ul><li>在波特瘤，额窦炎导致额窦骨骼骨髓炎和帽状腱膜下脓肿，可能并发硬膜外脓肿</li></ul>
心内膜炎	<ul><li>金黄色葡萄球菌＞草绿色链球菌＞革兰氏阴性菌（如假单胞菌），多种微生物感染</li><li>常为右心（如三尖瓣）受累</li></ul>
真菌性	
念珠菌病	<ul><li>弥漫性念珠菌病伴化脓性毛囊炎，与注射棕色海洛因相关</li><li>化脓性关节炎、骨髓炎、心内膜炎（近平滑念珠菌、热带念珠菌）、败血症（"真菌血症综合征"）</li></ul>
曲霉病	<ul><li>因污染的大麻发生肺部感染</li><li>可能播散并发生心内膜炎</li></ul>
接合菌病	<ul><li>蜂窝织炎性斑块或坏死性脓肿</li></ul>
病毒性	
肝炎	<ul><li>乙肝病毒感染可能与抗原血症期间的免疫复合物性疾病相关（如关节炎、荨麻疹性血管炎）</li><li>共用注射器／针头致丙型肝炎占美国新发病例的半数以上</li></ul>
HIV	

　　街头海洛因的细菌谱与导致静脉吸毒者感染的细菌谱不一致[18]。蜂窝织炎最常由金黄色葡萄球菌引起，链球菌次之[16-17]。但是，仍需进行细菌培养和药敏试验以明确皮肤感染是由于革兰氏阴性菌、厌氧菌或不常见的微生物引起，并确定最有效的抗菌治疗方案[18]。联合使用曲吡那敏和喷他佐辛可能促使铜绿假单胞菌选择

性生存，使用掺杂奎宁的海洛因容易发生梭状芽胞杆菌感染。

A 型肉毒杆菌导致的创面肉毒中毒几乎只发生在吸毒者中[19]。这种特殊感染与肠道外注射用药特别是皮下注射黑色海洛因有关。黑色海洛因的颜色是因为生产纯度不够以及掺杂物造成。黑色海洛因容易吸潮，含水量较高，因此容易滋生微生物[20]。索德里梭菌感染变现为中毒性休克综合征，A 型诺维梭状芽孢菌是血管外注射海洛因者暴发严重感染的原因，死亡率很高[21-22]。

加热被污染的海洛因不能破坏肉毒杆菌的孢子，它们被接种入皮下组织、出芽并产生毒素[20]。早期常有疼痛、压痛和肿胀，但较少出现蜂窝织炎或脓肿。在鼻吸可卡因者中，可出现鼻中隔或鼻旁窦感染。肉毒素中毒会引起急性常常是下行性、对称性的迟缓性瘫痪，伴眼肌麻痹、上睑下垂或其他脑神经功能障碍。常规的肌电图检查可以支持诊断。治疗包括大剂量青霉素、抗毒素和呼吸支持。

除经常吸毒及不卫生的操作外，皮下注射毒品的风靡导致注射吸毒者中脓肿发生率增加，这些促进风险的因素包括"皮肤爆裂"，注射快速（是可卡因和海洛因的混合物，注射后会导致软组织缺血）[23]，HIV 感染，以及导入（用血液重新填充注射器，然后再注射以确保没有药物残留）[24-25]。皮下注射毒品所致脓肿常呈深在、分叶伴广泛坏死，需要外科探查与清创。表浅的脓肿常自行破溃，留下穿孔状溃疡。超过 50% 的患者培养出单一病原菌，33% ～ 45% 患者超过一种病原菌[16]。发热和白细胞增多对于判断严重程度不是特别可靠，因为分别有 50% 和 57% 的患者无此表现[16]。从脓肿中可培养出任何细菌，最常见的是金黄色葡萄球菌（20% ～ 60%）、链球菌属（25%）和革兰氏阴性杆菌（最高占 25%）。厌氧菌也常见，特别是在多种微生物感染时。一项研究显示三分之二的脓肿中发现了厌氧菌，其中三分之一是培养出的唯一细菌[26]。腐蚀埃肯菌，一种口腔菌群，已从一些注射哌甲酯导致的脓肿中培养出来。奇怪的是，一些脓肿发生于患者停止吸毒数月后。

伴发骨髓炎的患者，脓肿可以与下面的骨骼相连。静脉吸毒者中，急、慢性骨髓炎可以由周围相邻的软组织感染、细菌血行播散或针头的直接穿刺伤发展而来。任何治疗软组织感染后仍持续疼痛、软组织感染反复发生或使用适当的抗生素治疗疗效不佳者，均应考虑骨髓炎的可能。有时，化脓性关节炎会发生于一些不常见的

部位，例如胸锁关节，通过颈静脉传播[27-28]。

颈部脓肿常发生在颈前三角，可以引起危及生命的并发症，如纵隔炎、纵隔积气、气道阻塞、颈内静脉血栓形成及感染播散至颈动脉鞘。腹股沟脓肿可以仅有压痛和水肿。脓肿可以广泛而深在，特别是起源于股三角时。

磁共振成像在显示皮肤、关节或腱鞘积液积脓方面优于 CT，但二者在确定深部和腹股沟脓肿方面价值相同[29]。伴或不伴肌炎的坏死性筋膜炎都可以表现为红斑（77%）、波动感（20%）、水肿（20%）或硬结（43%），在临床上类似非波动性脓肿，需要广泛的筋膜下清创[30]，认识到这一点是至关重要的。发热和白细胞增多常见。一些患者，仅有肿胀或不明显的蜂窝织炎存在。但是，94% 患者存在与体格检查不平行的严重疼痛[31]。如果这种主诉被忽视或被误解为要求使用毒品，结果会很糟糕。

值得注意的是，坏死性筋膜炎的典型皮肤表现如大疱（3%）、组织捻发音（3%）和皮肤坏死（10%）很少见，仅见于少数患者[30]。因此，对任何伴蜂窝织炎或出现不能解释的严重疼痛的注射者，必须进行手术探查[32]。坏死组织需要进行手术清除（图 89.6）。治疗的患者 75% 会出现感染加重，所以任何坏死组织均应手术清创[32]。60% ～ 85% 的患者可培养出多种微生物，其中 12% 为厌氧菌。对于梭菌属感染，气体的存在并非其独有，因为气性坏疽也能（但不多见）

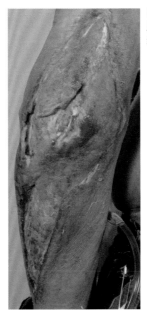

图 89.6 静脉药物滥用者上肢的坏死性筋膜炎和广泛组织坏死。已进行清创术

由其他细菌引起（常见于以下细菌的混合感染：粪肠球菌、大肠杆菌、G 组链球菌、肺炎克雷伯菌、普通变形杆菌、差异柠檬酸杆菌、双道拟杆菌、不解糖消化链球菌或摩氏摩根菌）。

真菌感染

皮肤癣菌病在吸毒者中很常见。20 世纪 80 年代已有报告与注射棕色海洛因相关的播散性念珠菌病，发现该病是由于溶解海洛因的柠檬汁中酵母菌过度生长所致[33]。发病初期患者出现发热、寒战、头痛、肌痛，有时可有黄疸，但在这个阶段，血、尿培养很少有微生物生长。大多数患者最终在毛发区域（头皮、胡须区）出现化脓性毛囊炎和疼痛性结节[33]。皮损类似于细菌性毛囊炎，但氢氧化钾检验和皮损活检标本显示酵母菌的存在[33]。

静脉吸毒是接合菌病的易感因素。接合菌病特征性的皮肤损害是伴有广泛组织坏死的蜂窝织炎性斑块或脓肿。

肉芽肿

注射水合硅酸镁（滑石粉）或淀粉可在静脉壁上、真皮深层和皮下组织产生肉芽肿样反应（图 89.7），表现为坚硬活动的皮肤结节[34]（见第 94 章）。滑石粉是一些麻醉药的主要成分，被碾碎后稀释于液体中，然后注射。滑石粉肉芽肿也可发生在肺、肝、淋巴结、脾和骨髓。皮下注射后可延迟 50 年出现肉芽肿，因为二氧化硅需转化为胶状形式，然后刺激肉芽肿形成[34]。注射致硬化作用的掺杂物和毒品会产生疼痛性炎性结节、形成溃疡，愈合后遗留表皮色素改变、真皮和皮下组织木样硬化以及瘢痕性收缩。

黏膜损害

鼻吸可卡因可致鼻黏膜红斑、刺激、嗅觉缺失和鼻炎，引起鼻出血、鼻中隔穿孔和溶骨性鼻窦炎。鼻疣（鼻吸毒者疣）也会在可卡因吸毒者中爆发。较少见的情况下，鼻吸海洛因可导致这些表现。已有报道

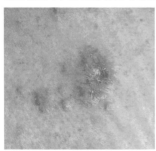

图 89.7 掺杂海洛因皮下注射部位异物肉芽肿形成的丘疹

鼻吸可卡因者出现包括鼻塌陷、鼻中隔穿孔、上颚收缩和咽壁溃疡综合征。在快克可卡因成瘾者中，有人注意到玻璃或金属烟斗造成唇部的切割伤和水疱，可卡因滥用者的其他表现还有味觉缺失、口臭和反复咂嘴。海洛因或安非他明滥用者[12]的唇黏膜可变得干燥。使用安非他明也可引起味觉障碍和口腔干燥。有报道男性将可卡因粉置于其龟头上以延迟射精；也有女性将可卡因擦于其生殖器上来增强快感。这些做法可导致阴茎异常勃起、刺激性龟炎甚至溃疡。阴茎溃疡是将海洛因注射入勃起静脉后形成。

硬核毒品使用者因卫生条件恶劣，常有明显的牙齿和齿龈疾病（图 89.8）。槟榔种子（槟榔子）含有麻醉性兴奋剂，东南亚的某些地方有习惯性嚼食这种果子的习惯，它可使牙齿染色，并与口腔白斑和黏膜下纤维化有关。在一些非洲和中东国家，有口嚼阿拉伯茶树叶成瘾的习惯，这种树叶含生物碱样的卡西酮，大约 20% 的使用者会产生口腔角化性白色损害。

由于结膜血管注射导致的红眼或"充血的"眼睛见于使用大麻及可卡因或苯环利定（phencyclidine，PCP）使用者。反复经鼻吸入挥发性溶剂和吸入剂如胶水、打火机液、丁烷气、油漆稀释剂、气溶胶喷雾、洗涤液和喷雾剂，会引起鼻、唇、口周和鼻周的刺激性皮炎（鼻吸毒者皮疹）。皮损可表现为散在的丘疹或糜烂，常与痤疮混淆。

烧伤

在精神状态不稳定的成瘾者中，烧伤并不少见，包括火柴、香烟、随身用具以及在烹饪中与火接触时产生的烧伤。香烟烧伤，最常见于手指和胸骨，由吸烟者在失去知觉前就拿着点燃的香烟或正在吸烟造成[12]。项链征由烟灰引起，是吸烟者睡着时烟灰落在颈部形

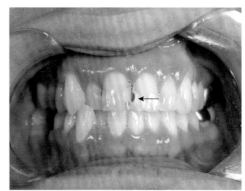

图 89.8 龋齿是硬核药物成瘾者的常见表现（箭头所示）。"甲口"用来描述滥用甲基苯丙胺者

成。烟吸快克可卡因时上升的热蒸气可造成睫毛、眉毛烧焦导致睫毛脱落。快克成瘾者手指和手掌可见线状和环状黑色斑块。

溃疡

正如以上描述过的，溃疡可能是毒品对皮肤、深部组织或血管的直接损伤造成，也可能是意外或偶然的创伤或感染引起。当其他静脉通路完全闭塞，毒品成瘾者可能会试图持续使用肉芽组织丰富的毛细血管网注射海洛因或其他毒品，从而导致慢性、不愈合的溃疡，称为"射手之斑"[35]。

蚁走感

长期使用可卡因可产生蚁走感、触觉幻觉，此时患者感觉到虫子在其皮肤或皮下爬行（"可卡因虫"）[5]。反复、固定地在皮肤上捉虫导致的面部和四肢表皮剥脱及毁容性皮肤溃疡常见于去氧麻黄碱滥用者。并非罕见的是这些人也感觉到虫子在其皮下爬行，因此对于任何表现为寄生虫病妄想以及神经性表皮剥脱者，应当考虑到滥用可卡因或结晶型去氧麻黄碱的可能（图89.9）。结晶型去氧麻黄碱滥用的其他体征还有：皮肤干燥、伴苔藓样变的瘙痒、不愉快的皮肤异味、红色干燥的鼻子、多汗、体重减轻、早老、龋齿、攻击性行为和偏执狂。痤疮（特别是人工痤疮）也有报道。

其他皮肤表现

由止血带压力造成的环形色素沉着条带常见于深色皮肤的静脉吸毒者中。"烟灰文身"是注射燃烧后针头上残余的碳造成的[5]。手指和手掌的过度角化常见于快克可卡因重度成瘾者。有时在注射部位可见到外伤性大疱。压力性红斑、大疱和溃疡（图89.10）见于过量使用巴比妥或其他镇静性药物后昏睡的患者（见第33章）。

长期联合使用可卡因和吸入大麻常导致皮肤剧烈瘙痒，由海洛因导致的欣快感常常伴随着皮肤发红和瘙痒、口干、眼睛潮湿和鼻漏。在海洛因使用后欣性、特别是生殖器的瘙痒称为"高潮痒"。

多汗是安非他明或LSD的常见副反应。吸入LSD后30～90 min，使用者可感受到多种情绪并伴有出汗、体温升高、口干、震颤和瞳孔散大。毛发竖立、感觉异常和面红是LSD中毒的躯体期表现，而假性幻觉和共感觉发生于认知期。错觉和视幻觉见于更大剂量时。感觉迟钝是使用小剂量PCP的常见表现。

有一些零星的报道，习惯性MDMA（摇头丸）滥用者面部出现的脓丘疹、痤疮样皮疹等可能预示发生

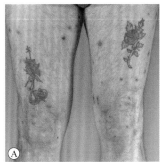

图89.9 可卡因成瘾者多处擦伤。A，B.患者皮肤出现"蚁走感"

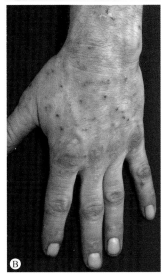

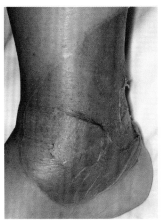

图89.10 昏迷性大疱。巴比妥酸盐过量导致长时间昏迷所致大疱合并内踝糜烂

严重副反应的风险增高，如肝损害。一些患者外用甲硝唑对皮疹有效[36]。另有个案报道大麻可加重痤疮和其他皮疹。在蛋白同化类固醇滥用者中痤疮很常见，可见轻度痤疮到囊肿性痤疮等，躯干部位更明显。蛋

白同化类固醇滥用者的其他表现还包括头发和皮肤油腻、男性和女性型脱发、女性毛发生长、皮肤粗糙（见表89.2）。如果吸毒者停止吸毒，多数皮肤表现是可逆的，但有一些是永久性的。

药物引起的反应

对药物超敏反应（特别是麻疹样皮疹）、荨麻疹（阿片类、巴比妥类、安非他明、大麻）、大疱型皮疹、固定型药疹、小血管炎、Steven-Johnson 综合征和中毒性表皮坏死松解症在违禁药物使用者中比普通人群更常见（表89.4）。在一项研究中，皮肤划痕症见于25%毒品过量导致的昏睡患者。同样的毒品所致的荨麻疹可引起血管性水肿。皮肤黏膜的色素沉着斑在固定型药疹的成瘾者中可能很广泛。

血管损害

最常见的血管损害是注射部位的瘀斑甚至血肿。瘀点可能发生在远离止血带的部位。手部血管损害常见，表现为颜色改变、水肿和温度低等特征。严重的动脉收缩或栓子可致坏疽和指（趾）或肢体丧失。严重灼痛常发生在动脉内自行注射毒品后，数小时后随之出现受累肢体水肿。虽然外周脉搏仍然有力，也可发生发绀和网状青斑。病变可发展为局部坏死，最严重者可发生远端坏死。缺血和溃疡在注射以下药物后发生：替马西泮（桡动脉注射后100%发生）、巴比妥类、可卡因、海洛因、喷他佐辛、地西泮、安非他明、硫喷妥钠[18]。有报道表明意外或故意在桡动脉注射毒品后的其他表现有：紫癜性或脓疱性结节，有人认为是栓塞的结果（图89.11）。

化脓性血栓性静脉炎会引起肢体压痛、肿胀，伴或不伴红斑。当受累静脉比较表浅时，为压痛的索条状改变，但深静脉的血栓性静脉炎很容易被误诊为蜂窝织炎或脓肿，二者都可以是相关的并发症。深静脉血栓形成可通过多普勒超声检查明确诊断。

假性动脉瘤由动脉内注射毒品时的感染性损伤引起（"击打小手指"），最常见于腹股沟，其次为四肢，股动脉最近的股静脉注射（失误粗心导致）[37]。典型皮损为弥漫硬化的压痛性搏动性包块，伴外周脉搏的弥散（50%～60%）或减弱（25%），常见局部化脓、瘀点和紫癜。半数患者仅使用抗生素皮损即可消退，但大范围的损害需要结扎近端血管、切除假性动脉瘤和适当引流。否则会有因坏死引起破裂的危险。真菌性动脉瘤见于15%～25%的感染性心内膜炎患者，最常发生于股动脉。这些动脉瘤需要立即手术。

感染性心内膜炎应排除在静脉吸毒者菌血症之外，

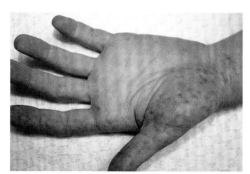

图 89.11　动脉内注射后药物碎屑栓塞致手掌紫癜性丘疹（Courtesy, Jean L Bolognia, MD.）

表 89.4　药物所致皮肤反应	阿片	巴比妥酸盐	安非他明	可卡因	大麻
麻疹样皮疹	√	√	√		√
大疱性皮疹	√	√		√	
固定型药疹	√	√	√		√*
小血管的血管炎	√	√	√	√	
Steven-Johnson 综合征	√	√	√*	√	
中毒性表皮坏死松解症	√	√	√*		
荨麻疹	√	√	√	√	
急性泛发性发疹性脓疱病	√*			√	√*
合并网状型紫癜的血管病变				√†	
* 单独病例					
† 掺杂左旋咪唑					

大多数患者是由于金黄色葡萄球菌感染引起的，70%患者三尖瓣受累。症状包括咳嗽、呼吸困难、发热和胸痛。死亡率低于5%，但在HIV感染者中死亡率较高[38-39]。左心受累可导致大脑和脾脓肿，以及一些皮肤体征：结膜出血、裂片型出血、詹韦病灶、Osler结节和化脓性、缺血性或坏死性病灶。与静脉注射药物相关的感染性心内膜炎是多种微生物感染性心内膜炎中的少见类型[27, 38-39]。

除了动脉性疾病（见上文），可卡因还可致**浅表或深部静脉血栓**。治疗包括注射抗生素、卧床休息、抬高患肢和抗凝治疗。但是，必须注意排除可致出血的真菌性动脉瘤，特别是进行抗凝治疗的患者。已有报道注射可卡因引起远端血栓形成广泛的大腿梗死性损害、肝炎与肾小球肾炎。也有报道主动脉血栓或夹层形成、急性动脉供血不足和肠缺血[37]。掺有左旋咪唑的可卡因与中性粒细胞减少症和网状紫癜相关，可引起坏死（图89.12）[40-42]。组织病理学检查显示真皮内微血栓，会有时合并白细胞碎裂性血管炎（图89.13）。患者会检测出抗中性粒细胞胞质抗体或抗磷脂抗体，同时C蛋白和S蛋白水平降低。尽管左旋咪唑可以在尿液中被检测出，但是它的半衰期只有5～6 h。尽管如此，在吸毒用具上仍然能检测出左旋咪唑。

有报道一例乙肝病毒感染者出现与动静脉瘘相关的血管瘤样结节（假性卡波西肉瘤），这可能是海洛因成瘾者的一个并发症[43]。此外，可触及的紫癜和疼痛性结节可以是乙肝、丙肝病毒感染或某种药物引起的中小血管炎的皮肤表现。手指血管的反复损伤和感染可能导致类似掌腱膜挛缩症的不可逆性挛缩（指屈曲）。

系统性并发症

药物滥用人群的主要死因是感染性心内膜炎（上文已述），估计其发病率是每年每1000个注射吸毒者中1.5～3.3例[27]。伴感染性心内膜炎的静脉吸毒者中HIV感染率很高，为40%～90%。美国疾病控制与预防中心估计，美国三分之一的艾滋病患者均与注射吸毒或与注射吸毒者有性行为相关（www.cdc.gov）。

注射吸毒者也对其他经血行传播的病毒高度易感，如乙肝和丙肝病毒以及人类嗜T淋巴细胞病毒1型和2型（HTLV-1，HTLV-2）。在美国所有新发丙肝感染患者中大约60%系由与感染者共用注射器和针头所致。在有些吸毒者中，丙肝的传播很快，从开始吸毒的6个月内即发生，三分之一的吸毒者被感染，在2年内，多达90%的人被感染[44]。

由于有多个性伴、卖淫及不使用安全套，吸毒者对所有性传播疾病高度易感。但是，麻醉品滥用常造成非密螺旋体梅毒筛选试验（如VDRL，RPR）假阳性反应。这些患者密螺旋体试验（e.g. MHA-TP，FTA-ABS）则为阴性。已患梅毒的吸毒者，两种试验都呈阳性，但非密螺旋体试验的滴度在治疗后不会很快下降。

可卡因可导致易感者发生硬皮病，或促使病情处于亚临床阶段的患者在更年轻时即发病。但注射可卡因导致的局限性皮肤硬化是可逆的。伴肾和肺疾病的过敏性紫癜、结节性多动脉炎和坏死性血管炎与使用海洛因相关。在伴有慢性引流性皮肤损害的海洛因皮肤注射成瘾者和静脉使用者中，已有淀粉样变致肾病综合征的报道[45]。

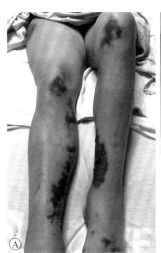
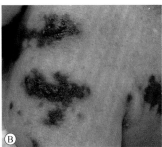
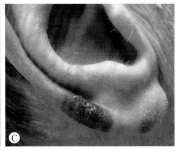

图89.12　掺杂左旋咪唑的可卡因引起的网状性紫癜-临床特征。A，B. 两例患者腿和胳膊的多处网状性紫癜，**C.** 耳垂是网状性紫癜的常见部位，之前在讲述左旋咪唑副作用时提过。在美国，高达70%可卡因掺杂左旋咪唑，小于3%的海洛因掺杂左旋咪唑（A，Courtesy，Boni Elewski，MD and India Hill，MD；B，C，Courtesy，Jeffrey P Callen，MD.）

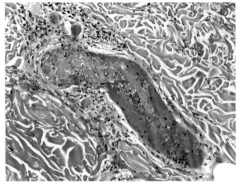

图 89.13 掺杂左旋咪唑的可卡因引起的血管病变——组织病理学特征。 通常微静脉血栓和白细胞碎裂性血管炎共存（Courtesy，Luis Requena，MD.）

表 89.5	药物成瘾的治疗
药物	**治疗**
阿片	• 药物解毒 　– 办公室中进行（如于纳曲酮后服用丁丙诺啡 /纳洛酮） 　– 住院（如可乐定＋纳洛酮 / 丁丙诺啡＋纳曲酮） • 维持治疗 　– 激动剂（美沙酮、美沙朵 *） 　– 部分激动剂（长效丁丙诺啡） 　– 拮抗剂（纳曲酮，包括长效型） • 其他方法（咨询、心理治疗、针灸）
可卡因	• 药物康复 • 抗惊厥药（如托吡酯），抗抑郁药（如安非他酮，文拉法辛），苯二氮䓬类，多巴胺激动剂 /再摄取抑制剂†（如金刚烷胺、溴隐亭），心得安，CNS 刺激药（如莫达非尼），GABA$_B$ 受体激动剂（如巴氯芬），N- 乙酰半胱氨酸，双硫仑
安非他明	• 药物康复 • 抗抑郁药（如安非他酮，米氮平），莫达非尼，甲硫哒嗪，纳洛酮，抗精神病药（如利培酮）

* 由于具有致心律失常的危险，已经从美国市场撤出
† 迄今尚无有益的统计学证据
GABA，γ- 氨基丁酸

治疗

　　详细讨论药物成瘾的治疗超出了本章的范围。治疗方法列于表 89.5，并在有关文献中讨论[46]。当为可疑的药物成瘾者提供医疗服务时，应当记住，甚至让患者承认使用违禁药品都是困难的，因为患者要承担被医务人员公开或隐藏的排斥及非难的风险。

　　治疗皮肤感染时应该依据微生物培养及药敏试验选择敏感的抗生素。由于社区获得性耐甲氧西林金黄色葡萄球菌（MRSA）的出现，对皮损和创面进行适当的细菌培养与过去相比显得更加必要。应当采用针对金黄色葡萄球菌的广谱抗生素治疗直至获得抗生素敏感试验的结果。蜂窝织炎的治疗包括上夹板、抬高患肢以及静脉用抗生素。对于手部感染，推荐使用万古霉素或利奈唑酮（针对 MRSA）以及克林霉素（针对厌氧菌），同时应考虑到感染可能导致肢体丧失或危及生命。手部感染应当积极治疗，因为这类患者有 10% 最终截指或截肢[18]。

　　即使手术加上积极的药物治疗，吸毒者中坏死性筋膜炎的死亡率也有大约 20%，另有 18% 必须截肢[30]。有报道，按照以下方案治疗，死亡率从 27% 降到了 7%。该方案包括积极诊断、静脉用强效广谱抗生素、支持治疗、早期进行创面的筋膜下清创以及 8 ~ 12 h 内随访清创，直到没有进一步形成坏死组织。必要时进行 2 ~ 4 次清创[31]。

　　对大面积溃疡仅仅采用加压包扎治疗而创面不愈合时，必须植皮。一些顽固吸毒者可能通过在植皮处注射或注入真空（VAC）敷料管，从而故意破坏所植皮片[47]。痊愈的注射吸毒者常穿长袖衣服和外套以掩盖他们过去吸毒的皮肤特征，还可能为了消除这些特征而寻求帮助。肥厚性瘢痕可在皮损内注射糖皮质激素以及用脉冲染料激光治疗（见第 98 章）。色素沉着性瘢痕需要使用色素特异性激光和漂白剂，包括氢醌。用透明质酸或脂肪做组织增强可以改善凹陷性瘢痕的外观。对这种瘢痕用低能量可见光激光治疗也有效。

　　（安 倩译 高兴华审校）

参考文献

1. Del Giudice P. Cutaneous complications of intravenous drug abuse. Br J Dermatol 2004;150:1–10.

2. Fischer C, Hatzidimitriou G, Wlos J, et al. Reorganization of ascending 5-HT axon projections in animals previously exposed to the recreational drug (+/–)3,4-methylenedioxymethamphetamine (MDMA, 'ecstasy'). J Neurosci 1995;15:5476–85.

3. Wareing M, Fisk JE, Murphy PN. Working memory deficits in current and previous users of MDMA ('ecstasy'). Br J Psychol 2000;91:181–8.

3a. www.governing.com/gov-data/state-marijuana-laws-map-medical-recreational.html.

4. Ducasse E, Chevalier J, Dasnoy D, et al. Popliteal artery entrapment associated with cannabis arteritis. Eur J Vasc Endovasc Surg 2004;27:327–32.

5. Sim MG, Hulse G, Khong E. Injecting drug use and skin lesions. Aust Fam Physician 2004;33:519–22.

6. Brewer JD, Meves A, Bostwick JM, et al. Cocaine abuse: dermatologic manifestations and therapeutic approaches. J Am Acad Dermatol 2008;59:483–7.

7. Janssen PAJ. A review of the chemical features associated with strong morphine-like activity. Br J Anaesth 1962;34:260–8.

8. Katselou M, Papoutsis I, Nikolaou P, et al. A "krokodil" emerges from the murky waters of addiction. Abuse trends of an old drug. Life Sci 2014;102:81–7.

9. Savchuk SA, Barsegyan SS, Barsegyan IB, Kolesov GM.

Chromatographic study of expert and biological samples containing desomorphine. J Anal Chem 2011;63:361–70.

10. Erowid. Desomorphine (krokodil) basics, <https://www.erowid.org/chemicals/desomorphine/desomorphine_basics.shtml>; [accessed 15.06.17].

11. United Nations Office on Drugs and Crime. 2015 World Drug Report, <http://www.unodc.org>; [accessed 15.07.17].

12. Burnett JW. Drug abuse. Cutis 1992;49:307–8.

13. Furner BB. Parenteral pentazocine: cutaneous complications revisited. J Am Acad Dermatol 1990;22:694–5.

14. Orangio GR, Pitlick SD, Della Latta P, et al. Soft tissue infections in parenteral drug abusers. Ann Surg 1984;199:97–100.

15. White AG. Medical disorders in drug addicts: 200 consecutive admissions. J Am Med Assoc 1973;223:1469–71.

16. Hasan SB, Albu E, Gerst PH. Infectious complications in IV drug abusers. Infect Surg 1988;7:218–32.

17. Tuazon CU, Sheagren JN. Staphylococcal endocarditis in parenteral drug abusers: source of the organism. Ann Intern Med 1975;82:788–90.

18. Smith DJ Jr, Busuito MJ, Velanovich V, et al. Drug injection injuries of the upper extremity. Ann Plast Surg 1989;22:19–24.

19. MacDonald KL, Cohen ML, Blake PA. The changing epidemiology of adult botulism in the United States. Am J Epidemiol 1986;124:794–9.

20. Centers for Disease Control and Prevention (CDC). Wound botulism – California, 1995. MMWR Morb Mortal Wkly Rep 1995;44:889–92.

21. Kimura AC, Higa JI, Levin RM, et al. Outbreak of necrotizing fasciitis due to Clostridium sordelli among black-tar heroin users. Clin Infect Dis 2004;38: e87–91.

22. Centers for Disease Control and Prevention (CDC). Update: Clostridium novyi and unexplained illness and death among injecting-drug users – Scotland, Ireland, and England. MMWR Morb Mortal Wkly Rep 2000;49:543–5.

23. Murphy EL, DeVita D, Liu H, et al. Risk factors for skin

and soft-tissue abscesses among injection drug users: a case-control study. Clin Infect Dis 2001;33: 35–40.

24. Spijkerman IJ, van Ameijden EJ, Mientjes GH, et al. Human immunodeficiency virus infection and other risk factors for skin abscesses and endocarditis among injection drug users. J Clin Epidemiol 1996;49:1149–54.

25. Murphy EL, DeVita D, Liu H, et al. Risk factors for skin and soft-tissue abscesses among injection drug users: a case-control study. Clin Infect Dis 2001;33:35–40.

26. Webb D, Thadepalli H. Skin and soft tissue polymicrobial infections from intravenous abuse of drugs. West J Med 1979;130:200–4.

27. Gordon RJ, Lowy FD. Bacterial infections in drug users. N Engl J Med 2005;253:1945–54.

28. Stein MD. Medical complications of intravenous drug use. J Gen Intern Med 1990;5:249–57.

29. Johnston C, Leogan MT. Imaging features of soft-tissue infections and other complications in drug users after direct subcutaneous infection ("skin popping"). AJR Am J Roentgenol 2005;182:1195–202.

30. Callahan TE, Schecter WP, Horn JK. Necrotizing soft tissue infection masquerading as cutaneous abscess following illicit drug injection. Arch Surg 1998;133:812–18.

31. Sudarsky LA, Laschinger JC, Coppa GF, Spencer FC. Improved results from a standardized approach in treating patients with necrotizing fasciitis. Ann Surg 1987;206:661–5.

32. Clark DD. Surgical management of infections and other complications resulting from drug abuse. Arch Surg 1970;101:619 23.

33. Dupont B, Drouhet E. Cutaneous, ocular, and osteoarticular candidiasis in heroin addicts: new clinical and therapeutic aspects in 38 patients. J Infect Dis 1985;152:577–91.

34. Posner DI, Guill MA III. Cutaneous foreign body granulomas associated with intravenous drug abuse. J Am Acad Dermatol 1985;13:869–72.

35. Tice AD. An unusual, non-healing ulcer on the forearm. N Engl J Med 2002;347:1725–6.

36. Wollina U, Kammler HJ, Hasselbarth N, et al. Ecstasy pimples – a new facial dermatosis. Dermatology

1998;197:171–3.

37. Coughlin PA, Mavor AL. Arterial consequences of recreational drug use. Eur J Vasc Endovasc Surg 2006;32:389–96.

38. Hecht SR, Berger M. Right-sided endocarditis in intravenous drug users: prognostic features in 102 episodes. Ann Intern Med 1992;117:560–6.

39. Levine DP, Crane LR, Zervos MJ. Bacteremia in narcotic addicts at the Detroit Medical Center. II. Infectious endocarditis: a prospective comparative study. Rev Infect Dis 1986;8:374–96.

40. Waller JM, Feramisco JD, Alberta-Wszolek L, et al. Cocaine-associated retiform purpura and neutropenia: is levamisole the culprit? J Am Acad Dermatol 2010;63:530–5.

41. Bradford M, Rosenberg B, Moreno J, Dumyati G. Bilateral necrosis of earlobes and cheeks: another complication of cocaine contaminated with levamisole. Ann Intern Med 2010;152:758–9.

42. Walsh NM, Green PJ, Burlingame RW, et al. Cocaine-related retiform purpura: evidence to incriminate the adulterant, levamisole. J Cutan Pathol 2010;37: 1212–19.

43. Fimiani M, Miracco C, Bianciardi S, Andreassi L. Pseudo-Kaposi's sarcoma in a drug addict. Int J Dermatol 1986;25:651–2.

44. Garfein RS, Vlahov D, Galai N, et al. Viral infections in short-term injection drug users: the prevalence of the hepatitis C, hepatitis B, human immunodeficiency, and human T-lymphotropic viruses. Am J Public Health 1996;86:655–61.

45. Neugarten J, Gallo GR, Buxbaum J, et al. Amyloidosis in subcutaneous heroin abusers ("skin poppers' amyloidosis"). Am J Med 1986;81:635–40.

46. National Institute on Drug Abuse. Principles of drug addiction treatment: a research based guide. Publication no. 00–4180. Bethesda: National Institutes of Health; 2000.

47. Williams AM, Southern SJ. Conflicts in the treatment of chronic ulcers in drug addict – case series and discussion. Br J Plast Surg 2005;58:997–9.

Sharon S. Raimer，Lauren Raimer-Goodman，Ben G. Raimer

儿童虐待

同义名： ■ 受虐儿童综合征（battered child syndrome）

要点

■ 躯体虐待的症状包括：无法解释的擦伤；喉、腹、臀、生殖器、下颌、耳部或颈部的损伤，曲线形印记，烟头烫伤或边界清楚的烧伤。

■ 性虐待的症状包括：衰弱，处女膜和肛门边缘延及肛周皮肤的新鲜撕伤或瘢痕。

引言

儿童虐待（child abuse）指发生于儿童的许多非意外性虐待，包括躯体的、感情的性虐待和被忽视。躯体虐待指儿童非意外性损伤，该损伤可以是单次虐待或发生在一段时间内虐待的结果。每 100 个 1 岁以内婴儿中有 2 个、每 100 个 1～5 岁幼儿中有 1 个是被虐待或者被忽视的受害者[1]。根据国家创伤数据库显示：2015 年有 8% 儿童受伤来自于故意伤害，6% 导致儿童死亡[2]。受虐儿童通常年龄低，并且与偶然产生创伤的孩子相比更易产生颅内、胸腹部位损伤[3]。婴儿和低龄儿童受虐的危险性更大，因为他们需要照顾、不能用语言表达而且无自卫能力。

父母可能会将孩子说成难管的儿童，事实上可能的确如此。但是父母却试图用过分和不恰当的手段进行干预。早产婴儿、残疾儿童和有行为问题的儿童受虐风险更高。受虐儿童的父母常在儿童时代也曾受虐待。他们中多数不成熟、依赖性强，与社会格格不入。他们经常不能很好地控制压力，个人或家庭的危机即可引发虐待行为。让所有医生都能识别儿童躯体虐待的特征非常重要，因为虐待常常会反复发生，一个被故意伤害的儿童在将来遭受严重躯体伤害的风险很高。

物质上的忽视是指不为儿童提供生存必备条件，包括营养、衣着、住宿、医疗保健和一个安全、有监护的环境。情感虐待和忽视产生于当父母不能提供孩子成长和发挥其潜能的抚养环境时。

性虐待指在儿童尚不能理解、发育上无准备、不能以知情同意的方式接受和违背社会及法律禁忌的前提下，参与在性活动中。陷于其中的儿童可能是受殴打的胁迫、小恩小惠或道德观的歧引。性虐待可以是攻击性的或非攻击性的。非攻击性的性虐待可能频繁发生，而且经常不被报道，因为通常儿童身上很少或根本没有躯体损伤。另一方面，攻击性性虐待是以躯体损伤和暴力为特征。两类性虐待均可导致儿童严重的心理创伤。

历史

虐待儿童现象一直都存在，但在 1946 年，一位儿科放射学家 John Caffey 博士在儿童虐待的早期医学干预方面颇有研究，他描述了 6 例儿童发生了与创伤明显相关的骨折和硬膜下血肿[5]。以前，该问题的重要性未被普遍认识。直到 1962 年 Kempe 等人将**受虐儿童综合征**一词定义为：不能适当解释的创伤体征，处于愈合不同阶段的多处骨折，和（或）用改善营养或将孩子置于一个有情感支持的环境中，孩子依然无法健康成长[6]。

流行病学

虐待儿童是一个全球性问题，见于所有宗教、种族和任何社会经济水平及不同受教育程度的家庭。在美国，收入低于贫困线 200% 的单亲家庭更可能存在暴力[7]。当家庭中的其他问题如失业、药物滥用、意外怀孕、父母不和等导致家庭成员的压力增大时，更容易发生虐待儿童。男孩比女孩受到严重伤害的危险性更高[1]。

性虐待的虐待者最常见于孩子熟知的人，在许多案例中是生父，继父等其他近亲次之。虽然有报道女孩遭受性虐待的可能性比男孩多 3 倍[8]，但是有许多针对男孩的性虐待没有被发现或报道。流行病学研究表明青春前期发生性虐待的危险性增高。与家庭结构有关的以下特征使性虐待有所增加并且具有统计学意义。这些特征包括家中有继父、孩子与单亲或不与亲生母同住以及孩子的母亲残疾、生病或离家等[8]。

临床特征

躯体虐待

躯体虐待常可从**瘀伤**（瘀斑）（图 90.1）识别，这种瘀伤通常发生于不易意外受伤的部位，最常见于头部和颈

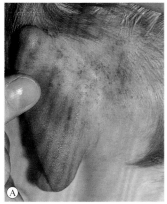
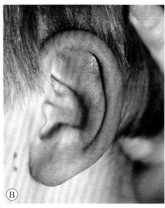
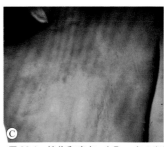

图 90.1　**挫伤和瘀点**。A. B. 一名 6 岁男童耳廓及耳后区域有挫伤和瘀点，与成人掌掴相一致。C. 5 岁男孩背上的皮带和皮带扣擦伤（A，B，From Hobbs CJ，Wynne JM. Physical Signs of Child Abuse. © 2001 WB Saunders.）

部（特别是面部），其次为臀部、躯干和上肢[9]。瘀伤常很大、多处并群集发生。瘀伤的形状有助于确定伤害孩子所使用的工具。线状瘀伤是由诸如棒、杆或皮带等东西殴打孩子造成的。还可见血肿和其下方的外伤性骨折。

环形印记可能是受虐待儿童最具有特征性的单一表现。这种身体上的曲线形印记是由细绳、索带、电线或皮带抽打造成，可以出现在身体任何部位，常常是一边抽打、孩子一边挣扎的结果[10]。

皮带扣可留下特征性与所用皮带扣相配的**皮带扣瘀伤**。皮带扣可造成深在性瘀斑性损伤（见于图 90.1C），并引起其下器官和骨骼的损伤。

掐痕，特别是男孩耳朵或生殖器上的掐痕，提醒医生应注意虐待的可能。初学走路的男孩很少在生殖器上留下跌倒所致的瘀伤。

钝器伤可能是虐待中最严重的一种形式，可以伴有或不伴有皮肤损伤。腹部钝器伤可造成孩子的严重损伤，甚至死亡。用脚猛踢孩子的脊柱或猛击孩子的腹部可致腹腔内器官受损。扇巴掌造成的钝器伤常在孩子的皮肤上留下虐待者的手印。指印之间的毛细血管破裂产生线状瘀伤，勾勒出钝器（手指）的轮廓。

捆绑伤最常见于虐待者感情受伤或是精神病患者。急性捆绑伤引起腕、踝周围软组织水肿，类似绳索烧伤所致发红、发热或瘀伤等表现（图 90.2）。慢性捆绑伤可致炎症后色素沉着。

创伤性脱发是由于用力牵拉头发造成。枕部是最常见的部位。当一大绺头发被猛烈扯下时，其下头皮可出血，继而形成血肿。

人类咬印留下了虐待者无法消除的印记，可用于识别虐待者。成人咬印必须与儿童咬印区别，因为健康的学步儿童可从其他同龄孩子那里获得各种咬印。成人咬伤可通过牙弓的宽度（大于 4 cm）鉴别。人类

咬印与动物咬伤不同，前者产生破碎型损伤，而典型的动物咬伤引起皮肤穿刺伤。

热烧伤是低龄儿童损伤的特殊创伤类型，此类案件中的虐待者很可能有严重的精神障碍。烟头烧伤是最常见的形式，可随机分布在身体各处（图 90.3）。烙印伤也很常见，与被加热物体的形状相同（图 90.4）。浸泡烫伤最常见于婴儿和学步儿童，臀部的烫伤可能与训练婴儿如厕有关。当儿童的臀部对着凉的浴盆或脸盆，而周围的热水烫伤了浸在水中的其余皮肤时，可出现"甜甜圈形无烫伤带"。四肢的浸泡烫伤会留下特征性的"手套、长袜"形分布的烫伤，可见非常明

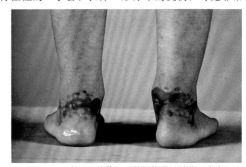

图 90.2　由于踝关节周围的捆绑导致的伤口愈合

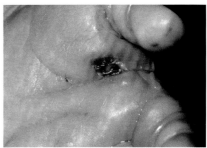

图 90.3　香烟灼伤

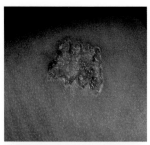

图 90.4　大腿上叉刀烙伤

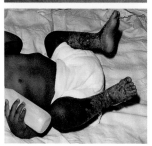

图 90.5　热水浸泡烧伤。注意小腿上清晰的对称的分界线（Courtesy，Leo Litter，MD.）

显的边界（图 90.5）。在非意外烧伤中，孩子的监护人（也可能对烧伤负责）常声称没有目击烧伤事件，反倒是亲戚而非对烧伤负责者带孩子去医院[11]。损伤后未及时寻求医疗处理常见于故意烧伤。

一个儿童可以有多种类型躯体虐待的皮肤体征。这些儿童在就诊时可能已经被严重伤害，如果没有严重损伤，也应当认为处于将要发生严重伤害的危险之中。急性和正在愈合的损伤共存常见于慢性儿童虐待。

强加于其他人的人为障碍，也叫做孟乔森综合征（Munchausen syndrome by proxy），是一种主要影响儿童的不常见虐待。在这种情况下，父母亲或者看护者引起或者假装孩子得病。犯罪者经常是母亲，父亲通常不在或者不参与抚养孩子。皮肤表现发生于大约 9% 病例[12]。

躯体忽视

躯体忽视通常是指旁观者明显可见的许多表现，包括营养、卫生不良，有时是全身健康不良。儿童可能有陈旧未治的损伤、皮炎和皮肤及头发感染等，一般都没有进行必需的儿童免疫接种。

情感剥夺

情感忽视或情感剥夺占高收入国家儿科诊断"**生长发育迟缓**"儿童的至少二分之一。这些儿童在家庭环境中尽管有足够的能量摄入仍然生长发育迟缓；而他们在医院或领养家庭提供的食物和激励下反而能够正常成长。对这类儿童，没有特征性的躯体表现或具有诊断意义的实验室检查。只有排除了生长发育迟缓的其他潜在原因

后，才做此诊断。并且，通常在儿童离开了使他不安的家庭环境后生长发育迅速赶上，才使诊断得到证实。

性虐待

儿童性虐待的诊断主要是基于患者的病史、体检和适当的实验室检验。性虐待发生于青少年的性交易，年轻人为了金钱和价值交换达成性活动的约定，越来越成为全球性的健康危机[12a]。儿童很少捏造性虐待的报告，因此任何这类报告都应该彻底调查。不幸的是，近年来对卷入争夺监护权案件的父母们的错误指控越来越多，这已成为医疗和法律系统的沉重负担。

诊断或具提示性的儿童性虐待体征见表 90.1。当然，性虐待后也可能没有躯体表现。多种儿童猥亵如抚摸、口交等可以不留下躯体表现。即使发生损伤，肛门外生殖器区域的损伤可很快愈合，仅留下轻微的甚至难以检查到的躯体表现[13-14]。一些急性损伤体征包括不能用意外创伤合理解释的生殖器（图 90.6）或肛门的新鲜损伤应提醒医生可能存在性虐待[12]。如果没有外伤或严重便秘的病史，肛裂或瘢痕（见表 90.1）则暗示性虐待[15-16]。

应当充分了解女性儿童生殖器区域正常体征，尚无女婴出生时即无处女膜的报道。对新生儿的研究表明，处女膜前裂隙常见，但后裂隙不常见[13]，因此

表 90.1　**儿童性虐待的体征。**严重便秘儿童也可出现肛裂和肛门周围静脉扩张

诊断
● 处女膜变薄弱伴组织丧失
● 处女膜的新鲜撕伤或瘢痕
● 肛门边缘向外延伸到肛周皮肤
疑诊
● 敞开的处女膜开口
● 处女膜后半部分的缺口或凹陷
● 处女膜前半部分的缺口（如果不对称及伴其他异常）
● 肛裂
● 裂开的肛门括约肌伴黏膜脱垂
● 肛门括约肌松弛伴水肿（"轮胎征"）
● 肛周静脉扩张
● 反射性肛门扩张
● 肛门抽搐

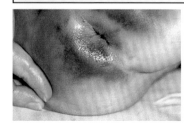

图 90.6　一名受性侵的 2 岁儿童臀部及肛周区域挫伤

提示处女膜穿破的解剖特征有处女膜后缘变窄，小于 1 mm；在 4 点和 8 点方向有完全的处女膜裂隙[14]。精液、精子或酸性磷酸酶提示存在性虐待；非围生期获得性梅毒、淋病或 HIV 感染也暗示有性虐待，但必须排除其他方式的获得性 HIV 感染[13]。有报道围生期获得性沙眼衣原体感染持续时间可长达 28 个月，因此，小于 3 岁的幼童感染这种微生物不是性虐待的决定性证据。

现有证据表明（见第 79 章）儿童的肛门生殖器疣可以是围生期获得性的，可以通过儿童的日常护理传播、其他感染部位自身接种或是性虐待的结果。在多数研究中，3 岁以下患肛门生殖器疣的儿童被确诊为性虐待是不常见的[17]。

鉴别诊断

虽然很难区别儿童虐待与意外伤害，但损伤的分布对鉴别诊断很有帮助。怀疑受虐待的儿童在面颊、躯干、外生殖器和上肢等部位比意外受伤者可见到更多的软组织损伤[9]。Labbe 和 Caouette[18] 对 1467 例正常儿童进行了超过 2000 次皮肤检查，以确定近期皮肤损伤的类型和部位。大多数 9 个月以上儿童至少有一处损伤，通常是瘀伤，但 15 处或更多处损伤罕见。下肢是最常受累的部位。少于 2% 的儿童损伤累及喉、腹部、骨盆和臀部，少于 1% 的儿童下颏、耳部或颈部受累。瘀伤罕见于无独立行动能力的婴儿。因此婴儿的损伤或上述部位的损伤应当怀疑虐待的可能。

有一些疾病特别是皮肤病可能与儿童虐待混淆（表 90.2；图 90.7 和 90.8）。此外，正常的解剖变异也可能误诊为儿童性虐待。25% 的新生女婴在其阴道前庭后部可见一条白线或线状前庭，可能与性虐待造成的瘢痕组织混淆。其他可能与性虐待混淆的疾病列于表 90.3。

评估与处理

当存在任何疑似虐待的皮损时，应当检查儿童的整个体表皮肤以及口腔、直肠和生殖器黏膜。假如父母对孩子的损伤无法解释、相关情况与体格检查不一致、描述的是孩子力所不能的行为、讲述不同的事件经过或修改事件经过等，都应怀疑虐待的可能。应详细记录所有创伤性的皮损。用于评价和处理可疑虐待的常规流程概述于表 90.4。多数国家（包括美国）要求内科医生提供可疑的躯体虐待、忽视和儿童性虐待。法律保护客观提供报告的医务人员。

当一个儿童提供了性虐待的历史，或存在性虐待

表 90.2　类似儿童虐待的疾病	
疾病	**评价**
皮下出血（瘀斑、紫癜）	
因血小板或凝血功能紊乱产生的多发瘀伤	● 最常见于儿童易受伤的部位（如小腿、膝）
Ehlers-Danlos 综合征，尤其是血管型（IV 型）	● 常见于易受伤的部位，特别是小腿
拔罐或刮痧（用硬币摩擦）所致瘀伤	● 主要为来自东南亚的儿童（见第 133 章）
血管炎，尤其是过敏性紫癜和婴儿急性出血性水肿	● 血管炎常见于下肢和臀部；急性出血性水肿常见于面部；伴水肿和关节炎
被误认为瘀伤的皮肤变蓝	
真皮黑素细胞增多症	● 颜色不会进展为绿色或黄色，好发于骶骨前和背部
婴儿血管瘤（深部）或血管畸形	
线状色素沉着	
植物日光性皮炎（见图 90.8A）	
短袜或手套样色素沉着	
误认为非意外烧伤的水疱、大疱或糜烂	
脓疱疮、臁疮、水疱性远端指（趾）炎	
多形红斑、固定型药疹	
大疱性肥大细胞增多症	
刺激性接触性皮炎	● 泻药导致的刺激性接触性皮炎类似于浸渍烫伤，局部应用大蒜或苹果醋引起的化学灼伤（见图 90.7）
节肢动物咬伤反应	
艾灸	● 主要为来自东南亚的儿童（见第 133 章）
Maquas	● 由热的金属烤肉叉或煤引起的小面积烧伤，见于贝都因人、其他阿拉伯人和俄罗斯人的文化中
被发烫的汽车座位或安全带扣灼伤	
遗传病所致皮肤脆弱如先天性大疱性表皮松解症（见第 32 章）和卟啉症（见第 49 章）	
其他	
成骨不全症	● 多种骨折，蓝巩膜
粗毛织物止血带	
自己造成的损伤	

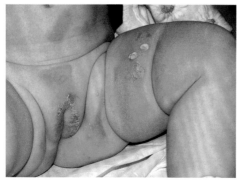

图 90.7　婴儿身上类似虐待儿童的局部外用苹果醋导致的化学
灼伤。注意界限清楚的红斑，边缘有棱角，皮肤褶皱少，伴有
浅表皮肤水疱和脱落

表 90.3　有时被误诊为儿童性虐待的疾病
● 意外损伤
● 由于便秘造成肛门裂口
● 肛周链球菌感染
● 硬化性苔藓（可表现为紫癜或出血性大疱；见图 90.8B）
● 生殖器白癜风
● 局限性外阴大疱性类天疱疮或其他大疱性疾病
● Crohn 病
● 生殖器区域的血管瘤或血管畸形
● 误诊为生殖器疣或肛周疣的疾病
－ 肛周锥形突起（见图 90.8C）
－ 传染性软疣
－ 因大便失禁或尿失禁所致假性疣状丘疹和结节
－ Goltz 综合征的肛周乳头瘤样损害
● 解剖变异如前处女膜裂缝，处女膜开口增大，线状前庭

的特征性躯体表现，应当立即转诊到儿童保护服务机
构。若没有确定的病史或体检发现，对有经验的医务
人员来说，最适当的决定是：不论是否为性虐待，都
应转诊给儿童保护服务机构，因为误诊对于一个家庭
结构的潜在负面影响很大[19]。可能的话应由有经验的
儿科或妇科医生对被怀疑遭受性虐待的儿童进行体检。
考虑到可能给受害儿童造成潜在的创伤，应避免多位

医生进行肛门与生殖器检查。最后，由于性虐待的体
症可能在几天内消失，对儿童应尽快请有经验的医务
人员做评估。

当病史和（或）体检提示有口腔、生殖器或直肠
的接触，应当作相应的培养和血清学检查。如果虐待
发生在检查的 24 h 内，样本也应该收集给法院提供证
据[13]。

图 90.8　可能被误诊为身体虐待或
性虐待的皮肤疾病：A. 一名两岁女
童因植物－日光性皮炎背部有片状
色素沉着，母亲摸孩子时手上拿着
莱姆汁。B. 生殖器硬化性苔藓可能
伴有紫癜或出血性水疱。C. 一在肛
周局部锥形凸起，正好在肛前正中
线上。这一发现在女婴中最常见。
D. 一个年轻女孩上唇上玻璃杯自
吸性紫癜（A, Courtesy, Anthony
J Mancini, MD；B-D, Courtesy,
Julie V Schaffer, MD.）

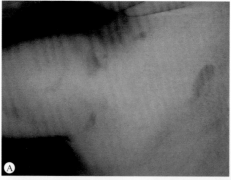

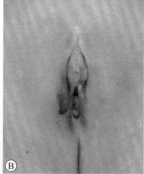

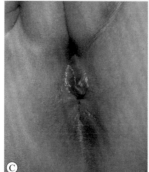

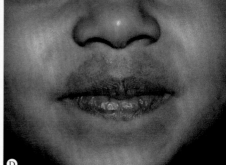

表 90.4　疑似儿童虐待的评价与处理
• 检查整个体表皮肤以及口腔、直肠和生殖器黏膜，估计个别创伤的时间，并发现任何相关的损伤
• 在医疗记录中详细记录任何创伤性皮损的细节
• 可能的时候拍照记录损伤
• 眼底镜检查以发现视网膜出血 *
• 耳镜检查排除鼓室积血
• 做骨骼检查以发现意料之外的骨折，尤其在 5 岁以下儿童
• 治疗急性损伤或感染
• 向当地儿童保护服务机构报告疑似的虐待，先电话、后书面报告
• 当疑似虐待正在调查时，保护儿童避免进一步的伤害
• 对证实的虐待进行长期咨询
* 可继发于头部创伤或剧烈震荡；一个小于 3 岁的小孩出现广泛的双侧视网膜出血则高度提示虐待

所有类型虐待的受害者都可能会经历长期的心理影响。一些儿童退缩并产生无价值感、无助感、绝望感和沮丧感。另一些则表现为攻击性和冲动行为，很容易出现不良行为、药物滥用、旷课或旷工、青春期怀孕、性乱交和卖淫等。受虐儿童成年后更有可能虐待他们的孩子和配偶。因而，应该对受虐儿童提供长期的心理支持。

总之，皮肤科医生可能是最先接诊受虐儿童的医生，因此对于可能的虐待保持警惕、进行适当的文件记录和检验、向相应的权威机构报告非常重要。有必要征募一些有经验的内科医生或妇科医生以提供早期医疗救助并对虐待进行评估。最近，一本由 Hobbs 和 Wynne[20] 完成的图谱提供了许多补充信息和彩色插图。

老人虐待

要点

■ 看护者或者信任者的故意行为，对老年人造成伤害或有产生伤害的高风险构成老人虐待。

■ 看护者不能满足老人的基本需求，或不能保护老人免受伤害也代表老人虐待。

引言

1997 年，代表世界许多国家呼声的"国际防止老人虐待网络"（the International Network for the Prevention of Elder Abuse）建立[21]。在许多国家，不论医疗保健制度还是法律都列入了老人虐待（表 90.5）。大约四分之一的老人处于虐待危险，近 6% 在近几个月中经历了明显的虐待[21-22]。

表 90.5　老人虐待的类型	
躯体虐待	• 使用暴力产生疼痛、伤害或损害 • 滥用药物、限制或监禁
心理虐待	• 使用语言或非语言的手段造成情感上的痛苦
性暴力	• 与成人非经双方同意的性接触
物质剥削	• 资金、资产或产品的无目的使用 • 通过恐吓老人而获得的使用资源的授权
忽视 *	• 照顾者未能满足老人的基本需要或保护老人不受伤害
* 老人自我忽视比老人虐待和被他人忽视更为常见	

老人虐待的危险因素

随着接触机会的增加，冲突和紧张也会增加，共同生活安排是老人虐待的主要危险因素[23]。虐待也发生于居住和护理机构，将近三分之一这样的机构存在虐待暴力[24]。经济虐待更容易发生于独居老人。除此以外，独居老人发生其他形式虐待的风险较低[25]。据报道，痴呆老人与无痴呆的老人相比，前者更频繁地遭受躯体虐待。与社会隔绝也是一个危险因素，受害人比非受害人更可能与朋友和家人隔绝（除了与他们一起居住者）[21]。施虐者的病态特征包括精神病，特别是抑郁和酗酒。此外，施虐者可能严重依赖（比如经济）他们所虐待的老人。在一些案例，虐待的动机是施虐者（尤其是成年后代）希望获得受害者的财产[26-27]。

临床特征与评估

虐待和忽视老人的可能表现列于表 90.6。类似虐待老人可疑指数（Elder Abuse Suspicion Index）的工具不断发展，帮助医生更好判断老人虐待[28, 28a]。不幸的是，受虐老人不总是具有明确提示虐待的表现。相反，老年人常有一些类似虐待的表现，实际上是意外损伤或慢性病的结果[21, 29, 29a]。

如果怀疑有老人虐待，应当将其临床表现的照片和记录放入病历档案中。最好由在老年临床和社会心理方面有丰富经验的专家进行全面评估。不应在可疑施虐者在场时检查患者。应当尽量减少其他医务人员的在场人数，因为许多患者羞于承认他们是遭受虐待的受害者[21]。虽然直接询问关于虐待的事没有不妥，但询问者最好从安全性和居家环境等一般问题开始。建议从谈话中努力诱导出虐待的特点、频率和诱发因素等细节[21]。

医生在与可疑施虐者的互动中必须相当注意。直接面对可疑施虐者的风险之一是可能失去接近被虐待

表 90.6	老人虐待的可能表现
行为观察	<ul><li>退缩</li><li>与谈话对象缺乏眼神交流</li><li>被护理人员当作幼儿对待</li><li>无指定护理人员时表现出功能受损</li></ul>
一般情况	<ul><li>卫生、清洁以及恰当的衣着</li></ul>
皮肤黏膜	<ul><li>皮肤肿胀、其他脱水的体征</li><li>不同阶段的多处瘀伤</li><li>腕、踝皮损提示受到约束</li><li>瘀伤（形态可提示使用的工具）</li><li>褥疮溃疡</li><li>缺乏对已有的皮肤损害的护理</li><li>感染</li><li>浸泡烫伤（长袜/手套样分布）</li></ul>
头颈部	<ul><li>创伤性脱发（根据分布可以与男性型脱发鉴别）</li><li>头皮血肿、裂伤及擦伤</li></ul>
泌尿生殖道	<ul><li>肛门或阴道出血可提示性虐待</li></ul>
肌肉骨骼	<ul><li>检查隐性骨折、疼痛</li><li>观察步态</li><li>无法用已报道的损伤机制解释的骨折</li></ul>

Adapted from Lachs MS, Pillemen K. Elder abuse. Lancet 2004; 364: 1263-72.

老人的机会。如果医生认为有必要会见可疑施虐者，感情移入的、非裁判的方法可能会有所帮助[21]。

老人自我忽视需要关注，更为常见，其发生率是他人虐待的 3 倍以上，在确诊后 1 年内的死亡危险增加 16 倍[30]。CDC 描述其为易受伤害的老人，不能或拒绝满足他们自己的基本生理、情感或社会需求，从而威胁到他们的健康和安全。由于认知和（或）功能损伤，老人自我忽视主要引起不能妥善处理事务及做出决定[30]。

处理

由于老人虐待的发生受许多因素影响，一个由多学科人员组成的团队在处理老人虐待问题时可能是最有效的。这个团队应包括医生、护士、社会工作者、老人关怀律师、成人保护机构和法律执行机构的官员。特殊干预措施的施行取决于受虐者是否愿意接受干预。如果他们愿意接受服务，那么可以提供针对老人虐待的教育，执行安全性计划（如置于一个安全的家庭），将患者及其家庭成员转诊至合适的服务机构。即使受虐者拒绝接受服务，美国多数州法要求医疗服务人员必须上报老人虐待或自虐信息。老人虐待的国家中心网站（www.ncea.acl.gov）提供更多的信息。

总之，皮肤科医生应当对老年患者的受虐症状保持警惕，特别是那些依赖护理人员的老人。皮肤科医生如果见到或认识到虐待体征，就要对这些社会脆弱人群的最初评估过程负有责任。

（张　岚译　高兴华审校）

参考文献

1. U.S. Department of Health and Human Services, Administration for Children and Families, Administration on Children, Youth and Families, Children's Bureau. Child Maltreatment 2014. Washington, DC: U.S. Department of Health and Human Services; 2014. Available at: <www.acf.hhs.gov/sites/default/files/cb/cm2014.pdf>.
2. Nance ML, editor. National Trauma Data Bank 2015: Pediatric Annual Report. Chicago, IL.: American College of Surgeons; 2015. Available from: <www.facs.org/~/media/files/quality%20programs/trauma/ntdb/ntdb%20pediatric%20annual%20report%202015%20final.ashx>.
3. DiScala C, Sege R, Li G, Reece RM. Child abuse and unintentional injuries: a 10-year retrospective. Arch Pediatr Adolesc Med 2000;154:16–22.
4. American Academy of Pediatrics Committee on Child Abuse and Neglect. Guidelines for the evaluation of sexual abuse of children. Pediatrics 1991;87:254–60.
5. Caffey J. Multiple fractures in the long bones of infants suffering from chronic subdural hematoma. Am J Roentgenol Radium Ther 1946;56:163–73.
6. Kempe CH, Silverman FN, Steele BF, et al. The battered child syndrome. JAMA 1962;181:17–24.
7. Berger LM. Income, family characteristics, and physical violence toward children. Child Abuse Negl 2005;29:107–33.
8. Finkelhor D. Epidemiological factors in the clinical identification of child sexual abuse. Child Abuse Negl 1993;17:67–70.
9. Maguire S, Mann MK, Sibert J, Kemp A. Are there patterns of bruising in childhood which are diagnostic or suggestive of abuse? A systematic review. Arch Dis Child 2005;90:182–6.
10. Raimer BG, Raimer SS, Hebeler JR. Cutaneous signs of child abuse. J Am Acad Dermatol 1981;5:203–12.

11. Greenbaum AR, Donne J, Wilson D, Dunn KW. Intentional burn injury: an evidence-based, clinical and forensic review. Burns 2004;30:628–42.
12. Boyd AS, Ritchie C, Likhari S. Munchausen syndrome and Munchausen syndrome by proxy in dermatology. J Am Acad Dermatol 2014;71:376–81.
12a. Moore JL, Kaplan DM, Barron CE. Sex trafficking of minors. Pediatr Clin North Am 2017;64:413–21.
13. Bays J, Chadwick D. Medical diagnosis of the sexually abused child. Child Abuse Negl 1993;17:91–110.
14. Adams JA. Guidelines for medical care of children evaluated for suspected sexual abuse: an update for 2008. Curr Opin Obstet Gynecol 2008;20:435–41.
15. Pierce AM. Anal fissures and anal scars in anal abuse – are they significant? Pediatr Surg Int 2004;20:334–8.
16. Hobbs CJ, Wright CM. Anal signs of child sexual abuse: a case-control study. BMC Pediatr 2014;14:128.
17. Cohen BA, Honig P, Androphy E. Anogenital warts in children. Clinical and virologic evaluation for sexual abuse. Arch Dermatol 1990;126:1575–80.
18. Labbe J, Caouette G. Recent skin injuries in normal children. Pediatrics 2001;108:271–6.
19. Vorenberg E. Diagnosing child abuse. The cost of getting it wrong. Arch Dermatol 1992;128:844–5.
20. Hobbs CJ, Wynne JM. Physical Signs of Child Abuse: A Colour Atlas. 2nd ed. London: WB Saunders; 2001.
21. Lachs MS, Pillemer K. Elder abuse. Lancet 2004;364:1263–72.
22. Acierno R, Hernandez MA, Amstadter AB, et al. Prevalence and correlates of emotional, physical, sexual and financial abuse and potential neglect in the United States: the National Elder Mistreatment Study. Am J Public Health 2010;100:292–7.
23. Cooper C, Selwood A, Livingston G. The prevalence of elder abuse and neglect: a systematic review. Age Ageing 2008;37:151–60.

24. Lachs MS, Williams C, O'Brien S, et al. Risk factors for reported elder abuse and neglect: a nine-year observational cohort study. Gerontologist 1997;37:469–74.
25. Lindbloom EJ, Brandt J, Hough LD, Meadows SE. Elder mistreatment in the nursing home: a systematic review. J Am Med Dir Assoc 2007;8:610–16.
26. Choi NG, Kulick DB, Mayer J. Financial exploitation of elders: analysis of risk factors based on county adult protective services data. J Elder Abuse Negl 1999;10:39–62.
27. Greenberg JR, McKibben M, Raymond JA. Dependent adult children and elder abuse. J Elder Abuse Negl 1990;2:73–86.
28. Yaffe MJ, Wolfson C, Weiss D, Lithwick M. Development and validation of a tool to assist physicians identification of elder abuse: The Elder Abuse Suspicion Index (EASI). J Elder Abuse Negl 2008;20:276–300.
28a. Rosen T, Elman A, Mulcare M, Stern ME. Recognizing and managing elder abuse in the emergency department. Emerg Med 2017;49:200–7.
29. Chang AL, Wong JW, Endo JO, Norman RA. Geriatric Dermatology: Part 2. Risk factors and cutaneous signs of elder mistreatment for the dermatologists. J Am Acad Dermatol 2013;68:533–42.
29a. Danesh MJ, Chang A. The role of the dermatologist in detecting elder abuse and neglect. J Am Acad Dermatol 2015;73:285–93.
30. Hildebrand C, Taylor M, Bradway C. Elder self-neglect: The failure of coping because of cognitive and functional impairments. J Am Assoc Nurse Pract 2014;26:452–62.

第 91 章　组织细胞增生症

Warren T. Goodman，Terry L. Barrett

概述

组织细胞增生症代表一组骨髓中 CD34 阳性前体细胞的增生性疾病。三种重要的皮肤"组织细胞"是：①**朗格汉斯细胞**，可以迁移到皮肤，也可以从皮肤迁移到别处，发挥潜在的抗原提呈细胞（antigen-presenting cell，APC）的作用；②**单核细胞 / 巨噬细胞**（有时称为"真正的"组织细胞），它可以迁移到真皮，也可以从真皮迁移到别处，它的功能是吞噬和抗原提呈；③**真皮树突细胞 / 树突状细胞**，有两个亚型，1 型真皮树突细胞是 XⅢ a 因子阳性，通常位于真皮乳头，而 2 型树突状细胞是 CD34 阳性，通常位于真皮网状层内。1 型树突状细胞可能与吞噬、抗原提呈、炎症、胶原产生和创伤愈合有关，而 2 型树突状细胞的功能不确定。这两型代表髓样树突状细胞，与浆细胞样树突状细胞不同。

这些不同种类的组织细胞的功能异常导致了一组公认的但知之甚少的疾病。多年来，许多组织细胞增生症被冠以许多名字，反映出对这类疾病缺乏理解，对疾病起源难达成统一意见。电子显微镜及免疫组织化学染色的发展为认识本病提供了新视野。目前明确组织细胞增生症是密切相关的疾病，朗格汉斯细胞组织细胞增生症代表了一组疾病，非朗格汉斯细胞组织细胞增生症代表了另外一组疾病。值得注意的是，每组疾病代表一个疾病谱，两组间存在重叠。

这一章节将详细介绍最常见和几种少见的组织细胞增生性疾病（表 91.1），此外，也将介绍少见的恶性

表 91.1　组织细胞增生症的临床特征

组织细胞增生症	好发年龄	最常见的皮肤黏膜部位	其他表现
朗格汉斯细胞组织细胞增生症			
莱特勒-西韦病	0～2 岁	头皮、皱褶部位、躯干	内脏及骨损害
汉-许-克病	2～6 岁	头皮、皱褶部位、躯干、牙龈	尿崩症、骨损害和突眼
嗜酸细胞肉芽肿	7～12 岁	皮损少见	主要累及骨骼
先天性自愈性网状组织细胞增生症（Hashimoto-Pritzker 病）	先天性	广泛分布，局限或单个皮损	自发消退，但儿童应该长期随访
非朗格汉斯细胞组织细胞增生症			
主要累及皮肤，常自行消退			
幼年黄色肉芽肿	0～2 岁	一个到数个皮损 ≥多个 & 广泛分布 头颈部>躯干上部>四肢	罕见眼部及内脏受损；自发消退；伴发 CALM、NF1 和（或）青少年髓单核细胞白血病
良性头部组织细胞增生症	0～3 岁	面颈部>躯干和四肢	通常没有（尿崩症罕见），自发消退
巨细胞网状组织细胞增生症	成人	头部（单发皮损）	无，自发消退
泛发性发疹性组织细胞瘤	<4 岁或 20～50 岁	广泛分布（沿身体轴）	成簇性复发；自发消退
未定类细胞组织细胞增生症	任何年龄	单发或泛发 躯干 & 四肢 > 头 & 颈、生殖器	内脏和骨骼累及少见；可伴发 B 细胞淋巴瘤和白血病
主要累及皮肤，疾病常常持续存在或有进展			
丘疹性黄瘤 *	任何年龄	泛发（散在分布黄色的丘疹、丘疹结节，皱褶部位相对少见）	黏膜受累偶可发生

表 91.1 组织细胞增生症的临床特征（续表）

组织细胞增生症	好发年龄	最常见的皮肤黏膜部位	其他表现
进行性结节性组织细胞瘤 *	任何年龄	泛发（散在分布的黄色丘疹、结节，有时主要累及面部）	可能是丘疹性黄瘤的进行型[83]；可累及黏膜
遗传性进行性黏蛋白性组织细胞增生症 *	儿童或青少年	泛发（肤色至红斑的丘疹和结节）	通常发生于女性；组织学上，除组织细胞外真皮有丰富的黏液
皮肤，通常有系统累及			
渐进性坏死性黄色肉芽肿	17～60 岁	眶周 > 面部其他部位、躯干、四肢	由于浆细胞增生紊乱或淋巴增殖性疾病所致的副球蛋白血症，肝脾大
多中心网状组织细胞增生症	30～50 岁	头；手；肘部（关节上）；黏膜（口腔、鼻咽）	关节炎（常为毁损性）；高达 30% 合并内脏恶性肿瘤
Rosai-Dorfman 病	10～30 岁	眼睑和面颊	部分患者有巨大淋巴结病，发热，高丙球蛋白血症；局限皮肤类型逐渐被认识
播散性黄瘤	任何年龄	皱褶部位至泛发 > 黏膜（口腔及鼻咽）	尿崩症
系统性，很少或罕见累及皮肤			
Erdheim-Chester 病 *	任何年龄，但常见于成人	25% 的患者累及皮肤：眼睑、头皮、颈部、躯干、腋窝（红棕至黄色结节和质硬丘疹）	发热，骨痛（长骨硬化），突眼，尿崩症；累及肺、肾，肾上腺，心（≤ 50%），中枢神经系统，腹膜后腔（纤维化）、睾丸；高死亡率；55% 的患者有 *BRAF* V600E 突变。泡沫样组织细胞伴有小细胞核（CD68⁺，CD163⁺，CD1a⁻）；一些多核组织细胞或 Touton 巨细胞常存在
海蓝组织细胞综合征（海蓝组织细胞增生症）* ● 遗传型 ● 获得型	通常发生于青少年 / 年轻人（遗传型）	皮肤受累少（遗传型）；面部（色素沉着性斑疹和结节）	组织细胞包含胞浆颗粒，May-Gruenwald 染色为天蓝色；多器官受累，可致死
噬血细胞性淋巴组织细胞增生症（HLH；噬血细胞综合征）* ● 原发型（基因型：见表 60.6） – 家族型 HLH‡；Chédiak-Higashi 综合征，Griscelli 综合征 2 型 > Hermansky-Pudlak 2 型；X 连锁淋巴增生性疾病综合征 ● 继发型（获得型） – 感染相关（如：EBV，CMV，登革热） – 恶性肿瘤相关（如：NK/T 细胞淋巴瘤，B 细胞淋巴瘤） – 伴自身免疫结缔组织疾病的巨噬细胞活化综合征（如：sJIA，Still 病，系统性红斑狼疮）	原发：0～2 岁 继发：任何年龄	泛发（紫癜性的斑疹和丘疹、麻疹样皮疹、红皮病，角化性丘疹）或肢端（红斑性斑疹）；恶性肿瘤相关型可表现为皮肤或皮下细胞毒性 NK/T 细胞淋巴瘤；皮肤活检标本很少显示噬血细胞现象	● 检测到基因突变或只要下列 8 条标准中满足 5 条就可以诊断噬血细胞综合征：①发热 > 7 天；②脾大；③血细胞减少；④高甘油三酯血症或低纤维蛋白原血症；⑤噬血细胞现象证据（在骨髓、淋巴结及脾）；⑥自然杀伤细胞活性降低或缺乏；⑦高铁蛋白血症 **；⑧可溶性 CD25 升高，加上继发的感染、恶性肿瘤或自身免疫性结缔组织疾病的证据 ● 某些继发型患者可能是杂合的，因为基因突变导致原发型 HLH ● 有 sJIA 的情况下诊断 MAS 至少需要 2 条实验室标准（血小板减少症、转氨酶升高、白细胞减少、低纤维蛋白原血症）或至少 2 条临床标准（中枢神经系统功能紊乱、出血、肝大）

* 本书未涉及
‡ 在美国，最常因为编码穿孔素（*PRF1*）的基因突变，称为 2 型；其他基因包括 *UNC13D*（3 型）、*STX11*（4 型）、和 *STXBP2*（5 型）。它们的蛋白产物在淋巴细胞毒性方面起到重要作用，包括 NK 细胞毒性颗粒的胞吐作用
** 首要的鉴别诊断是铁过载、Still 病、HIH 或 MAS、感染和恶性肿瘤
CMV，巨细胞病毒；EBV，EB 病毒；sJIA，系统性青少年特发性关节炎

组织细胞增生性疾病及更少见的树突状细胞错构瘤。

朗格汉斯细胞组织细胞增生症

同义名:

- 朗格汉斯细胞组织细胞增生症（Langerhans cell histiocytosis，LCH；组织细胞增生症 I 类，组织细胞增生症 X）包括:
  - 莱特勒-西韦病（Letterer-Siwe disease）
  - 汉-许-克病（Hand-Schüller-Christian disease）
  - 嗜酸细胞肉芽肿（Eosinophilic granuloma）
  - 先天性自愈性网状组织细胞增生症（Hashimoto-Pritzker disease）

要点

- LCH 是克隆增殖性疾病。
- 免疫组化染色示 LCH 细胞 S100 蛋白、CD1a 和 Langerin（CD207）阳性。
- 电镜下可见细胞质内 Birbeck 颗粒。
- 系统表现包括溶骨性损害和尿崩症。

引言

朗格汉斯细胞组织细胞增生症（LCH）是一种朗格汉斯细胞的克隆性增生性疾病，瘤细胞表达免疫标记 S100 蛋白、CD1a、Langerin（CD207），其细胞质内含有 Birbeck 颗粒。LCH 代表了一个疾病谱，历史上为四种不同的疾病但实际上是存在重叠的综合征:

- 莱特勒-西韦病
- 汉-许-克病
- 嗜酸细胞肉芽肿
- 先天性自愈性网状组织细胞增生症（Hashimoto-Pritzker disease）

疾病从轻度到中度，有时无症状，单器官受累到严重、进展性的多系统疾病。

历史

莱特勒-西韦病、汉-许-克病和嗜酸细胞肉芽肿早在 20 世纪就被描述，1953 年，Lichtenstein[1] 把这三种疾病归为一组疾病，称为**组织细胞增生症 X**。20 年后，Hashimoto 和 Pritzker[2] 描述了**先天性自愈性网状组织细胞增生症**。免疫学及超微结构研究证实组织细胞增生症 X 与先天性自愈性网状细胞增生症的病理学细胞与朗格汉斯细胞的关系，为组织细胞协会起草组在 1987 年重新将其分类为"朗格汉斯细胞组织细胞

增生症"提供了基础[3]。

流行病学

LCH 在世界范围内都有发生，虽然可以发生于任何年龄，但最常发生于 1 ~ 3 岁的儿童。报道的 LCH 的发生率有较大的差异。然而，通常被引用的数据是至少每年儿童发病率是百万分之五，成人的发病率可能不到儿童的三分之一。LCH 男孩更常见，男女比例接近 2 : 1，在成人，女性的发生率略微偏高。

一些 LCH 病例表现家族性。一项研究描述了 LCH 在 5 对同卵双生中有 4 对、在 3 对异卵双生中有 1 对同时发病[4]。另外，在 2 个没有双胞胎的家庭中，也存在家族史，其中 1 例明确有血缘关系患者，另 1 例为可能有血缘关系患者。

发病机制

LCH 的发病机制至今仍不清楚。虽然长期认为病毒和免疫学异常是病因，但是现在认为更有可能是后者，特别是皮损内细胞因子水平的升高，发挥着次要作用。2010 年，LCH 标本中检出 *BRAF* V600E 的突变率很高（55% ~ 60%）[5]，此突变在皮肤黑色素瘤及甲状腺乳头样癌中有报道。这一发现强烈提示 LCH 是肿瘤，提高了使用 BRAF 抑制剂治疗该病的可能性。

如前所述，至少小部分的 LCH 显示出遗传性[4]。此外，不同研究者的研究显示所有检测的 LCH 组织中均有克隆性的 CD1a 阳性的组织细胞[6-7]。基于以上的结果以及存在致癌性的 *BRAF* 突变，现在认为 LCH 是一种克隆性的肿瘤疾病。细胞的起源是不成熟的髓系树突状细胞还是成熟的组织中的树突状细胞尚无定论。

临床特征

四种确定的 LCH 亚型临床上有明显的重叠。因此，许多临床专家认识到 LCH 是一种具有临床谱系宽、临床过程变化大的疾病后，不再试图鉴别这几个共同构成 LCH 的综合征之间的不同。根据历史习惯，三个经典亚型和最近认识的先天性自愈性网状组织细胞增生症将在此讨论。

莱特勒-西韦病是 LCH 的急性弥漫形式，为系统受累疾病，几乎都在 2 岁前发生，更常见于 1 岁以内的儿童，皮肤受累发生于大多数患者，表现为头皮、颈部、腋窝、会阴等皱褶部位及躯干的 1 ~ 2 mm 的粉色至肤色的丘疹、脓疱和（或）水疱（图 91.1A，B，C）。少见的皮损拟传染性软疣（图 91.1D）[8]。继发于脓疱的鳞屑和痂壳常见，出血和紫癜也常见（图 91.1E）。皮损倾向于融合，有触痛，特别是当间擦部位

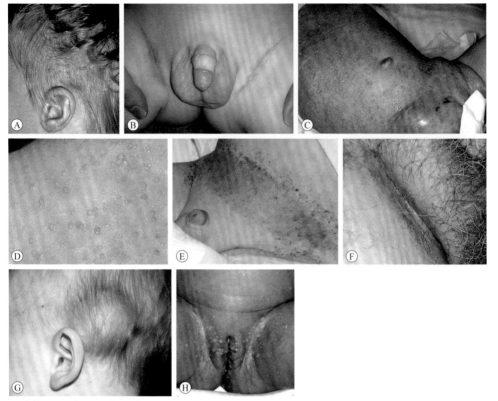

图 91.1 朗格汉斯细胞组织细胞增生症——临床谱。A. 头皮受累最初被诊断为脂溢性皮炎；然而，皮损有更多分散的丘疹及痂壳。B. 粉红色薄的伴皲裂的斑块沿着腹股沟褶皱分布，像脂溢性皮炎。C. 疾病进展期丘疹融合成大的斑块，腹股沟淋巴结肿大明显。D. 浅红至皮色的丘疹，部分皮损中央有脐凹，像传染性软疣。E. 存在瘀点和紫癜性丘疹是诊断的线索。F. 在成人，腹股沟受累的临床表现与婴儿类似。G. 头皮皮下结节累及颅骨为婴儿多系统受累的朗格汉斯细胞组织细胞增生症的最初表现。H. 深肤色患者的丘疹可以是色素减退性的（B，Courtesy，Richard Antaya，MD；D，Courtesy，Kristen Hook，MD；E，G，H，Courtesy，Julie V Schaffer，MD.）

出现皲裂时（图 91.1B，F）。可出现掌跖及甲受累，亦可发生软组织结节（图 91.1G）。在深肤色患者，皮损表现为相对的色素减退（图 91.1H）。皮损通常与脂溢性皮炎、不同形式的尿布皮炎或间擦疹（见图 13.3 和 13.11）、节肢动物叮咬（包括疥螨）和水痘相混淆。

在疾病过程中，许多器官可被克隆性 LCH 细胞浸润。然而，只有当受累器官的关键功能受到影响才会对预后产生显著的影响。肺、肝、淋巴结、骨受累通常发生在疾病进程中的某一点。溶骨性损害疼痛，常多发，最常累及颅骨。偶尔，血液系统受累，血小板减少及贫血预示预后不良。

经典的**汉-许-克病**代表尿崩症、骨损害及突眼三联征。这些患者倾向于慢性、进展性的过程。典型的汉-许-克病起病年龄在 2 ～ 6 岁，患者合并完整三联征少。突眼不常见，通常是疾病后期的发现。大约 30% 的患者会出现皮肤或黏膜的损害，早期皮损与莱特勒-西韦病所见类似，晚期的皮损呈黄瘤样，溃疡性结节可以发生在口腔及生殖器部位，牙齿的过早脱落可能继发于牙龈病变。

至少 80% 的汉-许-克病患者有骨损害，颅骨易受累。慢性中耳炎通常见于这些患者及各种类型的 LCH。尿崩症继发于 LCH 细胞浸润垂体后叶，见于约 30% 的本型患者及通常见于颅骨受累的患者。放射及化学治疗对尿崩症疾病无效，但血管加压素治疗有效。

嗜酸细胞肉芽肿是 LCH 局限型，通常发生于年龄较大的儿童，男多于女。皮肤及黏膜病变罕见，单个无症状性的骨肉芽肿损害是最常见的表现。颅骨最常受累，也可累及肋骨、椎骨、骨盆、肩胛骨及长骨。

自发性骨折或中耳炎可以是本病的首发症状。

先天性自愈性网状组织细胞增生症（Hashimoto-Pritzker 病）是 LCH 的亚型，通常局限于皮肤，能很快消退（图 91.2）。皮疹出生时或出生的头几天内发生，特点为广泛的红色至略带紫棕色的丘疹、结节，有血管外观或类似"蓝莓松饼"斑疹（见第 121 章）。几周或几个月后，皮损结痂和消失。可观察到单个的丘疹或结节（通常糜烂或形成溃疡）和播散性的水疱皮损。口腔黏膜病变和系统受累偶可发生，包括迟发性尿崩症。虽然先天性自愈性网状组织细胞增生症通常是良性自愈性疾病，但由于与其他 LCH 类型的关系，使得判断本病预后时要谨慎，建议长期随访。

成人 LCH 很少见，通常累及皮肤、肺和骨（见图 91.1F）。尿崩症可以发生，而且与儿童一样，通常见于颅骨受累的患者。成人患者很少像经典的莱特勒-西韦病一样有多系统病变，但成人患者疾病常呈进行性加重，特别是骨骼和骨外均有受累时。肺部受累可以独立出现或作为多系统疾病的组成部分，好发于吸烟男性[8a]。

LCH 与恶性肿瘤的关系有两种模式[9]。第一种是 LCH 患者化学治疗、放射治疗或两种治疗后发展为急性白血病和实体肿瘤，恶性肿瘤的发生可能与治疗相关。据报道少数 LCH 患者放射治疗后在放射野内发生皮肤或实体肿瘤（基底细胞癌、骨肉瘤）。

第二种，更加令人感兴趣的联系是 LCH 患者合并恶性血液系统肿瘤的发生率明显升高，包括急性髓系白血病、急性淋巴细胞白血病、慢性粒单核细胞白血病、T 及 B 细胞淋巴瘤。这些恶性肿瘤可以发生于 LCH 之前、同时或在 LCH 诊断后[10]。与治疗相关（通常称为继发）的血液系统恶性肿瘤不同，一些患者显示 LCH 与血液系统恶性肿瘤存在克隆相关，提示可能为共同的肿瘤干细胞起源[11]。

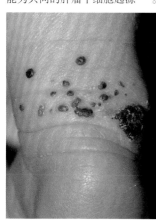

图 91.2 先天性自愈性网状组织细胞增生症（Hashimoto-Prizker 病）。新生儿踝部后侧附着大片出血性的痂壳和成簇的表面结痂的红棕色丘疹（Courtesy, Kristen Hook, MD.）

LCH 患者预后差异非常大。病变累及"危险器官"——血液系统、肝、肺和（或）脾——会大大提高疾病相关死亡的风险。然而对个体而言，单系统或多系统疾病未累及危险器官时死亡率非常低（例如，多系统组小于 5%）。合并血液系统恶性肿瘤、对初始系统治疗的反应是 LCH 重要的预后预测指标。值得注意的是，一项研究显示高风险的 LCH 患者其 CD34 阳性的造血前体细胞有 *BRAF* V600E 的突变，而这个突变在低风险的 LCH 患者仅限于皮损内 CD207 阳性的（Langerin 阳性）的树突状细胞[12]。

病理学

就像 LCH 的临床特征是多变的一样，其组织学表现也是多变的。一个典型的丘疹的组织学表现为真皮乳头的 LCH 细胞增生（图 91.3A）。这些细胞大，直径 $10 \sim 15\,\mu m$，核呈肾形（肾形状）。通常存在郎格汉斯细胞在表皮内浸润，甚至可以看到它们在表皮内聚集（图 91.3B），还可见界面改变。真皮内 LCH 细胞常混合嗜酸性粒细胞、中性粒细胞、淋巴细胞、肥大细胞及浆细胞浸润。继发的特点如结痂、脓疱形成、出血或坏死可能掩盖 LCH 细胞浸润的特征。陈旧的损害不再是增生性的，可以表现为肉芽肿性、黄瘤性或纤维性。

先天性自愈性网状组织细胞增生症的结节性损害的组织学改变可能与 LCH 其他类型相同。但是也有描述其为成片的胞浆丰富的嗜酸性的组织细胞（称作"网状组织细胞"）中混有 LCH 细胞及巨细胞。

在软组织结节或骨病变中，LCH 细胞容易辨认，特别是在增生阶段肿瘤细胞倾向于较大范围的聚集。在这些皮损中，可以看到成片的 LCH 细胞及少量核分裂象。另一方面，陈旧的骨损害可以显示黄瘤性或纤维性改变。如果有可能应该取早期损害活检。

朗格汉斯细胞起源于骨髓（见第 4 章），克隆性 LCH 细胞与朗格汉斯细胞有相似的但并不完全一样的免疫表型。与朗格汉斯细胞一样，LCH 细胞免疫组化染色 S100 蛋白、CD1a、Langerin（CD207）阳性（表 91.2），但不表达ⅩⅢa 因子（1 型真皮树突状细胞的标记）或经典的巨噬/单核细胞标记，如 CD68，CD163 或 HAM56（图 91.4）。与正常朗格汉斯细胞相反，LCH 细胞表达肌成束蛋白（fascin）[13]。LCH 细胞 ATPase、花生凝集素、α-D-甘露糖苷酶阳性，但这些标记不常做，因为 CD1a 染色更具特异性。Langerin 是一种跨膜 C 型凝集素，其作用为内吞性受体，它是高度特异的朗格汉斯细胞标记。因为 Langerin 是 Birbeck 颗粒的主要蛋白，Langerin 免疫组化染色可以用作代

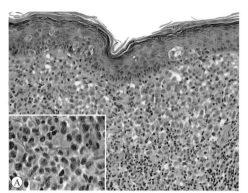
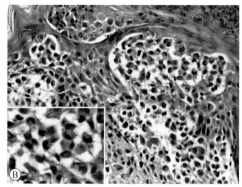
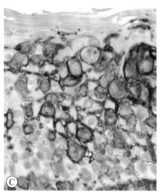

图 91.3 **朗格汉斯细胞组织细胞增生症（LCH）——组织学特征**。A. 大的朗格汉斯细胞组织细胞略呈苔藓样浸润，表皮受累及；浸润细胞也包含淋巴细胞和较多嗜酸性粒细胞。插图：注意肾形核。B. 较多朗格汉斯细胞在表皮内聚集的另一个病例。C. CD1a 免疫染色突出显示了表皮内大的朗格汉斯细胞（B，Courtesy，Lorenzo Cerroni，MD.）

表 91.2 **组织细胞增生症的抗体标记**。经典的结果已提供，在特殊病例中结果是可变的，其他经典的巨噬 / 单核细胞的标记（如 HAM56）是可变的					
组织细胞增生性疾病	S100 蛋白	CD1a	Langerin（CD207）	CD68/CD163（KP1/KiMP 或 PGM1）	XIIIa 因子[†]
朗格汉斯细胞增生症	+	+	+	−	−
幼年黄色肉芽肿	−（+）	−	−	+	+
良性头部组织细胞增生症	−	−	−	+	+
巨细胞网状组织细胞增生症	−	−	−	+	+
泛发性发疹性组织细胞瘤	−	−	−	+	+
未定类细胞组织细胞增生症	+	+	−	−	+ / −
丘疹性黄瘤 ‡	−	−	−	+	+
进行性结节性组织细胞增生症 ‡	−	−	−	+	+
遗传性进行性黏液性组织细胞增生症 ‡	−	−	−	+	+
渐进坏死性黄色肉芽肿	−	−	−	+	−
多中心网状组织细胞增生症	−	−	−	+	−（+）
Rosai-Dorfman 病	+	−	−	+	−（+）
播散性黄瘤	−	−	−	+	+
[†] 经典真皮树突细胞标记					
‡ 本书未单独列出					

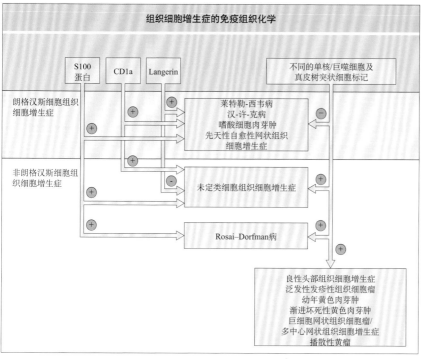

图 91.4　组织细胞增生症的免疫组织化学。经典的巨噬/单核细胞标记是 CD68 和 CD163；经典的真皮树突状细胞标记是 XIII a 因子

替通过电镜显示 Birbeck 颗粒。Langerin 和 CD1a 在朗格汉斯细胞摄取、处理和提呈非肽抗原（如：脂质）中有重要作用。

电镜显示的 Birbeck 颗粒是朗格汉斯细胞或 LCH 细胞胞浆中呈杆状或球拍状的特异结构（图 91.5）。平均约 50% 的细胞会显示 Birbeck 颗粒。随着 CD1a 和 Langerin 染色的运用，现在使用电镜的频率较低。

鉴别诊断

临床的鉴别诊断很多，包括脂溢性皮炎、不同类

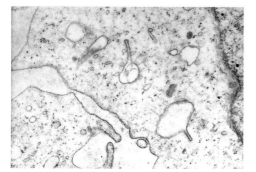

图 91.5　朗格汉斯细胞组织细胞增生症（Birbeck 颗粒）。电子显微照片显示在一个 LCH 细胞的细胞质中经典的球拍样 Birbeck 颗粒

型的尿布皮炎或间擦疹（见图 13.3 和 13.11）、节肢动物叮咬（包括疥螨）、白血病、B 和 T 细胞淋巴瘤、多发性骨髓瘤（骨损害）、色素性荨麻疹和非朗格汉斯细胞组织细胞增生症（见表 91.1）。然而，LCH 特征性的组织改变会使人考虑到该病，结合免疫组化染色 CD1a、S100 蛋白和 Langerin（CD207；图 91.6）或通过电镜证实 Birbeck 颗粒可以确诊。偶尔，昆虫叮咬反应（包括疥螨）可以见到致密的真皮内朗格汉斯细胞浸润，可以导致误诊（见图 85.3）。

治疗

所有 LCH 患者需要评估血液系统、呼吸系统、肝脾、肾和骨骼系统以确定疾病的程度。进一步评估中枢神经系统和骨髓也是需要的。LCH 的治疗方案的确定取决于系统受累的数量和严重程度。

对于轻度仅有**皮肤病变**的病例（如果需要治疗），局部制剂包括皮质类固醇激素、抗菌制剂、盐酸氮芥（氮芥）、咪喹莫特和光疗（窄谱 UVB、PUVA）据报道在一些病例中有效。对于皮损更为广泛的病例，基于病例报道显示沙利度胺、硫唑嘌呤或甲氨蝶呤可能有效。也有一些报道显示选择性的 BRAF 抑制剂维莫拉尼对于 *BRAF* V600E 突变的 LCH 患者的皮肤疾病有明显和快速的改善作用。但是对于仅累及皮肤的病例，

图91.6 使用四种免疫染色套餐区别朗格汉斯细胞组织细胞增生症和几种非朗格汉斯细胞组织细胞增生症（Courtesy, Lorenzo Cerroni, MD.）

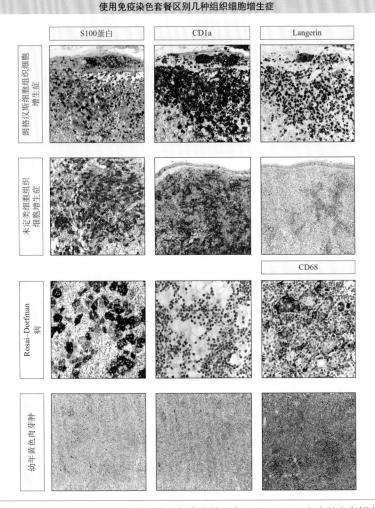

此药不是一线治疗[14]。

根据组织细胞协会评估与治疗指南（www.histiocytesociety.org），系统治疗推荐给以下患者：①多系统LCH；②单系统LCH伴多灶性骨损害；③单系统LCH伴"特殊部位"损害，如脊柱损害伴椎管内受累，颅骨损害伴软组织的受累；④单系统LCH伴危险的中枢神经系统损害。LCH的三期临床试验证实长春碱联合泼尼松对于多系统的LCH有效，这是多系统LCH伴或不伴有危险器官（见上）累及的标准疗法。对于有危险器官累及的患者需要延长治疗时间（12个月 vs 6个月）以降低疾病复发的风险。

二线治疗包括2-氯脱氧腺苷（2-chlorodeoxyadenosine, 2-CdA）加阿糖胞苷（cytarabine, Ara-C）、同种异体造血干细胞移植，有BRAF V600E突变的患者倾向于更侵袭的临床过程，应使用选择性抑制剂［如达德拉菲尼（dabrafenib）、维莫拉尼（vemurafenib）］。正在进行的临床试验的更新信息见网站 www.clinicaltrials.gov 和 www.histiocytesociety.ory

非朗格汉斯细胞组织细胞增生症

同义名： ■ 非 X 组织细胞增生症（non-X histiocytosis）■ 经典 Ⅱ 型组织细胞增生症（class Ⅱ histiocytosis）■ 不属于朗格汉斯细胞的单核巨噬组织细胞增生症（histiocytoses of mononuclear phagocytes other than Langerhans cells）

良性头部组织细胞增生症

同义名： ■ 伴胞浆内蠕虫样小体的婴儿组织细胞增生症（infantile histiocytosis with intracytoplasmic worm-like bodies）

要点

- 好发于 1 岁以下的婴儿。
- 头颈部的红到棕色的斑疹或丘疹。
- 自限性疾病，不需要治疗。
- 超微结构发现：蠕虫样小体。

引言

良性头部组织细胞增生症（benign cephalic histiocytosis）是一种少见的、好发于幼儿面部的自限性组织细胞增生性疾病。

历史

1971 年，基于超微结构研究发现逗号形结构，Gianotti 等[15] 描述了"具有胞质内蠕虫样小体的婴儿组织细胞增生症"。后来发现很多组织细胞性疾病（如 LCH，幼年性黄色肉芽肿）都有相似的超微结构。由于本病具有典型的临床表现，这个疾病重新命名为"良性头部组织细胞增生症"。

流行病学

良性头部组织细胞增生症罕见，目前仅有 60 例报道。典型病例 1 岁发病，总是在 3 岁之前发病，男性好发[16]。

发病机制

良性头部组织细胞增生症的发病机制不清。然而，由于与幼年性黄色肉芽肿、泛发性发疹性组织细胞瘤有相似的组织学、超微结构的表现和免疫组织化学，一些研究者建议将这三种非 LCH 自限性的组织细胞增生症看作具有临床特征谱系的单个疾病[17]。

临床特征

良性头部组织细胞增生症的皮疹特征性表现为初发于面部的 2 ～ 5 mm 粉红至红棕色的斑疹和丘疹（图91.7A，B），随后出现在耳和颈部。偶尔，皮疹可以发展到躯干和上臂，不常累及臀部和大腿。丘疹逐渐变平，常遗留色素沉着，逐渐褪色。数月至数年内自发消退。大多数儿童没有内脏系统及黏膜的累及。然而，有一例诊断为良性头部组织细胞增生症的女童患者，后出现了尿崩症的报道[18]。这种情况下病情可明显加重。

病理学

Gianotti 等[17] 描述了三种良性头部组织细胞增生

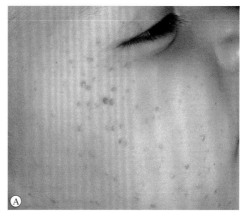

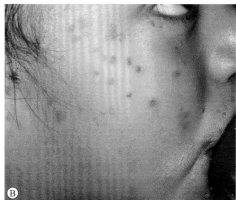

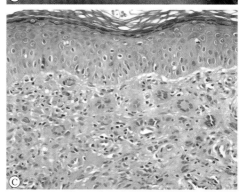

图 91.7 良性头皮组织细胞增生症。 不同肤色的两个幼儿面部的淡粉色（A）至棕色（B）的多发丘疹。C.真皮上部浸润的组织细胞混有偶见的 Touton 样巨细胞的病理照片（A，Courtesy，Julie V Schaffer，MD.）

症的组织学模式：真皮乳头型、弥漫型和苔藓样型。在一项研究中，最典型的表现是组织细胞在真皮浅层及网状层的中部浸润，边界清楚[16]。组织细胞可以是多形或圆形规则的，通常混合有散在的淋巴细胞，有时有少量嗜酸性粒细胞。之前报道缺乏多核组织细胞和 Touton 巨细胞，文献描述其是存在的[16]，它们可能比之前认为的要常见（图 91.7C）。

良性头部组织细胞增生症的组织细胞表达典型的非 LCH 组织细胞标记，包括 CD11b、CD11c、CD14b、CD68、HAM56 和 XIII a 因子（见图 91.4，表 91.2）[16, 19-20]。然而，日常工作中通常只做 CD68 或 CD163 免疫组化标记，偶尔做 XIII a 因子。

鉴别诊断

鉴别诊断包括 LCH、色素性荨麻疹和非 LCH 疾病，特别是幼年性黄色肉芽肿和泛发性发疹性组织细胞瘤（见表 91.1）。然而，根据临床表现和皮损数目以及分布的模式即可将良性头部组织细胞增生症与其他的非 LCH 疾病区分开。未定类细胞组织细胞增生症和 LCH 应该基于免疫组织化学结果加以排除（见图 91.4）。

治疗

良性头部组织细胞增生症总体来说是一种自限性疾病，通常不需要治疗。然而，由于有尿崩症及病情恶化的报道，推荐所有良性头部组织细胞增生症患者做常规的检查。

泛发性发疹性组织细胞瘤

同义名： ■ 发疹性组织细胞瘤（eruptive histiocytoma）
■ 泛发性发疹性组织细胞增生症（generalized eruptive histiocytosis）

要点

■ 成人较儿童好发。
■ 复发性的成簇大量红棕色小丘疹。
■ 广泛沿轴线分布。
■ 自限性疾病，不需要治疗。
■ 罕见与白血病相关（原发急性或慢性髓单核细胞白血病）。

引言

泛发性发疹性组织细胞瘤（generalized eruptive histiocytoma）是非常罕见的疾病，特征为复发性的簇集的小丘疹沿轴线分布，愈合留色素沉着斑。

历史

1963 年，Winkelmann 和 Muller[21] 首先描述了 3 例成人的泛发性发疹性组织细胞瘤。本病也有儿童患者的报道。

流行病学

泛发性发疹性组织细胞瘤是非常罕见的疾病，至今已经报道了 55 例，四分之一是儿童。男性好发。成人发病年龄在 30 至 60 岁之间，儿童通常在 4 岁前发病。

发病机制

泛发性发疹性组织细胞瘤的原因不清，正如在良性头部组织细胞增生症章节讨论的那样，数位作者认为泛发性发疹性组织细胞瘤、良性头部组织细胞增生症和幼年性黄色肉芽肿可能代表同一疾病的不同表现。泛发性发疹性组织细胞瘤样的表现可以见于非 LCH 疾病的早期，使得研究者认为泛发性发疹性组织细胞瘤可能是非 LCH 的早期或中间阶段[22]。有一些泛发性发疹性组织细胞瘤合并白血病，特别是急性或慢性髓单核白血病的散发病例报道。在一位患者分裂间期的 FISH 分析显示泛发性发疹性组织细胞瘤的皮肤损害与相关联的血液恶性肿瘤是克隆性的[23]。

临床特征

皮疹以复发性的簇集状红棕色丘疹为特征。每次发病，可见数百个直径小于 1 cm 的丘疹出现在躯干、四肢近端，偶尔发生于面部（图 91.8）。丘疹通常对称分布，偶可累及黏膜。数月后，皮损完全消退，或留下色素沉着斑疹或小瘢痕。儿童患者的皮疹一般不对称分布，丘疹呈黄瘤样改变。还没有发现患者有内脏受累的情况，患者身体均健康。

病理学

典型表现为真皮浅中层近乎一致的组织细胞伴少量淋巴细胞浸润。偶尔可呈苔藓样浸润模式[17]。黄瘤细胞少见，但可见梭形细胞；至今，仅在一个病例报道中有巨细胞[24]。组织细胞染色显示为典型的非 LCH

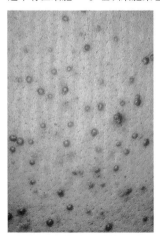

图 91.8　泛发性发疹性组织细胞瘤。 躯干多发坚实的红色到红棕色的丘疹

组织细胞的标记如溶菌酶、α-1抗胰蛋白酶、CD11b、CD14b、CD68和XⅢa因子（见图91.4，表91.2）[25-26]。在实际工作中，免疫染色只做CD68或CD163，偶尔常规做XⅢa因子。

鉴别诊断

鉴别诊断包括LCH、色素性荨麻疹、发疹性汗管瘤、广泛的丘疹性环状肉芽肿和其他非LCH疾病。关于后者，幼年性黄色肉芽肿、播散性黄瘤、良性头部组织细胞增生症、未定类细胞组织细胞增生症和丘疹性黄瘤（见表91.1）很难与泛发性发疹性组织细胞瘤鉴别。然而，临床特征加组织学改变通常能明确诊断。通过常规的组织学及免疫组化染色，泛发性发疹性组织细胞瘤容易与未定类细胞组织细胞增生症和LCH鉴别。

治疗

由于本病是自限性的且没有系统症状，本病勿须治疗。然而，有使用异维甲酸、冷冻、PUVA治疗的散发报道。推荐密切随访所有泛发性发疹性组织细胞瘤患者，因为有在本病基础上发生其他较为严重的非LCH疾病的报道，包括播散性黄瘤，也有极少病例发生白血病。

未定类细胞组织细胞增生症

要点

■ 成人和儿童均可患病。

■ 泛发型及孤立型均可存在。

■ 免疫表型特点——同时有LCH（S100⁺，CD1a⁺）和非LCH（CD68⁺，CD163⁺）疾病的特点，但Langerin（CD207）阴性。

■ 主要累及皮肤，但少数患者可以出现内脏受累和发展为血液系统恶性肿瘤。

引言

未定类细胞组织细胞增生症（indeterminate cell histiocytosis）是非常罕见的、存在争议的组织细胞增生性疾病，显示LCH和非LCH疾病的免疫表型特征。有两个临床亚型：孤立型和泛发型

历史

未定类细胞于1963年被描述，1985年Wood等首次报道了1例具有未定类细胞组织细胞增生症特征的患者[27]。至今文献报道的患者大约有60例。最初，未定类细胞组织细胞增生症被认为与LCH联系密切，因为皮损内细胞S100和CD1a阳性（但缺乏Birbeck颗粒）。然而，之后发现皮损内细胞也表达巨噬/单核

细胞标记，以致推测未定类细胞组织细胞增生症是一种LCH和非LCH的重叠疾病。最近，发现病变组织的细胞主要呈非LCH的特点（除了常规表达S100蛋白和不同程度的反应性CD1a外），提示多数诊断未定类细胞组织细胞增生症的患者实际上是非LCH的某些亚型[28]。然而也有反对的观点认为未定类细胞是处于发展阶段的朗格汉斯细胞。

流行病学

未定类细胞组织细胞增生症极其罕见，发病没有明显的性别差异。该病可以发生在成人、青少年及婴儿，有先天发病的报道。

发病机制

未定类细胞组织细胞增生症的发病机制不清楚。正如上文提到的，本病是一种独立疾病还是其他的非LCH的一种亚型仍有争议[28]。

临床特征

大多数未定类细胞组织细胞增生症患者皮损累及躯干及四肢，也可累及生殖器及头颈部，包括眼睑及耳部。皮损可泛发也可单发。在泛发型，皮损通常开始是坚实的红棕色丘疹，每个都小于1 cm。单发型的皮损为质软的红斑，直径大约为1 cm。可以发生溃疡。随着时间推移，皮损变成棕色到黄色。临床过程不确定，疾病时好时坏。患者可能经历损害部分或完全消退，但有些患者为进行性的病程。

虽然黏膜受累罕见，但累及角膜及结膜的病变也有被报道。患者通常健康状况良好，但因偶有内脏受累及死亡的报道，故需要定期随访评估。文献中有一婴儿患未定类细胞组织细胞增生症进行性发展最终导致死亡的报道，疾病起初发生于骨，后累及内脏器官及皮肤[29]。一些病例与血液系统恶性肿瘤包括肥大细胞白血病、急性髓单细胞白血病、低级别B细胞淋巴瘤有关。

病理学

组织学改变常表现为大量的单形性的组织细胞在真皮内呈界限清楚的浸润或更常呈弥漫性浸润。亲表皮现象较LCH少见。组织细胞常表现为嗜酸性，偶尔呈梭形、扇贝形或空泡细胞。可见Touton巨细胞，淋巴细胞常见，嗜酸性粒细胞偶可见。

未定类细胞组织细胞增生症的免疫表型显示LCH及非LCH的特征，病变细胞表达S100和CD1a，也表达非LCH组织细胞的典型标记如CD68、CD163、HAM56、溶菌酶、α-1抗胰蛋白酶、HLA-DR、CD11c、

CD14b、XⅢa因子（见图91.4，表91.2）[24, 29-30]，但不表达Langerin（CD207）。未定类细胞组织细胞增生症的组织细胞的超微结构特征与朗格汉斯细胞相似，但没有Birbeck颗粒。

鉴别诊断

未定类细胞组织细胞增生症的皮损的临床表现无特征性，分布相同、形态相似的丘疹可见于泛发性发疹性组织细胞瘤、幼年性黄色肉芽肿和先天性自愈性网状组织细胞增生症（见表91.1）。当皮损局限于头颈部时，良性头部组织细胞增生症也需要考虑。临床鉴别诊断也包括发疹性汗管瘤、色素性荨麻疹和淋巴瘤样丘疹病。当组织病理学怀疑未定类细胞组织细胞增生症时，确诊需要浸润的组织细胞显示LCH（但不表达Langerin）和非LCH疾病的免疫表型特征，超微结构缺乏Birbeck颗粒。

治疗

由于皮损常为自限性或非进展性，且无症状，故通常无需治疗。单个皮损可以手术切除。有报道一些有严重的损容性皮损的患者接受了系统性化疗[如：长春碱、2-氯脱氧腺苷、环磷酰胺和（或）依托泊苷]。也有使用沙利度胺、异维A酸、甲氨蝶呤、NB-UVB、PUVA或全身皮肤电子束治疗的报道。因为可能发生内脏受累及白血病，建议密切随访所有未定类细胞组织细胞增生症患者。

幼年黄色肉芽肿

要点

- 最常见的组织细胞增生症。
- 通常发生在婴幼儿，累及头颈部或身体上部。
- 有大结节型和小结节型，皮损成熟时呈黄色。
- 多发皮损的患者中极少数有眼部的受累。
- 罕见合并1型神经纤维瘤病和幼年性髓单核白血病。
- Touton巨细胞是组织学特点。

引言

幼年黄色肉芽肿（juvenile xanthogranuloma，JXG）是相当常见的非LCH，通常累及婴幼儿。皮损通常自行消退，故大部分患者并未注意到患病过程。眼部JXG可以导致失明，可并发1型神经纤维瘤（neurofibromatosis type 1，NF1）和幼年性髓单核白血病。

历史

1954年，Helwig和Hackney[31]提出幼年性黄色肉芽肿的概念，因为其在组织学上有黄瘤样组织细胞和巨细胞。然而，许多JXG病例在20世纪前叶被冠以各种名称报道。1905年Adamson[32]以"多发性先天性黄色瘤"为名首先报道了JXG。

流行病学

JXG相当常见，是儿童最常见的组织细胞性疾病[33]。然而，实际的发生率可能被低估，因为很多皮损，特别是那些小的或孤立的可能被忽视。在儿童，男性好发，比例约为1.5：1；成人没有性别差异。报道的大多数患者是高加索人。75%的病例皮损出现在1岁之前，大于15%的患者出生时就有皮损。JXG成人少见，发病高峰年龄为三十岁左右。也有老年人患病的报道。多数成人患者皮损单发。

发病机制

JXG的病因不清，但通常提示组织细胞对于创伤或感染刺激的反应改变。在没有高脂血症的情况下组织细胞出现进行性脂质化的原因不清楚。然而，在成人黄色肉芽肿患者出现巨噬细胞内的低密度脂蛋白摄取和胆固醇合成升高[34]。如同在良性头部组织细胞增生症章节中讨论的那样，一些学者认为泛发性发疹组织细胞瘤、良性头部组织细胞增生症和JXG代表同一疾病的不同表现。

临床特征

Gianotti和Caputo[35]描述了2种最常见的JXG临床类型：小结节型和大结节型。小结节型也称为微小结节型，可以表现为多发的粉红至棕红色圆顶状丘疹，直径2～5mm，皮损可广泛散布分布于身体上部，迅速变为黄色。相比之下，常见的大结节型，以直径1～2cm的一个或几个结节为特征。两型可共存。

JXG最常见的部位是头颈部（图91.9），其次是躯干上部、上肢，然后是下肢。口腔的JXG少见，常表现为舌体侧面或硬腭中线孤立的黄色结节。少见的形态表现包括角化过度型、有蒂型、皮下型、簇集型、斑块型和巨大型。

除了皮肤，本病还可以累及其他器官。其中，眼最常受累，其次是肺部。其他的内脏、骨和中枢神经系统（如尿崩症）受累不常见，疾病相关的死亡罕见[36]。眼部JXG常为单侧，在伴有皮损的患者中发生率小于0.5%，但约40%的眼部JXG患者在诊断时有皮损，常为多发[37]。眼部受累通常发生在2岁前，常累及虹膜。前房积血（出血进入前房）和青光眼是严重的并发症，常导致失明，及时转诊到眼科医生那里对病情

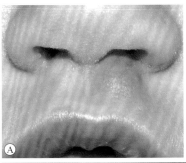
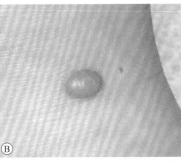
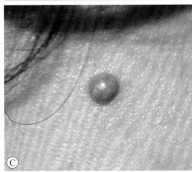
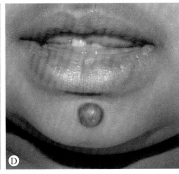

图 91.9　幼年黄色肉芽肿。A. 粉红色结节伴毛细血管扩张代表早期皮损。发育成熟的皮损颜色变化大，从浅黄色（B）到深黄 / 黄红色（C）到黄棕色（D），黄色调反映脂质在组织细胞内聚集（A，B，D，Courtesy，Julie V Schaffer，MD；C，Courtesy，Luis Requena，MD.）

进行评估及必要的治疗非常重要。

　　JXG 与咖啡斑之间相关性明确，一些患者有 NF1 的家族史，而其他患者满足 NF1 的临床标准（见表 61.3）。另外一个与 JXG 密切相关的疾病是幼年性髓单核细胞白血病；NF1 患者发展为幼年髓单核细胞白血病风险也增加。在数个患者中观察到由 JXG、NF1 与幼年性髓单核细胞白血病组成的所谓"三联征"，同时有 JXG 和 NF1 的患者发展为幼年性髓单核细胞白血病的风险至少增加了 20 倍[38]。也有其他类型白血病与 JXG 有关的报道，如多发性皮损的 JXG 成人患者出现慢性淋巴细胞白血病或 B 细胞淋巴瘤。

　　本病大部分患者仅累及皮肤，为自限性和良性过程。这些患者健康，皮损通常在 3～6 年内消退。可遗留色素沉着、轻度萎缩或皮损松垂。

病理学

　　小皮损通常表现为真皮浅层境界清楚的致密组织细胞结节状浸润，大皮损可累及皮下脂肪组织。表皮突常消失，一些病例中可见溃疡形成。早期皮损通常是形态单一的组织细胞伴有丰富的嗜酸性胞浆（图 91.10A）。成熟皮损的组织细胞胞浆脂质化，形成泡沫状"黄瘤样"外观。Touton 巨细胞是该病的一个特点（图 91.10B）。淋巴细胞、嗜酸性粒细胞和浆细胞散在分布于肿瘤中。无 Touton 巨细胞或伴有许多梭形细胞的亚型也有报道，但连续切片往往可发现很少的巨细胞[17]。其他形态学亚型包括具有嗜酸细胞表现的单核细胞、空泡状细胞、多角形或针状胞浆的细胞[39-40]。少见的苔藓样模式也有报道[17]。

　　JXG 的组织细胞表达非 LCH 组织细胞标记如 HAM56、CD68 和ⅩⅢa 因子（见表 91.2）[41]。一些病例显示表达 S100 蛋白，CD1a 通常阴性，Langerin（CD207）总是阴性。

鉴别诊断

　　尽管单个皮损的临床初步鉴别诊断考虑很广泛（如传染性软疣、Spitz 痣），但诊断的主要困难在于与其他非 LCH 疾病和 LCH 疾病鉴别。据报道，一些成人黄色肉芽肿的临床、组织学和免疫表型与巨细胞网状组织细胞增生症相似[42]。通常情况下，临床与组织病理学特征相结合可区别 JXG 与良性头部组织细胞增生症或泛发性发疹性组织细胞瘤，但一些良性头部组织细胞增生症病例也可有巨细胞，这三种疾病实际上可能属于同一谱系。运用免疫组化染色可鉴别 JXG 与 LCH。

治疗

　　由于 JXG 的自限性特点，通常不需要治疗。偶尔，出于美容考虑可以去除皮损，尽管预期损害会自发消退。眼部病变常需要干预（如虹膜病变的局部类固醇激素治疗、切除角膜缘的病变）。系统受累可以

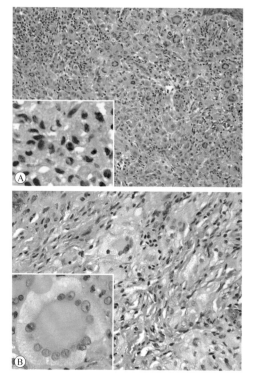

图 91.10　幼年黄色肉芽肿。A. 早期损害-真皮内组织细胞浸润，包括相对较少的 Tonton 巨细胞，也可见淋巴细胞和嗜酸性粒细胞（插图）。B. 陈旧损害-多个泡沫状（黄瘤样）组织细胞和巨细胞，也见核呈"花环样"排列的经典的 Touton 巨细胞（插图）

随访，不必治疗，除非影响正常功能，对于这类患者，有各种治疗被试用过，如化疗、放疗、大剂量系统使用类固醇激素和环孢素。但由于有自发消退的可能，故有时很难评估疗效。

渐进坏死性黄色肉芽肿

同义名： ■ 伴副球蛋白血症的渐进坏死性黄色肉芽肿（necrobiotic xanthogranuloma with paraproteinemia）

要点

- 平均发病年龄 50 ～ 60 岁。
- 带黄色的坚实结节和斑块，可发展为溃疡。
- 最常累及的部位是眶周。
- 可发生多系统病变，包括肝脾大和眼部受累。
- 至少 70% 的患者有 IgG 单克隆丙种球蛋白病。
- 浆细胞异常或淋巴增生性疾病可引起副球蛋白血症。

引言

渐进坏死性黄色肉芽肿（necrobiotic xanthogranuloma）是一种罕见的、进行性的多系统性组织细胞疾病，以破坏皮肤及皮下组织为特征。由于浆细胞异常或淋巴增生性疾病，大部分患者合并单克隆丙种球蛋白病（见第 119 章）。

历史

1980 年，Kossard 和 Winkelman[43] 总结了 8 例有黄色斑块、皮下结节、合并异常蛋白血症的患者特点，结合 1980 年以前发表的类似病例，首次描述了渐进坏死性黄色肉芽肿。

流行病学

渐进坏死性黄色肉芽肿是一种罕见疾病，至今报道100 余例。1992 年，Mehregan 和 Winkelmann[44] 报道了 32 例渐进坏死性黄色肉芽肿并复习了全世界文献中的16 例报道。男女发病率相等，平均年龄 50 ～ 60 岁。

发病机制

渐进坏死性黄色肉芽肿的发病机制不清。与单克隆丙种球蛋白病关系密切导致一些假说的产生。副球蛋白可能是原发刺激因素或诱导巨噬细胞肉芽肿反应的辅助因子。在 17 例回顾研究中，皮肤炎性浸润中没有发现浆细胞克隆性增殖的证据[45]。由于渐进坏死性黄色肉芽肿和血脂正常型扁平黄瘤均与副球蛋白血症有关，二者可能为同一谱系疾病[46]。

临床特征

所有病例均有皮损，且通常为多发性。经典皮损是无症状的、质硬的、带有"黄瘤样"黄色的丘疹、结节或斑块（图 91.11）。其他报道的特征包括毛细血管扩张、萎缩、溃疡及瘢痕，而且瘢痕是新皮损发生的常见部位。

眼周是最常累及的部位，躯干、面部的其他部位、四肢近端也常累及。大约 50% 患者有眼部表现，包括

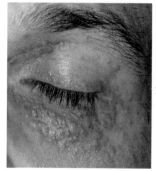

图 91.11　渐进坏死性黄色肉芽肿。伴有慢性淋巴细胞白血病患者眶周分布的黄棕色丘疹、斑块。这样的皮损最初可能被误诊为黄瘤（Courtesy, Kalman Watsky, MD.）

眼眶肿块、睑外翻、上睑下垂、结膜病变、结膜炎和巩膜炎、巩膜外层炎、前葡萄膜炎和突眼[47]。

渐进坏死性黄色肉芽肿的标志性特征是与副球蛋白血症相关，这是一种 IgG 的单克隆丙种球蛋白病，见于至少 70% 的病例。副球蛋白血症可以用血清蛋白电泳和（或）更加敏感的免疫固定电泳确诊。其他常见表现包括肝脾大、ESR/CRP 升高、白细胞减少、低补体血症和潜在的浆细胞异常（包括多发性骨髓瘤）。少见表现包括冷球蛋白血症和（或）潜在的淋巴增殖性疾病。在 Mehregan 和 Winkelmann[44] 描述的 48 例患者中，浆细胞异常 17 例（8 例符合多发性骨髓瘤的诊断标准）、淋巴增生性疾病 2 例。在同一研究所近期的回顾性研究中，患者合并单克隆丙种球蛋白血症的比例更高（17 例中有 12 例，71%），3 例符合多发性骨髓瘤的诊断标准[45]。尸检发现多器官受累，多数病例发现心肌内的渐进坏死性黄色肉芽肿。

在一个系列研究中，渐进坏死性黄色肉芽肿患者发展为浆细胞异常或淋巴增生性疾病（26 例中 10 例），这些疾病常出现在皮肤表现之后，没有侵袭性的趋势[48]。10 年生存率为 100%，15 年生存率为 95%。20 世纪 80 年代中期的一个研究中观察到低生存率，包括死于多发性骨髓瘤[49]，针对多发性骨髓瘤采取更多有效的治疗，期望这些患者将来预后更好。

病理学

典型的非溃疡型皮损表皮和真皮浅层正常。在真皮中层至皮下脂肪层可见栅栏状黄色肉芽肿（图 91.12）。肉芽肿由组织细胞、泡沫细胞、淋巴滤泡、浆细胞、巨细胞及渐进坏死区组成。在"渐进坏死区"可见胆固醇裂隙（变性的胶原，看上去像坏死，失去胶原束的完整性和核碎屑）。显著特点是 Touton 巨细

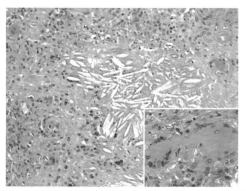

图 91.12　渐进坏死性黄色肉芽肿。渐进坏死区域包括胆固醇裂隙。怪异、大的多核巨细胞是典型特点（插图）

胞和大而怪异的异物巨细胞存在，这些细胞散在分布于肉芽肿内和更常位于坏死区域的边缘。常见淋巴样和淋巴浆细胞样结节[45]。非 LCH 组织细胞标记如溶菌酶、CD68 及 CD11b 染色阳性[44, 48, 50]（见图 91.4，表 91.2）。

鉴别诊断

临床鉴别诊断包括类脂质渐进性坏死、血脂正常型扁平黄瘤、黄色瘤、非 LCH 疾病（播散性黄瘤、多中心网状组织细胞增生症、幼年性黄色肉芽肿、Erdheim-Chester 病）、异物肉芽肿及结节病。皮下结节需要与类风湿关节炎及皮下型环状肉芽肿的结节相鉴别。然而，这些疾病中的大多数可根据形态学、分布模式、组织学特征及相关的系统表现（如果有的话）来排除。

治疗

渐进坏死性黄色肉芽肿的治疗没有临床对照研究。低剂量苯丁酸氮芥、美法仑或环磷酰胺（联合或不联合系统使用皮质类固醇激素）、放疗、二氧化碳激光和血浆置换治疗后可使一些患者皮疹消退或改善。对 17 例患者的回顾性研究中发现低剂量皮质类固醇激素联合苯丁酸氮芥是最有效的治疗手段[45]。此外，少数患者局部外用和局部注射皮质类固醇激素效果甚微或无效；系统使用皮质类固醇激素（包括大剂量的地塞米松冲击治疗）可使一些患者改善。外科手术切除皮损的一个系列研究中发现复发率约 40%[48]。对多发性骨髓瘤的新治疗方法，包括泊马度胺、硼替佐米、卡非佐米和自体造血干细胞移植，期待将来的评估研究。

网状组织细胞增生症

巨细胞网状组织细胞瘤的同义名：■ 单发性网状组织细胞增生症（solitary reticulohistiocytosis）■ 单发性网状组织细胞瘤（solitary reticulohistiocytoma）

要点

- 疾病呈谱系性表现，从单个皮损到有系统受累的多中心网状组织细胞增生症均可见到。
- 所有类型主要发生在成人。
- 丘疹和结节好发于头部、手及肘部；甲周的丘疹似"珊瑚珠样"。
- 50% 的患者发生黏膜病变（口腔及鼻咽部）。
- 多中心网状组织细胞增生症常伴有毁损性的关节炎，部分患者还有恶性实体肿瘤。
- 组织细胞具有特征性的"磨玻璃样"外观。

引言

网状组织细胞增生症（reticulohistiocytoses）罕见，好发于成人，是一组与非朗格汉斯细胞组织细胞增生症关系密切的疾病。疾病呈谱系表现，从单个皮损到有系统受累的多中心网状组织细胞增生症均可见到，后者具有皮肤和系统受累的特征。发育成熟的皮损组织病理学表现为典型的单核和多核巨细胞浸润，这些细胞呈"磨玻璃样"改变。

历史

1950年Zac[51]首先报道了表现为单发皮肤肿瘤的巨细胞网状组织细胞瘤，有时也称为单发网状组织细胞瘤。1954年Goltz和Laymon[52]将有皮肤和系统损害的病例定义为多中心网状组织细胞增生症。1973年发现的家族性组织细胞皮肤关节炎是多中心网状组织细胞增生症的罕见类型，以家族性发病伴有青光眼、葡萄膜炎及白内障为特点[53]。

流行病学

各种网状组织细胞增生症好发于高加索成人，儿童病例极其罕见。多中心网状组织细胞增生症不常见，好发于30～40岁的女性。巨细胞网状组织细胞瘤好发于青年人，没有性别差异。

发病机制

网状组织细胞增生症的发病机制不清。20世纪60年代的一项研究发现，56%的多中心网状组织细胞增生症患者皮肤结核菌素试验阳性[54]，故怀疑分枝杆菌可能是该病的诱因。此外，有报道称多中心网状组织细胞增生症对抗结核治疗有效，但缺乏皮损中找到分枝杆菌的证据。其他研究认为多中心网状组织增生症的组织细胞反应是机体对潜在的自身免疫性疾病或恶性肿瘤的免疫反应，其证据是可以促进破骨细胞形成的TNF在发病机制中起作用[55]。

巨细胞网状组织细胞瘤的病因更不清楚。有的病例被认为继发于外伤。一些作者认为巨细胞网状组织细胞瘤与单发或发疹性成人黄色肉芽肿是同义词[42]。

临床特征

巨细胞网状组织细胞瘤（giant cell reticulohistiocytoma）表现为孤立的无症状的黄色至红色结节，可以发生在任何皮肤部位，但好发于头部。患者一般无其他不适，皮损可自发消退。少见情况下，可出现多发皮损而不伴有系统疾病。结节直径一般小于1cm。

多中心网状组织细胞增生症的原发病变是皮肤和黏膜的组织细胞瘤伴有严重的关节病变，尽管组织细胞浸润可以出现多个器官（见下文）。可伴有高脂血症、皮肤结核菌素试验阳性、系统性血管炎和自身免疫性疾病。据报道25%～30%的多中心网状组织细胞增生症伴有恶性肿瘤，包括实体肿瘤与血液系统肿瘤[55a]。约半数患者ESR升高及贫血。三分之一患有高胆固醇血症。少数可见单克隆丙种球蛋白或冷球蛋白血症，可出现发热与体重减轻。

皮损从数毫米至2cm，肤色至粉红、红棕色或黄色。皮损倾向于肢端分布。好发部位包括头、手、手指、耳朵和肢体的关节区域（图91.13）。小丘疹沿着甲皱襞近端和侧面排列，形成特征性的"珊瑚珠"外观。大约一半的患者口腔、咽部和（或）鼻黏膜出现丘疹和结节。少见表现包括继发于严重面部受累的"狮面"、关节周围风湿样结节、皮损最初分布在曝光部位和继发性甲改变。

6～8年病程的患者常有对称性的、侵蚀性的多关节炎，约45%患者出现关节毁损。虽然任何关节可受累，但手指、手关节以及膝关节、腕关节最常受累。鼻及耳软骨的破坏可导致面部毁容。少见情况下，心脏、眼、肺、甲状腺、肝、肾、肌肉、唾液腺和（或）骨髓液也有组织细胞累及。多数患者疾病在5～10年内自发消退，但常留下明显的残疾。罕见广泛系统受累致死的报道。

病理学

很多作者认为巨细胞网状组织细胞瘤和多中心网状组织细胞增生症的组织病理学改变非常相似。充分发育的皮损表现为真皮内淋巴细胞及组织细胞的浸润，偶伴浆细胞及嗜酸性粒细胞。组织细胞有特征性的外观，单核及多核，常有棱角，胞浆丰富、嗜酸性，有均质的细小颗粒，形成"磨玻璃样"外观（图91.14）。多核细胞的核排列无序，沿着细胞外周或在中央聚集。与多中心网状组织细胞增生症相比，单发性网状组织细胞瘤在组织病理学上更常观察到以下现象：病变内中性粒细胞浸润、与多角形细胞混合存在的梭形细胞以及在组织细胞浸润中常出现黄瘤样改变[56]。

巨细胞网状组织细胞瘤和多中心网状组织细胞增生症溶菌酶和α-1抗胰蛋白酶染色阳性，也表达其他典型的非LCH组织细胞标记，如CD68、CD163、CD11b、CD14和HAM56（见图91.4，表91.2）[42, 57]；S100蛋白常常阴性。几例病例报告显示ⅩⅢa因子染色阳性，虽然Zelger等[56]发现ⅩⅢa因子在巨细胞网状组织细胞瘤的病例中为阳性，而在多中心网状组织细胞增生症的损害中为阴性。

鉴别诊断

巨细胞网状组织细胞瘤的结节不具特异性，临床

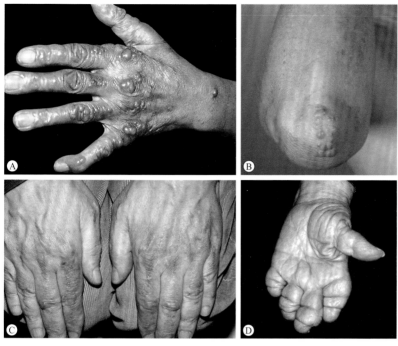

图91.13 多中心网状组织细胞增生症。A.一位73岁非裔美国女性手指、手及手腕背侧有簇集状坚实的红棕色丘疹。B.另一患者肘部簇集状粉红色丘疹、结节。C.第三位患者更加细微的表现：好发于手的小关节表面皮肤的粉红色小丘疹和薄的斑块；这种表现最初可与皮肌炎混淆；D.关节毁损导致的手指缩短（A, Courtesy, Susan D Laman, MD；B, Courtesy, Jean L Bolognia, MD；C, D, Courtesy, Kalman Watsky, MD.）

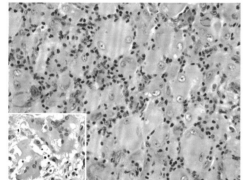

图91.14 网状组织细胞增生症。真皮内大量单核和多核组织细胞，组织细胞有丰富的嗜酸性细微颗粒状胞浆，呈现"磨玻璃样的"外观（插图）

鉴别诊断广泛（如附属器肿瘤、异物肉芽肿）。据报道一些成人黄色肉芽肿与巨细胞网状组织细胞瘤有相似的临床表现、组织学及免疫表型[42]。

多中心网状组织细胞增生症必须与类风湿关节炎、皮肌炎（特别是当皮损发生在曝光部位时）、其他组织细胞增生症（包括 JXG、泛发性发疹性组织细胞增生症）相鉴别，与皮肤 Rosai-Dorfman 病的鉴别最具挑战性。结合临床及组织病理学改变最终能得出正确的诊断，一些患者需要在不同时间点数次活检方能确诊。

治疗

手术切除巨细胞网状组织细胞瘤可治愈该病。多中心网状组织细胞增生症的治疗常集中在控制疾病的症状上，而在缓解疾病和改变疾病进程上总体无效。基于病例报道和病例系列研究，非甾体抗炎药、口服皮质类固醇激素、甲氨蝶呤、环磷酰胺和 TNF 抑制剂的不同组合曾被使用[55]。此外，其他免疫抑制剂（如硫唑嘌呤、来氟米特、环孢素、苯丁酸氮芥）以及羟氯喹和异烟肼也有尝试使用的报道。

Rosai-Dorfman 病

同义名： ■ 窦组织细胞增生症伴巨大淋巴结病（sinus histiocytosis with massive lymphadenopathy）■ Destombes-Rosai-Dorfman 综合征（Destombes-Rosai-Dorfman syndrome）

要点

■ 儿童及年轻人最常受累。

■ 虽然双侧巨大的无痛性颈淋巴结肿大是其特点，但结外部位，包括皮肤，可以是本病唯一的表现。

■ 对局限于皮肤型的认识逐渐提高。

- 系统型的皮损发生于小部分病例（10%），常多发，临床无特异性。
- 发热和多克隆高丙种球蛋白血症常见。
- 在淋巴结和皮肤，伸入运动是常见的组织学特点。
- 罕见的家族型伴有 *SLC29A3* 突变。

引言

Rosai-Dorfman 病（Rosai-Dorfman disease）是一种少见的常持续存在的组织细胞增生性疾病，其特点为双侧巨大的无痛性颈部淋巴结肿大、发热、贫血、ESR/CRP 升高、中性粒细胞增多和多克隆高丙种球蛋白血症。皮肤损害发生于伴有系统疾病的少部分患者，通常多发，临床上无特异性。

历史

1969 年，Rosai 和 Dorfman[58] 将窦组织细胞增生症伴巨大淋巴结病作为一个独立疾病报道。因为有的患者淋巴结外损害为唯一表现，因此将本病称为"Rosai-Dorfman 病"更合适[59]。

流行病学

有一段时间 Rosai-Dorfman 病的病例报道很多，以至于部分病例都是集中报道的。1990 年报道了 423 例，到 1995 年报道了近 600 例[60-61]。Rosai-Dorfman 病有广泛的地域分布，但在西印度群岛发病率较高。系统型大多发生于儿童和青年，男性较多见。1990 年报道的病例中白人和黑人所占比例均等，为 44%[60]。另一方面，局限皮肤型主要发生于成人，女性好发。

发病机制

Rosai-Dorfman 病的病因不明，有病毒致病的推测。HHV-6 序列在受累淋巴结中检测到[62]，但这一发现是非特异性的，因为 HHV-6 可存在于许多反应性和感染性的淋巴组织疾病中[63]。也有人认为 Rosai-Dorfman 病可能与自身免疫性淋巴增生综合征密切相关，这是一种遗传性疾病，与 Fas 介导的凋亡缺陷有关（见表 60.6）[64]。最近认识到 Rosai-Dorfman 病的家族型由 *SCL29A3* 突变引起，该基因编码平衡核苷酸转运蛋白 hENT3[65]。相同基因的突变也导致常染色体隐性疾病 H 综合征（见表 70.2）、色素性多毛症伴胰岛素依赖糖尿病综合征和家族性的组织细胞增生症综合征（Faisalabad 组织细胞增生症）。这组疾病被认为以谱系形式存在。

临床特征

Rosai-Dorfman 病通常是惰性的自限性疾病，较多患者呈现疾病减轻或加剧交替的迁延过程。临床特征是双侧巨大的无痛性颈淋巴结长大。但任何部位淋巴结均可受累，单侧受累也可以发生，有报道多个患者没有淋巴结受累。发热常见，大多数患者有 ESR/CRP 升高和多克隆性高丙种球蛋白血症。轻度贫血常见，也可见严重贫血，偶见中性粒细胞升高。多个病例报道霍奇金和非霍奇金淋巴瘤伴随或在 Rosai-Dorfman 病之前发生。值得注意的是，最近有 1 例报道自身免疫性淋巴增生综合征合并 Rosai-Dorfman 病的患者出现了组织细胞肉瘤[66]。

免疫性疾病发生于大约 15% 的 Rosai-Dorfman 病患者。抗红细胞自身抗体和关节疾病最常见。伴免疫异常的患者预后差。在一个分析中注意到 14 例死亡病例中 10 例有某些免疫缺陷[67]。其他预后不良的征象包括播散性结节性疾病或累及肝、肾或下呼吸道。

大于 40% 的 Rosai-Dorfman 病患者至少有一处结外部位受累，最常见的结外部位有皮肤和软组织、眼睑和眼眶、上呼吸道、大唾液腺、中枢神经系统和骨骼。但事实上任何器官都可受累。合并听力丧失的患者与 H 综合征重叠（见上文）[65]。

皮肤受累见于 10% 的系统型患者，皮肤可以是唯一受累的器官，对这种仅累及皮肤的疾病的认识正在提高。皮损常多发，表现为非特异性的红到红棕色或黄瘤样的斑疹、丘疹、结节或斑块（图 91.15）；皮肤型可能只有单个皮损。也有脂膜炎的报道。眼睑及面颊是常累及部位。

病理学

Rosai-Dorfman 病是一个基于受累淋巴结特异性改变为特征的疾病。但是，根据皮损与淋巴结的组织病理学改变特征和免疫组织化学结果一致也可以做出皮肤 Rosai-Dorfman 病的诊断，即使对那些没有淋巴结受累的皮肤型病例也是如此。

受累的淋巴结显示窦区扩张，其内有中性粒细胞、淋巴细胞、浆细胞和核呈泡状和胞浆丰富的组织细胞。

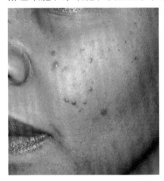

图 91.15 **皮肤 Rosai-Dorfman 病**。散在圆顶状褐色丘疹

伸入运动虽非本病独有但具特征性，即组织细胞摄入完整的淋巴细胞及浆细胞。中性粒细胞和红细胞也以相同的形式被内吞。

皮损显示真皮致密的组织细胞浸润伴散在的淋巴细胞、浆细胞及中性粒细胞。组织细胞有大的空泡状核和小核仁、丰富的泡沫状嗜酸性细胞质伴羽毛状边缘（图91.16）。伸入运动总是能发现。偶尔可以发现泡沫状组织细胞位于扩张的淋巴管内、浆细胞围绕厚壁小静脉、淋巴细胞聚集、纤维化和多核的组织细胞。

Rosai-Dorfman 病的组织细胞 S-100 蛋白、CD68、CD163、CD11c、CD14、层粘连蛋白5和溶菌酶染色阳性（见图91.2）[68]。XⅢa 因子阳性的病例也有报道。除了1994年的一个研究外[69]，CD1a 在 Rosai-Dorfman 病的表达为阴性。亚洲 Rosai-Dorfman 病患者，皮损通常显示浆细胞表达 IgG4，提示与 IgG4 相关疾病有关（见第25章）[70]。

鉴别诊断

鉴于 Rosai-Dorfman 病皮损的临床表现是非特异性的，鉴别诊断包括其他组织细胞增生症、结节病、感染性肉芽肿疾病和附属器肿瘤。皮肤 Rosai-Dorfman 病的诊断基于特征性的组织学和免疫组化结果。巨大淋巴结肿大的鉴别诊断包括霍奇金淋巴瘤、非霍奇金淋巴瘤、慢性淋巴细胞白血病、转移癌、感染性淋巴结病及 Kikuchi 病（常累及亚洲年轻女性的组织细胞坏死性淋巴结炎）。Rosai-Dorfman 病的诊断需要综合临床表现、实验室检查、组织学及免疫组化结果才能确定。

治疗

许多皮损无症状、可自愈，不需要治疗。治疗主要针对毁损性、播散性皮损或损害导致身体不适，常使用放疗、手术切除和（或）系统性皮质类固醇激素，但没有对照试验。基于病例报道，使用沙利度胺、伊马替尼、2-氯脱氧腺苷和氯法拉滨可改善病情[71]。

播散性黄瘤

同义名： ■ 播散性黄色铁质沉着性组织细胞增生症（Disseminated xanthosiderohistiocytosis）

要点

- 经典的皮肤黄瘤、黏膜黄瘤和尿崩症三联征。
- 皮损对称性分布。
- 好发于屈侧及间擦部位。
- 角膜及结膜损害可影响视力。

1938年 Montgomery 和 Osterberg[72] 描述4例"播散性黄瘤病"。1962年 Altman 和 Winkelmann[73] 总结了本病的特点。

流行病学

播散性黄瘤罕见，至今报道不足100例。男性比女性好发。发病年龄从8个月到85岁不等，但60%的患者在25岁前发病。

发病机制

病因不清。由于多数患者的血脂正常，提示播散性黄瘤是一种反应性组织细胞增生性疾病伴继发性脂质堆积。

临床特征

患者常有皮肤黄瘤、黏膜黄瘤和尿崩症三联征。原发的黄瘤皮损为黄色、红色或棕色的丘疹。发病时常为数百丘疹，对称分布于面部、躯干和肢体的皱褶与间擦部位、四肢近端（图91.17）。皮损常呈簇，边

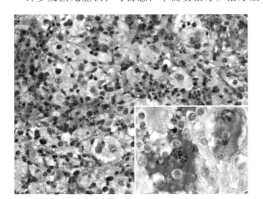

图 91.16　Rosai-Dorfman 病。细胞质透明的大组织细胞混有小的淋巴细胞和浆细胞。大细胞 S100 阳性染色（插图），以及免疫染色突出显示了大组织细胞细胞质里的淋巴样细胞（伸入运动）（Courtesy，Lorenzo Cerroni，MD.）

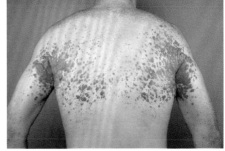

图 91.17　**播散性黄瘤**。对称性、主要累及屈侧是其特点。注意一些黄色调的融合性丘疹、结节（Courtesy，David Wetter，MD.）

界清楚，可形成毁容性的斑块（图 91.18）。陈旧的皮损可萎缩。

黏膜损害见于 40% ～ 60% 的患者，上呼吸道和口腔黏膜常受累。角膜及结膜损害可影响视力。40% 的患者中枢神经系统的下丘脑及垂体柄受累可导致尿崩症，这种尿崩症症状轻，为暂时性的，对血管加压素敏感。本病偶尔可伴发浆细胞异常和甲状腺疾病导致的单克隆丙种球蛋白病。

Caputo 等[74]建议把患者分为以下 3 种临床类型：①罕见的自愈型：皮损可自行消退；②常见的持续型：皮损不消退；③极罕见的进展型：器官功能障碍及中枢神经系统受累。疾病相关的死亡病例少有报道，包括 1 例伴有垂体和下丘脑以外的中枢神经系统受累的患者[75]。

病理学

疾病初期，真皮内致密的组织细胞伴少量泡沫细胞或其他炎细胞浸润。但在充分发育的皮损，除组织细胞以外还有许多泡沫细胞以及散在的淋巴细胞、浆细胞和 Touton 细胞浸润。播散性黄瘤的组织细胞溶菌酶、α-1 抗胰蛋白酶染色阳性，也表达典型的非 LCH 组织细胞标记，如 CD68、CD163、CD11b、CD14、CD11c 和 XⅢa 因子（见图 91.4，表 91.2）[74, 76]。日常工作中，通常只做 CD68 或 CD163、偶尔做 XⅢa 因子的免疫染色。

鉴别诊断

与播散性黄瘤相混淆的疾病包括幼年性黄色肉芽肿、发疹性黄瘤（第 92 章）、泛发性发疹性组织细胞瘤、丘疹性黄瘤、Erdheim-Chester 病和多中心网状组织细胞增生症。大多数情况下根据临床及组织病理学改变很容易鉴别。

治疗

播散性黄瘤罕见，没有系统治疗的对照试验。放疗用于控制气道阻塞性病变。不幸的是，没有观察到

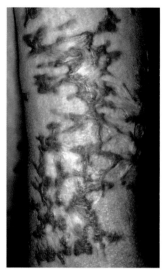

图 91.18 播散性黄瘤
一位硬化型播散性黄瘤的患者发展为多发性骨髓瘤

口服皮质类固醇激素明显改善皮肤及黏膜损害。包括手术、放疗、冷冻和激光治疗在内的物理治疗均被尝试过，系统治疗药物如环磷酰胺、环孢素和 2-氯脱氧腺苷（2-chlorodeoxyadenosine，2CdA）也被尝试过。最近的一个系列病例报道显示，所有 5 例接受 2-CdA 治疗的患者皮损缓解并得到长期控制[75]。

恶性组织细胞性疾病

同义名：■ Ⅲ型组织细胞增生症（Class Ⅲ histiocytosis）

恶性组织细胞性疾病（malignant histiocytic disorders）都是罕见的肿瘤（表 91.3）。由于大多数恶性肿瘤最初被诊断为组织细胞起源的、后来又被诊断为高级别的 B 细胞或 T 细胞恶性淋巴瘤，故实际的发生率不清楚。然而，最近的 WHO 造血与淋巴组织肿瘤分类中包括了一些真正的恶性组织细胞肿瘤[77]。

表 91.3 恶性组织细胞疾病的临床及免疫表型特点（组织细胞增生症Ⅲ）				
疾病	流行病学	最常初发部位	免疫表型	预后
朗格汉斯细胞肉瘤	成人＞儿童；F＞M	皮肤	＋ S100、CD1a、Langerin	侵袭性，＞50% 死亡
组织细胞肉瘤	成人＞儿童	胃肠道，皮肤，软组织	＋ CD68、CD163、溶菌酶	侵袭性，60%～80% 死亡
指突状树突细胞肉瘤	成人＞儿童	孤立的淋巴结＞皮肤	＋ S100 蛋白、波形蛋白、肌成束蛋白；弱＋ CD68、溶菌酶、CD45	侵袭性，约 50% 死亡
滤泡树突细胞肉瘤	成人＞儿童	颈淋巴结	＋ CD21、CD35、CD23、簇素；＋/－ S100 蛋白、CD68	惰性；10%～20% 致死
F：女性；M：男性				

真皮树突细胞错构瘤

同义名： ■ CD34$^+$真皮树突细胞瘤（CD34$^+$ dermal dendrocytoma）

真皮树突细胞错构瘤（dermal dendrocyte hamartoma）

极其罕见，大多数病例最近才被描述（图 91.4）[78-82]。正如其病名所暗示的那样，认为其来源于真皮树突细胞/树突状细胞，特别是 CD34$^+$的真皮树突细胞。这一类疾病中最常见的是徽章样真皮树突细胞错构瘤[78]，也许更好的名称应该叫斑块样 CD34$^+$真皮纤维瘤[79]。

表 91.4　真皮树突细胞错构瘤

	流行病学 *	最常见部位	临床表现	病理学	免疫表型
CD34$^+$斑块样真皮纤维瘤（徽章样真皮树突细胞错构瘤）†	先天性＞获得性，17 位患者中多数是女性	胸部	单发，2～16 cm 红色萎缩性（皱纹状）斑片或斑块	真皮梭形细胞增殖	＋CD34；ⅩⅢa 因子表达不恒定
真皮树突细胞的脂肪储存错构瘤	先天性，1 例患者（男性）	腰部‡	单发，伴有结节的红-棕色斑块	真皮网状层内胶原束之间的脂质化组织细胞	＋ⅩⅢa 因子（未做 CD34）
伴短粗白发的真皮树突细胞错构瘤	先天性，1 例患者（女性）	背部‡	伴短白发的单个软红色结节	梭形细胞	＋CD34；－ⅩⅢa 因子
先天性 CD34†颗粒细胞树突细胞增生症	先天性的，1 例患者（男性）	面部及四肢‡	多发肤色的丘疹和斑块	"颗粒细胞"在间质内排列，原发于真皮浅层	＋CD34；－ⅩⅢa 因子
成纤维细胞结缔组织痣	最常发生于儿童，女性＞男性	躯干＞头部和颈部＞四肢	黄褐色至棕色，黄褐色至白色，光滑、坚实结节	真皮内成纤维细胞/肌纤维母细胞增殖	在三分之二分析的病例中＋CD34；－ⅩⅢa 因子

* 至今
† 可能需要分析 *COL1A1-PDGFB* 融合基因［如：通过荧光原位杂交（FISH）来排除具有相似临床病理学特征的萎缩性隆突性皮肤纤维肉瘤（见第 116 章）］
‡ 只基于一个报道的患者

（王婷婷译　刘宏杰校　王 琳审）

参考文献

1. Lichtenstein L, Histiocytosis X. integration of eosinophilic granuloma of bone, Letterer-Siwe disease and Schüller-Christian disease as related manifestations of a single nosologic entity. AMA Arch Pathol 1953;56:84–102.
2. Hashimoto K, Pritzker MS. Electron microscopic study of reticulohistiocytoma. An unusual case of congenital self-healing reticulohistiocytosis. Arch Dermatol 1973;107:263–70.
3. Chu A, D'Angio GJ, Favara BE, et al. Histiocytosis syndromes in children. Lancet 1987;2:41–2.
4. Arico M, Nichols K, Whitlock JA, et al. Familial clustering of Langerhans cell histiocytosis. Br J Haematol 1999;107:883–8.
5. Badalian-Very G, Vergilio J, Degar BA, et al. Recurrent *BRAF* mutations in Langerhans cell histiocytosis. Blood 2010;116:1919–23.
6. Willman CL, Busque L, Griffith BB, et al. Langerhans'-cell histiocytosis (histiocytosis X) – a clonal proliferative disease. N Engl J Med 1994;331:154–60.
7. Yu RC, Chu C, Buluwela L, et al. Clonal proliferation of Langerhans cells in Langerhans cell histiocytosis. Lancet 1994;343:767–8.
8. Huang JT, Mantagos J, Kapoor R, et al. Langerhans cell histiocytosis mimicking molluscum contagiosum. J Am Acad Dermatol 2012;67:e117–18.
8a. Li CW, Li MH, Li JX, et al. Pulmonary Langerhans cell histiocytosis: analysis of 14 patients and literature review. J Thorac Dis 2016;6:1283–9.
9. Egeler RM, Neglia JP, Arico M, et al. The relation of Langerhans cell histiocytosis to acute leukemia, lymphomas, and other solid tumors. Hematol Oncol Clin North Am 1998;12:369–78.
10. Edelbroek JR, Vermeer MH, Jansen PM, et al. Langerhans cell histiocytosis first presenting in the skin in adults: frequent association with a second malignancy. Br J Dermatol 2012;167:1287–94.
11. Yohe SL, Chenault CB, Torlakovic EE, et al. Langerhans cell histiocytosis in acute leukemias of ambiguous or myeloid lineage in adult patients: support for a possible clonal relationship. Mod Pathol 2014;27:651–6.
12. Berres ML, Lim KP, Peters T, et al. BRAF-V600E expression in precursor versus differentiated dendritic cells defines clinically distinct LCH risk groups. J Exp Med 2014;211:669–83.
13. Pinkus GS, Lones MA, Matsumura F, et al. Langerhans cell histiocytosis immunohistochemical expression of fascin, a dendritic cell marker. Am J Clin Pathol 2002;118:335–43.
14. Haroche J, Cohen-Aubart F, Emile J-F, et al. Vemurafenib as first line therapy in *BRAF*-mutated Langerhans cell histiocytosis. J Am Acad Dermatol 2015;73:e29–30.
15. Gianotti F, Caputo R, Ermacora E. Singuliére histiocytose infantile à cellules avec particules vermiformes intracytoplasmiques. Bull Soc Fr Dermatol Syphiliogr 1971;78:232–3.
16. Patsatsi A, Kyriakou A, Sotiriadis D. Benign cephalic histiocytosis: case report and review of the literature. Pediatr Dermatol 2014;31:547–50.
17. Gianotti R, Alessi E, Caputo R. Benign cephalic histiocytosis: a distinct entity or a part of a wide spectrum of histiocytic proliferative disorders of children? Am J Dermatopathol 1993;15:315–19.
18. Weston WL, Travers SH, Mierau GW, et al. Benign cephalic histiocytosis with diabetes insipidus. Pediatr Dermatol 2000;17:296–8.
19. Gianotti F, Caputo R, Ermacora E, et al. Benign cephalic histiocytosis. Arch Dermatol 1986;122:1038–43.
20. Zelger BG, Zelger B, Steiner H, et al. Solitary giant xanthogranuloma and benign cephalic histiocytosis – variants of juvenile xanthogranuloma. Br J Dermatol 1995;133:598–604.
21. Winkelmann RK, Muller SA. Generalized eruptive histiocytoma: a benign papular histiocytic reticulosis. Arch Dermatol 1963;88:586–96.
22. Sidoroff A, Zelger B, Steiner H, et al. Indeterminate cell histiocytosis – a clinicopathological entity with features of both X- and non-X histiocytosis. Br J Dermatol 1996;134:525–32.
23. Shon W, Peters MS, Reed KB, et al. Atypical generalized eruptive histiocytosis clonally related to chronic myelomonocytic leukemia with loss of Y chromosome. J Cutan Pathol 2013;40:725–9.
24. Seward JL, Malone JC, Callen JP. Generalized eruptive

14

朗格汉斯细胞和巨噬细胞疾病

histiocytosis. J Am Acad Dermatol 2004;50:116–20.

25. Caputo R, Ermacora E, Gelmetti C, et al. Generalized eruptive histiocytoma in children. J Am Acad Dermatol 1987;17:449–54.

26. Repiso T, Roca-Miralles M, Kanitakis J, et al. Generalized eruptive histiocytoma evolving into xanthoma disseminatum in a 4-year-old boy. Br J Dermatol 1995;132:978–82.

27. Wood GS, Hu CH, Beckstead JH, et al. The indeterminate cell proliferative disorder: report of a case manifesting as an unusual cutaneous histiocytosis. Dermatol Surg Oncol 1985;11:1111–19.

28. Ratzinger G, Burgdorf WH, Metze D, et al. Indeterminate cell histiocytosis: fact or fiction? J Cutan Pathol 2005;32:552–60.

29. Flores-Stadler EM, Gonzalez-Crussi F, Greene M, et al. Indeterminate-cell histiocytosis: immunophenotypic and cytogenetic findings in an infant. Med Pediatr Oncol 1999;32:250–4.

30. Manente L, Cotellessa C, Schmitt I, et al. Indeterminate cell histiocytosis: a rare histiocytic disorder. Am J Dermatopathol 1997;19:276–83.

31. Helwig EB, Hackney VC. Juvenile xanthogranuloma (nevoxantho-endothelioma). Am J Pathol 1954;30:625–6.

32. Adamson NF. Congenital xanthoma multiplex in a child. Br J Dermatol 1905;17:222–3.

33. Caputo R. Juvenile xanthogranuloma. In: Text Atlas of Histiocytic Syndromes: A Dermatological Perspective. London: Martin Dunitz; 1998. p. 39–58.

34. Bergman R, Aviram M, Shemer A, et al. Enhanced low-density lipoprotein degradation and cholesterol synthesis in monocyte-derived macrophages of patients with adult xanthogranulomatosis. J Invest Dermatol 1993;101:880–2.

35. Gianotti F, Caputo R. Histiocytic syndromes: a review. J Am Acad Dermatol 1985;13:383–404.

36. Newman B, Weimin H, Nigro K, et al. Aggressive histiocytic disorders that can involve the skin. J Am Acad Dermatol 2007;56:302–16.

37. Chang MW, Frieden IJ, Good W. The risk of intraocular juvenile xanthogranuloma: survey of current practices and assessment of risk. J Am Acad Dermatol 1996;34:445–9.

38. Zvulunov A, Barak Y, Metzker A. Juvenile xanthogranuloma, neurofibromatosis, and juvenile chronic myelogenous leukemia. World statistical analysis. Arch Dermatol 1995;131:904–8.

39. Zelger BW, Staudacher C, Orchard G, et al. Solitary and generalized variants of spindle cell xanthogranuloma (progressive nodular histiocytosis). Histopathology 1994;27:11–19.

40. Zelger BG, Orchard G, Rudolph P, et al. Scalloped cell xanthogranuloma. Histopathology 1998;32:368–74.

41. Marrogi AJ, Dehner LP, Coffin CM, et al. Benign cutaneous histiocytic tumors in childhood and adolescence, excluding Langerhans' cells proliferations. A clinicopathologic and immunohistochemical analysis. Am J Dermatopathol 1992;14:8–18.

42. Cerio R, Spaull J, Oliver GF, et al. A study of factor XIIIa and Mac 387 immunolabeling in normal and pathological skin. Am J Dermatopathol 1990;12: 221–33.

43. Kossard S, Winkelmann RK. Necrobiotic xanthogranuloma. Australas J Dermatol 1980;21: 85–8.

44. Mehregan DA, Winkelmann RK. Necrobiotic xanthogranuloma. Arch Dermatol 1992;128:94–100.

45. Wood AJ, Wagner VU, Abbott JJ, et al. Necrobiotic xanthogranuloma. A review of 17 cases with emphasis on clinical and pathologic correlation. Arch Dermatol 2009;145:279–84.

46. Williford PM, White WL, Jorizzo JL, Greer K. The spectrum of normolipemic plane xanthoma. Am J Dermatopathol 1993;15:572–5.

47. Robertson DM, Winkelmann RK. Ophthalmic features of necrobiotic xanthogranuloma with paraproteinemia. Am J Ophthalmol 1984;97:173–83.

48. Ugurlu S, Bartley GB, Gibson LE. Necrobiotic xanthogranuloma: long-term outcome of ocular and systemic involvement. Am J Ophthalmol 2000;129:651–7.

49. Finan MC, Winkelmann RK. Necrobiotic xanthogranuloma with paraproteinemia. A review of 22 cases. Medicine (Baltimore) 1986;65:376–88.

50. Stork J, Kodetova D, Vosmik F, et al. Necrobiotic xanthogranuloma presenting as a solitary tumor. Am J Dermatopathol 2000;22:453–6.

51. Zac FG. Reticulohistiocytoma ("ganglioneuroma") of the skin. Br J Dermatol Syphilol 1950;62:351–5.

52. Goltz RW, Laymon CW. Multicentric reticulohistiocytosis of the skin and synovia. Arch Dermatol Syphilol 1954;69:717–30.

53. Zayid I, Farraj S. Familial histiocytic dermatoarthritis: a new syndrome. Am J Med 1973;54:793–800.

54. Barrow MV, Holubar K. Multicentric reticulohistiocytosis. A review of 33 patients. Medicine (Baltimore) 1969;48:287–305.

55. Macía-Villa CC, Zea-Mendoza A. Multicentric reticulohistiocytosis: case report with response to infliximab and review of treatment options. Clin Rheumatol 2016;35:527–34.

55a. Selmi C, Greenspan A, Huntley A, et al. Multicentric Reticulohistiocytosis: a Critical Review. Curr Rheumatol Rep 2015;17:511.

56. Zelger B, Cerio R, Soyer HP, et al. Reticulohistiocytoma and multicentric reticulohistiocytosis. Histopathologic and immunophenotypic distinct entities. Am J Dermatopathol 1994;16:577–84.

57. Gorman JD, Danning C, Schumacher HR, et al. Multicentric reticulohistiocytosis: case report with immunohistochemical analysis and literature review. Arthritis Rheum 2000;43:930–8.

58. Rosai J, Dorfman RF. Sinus histiocytosis with massive lymphadenopathy. A newly recognized benign clinicopathological entity. Arch Pathol 1969;87: 63–70.

59. Weedon D. Rosai–Dorfman disease. In: Skin Pathology. New York: Churchill Livingstone; 1997. p. 865–96.

60. Foucar E, Rosai J, Dorfman R. Sinus histiocytosis with massive lymphadenopathy (Rosai–Dorfman disease): review of the entity. Semin Diagn Pathol 1990;7:19–73.

61. Rosai J. Lymph nodes. In: Ackerman's Surgical Pathology. 8th ed. St. Louis: Mosby; 1996. p. 1694–5.

62. Levine PH, Jahan N, Murari P, et al. Detection of human herpesvirus 6 in tissues involved by sinus histiocytosis with massive lymphadenopathy (Rosai–Dorfman disease). J Infect Dis 1992;166:291–5.

63. Sumiyoshi Y, Kikuchi M, Ohshima K, et al. Human herpesvirus-6 genomes in histiocytic necrotizing lymphadenitis (Kikuchi's disease) and other forms of lymphadenitis. Am J Clin Pathol 1993;99:609–14.

64. Marie I, Pittaluga S, Dale JK, et al. Histologic features of sinus histiocytosis with massive lymphadenopathy in patients with autoimmune lymphoproliferative syndrome. Am J Surg Pathol 2005;29:903–11.

65. Molho-Pessach V, Ramot Y, Camille F, et al. H syndrome: the first 79 patients. J Am Acad Dermatol 2014;70:80–8.

66. Venkataramean G, McCalin KL, Pittaluga S, et al. Development of disseminated histiocytic sarcoma in a patient with autoimmune lymphoproliferative syndrome and associated Rosai–Dorfman disease. Am J Surg Pathol 2010;34:589–94.

67. Foucar E, Rosai J, Dorfman RF. Sinus histiocytosis with massive lymphadenopathy. An analysis of 14 deaths occurring in a patient registry. Cancer 1984;54:1834–40.

68. Paulli M, Rosso R, Kindl S, et al. Immunophenotypic characterization of the cell infiltrate in five cases of sinus histiocytosis with massive lymphadenopathy (Rosai–Dorfman disease). Hum Pathol 1992;23:647–54.

69. Paulli M, Feller AC, Boveri E, et al. Cathepsin D and E co-expression in sinus histiocytosis with massive lymphadenopathy (Rosai-Dorfman disease) and Langerhans' cell histiocytosis: further evidences of a phenotypic overlap between these histiocytic disorders. Virchows Arch 1994;424:601–6.

70. Kuo TT, Chen TC, Lee LY, et al. IgG4-positive plasma cells in cutaneous Rosai-Dorfman disease: an additional immunohistochemical feature and possible relationship to IgG4-related sclerosing disease. J Cutan Pathol 2009;36:1069–73.

71. Vaiselbuh SR, Bryceson YT, Allen CE, et al. Updates on histiocytic disorders. Pediatr Blood Cancer 2014;61:1329–35.

72. Montgomery H, Osterberg AE. Xanthomatosis. Correlation of clinical, histopathologic and chemical studies of cutaneous xanthoma. Arch Derm Syphilol 1938;37:373–402.

73. Altman J, Winkelmann RK. Xanthoma disseminatum. Arch Dermatol 1962;86:582–96.

74. Caputo R, Veraldi S, Grimalt R, et al. The various clinical patterns of xanthoma disseminatum. Considerations on seven cases and review of the literature. Dermatology 1995;190:19–24.

75. Khezri F, Gibson LE, Tefferi A. Xanthoma disseminatum: effective therapy with 2-chlorodeoxyadenosine in a case series. Arch Dermatol 2011;147:459–64.

76. Zelger B, Cerio R, Orchard G, et al. Histologic and immunohistochemical study comparing xanthoma disseminatum and histiocytosis X. Arch Dermatol 1992;128:1207–12.

77. Histiocytic and dendritic cell neoplasms. In: Swerdlow SH, Campo E, Harris HL, et al., editors. WHO Classification of Tumours of Haematopoietic and Lymphoid Tissues. 4th ed. Lyon: International Agency for Research on Cancer (IARC); 2008. p. 353–64.

78. Rodriguez-Jurado R, Palacios C, Duran-McKinster C, et al. Medallion-like dermal dendrocyte hamartoma: a new clinically and histopathologically distinct lesion. J Am Acad Dermatol 2004;51:359–63.

79. Kutzner H, Mentzel T, Palmedo G, et al. Plaque-like CD34-positive dermal fibroma ("medallion-like dermal dendrocyte hamartoma"): clinicopathologic, immunohistochemical, and molecular analysis of 5 cases emphasizing its distinction from superficial, plaque-like dermatofibrosarcoma protuberans. Am J Surg Pathol 2010;34:190–201.

80. Bork K, Gabbert H, Knopp J. Fat-storing hamartoma of dermal dendrocytes. Clinical, histologic, and ultrastructural study. Arch Dermatol 1990;126:794–6.

81. Koizumi H, Kumakiri M, Yamanaka K, et al. Dermal dendrocyte hamartoma with stubby white hair: a novel connective tissue hamartoma of infancy. J Am Acad Dermatol 1995;32:318–21.

82. Chang SE, Choi JH, Sung KJ, et al. Congenital CD34-positive granular cell dendrocytosis. J Cutan Pathol 1999;26:253–8.

83. Caputo R, Passoni E, Cavicchini S. Papular xanthoma associated with angiokeratoma of Fordyce: considerations on the nosography of this rare non-Langerhans cell histiocytoxanthomatosis. Dermatology 2003;206:165–8.

第92章　黄瘤

William Trent Massengale

要点

- 皮肤黄瘤提示可能存在潜在的高脂血症或单克隆丙球蛋白病。
- 掌握基础脂质代谢有助于深入理解高脂蛋白血症和黄瘤的形成。
- 与高脂血症相关的黄瘤的主要类型是：发疹性、结节性、腱黄瘤和扁平黄瘤（包括睑黄瘤）。
- 血脂正常的扁平黄瘤的发生与单克隆丙球蛋白病相关。
- 组织学上，真皮内可见载脂巨噬细胞（泡沫细胞）。
- 早期诊断和正确治疗可使黄瘤消退，也可预防可能出现的危及生命的并发症。

引言

皮肤黄瘤（xanthomas）是由脂质在真皮内沉积所致，主要在巨噬细胞内（泡沫细胞），也可位于细胞外。它们易于辨别的主要临床表现之一是皮损呈特征性的黄色至橙色。黄瘤可表现为多种形态，从斑疹和丘疹到斑块和结节。如下所述，皮损的形态和解剖学位置可提示潜在的脂质疾病的类型和副蛋白血症的存在。

黄瘤可发生于原发性或继发性脂代谢性疾病，尽早识别这些皮损对潜在疾病的患者的诊断、治疗和预后有重要意义。皮肤科医生不仅应熟悉脂代谢的基本概念及其相关疾病，而且要能识别常见的特征性皮损。

流行病学

高脂血症在普通人群中非常常见。仅在北美洲，现在估计有超过 1 亿以上的人血清胆固醇升高（200 mg/dl）。尽管患有高脂血症的人很多，但只有小部分会出现皮肤黄瘤。由于黄瘤形成的确切机制尚不完全清楚，目前尚无法预估哪些患者会发生该病。黄瘤是由于循环血浆脂蛋白从真皮毛细血管渗透出来，随后被巨噬细胞吞噬，形成载脂细胞，即泡沫细胞[1]。然而，确切的步骤和调控机制仍在研究中。

发病机制

强有力的证据支持各种黄瘤中的脂质与血液循环中的脂质是相同的这一理论[2]。大部分血浆脂质以脂蛋白复合物的形式进行运输。脂蛋白的基本结构使甘油三酯和胆固醇得以转运至外周细胞以满足它们的代谢需要。该结构由亲水外壳和疏水内核组成。外壳由磷脂、游离胆固醇和非共价结合特殊蛋白即载脂蛋白（apolipoproteins 或 apoproteins，apo）构成。内核包含甘油三酯和胆固醇酯。

不同脂蛋白的核心脂质不同。甘油三酯是乳糜微粒和极低密度脂蛋白（very-low-density lipoprotein，VLDL）的主要核心脂质，而胆固醇酯是低密度脂蛋白（low-density lipoprotein，LDL）、高密度脂蛋白（high-density lipoprotein，HDL）、乳糜微粒和 VLDL 残基的主要核心。各种脂蛋白的外壳载脂蛋白也各不相同（表 92.1）。这些载脂蛋白具有多种重要功能，如介导脂蛋白与靶器官上各自受体的结合和激活自身代谢所需要的酶。

脂蛋白的合成有两条主要的途径（图 92.1A）。**外源性途径**始于饮食摄入的脂肪。经过胰脂酶和胆汁酸的作用，饮食摄入的甘油三酯被降解为脂肪酸和甘油

表 92.1　重要载脂蛋白

载脂蛋白	相关载脂蛋白	功能和注释
A- I	乳糜微粒，HDL	HDL 的主要蛋白质；激活卵磷脂胆固醇酰基转移酶（LCAT）
B-48	乳糜微粒，乳糜微粒残基	乳糜微粒的特异性标志
B-100	VLDL，IDL 和 LDL	LDL 的主要蛋白；与 LDL 受体结合
C- II	乳糜微粒，VLDL，IDL 和 HDL	激活脂蛋白脂酶
E [至少 3 个等位基因（E2，E3，E4）]	乳糜微粒，乳糜微粒残基，VLDL，IDL 和 HDL	与 LDL 受体结合

HDL，高密度脂蛋白；IDL，中间密度脂蛋白；LDL，低密度脂蛋白；VLDL，极低密度脂蛋白

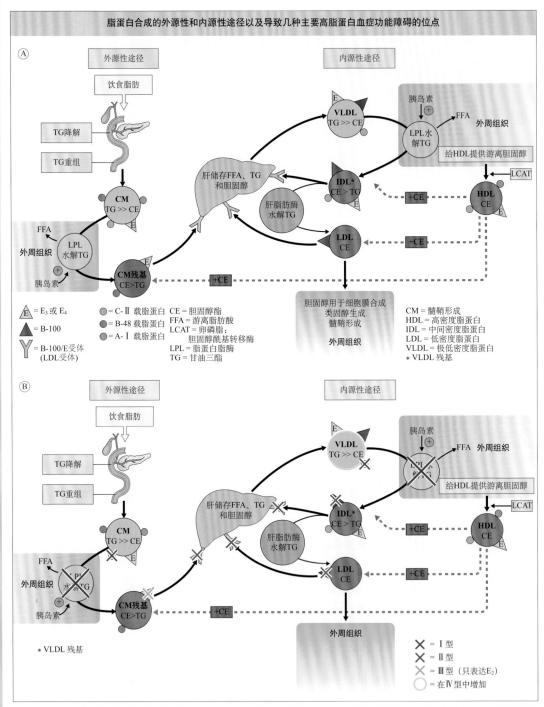

图 92.1　脂蛋白合成的外源性和内源性途径（A）以及导致几种主要高脂蛋白血症功能障碍的位点（B）。载脂蛋白 C-Ⅱ 激活脂蛋白脂肪酶（LPL）

一脂。被肠上皮吸收后，甘油三酯又重新形成，并和少量胆固醇脂组装在一起，进入乳糜微粒的核心。乳糜微粒的外壳由磷脂、游离胆固醇和几种载脂蛋白，包括 B-48、E、A-Ⅰ、A-Ⅱ和 C-Ⅱ构成。

随后乳糜微粒进入淋巴系统，最终通过胸导管进入体循环。一旦进入体循环，核心甘油三酯便发生水解，释放出游离脂肪酸到外周组织。该过程受到结合在毛细血管内皮上的脂蛋白脂酶的调控。脂蛋白脂酶系统的激活是复杂的，不仅牵涉到激素如胰岛素，还有如位于脂蛋白外表面的载脂蛋白 C-Ⅱ和表达于内皮细胞上的蛋白 GPIHBP1，它可以结合脂蛋白脂酶，并将其运送到其作用部位毛细血管腔。

大约 70% 的原始甘油三酯被水解后，遗留下乳糜微粒"残基"。此时核心主要含来自循环的 HDL 分子的胆固醇脂。乳糜微粒残基通过与特异性高亲和力 apo B-100/E 受体结合而被肝摄取，该受体可识别残基外壳上的载脂蛋白 E_3 或 E_4。一旦进入肝，剩下的脂质便进入肝储存，载脂蛋白如 B-48 则被降解。

内源性途径始于肝合成的 VLDL 颗粒。VLDL 的核心主要由甘油三酯构成，甘油三酯来自循环游离的脂肪酸和肝储存的甘油三酯。外壳上发现的重要的载脂蛋白包括 B-100、E 和 C-Ⅱ。以与乳糜微粒相似的方式，脂蛋白脂酶介导 VLDL 分子的水解，去除它的大部分甘油三酯，并从 HDL 分子获得胆固醇脂。脂蛋白脂酶的激活需要 VLDL 外壳上存在 apoC-Ⅱ。去除大部分甘油三酯后，VLDL"残基"，即中间密度脂蛋白（intermediate-density lipoprotein，IDL），可通过 apo B-100/E 受体被肝摄取并降解。未被肝细胞吸收的 IDL，被细胞外肝脂酶夺取它们剩余的核心甘油三酯，并以 LDL 的形式进入循环。

LDL 主要含胆固醇脂，位于其核心，表面表达 B-100。LDL 释放胆固醇脂到外周组织，在外周组织胆固醇脂可被转化为游离胆固醇。胆固醇在体内有几种重要的功能，包括作为细胞膜双分子层的必需成分。在神经髓鞘的生成、肾上腺和性腺类固醇的合成和胆汁酸的产生中也很重要。肝细胞在 LDL 的分解代谢中发挥着重要作用，通过肝细胞表面高亲和力 apo B-100/E 受体介导它们被摄取。代谢过剩的游离胆固醇被重新酯化以便储存。

HDL 在胆固醇代谢中有数种重要功能。HDL 的基本功能之一是从外周组织中移除胆固醇。在此过程中，游离胆固醇和磷脂从外周细胞的细胞膜上被转送给 HDL 分子。随后游离胆固醇被卵磷脂胆固醇酰基转移酶（lecithin-cholesterol acyltransferase，LCAT）酯化。该酶需要 HDL 载脂蛋白 A-I 的存在。此后 HDL 分子将胆固醇脂转移给其他脂蛋白如 LDL 或乳糜微粒和 VLDL 的残基，以运回肝。

肝在整个胆固醇代谢系统中发挥核心作用。肝细胞内胆固醇的水平直接影响胆固醇合成的限速酶 HMG-CoA 还原酶的活性和高亲和力 apo B-100/E 受体的表达。当细胞内胆固醇水平低下时，HMG-CoA 还原酶被活化，高亲和力 apo B-100/E 受体表达增加。高亲和力受体增加导致含胆固醇的脂蛋白如乳糜微粒残基、IDL、LDL 的摄取增加。这是血浆胆固醇水平降低的结果。如下文所讨论，该机制是多种降低胆固醇药物的药理基础。

临床特征

由于胆固醇体内平衡调节的复杂性，可有数条途径发生高脂血症，从遗传性疾病到代谢性疾病（如糖尿病）。基因突变可影响重要的酶、受体或受体配体，这些缺陷可导致脂蛋白过量产生或抑制其清除（图 92.1B）。每种可能的缺陷将导致不同种类的血脂异常。

1965 年，Lees 和 Frederickson[3] 公布了一套根据血清脂蛋白电泳迁移表现对各种脂质代谢疾病进行分类的系统。目前使用的是经修改的以高脂蛋白血症表型来分类的系统（表 92.2）。在下一节中，将介绍潜在的脂质紊乱，代谢性疾病的叙述不仅参考 Frederickson 分类方法，可能的情况下也根据特定的分子缺陷来分类。

除了家族性高胆固醇血症的纯合子型（Ⅱ型），大多数皮肤黄瘤到成年才会发病。一旦诊断确立，对其伴发病［如代谢综合征（见表 53.5）］治疗将降低潜在的系统性后续疾病如心肌梗死、脑血管意外和脂肪肝的发病率

发疹性黄瘤

发疹性黄瘤（eruptive xanthomas）表现为红色至黄色丘疹，直径为 1 ～ 5 mm（图 92.2 和 92.3）。通常分布于四肢伸侧、臀部和手。早期皮损周围有炎症性晕（很可能是因为甘油三酯成分），可伴有触痛和瘙痒。有报道发疹性黄瘤可伴有 Koebner 现象[4]。

发疹性黄瘤可见于原发性或继发性**高甘油三酯血症**。发疹性黄瘤患者甘油三酯的水平常超过 3000 ～ 4000 mg/dl。在 Frederickson 高脂血症分类中，高甘油三酯血症可见于Ⅰ型（乳糜微粒升高）、Ⅳ型（VLDL 升高）和Ⅴ型

表 92.2　主要的高脂蛋白血症。粗体字是常规筛查中主要的脂质异常类型				
类型	发病机制	实验室检查	临床表现	
			皮肤（黄瘤类型）	系统病变
Ⅰ型（家族性 LPL 缺乏，家族性高乳糜微粒血症）	（a）LPL 缺乏或异常（AR） （b）apo C-Ⅱ缺乏（AR） （c）GPIHBP1 缺乏（AR） （d）apo A-Ⅴ缺乏（AR）	乳糜微粒清除速率减慢 LDL 和 HDL 水平降低 **高甘油三酯血症**	发疹性	不增加冠状动脉疾病风险 复发性胰腺炎
Ⅱ型（家族性高胆固醇血症）	（a）LDL 受体缺乏（AD）^ （b）apo B-100（配体）功能缺陷引起 LDL 对 LDL 受体亲和力低 （c）*PCSK9* 错义突变引起 LDL 受体加速降解（AD*） （d）LDL 受体调节蛋白 1（受体内定位所必需）缺乏（AR）	LDL 清除减少 **高胆固醇血症**	腱黄瘤，结节发疹性、结节性、扁平黄瘤（睑黄瘤、间擦部位、指趾缝[†]）	外周和冠状动脉粥样硬化
Ⅲ型（家族性异常 β 脂蛋白血症；残基移除障碍病；宽 β 病；载脂蛋白 E 缺乏症）	apo E 异常引起肝残基清除能力受损；大多数患者仅表达 apoE₂ 亚型，与 apo E 受体相互作用弱（AR ＞＞ AD）	乳糜微粒残基和 IDL 水平升高 **高胆固醇血症** **高甘油三酯血症**	结节疹性，结节性、扁平黄瘤（掌褶）——最具特征性腱黄瘤	外周和冠状动脉粥样硬化
Ⅳ型（内源性家族性高甘油三酯血症）	与糖耐量异常和高胰岛素血症有关的 VLDL 产量增加；可能与杂合子亚型有关，如 apo A-Ⅴ、LPL 或葡萄糖激酶调节蛋白	VLDL 增加 **高甘油三酯血症**	发疹性	通常与 2 型非胰岛素依赖性糖尿病、肥胖、酗酒相关（见图 92.4）
Ⅴ型	乳糜微粒和 VLDL 升高；可能与杂合子亚型有关，如 apo A-Ⅴ、LPL 或葡萄糖激酶调节蛋白	LDL 和 HDL 减少 **高甘油三酯血症**	发疹性	糖尿病

^ 患者有 *LDLR* IVS14 + 1G-A 改变，表型可因编码 apo A-Ⅱ、胞浆环氧化物水解酶 2 和生长激素受体基因的 SNPs（单核苷酸多态性）而改变
* 功能获得性突变引起常染色体显性遗传高胆固醇血症[24]，而功能缺失性突变（常见于非洲裔美国人）可引起 LDL 水平降低[25]
[†] 据说是纯合状态的特征
AD，常染色体显性遗传；apo，载脂蛋白；AR，常染色体隐性遗传；HDL，高密度脂蛋白；IDL，中间密度脂蛋白；LDL，低密度脂蛋白；LPL，脂蛋白脂肪酶；PCSK9，枯草杆菌蛋白酶 9 型蛋白质原转换酶；VDLD，极低密度脂蛋白。

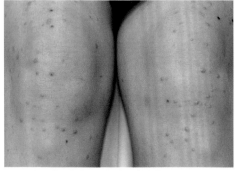

图 92.2　高甘油三酯血症引起的发疹性黄瘤。皮损好发于下肢伸侧，尤其是膝关节

（乳糜微粒和 VLDL 升高）。

甘油三酯水平升高的原因之一是未能把这些脂质从循环中去除（图 92.4）。脂蛋白脂酶缺乏活性将导致富含甘油三酯的乳糜微粒和 VLDL 的沉积（见图 92.1B）。这可能与酶本身异常有关，例如**脂蛋白脂酶缺乏**（乳糜微粒血症综合征），或由于其他控制因素异常如载脂蛋白 C-Ⅱ功能不全或胰岛素活性受损[5-6]。除了 GPIHBP1 缺乏之外，针对 GPIHBP1 的自身抗体也可导致高甘油三酯血症[6a]。

甘油三酯水平升高的另一原因是肝通过内源性途径产生过多富含甘油三酯的脂蛋白。在**内源性家族性高甘油三酯血症**中，存在一种引起肝对饮食中的碳水化合物和胰岛素反应异常的基因缺陷，并产生过量的肝 VLDL，属于 Frederickson Ⅳ型高甘油三酯血症。继发性获得性脂蛋白脂酶活性缺陷，如由糖尿病引起者，在这些患者中并不少见。在第二种情况下，脂蛋白脂酶系统处于饱和状态，不再处理饮食中的脂质，导致乳糜微粒升高。这种模式被分为 Frederickson Ⅴ型。

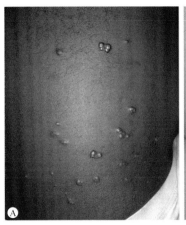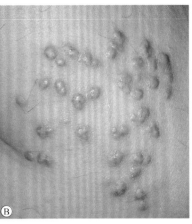

图 92.3　**发疹性黄瘤**。A，B. 黄色色调在一定程度上受到皮肤色素的影响。注意部分皮损呈簇状分布

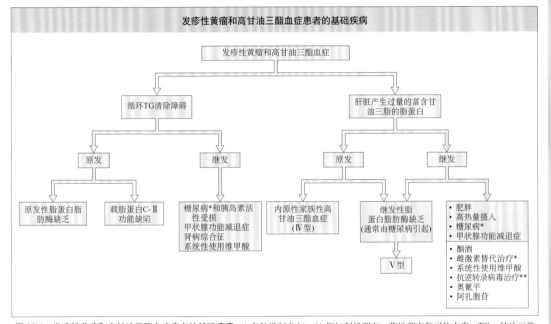

图 92.4　发疹性黄瘤和高甘油三酯血症患者的基础疾病。* 多种机制参与；** 例如利托那韦、茚地那韦和司他夫定。TG，甘油三酯

　　环境因素和基础疾病常使甘油三酯代谢的基因缺陷进一步恶化，加重高甘油三酯血症，同时诱发发疹性黄瘤（见图 92.4）。这些因素包括肥胖、高热量摄入、糖尿病、酗酒、口服雌激素替代治疗和可引起高甘油三酯血症的系统性药物治疗（如维 A 酸类药物、蛋白酶抑制剂、奥氮平）。结果常导致 Frederickson Ⅳ 型表型。口服维 A 酸治疗，尤其是贝沙罗汀，可通过增加肝 VLDL 的分泌而提高甘油三酯水平。服用异维 A 酸，这种升高的情况在有遗传易感性的个体中更加普遍，提示有可能将来发生代谢综合征的风险增加[7]。临床诊断代谢综合征的五项标准中的两项都是脂质异常－甘油三酯升高和 HDL 减少（见表 53.5）。

　　治疗发疹性黄瘤涉及确定并处理引起高甘油三酯血症的基础病因（见图 92.4）。未正确识别和处理高甘油三酯血症的患者可导致发生并发症，如急性胰腺炎。通过饮食和药物将循环甘油三酯降到适当水平，可使发疹性皮损迅速消退。

结节性 / 结节疹性黄瘤

结节疹性和结节性黄瘤（tuberoeruptive and tuberous xanthomas）的临床和病理是相关的，经常被认为是一个连续病谱。结节疹性黄瘤表现为肢体伸侧特别是肘膝部位的粉红–黄色丘疹或结节（图 92.5）。结节性皮损比结节疹性皮损大，直径可超过 3 cm（图 92.6）。这些皮损可见于高胆固醇血症状态如**异常 β 脂蛋白血症**（Frederickson Ⅲ型）和**家族性高胆固醇血症**（Frederickson Ⅱ型；见下文）。与发疹性黄瘤相比，结节性黄瘤在进行适当治疗后皮损消退缓慢。

异常 β 脂蛋白血症，或宽 β 病，是一种脂质代谢遗传性疾病，通常为常染色体隐性遗传。其病因是由于 apo E 亚型的出现，主要是 apo E_2，这是高亲和力 apo B-100/E 受体的弱配体（见图 92.1B），导致肝摄取乳糜微粒和 VLDL 残基不足，造成血清胆固醇和甘油三酯水平的升高。该病最具特征的皮损为结节性或结节疹性黄瘤（见于 80% 患者）和手掌皱褶扁平黄瘤（掌纹黄瘤），约出现于 2/3 患者（见下文）[8]。

腱黄瘤

腱黄瘤（tendinous xanthomas）是坚实、光滑、结节状的脂质沉积，可影响跟腱（图 92.7）或手（图 92.8）、膝、肘的伸肌腱。表面皮肤外观正常。超声可以帮助诊断跟腱的细微病变，显示为低回声结节或腱前后径增加[9]。腱黄瘤的出现通常是潜在脂质代谢疾病的线索。和本型黄瘤有关的脂代谢疾病包括家族性高胆固醇血症、异常 β 脂蛋白血症和继发于甲状腺功能减退的高脂血症（表 92.3）。

腱黄瘤最常见于**家族性高胆固醇血症**。该疾病是由于细胞膜上正常 LDL 受体缺乏，使肝对循环 LDL 的清除能力减弱导致 LDL 胆固醇水平升高（Frederickson Ⅱ型）。该病以常染色体显性遗传的方式遗传，外显率高。纯合子者 10 岁以前 LDL 胆固醇水平为 800 ～ 1000 mg/dl，并伴有广泛的动脉粥样硬化，出现黄瘤。该病杂合子更常见，据估计美国 500 人中就有 1 人。见于该病的黄瘤类型包括腱黄瘤、结节性黄瘤、结节疹性黄瘤和扁平黄瘤（包括睑黄瘤）。由于其相对

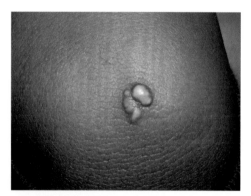

图 92.5 纯合子型家族性高胆固醇血症患儿肘部的结节发疹性黄瘤。注意黄色色调（Courtesy, Julie V Schaffer, MD.）

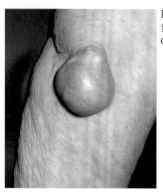

图 92.6 肘部的结节性黄瘤（Courtesy, Lorenzo Cerroni, MD.）

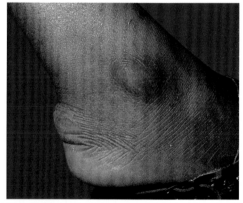

图 92.7 腱黄瘤。图示足跟部的线性肿胀，为异常 β 脂蛋白血症患者的腱黄瘤

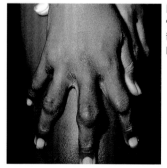

图 92.8 纯合子型家族性高胆固醇血症患者手指部位的腱黄瘤。注意指缝间的间擦性扁平黄瘤

表 92.3 **继发性高脂血症——基础疾病**。除了空腹血脂，血液筛查还包括空腹血糖、肝功能试验、TSH 和白蛋白

- 糖尿病 *
- 胆汁淤积症
  - 原发性胆汁性肝硬化（通常表现为扁平黄瘤，包括掌部的）
  - Alagille 综合征（肘 / 膝、皱褶部、手指、掌和耳轮）*, †
- 胆管闭锁 *
- 甲状腺功能减退症 *
- 肾病综合征 *
- I 型糖原贮积病（von Gierke）*

---

* 黄瘤可在儿童时期发生
† 编码 Notch 信号通路配体 Jagged-1 或 *NOTCH2*（约 5% 的患者）的基因 *JAG1* 突变所致的常染色体显性遗传病。患者由于肝内胆管数量减少所致的胆汁淤积、LDL 升高（胆固醇）、心功能不全、特殊面容、生长迟缓和角膜后胚胎环。身体皱褶部位的黄瘤可变得非常坚实[26-28]

常见，腱黄瘤患者为杂合子型的可能性大于为罕见的纯合子型。指蹼部位的扁平黄瘤是纯合子状态的特异病征（见图 92.8）[10]。

家族性载脂蛋白 B-100 缺陷与腱黄瘤密切相关。该病为显性遗传，LDL 受体正常。但 LDL 对 LDL 受体的亲和性下降，原因是突变影响了它的配体 apo B-100。患者的临床表现可能类似于家族性高胆固醇血症，但常相对较轻[11]。从治疗角度，将来区分该病与 LDL 受体功能缺陷或加速降解将变得更为重要（见表 92.2），治疗应该更着重于纠正 LDL 受体功能，而且此项治疗将来可通过商品化途径得到。

偶尔腱黄瘤可见于无脂蛋白疾病的患者，例如**脑腱黄瘤病**和 **β - 谷甾醇血症**。脑腱黄瘤病是由于胆汁合成途径中存在某种酶的缺陷，导致一种中间产物胆甾烷醇的异常堆积。这种中间产物可沉积在大多数组织，包括脑，也可形成腱黄瘤[12]。β - 谷甾醇血症是由于植物固醇的异常堆积而导致腱黄瘤形成。

扁平黄瘤和睑黄瘤

扁平黄瘤（plane xanthomas）表现为黄色至橘色、非炎症性斑疹、丘疹、斑片和斑块，可局限或弥漫分布。虽然解剖位置多变，但发病部位常是特殊基础疾病的线索。例如，间擦性扁平黄瘤可发生于肘窝（图 92.9）或指蹼（见图 92.8），是纯合子性家族性高胆固醇血症的特征性表现[10]。手掌皱褶部位的黄瘤，或称**掌纹黄瘤**（图 92.10），尤其与结节性黄瘤伴发时[13]，有助于异常 β 脂蛋白血症的诊断。

睑黄瘤（xanthelasma）或**睑黄斑瘤**（xanthelasma palpebrarum），是常见的位于眼睑的扁平黄瘤（图

92.11）。尽管睑黄瘤的出现提示需检查高脂血症，但后者仅见于约 1/2 的睑黄瘤患者。年轻或有高脂血症家族史的睑黄瘤患者更有可能患有脂蛋白性疾病，应做适当筛查。

胆汁淤积性扁平黄瘤是某些疾病如胆道闭锁或原发性胆汁性肝硬化的并发症。此种情况下，未被酯化

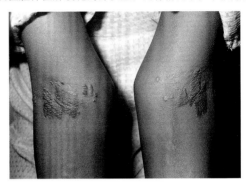

图 92.9 **肘窝的扁平黄瘤**。这位青年患者有异常 β 脂蛋白血症

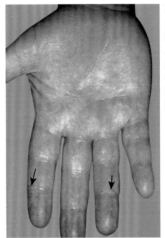

图 92.10 **异常 β 脂蛋白血症患者掌褶（箭头）的扁平黄瘤**。这种病变见于约 2/3 的此病患者，扁平黄瘤也见于胆汁淤积症的情况下，如胆道闭锁或原发性胆汁性肝硬化

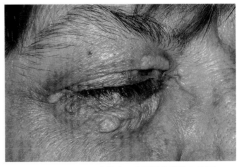

图 92.11 **睑黄瘤**，皮损呈典型黄色色调

的胆固醇便开始在血液中蓄积，导致扁平黄瘤的形成。皮损开始为手足部位局限性斑块，但也可泛发全身。

扁平黄瘤也可见于血脂正常的患者，提示可能存在单克隆丙球蛋白病（图 92.12），通常由浆细胞病引起，但偶尔继发于淋巴增生性疾病如 B 细胞淋巴瘤或 Castleman 病（见第 119 章）。该型黄瘤还可见于慢性髓单核细胞白血病的患者。在丙球蛋白病相关性扁平黄瘤中，认为单克隆 IgG 与循环 LDL 结合，使抗 LDL 复合物更容易被巨噬细胞吞噬[14]。好发部位包括颈、躯干上部、屈侧和眶周区域。扁平黄瘤和坏死性黄色肉芽肿可以与单克隆丙球蛋白病共同发生，说明这是一疾病谱系[15]。值得注意的是，有一种实体肿瘤被称为高脂血症相关性骨髓瘤，该病可见黄瘤发生在肘部、膝盖和掌褶部位。

疣状黄瘤

疣状黄瘤（verruciform xanthomas）是扁平或疣状的孤立性斑块，通常直径为 1～2 cm，无自觉症状。主要发生于口腔（图 92.13），有时见于肛门生殖器区（包括阴囊）或口周。一般不伴有高脂血症，皮损持续数年。

单发或多发的皮损可见于淋巴水肿、大疱性表皮

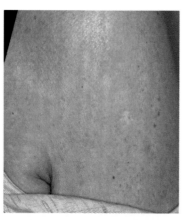

图 92.12 血脂正常者的扁平黄瘤。皮损为橘黄色大而薄的斑块，此患者被发现患有单克隆丙球蛋白血症（Courtesy, Whitney High, MD, JD.）

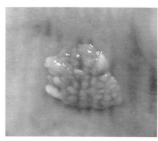

图 92.13 口腔黏膜的疣状黄瘤（Courtesy, Kishore Shetty, DDS.）

松解症、天疱疮、盘状红斑狼疮和 GVHD（移植物抗宿主病，译者注），也可见于 X 性联显性疾病 CHILD 综合征（congenital hemidysplasia with ichthyosiform erythroderma and limb defects，伴有鱼鳞病样红皮病和肢体缺损的先天性偏侧发育不良）。后者是由于编码 3β- 羟化类固醇脱氢酶的 NSDHL 基因发生突变所致，该酶与胆固醇的生物合成相关（见第 57 章）。在一项对疣状黄瘤散发病例的分子研究中，发现 9 例中有 2 例在 NSDHL 基因外显子 6 发生体细胞错义突变（只有外显子 4 和 6 被检测），这与 CHILD 综合征中发现的突变不同[16]。

有假说认为酶功能不全引起脂肪储存小滴过量形成和堆积，进而形成真皮载脂巨噬细胞。另一假说认为泡沫细胞是由于上皮损伤所致，如同苔藓样淀粉样变性时淀粉样物质沉积在真皮乳头。表皮下方的泡沫细胞很少，可能不明显，容易被遗漏，在这种情况下，疣状黄瘤在组织学上可能和疣或其他乳头瘤样增生性疾病相混淆。治疗上一般采取手术切除。

病理学

黄瘤特征性的组织学表现是泡沫细胞。泡沫细胞由细胞质中富含脂质的巨噬细胞组成（图 92.14）。所有黄瘤真皮内均有脂质浸润，但脂质含量及炎症浸润程度、数量和位置以及有无细胞外脂质存在各异。黄瘤的组织学表现有时可因常规制片过程而发生改变，如福尔马林固定可去除沉积的脂质，留下人工裂隙。可进行亲脂素免疫组化染色，直接反应脂质的沉积[17]。亲脂素也称为脂肪分化相关蛋白质，是一种脂滴相关蛋白质。

发疹性黄瘤在真皮网状层有脂质沉积。值得注意

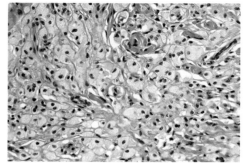

图 92.14 结节性黄瘤的组织学改变。真皮内充满大量泡沫状巨噬细胞（Courtesy, Lorenzo Cerroni, MD.）

的是，早期皮损泡沫细胞数量相对较少、体积较小。最初为含有中性粒细胞和淋巴细胞的混合性炎症浸润，随脂质含量增加，皮损表现为更典型的黄瘤，但和其他类型的黄瘤相比，泡沫细胞的数量仍较少。真皮内可出现细胞外脂质沉积，看似充满纤细、淡蓝灰色物质的人工裂隙。

结节性黄瘤表现为真皮内大量泡沫细胞聚集，常发生纤维化，但通常无大量炎症细胞的浸润。**腱黄瘤**有相似的组织学改变，泡沫细胞体积更大。偏振光下在这些皮损中常可见胆固醇脂。

扁平黄瘤如睑黄瘤具有独特的组织学表现。在此类型的黄瘤中泡沫细胞的位置较其他类型的黄瘤更表浅。少量的泡沫细胞常在真皮浅层聚集。皮损无炎症，伴轻度纤维化。睑黄瘤中，皮损发生的部位通常是线索，如薄的表皮、微小的毳毛毛囊及横纹肌纤维是眼睑的特征。一种独特的**丘疹性嗜中性黄瘤**，其真皮泡沫细胞与中性粒细胞及明显核尘混杂在一起，在伴有 IgA 丙球蛋白血症的 HIV 感染患者中被报道。

在**疣状黄瘤**中，常伴角化过度、棘层松解和乳头瘤样增生，泡沫状巨噬细胞局限于黏膜下或真皮乳头层。

鉴别诊断

黄瘤的鉴别诊断见表 92.4。

治疗

伴高脂血症的黄瘤的治疗需要明确潜在的脂蛋白代谢性疾病和其他可能加重的因素。除了饮食疗法，多种药物有助于降低原发性和继发性高脂血症患者的血脂水平。表 92.5 列出了这些药物的作用机制、临床疗效及副作用。通过纠正潜在的脂质代谢性疾病可使黄瘤患者的皮损消退。缓慢生长数年的黄瘤，如腱黄瘤和结节性黄瘤，往往消退较慢，而发疹性黄瘤经积极治疗数周内可消退。

除口服药物外，饮食控制是降脂治疗的重要部分（见表 92.5）。减少摄取的总热量以及仅将体重控制在理想范围内均可在某些患者的血脂水平上产生重要

表 92.4　黄瘤的鉴别诊断
● 发疹性黄瘤
－ 非朗格汉斯细胞组织细胞增生症
播散性黄瘤
丘疹性黄瘤
泛发性发疹性组织细胞瘤
未定类细胞组织细胞增生症
Rosai-Dorfman 病
幼年黄色肉芽肿（小结节型）
－ 朗格汉斯细胞组织细胞增生症的黄瘤皮损
－ 播散性环状肉芽肿
● 结节性黄瘤
－ 持久性隆起性红斑
－ 多中心网状组织细胞增生症
● 腱黄瘤
－ 腱鞘巨细胞瘤
－ 类风湿性结节
－ 皮下型环状肉芽肿
－ 持久性隆起性红斑
● 睑黄瘤
－ 汗管瘤
－ 渐进性坏死性黄色肉芽肿
－ 成人发病的哮喘和眼周黄色肉芽肿（AAPOX）
－ 皮脂腺增生
－ 眼睑结节病

影响。应将脂类饮食限制在摄入总热量的 30% 以下，脂肪摄入的主要组成部分应该是单不饱和脂肪酸，如橄榄油。避免饮酒是必要的，特别对高甘油三酯血症患者。

黄瘤，特别是睑黄瘤，可通过切除或破坏手段进行治疗。切除睑黄瘤后，需要缝合或通过二期愈合[18]。被报道的治疗睑黄瘤的破坏手段包括激光治疗（如 CO_2、脉冲激光或铒：YAG 激光），化学制剂如三氯乙酸和冷冻[19-22]。尽管以上手段可获得成功，但皮损常复发。腱黄瘤也可通过外科手术切除，但沉积的脂质缠绕在受累的肌腱上，使手术操作困难[23]。外用洛伐他汀/胆固醇油膏可改善 CHILD 综合征的皮损（见第 57 章）。

致谢

作者感谢已故的 Lee T Nesbitt Jr 博士对本章前一版所做的贡献，也感谢 Erica Ann Grilletta 博士在研究和编辑本章时所提供的帮助。

表 92.5　降脂药物。其他治疗，例如 apo C‑Ⅱ 的 mRNA 抑制剂正在试验中

药物分类	作用机制	临床效果	副作用 / 相互作用	评论
HMG‑CoA 还原酶抑制剂（"他汀类"）	• 竞争性抑制肝内胆固醇合成的限速酶，伴随肝细胞内储存胆固醇的耗竭 • 上调肝 LDL 受体（连接 LDL 和 IDL，见图 92.1） • 减少内源性 VLDL 产生	• 25% ～ 45%LDL 水平降低 • 25%VLDL 水平降低 • 10%HDL 水平升高	• 肝转氨酶升高 • 肌病（与其他药物联用时风险增加，如环孢素、烟酸和贝特类） • 药物诱发的皮肌炎 • 可能会增加华法林的水平	• 用于多种脂代谢紊乱，包括**杂合子型**家族性高胆固醇血症，糖尿病引起的高胆固醇血症 • **纯合子型**家族性高胆固醇血症无效（LDL 受体功能缺失）
胆汁酸结合树脂类	• 在小肠与胆汁酸结合，防止其在末端回肠被再吸收 • 由于胆汁酸的分泌增加，肝必须提高来源于胆固醇的胆汁酸的合成 • 肝内胆固醇储存减少，引起肝 LDL 受体上调（HMG‑CoA 还原酶活性也增加）	• 10% ～ 35%LDL 水平降低（即使伴随肝内胆固醇合成增加）	• 甘油三酯水平升高，尤其是在异常 β 脂蛋白血症或预先存在高甘油三酯血症的情况下 • GI 紊乱，树脂呈砂砾状 • 影响吸收的药物，如洋地黄、甲状腺素和华法林	• 可通过与 HMG‑CoA 还原酶抑制剂或者烟酸联用来增强降低 LDL 水平的作用 • **杂合子型**家族性高胆固醇血症有效 • **纯合子型**家族性高胆固醇血症无效
烟酸（尼克酸）	• 减少 VLDL 合成（继而降低 LDL 水平） • 增强脂蛋白脂肪酶的活性（继而降低甘油三酯水平）	• 20% ～ 80% 甘油三酯水平降低（快速） • 10% ～ 15%LDL 水平降低（缓慢） • HDL 增加 20 ～ 30 mg/dl	• 常见明显的潮红和瘙痒 • 肝功能不全 • 加重糖耐量异常 • 黑棘皮病、色素沉着和干燥症 • 与 HMG‑CoA 还原酶抑制剂联用时增加患肌病和横纹肌溶解症的风险	• 可与 HMG‑CoA 还原酶抑制剂或胆汁酸连接树脂类联用 • 用于家族性高胆固醇血症的联合治疗 • 用于对纤维酸衍生物治疗抵抗的严重的高甘油三酯血症（预防胰腺炎）
纤维酸衍生物（例如吉非贝齐、非诺贝特、安妥明）	• 活化外周组织的脂蛋白脂酶（如肌肉） • 通过抑制内源性脂代谢途径减少 VLDL 合成	• 血脂水平显著改善，伴随结节性或掌黄瘤的消退（患有异常 β 脂蛋白血症者） • 降低甘油三酯水平；防止胰腺炎和发疹性黄瘤发生（患有严重的高甘油三酯血症和乳糜微粒血症综合征者）	• 由于抑制了细胞色素 P450 3A4 系统，增加了皮肤科药物间相互作用的可能性（例如升高了贝沙罗汀或环孢素的血浆水平） • 与 HMG‑CoA 还原酶抑制剂联用时增加患肌病的风险	• 治疗高甘油三酯血症
依泽替米贝（Ezetimibe）	• 抑制小肠吸收食物和胆道分泌的胆固醇	• 减少 17%LDL‑C • 升高 3%HDL	• 腹泻 • 与 HMG‑CoA 还原酶抑制剂合用时引起肝转氨酶升高，罕见	• 可与 HMG‑CoA 还原酶抑制剂联用
PCSK9 抑制剂［例如：阿利库单抗（alirocumab），依伏库单抗（evolocumab）］	• 减少 LDL 受体降解 • 增加 LDL 受体到肝细胞表面的再循环	• 40% ～ 60%LDL 和胆固醇减少	• 局部注射反应 • 瘙痒、荨麻疹、皮疹、皮肤小血管血管炎 • 肝转氨酶升高 • 鼻咽炎	• 治疗原发性高胆固醇血症（非家族性或杂合子型家族性）和混合性血脂异常 • 用于无法耐受他汀类药物治疗的患者 • 单克隆抗体，需静脉注射给药

C, 胆固醇; GI, 胃肠道; HDL, 高密度脂蛋白; HMG‑CoA, 3‑羟基‑3 甲基戊二酰辅酶 A; IDL, 中间密度脂蛋白; LDL, 低密度脂蛋白; PCSK9, 枯草杆菌蛋白酶 9 型蛋白质原转换酶; VLDL, 极低密度脂蛋白（Based on refs 29‑36.）

（解 瑶译　刘宏杰校　王 琳审）

参考文献

1. Parker F. Normocholesterolemic xanthomatosis. Arch Dermatol 1986;122:1253–7.

2. Cruz PD Jr, East C, Bergstresser PR. Dermal, subcutaneous, and tendon xanthomas: diagnostic markers for specific lipoprotein disorders. J Am Acad Dermatol 1988;19:95–111.

3. Lees RS, Frederickson DS. The differentiation of exogenous and endogenous hyperlipemia by paper electrophoresis. J Clin Invest 1965;44:1968–77.

4. Goldstein GD. The Koebner response with eruptive xanthomas. J Am Acad Dermatol 1984;10:1064–5.

5. Santamarina-Fojo S. The familial chylomicronemia syndrome. Endocrinol Metab Clin North Am 1998;27:551–67.

6. Breckenridge WC, Alaupovic P, Cox DW, Little JA. Apolipoprotein and lipoprotein concentrations in familial apolipoprotein C-II deficiency. Atherosclerosis 1982;44:223–35.

6a. Beigneux AP, Miyashita K, Ploug M, et al. Autoantibodies against GPIHBP1 as a cause of hypertriglyceridemia. N Engl J Med 2017;376:1647–58.

7. Rodondi N, Darioli R, Ramelet AA, et al. High risk for hyperlipidemia and the metabolic syndrome after an episode of hypertriglyceridemia during 13-cis retinoic acid therapy for acne: a pharmacogenetic study. Ann Intern Med 2002;136:582–9.

8. Parker F. Xanthomas and hyperlipidemias. J Am Acad Dermatol 1985;13:1–30.

9. Bude RO, Adler RS, Bassett DR. Diagnosis of Achilles tendon xanthoma in patients with heterozygous familial hypercholesterolemia: MR vs sonography. AJR Am J Roentgenol 1994;162:913–17.

10. Sethuraman G, Thappa DM, Karthikeyan K. Intertriginous xanthomas – a marker of homozygous familial hypercholesterolemia. Indian Pediatr 2000;37:338.

11. Rauh G, Keller C, Kormann B, et al. Familial defective apolipoprotein B100: clinical characteristics of 54 cases. Atherosclerosis 1992;92:233–41.

12. Bel S, Garcia-Patos V, Rodriguez L, et al. Cerebrotendinous xanthomatosis. J Am Acad Dermatol 2001;45:292–5.

13. Alam M, Garzon MC, Salen G, Starc TJ. Tuberous xanthomas in sitosterolemia. Pediatr Dermatol 2000;17:447–9.

14. Daoud MS, Lust JA, Kyle RA, Pittelkow MR. Monoclonal gammopathies and associated skin disorders. J Am Acad Dermatol 1999;40:507–35.

15. Marcoval J, Moreno A, Bordas X, et al. Diffuse plane xanthoma: Clinicopathologic study of 8 cases. J Am Acad Dermatol 1998;39:439–42.

16. Mehra S, Li L, Fan CY, et al. A novel somatic mutation of the 3β-hydroxysteroid dehydrogenase gene in sporadic cutaneous verruciform xanthoma. Arch Dermatol 2005;141:1263–7.

17. Ostler DA, Prieto VG, Reed JA, et al. Adipophilin expression in sebaceous tumors and other cutaneous lesions with clear cell histology: an immunohistochemical study of 117 cases. Mod Pathol 2010;23:567–73.

18. Eedy DJ. Treatment of xanthelasma by excision with secondary intention healing. Clin Exp Dermatol 1996;21:273–5.

19. Ullmann Y, Har-Shai Y, Peled IJ. The use of CO_2 laser for the treatment of xanthelasma palpebrarum. Ann Plast Surg 1993;31:504–7.

20. Schonermark MP, Raulin C. Treatment of xanthelasma palpebrarum with the pulsed dye laser. Lasers Surg Med 1996;19:336–9.

21. Mannino G, Papale A, De Bella F, et al. Use of Erbium: YAG laser in the treatment of palpebral xanthelasmas. Ophthalmic Surg Lasers 2001;32:129–33.

22. Hawk JL. Cryotherapy may be effective for eyelid xanthelasma. Clin Exp Dermatol 2000;25:351.

23. Bozentka DJ, Katzman BM. Two cases of surgically treated hand tendon xanthomas. Am J Orthop 2001;30:337–9.

24. Abifadel M, Varret M, Rabés J-P, et al. Mutations in PCSK9 cause autosomal dominant hypercholesterolemia. Nat Genet 2003;34:154–6.

25. Cohen J, Pertsemlidis A, Kotowski IK, et al. Low LDL cholesterol in individuals of African descent resulting from frequent nonsense mutations in PCSK9. Nat Genet 2005;37:161–5.

26. Schwartz R, Rehder K, Parsons DJ, Morrell DS. Intense pruritus and failure to thrive in Alagille syndrome. J Am Acad Dermatol 2008;58(2 Suppl.):S9–11.

27. Alagille D, Odievre M, Gautier M, et al. Hepatic ductular hypoplasia associated with characteristic facies, vertebral malformations, retarded physical, mental and sexual development and cardiac murmur. J Pediatr 1975;86:63–71.

28. Garcia MA, Ramonet M, Ciocca M, et al. Alagille syndrome: cutaneous manifestations in 38 children. Pediatr Dermatol 2005;22:11–14.

29. Dourmishev AL, Dourmishev LA. Dermatomyositis and drugs. Adv Exp Med Biol 1999;455:187–91.

30. Stals H, Vercammen C, Peeters C, Morren MA. Acanthosis nigricans caused by nicotinic acid: case report and review of the literature. Dermatology 1994;189:203–6.

31. Yamamoto A, Matsuzawa Y, Yokoyama S, et al. Effects of probucol on xanthomata regression in familial hypercholesterolemia. Am J Cardiol 1986;57:29H–35H.

32. Fujita M, Shirai K. A comparative study of the therapeutic effect of probucol and pravastatin on xanthelasma. J Dermatol 1996;23:598–602.

33. Kajinami K, Nishitsuji M, Takeda Y, et al. Long-term probucol treatment results in regression of xanthomas, but in progression of coronary atherosclerosis in a heterozygous patient with familial hypercholeste-rolemia. Atherosclerosis 1996;120:181–7.

34. Kuo PT, Wilson AC, Kostis JB, et al. Treatment of type III hyperlipoproteinemia with gemfibrozil to retard progression of coronary artery disease. Am Heart J 1988;116:85–90.

35. Dujovne CA, Ettinger MP, McNeer JF, et al. Efficacy and safety of a potent new selective cholesterol absorption inhibitor, ezetimibe, in patients with primary hypercholesterolemia. Am J Cardiol 2002;90:1092–7.

36. Knopp RH, Gitter H, Truitt T, et al. Effects of ezetimibe, a new cholesterol absorption inhibitor, on plasma lipids in patients with primary hypercholesterolemia. Eur Heart J 2003;24:729–41.

第 **93** 章　　**非感染性肉芽肿**

Misha A. Rosenbach、Karolyn A. Wanat、Amy Reisenauer、Kevin P. White、Veselina Korcheva、Clifton R. White Jr

引言

　　本章所讨论的肉芽肿性疾病可定义为以组织细胞为主的皮肤炎性细胞浸润。虽然皮肤结节病是典型的非感染性（无菌性）肉芽肿性皮炎，但本组疾病还包括其他很多病种（图 93.1 及表 93.1）。另外的非感染性肉芽肿疾病在其他章节讨论，包括第 45 章的类风湿结节、第 72 章的肉芽肿性唇炎、第 94 章的异物肉芽肿及第 60 章的原发性免疫缺陷相关肉芽肿性皮炎。

结节病

同义名/亚型： ■ Löfgren 综合征（Löfgren syndrome）——结节性红斑、肺门淋巴结肿大、发热、关节炎 ■ Heerfordt 综合征（Heerfordt syndrome）——腮腺增大，葡萄膜炎，发热，颅神经麻痹 ■ Darier-Roussy 病（Darier-Roussy disease）——皮下结节

要点

- 一种起源不明的系统性肉芽肿性疾病，最常累及肺。
- 皮肤损害见于多达 1/3 的患者，并可为本病的首发体征。
- 红褐色至紫色的丘疹、斑块，好发部位为面部，特别是鼻、颈、上背部、四肢，以及瘢痕和文身处。
- 结节性红斑可以是急性期结节病的非特异性炎性皮肤表现，可自行消退。
- 组织学特征为非干酪性坏死的上皮样肉芽肿，周围通常有稀疏或无淋巴细胞浸润，即："裸"肉芽肿。

历史

　　结节病（sarcoidosis）于 1875 由 Jonathan Hutchinson 首先报道，1889 年由 Besnier 报道皮肤结节病（冻疮样狼疮）。十年后 Caesar Boeck 首先提出"多发性良性

图 93.1　非感染性肉芽肿：组织学诊断思路。 间质性肉芽肿性皮炎和栅状中性粒细胞性及肉芽肿性皮炎可能为另外的诊断思路（见表 93.4）。* 环状肉芽肿存在不伴栅栏结构的片状真皮间质浸润模式或皮下脂肪栅栏结构形成，但与类风湿结节不同，环状肉芽肿存在较多黏液沉积

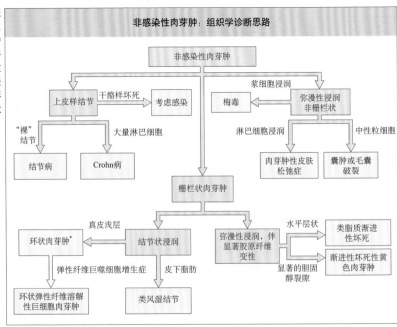

非感染性肉芽肿：组织学诊断思路

表 93.1	主要非感染性肉芽肿性皮病的临床特征					
	结节病 *	经典型环状肉芽肿 †	AEGCG	类脂质渐进性坏死	皮肤 Crohn 病	类风湿结节
平均年龄（岁）	25～35，45～65	< 30	50～70	30	35	40～50
易患病性别	女性	女性	女性	女性	女性	男性 ‡
美国易受累人种 / 民族	非裔美国人	无	高加索人	无	德系犹太人	无
部位	对称分布于面、颈、躯干上部及四肢	手、足、四肢伸侧	面部、颈部、前额（慢性光暴露部位）	胫前及侧缘	肛门生殖器部位、臀部、下肢 > 上肢	临近关节区域，特别是肘部及手部
皮损表现	多种多样；最常表现为红-棕色或紫色丘疹和斑块	丘疹融合为环状斑块	环状斑块	边缘隆起的斑块，中央见毛细血管扩张	暗红斑、淋巴水肿、溃疡形成、增殖性斑块	肤色、坚实的活动性皮下结节
皮损大小	0.2～0.5 cm 或以上	1～3 mm 丘疹，通常 < 6 cm 的环状斑块	2～10 cm 或以上	3～10 cm 或以上	多变	1～3 cm
皮损数量	多变	1～10	1～10	1～10	1～5	1～10
伴发疾病	结节病系统性表现（见表93.3）；可由药物诱发（如：IFN，TNF 抑制剂）或潜在淋巴瘤的反应性表现	可能系糖尿病、甲状腺疾病或高脂血症；偶有 HIV 感染、恶性肿瘤病例报道	光化性损伤	糖尿病	肠道 Crohn 病	类风湿性关节炎
特殊临床表现	发生在包括瘢痕和文身的外伤部位	中央色素沉着	中央萎缩伴色素减退	黄-棕色，中央萎缩，溃疡形成	引流窦道及瘘管	偶有溃疡形成，特别是外伤部位

* 临床亚型包括冻疮样狼疮型、皮下型（Darier-Roussy）、银屑病样型、鱼鳞病样型、溃疡型结节病
† 临床亚型包括泛发型 / 播散型、微小丘疹型、结节型、穿通型、皮下型和斑片型环状肉芽肿
‡ 尽管类风湿关节炎发病男女比例为 1：（2～3）
AEGCG，环状弹性纤维溶解性巨细胞肉芽肿；HIV，人类免疫缺陷病毒

肉样瘤"这一命名，以提示本病皮损类似于良性肉瘤。

流行病学

结节病可发生于所有种族、年龄及性别，但好发于 25～35 岁及 45～65 岁两个年龄段的女性，好发年龄呈双峰分布。在美国，非裔美国人结节病的发病率有上升趋势，从 35/10 万升至 64/10 万。中年非裔美国女性发病率最高，达 107/10 万，并且非裔美国女性发生本病的终身风险为 2.7%[1]。与之相反，美国高加索人发病率为 10/10 万～14/10 万。与其他种族相比，非裔美国人罹患本病时更加趋于慢性，病情也更为严重，死亡率更高[2]。世界范围内，结节病发病率最高的国家为瑞典（64/10 万）和英国（20/10 万），最低者为西班牙和日本（二者均为 1.4/10 万）。有报道称冬季与春季新发病例数量更多[3]。

发病机制

免疫机制

结节病是以细胞免疫介导的免疫系统过度反应为特点的多系统肉芽肿性疾病。具有遗传易感性的患者暴露于触发抗原后导致巨噬细胞、T 细胞活化，促使肉芽肿的形成。传统认为是 Th1 为主的免疫反应，但结节病炎症级联反应可能涵盖多条通路，包括先天性免疫系统（如通过 Toll 样受体、NOD 样受体的模式识别受体的活化）以及潜在的免疫系统 Th17 臂[4-5]。特别是，具有 MHC Ⅱ 类分子的单核细胞提呈抗原，上调 CD4+辅助性 T 细胞的 Th1 亚型，从而在多种组织内启动了上皮样肉芽肿的形成[6]。关于肺部结节病中 α/β T 细胞群寡克隆的报道，提示抗原性触发因子促成了特定 T 细胞群的进行性堆积和活化[7]。

Th1 细胞因子的产生增加包括白介素（interleukin, IL）-2、IL-12、IL-18 和干扰素（interferon, IFN）-γ，以及巨噬细胞和部分 CD8⁺ T 细胞释放的肿瘤坏死因子（tumor necrosis factor, TNF）-α，导致 Th1 持续活化和 IFN-γ 升高。出现巨噬细胞的聚集和过度活化，伴有 B 细胞激发及高免疫球蛋白血症。TNF-α 和 GM-CSF 促使活化的巨噬细胞相互融合形成结节病中的多核细胞[5]。

活化的辅助 T 细胞产生单核细胞趋化因子（monocyte chemotactic factor, MCF），将循环中的单核细胞吸引至外周组织。外周组织内参与肉芽肿形成的 T 细胞及单核细胞产生隔离效应，导致淋巴细胞减少，并降低了针对普通抗原的迟发型超敏反应（免疫无能），这在结节病的起始阶段最为明显。此外，调节性 T 细胞在免疫无能阶段可能发挥作用。但是，部分患者实际上可能存在调节性 T 细胞的功能不足，从而不能抑制 TNF-α 或 IFN-γ 的产生[8]。

触发因素

导致结节病患者体内发生肉芽肿形成级联反应的抗原仍不清楚。一些研究者提出自身免疫性病因学说，而其他人则在寻找无机粉尘及颗粒暴露（例如锆、滑石粉）[9]或是感染的证据。多项研究支持后一结论，包括微生物成分的鉴定，例如在不同结节病组织中检测到分枝杆菌 DNA 序列[10]，通过 Kveim 试剂发现结节病皮损的传播性，以及在接受结节病患者器官移植的受者发生结节病样肉芽肿。一项 Meta 分析显示在高达 25% 的结节病组织中可以检测到分枝杆菌核酸[11]。并且，结核分枝杆菌中的过氧化氢酶–过氧化物酶（mKatG）蛋白质已被认为是触发肉芽肿性炎症的潜在诱发抗原。

但是，与单纯感染病因学相悖的论据包括结节病患者接受免疫抑制剂后不会出现爆发性感染症状。此外，在结节病组织或是抗逆转录病毒引起的免疫重建过程中产生的结节病样皮损中并不能培养出分枝杆菌[12]。在 911 世界贸易中心恐怖袭击中的医护人员、航母战舰上的海军军人以及消防员等一线抢险救护人员患结节病样病变的概率显著增高，使结节病的职业相关性受到关注[10]。其他提到的触发因素还包括病毒[13]、痤疮丙酸杆菌及血清淀粉样蛋白 A（serum amyloid A, SAA）的异常蓄积。

过去 20 年，关于药物所致皮肤结节病和结节病样肉芽肿性皮损的报道越来越多，包括 IFN、TNF 抑制剂、免疫检查点抑制剂［例如伊匹木单抗（ipilimumab）、尼伏单抗（nivolumab）］以及靶向激酶抑制剂［维罗非尼（vemurafenib）］。淋巴瘤患者有可能发生继发性结节病反应，最常见于淋巴结，偶发于皮肤。

遗传学

结节病是一种多基因而非单基因的疾病。一项双胞胎研究验证了遗传成分。结节病患者的单卵双胞胎患结节病的风险增高了 80 倍[14]。一项至今为止规模最大的病例对照研究中显示家族相对危险度为 4.7[15]。HLA 等位基因的影响变化非常大，这取决于疾病的亚型及种族。总的来说，HLA-DRB1*01 及 DRN1*04 在部分人群中可以预防结节病，而 DRB1*03、DRB1*11、DRB1*12、DRB1*14 以及 DRB1*15 则可能会增加患病风险[16]。HLA-B8/DR3 可能与 Löfgren 综合征的发生相关（见下文）。HLA-DQB1 在非裔美国人可能与病相关[16]，具有 DQB1*03 的患者预后较好。特定的易感基因包括 TNF（与 Löfgren 综合征相关的亚型）和 IL23R（增加 Crohn 病和结节病患病风险的亚型）[16]。

虽然明确的致病因素尚未阐明，但检测注射结节病患者脾混悬液所致的皮肤反应有助于其免疫发病机制的研究（见上文）。脾混悬液（Kveim-Siltzbach 抗原）引起结节病患者皮肤出现特征性的非干酪样肉芽肿[6]。然而上述皮肤试验现已少用。

临床特征

高达 1/3 的系统性结节病患者出现皮肤损害，这可能是该病首发或唯一的临床表现。皮肤结节病通常表现为红褐色至紫红色丘疹和斑块（图 93.2A ~ D），但该病的皮肤表现多种多样（表 93.2）。结节病皮损分布相当对称，多见于鼻部，特别是鼻翼，以及面部的眼周和口周，其次为颈、躯干上部及四肢。其典型发病部位为既往有外伤史部位，例如瘢痕、文身（图 93.2E）。少见皮肤表现包括色素减退、鱼鳞病样、微小丘疹、银屑病样及溃疡（图 93.3A、B；见表 93.2）。

虽然很多皮损为红棕色至紫色，但也可呈黄褐色、红色，尤其见于浅肤色者。玻片压诊法检查时，压力可使正常皮肤呈苍白色，而皮损则呈"苹果酱"样色（图 93.4）；该现象在浅肤色患者皮损中更能体现出来。个别斑块中央消退，可形成环状外观或明显毛细血管扩张（毛细血管扩张性狼疮疹型结节病）。皮肤镜特点包括黄色至橙色半透明小球状体、线状排列血管和中央瘢痕样区域。

皮肤科医师需要了解的结节病其他变异型包括 Löfgren 综合征、Darier-Roussy 病以及冻疮样狼疮型结节病。Löfgren 综合征患者起病急，表现为发热、关节炎、肺门淋巴结肿大和结节性红斑，这些症状常需

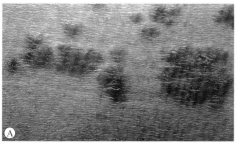

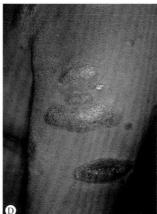

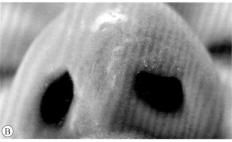

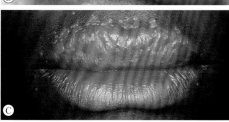

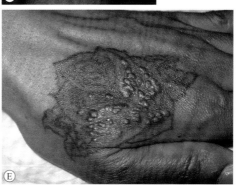

图 93.2　皮肤结节病——丘疹和斑块。A. 皮肤结节病典型表现常为红褐色至紫褐色的丘疹和斑块。B、C. 皮损好发于鼻、唇及口周。D. 色素沉着性斑块，部分有鳞屑。E. 文身上发生的皮肤结节病的丘疹；鉴别诊断包括异物反应

表 93.2　结节病的皮肤表现谱。 各种表现的照片见章节或网上斜体部分

常见

- 丘疹——好发于面部腔口周围
- 冻疮样狼疮——好发于鼻及面中部
- 文身相关——好发于红色或黄色色素部位
- 斑块——好发躯干、四肢
- 瘢痕相关——数周至数十年前有创伤

不常见

- 环状
- 苔藓样
- 皮下（Darier-Roussy）——好发于四肢
- 萎缩——好发于头颈部区域
- 银屑病样

罕见

- 脱发——瘢痕性或非瘢痕性
- 红皮病
- 鱼鳞病样
- 甲营养不良——甲下角化过度、甲分离
- 溃疡形成
- 毛细血管扩张性狼疮疹——好发于面部，可模仿玫瑰痤疮
- 色素减退
- 微丘疹
- 分布于光照部位/光照加重
- 疣状

非特异性且常见

- 结节性红斑

（Adapted from Haimovic A，et al. Sarcoidosis：a comprehensive review and update for the dermatologist：part I. Cutaneous disease. J Am Acad Dermatol. 2012；66：699. e1-18. ）

给予支持疗法，偶而系统应用糖皮质激素治疗，本病在1～2年内可自行缓解。Darier-Roussy 型结节病患者表现为无痛、坚实的皮下结节或斑块，无表皮改变，该亚型局限于皮下脂肪层并常与系统性结节病相关。**冻疮样狼疮型结节病**的特征性损害为紫色的丘疹结节和斑块，主要分布于鼻、面颊伴鳞屑；可沿鼻孔缘呈串珠样分布（见图 93.3C）。识别冻疮样狼疮型非常重要，因为它与发生于肺部（约 75% 患者）及上呼吸道（约 50% 患者）的慢性结节病相关。

结节性红斑是结节病最重要的非特异性皮肤表现（图 93.5），伴发于亚急性暂时性结节病。后者常能自发缓解而无需糖皮质激素系统治疗，一般无其他皮肤表现。

结节病可出现甲损害，包括杵状指、甲下角化过度及甲分离。口腔结节病可累及黏膜、牙龈组织、舌、硬腭及大唾液腺。Heerfordt 综合征（即葡萄膜腮腺炎）症状包括：腮腺肿大、葡萄膜炎、发热及颅神经麻痹（常累及面神经）。

结节病的系统表现也变化多端。约 90% 患者出现肺部病变，表现为肺泡炎至肺部组织（包括肺泡、血管、细支气管、胸膜、纤维间隔）的肉芽肿性浸润[8]。肺结节病晚期损害为肺纤维化伴细支气管扩张及肺实质的"蜂窝样变"。90% 患者出现肺门和（或）气管旁淋巴结肿大，通常并无症状。其余系统表现见表 93.3。

儿童结节病罕见，通常表现为关节炎、葡萄膜炎及皮肤损害三联征，并伴全身症状。周围淋巴结肿大常见，但肺部病变较成人患者少见。当考虑儿童结节病时，排除 Blau 综合征是至关重要的（见第 45 章）

病理学

结节病的组织病理学标志是真皮浅、深层的上皮样细胞肉芽肿，无明显淋巴细胞及浆细胞浸润（"裸结节"）（图 93.6）。中央通常无干酪样坏死，最多 10%

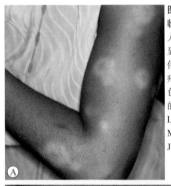

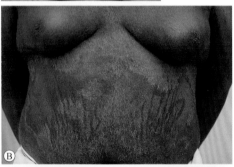

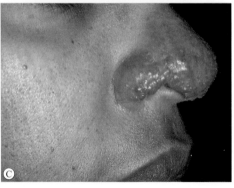

图 93.3 皮肤结节病——临床类型。A. 在深肤色人群中色素减退型更明显著。B. 鱼鳞病型表现伴有明显鳞屑。C. 冻疮样狼疮鼻部融合性紫色丘疹，注意鼻孔边缘的凹痕（A，Courtesy，Louis A Fragola，Jr，MD；B，Courtesy，Jean L Bolognia，MD.）

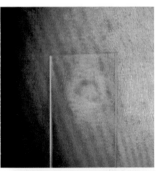

图 93.4 皮肤结节病——玻片压诊法。玻片压诊法检查皮损呈黄褐色、"苹果酱"色

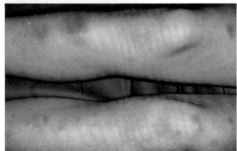

图 93.5 结节病患者的结节性红斑表现。此类患者常合并肺门淋巴结肿大。Löfgren 综合征的表现包括结节性红斑、肺门淋巴结肿大、发热及关节炎（Courtesy，Louis A Fragola，Jr，MD.）

器官	受累患者百分比	临床表现 / 影像学和实验室发现	评估
肺	90～95	呼吸困难、干咳 / 肺部浸润、纤维化、限制性肺疾病（↓ VC、↓ RV、↓ TLC、↓ DLCO）	CXR、高分辨率胸部 CT 扫描（比 CXR 更敏感）、包括 DLCO 的 PFT
淋巴结	30～40*	淋巴结肿大 / 肺门和 / 或气管旁淋巴结增大	CXR，高分辨率胸部 CT 扫描（比 CXR 更敏感）
眼	25	葡萄膜炎（尽管严重但可无症状）、结膜炎、干燥性角膜炎	每年眼科检查
肝 / 脾	10～20	肝和（或）脾大（临床罕见）、肝硬化、脾长大后果（例如血小板减少）/ ↑ LFT、↓ plt 下降	• LFT，体格检查； • 如临床怀疑脾功能亢进，完善腹部 / 盆腔 CT 扫描（淋巴结肿大为常见表现）
心脏	25（5% 临床相关）	心悸、猝死、CHF/ 心律失常、心脏扩大	• 心电图、超声心动图、动态心电图 • 如有任何病史、体格检查或初步筛选异常，转诊心脏病专家进一步检查（PET 扫描，心脏 MRI）
CNS 及外周神经系统	10～20	神经病变——颅、脊髓、外周、小纤维	• 描述的症状（例如 MRI、神经传导检查） • 转诊神经内科专家
上呼吸道，包括鼻窦	5～10	鼻窦炎、鼻塞、喘鸣、腮腺炎	转诊耳鼻喉专家和（或）专业的影像分析
骨	5～10	常无症状性 / 溶骨性骨病变	放射摄影术
关节 / 肌肉	5～10	关节炎、虚弱（高达 1/3 患者存在严重乏力）、肌病	• 转诊风湿病专家 • EMG
骨髓	50	• 淋巴细胞减少（↓ CD4+：CD8+ 比例）、白细胞减少症、嗜酸粒细胞增多症、高丙球蛋白血症、非溶血性贫血（5%）； • 发生淋巴瘤风险增加尚存争议 **	CBC，SPEP
肾	10～40	肾结石 / 高钙尿症、↓ 肾功能	• BUN、CRT、血清钙、随机尿钙测定：CRT 比值、24 小时尿钙排出量 • 转诊肾病专家
内分泌腺	5～10	• 垂体或甲状腺功能障碍； • 高钙血症（结节病的组织细胞合成骨化三醇增加）	• 甲状腺功能测定 • 有临床指征时进一步增加激素检测项目
其他	<1（罕见）	• "肿块"——胃肠道（腔）、卵巢、睾丸——常无症状 • 乳腺肉芽肿性浸润会导致溃疡形成	特定部位的影像学检查

表 93.3　结节病的系统表现

* 与外周淋巴结肿大有关；高达 90% 存在肺门淋巴结肿大。

** 相关性主要基于两项研究，一项研究发现在 2544 例结节病患者中 2 例患有淋巴瘤，另一项研究显示为 1.52 的标准化发病比，可信区间 1.12～2.02。多项其他研究未发现二者的相关性。

CHF，充血性心力衰竭；CT，计算机断层扫描术；CXR，胸部 X 线；DLCO，肺一氧化碳弥散量；EMG，肌电图；LFT，肝功能检测；MRI，磁共振成像；PET，正电子发射断层成像；PFT，肺功能检测；plt，血小板；RV，残余量；SPEP，血清蛋白电泳；TLC，总肺容量；VC，肺活量。（Adapted from Chen ES, Moller DR. Sarcoidosis-scientific progress and clinical challenges. Nat Rev Rheumatol. 2011；7：457-67 and Haimovic A, Sanchez M, Judson MA, Prystowsky S. Sarcoidosis：a comprehensive review and update for the dermatologist：part I. Cutaneous disease. J Am Acad Dermatol. 2012；66：699. e1-18.）

的病例中可见纤维素样沉积。多核组织细胞（"巨细胞"）通常是朗汉斯细胞型，其细胞核呈弧形或环形排列在细胞周边。巨细胞内可有嗜酸性星状包涵体，即星状体（图 93.7），或圆形层状的嗜碱性包涵体，即 Schaumann 小体，二者并非诊断的特征或必备条件。星状体代表被吞噬的胶原，而 Schaumann 小体则可能由退化溶酶体形成。值得注意的是，高达 20% 的结节病活检标本包含偏振光可见的物质；因此它的出现不能排除结节病的诊断。外阴结节病可见肉芽肿经表皮排出。

结节病的组织学存在谱系变化：从仅有少许或无

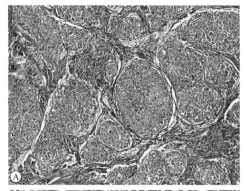

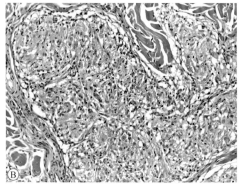

图 93.6　皮肤结节病——组织学特点。A. 真皮内大量上皮样组织细胞形成的结节聚集。B. 结节病性结节伴稀疏淋巴细胞（"裸结节"）（Courtesy, Lorenzo Cerroni, MD.）

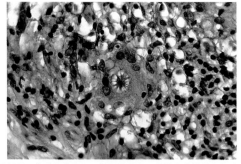

图 93.7　皮肤结节病——组织学特点。多核上皮样组织细胞浆内的星状体（"巨细胞"）

淋巴细胞包绕的特征性结节，至组织细胞结节周围及其内存在致密的淋巴细胞和浆细胞浸润，但后者罕见。组织细胞结节偶可累及皮下脂肪，形成 Darier-Roussy 型结节病的临床特点。

诊断与鉴别诊断

结节病的临床及组织学诊断均是排除性诊断。结节病的诊断需要临床病史的支持和至少存在一个器官系统的非干酪性肉芽肿的组织学表现。结节病系统表现的详细内容在表 93.3 中列出。有建议结节病的初始和纵向诊断法则[18]。

约 30% 患者血清抗核抗体滴度升高。约 60% 患者血清血管紧张素转换酶（angiotensin-converting enzyme, ACE）水平升高，但其假阳性率高达 10%，这使其成为监测疾病进展的指标，而不是用于诊断指标。ACE 水平较正常上限增高 2 ～ 3 倍或以上更提示结节病可能。

与梅毒一样，结节病也是一个万能的模仿者，其临床鉴别诊断取决于皮损类型。例如：环状皮损可见于结节病及多种疾病（表 19.1）；丘疹、结节、斑块为非特异临床表现，需进行活检，鉴别诊断取决于组织病理表现。排除药物所致皮肤结节病（例如 IFN-α 用于丙型肝炎病毒感染、TNF-α 抑制剂）至关重要。

组织学鉴别诊断范围很广，包括可导致肉芽肿性炎症的多种感染性疾病。应进行抗酸染色及真菌特殊染色，必要时应进行组织培养。PCR 检测被越来越多地应用于排除感染，包括分枝杆菌。结核样型麻风和寻常狼疮都应包含在鉴别诊断中，对于后者，QuantiFERON®-TB Gold 试验可能提供更多的依据。在使用免疫抑制剂前，排除感染尤为重要。

其他有类似组织学的疾病包括锆、铍、硅、文身墨水或软组织填充物所致的异物反应。致病因素的确定可能依赖组织化学、显微灰化法、分光光度检测等特殊实验室技术（见表 94.3）。高达 20% 的已知的结节病样肉芽肿中有异物存在，这一现象尤多见于肘、膝部皮损，但是标本应经偏振光显微镜检查，以免将双折光异物误认为病原体。因此，异物肉芽肿和结节病的皮肤病学诊断并不相互排斥[19]。

此外，肉芽肿性蕈样肉芽肿、霍奇金病、肉芽肿性酒渣鼻、皮肤 Crohn 病、Blau 综合征（见第 45 章）、肉芽肿性唇炎、对潜在淋巴瘤的结节样反应等的组织学表现均与结节病相似。结节病与环状肉芽肿、环形弹性纤维溶解性巨细胞肉芽肿（annular elastolytic giant cell granuloma, AEGCG）、类脂质渐进性坏死、类风湿结节及间质性肉芽肿性皮炎的组织学鉴别要点表 93.4。

治疗

糖皮质激素是系统性结节病的主要治疗方法，可外用、皮损内注射或系统应用（表 93.5）。根据疾病严重程度和进展情况决定治疗方案。系统性病变通常口服泼尼松 0.5 ～ 1 mg/（kg·d）连续 4 ～ 6 周，其后

表 93.4 **主要非感染性肉芽肿性皮炎的组织学特点**。常认为间质性肉芽肿性皮炎和栅栏状中性粒细胞性和肉芽肿性皮炎是谱系疾病的两端。本章节末包括黄褐色阴影列

	结节病	环状肉芽肿	类脂质渐进性坏死	AEGCG	皮肤 Crohn 病	间质性肉芽肿性皮炎	栅栏状中性粒细胞性和肉芽肿性皮炎	类风湿结节 *
典型部位	真皮浅层和深层 †	真皮浅层和中层 †	真皮全层，皮下组织	真皮浅层和中层	真皮浅层和深层	真皮中层和深层	真皮全层	真皮深层，皮下组织
肉芽肿模式	结节周围淋巴细胞少（"裸结节"）	栅栏状或间质性；片状伴散在灶性分布	弥漫性栅栏状和间质性**；水平"层状"分布	栅栏状，不规则	结节周围淋巴细胞环绕	间质和小"玫瑰花结"围绕单束胶原纤维	栅栏状和间质性；中性粒细胞明显，白细胞碎裂	栅栏状
渐进性坏死（变性胶原）	无	有（"蓝色"）	有（"红色"）	无	无	有（"蓝色"）	有（"蓝色"）	有（"红色"）
巨细胞	有	不定	有	有	有	不定	不定	有
弹性纤维溶解	无	不定	不定	有	无	不定	不定	无
弹性纤维吞噬现象	无	不定	无	有	无	无	无	无
星状体	有	不定	不定	有	不定	不定	不定	无
黏蛋白	无	有 #	少量	无	无	少量	不定	不定
细胞外脂质沉积	无	不定	有	无	无	无	无	不定
血管病变	无	不定	有	无	无	无	有	有

* 见第 45 章
† 也可见于皮下型
** 罕见结节病样亚型
\# 甚至在未受累真皮间
AEGCG，环状弹性纤维溶解性巨细胞肉芽肿

数月至数年内根据肺部病变、上呼吸道损害、眼部病变或其他内脏表现缓慢减量。治疗目标为使用尽可能低的泼尼松剂量隔日口服以维持缓解状态。皮肤结节病对低剂量泼尼松以及隔日给药方案在治疗初始即可有效。对于局限于皮肤结节病，糖皮质激素的局部使用或皮损内注射可能有良好效果。

对于更加泛发的皮肤结节病的治疗，可替代的非激素系统用药包括羟氯喹（每天 200～400 mg）、氯喹（每天 250～500 mg）、米诺环素（每天 200 mg）、甲氨蝶呤（每周 10～25 mg）以及沙利度胺（每天 50～300 mg）。有报道包括英夫利昔单抗、阿达木单抗[19a] 在内的 TNF-α 抑制剂对于系统和皮肤结节病均有改善。这些制剂对于慢性、治疗抵抗的结节病（例如冻疮样狼疮）可能尤其有效，但是需要注意的是 TNF-α 抑制剂偶可诱发结节病[21-22]。基于循证方法学，有治疗本病流程的建议[18, 22]。

环状肉芽肿

同义名：■ 假类风湿结节——皮下型环状肉芽肿亚型（pseudorheumatoid nodule-subcutaneous granuloma annulare variant）■ 泛发性环状肉芽肿——播散性环状肉芽肿（generalized granuloma annulare-disseminated granuloma annulare）

要点

- 群集性小丘疹，环状排列，常对称分布于肢端。
- 主要见于儿童和青年。
- 临床类型包括：局限型、泛发型、皮下型。
- 可能与系统疾病包括糖尿病、高脂血症、甲状腺疾病相关，偶与 HIV 感染相关，但尚存争议。
- 组织病理呈浸润性或栅栏状肉芽肿性皮炎，伴局部胶原纤维、弹力纤维变性和黏蛋白沉积。

表93.5 皮肤结节病的治疗。循证医学证据等级：①前瞻性对照试验；②回顾性研究或大样本病例系列研究；③小样本研究或个例报道。TNF，肿瘤坏死因子

外用、皮损内应用糖皮质激素（2）
外用钙调磷酸酶抑制剂（3）
口服四环素类（例如米诺环素、多西环素）（2）
口服羟氯喹或氯喹（2）
甲氨蝶呤（2）
系统应用糖皮质激素（2）
沙利度胺（2）
TNF-α 抑制剂（阿达木单抗、英夫利昔单抗）*（2）
磷酸二酯酶拮抗剂［己酮可可碱、阿普斯特（apremilast）］（2）
来氟米特（2）
皮损内注射氯喹（3）
别嘌呤醇（3）
异维 A 酸（3）
PUVA（补骨脂素联合 UVA）（3）
霉酚酸酯（3）
脉冲染料或 CO_2 激光（3）
光动力治疗（3）
手术切除（3）

* 可触发结节病
（Adapted from Wanat KA, Rosenbach M. A practical approach to cutaneous sarcoidosis. Am J Clin Dermatol. 2014；15：283-97.）

历史

1895 年 Calcott Fox 首先用"手指环状皮疹"描述本病。1902 年 Radcliffe-Crocker 将本病称为环状肉芽肿（granuloma annulare，GA）。

流行病学

本病常见，2/3 患者年龄小于 30 岁，男女比例大约为 1：2。

发病机制

GA 发病机制不明。已报道可能的诱发因素包括外伤、昆虫叮咬反应、结核菌素试验、疫苗接种、UV 暴露、包氏螺旋体和病毒感染[23-24]。根据皮损中 T 细胞的亚型，推测本病可能是对某些未知抗原的迟发超敏反应所促发[25]。组织形态学与其他肉芽肿性病变类似，提示本病是一种 Th1 型炎症反应伴 IL-2R 阳性淋巴细胞、产生 IFN-γ 的淋巴细胞以及巨噬细胞产生的 TNF 升高[26-27]。这些淋巴细胞通过释放巨噬细胞抑制因子等细胞因子导致单核细胞在真皮内聚集并释放溶酶体酶，最终使结缔组织发生降解[28]。一项超微结构研究发现环状肉芽肿的主要病变为弹性纤维变性，提示本病的本质为弹力组织损伤性疾病[27]。

有家族性发病的报道，包括同卵双生子共同发病

及一项小型研究显示泛发性 GA 的发生可能与 HLA-Bw35 相关[29]。组织病理学上有时可见血管内皮细胞肿胀、血管壁混合性炎症细胞浸润；GA 直接免疫荧光研究发现血管壁有免疫复合物沉积，但这些现象在本病发生发展中的意义尚不清楚。

临床特征

GA 是一种良性且通常具有自限性的皮肤病，表现为发生于青年人手足背侧的弧形至环形斑块（图 93.8）[24]。但是，本病临床表现多变，包括丘疹型至皮损位于皮下、斑疹（斑片形成）或中央穿通型（图 93.9 和 93.10A）。皮损分布多变，从局限分布至偶见于光暴露部位，或是泛发／播散性分布（图 93.10B）[30-31]。总体而言皮损分布情况为：60% 患者皮损仅限于手及手臂，20% 位于腿和足部，7% 位于四肢，5% 皮损仅限于躯干，5% 位于躯干及其他部位[32]。面部皮损罕见。斑块呈肤色、淡红或紫红色，近距离检查可发现其由直径数毫米的小丘疹聚集而成，皮损通常无症状。

泛发型／播散型 GA 皮损为广泛对称的环状斑块或散在丘疹，好发于躯干和（或）四肢。此型不常见，发病年龄较晚，治疗反应较差，HLA-Bw35 等位基因

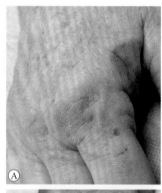
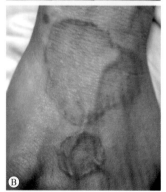

图 93.8 环状肉芽肿——临床特征。A、B. 淡红色至淡红棕色的环状斑块；可见彼此分离的丘疹。手背为好发部位

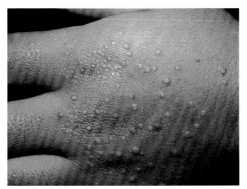

图 93.9 环状肉芽肿——微小丘疹型。数个皮疹中央可见凹陷（ Courtesy, Joyce Rico, MD. ）

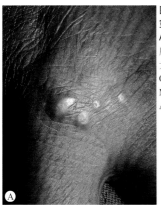

图 93.10 环状肉芽肿——穿通型和泛发/播散型。A，丘疹中央见角栓或脐凹。B，儿童躯干见大量小的环状斑块（A，Courtesy，Ronald P Rapini，MD ; B , Courtesy， Antonio Torrelo，MD.）

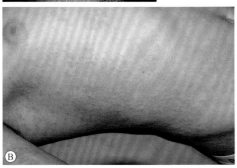

频率高。一项对 100 名泛发型环状肉芽肿患者的研究发现：45% 患者存在脂代谢异常，包括高胆固醇和（或）高甘油三酯血症，并且约 20% 患有糖尿病[31]。

真皮深部或**皮下型** GA 表现为大的无痛性皮色结节。因易被误诊为类风湿结节，又称为假性类风湿结节。该型好发于小于 6 岁儿童，典型好发部位包括掌、手、胫前、足、臀部及头皮，眼睑部罕见[24]。深在型患者中约 50% 具有本病的典型皮损。

穿通型 GA 表现为中央有脐凹的小丘疹，表面鳞屑结痂或灶性溃疡，好发于手背和手指（图 93.10A）。此型约占本病的 5%，组织学上表现为经表皮排出变性胶原[33]。当描述为脐凹型的 GA 时可能就是穿通型 GA 的一种亚型。

斑片型 GA 是一个独特罕见的亚型，特征表现为发生在四肢和躯干的红斑。足背对称性皮疹常表现为斑疹（即"斑片"）。尽管可能缺乏环状分布，但是组织学上经典的间质性 GA（见下文）改变常可明确诊断。

有报道本病也可以是机体针对多种内脏实体肿瘤、霍奇金病、非霍奇金淋巴瘤及肉芽肿性蕈样肉芽肿的副肿瘤性肉芽肿反应[34-37]，此类患者临床表现通常不典型，在掌跖等非好发部位出现疼痛性皮损。最近一项文献综述指出，环状肉芽肿与恶性肿瘤的关系并不明确，但是具有非典型表现的患者可能需要一个全面体检，重点筛查年龄相关的肿瘤项目[38]。但是文献报道的**沿光照部位分布型** GA，可能部分患者患有 AEGCG，一些临床医生认为后者为环状肉芽肿的一种亚型。

本病与糖尿病的相关性目前尚无大样本流行病学研究，支持与反驳该观点的研究均有报道。有学者回顾性研究了 84 名 GA 患者，发现其中 12% 患糖尿病，与非糖尿病患者相比，他们更易发生慢性复发性 GA[39]。另一项对 1383 例患者的大样本回顾性研究显示：约 20% 的泛发型 GA 患者伴发糖尿病，而在局限型 GA 患者中这一比例为约 10%[31]。但是一项关于 126 例患者的病例对照研究中并未发现相关性[40]。亦有少量 GA 与甲状腺疾病相关的病例报道。

经典型和穿通型 GA 可发生在带状疱疹瘢痕上（见表 80.7）[41]以及 BCG 疫苗注射后。非典型 GA，包括沿光照部位分布型，可与 HIV 感染相关[42]。其他一些小型研究报道显示的相关因素还包括乙型肝炎病毒和丙型肝炎病毒[30]。最后还需要排除药物诱导的 GA，通常为 TNF-α 抑制剂；较少见的致病药物包括氨氯地平、别嘌呤醇、双氯芬酸以及金制剂[30]。

病理学

GA 是一种肉芽肿性皮炎，其特征为真皮浅中层的胶原纤维和弹性纤维局灶变性、黏蛋白沉积、血管周围和间质的淋巴组织细胞浸润。本病的组织病理学诊断关键是识别两种模式之一，即黏蛋白的存在以及组织细胞浸润。最常见模式是浸润型或间质型（占 50%～70%）（图 93.11），表现为组织细胞散布于胶原纤维间。发生变性的胶原纤维数量少，胶原束间可

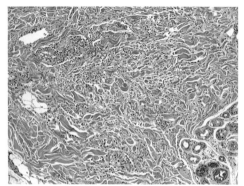

图 93.11 环状肉芽肿——间质型或浸润型模式。真皮胶原纤维间组织细胞浸润，伴很少黏蛋白（Courtesy, Lorenzo Cerroni, MD.）

见嗜碱性、颗粒状的黏蛋白沉积，后者可通过阿辛蓝或胶样铁染色更好地显示[28]。第二种模式特征明显，易于诊断（占 25% ~ 50%），表现为真皮内一个或数个栅栏状肉芽肿，其中央结缔组织变性，周围组织细胞和淋巴细胞浸润（图 93.12）。栅栏状肉芽肿中心可见大量黏蛋白沉积，有时可见纤维素、中性粒细胞和核尘。

90% 的 GA 活检标本可检测出增多的黏蛋白。至少应使用两种不同黏蛋白染色以提高检测的敏感性，比如胶样铁和阿辛蓝。约 20% 的泛发型和 35% 的局限型 GA 病例的组织细胞聚集区中弹性组织减少或缺失[43]。局限型 GA 的胶原变性较泛发型更为常见[43]，弹性纤维吞噬现象偶见，但不如 AEGCG 常见。

先前已注意到环状肉芽肿皮损中血管病变多样，包括血管壁的纤维素、C3、IgM 沉积（经直接免疫荧光检测）和血管腔的闭塞[44]。一项研究发现，本病皮损内如出现白细胞碎裂或肉芽肿性血管炎或血栓性血管病，常提示合并系统性疾病[45]，同时还应注意到栅栏状中性粒细胞肉芽肿血管炎可能反映了其他疾病的可能性，如类风湿关节炎。

深在型 GA 的组织学改变通常为栅栏状肉芽肿，并且常深达真皮深层或皮下脂肪层。穿通型 GA 表现为真皮浅层组织细胞浸润，并经毛囊和（或）表皮将肉芽肿炎症排出。

鉴别诊断

本病诊断依据为临床表现和组织病理特征，目前尚无可用于确诊的实验室检查。深在型 GA 与类风湿结节无法鉴别时，检测患者类风湿因子水平有助于类风湿结节的诊断。类风湿结节在组织病理学上更易出

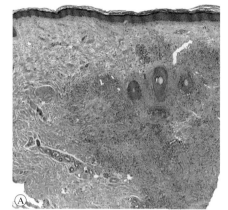

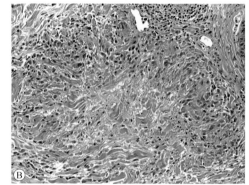

图 93.12 环状肉芽肿——栅栏状肉芽肿模式。A. 真皮可见较多栅栏状肉芽肿。肉芽肿中央见胶原变性和黏蛋白沉积。B. 上皮样组织细胞形成栅栏状肉芽肿排列在变性胶原和苍白淡染物质周围，后者系酸性黏多糖／葡萄糖胺聚糖（黏蛋白）沉积所致（Courtesy, Lorenzo Cerroni, MD.）

现纤维素沉积，而非黏蛋白沉积。

临床上，经典型 GA 应与具有环状皮损的疾病相鉴别（表 19.1），包括环状结节病和 AEGCG。后者的一个诊断线索为中央色素减退和（或）萎缩。有时蕈样肉芽肿或界线类麻风也可出现弧形或环状的斑块，临床表现与 GA 相似，进行组织病理学检查可明确诊断。

丘疹型 GA 可类似扁平疣、二期梅毒疹、早期发疹性黄瘤、非朗格汉斯细胞组织细胞增生症（见第 91 章）的皮损。**皮下型 GA** 临床表现可类似类风湿结节、风湿热结节、腱黄瘤、上皮样肉瘤、皮下型结节病、肉芽肿性乳腺炎和感染性深部肉芽肿。**穿通型 GA** 则需与原发性穿通性疾病（见第 96 章）鉴别，偶尔需与穿通性皮肤钙沉着病、穿通性痛风或传染性软疣鉴别[24]。

GA、结节病、AEGCG、类脂质渐进性坏死、类风湿结节、间质肉芽肿性皮炎间的临床和组织学鉴别要点见表93.1和表93.4。在组织病理学方面，GA尚需与硬斑病、皮肤T细胞淋巴瘤、黄瘤和上皮样肉瘤相鉴别，罕见情况下需要与硬化性黏液水肿相鉴别。

治疗

鉴于GA具有良性、自限性的特点，对皮损局限且无症状的患者可安抚患者并进行临床观察。强效糖皮质激素外用或封包、糖皮质激素皮损内注射是常用的一线局部治疗手段，冷冻和外用他克莫司亦有效果。病变范围较为广泛的病例可以尝试系统用药（例如抗疟药、烟酰胺）或光疗（例如PUVA、NB-UVB、UVA1），但需要权衡利弊（表93.6）[30-31, 46-65, 65a]。

50%的GA患者在2年内出现自发消退，但复发

表93.6 环状肉芽肿的治疗。循证医学证据等级：①前瞻性对照试验；②回顾性研究或大样本研究；③小样本研究或个案报道

外用糖皮质激素（3）
皮损内注射糖皮质激素（2）
冷冻（2）
外用钙调磷酸酶抑制剂（3）
外用咪喹莫特（3）
羟氯喹 [6 mg/（kg·d）] 或氯喹 [3 mg/（kg·d）] ^（2）
烟酰胺（烟酰胺；500 mg，每日3次）（3）
PUVA（补骨脂素联合UVA）或UVA1（2）
己酮可可碱（3）
皮损内注射干扰素-γ（3）
5-脂氧合酶抑制剂（齐留通）联合维生素E†（3）
氨苯砜（每天100 mg）（3）
异维A酸 [0.5～0.75 mg/（kg·d）]，阿维A（3）
米诺环素+氧氟沙星+利福平*（3）
甲氨蝶呤（3）
泼尼松（3）
环孢素 [3～4 mg/（kg·d），连用3个月]（3）
TNF-α抑制剂（阿达木单抗、英夫利昔单抗）（3）
富马酸酯（3）
苯丁酸氮芥（3）
外用5-氨基酮戊酸的光动力治疗（3）
CO$_2$激光、脉冲染料激光（585 nm）、准分子激光（308 nm）（3）
电干燥法（3）
手术切除（3）

---

^ 为减少视网膜病变，目前推荐剂量（见第130章）：羟氯喹5 mg/（kg·d）（净重），氯喹2.3 mg/（kg·d）（净重）

* 按月给药：米诺环素（100 mg），氧氟沙星（400 mg）及利福平（400 mg），连用3个月；后续研究未发现皮损改善

† 齐留通每天2400 mg口服和维生素E每天400 IU口服

（From references 30, 31, 46-65.）

率高达40%。复发性皮损倾向于出现在原发部位，但消失更快（80%在2年内消失）。未经治疗的皮损可持续存在数周至数十年[66]。

环状弹性纤维溶解性巨细胞肉芽肿

同义名： ■光线性肉芽肿（actinic granuloma）■巨细胞弹性纤维吞噬症（giant cell elastophagocytosis）■弹力纤维溶解性巨细胞肉芽肿（elastolytic giant cell granuloma）■面部Miescher肉芽肿（Miescher's granuloma of the face）■头面部非典型性（环状）类脂质渐进性坏死 [Atypical（annular）necrobiosis lipoidica of the face and scalp] ■O'Brien肉芽肿（O'Brien granuloma）

要点

- ■无症状性环形斑块，好发于头颈部及其他慢性日光暴露部位。
- ■斑块边缘红色隆起，中央轻度萎缩及色素减退。
- ■组织学上，隆起性边缘表现为非栅栏状肉芽肿，可见组织细胞、吞噬弹性纤维的异物型多核巨细胞（弹性纤维溶解现象）及淋巴细胞浸润；皮损中央部分弹性纤维缺失。
- ■组织学上无胶原变性、黏蛋白或脂质沉积，也无血管病变。

历史

本病于1964年由Georgouras首先描述，1975年O'Brien将本病命名为光线性肉芽肿[67]，因认为本病发生与紫外线和红外线照射有关，故命名时使用"光线性"一词。Hanke等[68]发现患者符合O'Brien提出的临床及组织学特征，但组织学上无明显的日光弹性纤维变性，故对该分类方法提出质疑，于1979年提出"环状弹性纤维溶解性巨细胞肉芽肿（annular elastolytic giant cell granuloma，AEGCG）"这一描述性命名。经复习文献，O'Brien和Hanke都发现本病还以其他名称报道过，如：头面部非典型性类脂质渐进性坏死[69]、面部Miescher肉芽肿[70]，可能还包括多形性肉芽肿[71]。争议持续存在，不只是关于光化性损伤的作用，还包括本病是否仅仅是GA的一个变异型。对于这个疾病群，部分学者倾向称之为弹性纤维溶解性肉芽肿。

流行病学

AEGCG 少见，好发于中年女性（至少 30 岁，尤好发于 40 岁以上者）。全球多个地区均有报道，包括澳大利亚、英国、美国、加勒比海地区和非洲。

发病机制

由于组织病理学及临床特点的重叠，对于本病是一个独立的疾病，抑或为 GA 的亚型目前仍存在争议[72-73]。其发病机制不清，可能与光线损伤引发的炎症反应有关。尤其是 O'Brien 提出本病出现"针对受损弹性纤维的自身攻击状态"，以试图修复或重塑损伤的皮肤[67]。本病浸润的 T 淋巴细胞主要为辅助细胞亚群，提示针对变性弹性纤维弱抗原决定簇的细胞免疫应答参与了本病的发生[73]。但在经典型 GA 和类脂质渐进性坏死（necrobiosis lipoidica，NL）中，同样存在弹性纤维损伤，认为这可能是肉芽肿性炎症的继发事件，而非其诱发因素[68]。也有少量本病合并糖尿病、NL 和（或）结节病的报道，罕见伴有淋巴瘤或白血病的患者[74-75]。

临床特征

本病典型皮损表现为中等至大的环状斑块，具有红色隆起的边缘（3 ～ 5 mm），中央轻度萎缩及色素减退，主要分布于慢性日光暴露部位（图 93.13），如颈、面、前胸上部和上臂等。初发为皮色或淡红色丘疹，单个或簇集分布，逐渐融合形成环形斑块，鳞屑少见。与类脂质渐进性坏死不同，本病无黄色、毛细血管扩张及伴秃发等表现。单个皮损直径 1 ～ 10 cm，总数一般在 10 个以下。常无自觉症状，偶有瘙痒。单个斑块可持续数月至数年，其后可自行消退，遗留斑驳状色素异常或恢复为正常皮肤[67]。报道显示结膜病变具有相同的临床和组织学特点[76]。

病理学

自皮损隆起边缘取材，在真皮中上部可见组织细胞、细胞核凌乱排列的异物多核巨细胞、淋巴细胞呈非栅栏状肉芽肿性浸润，无胶原病变、黏蛋白或脂质沉积[77]。在巨细胞周围或其内可见弹性纤维（弹性纤维吞噬现象；图 93.14）。多核巨细胞内也可见星状体。虽然星状体和弹性纤维吞噬现象在 GA、NL 等肉芽肿性疾病很少见，但这两种现象确实非本病所独有。弹性组织染色，如 Verhoeff-van Gieson 染色，显示在受累（或先前受累）区域肉芽肿性炎症中弹性纤维特征性完全缺如，而在真皮深层未受累区域弹性

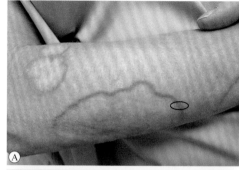

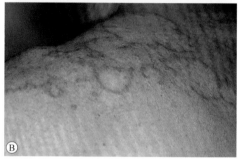

图 93.13 环状弹性纤维溶解性巨细胞肉芽肿——临床特征。A，B. 皮损炎症性边缘类似环状肉芽肿但中央色素减退和（或）萎缩。如在 A 中所示区域活检，组织学可见三种特征带：弹性纤维缺乏、肉芽肿性炎症、正常皮肤。标本最好为纵切片（B，Courtesy，Kalman Watsky，MD.）

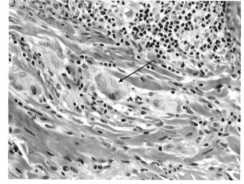

图 93.14 环状弹性纤维溶解性巨细胞肉芽肿——组织病理学特点。真皮炎性浸润伴多个组织细胞巨细胞。特征性发现为巨细胞内见碎裂的弹性纤维（弹性纤维吞噬现象）（箭头处）

纤维染色则正常。血管周见稀疏淋巴细胞浸润，但是没有血管病变。可见嗜碱性的日光弹性纤维变性，在 O'Brien 报道的患者中均见该病理变化。表皮可正常或轻度变薄。

偶见组织细胞和上皮样细胞呈结节性浸润，此时和结节病难以鉴别。

鉴别诊断

AEGCG 的诊断基于上述特征性临床表现和组织病理学改变，实验室检查对诊断并无帮助。临床鉴别诊断包括表中所列疾病的环状亚型（表 93.1），以及离心性环形红斑（分布部位不同）、环状扁平苔藓、二期梅毒（中央色素沉着）、体癣、感染性肉芽肿。多形性肉芽肿（Mkar 病）临床表现与本病类似，但其多发生于非洲，组织学表现为显著的胶原变性，周围绕以栅栏状肉芽肿，可能属于 GA 的亚型。

组织学鉴别诊断包括肉芽肿性皮肤松弛症和基于皮损中央有弹性组织改变的疾病，如真皮中弹性纤维溶解症、皮肤松弛、获得性皮肤松弛症等。需要完善抗酸杆菌和真菌的特殊染色以除外感染性肉芽肿，如结核、麻风或深部真菌感染。完善偏振光用以寻找异物小体以及可能的异物反应。

治疗

本病皮损常持久存在，常对药物疗效差或不确定。治疗与 GA、NL 的药物类似，但是因为本病少见，故少有推荐基本治疗方案的文献。尝试外用和皮损内注射糖皮质激素、PUVA 治疗本病疗效均不确定[78]。有应用氨苯砜、系统应用维 A 酸（异维 A 酸和阿维 A）、环孢素[5 mg/（kg·d），连用 8 周]、氯喹（每天 200 ～ 400 mg，连用 16 周）治疗有效的个例报道[79-82]。有报道皮损切除后皮片移植成功治愈一例患者，随访 15 个月未复发[83]。个案报道冷冻治疗、烧灼术、甲氨蝶呤治疗本病无效。

类脂质渐进性坏死

同义名：■ 糖尿病性类脂质渐进性坏死（necrobiosis lipoidica diabeticorum，NLD）

要点

- 紫红色至红褐色斑块，边缘隆起可触及，中央为黄褐色萎缩伴毛细血管扩张。
- 最常累及胫前。
- 外伤可诱发溃疡。
- 伴发糖尿病的比例为 15% ～ 65%。
- 发病机制不清。

■ 病理表现为栅栏状肉芽肿性皮炎伴组织细胞和胶原变性，呈"层状"外观，血管周围常见浆细胞浸润。

历史

1929 年由 Oppenheim 报道，最初称"糖尿病性萎缩性皮炎"。1932 年 Urbach 改称其为糖尿病性类脂质渐进性坏死（necrobiosis lipoidica diabeticorum，NLD）。1935 年 Goldsmith 报道 1 例不伴发糖尿病的 NLD 患者，由此产生更为广义的命名——类脂质渐进性坏死（necrobiosis lipoidica，NL），并沿用至今。

流行病学

NL 常发生于青年至中年人，患病男女比例为 1：3。糖尿病患者平均发病年龄为 25 岁，而非糖尿病患者为 46 岁[84]。在对 171 例 NL 患者的临床研究中，约 65% 患者伴发糖尿病，常为 I 型，另有 12% ～ 15% 患者糖耐量异常[84]。另据报道超过半数没有糖尿病证据和糖耐量测试正常的患者有糖耐量异常的家族史[84-85]。但是，最近某皮肤病门诊对 65 例 NL 患者进行了回顾性研究，发现 11% 的患者在就诊时即伴有 1 型或 2 型糖尿病，另有 11% 患者其后发现糖耐量异常或诊断为糖尿病[86]。

目前并无确切证据表明患者血糖水平与出现皮损间具有相关性，但合并 NL 的糖尿病患者出现糖尿病相关并发症的比例更高，如外周神经病变、视网膜病变以及关节活动受限[87]。糖尿病患者 NL 的发生率仅 0.3%。在一项回顾性研究中发现 13% 的 NL 患者患有甲状腺功能障碍[88]。

发病机制

本病病因不明。免疫介导的血管病变可能是本病出现胶原改变的主要因素。该假说的依据是患者皮损及非皮损区的血管壁均存在免疫反应物的沉积[89]。此前免疫荧光研究也发现本病存在免疫复合物性血管炎的证据[90]。另外也有学者提出糖尿病患者的微血管病变可能是本病发生胶原变性及继而发生真皮炎症浸润的原因。共同发病机制解释了 NL 患者包括视网膜病变在内的并发症高发率。

当皮疹主要发生于成人下肢时，应考虑到静脉压力增高可能是致病因素。有报道指出部分患者静脉功能不良及高脂血症共同触发了一系列的炎症级联反应[91]。有研究显示患者血浆纤维连接蛋白、Ⅷ因子相关抗原和 α_2-巨球蛋白水平升高，其意义尚未确定[92]。有关皮损内血小板黏附异常升高、血栓素 A_2 产生增多以及血液黏度增加等理论尚属推测。

另有学者认为本病本质上是一种胶原病变，炎症则为继发反应。有研究检测本病与环状肉芽肿患者的抗胶原抗体水平，与健康对照组相比并无显著升高[93]。NL 皮损内胶原含量减少，电镜检查显示胶原横纹消失，胶原纤维明显粗细不一。体外培养的皮损区成纤维细胞较非皮损区相对应的细胞的胶原合成能力明显降低[94]。尽管总的胶原纤维较少，但是可见纤维化病变。由高血糖诱发的胶原水合过度可造成胶原交联增加、僵硬，但尚不清楚本病中有无该现象。

来自中欧的一项报道显示通过焦点漂移显微镜检测到包氏螺旋体属[95]，但是以上结果尚需要进一步确定。

临床特征

本病典型临床表现为伴毛细血管扩张的黄褐色萎缩性斑块，周边围绕紫红色的隆起边缘，好发部位为胫前（图 93.15）。斑块通常多发且双侧对称分布。皮损初发为红褐色坚实的小丘疹，逐渐增大，继而中央表皮萎缩。大约 1/3 的皮损发生溃疡（图 105.20D），

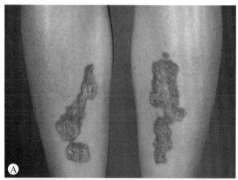

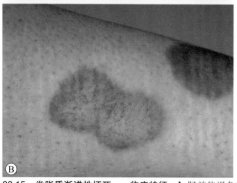

图 93.15 类脂质渐进性坏死——临床特征。A.胫前伴褐色边缘的淡红黄色斑块，中央萎缩，灶性区形成瘢痕，可见毛细血管扩张。B.环状淡红至褐色斑块，中央淡黄伴毛细血管扩张。

常见于微小外伤后。曾有报道皮损继发于 Koebner 现象[96]。皮损尚可见于上肢、面部、头皮，这些部位的皮损多呈环形或匐行性，萎缩少见。因此，皮损临床上可能类似于 AEGCG。

NL 斑块区可出现对针刺及轻触的感觉降低、少汗及不完全秃发。有报道发现炎症性斑块中皮神经的 S100 染色强度减弱，提出感觉缺失可能与神经退行性变有关[87]。众所周知，GA 皮损区皮神经 S100 染色正常。虽然 NL 皮损多无自觉症状，但部分患者可出现瘙痒、感觉迟钝或疼痛。外伤性溃疡或经表皮排除变性的胶原和弹性纤维的皮损常有明显疼痛。罕有报道 NL 皮损处发生鳞癌[97]。皮肤镜检查在病变早期和晚期分别发现逗点状血管和呈不规则模式的树枝状血管；白色区域对应变性胶原，黄色至橘红斑对应肉芽肿性炎症[98-99]。

曾有 NL 患者同时伴有 GA 或是结节病的病例报道[100-102]。可能随机伴发的疾病包括系统性硬化症、类风湿关节炎及先前做过空回肠旁路术[103-105]。

病理学

可触及的炎症性边缘常为累及真皮全层和皮下脂肪组织间隔的弥漫性栅栏状和间质性肉芽肿性皮炎（图 93.16）。肉芽肿浸润呈"层状"分布，组织细胞常有多个核并沿变性的胶原纤维水平排列，胶原纤维大小形状不一。结缔组织硬化区可出现弹性纤维灶性缺失。冰冻组织切片油红 O 染色可检测病灶区的细胞外脂质沉积（现已少用）。真皮深浅层血管周围以淋巴细胞浸润为主，常见浆细胞、偶见嗜酸性粒细胞浸润。表皮正常或萎缩。

与 GA 不同，NL 的栅栏状肉芽肿中心并无显著的黏蛋白沉积。GA 和 NL 早期皮损均可出现灶性白细胞碎裂，NL 表现出更为明显的内皮细胞肿胀、纤维化和透明样变，后者可导致血管壁增厚，甚至发生闭塞性动脉内膜炎。血管壁中常含 PAS 染色阳性且耐淀粉酶的物质，可能是中性黏多糖[92]。

偶尔，NL 的病变胶原硬化较轻，出现更为典型的上皮样细胞肉芽肿，缺乏上述变性胶原层状水平排列的模式及栅栏状肉芽肿性炎症。与经典型皮损相比，此型 NL 似乎与糖尿病相关性较低，血管病变也少见[92]。

鉴别诊断

临床方面，NL 的鉴别诊断主要包括原发性 GA、渐进坏死性黄色肉芽肿（necrobiotic xanthogranuloma，

图 93.16　类脂质渐进性坏死——组织病理学特点。A. 多个肉芽肿贯穿真皮并向皮下脂肪组织延伸。注意呈层状的肉芽肿性炎症与皮肤表面平行排列。B. 由上皮样组织细胞和中央变性的胶原构成的栅栏状肉芽肿（Courtesy, Lorenzo Cerroni，MD.）

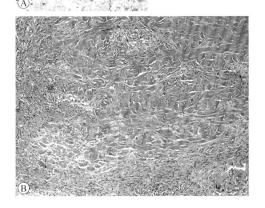

NXG，见第 91 章）、结节病、糖尿病皮肤病变（见第 53 章）、脂肪皮肤硬化症。此外，还应与各种脂膜炎（见第 100 章）、感染性肉芽肿性疾病（如麻风、三期梅毒、双相真菌感染）、硬斑病、硬化性苔藓和硬化性脂肪肉芽肿等相鉴别。

尽管毛细血管扩张性狼疮疹型结节病及局部注射曲安奈德后也可出现显著的毛细血管扩张，但 GA 和结节病皮损的萎缩、毛细血管扩张、黄褐色等症状的程度不及 NL。溃疡型 NL 与溃疡型结节病或 NXG 鉴别困难[106]。

组织学方面，NL 主要应与 GA 鉴别（见表 93.4）。NXG 亦需与之相鉴别，前者存在大量的胆固醇裂隙及大片胶原变性。但是有一例文献报道显示 NL 伴有显著的胆固醇裂隙，胆固醇结晶通过毛囊上皮排出现象[107]。

治疗

目前尚无经大样本、双盲、安慰剂对照研究证实有效的治疗方法。对伴发糖尿病的患者，控制血糖水平通常不会影响 NL 病程。一项涉及 171 例患者的研究显示：仅 17% 的患者在平均 8～12 年后皮损自行消退[84]。

一线治疗包括早期皮损外用强效糖皮质激素（包括封包）、皮损的活动性边缘注射糖皮质激素等。因为组织学观察发现 NL 活动期病变延及皮损周围的外观正常皮肤，部分学者提出进展期时，应在皮损边缘外围的正常皮肤内注射糖皮质激素，以阻止疾病进展[87]。无对照的病例研究显示外用 0.1% 他克莫司软膏可使 NL 病情改善[108-110]。外用 GM-CSF 或牛骨胶原已被应用于溃疡皮损，维甲酸凝胶（0.025%，每日 2 次）可用于减少皮肤萎缩[112]。

除避免外伤及对溃疡局部护理（见第 145 章）外，其他治疗旨在通过增加纤维蛋白溶解、降低血小板聚集和（或）血栓素 A_2 合成，以减少微血管病变和血管栓塞的发生。己酮可可碱、司坦唑醇、肌醇烟酸酯（烟酸肌醇）、尼可呋糖和盐酸噻氯匹定（ticlopidine hydrochloride）均属此类药物，但有关报道均为个案或未设对照的研究。司坦唑醇因肝毒性应用受限，噻氯匹定则可引起粒细胞缺乏。阿司匹林（每天 40 mg）与安慰剂对照组以及阿司匹林（300 mg，每日 3 次）联合双嘧达莫（75 mg，每日 3 次）与安慰剂对照组均显示疗效并无显著性差异[113-114]。俄罗斯文献曾有皮损周围注射肝素的报道[115]。

基于病例系列研究报道诸多系统应用抗炎药物对治疗本病有效，例如抗疟药[116]、烟酰胺（500 mg，每日 3 次）[92]、吗替麦考酚酯（500 mg，每日 2 次）[117]、多西环素、秋水仙碱、甲氨蝶呤、沙利度胺[118]、TNF-α 抑制剂（难治性溃疡性皮损）[119] 及环孢素（严重溃疡）[120-121]。此外，有研究对 6 例患者系统应用糖皮质激素持续治疗 5 周并随访达 7 个月发现对本病有效，但是可能会出现血糖升高的副作用[122]。

多个前瞻性非对照研究显示局部 PUVA 治疗对近50% 的患者病情有所改善[123-124]。近期陆续有个案报道应用 UVA1 光疗[125]、CO_2 点阵激光或光动力治疗有效。

对于严重、顽固难治性溃疡，可行手术切除，但应注意切除深度应达深筋膜或骨膜以减少复发。皮损切除后可行中厚皮片移植。

皮肤性 Crohn 病

同义名： ■ 转 移 性 Crohn 病（Metastatic Crohn disease）

历史

Crohn 病于 1932 年被首次描述，特征为肠道节段性肉芽肿性炎症，也常累及皮肤。皮肤受累于 1965 年首次描述。

流行病学

Crohn 病通常于 11 ～ 40 岁发病，20% ～ 45% 患者发生皮肤黏膜损害（见表 53.8）[126]。本病可细分为：①特异性皮损包括远处皮肤（转移性）Crohn 病、毗连肛周 Crohn 病、口腔 Crohn 病；②非特异性或反应性皮肤病，如结节性红斑和坏疽性脓皮病；③继发于吸收障碍的营养不良性皮肤病；④治疗相关的副反应[127-131]。

皮肤 Crohn 病较少见，文献报道不足 100 例，其中 2/3 为女性，平均发病年龄为 35 岁，儿童患者不足 20 例。约 20% 患者在诊断肠道 Crohn 病前 3 个月至 8 年已出现皮肤病变。

发病机制

皮肤 Crohn 病与肠道 Crohn 病伴发或在之前出现，由此反映该病系多系统受累疾病。已发现本病存在多种基因异常，其异常可导致对特定肠道共生菌产生过高强度的 T 细胞应答、微生物清除缺陷，包括黏膜屏障破坏或肠道菌群失调（生态失调）。这些基因的蛋白产物具有多种功能，如：调节 NF-κB 功能［例如 NOD2（CARD15）］及自噬（ATG16L1）。具有银屑病易感基因 TRAF3IP2 变异的患者皮肤受累风险可能更高[132]。与银屑病类似，Crohn 病主要由 Th1 和 Th17 介导，病变组织内 IL-23、IL-17 水平升高[133]。

临床特征

皮肤 Crohn 病可出现生殖器或生殖器外皮损。生殖器受累见于约 2/3 儿童和半数成人患者，常表现为阴唇、阴茎或阴囊红斑和（或）淋巴水肿，可突然出现[134]（图 93.17A ～ C）。皱褶部位（如腹股沟、肛周、腋窝）或口腔黏膜的线状或刀切样溃疡是皮肤黏膜 Crohn 病相对特异性的表现（见图 53.28 和 72.24）[132]。

肛周皮损表现为窦道、裂隙、溃疡或增殖性斑块（图 93.17D、E），常扩展至邻近的会阴区、臀部或腹部[135]。这些表现见于近 1/3 肠道 Crohn 病患者。可能继发于淋巴水肿的肛周皮赘见于高达 40% 的患者；肉芽肿性炎症也可以出现在其他淋巴水肿的部位。腹部手术部位，如剖腹术后瘢痕、结肠造口术、回肠造口术等，都可出现肉芽肿性炎症。就语义而言，这些部位的皮损应视为"邻近的（contiguous）"Crohn 病，而非"转移性（metastatic）"Crohn 病。

5% ～ 20% 的 Crohn 病患者出现口腔损害，表现鹅卵石样颊黏膜、牙龈小结节、牙龈增生、阿弗他样溃疡（图 93.17F）、线状刀切样溃疡、增殖性脓性口炎（见图 26.9A）、口角炎和溃疡、肉芽肿性唇炎、弥漫性口腔肿胀或下唇硬结性裂隙。组织学上，90% 的 Crohn 病相关性口腔损害可见肉芽肿[135]。

非生殖器病变表现为暗红色斑块，随后常出现具有潜行性边缘的溃疡、引流窦道、瘘管以及瘢痕（图 93.17G）。这些皮损见于下肢和足底（38%）、躯干及四肢（24%），上肢及手掌（15%）、面部及唇（11%）、屈曲部位（8%）以及全身泛发（4%）[127, 136]。Crohn 病的其他反应性皮肤表现包括：皮肤结节性多动脉炎、结节性红斑、多形红斑、杵状指、皮肤小血管炎、获得性大疱性表皮松解症、白癜风、掌红斑、外伤后脓疱反应（过敏反应性）以及坏疽性脓皮病（见第 53 章）。严重 Crohn 病患者可能由于锌缺乏出现肠病性肢端皮炎样综合征[127]。

基于大样本回顾性系列病例研究发现，皮肤损害可能预示着结肠受累而非回肠[128-129]。皮肤黏膜疾病活跃程度与胃肠道受累严重程度并无相关性。

病理学

皮肤和口腔 Crohn 病的组织病理学均表现为真皮浅、深层非干酪样坏死性上皮样细胞结节，其外周淋巴细胞浸润，时累及皮下脂肪组织。结节内散在少量朗汉斯多核巨细胞和血管周围稀疏淋巴组织细胞浸润；上方可见溃疡形成。需要注意的是，同时出现苔藓样及肉芽肿性炎症加上肉芽肿性血管周围炎可以作为本病的一个组织病理学线索[137]。肛周窦道壁及瘘管壁具有相似的肉芽肿性炎症。但是，通常肉芽肿病灶轻微，需要临床病理紧密联系。

鉴别诊断

临床鉴别诊断包括其他肉芽肿性疾病，如皮肤结节病、分枝杆菌感染、深部真菌感染、异物反应。其他感染如放线菌病和蜂窝织炎也可类似皮肤 Crohn 病。

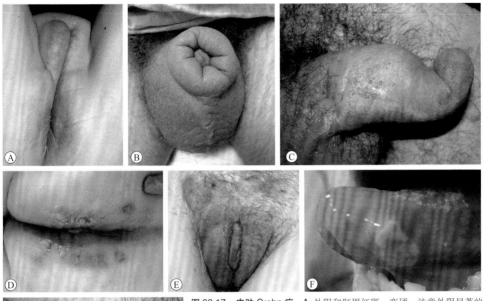

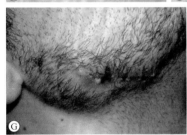

图 93.17　皮肤 Crohn 病。A. 外阴和肛周红斑、变硬。注意外阴显著的非对称性肿胀及肛周糜烂。B. 包皮显著淋巴水肿伴阴囊淋巴水肿和硬化。C. 炎症及淋巴水肿导致阴茎沿其长轴扭曲，称之为"萨克斯管阴茎"。D. 肛周皮赘和硬的斑块。E. 阴阜、大小阴唇坚实的红色斑块，亦可见引流窦道的形成。F. 口腔内溃疡类似于常见的阿弗他溃疡。G. 下颚溃疡性红色斑块伴引流窦道形成（A，Courtesy，Julie V Schaffer，MD；C，E，G，Courtesy，Luis Requena，MD；D，Courtesy，Mary Stone，MD.）

溃疡性损害可能误诊为坏疽性脓皮病。如患者表现为生殖器肿胀和溃疡，应注意与腹股沟肉芽肿、血吸虫病、化脓性汗腺炎、慢性阻塞性淋巴水肿等鉴别[136]。

　　本病的组织学表现有时与其他结核样肉芽肿性疾病难以鉴别，包括寻常狼疮。但后者结节中央常出现坏死，有助于鉴别。尽管 Crohn 病的淋巴细胞浸润更为致密以及如前所述的肉芽肿性血管周围炎，但其与结节病的鉴别诊断同样困难。需与本病组织学进行鉴别诊断的疾病还有异物肉芽肿、感染性肉芽肿，必要时应进行特殊染色寻找抗酸杆菌、真菌的证据，所有的皮肤活检标本应行偏振光显微镜检查以确定是否存在异物。有时坏疽性脓皮病和皮肤 Crohn 病在临床和组织病理学特点上存在重叠，因为二者均可出现中性粒细胞性炎症，但是坏疽性脓皮病罕见出现肉芽肿性炎症。

治疗

　　本病病程慢性，皮损严重程度与患者肠道病变活跃程度无相关性。对于局限性病可以外用或皮损内注射糖皮质激素和（或）外用钙调神经磷酸酶抑制剂[138]。口服甲硝唑（250 mg，每日 3 次，至少持续 4 个月）治疗有效。对于更为严重的皮损，包括口服糖皮质激素、柳氮磺吡啶、硫唑嘌呤、6-巯嘌呤、TNF-α 抑制剂（如英夫利昔单抗、阿达木单抗）及沙利度胺在内的系统用药可能改善病情[139]。外科切除皮损常并发伤口裂开和疾病复发，但可用于难治性病例的治疗。

异物肉芽肿（见第 94 章）

要点

- 本病最常见病因是毛囊或囊肿发生破裂。
- 组织学可表现为化脓性弥漫性肉芽肿性皮炎，或结节性单核细胞肉芽肿性皮炎。
- 应使用偏振光显微镜检查切片寻找异物线索，如角质化细胞、文身色素、残余缝线、碎片等物质。

间质性肉芽肿性皮炎和栅栏状中性粒细胞性及肉芽肿性皮炎

同义名： ■ 间质性肉芽肿性皮炎（interstitial granulomatous dermatitis, IGD）伴关节炎——IGD 伴斑块及关节炎、IGD 伴斑块、IGD 伴皮肤条索及关节炎 ■ 栅栏状中性粒细胞性及肉芽肿性皮炎（palisaded neutrophilic and granulomatous dermatitis, PNGD）——类风湿性丘疹、Churg-Strauss 肉芽肿、皮肤血管外坏死性肉芽肿、浅表溃疡性类风湿样渐进性坏死 ■ 全谱系-反应性间质性肉芽肿性皮炎、反应性肉芽肿性皮炎

要点

■ 肉芽肿性皮炎表现为自身免疫疾病背景下发生的两种主要临床病理模式
■ **间质性肉芽肿性皮炎**（interstitial granulomatous dermatitis, IGD）**伴关节炎**，皮损呈环状斑块或线状条索，好发于类风湿关节炎（rheumatoid arthritis, RA）或血清学阴性关节炎患者躯干、腋窝和大腿内侧；组织学上，小片状变性胶原灶周围可见栅栏状排列的组织细胞形成的玫瑰花结构，常伴有中性粒细胞浸润但无血管炎证据。
■ **栅栏状中性粒细胞性及肉芽肿性皮炎**（palisaded neutrophilic and granulomatous dermatitis, PNGD），表现为对称分布的丘疹，中央有脐凹。好发于肘部、指（趾）伸侧。患者常伴有系统疾病，如类风湿关节炎、系统性红斑狼疮及肉芽肿病性多血管炎（韦格纳肉芽肿）；组织学表现多样，早期皮损呈小血管炎伴显著中性粒细胞浸润及白细胞碎裂，充分发展的皮损可见栅状肉芽肿。二个阶段均见嗜碱性变的胶原。
■ 由于 IGD 和 PNGD 临床及病理存在大量的重叠，因此可使用反应性肉芽肿性皮病来统一命名。
■ 间质性肉芽肿性药疹可与 IGD 或 PNGD 类似。

引言

　　栅栏状中性粒细胞性及肉芽肿性皮炎（palisaded neutrophilic and granulomatous dermatitis, PNGD）和间质性肉芽肿性皮炎（interstitial granulomatous dermatitis, IGD）伴关节炎代表肉芽肿性皮炎的两种临床病理模式，发生于 RA 及其他自身免疫性疾病。该类疾病呈谱系表现，部分学者提出**反应性肉芽肿性皮炎**这一名称来概括此类疾病[139a]。

历史

　　1994 年 Chu 及其同事提出"栅栏状中性粒细胞及肉芽肿性皮炎"，用以描述在自身免疫性结缔组织病和其他以免疫复合物合成为特点的疾病背景下，发生在以四肢伸侧的丘疹为特征的组织学反应性模式。该类皮损最初用以描述嗜酸性肉芽肿性多血管炎（Churg-Strauss 综合征）。1978 年 Winkelmann 首次认识到本病与许多自身免疫性及炎症性疾病相关（皮肤血管外坏死性肉芽肿）。部分学者认为包括"间质性肉芽肿性病伴关节炎"（这一术语系由 Ackerman 于 1993 年首创）属于 PNGD 疾病谱。其他学者却认为前者具有独特的临床（躯干侧面及皮肤皱褶部位环状斑块及条索）和组织学特点（组织细胞玫瑰花结不伴血管炎），因此为一种独立的疾病。

发病机制

　　患者本身的潜在疾病所致的皮肤小血管壁及管周免疫复合物的沉积被认为是 PNGD 和 IGD 发病的始发因素，随后导致亚急性或慢性富于中性粒细胞的小血管炎（PNGD 更为显著）。与经典血管炎陡然的血管闭塞不同，本病以焖燃的方式减少病变区域内的血流量，最后导致局部胶原变性而不是急性坏死。变性胶原刺激局部免疫反应引起淋巴组织细胞栅栏浸润。外源性创伤可能会加重或诱发以上级联反应，从而解释 PNGD 皮损好发于伸侧的原因。皮损大小数量不等、免疫复合物沉积的部位（如真皮小静脉与间质性肉芽肿性炎）、慢性病程、触发因素及潜在系统性炎症性疾病的不同导致了 PNGD 和 IGD 临床病理特点各异。

临床特征

　　PNGD 的典型皮损表现为肤色至红色的丘疹，对称分布于伸侧，特别是肘部和手指。中央可见伴痂或者穿通（排出的坏死胶原）形成的脐凹（见图 53.1），偶见溃疡形成。上述皮损常见于 RA、系统性红斑狼疮或系统性血管炎患者，特别是肉芽肿性多血管炎。

　　IGD 伴关节炎典型表现为红色斑块，通常呈环状（图 93.18A），或线状条索（"绳索"征；图 93.18B），好发于躯干侧面、腋窝、臀部、大腿内侧（图 53.2）以及腹股沟。有时可见大片区域受累（图 93.18C）。常累及女性 RA、血清阴性关节炎或多关节痛患者，常伴

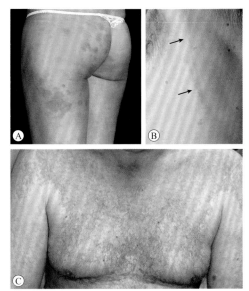

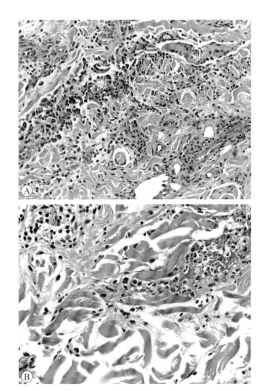

图 93.18 间质性肉芽肿性皮病——临床特征。A. 一位伴混合性结缔组织病的年轻女性患者下肢多发紫色至棕色斑块，部分呈环状。B. 一位类风湿性关节炎患者沿腋前线分布的坚实、线状皮下条索（箭头所示）。C. 大片淡红色斑片及轻微隆起的斑块，与斑片型环状肉芽肿类似（A，Courtesy，Lorenzo Cerroni，MD；B，Courtesy，Kathryn Schwarzenberger，MD.）

发自身免疫性甲状腺炎。

病理学

　　PNGD 及 IGD 的组织病理学特点呈谱系改变，其不同的特点取决于活检皮损所处的疾病阶段。PNGD 早期皮损通常呈真皮全层中性粒细胞浸润，有时可见灶状白细胞碎裂性血管炎。充分发展皮损典型表现为组织细胞、中性粒细胞及核尘呈栅栏状排列，中央可见带状排列的嗜碱性变性的胶原（图 93.19）。"不全型"早期皮损可能表现为灶状嗜碱性胶原坏死、排列无序的组织细胞伴显著中性粒细胞浸润，类似于嗜中性荨麻疹（见第45 章）。另一方面，晚期皮损见典型的栅栏状肉芽肿形成，伴稀疏中性粒细胞浸润。黏液少或者缺乏。

　　IGD 组织学模式特点表现为真皮间质内数量不等的中性粒细胞及嗜酸性粒细胞形成"基底重"的致密炎细胞浸润，其间见栅栏状组织细胞围绕小且散在的变性胶原灶（碎片）形成的小"玫瑰花环"结构。没有血管炎的证据，通常也没有真皮内黏液沉积。

鉴别诊断

　　PNGD 临床上需要与穿通性疾病、早期类风湿结

图 93.19 间质性肉芽肿性皮炎——组织学特点。A. 充分发展皮损常表现为中性粒细胞、组织细胞伴嗜碱性变性胶原束，可有一些许嗜酸性粒细胞存在。B. 组织细胞与淋巴细胞、中性粒细胞、嗜酸性粒细胞混合浸润的特写（Courtesy，Lorenzo Cerroni，MD.）

节、进展期类风湿结节及丘疹性环状肉芽肿鉴别。由钙通道阻滞剂或 HMG-CoA 还原酶抑制剂（"他汀类"；表 93.7）所致的间质性肉芽肿性药物反应在临床和病理表现上常与 PNGD 和 IGD 类似。患者常在服用致病药物数月或数年后发病。此外，RA 及关节病型银屑病患者接受 TNF 抑制剂治疗后会发生 IGD 和 PNGD 样皮损[141]。IGD 斑块的临床表现可能与斑片型 GA、炎症期硬斑病、游走性红斑或蕈样肉芽肿类似。

　　组织学上的鉴别诊断包括其他栅栏状肉芽肿性皮炎，如 GA、类脂质渐进性坏死和类风湿结节。GA 常集中在真皮上部呈片状浸润（"上部重"）伴局部黏蛋白沉积。中性粒细胞及核尘相对较少有助于区别 GA 和 PNGD，而存在较大的栅栏状结构或是缺乏栅栏结构（如斑片型 GA 中的间质型模式）则有助于区别 GA 和 IGD。类风湿结节中央呈嗜酸性（而非嗜碱性），常累及皮下组织（见图 45.10）。变性胶原经表皮排出的

表 93.7　间质性肉芽肿性药物反应的原因。上述反应也被称为药物诱发的间质性肉芽肿性皮炎。**加粗部分为最常见致病药物**

常见

- **钙通道阻滞剂**：地尔硫䓬、维拉帕米、硝苯地平
- **血管紧张素转换酶抑制剂**：依那普利、赖诺普利
- **β 受体阻滞剂**：拉贝洛尔、美托洛尔、阿替洛尔、普萘洛尔
- **呋塞米**
- **HMG-CoA 转换酶抑制剂**：辛伐他汀、普伐他汀、洛伐他汀
- **抗组胺药物（H₁ 或 H₂ 阻滞剂）**：法莫替丁、西咪替丁、雷尼替丁、溴苯那敏
- **TNF-α 抑制剂**：英夫利昔单抗、依那西普、阿达木单抗、来那度胺、沙利度胺
- **阿那白滞素**

不常见

别嘌醇	更昔洛韦
安非他酮	吉非罗齐
卡马西平	甲氨蝶呤
中草药	番泻苷
达非那新（Darifenacin）	索拉非尼
地西泮	大豆制品
氢氯噻嗪（HCTZ）	雷奈酸锶
非布司他	曲妥珠单抗

HMG，β-羟基-β-甲基戊二酰；TNF，肿瘤坏死因子（注：原文为 tissue necrosis factor 有误）

现象可出现在以上所有疾病中。此外间质性肉芽肿性浸润伴不等量的中性粒细胞浸润的改变还需考虑的诊断包括双相型真菌或非典型分枝杆菌感染、包氏螺旋

类风湿病患者的肉芽肿性、中性粒细胞和血管炎性疾病谱

图 93.20　风湿病患者的肉芽肿性、中性粒细胞和血管炎性疾病谱。AI-CTD：自身免疫性结缔组织疾病；ANCA：抗中性粒细胞胞浆抗体；IGD：间质性肉芽肿性皮炎；PNGD：栅栏状中性粒细胞性和肉芽肿性皮炎（Courtesy，Julie V Schaffer，MD.）

体病及麻风。空泡界面性皮炎、非典型淋巴细胞、大量嗜酸性粒细胞、缺乏中性粒细胞及胶原变性轻微等组织学特点均倾向于间质性肉芽肿性药物反应而非 IGD。

　　关于 PNGD 和 IGD 与其他伴有肉芽肿、中性粒细胞或血管炎成分的疾病、受累人群情况详见图 93.20。

治疗

　　尽管有报道显示局部应用强效或者皮损内注射糖皮质激素、氨苯砜以及羟氯喹有助于病情改善，但是此类皮肤病无需特殊治疗。治疗潜在疾病也有助于原有皮损的消退及防止复发。

（温蓬飞译　刘宏杰校　王 琳审）

参考文献

1. Rybicki BA, Major M, Popovich J Jr, et al. Racial differences in sarcoidosis incidence: a 5-7ear study in a health maintenance organization. Am J Epidemiol 1997;145:234–41.

2. Mirsaidi M, Machado RF, Schraufnagel D, et al. Racial difference in sarcoidosis mortality in the United States. Chest 2015;147:438–49.

3. Demirkok SS, Basaranoglu M, Akbilgic O. Seasonal variation of the onset of presentations in stage 1 sarcoidosis. Int J Clin Pract 2006;60:1443–50.

4. Facco M, Cabrelle A, Teramo A, et al. Sarcoidosis is a Th1/Th17 multisystem disorder. Thorax 2011;66:144–50.

5. Zissel G, Prasse A, Muller-Quernheim J. Immunologic response of sarcoidosis. Semin Respir Crit Care Med 2010;31:390–403.

6. Kataria YP, Holter JF. Immunology of sarcoidosis. Clin Chest Med 1997;18:719–39.

7. Silver RF, Crystal RG, Moller DR. Limited heterogeneity of biased T-cell receptor V beta gene usage in lung but not blood T cells in active pulmonary sarcoidosis. Immunology 1996;88:516–23.

8. Rappl G, Pabst S, Riemann D, et al. Regulatory T cells with reduced repressor capacities are extensively amplified in pulmonary sarcoid lesions and sustain granuloma formation. Clin Immunol 2011;140:71–83.

9. Chen ES, Moller DR. Etiologic role of infectious agents. Semin Respir Crit Care Med 2014;35:285–95.

10. English JC, Patel PJ, Greer KE. Sarcoidosis. J Am Acad Dermatol 2001;44:725–43.

11. Gupta D, Agarwal R, Aggarwal AN, Jindal SK. Molecular evidence for the role of mycobacteria in sarcoidosis: a meta-analysis. Eur Respir J 2007;30:508–16.

12. Lassalle S, Selva E, Hofman V, et al. Sarcoid-like lesions associated with the immune restoration inflammatory syndrome in AIDS: absence of polymerase chain reaction detection of Mycobacterium tuberculosis in granulomas isolated by laser capture microdissection. Virchows Arch 2006;449:689–96.

13. DiAlberti L, Piattelli A, Artese L, et al. Human herpesvirus 8 in sarcoid tissues. Lancet 1997;350:1655–61.

14. Sverrild A, Backer V, Kyvik KO, et al. Heredity in sarcoidosis: a registry-based twin study. Thorax 2008;63:894–6.

15. Rybicki BA, Ianuzzi MC, Frederick MM, et al. ACCESS Research Group. Familial aggregation of sarcoidosis. Am J Respir Crit Care Med 2001;164:2085–91.

16. Fischer A, Grunewald J, Spagnolo P, et al. Genetics of sarcoidosis. Semin Respir Crit Care Med 2014;35:296–306.

17. Sheffield EA. Pathology of sarcoidosis. Clin Chest Med 1997;18:741–54.

18. Wanat KA, Rosenbach M. A practical approach to cutaneous sarcoidosis. Am J Clin Dermatol 2014;15:283–97.

19. Marcoval J, Mana J, Moreno A, et al. Foreign bodies in granulomatous cutaneous lesions of patients with systemic sarcoidosis. Arch Dermatol 2001;137:427–30.

19a. Heidelberger V, Ingen-Housz-Oro S, Marquet A, et al. Efficacy and tolerance of anti-tumor necrosis factor alpha agents in cutaneous sarcoidosis. A French study of 46 cases. JAMA Dermatol 2017;153:681–5.

20. Clementine RR, Lyman J, Zakem J, et al. Tumor necrosis factor-alpha antagonist-induced sarcoidosis. J Clin Rheumatol 2010;16:219–4.

21. Dhaille F, Viseux V, Caudron A, et al. Cutaneous sarcoidosis occurring during anti-TNF-alpha treatment: report of two cases. Dermatology 2010;220:234–7.

22. Badgwell C, Rosen T. Cutaneous sarcoidosis therapy updated. J Am Acad Dermatol 2007;56:69–83.

23. Mills A, Chetty R. Auricular granuloma annulare. A consequence of trauma? Am J Dermatopathol 1992;14:431–3.

24. Muhlbauer JE. Granuloma annulare. J Am Acad Dermatol 1980;3:217–30.

25. Buechner SA, Winkelmann RK, Banks PM. Identification of T-cell subpopulations in granuloma annulare. Arch Dermatol 1983;119:125–8.

26. Fayyazi A, Schweyer S, Eichmeyer B, et al. Expression of IFN-gamma, coexpression of TNF-alpha and matrix metalloproteinases and apoptosis of T lymphocytes and macrophages in granuloma annulare. Arch Dermatol Res 2000;292:384–90.

27. Hanna WM, Moreno-Merlo F, Andrighetti L. Granuloma annulare: an elastic tissue disease? Case report and literature review. Ultrastruct Pathol 1999;23:33–8.
28. Umbert P, Winkelmann RK. Histologic, ultrastructural, and histochemical studies of granuloma annulare. Arch Dermatol 1977;113:1681–6.
29. Friedman-Birnbaum R, Haim S, Gideone O, Barzilai A. Histocompatibility antigens in granuloma annulare. Br J Dermatol 1978;98:425–8.
30. Thornsberry LA, English JC 3rd. Etiology, diagnosis, and therapeutic management of granuloma annulare: an update. Am J Clin Dermatol 2013;14:279–90.
31. Dabski K, Winkelmann RK. Generalized granuloma annulare: clinical and laboratory findings in 100 patients. J Am Acad Dermatol 1989;20:39–47.
32. Cronquist SD, Stashower ME, Benson PM. Deep dermal granuloma annulare presenting as an eyelid tumor in a child, with review of pediatric eyelid lesions. Pediatr Dermatol 1999;16:377–80.
33. Peñas PF, Jones-Caballero M, Fraga J, et al. Perforating granuloma annulare. Int J Dermatol 1997;36: 340–8.
34. Barksdale SK, Perniciaro C, Hailing KC, Strickler JG. Granuloma annulare in patients with malignant lymphoma: clinicopathologic study of thirteen new cases. J Am Acad Dermatol 1994;31:42–8.
35. Ono H, Yokozeki H, Katayama I, Nishioka K. Granuloma annulare in a patient with malignant lymphoma. Dermatology 1997;195:46–7.
36. Cohen PR. Granuloma annulare associated with malignancy. South Med J 1997;90:1056–9.
37. Wong WR, Yang U, Kuo TT, Chan HL. Generalized granuloma annulare associated with granulomatous mycosis fungoides. Dermatology 2000;200:54–6.
38. Hawryluk E, Izikson L, English J. Non-infectious granulomatous diseases of the skin and their associated systemic diseases. Am J Clin Dermatol 2010;11:171–81.
39. Studer EM, Calza AM, Saurat JH. Precipitating factors and associated diseases in 84 patients with granuloma annulare: a retrospective study. Dermatology 1996;193:364–8.
40. Nebesio CL, Lewis C, Chuang TY. Lack of an association between granuloma annulare and type 2 diabetes mellitus. Br J Dermatol 2002;146:122–4.
41. Ohata C, Shirabe H, Takagi K, Kawatsu T. Granuloma annulare in herpes zoster scars. J Dermatol 2000;27:166–9.
42. O'Moore EJ, Nandawni R, Uthayakumar S, et al. HIV-associated granuloma annulare (HAGA): a report of six cases. Br J Dermatol 2000;142:1054–6.
43. Dabski K, Winkelmann RK. Generalized granuloma annulare: histopathology and immunopathology. J Am Acad Dermatol 1989;20:28–39.
44. Dahl MV, Ullman S, Goltz RW. Vasculitis in granuloma annulare: histopathology and direct immunofluorescence. Arch Dermatol 1977;133:463–7.
45. Magro CM, Crowson AN, Regauer S. Granuloma annulare and necrobiosis lipoidica tissue reactions as a manifestation of systemic disease. Hum Pathol 1996;27:50–6.
46. Blume-Peytavi U, Zouboulis CC, Jacobi H, et al. Successful outcome of cryosurgery in patients with granuloma annulare. Br J Dermatol 1994;130: 494–7.
47. Muchenberger S, Schopf E, Simon JC. Phototherapy with UV-A-1 for generalized granuloma annulare [letter]. Arch Dermatol 1997;133:1605.
48. Setterfield J, Huilgol SC, Black MM. Generalised granuloma annulare successfully treated with PUVA. Clin Exp Dermatol 1999;24:458–60.
49. Weiss JM, Muchenberger S, Schopf E, Simon JC. Treatment of granuloma annulare by local injections with low-dose recombinant human interferon gamma. J Am Acad Dermatol 1998;39:117–19.
50. Ma A, Medenica M. Response of generalized granuloma annulare to high-dose niacinamide. Arch Dermatol 1983;119:836–9.
51. Ratnavel RC, Norris PG. Perforating granuloma annulare: response to treatment with isotretinoin. J Am Acad Dermatol 1995;32:126–7.
52. Simon M Jr, von den Driesch P. Antimalarials for control of disseminated granuloma annulare in children. J Am Acad Dermatol 1994;31:1064–5.
53. Steiner A, Pehamberger H, Wolff K. Sulfone treatment of granuloma annulare. J Am Acad Dermatol 1985;13:1004–8.
54. Rubel DM, Wood G, Rosen R, Jopp-McKay A. Generalised granuloma annulare successfully treated with pentoxifylline. Australas J Dermatol 1993;34:103–8.
55. Marcus DV, Mahmoud BH, Hamzavi IH. Granuloma annulare treated with rifampin, ofloxacin, and minocycline combination therapy. Arch Dermatol 2009;145:787–9.
56. Filotico R, Vena GA, Coviello C, Angelini G. Cyclosporin in the treatment of generalized granuloma annulare. J Am Acad Dermatol 1994;30:487–8.
57. Kossard S, Winkelmann RK. Low-dose chlorambucil in the treatment of generalized granuloma annulare. Dermatologica 1979;158:443–50.
58. Asano Y, Saito A, Idezuki T, Igarashi A. Generalized granuloma annulare treated with short-term administration of etretinate. J Am Acad Dermatol 2006;54:s245–7.
59. Kim YJ, Kang HY, Lee ES, Kim YC. Successful treatment of granuloma annulare with topical 5-aminolaevulinic acid photodynamic therapy. J Dermatol 2006;33:642–3.
60. Murdaca G. Anti-tumor necrosis factor-alpha treatment with infliximab for disseminated granuloma annulare. Am J Clin Dermatol 2010;11:437–9.
61. Knoell KA. Efficacy of adalimumab in the treatment of generalized granuloma annulare in monozygotic twins carrying the 8.1 ancestral haplotype. Arch Dermatol 2009;145:610–11.
62. Kreuter A, Altmeyer P, Gambichler T. Failure of etanercept therapy in disseminated granuloma annulare. Arch Dermatol 2006;142:1236–7.
63. Simpson B, Foster S, Ku JH, et al. Triple antibiotic combination therapy may improve but not resolve granuloma annulare. Dermatol Ther 2014;27:343–7.
64. Gamo Villegas R, Sopena Barona J, Guerra Tapia A, et al. Pustular generalized perforating granuloma annulare. Br J Dermatol 2003;149:866–8.
65. Plotner A, Mutasim D. Successful treatment of disseminated granuloma annulare with methotrexate. Br J Dermatol 2010;163:1123–4.
65a. Grewal SK, Rubin C, Rosenbach M. Antimalarial therapy for granuloma annulare: results of a retrospective analysis. J Am Acad Dermatol 2017;76:765–7.
66. Wells RS, Smith MA. The natural history of granuloma annulare. Br J Dermatol 1963;75:199–205.
67. O'Brien JP. Actinic granuloma: an annular connective tissue disorder affecting sun- and heat-damaged (elastotic) skin. Arch Dermatol 1975;111:460–6.
68. Hanke CW, Bailin PL, Roenigk HM. Annular elastolytic giant cell granuloma. J Am Acad Dermatol 1979;1:413–21.
69. Dowling GB, Wilson-Jones E. Atypical (annular) necrobiosis lipoidica of the face and scalp. Dermatologica 1967;135:11–26.
70. Mehregan AH, Altman J. Miescher's granuloma of the face. Arch Dermatol 1973;107:62–4.
71. Leiker DL, Kok SH, Spaas JAJ. Granuloma multiforme. Int J Lepr 1964;32:368–76.
72. MacGrae JD. Actinic granuloma. A clinical, histopathological and immunocytochemical study. Arch Dermatol 1986;122:43–7.
73. Regaz A, Ackerman AB. Is actinic granuloma a specific condition? Am J Dermatopathol 1979;1:43–53.
74. Garg A, Kundu R, Plotkin O, Aronson IK. Annular elastolytic giant cell granuloma heralding onset and recurrence of acute myelogenous leukemia. Arch Dermatol 2006;142:532–3.
75. Boussault P, Tucker ML, Weschler J, et al. Primary cutaneous CD4+ small/medium-sized pleomorphic T-cell lymphoma associated with an annular elastolytic giant cell granuloma. Br J Dermatol 2009;160:1126–8.
76. Konar K, Sanyal S, Rakshit A. Annular elastolytic giant cell granuloma of conjunctiva: a case report. Indian J Ophthalmol 2014;62:361–3.
77. Tock CL, Cohen PR. Annular elastolytic giant cell granuloma. Cutis 1998;62:181–7.
78. Lim KB, Phay KL. Annular elastolytic giant-cell granuloma. Int J Dermatol 1987;26:463–4.
79. Tsutsui K, Hirone T, Kubo K, Matsui Y. Annular elastolytic giant cell granuloma: response to cyclosporin A. J Dermatol 1994;21:426–9.
80. Ozkaya-Bayazit E, Buyukbabani N, Baykal C, et al. Annular elastolytic giant cell granuloma: sparing of a burn scar and successful treatment with chloroquine. Br J Dermatol 1999;140:525–30.
81. Ratnavel RC, Grant JW, Handfield-Jones SE, Norris PG. O'Brien's actinic granuloma: response to isotretinoin. J R Soc Med 1995;88:528P–529P.
82. Stefanaki C, Panagiotopoulos A, Kostakis P, et al. Actinic granuloma successfully treated with acitretin. Int J Dermatol 2005;44:163–6.
83. Schwarz T, Lindlbauer R, Gschnait F. Annular elastolytic giant cell granuloma. J Cutan Pathol 1983;10:321–6.
84. Muller SA, Winkelmann RK. Necrobiosis lipoidica diabeticorum. A clinical and pathological investigation of 171 cases. Arch Dermatol 1966;93:272–81.
85. Muller SA, Winkelmann RK. Necrobiosis lipoidica diabeticorum. Results of glucose-tolerance tests in nondiabetic patients. J Am Med Assoc 1966;195:433–6.
86. O'Toole EA, Kennedy U, Nolan JJ, et al. Necrobiosis lipoidica: only a minority of patients have diabetes mellitus. Br J Dermatol 1999;140:283–6.
87. Boulton AJM, Cutfield RG, Abouganem D, et al. Necrobiosis lipoidica diabeticorum: a clinicopathologic study. J Am Acad Dermatol 1988;18:530–7.
88. Erfurt-Berge C, et al. Update on clinical and laboratory features in NL: retrospective multicenter study of 52 patients. Eur J Dermatol 2012;22:770–5.
89. Quimby SR, Muller SA, Schroeter AL. The cutaneous immunopathology of necrobiosis lipoidica diabeticorum. Arch Dermatol 1988;124:1364–71.
90. Ullman S, Dahl MV. Necrobiosis lipoidica. An immunofluorescence study. Arch Dermatol 1977;113:1671–3.
91. Nakajima T, Tanemura A, Inui S, Katayama I. Venous insufficiency in patients with necrobiosis lipoidica. J Dermatol 2009;36:166–9.
92. Lowitt MH, Dover JS. Necrobiosis lipoidica. J Am Acad Dermatol 1991;25:735–48.
93. Evans CD, Pereira RS, Yuen CT, Holden CA. Anti-collagen antibodies in granuloma annulare and necrobiosis lipoidica. Clin Exp Dermatol 1988;13:252–4.
94. Oikarinen A, Mortenhumer M, Kallioinen M, Savolainen ER. Necrobiosis lipoidica: ultrastructural and biochemical demonstration of a collagen defect. J Invest Dermatol 1987;88:227–32.
95. Eisendle K, Baltaci M, Kutzner H, Zelger B. Detection of spirochaetal microorganisms by focus floating microscopy in necrobiosis lipoidica in patients from central Europe. Histopathology 2008;52:877–84.
96. Gebauer K, Armstrong M. Koebner phenomenon with necrobiosis lipoidica diabeticorum. Int J Dermatol 1993;32:895–6.
97. Lim C, Tschuchnigg M, Lim J. Squamous cell carcinoma arising in an area of long-standing necrobiosis lipoidica. J Cutan Pathol 2006;33:581–3.
98. Conde-Montero E, Aviles-Izquierdo JA, Mendoza-Cembranos MD, Parra-Blanco V. Dermoscopy of necrobiosis lipoidica. Actas Dermosifiliogr 2013;104:534–7.
99. Pellicano R, Caldarola G, Filabozzi P, Zalaudek I. Dermoscopy of necrobiosis lipoidica and granuloma annulare. Dermatology 2013;226:319–23.
100. Souza FH, Ribeiro CF, Pereira MA, et al. Simultaneous occurrence of ulcerated necrobiosis lipoidica and granuloma annulare in a patient: case report. An Bras Dermatol 2011;86:1007–10.
101. Gudmundsen K, Smith O, Dervan P, Powell FC. Necrobiosis lipoidica and sarcoidosis. Clin Exp Dermatol 1991;16:287–91.
102. Graham-Brown RA, Shuttleworth D, Sarkany I. Coexistence of sarcoidosis and necrobiosis lipoidica of the legs – a report of two cases. Clin Exp Dermatol 1985;10:274–8.
103. Vantzin GL, Kobayasi T. Necrobiosis lipoidica in a patient with generalized scleroderma: a case report. Acta Derm Venereol 1980;60:73–6.
104. Chung CG, Rosengrant A, Helm KF, Shupp DL. Necrobiosis lipoidica occurring in a patient with rheumatoid arthritis on concurrent tumor necrosis factor inhibitor therapy. Int J Dermatol 2015;54:1294–6.
105. Clegg DO, Zone JJ, Piepkorn MW. Necrobiosis lipoidica associated with jejunoileal bypass surgery. Arch Dermatol 1982;118:135–6.
106. Yoo SS, Mimouni D, Nikolskaia OV, et al. Clinicopathologic features of ulcerative-atrophic sarcoidosis. Int J Dermatol 2004;43:108–12.
107. De la Torre C, Losada A, Cruces MJ. Necrobiosis lipoidica: a case with prominent cholesterol clefting and transepithelial elimination. Am J Dermatopathol 1999;21:575–7.
108. Patsatsi A, Kyriakou A, Sotiriadis D. Necrobiosis lipoidica: early diagnosis and treatment with tacrolimus. Case Rep Dermatol 2011;3:89–93.
109. Harth W, Linse R. Topical tacrolimus in granuloma annulare and necrobiosis lipoidica. Br J Dermatol 2004;150:792–4.
110. Barth D, Harth W, Treudler R, Simon JC. Topical tacrolimus in necrobiosis lipoidica. Hautarzt 2011;62:459–62.
111. Spenceri EA, Nahass GT. Topically applied bovine collagen in the treatment of ulcerative necrobiosis lipoidica diabeticorum. Arch Dermatol 1997;133:817–18.
112. Heymann WR. Necrobiosis lipoidica treated with topical tretinoin. Cutis 1996;58:53–4.
113. Beck H, Bjerring P, Rasmussen I, et al. Treatment of

necrobiosis lipoidica with low-dose acetylsalicylic acid. Acta Derm Venereol 1985;65:230–4.

114. Statham B, Finlay AY, Marks R. A randomized double blind comparison of an aspirin dipyridamole combination versus a placebo in the treatment of necrobiosis lipoidica. Acta Derm Venereol 1981;61:270–1.

115. Wilkin JK. Perilesional heparin injections for necrobiosis lipoidica. J Am Acad Dermatol 1983;8:904.

116. Durupt F, Dalle S, Debarbieux S, et al. Successful treatment of necrobiosis lipoidica with antimalarial agents. Arch Dermatol 2008;144:118–19.

117. Reinhard G, Lohmann F, Uerlich M, et al. Successful treatment of ulcerated necrobiosis lipoidica with mycophenolate mofetil. Acta Derm Venereol 2000;80:312–13.

118. Kukreia T, Petersen J. Thalidomide for the treatment of refractory necrobiosis lipoidica. Arch Dermatol 2006;142:20–2.

119. Suárez-Amor O, Pérez-Bustillo A, Ruiz-González I, Rodriguez-Prieto MA. Necrobiosis lipoidica therapy with biologicals: an ulcerated case responding to etanercept and a review of the literature. Dermatology 2010;221:117–21.

120. Smith K. Ulcerating necrobiosis lipoidica resolving in response to cyclosporine-A. Dermatol Online J 1997;3:2.

121. Darvay A, Acland KM, Russell-Jones R. Persistent ulcerated necrobiosis lipoidica responding to treatment with cyclosporin. Br J Dermatol 1999;141:725–7.

122. Tappeiner G. Necrobiosis lipoidica: treatment with systemic corticosteroids. Br J Dermatol 1992;126:542–5.

123. Patel GK, Harding KG, Mills CM. Severe disabling Köebnerizing ulcerated necrobiosis lipoidica

successfully managed with topical PUVA. Br J Dermatol 2000;143:668–9.

124. McKenna DB, Cooper EJ, Tidman MJ. Topical psoralen plus ultraviolet A treatment for necrobiosis lipoidica. Br J Dermatol 2000;143:1333–5.

125. Beattie PE, Dawe RS, Ibbotson SH, Ferguson J. UVA1 phototherapy for treatment of necrobiosis lipoidica. Clin Exp Dermatol 2006;31:235–8.

126. Repiso A, Alcantara M, Munoz-Rosas C, et al. Extraintestinal manifestations of Crohn's disease: prevalence and related factors. Rev Esp Enferm Dig 2006;98:510–17.

127. Burgdorf W. Cutaneous manifestations of Crohn's disease. J Am Acad Dermatol 1981;5:689–95.

128. Greenstein AJ, Janowitz HD, Sachar DB. The extraintestinal complications of Crohn's disease and ulcerative colitis: a study of 700 patients. Medicine (Baltimore) 1976;55:401–11.

129. Rankin GB, Watts HD, Melnyk CS, Kelley ML Jr. National Cooperative Crohn's Disease Study: extraintestinal manifestations and perianal complications. Gastroenterology 1979;77:914–20.

130. Macaya A, Marcoval J, Bordas X, et al. Crohn's disease presenting as prepuce and scrotal edema. J Am Acad Dermatol 2003;49(Suppl.):S182–3.

131. Kurtzman DJ, Jones T, Lian F, Peng LS. Metastatic Crohn's disease: a review and approach to therapy. J Am Acad Dermatol 2004;71:804–13.

132. Ciccacci C1, Biancone L, Di Fusco D, et al. TRAF3IP2 gene is associated with cutaneous extraintestinal manifestations in inflammatory bowel disease. J Crohns Colitis 2013;7:44–52.

133. Balfour Sartor R. Mechanisms of disease: pathogenesis of Crohn's disease and ulcerative colitis. Nat Clin Pract

Gastroenterol Hepatol 2006;3:390–407.

134. Gonzalez-Guerra E, Angulo J, Vargas-Machuca I, et al. Cutaneous Crohn's disease causing deformity of the penis and scrotum. Acta Derm Venereol 2006;86:179–80.

135. McCallum DI, Kinmont PDC. Dermatologic manifestations of Crohn's disease. Br J Dermatol 1968;80:1–8.

136. Ploysangam T, Heubi JE, Eisen D, et al. Cutaneous Crohn's disease in children. J Am Acad Dermatol 1997;36:697–704.

137. Emanuel PO, Phelps RG. Metastatic Crohn's disease: a histopathologic study of 12 cases. J Cutan Pathol 2008;35:457–61.

138. Rice SA, Woo PN, El-Omar E, et al. Topical tacrolimus 0.1% ointment for treatment of cutaneous Crohn's disease. BMC Res Notes 2013;18:19.

139. Rispo A, Scarpa R, DiGirolamo E, et al. Infliximab in the treatment of extra-intestinal manifestations of Crohn's disease. Scand J Rheumatol 2005;34:387–91.

139a. Rosenbach M, English JC 3rd. Reactive granulomatous dermatitis: a review of palisaded neutrophilic and granulomatous dermatitis, interstitial granulomatous dermatitis, interstitial granulomatous drug reaction, and a proposed reclassification. Dermatol Clin 2015;33:373–87.

140. Chu P, Connolly MK, LeBoit PE. The histopathologic spectrum of palisaded neutrophilic and granulomatous dermatitis in patients with collagen vascular disease. Arch Dermatol 1994;130:1278–83.

141. Stephenson SR, Campbell SM, Drew GS, Magro CM. Palisaded neutrophilic and granulomatous dermatitis presenting in a patient with rheumatoid arthritis on adalimumab. J Cutan Pathol 2011;38:644–8.

第94章　异物反应

M. Abdel Rahim Abdallah、Mahmoud M. A. Abdallah、Marwa Abdallah

要点

■ 异物反应（foreign body reaction）是机体对进入皮肤内不能降解的无机物和高分子有机物产生的炎症反应。

■ 异物进入皮肤的途径通常为意外事故、自我行为、手术、美容操作、外用药物等。

■ 最常见的临床表现为肉芽肿性炎症导致的红色至红棕色丘疹、结节或斑块（伴或不伴溃疡）。

■ 较少见的临床表现为苔藓样和假性淋巴瘤样损害，也可形成瘘管或引流伤口。

■ 组织病理学表现为肉芽肿（异物、结节病样、栅栏样）、苔藓样、湿疹样或假性淋巴瘤样改变。

■ 诊断异物反应需有高度的警惕性、详尽的病史、对皮损特有分布模式的识别及组织学检查（包括偏振光显微镜）。

概述

定义

　　理论上，任何有生命或无生命的物质进入体内都属于"异物"，能被人体免疫系统识别为"非我"，从而引发一定的反应。这种广义的定义也包括感染性病原体，这部分内容在其他章节论述（见第 74～85 章）。本章重点讨论非生命物质进入皮内或皮下引起的反应[1-3]，包括不能被机体炎症细胞降解的无机化合物或高分子量的有机物（或者其产物）。虽然肉芽肿性反应是最常见的类型，但也存在一系列不同的临床病理表现。引起皮肤反应的异物参见表 94.1。

侵入途径

意外事故

　　异物可通过各种方式进入体内，如庭院劳动（木屑、仙人球刺），游泳和潜水（腔肠动物毒刺，海胆刺）；也可能发生在其他意外事故中，如冲击波损伤（二氧化硅颗粒）或机动车事故。

手术操作

　　润滑外科手套的滑石粉或淀粉粉末污染伤口可引起异物反应。另外，手术缝线也可能引起异物反应（见图 151.19）。组织学上，在既往行皮肤肿瘤切除术的部位，通常可以看到缝线肉芽肿。近期发现，用于治疗小的浅表伤口和裂伤的组织黏合剂（2-辛基氰基丙烯酸酯）以及用于抽脂术的含共聚物的润滑剂（羧乙烯聚合物卡波姆 934）与异物反应也有关[4-5]。

医源性因素

　　异物作为组织填充物植入皮肤，如注射性软组织填充物，可在某些个体体内引起反应（图 94.1）。石蜡仍被非法用于组织填充，使用含石蜡的材料，如鼻填塞后，可出现石蜡异物反应[6]。

文身

　　文身是把外源性的色素注入真皮内，无论是故意还是意外因素，都会导致皮肤永久性变色。

外用药物

　　除臭剂和含有氧化锆的止痒剂用于皮肤表面时，可能会引起异物反应。需要注意的是，乳酸锆已于 1978 年被禁用。

自我行为

　　自行静脉注射常见于毒瘾者，可能会导致异物进入皮肤。

发病机制

　　机体对绝大多数异物的最初反应是中性粒细胞的聚集，但其通常不能清除异物。异物的持续存在会吸引单核细胞和局部组织内的巨噬细胞，这些细胞吞噬异物后被活化。被吞噬的异物可能不被降解而一直藏匿于巨噬细胞内。活化的巨噬细胞分泌多种特异性生物活性成分，如细胞因子，后者可趋化更多的巨噬细胞和血液单核细胞。慢性肉芽肿的形成是机体对持续存在且难以清除的物质的一种隔离反应。单个巨噬细胞可能会变大（上皮样组织细胞）或者融合成多核异物巨细胞（图 94.2）。浸润的细胞也包括 T 淋巴细胞和成纤维细胞。其他反应类型（如苔藓样变、化脓性肉芽肿样和假性淋巴瘤样）的发病机制尚不明确。

表 94.1　根据异物来源和进入途径对异物的分类

来源		进入途径
非生物性（无机物／金属化合物）		
	文身墨水	修饰
		美容
		意外
		医源性
	碱式硫酸铁（蒙塞尔溶液）	止血剂（医源性）
	石蜡	组织填充
		医源性
	硅酮（聚二甲基硅氧烷）溶液或凝胶	组织填充
	二氧化硅	伤口污染
		冲击波损伤
	滑石粉	手术操作
		伤口污染
		脐带残端污染
		静脉注射自制药物
	锆	外用药物：除臭剂，止痒剂
	铍	荧光灯（病史）爆炸造成的撕裂伤
		微粒（＜1 μm）穿透完整的皮肤
		吸入
	铝	皮下注射含铝的疫苗
	锌	皮下注射胰岛素锌制剂
	其他合成填充剂，如聚 L- 乳酸、羟基磷灰石钙、聚甲基丙烯酸甲酯	组织填充
生物性		
由皮肤产生，但常逃避机体免疫监视	毛发角蛋白（见第38章）	毛囊或囊肿破裂 *
		内生毛发
		指间藏毛窦（理发师毛窦）
	甲蛋白	嵌甲
由其他生物有机物产生	淀粉	手术操作
	仙人掌刺	意外
		职业因素
	水母和珊瑚	意外
		游泳或潜水
	海胆刺（见第85章）	意外
		游泳或潜水
	缝合丝线	手术操作
	透明质酸	组织填充
	牛胶原	组织填充
其他	糖皮质激素	皮损内注射
	缝线，主要是可吸收缝线（少见于尼龙和聚丙烯缝线）	手术操作
	聚酰胺合成的"毛发"纤维	头皮"毛发"修复
	氰基丙烯酸仲辛酯	用于小的表浅伤和裂伤的组织黏合剂
	亲水聚合物和高铁酸钾（WoundSeal® 粉）	止血

* 引起皮肤异物反应最常见的原因

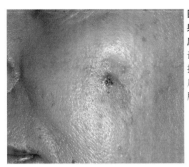

图 94.1 牛胶原注射部位的异物反应。两次牛胶原皮试阴性的患者，在接受牛胶原注射后，注射部位肉芽肿的发生率约 1%

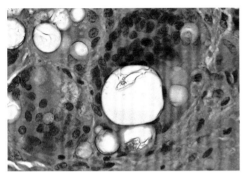

图 94.2 异物巨细胞吞噬双折光性异物后，其细胞核呈特征性的杂乱排列（Courtesy, Thomas D Horn, MD.）

表 94.2 异物反应的临床表现	
临床表现	异物
红斑、硬结、丘疹、结节、斑块（伴或不伴溃疡）	文身墨水，石蜡，硅酮 *，二氧化硅 *，铍（外用所致），淀粉，软组织填充剂（如透明质酸）
结节病样肉芽肿性丘疹	文身墨水，滑石粉，锆，铍（系统使用所致），软组织填充剂（如透明质酸、牛胶原）
化脓性肉芽肿样皮损	滑石粉，角蛋白（嵌甲）
假性须疮，外阴和大腿部位的内生毛发	角蛋白
瘙痒性苔藓样丘疹和斑块（常呈不规则线状分布）	文身墨水，水母和珊瑚刺伤
脓肿	角蛋白（如藏毛窦），锌，石蜡，软组织填充剂
窦道 / 瘘管	缝线，角蛋白（藏毛窦，发生于指间的理发师毛窦）
注射部位持续性皮下结节	铝，软组织填充剂（见表 94.4）
假性淋巴瘤反应	铝，文身墨水
光敏性湿疹样反应	含硫化镉（黄色），硒化镉（红色）或偶氮染料（黄色、红色）的文身墨水
* 常常延迟发生（数年）	

临床特征

宿主对异物的反应不同，因此临床表现也有所不同（表 94.2 和 94.3）。异物进入体内很快产生急性炎症反应，这种反应可能会自行消退或持续数周、数月甚至数年，演变为慢性炎症反应。慢性炎症反应有多种临床表现，最常见的是红色至红棕色丘疹、结节和斑块（伴或不伴溃疡），后期皮损因纤维化而变硬。皮损的形态和分布与异物进入的途径有关，因此观察皮损形态并结合病史是诊断的关键。

除了结节和斑块，异物反应的其他临床表现还包括化脓性肉芽肿样皮损[7]，苔藓样皮损[8-9]，慢性引流瘘管或伤口[10, 10a]。

病理学

除了创伤（伴随异物进入体内）导致的急性反应外，慢性反应是常见的类型。已报道的局部组织慢性反应包括苔藓样变[8]、湿疹样变和假性淋巴瘤样改变[11]等，但最常见的是肉芽肿性反应[12-13]（见表 94.3）。异物肉芽肿反应有两种主要类型：

- 过敏性反应（免疫原性）。
- 非过敏性反应（"异物"）。

过敏性反应的特点是上皮样组织细胞聚集成群，伴有不同数量的淋巴细胞及少量多核朗罕巨细胞浸润[12]。在非过敏性反应中，浸润的细胞以异物巨细胞（见图 94.2）为主，此外，还有组织细胞、淋巴细胞及其他炎症细胞浸润[13]。

仅凭组织学改变通常不能区分肉芽肿是"异物"性还是过敏性，并且在同一张切片上可见到不同类型的反应。需要明确的是，HIV 感染患者的异物反应有不同的病理表现，为大量的巨噬细胞浸润，而没有异物巨细胞，这提示免疫功能缺陷[14]。不仅可以通过传统的 HE 染色切片，也可通过特殊检查来确认异物反应（见表 94.3）。

诊断

对于局限性炎症性结节和斑块，尤其是伴经久不愈的引流伤口或窦道，鉴别诊断时应考虑到异物反应。有时异物反应可表现为化脓性肉芽肿或局限性苔藓样丘疹。临床上皮损形态通常没有特征性，但分布模式可能具有一定提示意义，详尽的病史对于明确诊断是不可缺少的。

组织病理学检查可以确定皮损性质为肉芽肿性，

表 94.3　异物反应的临床和组织病理学特征。表中异物的顺序与正文对应。注射性软组织填充物见表 94.4。能量色散 X 线分析可以用于检测文身墨水、二氧化硅、滑石粉、锆、铝和锌

异物	临床表现	组织学反应类型	其他特征	双折射性
文身墨水	红斑、硬结、丘疹、结节 苔藓样丘疹和斑块 湿疹样皮炎（包括光敏性反应）	异物或（某些染料所致）结节病样肉芽肿 苔藓样皮炎 海绵水肿性皮炎 假性淋巴瘤	色素颗粒散在分布于浸润部位以及巨噬细胞内外	—
二氧化硅	结节、硬化性斑块伴瘢痕 播散性丘疹（冲击波损伤） 潜伏期长	肉芽肿（结节病样＞异物）	细胞内外的无色结晶体	√
滑石粉	结节病样丘疹 肥厚性及红色陈旧性瘢痕 累及间擦及静脉注射部位 脐带残端 化脓性肉芽肿样	结节病样或异物肉芽肿 化脓性肉芽肿样	针形或圆形滑石粉结晶体：透明、蓝绿色或黄棕色	√（"十字架"样外观）
锆	持续性、质软棕色丘疹 累及腋窝皮肤	结节病样肉芽肿		
铍，局部反应	结节，溃疡	干酪样肉芽肿		
铍，系统反应	广泛分布的丘疹（＜1% 病例）	结节病样肉芽肿		
铝	注射部位持续性的皮下结节	肉芽肿伴周围淋巴细胞和嗜酸性粒细胞浸润 假性淋巴瘤	组织细胞胞质中可见嗜碱性颗粒	
锌	注射部位疖	早期：致密的中性粒细胞浸润 晚期：肉芽肿和纤维变性	菱形结晶体	√
淀粉	丘疹、结节	异物肉芽肿	卵圆形嗜碱性淀粉颗粒，PAS 染色阳性	√
仙人掌刺	圆顶状皮色丘疹伴中央黑点	早期：中性粒细胞 晚期：结节病样或异物肉芽肿	仙人掌刺，位于巨细胞内、外，PAS 染色阳性	√
水母、珊瑚、海胆刺	瘙痒性苔藓样丘疹和斑块（暴露后 2～3 周发作） 线状、锯齿状和鞭打样分布的红斑 / 水肿（早期） 色素沉着或苔藓样丘疹（晚期）	苔藓样皮炎	方解石样结晶体（海胆刺）	√（海胆刺）
角蛋白	假性毛囊炎 / 瘢痕疙瘩性痤疮 化脓性肉芽肿样皮损，嵌甲 藏毛窦	异物肉芽肿	其他炎性细胞	√
皮损内注射糖皮质激素	糖皮质激素注射部位出现皮色至黄白色丘疹或结节 病程数周至数月	异物肉芽肿	HE 染色见淡蓝色物质	
缝线	伤口出现炎症、红、肿（或形成丘疹或结节），开口形成瘘管	异物肉芽肿		√

PAS, Periodic acid schiff, 过碘酸希夫

在 HE 染色切片上，有时可见异物有特征性的镜下特点（图 94.3）[13]。然而，准确诊断通常需要进行特殊检查，尤其是偏振光显微镜检查（图 94.4）。影像学技术如 X 线平片、超声、CT 和 MRI 在检查体积微小的皮肤异物，即使是不具透射性的异物也很少有价值。但是，高频超声（20 MHz）对于探测文身和软组织填充剂所引起的炎症反应是有帮助的，其结果与文身引起的异物反应的组织病理学表现是相对应的[14a]。

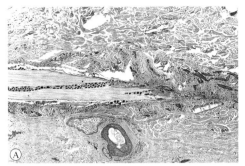

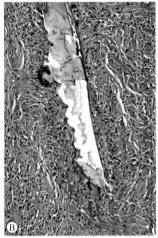

图 94.3　植入有机物后形成的异物肉芽肿反应。木刺（A）与蜂刺（B）。大多数刺为棕色，伴有几何图形分布的细胞壁（A，Courtesy，Ronald P Rapini，MD.）

疑似异物反应患者的诊治方法

疑似异物反应：
- 肉芽肿性炎症
- 在注射软组织填充物后不出现常见的颗粒或腔隙（见表94.4）

PAS染色 → ⊕ → 淀粉　仙人掌刺　木刺

偏振光显微镜 → 双折光性+ ⊕ → 二氧化硅　仙人掌刺　滑石粉　木刺　锌　海胆刺　角蛋白　缝线　淀粉　节肢动物

能量色散 X射线分析 → ⊕ → 铝　锆

电子能量损失谱 → ⊕ → 铍（局部非系统性反应）

图 94.4　疑似异物反应患者的诊断方法

明确异物的化学性质需要通过复杂的物理化学方法（如能量色散 X 射线分析）来检测，这些方法需要对组织样本进行特殊处理，而且只有少数研究中心开展了这些项目。

总之，明确异物反应需要有高度的警惕性、详尽的病史采集和组织学检查，包括偏振光显微镜检查。

无机物和金属化合物造成的异物反应

文身

文身可能因意外引起，也可能是为达到美容和修饰目的而进行的。意外导致的文身通常是由于皮肤受伤后无意识地暴露于外源性色素性物质，如沥青、石墨、碳（铅笔）而造成（图 94.5）。机动车、自行车、滑冰事故以及刺伤是引起创伤性文身最常见的原因。进行修饰性文身时，色素通过针头或者文身枪进入真皮，形成不同的图案、个性符号或字符。美容性文身也用于纹唇，文眼线或者遮盖异色的皮肤。使用碱式硫酸铁（蒙塞尔溶液）止血后，可能形成医源性文身。其他止血剂，如氯化铝，在组织学上可能导致异物反应（见后述），但并不会使皮肤变色。

修饰性文身通常含有多种色素，这些色素相互混合可以产生不同的色调，但文身墨水的成分还未标准化，可能为金属无机盐类，如朱砂中的汞（红色，已不再使用）、钴（蓝色）、铬（绿色）、镉（黄色、红色）、氢氧化铁（赭色）、锰（紫色），也可能为有机物，如檀木、巴西苏木和洋红。红色色素与多种异物反应的关系最为密切[11]（图 94.6）。

临床特征

异物反应常发生在文身后数周内，但也有文献报

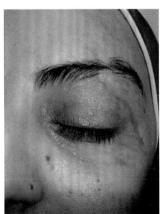

图 94.5　飙车引发摩托车事故后，眼睑处创伤性文身。此类文身对 Q-开关激光治疗反应较好

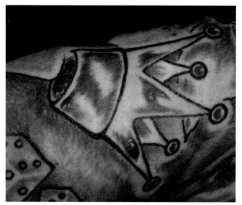

图 94.6　文身中红色成分引起的肉芽肿性反应。在过去的几年，朱砂（硫化汞）逐渐被硒化镉（镉红）、氢氧化铁（富铁黄土）以及有机化合物所取代（Courtesy，Lorenzo Cerroni，MD.）

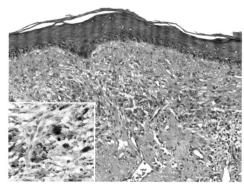

图 94.7　碱式硫酸铁（蒙塞尔溶液）——医源性文身和肉芽肿反应。巨噬细胞内及胶原纤维间可见粗颗粒棕色色素，普鲁士蓝染色为阳性（Courtesy，Luis Requena，MD.）

道可发生在数十年后[15]。最常表现为红色结节或斑块，也可为苔藓样、假性淋巴瘤样或湿疹样皮损。异物反应通常局限于文身部位（见图 94.6）。压痛及红斑随炎症反应的程度不同而变化，也可缺如。含有硫化镉的红色或黄色文身在紫外线暴露后会产生光敏性反应，这种反应较为少见，表现为瘙痒性、炎症性结节[15]。

有时，文身内可出现假上皮瘤样反应，可能会被误诊为 HPV 感染或鳞状细胞癌（squamous cell carcinoma，SCC）。发生在文身部位的角化棘皮瘤或 SCC 是罕见的。文身的色素可能会转移到局部淋巴结，淋巴结活检时，类似临床上恶性黑色素瘤转移[11, 16]。

病理学

病理上存在不同类型的炎症反应，包括结节病样、异物肉芽肿性、苔藓样及假性淋巴瘤样改变[11]。非炎症性文身中，真皮内巨噬细胞内外可见大小、形状、颜色各异的颗粒，不伴明显炎症细胞浸润。无论肉眼下是什么颜色，大部分文身 HE 染色时均表现为黑色，但有时组织病理学上也可表现为红色或黄色[17]。碱式硫酸铁（蒙塞尔溶液）沉积时，巨噬细胞内以及胶原纤维间可见粗大的颗粒状棕色色素（图 94.7）。使用含亲水性聚合物及高铁酸钾成分的 WoundSeal® 粉后，所产生的异物反应中可同时见到较大的几何形嗜碱性颗粒以及较小的金黄色颗粒[18]。

诊断与鉴别诊断

局限于文身部位的炎症性皮损具有提示意义。鉴别诊断包括发生在文身部位的其他炎症性疾病，如结节病。某些致病源（如非典型分枝杆菌）的接种可导致类似于文身色素引起的炎症。通常无需确认引起

反应的色素成分，除非以后可能还会继续文身。造成真皮色素沉着的其他原因包括：黑素、含铁血黄素、脂褐素、银、金、米诺环素、胺碘酮和氯丙嗪。特殊染色可能有助于识别黑素和铁（含铁血黄素）（见第 0 章）。

治疗

皮损内注射糖皮质激素可以用于治疗炎症性文身。如果注射后没有明显效果，手术切除也是一种选择。采用 Q-开关激光和皮秒激光祛除文身中的不同色素的综述见表 137.2 和图 137.9。虽然激光治疗后炎症可能会改善[11]，但也有报道巨噬细胞释放色素会引起系统反应[19]。

石蜡

石蜡是一种矿物油，不能被组织脂肪酶水解，被机体视为异物。大多数国家已禁止通过局部注射石蜡来塑型，但在某些地区这种方法仍被一些非医疗人员非法使用。有报道发现术中使用石蜡纱布填塞鼻腔后，可引起眶周和眼睑出现石蜡瘤[6]。

临床特征

在注射石蜡引起异物反应的案例中，会阴部、臀部、胸部是最常累及的部位。阴茎部位的石蜡瘤，通常也指阴茎硬化性脂肪肉芽肿，可以引起严重的畸形（图 94.8A）。临床上可见非疼痛性的坚实结节和硬化性斑块，有时伴溃疡或脓肿形成，并累及皮下组织（见第 100 章）。皮损常在注射后数年出现。

病理学

由于标本处理前，有许多含石蜡的卵圆形或圆形腔隙存在，因此真皮内出现特征性的"瑞士奶酪"样

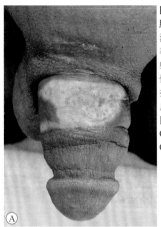

图 94.8 阴茎硬化性脂肪肉芽肿。A. 阴茎部位注射石蜡来缓解因摩托车事故造成的尿潴留，在注射部位出现溃烂的、硬化性黄色斑块，伴毛细血管扩张。B. 组织学表现为真皮硬化伴多发的圆形、椭圆形空泡结构（Courtesy, Glen Foxton, MD, and Clare Tait, MD.）

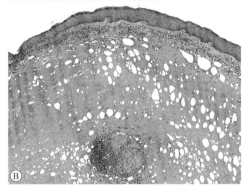

外观（图 94.8B）。腔隙间存在纤维化的结缔组织及细胞浸润，包括巨噬细胞、不同数量的多核异物巨细胞和淋巴细胞，其中一些巨噬细胞含有泡沫样的细胞质。石蜡经脂肪染色呈阳性，但较中性脂肪染色淡，有助于鉴别石蜡瘤和硅酮反应，后者病理上同样存在许多腔隙，但脂肪染色色为阴性。

治疗

手术切除后行组织重建是唯一的治疗方法。

硅酮

液态或凝胶植入形式的硅酮（聚二甲基硅氧烷）可用于组织填充，某些患者使用后可能引起异物反应。

临床特征

硅酮凝胶植入广泛用于隆胸以及乳房切除后重建，通常在数月或数年后，注射部位可能会形成皮肤结节和斑块。硅酮注射和植入也应用于面部轮廓修饰，包括治疗 HIV 相关脂肪萎缩。

植入的硅酮胶囊因外伤破裂或渗漏，可导致硅酮进入真皮和皮下[21]。结节性异物肉芽肿反应可在胶囊破裂或渗漏数年后发生，且缓慢进展，最终导致受累部位皮肤硬化和溃疡[21]。有报道，渗漏的凝胶可以从隆胸部位到达手臂或腹壁，导致远隔部位出现结节。皮下注射液态硅酮后，也可引起类似的结节、硬化性斑块，有时伴溃疡（图 94.9）[22]。

少数报道称，一些自身免疫性结缔组织病，如系统性硬化症、系统性红斑狼疮可继发于硅酮填充隆胸术，然而严谨的流行病学对照研究不支持两者之间的因果关系。

病理学

组织活检对于明确诊断至关重要。组织病理表现为多腔隙性外观，这是由于含硅酮的空洞被组织细胞、淋巴细胞和嗜酸性粒细胞包绕。组织细胞可呈泡沫样或多核性，此外，还可见腔隙被纤维组织分隔。与石蜡瘤相反，这些腔隙内容物脂肪染色色阴性。有时，硅酮引起的肉芽肿会模拟低分化脂肪肉瘤。

治疗

推荐手术切除持续有症状的皮损。

二氧化硅

伤口或穿通伤被含有二氧化硅的沙子、泥土、石头或玻璃意外污染，数年后可形成异物反应。二氧化硅植入至异物反应发生的间隔时间可长达 25 年。"潜伏期"长是由于进入体内的大块二氧化硅颗粒缓慢释放二氧化硅胶体（引起反应的唯一形态）[23]。二氧化硅引起的反应是一种迟发型超敏反应。

临床特征

初始，伤口逐渐愈合，但数年后在瘢痕处形成丘疹、结节或硬化性斑块。地雷和炸弹爆炸所造成的外

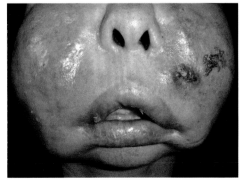

图 94.9 硅酮注射导致的肉芽肿反应，该操作是为达美容目的，在一家美容沙龙进行的

伤可引起多发性播散性皮损[23]。

病理学

真皮可见多个肉芽肿呈结节样聚集，通常为结节病样，少数为异物，被条索状的结缔组织分隔。这两种类型的肉芽肿中，常见许多朗格汉斯细胞和异物巨细胞。在巨细胞胞浆或组织间质中都可能看到无色的结晶体。当进行偏振光显微镜检查时，这些结晶体具有双折射性。

鉴别诊断

陈旧性瘢痕基础上出现的肉芽肿性皮损，其临床及组织学均可与皮肤结节病类似[24]。含有异物的结节病样肉芽肿不能排除结节病，因为一些结节病的肉芽肿也常发生于陈旧性瘢痕基础上。偏振光可以确定二氧化硅结晶体，但无法区别一些罕见的、由组织细胞代谢产物所形成的结晶体。

治疗

推荐手术切除持续伴有症状的皮损，虽然有二氧化硅肉芽肿性皮损自行消退的报道，但只是个例。

滑石粉

伤口、糜烂、脐带残端或静脉穿刺部位被滑石粉（水合硅酸镁）污染是异物反应形成的另一重要原因。由于滑石粉的广泛使用，它是形成异物肉芽肿的一个常见原因。滑石粉是多种扑粉、抗真菌以及抗生素粉剂的成分之一，一些外科医生用做手术手套的润滑剂。

尽管医学文献中一再告诫，但据报道，使用含有滑石粉的抗生素粉剂处理脐带残端仍是脐带肉芽肿最常见的原因[25]。滑石粉还可能通过擦伤和皲裂部位进入皮肤，尤其是间擦部位大量使用滑石粉的肥胖者[26]。片剂形式的药物除药理学活性成分外，还含有滑石粉，它作为赋形剂使药物成为片状。药物成瘾者在静脉注射药品前，通常会将药品碾碎，制成悬浮液[27]，这种情况下，在静脉注射部位或其周围有可能出现异物反应。滑石粉还可能经过吸入到达肺部（常为职业性）。

临床特征

和其他形态的二氧化硅引起的反应一样，皮损常需要很长时间才出现。其临床表现各异，可表现为红色丘疹或结节，类似结节病，或者表现为肥厚性红色陈旧性瘢痕。尽管潜伏期长，诊断时也应考虑，尤其是当皮损出现在一些特殊部位，如婴儿的肚脐，曾有擦烂病史的患者的腹股沟，或药物成瘾者进行静脉注射的部位。

病理学

组织学特点与结节病或者非干酪样坏死性结核病类似。此外，还表现为组织细胞和异物巨细胞的肉芽肿性炎症。其中一些细胞含有透明、蓝绿色或黄棕色、针样或圆形结晶体。在偏振光下，滑石粉晶体表现为"十字"样的双折光颗粒[25]。曾报道一例组织学上类似化脓性肉芽肿，合并巨细胞的病例[5]。

治疗

建议切除持续有症状的皮损。

锆

一些锆盐曾是止汗剂的成分，也是治疗过敏性接触性皮炎的非处方药的成分。乳酸锆钠是第一个引起异物反应的锆盐，并在20世纪70年代末被禁用，取而代之的是铝-锆复合物。随后发现，氧化锆和铝-锆复合物也能产生相同的反应。异物肉芽肿的形成提示人体对锆产生了迟发型超敏反应[28]。

已致敏的个体在使用含锆制剂的部位出现持久的、柔软的红棕色丘疹，其中腋窝是最常累及的部位。

组织学表现为类似结节样反应的非干酪样肉芽肿[28]。细小的锆颗粒无法用偏振光检查，但能量色散X射线分析能用于确定其存在。

铍

以前含铍的化合物被广泛应用于荧光灯管的制造工艺中，因此，工业性暴露导致各种系统性和局部并发症，目前已被禁用。如今，工人们在铍的制造、回收及铍合金的生产中可能接触铍。

铍引起的慢性疾病是一种免疫介导的职业病。曾认为铍颗粒吸入为暴露源，但近来有证据表明，微小铍颗粒（<1μm）可渗入完整的皮肤，与铍颗粒吸入都可能是暴露途径。系统性铍中毒的主要病变在肺部，皮肤很少受累（<1%）。系统性铍中毒引起的皮肤改变包括广泛分布的丘疹，而无继发性改变。

组织学上，系统性铍中毒引起的皮肤改变与结节病难以鉴别。另一方面，局部铍中毒具有干酪样结核的病理改变[12]。对系统性铍中毒，建议行支气管肺泡灌洗以帮助诊断。

铝

机体很少对疫苗和脱敏治疗中铝佐剂产生过敏反应。接种疫苗数月后，在注射部位出现持久性的皮下肉芽肿性结节[29]。组织学上中央区为降解的胶原纤维，周围有组织细胞（胞浆含蓝褐色颗粒）和密集的淋巴细胞浸润，部分淋巴细胞聚集形成生发中心[29-30]。此外，还有较多的嗜酸性粒细胞浸润。值得注意的是，局部外用氯化铝止血后，组织学上可见巨噬细胞胞浆出现大小不等、形态各异的嗜碱性颗粒[18]。

锌

锌肉芽肿是在注射含锌胰岛素的部位出现的罕见并发症[31]。表现为注射部位的无菌性脓肿，最终愈合形成萎缩性瘢痕。组织学上，早期皮损以密集的中性粒细胞浸润为特征，之后形成肉芽肿，最终发生纤维化。偏振光镜下，可见到双折光性的菱形结晶体。

有症状的锆、铍、铝、锌肉芽肿可手术切除。

有机物和生物制品的反应

淀粉

肉芽肿可由于外科手套上使用淀粉润滑剂污染伤口所致。

病理学

表现为含多核巨细胞的异物肉芽肿。淀粉颗粒呈卵圆形嗜碱性结构。过碘酸希夫（periodic acid Schiff，PAS）染色阳性，偏振光下有双折光性[32]。

仙人掌

仙人掌刺意外植入皮肤的常见原因是在花园或野外接触仙人掌。职业暴露发生于给刺梨果实剥皮的工人或者卖刺梨的人，尤其在中东和拉丁美洲多见。大多数报道的病例是由于接触仙人掌属植物所致[33]。

受伤后首先发生急性炎症，部分患者最后进展为典型的异物反应。皮损主要位于手和指部，表现为成群的半球形、肤色丘疹，中央有一黑点，有时称之为"仙人掌皮炎"（见第17章）。症状与疥疮或玻璃纤维皮炎类似。

病理学

目前已报道两种类型的肉芽肿反应：一种为过敏反应，含有上皮细胞、朗格汉斯巨细胞和异物巨细胞[33]；另一种是异物肉芽肿反应[12]，肉芽肿位于整个真皮内，围绕红染（PAS染色）的仙人掌刺碎片周围。木屑和其他植物来源的棘刺也有类似的化脓性或肉芽肿性反应。但大多数木屑呈褐色，细胞壁呈几何结构（见图94.3A）。虽然植入物中可出现真菌菌丝，但其很少侵袭健康宿主的周围皮肤。

对刺胞动物（腔肠动物）——水母、珊瑚的反应

刺胞动物门成员（腔肠动物）包括水母、珊瑚和海葵（见第85章）。几乎所有的刺胞动物都具有刺细胞或刺丝囊。每个刺细胞含有毒素和卷曲线状结构，在末端有一根倒刺，其功能如一个可卷曲的注射器。当刺细胞接触患者时，线状结构末端的倒刺排出毒素，注射入受害者皮肤。

临床特征

水母和珊瑚刺伤导致类似的皮肤反应，表现为早期对毒素产生的原发刺激反应和迟发型超敏反应，前者发生于所有的暴露患者，后者只发生于少数患者。患者有剧烈的烧灼痛，数分钟后，受累部位出现红斑、水肿及水疱（见图85.20）。急性反应可伴速发型超敏反应，包括荨麻疹、血管性水肿，甚至过敏性休克。皮损消退后，与水母或珊瑚接触的部位遗留条纹状的鞭打样炎症后色素沉着。某些患者数周（平均3周）后，在最初受累的部位出现新皮疹[7]，包括线状、锯齿状及鞭打样的光泽苔藓样丘疹、斑块，伴剧烈瘙痒。

病理学

迟发型超敏反应的皮损表现为苔藓样组织反应。

治疗

紧急处理为将患处置于温热水中（使蛋白质变性）。紧接着外用强效糖皮质激素、抗组胺药和系统性糖皮质激素的处理方法仍存在争议。急性反应的治疗见第85章。皮损内注射糖皮质激素是治疗迟发型超敏反应最有效的方法。

角蛋白

除了破裂的表皮样囊肿外，对角蛋白的皮肤异物反应常表现为假性毛囊炎、嵌甲和骶尾部藏毛窦三种形式，其易令人苦恼、且好发于健康人。

正常情况下，角蛋白与机体的免疫系统被周围的上皮组织隔离，如果角蛋白直接接触真皮，则为异物，该情况可由破裂的毛囊、表皮样囊肿、痤疮皮损、外源性角蛋白所致（如内生毛发和甲），或毛发因意外事故进入指间皮肤，尤其在理发师和犬类美容师中常见。

须部假性毛囊炎和项部瘢痕疙瘩性痤疮

须部假性毛囊炎是剃须或拔须后发生在毛发周围的一种异物炎症反应（见第38章），好发于须发卷曲的人群，黑人中的发病率超过50%。某些毛发的遗传特性，如卷曲扁平椭圆形的毛发，是重要的发病因素。由于毛干卷曲，可向着皮肤表面生长。剃须时扁平椭圆形毛干形成一尖端，使毛发易进入皮肤。对角蛋白的异物反应导致炎性丘疹和脓疱形成，最终导致色素沉着或微小的瘢痕疙瘩[10]。

假性毛囊炎也可发生在经常拔除或剃除外阴、腋下和腿部毛发的女性。这些部位会形成含有嵌入毛发的丘疹、脓疱和结痂性丘疹，愈合后常遗留明显的炎症后色素沉着。

治疗

停止在好发部位剃须或激光脱毛，无其他有效治疗方案。详细内容见第 38 章和 137 章。

藏毛窦

大多数藏毛窦好发于骶尾部，其次是脐部[33a]，少数见于理发师的指间[34]。

骶尾部藏毛窦可无症状（充满碎屑的凹陷），或出现引流窦道和急性脓肿。常发生于年轻男性，表现为伴肉芽组织、纤维化的潜在囊肿，常见毛束。切除的标本显示窦道延伸至皮下组织和真皮，周围为慢性炎症。3/4 的病例窦道内可见毛发[35]。

位于指间区域，无症状或轻微触痛的微小开口，好发于理发师和犬类美容师。皮损由短毛发刺入皮肤而引起，诱发炎症性异物肉芽肿。临床病程有自限性，但是合并反复感染时，需要手术切除病变部位[34]。组织学上，窦道位于表皮内，内含一至数根毛发。毛发深度超过窦道长度，诱发异物反应。

注射性软组织填充物

除了自体脂肪，所有可吸收或不可吸收的注射性软组织填充物都为异物，因此有可能导致异物反应（图 94.10；见第 158 章）。包括两种反应类型，即非免疫原性和免疫原性反应。前者以注射后局部组织迅速

出现坏死为特点，可能因局部血供被阻断所致，2/3 的局部坏死发生在眉部[36]。根据填充物不同，异物反应包括常见（如石蜡）和罕见类型（如透明质酸）[37]。石蜡和硅酮在前文已叙述。各种填充物导致的炎症反应的组织病理学特征见表 94.4[36]。异物反应常出现在注射后 1～2 年，大多数病例在 1 年内可自发消退，少数迁延不愈[38-39]。

透明质酸

目前，透明质酸是最常使用的注射性软组织填充物，部分原因在于其引起异物反应的发生率（0.4%）远低于牛胶原（3%～4%）[37]。当产生异物反应时，注射部位变硬，出现疼痛、水肿以及红斑，还可能形成脓肿。皮损内注射糖皮质激素或透明质酸酶对异物反应有效（见第 158 章）[39]，虽然部分患者愿意待其数月后自然消退。

牛胶原

牛胶原通常已被其他低抗原性的填充物，尤其是透明质酸所代替。但仍有牛胶原联合聚甲基丙烯酸甲酯的填充剂，如 Bellafill®（以前称为 Arterfill®）。尽管皮试阴性（治疗前需皮试），少数患者在注射牛胶原后仍出现局部反应（见图 94.1）[39]。

其他

皮损内注射糖皮质激素

皮损内注射糖皮质激素非常普遍，但引起的异物反应非常罕见。异物反应是注射药物不能正常分散或

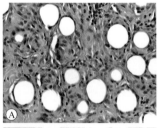
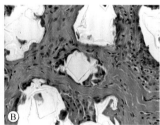
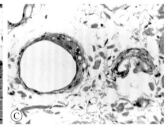
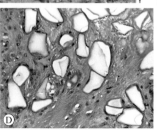

图 94.10 不同注射性软组织填充物导致的肉芽肿反应的组织学特征。 A. 悬浮在牛胶原蛋白中的聚甲基丙烯酸甲酯微球（Bellafill®，曾称为 ArteFill®，Artecoll®）导致肉芽肿性炎症，可见较多大小一致的空泡。B. 硅橡胶颗粒和聚乙烯吡咯烷酮（Biopalstique®）导致的半透明、多角形和不规则沉积物伴纤维化和肉芽肿性炎症。C. 隆胸植入的硅酮渗漏形成肉芽肿反应，表现为被组织样巨细胞围绕的圆形硅胶沉积物。D. 甲基丙烯酸羟乙酯／甲基丙烯酸乙酯碎片和透明质酸（Dermalive®）导致边界清晰的淡红色至半透明性沉积物，伴纤维化（Courtesy, Lorenzo Cerroni, MD.）

表 94.4 注射性软组织填充物组织病理学特点。 填充物的商标名见第 158 章

分类	化学成分	组织病理学特征
数月内吸收	牛胶原	<ul><li>栅栏状肉芽肿伴异物巨细胞浸润，中央为嗜酸性牛胶原</li><li>偏振光下与人胶原蛋白不同 *</li><li>抗 I 型牛胶原抗体 IHC- 染色阳性</li></ul>
	人胶原–生物工程、异体、自体来源	<ul><li>肉芽肿反应</li><li>偏振光下的表现不同于牛胶原 *</li></ul>
	透明质酸	<ul><li>嗜碱性物质不规则聚集，周围伴组织细胞和巨细胞浸润</li><li>阿新蓝染色阳性</li></ul>
数年内吸收	透明质酸和聚糖酐微粒	<ul><li>化脓性肉芽肿围绕蓝灰色丝状物及圆形、浅蓝色球形颗粒</li></ul>
	聚 L- 乳酸微粒和羧甲基纤维素钠	<ul><li>异物肉芽肿围绕梭形或椭圆形半透明颗粒</li><li>偏振光下有双折光性</li></ul>
	钙羟基磷灰石和羧甲基纤维素	<ul><li>异物肉芽肿围绕浅蓝色、圆形颗粒</li></ul>
永久存在	石蜡 **	<ul><li>异物肉芽肿呈"瑞士奶酪"样（图 94.8B）</li><li>脂肪染色阳性（如油红 O）</li><li>IRS 可检测</li></ul>
	硅油或硅酮凝胶	<ul><li>多腔隙性异物肉芽肿（也称"瑞士奶酪"；图 94.10C），组织细胞呈泡沫样</li><li>脂肪染色阴性</li><li>可用能量色散 X 射线分析和 X 线进行检测，表现为不透射线</li></ul>
	二氧化硅颗粒（100 ～ 600 μm）悬浮于聚乙烯吡咯烷酮	<ul><li>异物肉芽肿为硬化的基质中散在半透明、不规则的非双折光性颗粒（图 94.10B）</li></ul>
	聚甲基丙烯酸甲酯微球和牛胶原	<ul><li>肉芽肿位于大小和形状类似的空泡化结构周围（图 94.10A）</li></ul>
	透明质酸中甲基丙烯酸羟乙酯 / 甲基丙烯酸乙酯碎片	<ul><li>异物肉芽肿包绕不规则、多边形、半透明的粉色结构（图 94.10D）</li></ul>
	聚丙烯酰胺水凝胶	<ul><li>异物肉芽肿包绕嗜碱性、多空泡样物质</li></ul>
	聚烷基胺凝胶	<ul><li>嗜碱性、无定型颗粒物，周围伴炎性细胞浸润</li></ul>
	聚乙烯氢氧化物微粒悬浮于聚丙烯酰胺凝胶	<ul><li>至今无皮肤不良反应的报道；在志愿者的测试部位出现局部反应</li></ul>
	海藻酸盐	<ul><li>严重的肉芽肿反应</li><li>填充物不可见或为较大、嗜碱性的椭圆形颗粒</li></ul>

* 人胶原在偏振光下有双折光性，Masson 三色染色为绿色；而牛胶原在偏振光下无双折光性，Masson 三色染色为浅灰紫色
** 许多国家已禁用；也见于石蜡浸渍的纱布
IHC，免疫组化。IRS，红外分光光度法。改编自参考文献 37 和 39

不能完全吸收，少量残留药物诱发所致[40]。

组织学上表现为真皮内大量淡染的颗粒物，周围伴组织细胞和异物肉芽肿浸润。新近注射部位周围则无反应[40]。

缝线

现在手术使用的尼龙和聚丙烯缝线是相对惰性的（见第 144 章），但其他大多数材料常产生慢性炎症，导致肉芽肿形成（见图 151.19）。潜伏期从数周[41]到数年不等[42]。

手术切口出现炎症、发红和水肿，可形成瘘管，缝线通过瘘管排出，炎症持续至缝线完全清除。

组织学上，缝线材料周围可见各种类型的肉芽肿性炎症：异物、组织细胞样、栅栏状或混合型[41-42]。缝线可经皮肤排出[41]。

聚酰胺"头发"移植

无法进行自体头发移植（如缺乏供区）的雄激素源性脱发患者，可使用聚酰胺"头发"纤维进行人造头发修复。虽然一些作者报道出现并发症的患者比例仅约

1%，但确实存在异物反应的风险（见图94.11）[43]。在美国聚酰胺"头发"未被批准使用。

中胚层疗法

中胚层疗法是将药理活性物质注射至"中胚层"（真皮和皮下）。最近，已批准注射脱氧胆酸（Kybella®）用于减少颏下脂肪，但可引起暂时性的化学性脂膜炎。然而，非标准化的复方制剂，如卵磷脂和洗涤溶剂（如脱氧胆酸）也用于溶脂。这些复方制剂可引起刺激性皮肤坏死、非典型分枝杆菌感染和肉芽肿反应。近期，研究发现采用微针进行面部年轻化手术前外用的保湿剂可导致肉芽肿反应。

（王 莲译 李晓雪校 蒋 献审）

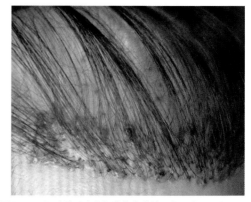

图94.11 聚酰胺"头发"移植产生的异物反应。毛囊周围多发的肉芽肿和慢性毛囊炎

参考文献

1. Del Rosario RN, Barr RJ, Graham BS, Kaneshiro S. Exogenous and endogenous cutaneous anomalies and curiosities. Am J Dermatopathol 2005;27: 259–67.
2. Jaworsky C. Analysis of cutaneous foreign bodies. Clin Dermatol 1991;9:157–78.
3. Lammers RL, Magill T. Detection and management of foreign bodies in soft tissue. Emerg Med Clin North Am 1992;10:767–81.
4. Dragu A, Unglaub F, Schwarz S, et al. Foreign body reaction after usage of tissue adhesives for skin closure: a case report and review of the literature. Arch Orthop Trauma Surg 2009;129:167–9.
5. Shanesmith RP, Vogiatzis PI, Binder SW, Cassarino DS. Unusual palisading and necrotizing granulomas associated with a lubricating agent used in lipoplasty. Am J Dermatopathol 2010;32:448–52.
6. Feldmann R, Harms M, Chavaz P, et al. Orbital and palpebral paraffinoma. J Am Acad Dermatol 1992;26:833–5.
7. Azzopardi EA1, Xuereb CB, Iyer S. Pyogenic granuloma as a surrogate indicator of deep seated foreign body: a case report. Cases J 2009;2:7354.
8. Hindson C, Foulds I, Cotterill J. Laser therapy of lichenoid red tattoo reaction. Br J Dermatol 1995;133:665–6.
9. Addy JH. Red sea coral contact dermatitis. Int J Dermatol 1991;30:271–3.
10. Halder RM. Pseudofolliculitis barbae and related disorders. Dermatol Clin 1988;6:407–12.
10a. Alexis A, Heath CR, Halder RM. Folliculitis keloidalis nuchae and pseudofolliculitis barbae: are prevention and effective treatment within reach? Dermatol Clin 2014;32:183–91.
11. Bassi A, Campolmi P, Cannarozzo G, et al. Tattoo-associated skin reaction: the importance of an early diagnosis and proper treatment. Biomed Res Int 2014;2014:354658.
12. Hirsh BC, Johnson WC. Pathology of granulomatous diseases. Foreign body granulomas. Int J Dermatol 1984;23:531–8.
13. Molina-Ruiz AM, Requena L. Foreign body granulomas. Dermatol Clin 2015;33:497–523.
14. Smith KJ, Skelton HG III, Yeager J, et al. Histologic features of foreign body reactions in patients infected with human immunodeficiency virus type 1. The Military Medical Consortium for Applied Retroviral Research. J Am Acad Dermatol 1993;28:470–6.
14a. Molina-Ruiz AM, Requena L. Foreign body granulomas. Dermatol Clin 2015;33:497–523.

15. Goldstein M. Mercury-cadmium sensitivity in tattoos. A photoallergic reaction in red pigment. Ann Intern Med 1967;67:984–9.
16. Pohl L, Kaiser K, Raulin C. Pitfalls and recommendations in cases of laser removal of decorative tattoos with pigmented lesions: case report and review of the literature. JAMA Dermatol 2013;149:1087–9.
17. Abel EA, Silberberg I, Queen D. Studies of chronic inflammation in a red tattoo by electron microscopy and histochemistry. Acta Derm Venereol 1972;52:453–61.
18. Lester LJ, Joseph AK. Foreign-body reaction to Wound Seal. JAMA Dermatol 2013;149:632.
19. Harper J, Losch AE, Otto S, et al. New insight into the pathophysiology of tattoo reactions following laser tattoo removal. Plast Reconstr Surg 2010;126:313e–4e.
20. Urbach F, Wine SS, Johnson WC, et al. Generalized paraffinoma (sclerosing lipogranuloma). Arch Dermatol 1971;103:277–85.
21. Raso DS, Greene WB, Harley RA, Maize JC. Silicone deposition in reconstruction scars of women with silicone breast implants. J Am Acad Dermatol 1996;35:32–6.
22. Mastruserio DN, Pesqueira MJ, Cobb MW. Severe granulomatous reaction and facial ulceration occurring after subcutaneous silicone injection. J Am Acad Dermatol 1996;34:849–52.
23. Mesquita-Guimaraes J, Azevedo F, Aguiar S. Silica granulomas secondary to the explosion of a land mine. Cutis 1987;40:41–3.
24. Marcoval J, Moreno A, Mana J. Foreign bodies in cutaneous sarcoidosis. J Cutan Pathol 2004;31:516.
25. McCallum DI, Hall GF. Umbilical granulomata – with particular reference to talc granuloma. Br J Dermatol 1970;83:151–6.
26. Pucevich MV, Rosenberg EW, Bale GF, et al. Widespread foreign-body granulomas and elevated serum angiotensin-converting enzyme. Arch Dermatol 1983;119:229–34.
27. Posner DI, Guill MA III. Cutaneous foreign body granulomas associated with intravenous drug abuse. J Am Acad Dermatol 1985;13:869–72.
28. Skelton HG III, Smith KJ, Johnson FB, et al. Zirconium granuloma resulting from an aluminum zirconium complex: a previously unrecognized agent in the development of hypersensitivity granulomas. J Am Acad Dermatol 1993;28:874–6.
29. Cominos D, Strutton G, Busmanis I. Granulomas associated with tetanus toxoid immunization. Am J Dermatopathol 1993;15:114–17.

30. Cerroni L, Borroni RG, Massone C, et al. Cutaneous B-cell pseudolymphoma at the site of vaccination. Am J Dermatopathol 2007;29:538–42.
31. Jordaan HF, Sandler M. Zinc-induced granuloma – a unique complication of insulin therapy. Clin Exp Dermatol 1989;14:227–9.
32. Leonard DD. Starch granulomas. Arch Dermatol 1973;107:101–3.
33. Suzuki H, Baba S. Cactus granuloma of the skin. J Dermatol 1993;20:424–7.
33a. Eryilmaz R, Sahin M, Okan I, et al. Umbilical pilonidal sinus disease: predisposing factors and treatment. World J Surg 2005;29:1158–60.
34. Eryilmaz R, Okan I, Ozkan OV, et al. Interdigital pilonidal sinus: a case report and review of the literature. Dermatol Surg 2012;38:1400–3.
35. Sondenaa K, Pollard ML. Histology of chronic pilonidal sinus. APMIS 1995;103:685–92.
36. Requena L, Requena C, Christensen L, et al. Adverse reactions to injectable soft tissue fillers. J Am Acad Dermatol 2011;64:1–34.
37. Lowe NJ, Maxwell CA. Hyaluronic acid fillers: adverse reactions and skin testing. J Am Acad Dermatol 2001;45:930–3.
38. Alijotas-Reig J, Garcia-Gimenez V, Miró-Mur F, Vilardell-Tarrés M. Delayed immune-mediated adverse effects of polyalkylimide dermal fillers: clinical findings and long-term follow-up. Arch Dermatol 2008;144:637–42.
39. Alijotas-Reig J, Fernández-Figueras MT, Puig L. Late-onset inflammatory adverse reactions related to soft tissue filler injections. Clin Rev Allergy Immunol 2013;45:97–108.
40. Bhawan J. Steroid-induced 'granulomas' in hypertrophic scar. Acta Derm Venereol 1983;63:560–3.
41. Goette DK. Transepithelial elimination of suture material. Arch Dermatol 1984;120:1137–8.
42. Marcus VA, Roy I, Sullivan JD. Necrobiotic palisading suture granulomas involving bone and joint: report of two cases. Am J Surg Pathol 1997;21:563–5.
43. Palmieri B, Griselli G, D'Ugo A, et al. Evaluation of polyamide synthetic hair. A long-term clinical study. Panminerva Med 2000;42:49–53.
44. Ramos-e-Silva M, Pereira AL, Ramos-e-Silva S, Piñeiro-Maceira J. Oleoma: rare complication of mesotherapy for cellulite. Int J Dermatol 2012;51:162–7.
45. Soltani-Arabshahi R, Wong JW, Duffy KL, Powell DL. Facial allergic granulomatous reaction and systemic hypersensitivity associated with microneedle therapy for skin rejuvenation. JAMA Dermatol 2014;150:68–72.